平凉 中草药资源图典

主编 张洁 荆知敏 杨静

西北大学出版社
·西安·

图书在版编目(CIP)数据

　　平凉中草药资源图典 / 张洁,荆知敏,杨静主编. — 西安:西北
大学出版社,2022.8
　　ISBN 978 - 7 - 5604 - 4989 - 0

　　Ⅰ.①平… 　Ⅱ.①张… ②荆… ③杨… 　Ⅲ.①中草药—平凉
—图谱 　Ⅳ.①R282 - 64

　　中国版本图书馆 CIP 数据核字(2022)第 154338 号

平凉中草药资源图典

PINGLIANG ZHONGCAOYAO ZIYUAN TUDIAN

主　　编	张　洁　荆知敏　杨　静
出版发行	西北大学出版社
地　　址	西安市太白北路 229 号
邮　　编	710069
电　　话	029 - 88302590
网　　址	http://nwupress.nwu.edu.cn
电子邮箱	xdpress@ nwu.edu.cn
经　　销	新华书店
印　　刷	陕西瑞升印务有限公司
开　　本	880mm×1230mm　1/16
印　　张	37.5
字　　数	1030 千字
版　　次	2022 年 8 月第 1 版　2022 年 8 月第 1 次印刷
书　　号	ISBN 978 - 7 - 5604 - 4989 - 0
定　　价	400.00 元

如有印装质量问题,请与本社联系调换,电话 029 - 88302966。

《平凉中草药资源图典》

编|纂|委|员|会

主任委员　信小龙

委　　员　杨俊虎　王建东

主　　编　张　洁　荆知敏　杨　静

《平凉中草药资源图典》
编|纂|委|员|会

编　　者（按姓氏笔画排序）

王晓静　王继贤　王道兴　朱　洁　朱爱丽　刘　鹏

刘士源　李　玲　杨　静　张　洁　尚　勇　荆知敏

侯　蕊　徐向恩　雷　亮　魏蕾蕾

图片摄影　张　洁　荆知敏　李　玲　王继贤　王道兴　王晓静

标本制作　张　洁　荆知敏　徐向恩

统　稿　张　洁　荆知敏　刘　鹏　朱爱丽

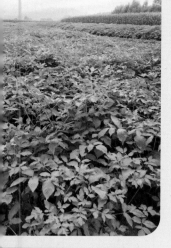

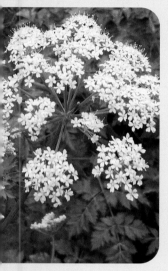

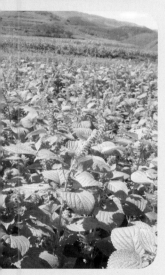

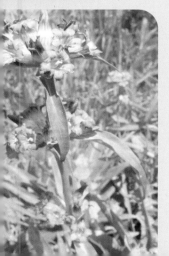

序 FOREWORD

平凉,中国的历史名城。公元 376 年,东晋十六国时期,前秦君主苻坚在平定前凉时,在高平镇置平凉郡,以表平定凉国之意;平凉之地名从此载入史册并沿用至今。平凉市位于甘肃省东部,六盘山东麓,地处陕、甘、宁三省(区)交汇处,自古为屏障三秦、控驭五原之重镇,是兵家必争之地和陇东传统的商品集散地。平凉市管辖崆峒区 1 区和泾川、灵台、崇信、华亭、庄浪、静宁等 6 县;面积 1.1 万平方公里;气候特点是南湿、北干,东暖、西凉;境内生物呈现多样性,中草药品种繁多、资源丰富。平凉的中医药文化底蕴也十分深厚,中华医药始祖轩辕黄帝曾问道广成子于平凉崆峒山,为后世留下了一部中医经典著作——《黄帝内经》,千百年来一直被国医所奉行。晋代皇甫谧在灵台著《针灸甲乙经》,对中华医学的发展影响深远,被世人尊称为“针灸鼻祖”。斯人虽去,然故土古风犹存;平凉民间至今信中医、吃中药,蔚然成风;简而言之,平凉市发展中医药事业具有得天独厚的资源优势。

杨锡仓

谨撰于甘肃中医药大学临床医学院

2019 年 4 月 16 日　农历己亥年杏月

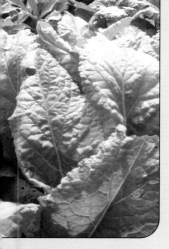
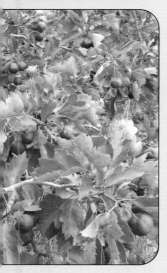
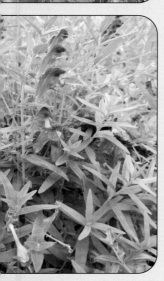
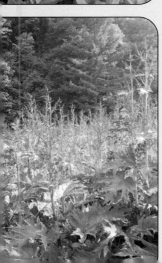

前 言　PREFACE

平凉市位于甘肃省东部,六盘山东麓,泾河上游,陕、甘、宁三省(区)交汇处,横跨陇山(关山),生态类型差异大,中草药资源尤其丰富。调查和研究平凉地产中药材资源,是合理开发利用野生药材资源、发展中药材规范化栽培生产、保障临床用药安全有效的重要措施。

平凉市药品检验检测中心历代药品检验工作者经过几十年的工作积累,通过查阅大量相关文献、系统进行产地走访、实地开展资源调查、拍摄生态照片、精心采集原植物、制作标本和开展品种科学鉴定等工作,收集了丰富的药用植物素材。本著作以平凉市辖区概况、主要药用植物品种、地产药材品种、主要药用真菌品种、动物药名录、矿物药名录为主要内容,重点从异名、来源、原植物、性状鉴别、分布、采集加工、炮制、资源利用、性味功效、功能主治等方面进行了介绍,收载了735种植物药、地产药材19种。同时收载了主要药用真菌15种、动物药113种、矿物药13种。本著作资料翔实、图文并茂,宣传展示了平凉市丰富多样的中草药资源家底和在生物多样性保护方面所取得的重要成就,有助于提升城市形象。

本著作中所列植物药、动物药均为说明平凉现有的药用资源,采收、猎捕利用要遵循保护野生药材资源的原则,坚持按需采收、猎捕,防止过量采挖、猎捕造成资源的浪费和对生态平衡的破坏;坚持轮采、野生抚育和封育,保持物种种源与资源更新。开发、利用必须遵守《中华人民共和国野生动物保护法》《中华人民共和国中医药法》《中华人民共和国陆生野生动物保护实施条例》《中华人民共和国野生植物保护条例》《国家重点保护野生动物名录》《国家保护的有重要生态、科学、社会价值的陆生野生动物名录》《国家重点保护野生植物名录》等法律法规条款的有关规定。

　　本著作倡议依法规范从事采收、猎捕、人工繁育、出售、购买、利用等活动。

编　者

2021 年 12 月

目　录

CONTENTS

目 录

CONTENTS

目录

目　录

第一章　平凉概况

平凉市位于甘肃东部，2002 年撤地设市，辖崆峒、华亭、泾川、灵台、崇信、庄浪、静宁 1 区 1 市 5 县，总面积 1.1 万平方公里，耕地面积 519.63 万亩，有汉、回、蒙等 33 个民族。2021 年，全市常住人口 182.47 万人，城镇人口比重 46.02%。

一、行政区划

平凉市位于甘肃省东部，共 102 个乡镇、9 个街道办事处。

1. 崆峒区（17 个乡镇、3 个街道办事处）　柳湖镇、四十里铺镇、白水镇、花所乡、崆峒镇、安国镇、香莲乡、草峰镇、索罗乡、麻武乡、峡门回族乡、上杨回族乡、西阳回族乡、白庙回族乡、大寨回族乡、寨河回族乡、大秦回族乡、西郊街道办事处、中街街道办事处、东街街道办事处。

2. 泾川县（14 个乡镇、1 个开发区、1 个街道办事处）　城关镇、玉都镇、荔堡镇、红河乡、党原乡、泾明乡、丰台乡、罗汉洞乡、太平乡、王村镇、飞云乡、汭丰乡、窑店镇、高平镇、温泉开发区、县街道办事处。

3. 灵台县（13 个乡镇、1 个街道办事处）　中台镇、朝那镇、什字镇、独店镇、梁原乡、龙门乡、蒲窝乡、上良乡、邵寨乡、西屯乡、新开乡、星火乡、百里乡、城区街道办事处。

4. 崇信县（6 个乡镇、1 个街道办事处）　新窑镇、黄寨乡、柏树乡、黄花乡、木林乡、锦屏镇、锦屏街道办事处。

5. 华亭市（10 个乡镇、1 个街道办事处）　安口镇、东华镇、策底镇、西华镇、马峡镇、砚峡乡、上关乡、河西乡、山寨乡、神峪乡、东华街道办事处。

6. 庄浪县（18 个乡镇、1 个街道办事处）　水洛镇、南湖镇、朱店镇、万泉镇、韩店镇、岳堡乡、杨河乡、赵墩乡、柳梁乡、卧龙乡、大庄乡、阳川乡、良邑乡、通化乡、永宁乡、郑河乡、南坪乡、盘安乡、水洛街道办事处。

7. 静宁县（24 个乡镇、1 个街道办事处）　城关镇、八里镇、威戎镇、李店镇、界石铺镇、城川乡、司桥乡、曹务乡、古城乡、双砚乡、雷大乡、余湾乡、仁大乡、贾河乡、深沟乡、治平乡、新店乡、甘沟乡、细巷乡、红寺乡、四河乡、三合乡、原安乡、灵芝乡、城区街道办事处。

二、辖区特点

1. 区位优势独特　平凉市位于甘肃省东部，陕、甘、宁三省（区）交汇处，地处东经 105°20′~107°51′，北纬 34°54′~35°46′，横跨陇山（关山），东邻陕西咸阳，西连甘肃定西、白银，南接陕西宝鸡和甘肃天水，北与宁夏固原、甘肃庆阳毗邻，是古"丝绸之路"必经重镇，素有陇上"旱码头"之称。西（安）—平（凉）铁路及青（岛）—兰（州）、福（州）—银（川）高速和 312 国道横穿东西，宝（鸡）—中（卫）铁路、天（水）—平（凉）铁路纵贯南北。随着彭（阳）—大（桥村）、灵（台）—华（亭）等高速公路以及平凉军民合用机场、平（凉）—庆（阳）铁路的陆续建成，平凉将成为甘肃东部重要的交通枢纽。

2. 历史源远流长　平凉是中华民族和华夏文明的重要发祥地之一，早在 8000 多年前，中华人文始祖伏羲诞生在静宁古成纪；4700 多年前，轩辕黄帝三次问道于崆峒山；3000 多年前，周朝先祖就在泾河流域创造了比较先进的农耕文化。公元 376 年，前秦苻坚进攻前凉，置平凉郡，取"平定凉国"之意，平凉由此得名。历史上曾经演绎了黄帝问道、文王伐密、秦皇祭天、汉武西巡等流传千古的动人故事，孕育出了世界针灸医学鼻祖皇甫谧，南宋抗金名将吴玠、吴璘，明代"嘉靖八才子"之一赵时春等彪炳史册的杰出人物。

3. 文化底蕴深厚　平凉境内发现仰韶、齐家等各个时期的古遗址 2252 处，有全国重点文物保护单位 12 处，省级文物保护单位 65 处，馆藏文物 4 万多件，其中国家一级文物 222 套。出土的佛舍利金银棺、西周青铜器和南宋货币银盒子等文物,被誉为"中华之最"。特别是泾川县近50年间相继3次出土佛舍利,在全国绝无仅有,被誉为"华夏佛宝圣地""世界佛舍利供养地"。崆峒山道源文化、古成纪伏羲文化、西王母远古文化、皇甫谧医学文化独具魅力,崆峒武术自成一派。平凉红色圣迹遍布,毛泽东、周恩来、张闻天、王稼祥等党和红军领导人曾在这里留下了光辉的革命足迹。

4. 资源相对富集 平凉属黄土高原丘陵沟壑区,半干旱、半湿润大陆性气候,海拔890～2857m,年均气温8.5℃,年降水量450～700mm,水资源总量16.7亿m³,森林覆盖率33.8%。平凉属于全国14个大型煤炭基地之一黄陇煤田的重要组成部分,煤炭资源储量650亿吨,探明储量110亿吨,石油资源量4.3亿吨,石灰石储量30多亿吨。境内有森林、生态系统及野生动物自然保护区5个,总面积7.4万公顷;有国家首批5A级旅游景区崆峒山、佛教圣地大云寺等人文历史和自然景观100多处。

5. 生物种类多样 平凉境内植物种类共51科84属254种,野生动物31种。中药材主要有党参、黄芪、甘草、大黄、贝母、冬花等150多种;山药、百合、蕨菜、甲鱼等极具地方特色,皮毛肉类远近闻名。川区以果、菜为主,特别是近年来发展迅速,已成为农村支柱产业之一。

平凉是甘肃省主要农林产品生产基地和畜牧业、经济作物的主产区,盛产小麦、玉米、谷类、荞麦、油菜、胡麻、林果、烤烟等,曾与庆阳地区以"陇东粮仓"闻名遐迩。市上和七县(区)获国务院、农业部"粮食生产先进地区(县)"荣誉奖。旱作山区盛产胡麻、向日葵、土豆、荞麦和豆类等;阴湿山区林草茂盛,是西北重要的畜牧业基地、皮毛集散地和各类中药材的重要产地。

第二章 平凉药用植物图集

阿尔泰狗娃花

[异名] 阿尔泰紫苑。

[来源] 菊科狗娃花属植物阿尔泰狗娃花 *Heteropappus altaicus*（Willd.）Novopokr. 的根、花或地上部分（图1）。

[原植物] 多年生草本，有横走或垂直的根。茎直立，高 20 ～ 60cm，稀达 100cm，被弯曲或有时开展的毛，上部常有腺，上部或全部有分枝。基部叶在花期枯萎；下部叶条形或矩圆状披针形，倒披针形，或近匙形，长 2.5 ～ 6cm，稀达 10cm，宽 0.7 ～ 1.5cm，全缘或有疏浅齿；上部叶渐狭小，条形；全部叶两面或下面被粗毛或细毛，常有腺点，中脉在下面稍凸起。头状花序直径 2 ～ 3.5cm，稀 4cm，单生枝端或排成伞房状。总苞半球形，直径 0.8 ～ 1.8cm；总苞片 2 ～ 3 层，近等长或外层稍短，矩圆状披针形或条形，长 4 ～ 8mm，宽 0.6 ～ 1.8mm，顶端渐尖，背面或外层全部草质，被毛，常有腺点，边缘膜质。舌状花约 20 个，管部长 1.5 ～ 2.8mm，有微毛；舌片浅蓝紫色，矩圆状条形，长 10 ～ 15mm，宽 1.5 ～ 2.5mm；管状花长 5 ～ 6mm，管部长 1.5 ～ 2.2mm，裂片不等大，长 0.6 ～ 1 或 1 ～ 1.4mm，有疏毛；瘦果扁，倒卵状矩圆形，长 2 ～ 2.8mm，宽 0.7 ～ 1.4mm，灰绿色或浅褐色，被绢毛，上部有腺。冠毛污白色或红褐色，长 4 ～ 6mm，有不等长的微糙毛。花果期 5 ～ 9 月。

[分布] 市域广泛分布。生海拔 1500 ～ 3800m 的山坡、河滩、沟谷、路旁。

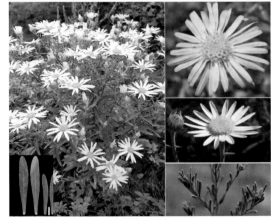

图 1 阿尔泰狗娃花

[资源利用] 资源丰富，自采自用。

[采集加工] 根：春、秋采挖，除去茎枝，洗净晒干，切段；花及地上部分：夏、秋花开的时候采集，鲜用或阴干。

[性味功效] 微苦，凉。清热降火，排脓止咳。

[功能主治]（1）咳嗽，肺脓疡，可与贝母、知母、五味子、桔梗、阿胶、甘草等同用；阴虚咯血，可配麦冬、知母、五味子等，水煎服。

（2）肝胆火旺，可与胡连、委陵菜、祁州漏芦花、秦艽花、青木香、蒲公英根等同用，研细冲服。

（3）膀胱炎，可用阿尔泰狗娃花的花或地上部分，煎服。

煎服，根 5 ～ 9g，地上部分 15 ～ 30g，花 6 ～ 9g。外用适量，捣敷。

艾 叶

[异名] 艾蒿（《尔雅》），蕲艾、黄草（《本草纲目》），甜艾（《本草求原》）。

[来源] 菊科蒿属植物艾 *Artemisia argyi* Levl. et Vant. 的叶（图2）。

[原植物] 多年生草本或略呈半灌木状，植株有浓烈香气。主根明显，略粗长，直径达 1.5cm，侧根多；常有横卧地下根状茎及营养枝。茎单生或少数，高 80 ～ 150（～ 250）cm，有明显纵棱，褐色或灰黄褐色，基部稍木质化，上部草质，并有少数短的分枝，枝长 3 ～ 5cm；茎、枝均被灰色蛛丝状柔毛。叶

厚纸质,上面被灰白色短柔毛,并有白色腺点与小凹点,背面密被灰白色蛛丝状密绒毛;基生叶具长柄,花期萎谢;茎下部叶近圆形或宽卵形,羽状深裂,每侧具裂片2~3枚,裂片椭圆形或倒卵状长椭圆形,每裂片有2~3枚小裂齿,干后背面主、侧脉多为深褐色或锈色,叶柄长0.5~0.8cm;中部叶卵形、三角状卵形或近菱形,长5~8cm,宽4~7cm,一(至二)回羽状深裂至半裂,每侧裂片2~3枚,裂片卵形、卵状披针形或披针形,长2.5~5cm,宽1.5~2cm,不再分裂或每侧有1~2枚缺齿,叶基部宽楔形渐狭成短柄,叶脉明显,在背面凸起,干时锈色,叶柄长0.2~0.5cm,基部通常无假托叶或有极小的假托叶;上部叶与苞片叶羽状半裂、浅裂或3深裂或3浅裂,或不分裂,而为椭圆形、长椭圆状披针形、披针形或线状披针形。头状花序椭圆形,直径2.5~3(~3.5)mm,无梗或近无梗,每数枚至10余枚在分枝上排成小型的穗状花序或复穗状花序,并在茎上通常再组成狭窄、尖塔形的圆锥花序,花后头状花序下倾;总苞片3~4层,覆瓦状排列,外层总苞片小,草质,卵形或狭卵形,背面密被灰白色蛛丝状绵毛,边缘膜质,中层总苞片较外层长,长卵形,背面被蛛丝状绵毛,内层总苞片质薄,背面近无毛;花序托小;雌花6~10朵,花冠狭管状,檐部具2裂齿,紫色,花柱细长,伸出花冠外甚长,先端二叉;两性花8~12朵,花冠管状或高脚杯状,外面有腺点,檐部紫色,花药狭线形,先端附属物尖,长三角形,基部有不明显的小尖头,花柱与花冠近等长或略长于花冠,先端二叉,花后向外弯曲,叉端截形,并有睫毛;瘦果长卵形或长圆形。花果期7~10月。

〔分布〕 产本市各地。生海拔750~2300m的山坡、林缘、路边。有栽培。

〔采集加工〕 夏季花未开放时采收,除去杂质,晒干。生用,醋炒、炒炭或醋炒炭用。

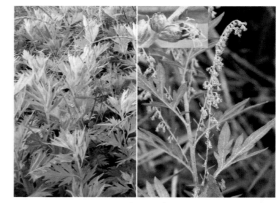

图2 艾

〔炮制〕 醋艾叶:取净艾叶,加米醋拌匀(艾叶100kg,米醋15kg),闷润至透置锅内,文火炒干,取出放凉。

醋艾叶炭:取醋艾叶置锅内,用武火炒至焦黑色,喷淋清水少许,灭尽火星,炒干,取出凉透。

〔资源利用〕 资源较丰富。自产自销。

〔性味功效〕 辛、苦,温,小毒。温经止血,散寒止痛,调经安胎。

〔功能主治〕 (1)痛经,宫冷不孕,常配香附、当归、肉桂、黄芪、吴茱萸、川芎、白芍、续断,如《仁斋直指方论》艾附暖宫丸。

(2)妇女崩漏,妊娠下血,可与阿胶、地黄、川芎、当归、芍药同用,如胶艾汤;冲任虚损,下血不止,可配炮姜、血余炭、棕榈炭等;气虚不摄,可再加黄芪、党参、白术等;肾虚胎动不安,则可加菟丝子、桑寄生、续断等。

(3)白带阴痒,常配苍术、白术、当归等内服;另用苦参、蛇床子、白芷等煎洗。

(4)湿疹,疥癣,皮肤瘙痒,可单味外用,或与黄柏、花椒、防风等煎水熏洗。

煎服,3~9g,或入丸、散服;或捣汁饮。外用适量,供灸治或熏洗用。阴虚血热者慎用。

巴旦杏仁 (《本草纲目》)

〔异名〕 八担(《饮膳正要》),叭嗒杏仁。

〔来源〕 蔷薇科桃属植物扁桃 Amygdalus communis L. 的种仁(图3)。

〔原植物〕 中型乔木或灌木,高(2~)3~6(~8)m;枝直立或平展,无刺,具多数短枝,幼时无毛,一年生枝浅褐色,多年生枝灰褐色至灰黑色;冬芽卵形,棕褐色。一年生枝上的叶互生,短枝上的叶常靠近而簇生;叶片披针形或椭圆状披针形,长 3 ~ 6（~9）cm，宽 1 ~ 2.5cm，先端急尖至短渐尖，基部宽楔形至圆形，幼嫩时微被疏柔毛，老时无毛，叶边具浅钝锯齿；叶柄长 1 ~ 2（~3）cm，无毛，在叶片基部及叶柄上常具 2 ~ 4 腺体。花单生，先于叶开放，着生在短枝或一年生枝上；花梗长 3 ~ 4mm；萼筒圆筒形，长 5 ~ 6mm，宽 3 ~ 4mm，外面无毛；萼片宽长圆形至宽披针形，长约 5mm，先端圆钝，边缘具柔毛；花瓣长圆形，长 1.5 ~ 2cm，先端圆钝或微凹，基部渐狭成爪，白色至粉红色。雄蕊长短不齐；花柱长于雄蕊，子房密被绒毛状毛。果实斜卵形或长圆卵形，扁平，长 3 ~ 4.3cm，直径 2 ~ 3cm，顶端尖或稍钝，基部多数近截形，外面密被短柔毛；果梗长 4 ~ 10mm；果肉薄，成熟时开裂；核卵形、宽椭圆形或短长圆形，核壳硬，黄白色至褐色，长 2.5 ~ 3（~4）cm，顶端尖，基部斜截形或圆截形，两侧不对称，背缝较直，具浅沟或无，腹缝较弯，具多少尖锐的龙骨状突起，沿腹缝线具不明显的浅沟或无沟，表面多少光滑，具蜂窝状孔穴；种仁味甜或苦。花期 3 ~ 4 月，果期 7 ~ 8 月。

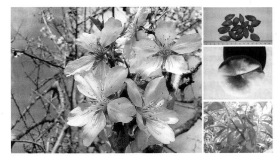

图 3　扁桃

[分布]　本市部分地方有栽培。

[采集加工]　夏季果实成熟时采摘，除去果肉及核壳，取种仁，晒干，制后用。

[炮制]　制巴旦杏仁：取净仁，置沸水中略煮捞出，入凉水中浸泡，除去种皮，干燥。

[资源利用]　有资源。自产自销。

[性味功效]　甜巴旦杏仁：甘，平；苦巴旦杏仁：苦，平。润肺，止咳，化痰，下气。

[功能主治]　用于虚劳咳嗽，心腹逆闷。甜巴旦杏仁，偏于润肺化痰；苦巴旦杏仁，偏于化痰下气。

煎服，4.5 ~ 9g。寒湿饮咳，脾虚泄泻者忌服。

巴天酸模

[异名]　苘踏叶，牛耳大黄。

[来源]　蓼科酸模属植物巴天酸模 *Rumex patientia* L. 的根（图 4）。

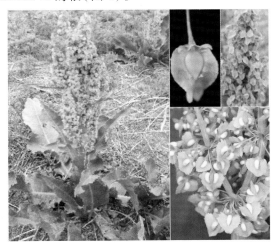

图 4　巴天酸模

[原植物]　多年生草本。根肥厚，直径可达 3cm；茎直立，粗壮，高 90 ~ 150cm，上部分枝，具深沟槽。基生叶长圆形或长圆状披针形，长 15 ~ 30cm，宽 5 ~ 10cm，顶端急尖，基部圆形或近心形，边缘波状；叶柄粗壮，长 5 ~ 15cm；茎上部叶披针形，较小，具短叶柄或近无柄；托叶鞘筒状，膜质，长 2 ~ 4cm，易破裂。花序圆锥状，大型；花两性；花梗细弱，中下部具关节；关节果时稍膨大，外花被片长圆形，长约 1.5mm，内花被片果时增大，宽心形，长 6 ~ 7mm，顶端圆钝，基部深心形，边缘近全缘，具网脉，全部或一部分具小瘤；小瘤长卵形，通常不能全部发育。瘦果卵形，具 3 锐棱，顶端渐尖，褐色，有光泽，长 2.5 ~ 3mm。花期 5 ~ 6 月，果期 6 ~ 7 月。

[分布]　本市各地区均产。生海拔 600 ~ 2500m 的河滩、沟边湿地、路旁及林缘草地。

[采集加工]　秋季采挖，洗净，鲜用或切片晒干。

[资源利用]　资源丰富。自采自用。

[性味功效]　苦，寒。清热解毒，凉血止血，通便，杀虫。

[功能主治]　（1）湿热痢疾，可单用煎服；湿热黄疸，可配茵陈、车前草等，水煎服。

（2）崩漏，单味水煎服；或与乌贼骨，共为末，冲服；或配旋鸡尾、香附子、益母草等，酒炒煎水服。

（3）痈肿疮疖，鲜牛耳大黄、蒲公英，共捣烂外敷；干湿癣，鲜品绞汁，加米醋、枯矾末，调匀搽患部；秃疮，头风白屑，鲜根或全草加嫩柳叶、食盐少许，捣烂涂患处。

（4）淋症，可与蝉蜕同用，水煎服。

煎服，9～15g。外用适量，捣敷；或研末调搽。

注 牛耳大黄叶：清热通便，止咳。用于热结便秘，咳嗽，痈肿疮毒。煎汤或作菜食用。外用适量，捣敷。

白扁豆

[异名] 扁豆（《名医别录》），沿篱豆、蛾眉豆（《本草纲目》）。

[来源] 豆科扁豆属植物扁豆 *Lablab purpureus* (L.) Sweet 的白色成熟种子（图5）。

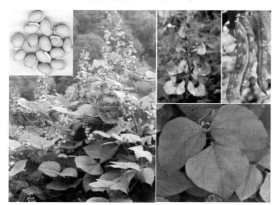

图 5 扁豆

[原植物] 多年生、缠绕藤本。全株几无毛，茎长可达6m，常呈淡紫色。羽状复叶具3小叶；托叶基着，披针形；小托叶线形，长3～4mm；小叶宽三角状卵形，长6～10cm，宽约与长相等，侧生小叶两边不等大，偏斜，先端急尖或渐尖，基部近截平。总状花序直立，长15～25cm，花序轴粗壮，总花梗长8～14cm；小苞片2，近圆形，长3mm，脱落；花2至多朵簇生于每一节上；花萼钟状，长约6mm，上方2裂齿几完全合生，下方的3枚近相等；花冠白色或紫色，旗瓣圆形，基部两侧具2枚长而直立的小附属体，附属体下有2耳，翼瓣宽倒卵形，具截平的耳，龙骨瓣呈直角弯曲，基部渐狭成瓣柄；子房线形，无毛，花柱比子房长，弯曲不逾90°，一侧扁平，近顶部内缘被毛。荚果长圆状镰形，长5～7cm，近顶端最阔，宽1.4～1.8cm，扁平，直或稍向背弯曲，顶端有弯曲的尖喙，基部渐狭；种子3～5颗，扁平，长椭圆形，在白花品种中为白色，在紫花品种中为

紫黑色，种脐线形，长约占种子周围的2/5。花期4～12月。

[性状鉴别] 种子扁椭圆形或扁卵圆形，长0.8～1.3cm，宽0.6～0.9cm，厚约0.7cm。表面淡黄白色或淡黄色，平滑，稍有光泽，有的可见棕褐色斑点，一侧边缘有隆起的白色半月形种阜。长0.7～1cm，剥去后可见凹陷的种脐，紧接种阜的一端有珠孔，另端有种脊。质坚硬，种皮薄而脆，子叶2片，肥厚，黄白色。气微，味淡，嚼之有豆腥气。以粒大、饱满、色白者为佳。

[分布] 本市平凉、华亭等地有栽培。

[采集加工] 秋、冬采收成熟果实，晒干，取出种子，再晒干。生用或炒用，用时打碎。

[炮制] 炒白扁豆：取净白扁豆置锅中，用文火炒至微黄色具焦斑时，取出放凉。

[资源利用] 栽培品。自产自销。

[性味功效] 甘，微温。健脾化湿，和中消暑。

[功能主治]（1）脾虚腹泻，食少便溏，常配人参、茯苓、白术、山药、甘草、莲子肉、桔梗、薏苡仁、砂仁，如参苓白术散；伤暑身热，呕吐腹泻，多与香薷、厚朴同用，如香薷散，亦可再加藿香、半夏、茯苓以增健脾祛湿之功，即《太平惠民和剂局方》六和汤。

（2）外感暑邪发热，常与金银花、荷叶、西瓜翠衣同用，以清热透表，解暑化湿；暑热伤津口渴，可与天花粉同用，如《仁存堂经验方》金豆丸。

（3）妇女白带清稀，可单用炒扁豆为末，米酒冲服，或与莲须同用。

煎服，9～15g，或入丸、散服。

注 扁豆花：甘，平。解暑化湿，和中健脾。用于夏伤暑湿，发热，泄泻痢疾，赤白带下，跌打肿痛。煎服，3～9g；或研末服；外用适量，捣敷。

白　草

[异名]　茅根（《神农本草经》），地筋（《名医别录》）。

[来源]　禾本科狼尾草属植物白草 *Pennisetum centrasiaticum* Tzvel. 的根状茎（图6）。

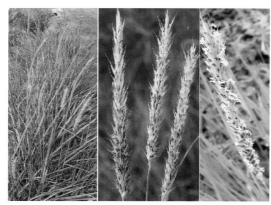

图6　白草

[原植物]　多年生。具横走根茎。秆直立，单生或丛生，高 20 ~ 90cm。叶鞘疏松包茎，近无毛，基部者密集近跨生，上部短于节间；叶舌短，具长 1 ~ 2mm 的纤毛；叶片狭线形，长 10 ~ 25cm，宽 5 ~ 8(~ 10)mm，两面无毛。圆锥花序紧密，直立或稍弯曲，长 5 ~ 15cm，宽约 10mm；主轴具棱角，无毛或罕疏生短毛，残留在主轴上的总梗长 0.5 ~ 1mm；刚毛柔软，细弱，微粗糙，长 8 ~ 15mm，灰绿色或紫色；小穗通常单生，卵状披针形，长 3 ~ 8mm；第一颖微小，先端钝圆、锐尖或齿裂，脉不明显；第二颖长为小穗的 1/3 ~ 3/4，先端芒尖，具 1 ~ 3 脉；第一小花雄性，罕或中性，第一外稃与小穗等长，厚膜质，先端芒尖，具 3 ~ 5(~ 7)脉，第一内稃透明，膜质或退化；第二小花两性，第二外稃具 5 脉，先端芒尖，与其内稃同为纸质；鳞被 2，楔形，先端微凹；雄蕊 3，花药顶端无毫毛；花柱近基部联合。颖果长圆形，长约 2.5mm。叶表皮细胞结构为上下表皮近相同均为无波纹、微波纹、壁薄的长细胞。花果期7 ~ 10月。

[性状鉴别]　茎呈圆柱形，有的分枝，长短不一，长 30 ~ 60cm，直径 0.2 ~ 0.4cm。表面黄白色或淡黄色，微具光泽，具纵皱纹，节明显，稍突起，偶有须根残留，节间长短不等，长 1.5 ~ 3cm。质地坚硬，断面中央有白色髓心，皮部与中柱不易剥离。无臭，味淡。

[分布]　本市各地区均产。生海拔 800 ~ 3000m 的山坡草地、河岸、路旁。

[采集加工]　春、秋采挖，除去地上部分、叶鞘、鳞叶及须根，洗净，晒干。切段，生用或炒炭用。亦可鲜用。

[炮制]　茅根炭：取净白茅根段，置热锅内，用武火炒至表面焦褐色，内部焦黄色，喷淋清水少许，熄灭火星，取出晾干。

[资源利用]　资源丰富。自产自销。

[性味功效]　甘、寒。凉血止血，清热生津，利尿通淋。

[功能主治]　（1）血热吐衄，咯血，尿血，均可单用，或配小蓟、茜草、栀子等，如十灰散；血热瘀斑或斑疹，可与大青叶、紫草、茜草等同用。

（2）热病伤津口渴，轻症可用鲜品煎汤代茶；重者可配石斛、知母、天花粉等药。热邪壅胃，上逆呕吐，可与芦根、竹茹、枇杷叶等同用。

（3）肺热咳喘，可配桑白皮、黄芩、贝母等，以清肺化痰，止咳平喘；痰中带血，可加配藕节。

（4）卒淋，结涩不通，常配木通、石韦、芍药、冬葵子、黄芩、当归、滑石、血余炭，如《圣济总录》茅根饮；兼肢体浮肿，可与冬瓜皮、玉米须、赤小豆等同用。

煎服，9 ~ 30g，鲜品 30 ~ 60g；或捣汁服。一般生用，止血亦可炒炭用。脾胃虚寒，尿多不渴者忌用。

白刺花根

[异名]　白刺花，狼牙刺，白刻刺。

[来源]　豆科槐属植物白刺花 *Sophora davidii* (Franch.) Skeels 的根（图7）。

[原植物]　灌木或小乔木，高 1 ~ 2m，有时 3 ~ 4m。枝多开展，小枝初被毛，旋即脱净，不育枝末端明显变成刺，有时分叉。羽状复叶；托叶钻状，部分变成刺，疏被短柔毛，宿存；小叶 5 ~ 9 对，形态多变，一般为椭圆状卵形或倒卵状长圆形，长 10 ~ 15mm，先

端圆或微缺,常具芒尖,基部钝圆形,上面几无毛,下面中脉隆起,疏被长柔毛或近无毛。总状花序着生于小枝顶端;花小,长约15mm,较少;花萼钟状,稍歪斜,蓝紫色,萼齿5,不等大,圆三角形,无毛;花冠白色或淡黄色,有时旗瓣稍带红紫色,旗瓣倒卵状长圆形,长14mm,宽6mm,先端圆形,基部具细长柄,柄与瓣片近等长,反折,翼瓣与旗瓣等长,单侧生,倒卵状长圆形,宽约3mm,具1锐尖耳,明显具海绵状皱褶,龙骨瓣比翼瓣稍短,镰状倒卵形,具锐三角形耳;雄蕊10,等长,基部连合不到1/3;子房比花丝长,密被黄褐色柔毛,花柱变曲,无毛,胚珠多数,荚果非典型串珠状,稍压扁,长6~8cm,宽6~7mm,开裂方式与砂生槐同,表面散生毛或近无毛,有种子3~5粒;种子卵球形,长约4mm,径约3mm,深褐色。花期3~8月,果期6~10月。

[分布] 产本市各地。生海拔2500m以下的山坡路边、灌丛或河谷沙丘。

[性味功效] 苦,凉。清热利咽,凉血消肿。

[功能主治] (1)咽喉肿痛,可配夏枯草、山豆根等,水煎服。

(2)便血,可与地榆、苦参等同煎服。

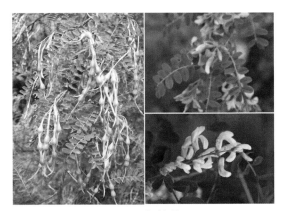

图7 白刺花

(3)其他,可用于肺热咳嗽,痢疾,淋症,水肿,衄血,尿血等。

煎服,9~15g;外用适量,捣敷。

注 白刺花:苦,凉,清热解暑。用于暑热烦渴。泡茶饮,1~3g。

白刺花果:苦,凉。清热化湿,消积止痛。用于食积,胃痛,腹痛。煎服,3~6g;或研末服。

白刺花叶:苦,凉。凉血,解毒,杀虫。用于衄血,便血,疗疮肿毒,疥癣,烫伤;阴道滴虫病。煎服,9~15g;外用适量,捣敷。

白花鬼针草

[异名] 铁筅帚(《百草镜》),千条针(《本草纲目拾遗》)。

[来源] 菊科鬼针草属植物白花鬼针草 Bidens pilosa L. var. radiata Sch.－Bip. 的地上部分(图8)。

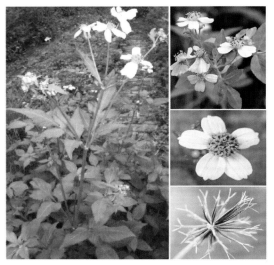

图8 白花鬼针草

[原植物] 一年生草本,茎直立,高30~100cm,钝四棱形,无毛或上部被极稀疏的柔毛,基部直径可达6mm。茎下部叶较小,3裂或不分裂,通常在开花前枯萎,中部叶具长1.5~5cm无翅的柄,三出,小叶3枚,很少为具5~7小叶的羽状复叶,两侧小叶椭圆形或卵状椭圆形,长2~4.5cm,宽1.5~2.5cm,先端锐尖,基部近圆形或阔楔形,有时偏斜,不对称,具短柄,边缘有锯齿,顶生小叶较大,长椭圆形或卵状长圆形,长3.5~7cm,先端渐尖,基部渐狭或近圆形,具长1~2cm的柄,边缘有锯齿,无毛或被极稀疏的短柔毛;上部叶小,3裂或不分裂,条状披针形。头状花序直径8~9mm,有长1~6(果时长3~10)cm的花序梗。总苞基部被短柔毛,苞片7~8枚,条状匙形,上部稍宽,开花时长3~4mm,果时长至5mm,草质,边缘疏被短柔毛或几无毛,外层托片披针形,果时长5~6mm,干膜质,

背面褐色,具黄色边缘,内层较狭,条状披针形。无舌状花,盘花筒状,长约4.5mm,冠檐5齿裂。瘦果黑色,条形,略扁,具棱,长7~13mm,宽约1mm,上部具稀疏瘤状突起及刚毛,顶端芒刺3~4枚,长1.5~2.5mm,具倒刺毛。花期8~10,果期9~10月。

[分布] 产华亭、平凉、泾川等地。生于村旁、路边及荒地中。

[采集加工] 春、夏采收,除去杂质,鲜用或晒干。

[资源利用] 有资源。未利用。

[性味功效] 甘、微苦,凉。清热解毒,凉血止血。

[功能主治] (1)黄疸,白花鬼针草单用,白酒煎服。

(2)风痹,鹤膝风,可配苍耳草、龙芽草、白毛藤、地苏木,酒煎服,如《本草纲目拾遗》用方。

(3)其他,可用于风热感冒,吐血,湿热泻痢,痈肿疮毒,疥癞,跌打损伤。

煎服,9~30g;或浸酒服。外用适量,煎水洗,或捣敷。

白花胡枝子

[异名] 白胡枝子,山豆花。

[来源] 豆科胡枝子属植物绒毛胡枝子 Lespedeza tomentosa (Thunb.) Sieb. ex Maxim. 的根(图9)。

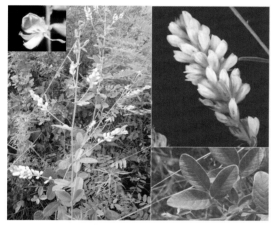

图9 绒毛胡枝子

[原植物] 灌木,高达1m。全株密被黄褐色绒毛,茎直立,单一或上部少分枝。托叶线形,长约4mm;羽状复叶具3小叶;小叶质厚,椭圆形或卵状长圆形,长3~6cm,宽1.5~3cm,先端钝或微心形,边缘稍反卷,表面被短伏毛,背面密被黄褐色绒毛或柔毛,沿脉上尤多;叶柄长2~3cm。总状花序顶生或于茎上部腋生;总花梗粗壮,长4~8(~12)cm;苞片线状披针形,长2mm,有毛;花具短梗,密被黄褐色绒毛;花萼密被毛,长约6mm,5深裂,裂片狭披针形,长约4mm,先端长渐尖;花冠黄色或黄白色,旗瓣椭圆形,长约1cm,龙骨瓣与旗瓣近等长,翼瓣较短,长圆形;闭锁花生于茎上部叶腋,簇生成球状。荚果倒卵形,长3~4mm,宽2~3mm,先端有短尖,表面密被毛。花期7~9月,果期9~10月。

[分布] 本市大部分地区均产。生海拔1000m以下的干山坡草地及灌丛中。除新疆及西藏外全国各地普遍生长。

[采集加工] 秋季采挖,洗净,切片晒干。

[资源利用] 有资源。未利用。

[性味功效] 甘、微淡,平。健脾补虚,清热利湿,活血调经。

[功能主治] (1)虚劳水肿,可单味煎服,或炖猪瘦肉服。

(2)其他,可用于血虚头痛,水肿,腹水,痢疾,经闭,痛经。

煎服,15~30g。

白花射干(《植物名实图考》)

[异名] 白射干。

[来源] 鸢尾科鸢尾属植物野鸢尾 Iris dichotoma Pall. 的根状茎或全草(图10)。

[原植物] 多年生草本。根状茎为不规则的块状,棕褐色或黑褐色;须根发达,粗而长,黄白色,分枝少。叶基生或在花茎基部互生,两面灰绿色,剑形,长15~35cm,宽1.5~3cm,顶端多弯曲呈镰刀形,渐尖或短渐尖,基部鞘状抱茎,无明显的中

脉。花茎实心,高40～60cm,上部二歧分枝,分枝处生有披针形的茎生叶,下部有1～2枚抱茎的茎生叶,花序生于分枝顶端;苞片4～5枚,膜质,绿色,边缘白色,披针形,长1.5～2.3cm,内含有3～4朵花;花蓝紫色或浅蓝色,有棕褐色的斑纹,直径4～4.5cm;花梗细,常超出苞片,长2～3.5cm;花被管甚短,花被裂片6枚,2轮排列,外花被裂片宽倒披针形,长3～3.5cm,宽约1cm,上部向外反折,内花被裂片狭倒卵形,长约2.5cm,宽6～8mm,顶端微凹;雄蕊3,长1.6～1.8cm,花药与花丝等长,花药外向开裂,花丝与花柱基部离生,雌蕊的花柱单一,上部3分枝,分枝扁平,拱形弯曲,有鲜艳的色彩,呈花瓣状,长约2.5cm,顶端再2裂,裂片狭三角形,柱头生于花柱顶端裂片的基部,多为半圆形,舌状,子房下位,长约1cm,3室,中轴胎座,胚珠多数。蒴果圆柱形或略弯曲,长3.5～5cm,直径1～1.2cm,果皮黄绿色,革质,成熟时自顶端向下开裂至1/3处;种子暗褐色,圆形,有小翅。花期7～8月,果期8～9月。

[分布] 产平凉(太统山转播台附近)、灵台(百里)等地。生砂质草地、山坡石隙向阳干燥处。

[采集加工] 春季采收地上部分,秋季挖取根

状茎,除去杂质,鲜用或切段晒干。

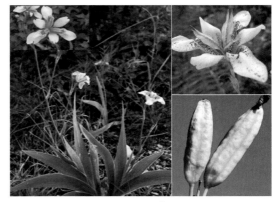

图10 野鸢尾

[资源利用] 有资源。未利用。

[性味功效] 苦、辛,寒,小毒。清热解毒,活血消肿,止痛止咳。

[功能主治] (1)咽喉肿痛,可单用,水煎代茶饮。

(2)胃痛、肝炎,白花射干水煎服。

(3)其他,可用于肺热咳嗽,牙龈肿痛,痄腮,乳痈,跌打损伤,肝脾肿大,水田性皮炎等。

煎服,3～9g;入丸、散或绞汁服。外用适量,鲜根状茎切片贴;或捣敷;或煎水洗。脾虚便溏者忌服。

白花碎米荠

[异名] 山芥菜,菜子七。

[来源] 十字花科碎米荠属植物白花碎米荠 *Cardamine leucantha* (Tausch) O. E. Schulz 的根及根状茎(图11)。

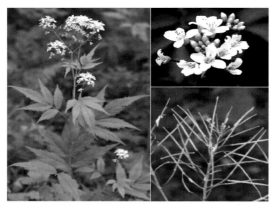

图11 白花碎米荠

[原植物] 多年生草本,高30～75cm。根状

茎短而匍匐,着生多数粗线状、长短不一的匍匐茎,其上生有须根。茎单一,不分枝,有时上部有少数分枝,表面有沟棱、密被短绵毛或柔毛。基生叶有长叶柄,小叶2～3对,顶生小叶卵形至长卵状披针形,长3.5～5cm,宽1～2cm,顶端渐尖,边缘有不整齐的钝齿或锯齿,基部楔形或阔楔形,小叶柄长5～13mm,侧生小叶的大小、形态和顶生相似,但基部不等、有或无小叶柄;茎中部叶有较长的叶柄,通常有小叶2对;茎上部叶有小叶1～2对,小叶阔披针形,较小;全部小叶干后带膜质而半透明,两面均有柔毛,尤以下面较多。总状花序顶生,分枝或不分枝,花后伸长;花梗细弱,长约6mm;萼片长椭圆形,长2.5～3.5mm,边缘膜质,外面有毛;花瓣白色,长圆状楔形,长5～8mm;花丝稍扩大;雌蕊细长;子房有长柔毛,柱头扁球形。长角果线形,长

1～2cm,宽约1mm,花柱长约5mm;果瓣散生柔毛,毛易脱落;果梗直立开展,长1～2cm。种子长圆形,长约2mm,栗褐色,边缘具窄翅或无。花期4～7月,果期6～8月。

[分布] 产华亭、平凉等地区。生海拔900～2000m的路边、山坡湿草地、杂木林下及山谷阴湿处。

[采集加工] 秋季采挖,除去须根及泥沙,晒干。

[资源利用] 有资源。自采自用。

[性味功效] 辛、甘,平。化痰止咳,活血止痛。

[功能主治] (1)百日咳,菜子七煎服,或研粉,用蜂蜜调服。

(2)慢性支气管炎,可配杏仁,水煎服。

(3)月经不调,本品研末,酒调服。

(4)其他,可用于跌打损伤等。

煎服,6～15g。

白马肉

[来源] 蔷薇科委陵菜属植物多裂委陵菜 *Potentilla multifida* L. 的全草(图12)。

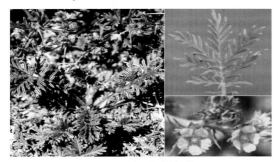

图12　多裂委陵菜

[原植物] 多年生草本。根圆柱形,稍木质化。花茎上升,稀直立,高12～40cm,被紧贴或开展短柔毛或绢状柔毛。基生叶羽状复叶,有小叶3～5对,稀达6对,间隔0.5～2cm,连叶柄长5～17cm,叶柄被紧贴或开展短柔毛;小叶片对生稀互生,羽状深裂几达中脉,长椭圆形或宽卵形,长1～5cm,宽0.8～2cm,向基部逐渐减小,裂片带形或带状披针形,顶端舌状或急尖,边缘向下反卷,上面伏生短柔毛,稀脱落几无毛,中脉侧脉下陷,下面被白色绒毛,沿脉伏生绢状长柔毛;茎生叶2～3,基生叶形状相似,唯小叶对数向上逐渐减少;基生叶托叶膜质,褐色,外被疏柔毛,或脱落几无毛;茎生叶托叶草质,绿色,卵形或卵状披针形,顶端急尖或渐尖,2裂或全缘。花序为伞房状聚伞花序,花后花梗伸长疏散;花梗长1.5～2.5cm,被短柔毛;花直径1.2～1.5cm;萼片三角状卵形,顶端急尖或渐尖,副萼片披针形或椭圆披针形,先端圆钝或急尖,比萼片略短或近等长,外面被伏生长柔毛;花瓣黄色,倒卵形,顶端微凹,长不超过萼片1倍;花柱圆锥形,近顶生,基部具乳头膨大,柱头稍扩大。瘦果平滑或具皱纹。花期5～8月。

[分布] 本市各地区均产。生海拔1200～4000m的山坡草地、沟谷及林缘。

[采集加工] 夏、秋采挖。除去杂质,洗净,切段晒干。

[资源利用] 资源较丰富。自采自用。

[性味功效] 甘、微苦,寒。止血,利湿热,杀虫。

[功能主治] (1)创伤出血,可单用研末,外敷伤处。

(2)崩漏,单用本品煎服;或研末冲服。

(3)肝炎,可配柴胡、竹叶,水煎代茶饮;或与茵陈、柴胡、黄芩同煎,代茶饮。

煎服,15～30g;研末服,6～9g。外用适量,研末敷。

白屈菜

[异名] 断肠草。

[来源] 罂粟科白屈菜属植物白屈菜 *Chelidonium majus* L. 的地上部分(图13)。

[原植物] 多年生草本,高30～60(～100)cm。主根粗壮,圆锥形,侧根多,暗褐色。茎聚伞状多分枝,分枝常被短柔毛,节上较密,后变无毛。基生叶少,早凋落,叶片倒卵状长圆形或宽倒卵形,长8～20cm,羽状全,全裂片2～4对,倒卵状长圆形,具不

规则的深裂或浅裂,裂片边缘圆齿状,表面绿色,无毛,背面具白粉,疏被短柔毛;叶柄长 2～5cm,被柔毛或无毛,基部扩大成鞘;茎生叶叶片长 2～8cm,宽 1～5cm;叶柄长 0.5～1.5cm,其他同基生叶。伞形花序多花;花梗纤细,长 2～8cm,幼时被长柔毛,后变无毛;苞片小,卵形,长 1～2mm。花芽卵圆形,直径 5～8mm;萼片卵圆形,舟状,长 5～8mm,无毛或疏生柔毛,早落;花瓣倒卵形,长约 1cm,全缘,黄色;雄蕊长约 8mm,花丝丝状,黄色,花药长圆形,长约 1mm;子房线形,长约 8mm,绿色,无毛,花柱长约 1mm,柱头 2 裂。蒴果狭圆柱形,长 2～5cm,粗 2～3mm,具通常比果短的柄。种子卵形,长约 1mm。或更小,暗褐色,具光泽及蜂窝状小格。花果期 4～9 月。

[分布] 产庄浪、华亭、平凉、泾川、静宁地区。生海拔 800～3000m 的山坡、荒地、林缘、路旁、水沟或石隙中。

[采集加工] 盛花期割取地上部分,除去杂质,晒干,贮放于通风干燥处。亦可鲜用。

[资源利用] 零散分布。自采自用。

[性味功效] 苦,凉,有毒。镇痛,止咳,利尿,解毒。

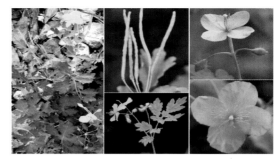

图 13 白屈菜

[功能主治] (1)脘腹疼痛,可单用煎服;或与蒲公英、刀豆壳同煎服;或加丁香、乌贼骨、浙贝母、胆南星等同用。

(2)水肿,黄疸,可配蒲公英、商陆、茵陈等,水煎服。

(3)疥癣疮肿,蛇虫咬伤,鲜白屈菜,捣烂外敷。

(4)其他,可用于肠炎,痢疾,慢性胃炎,慢性支气管炎,百日咳等。

煎服,3～6g。外用适量,捣汁涂;或研粉调涂。用量不宜过大。中毒后出现烦躁不安,意识障碍,谵语,血压升高等,类似莨菪类药物中毒的表现。

注 白屈菜根:苦、涩,温。散瘀,止血,止痛,解蛇毒。用于劳伤血淤,胃脘痛,痛经,蛇咬伤。煎服,3～6g。

白 芍

[异名] 白芍药(《本草经集注》),余容(《吴普本草》),将离(《本草纲目》),金芍药。

[来源] 毛茛科芍药属植物芍药 *Paeonia lactiflora* Pall. 的根(图 14)。

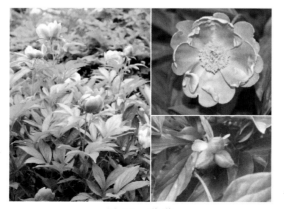

图 14 芍药

[原植物] 多年生草本,高 40～70cm,无毛。

根肥大,纺锤形或圆柱形,黑褐色。茎直立,上部分枝,基部有数枚鞘状膜质鳞片。叶互生;叶柄长达 9cm,位于茎顶部者叶柄较短;茎下部叶为二回三出复叶,上部叶为三出复叶;小叶狭卵形、椭圆形或披针形,长 7.5～12cm,宽 2～4cm,先端渐尖,基部楔形或偏斜,边缘具白色软骨质细齿,两面无毛,下面沿叶脉疏生短柔毛,近革质。花两性,数朵生茎顶和叶腋,直径 7～12cm;苞片 4～5,披针形,大小不等;萼片 4,宽卵形或近圆形,长 1～1.5cm,宽 1～1.7cm,绿色,宿存;花瓣 9～13,倒卵形,长 3.5～6cm,宽 1.5～4.5cm,白色,有时基部具深紫色斑块或粉红色,栽培品花瓣各色并具重瓣;雄蕊多数,花丝长 7～12mm,花药黄色;花盘浅杯状,包裹心皮基部,先端裂片钝圆;心皮 2～5,离生,无毛。蓇葖果卵形或卵圆形,长 2.5～3cm,直径 1.2～1.5cm,

先端具喙。花期 5 ~ 6 月，果期 6 ~ 8 月。

[性状鉴别]　根圆柱形，粗细较均匀，大多顺直，长 5 ~ 20cm，直径 1 ~ 2.5cm。亳白芍表面粉白色或类白色，较光滑；杭白芍表面棕色或浅棕色，较粗糙，有明显的纵皱纹及细根痕。质坚实而重，不易折断，断面灰白色或微带棕色，角质样，木部有放射状纹理。气微，味微苦而酸。以根粗长匀直、皮色光洁、质坚实、断面粉白色、粉性大、无白心或裂断痕者为佳。

饮片性状，白芍为类圆形或椭圆形的薄片，直径 10 ~ 25mm，表面类白色或微带棕红色，平滑，角质样，中间类白色有明显的环纹和放射状纹理。周边淡棕红色或粉白色，有皱纹。质坚脆。气微，味微苦、酸。

炒白芍形如白芍，表面微黄色，偶有黄斑。酒白芍形如白芍，黄色，微有酒气。醋白芍形如白芍，微有醋气。土炒白芍形如白芍，土黄色，微有焦土气。白芍炭形如白芍，表面焦黑色。

[分布]　本市各地均有栽培。野生种分布于平凉、华亭、庄浪等地。生海拔 600 ~ 2300m 的山坡、山谷、灌丛及高山草地。

[采集加工]　秋季采挖，洗净，除去头尾及须根，按粗细不同，分别放入沸水中煮至断面透心，发黏有香味后，即捞出放入冷水中浸泡，取出刮去外皮。晒一日再堆放，使内部水分蒸出，再晒，反复操作至内外均干燥。用时洗净，润透切薄片，干燥。

生用，或炒用、酒炒用。

[炮制]　炒白芍：取净白芍片置锅内，用文火炒至表面微黄色，取出放凉。

酒白芍：取净白芍片，喷淋黄酒拌匀（白芍 100kg，黄酒 10kg），稍闷后置锅内，用文火炒干，取出放凉。

[资源利用]　资源较丰富。自产自销。

[性味功效]　苦、酸，微寒。养血平肝，缓急止痛，敛阴止汗。

[功能主治]　（1）肝阳上亢，头痛眩晕，常与生地黄、牛膝、山药、代赭石、龙骨、牡蛎、柏子仁同用，如建瓴汤；肝风内动，手足瘛疭，常配生地黄、龟板、麦冬、鳖甲、生牡蛎、阿胶、炙甘草、麻仁、五味子、鸡子黄，如《温病条辨》大定风珠。

（2）肝气郁结，胁肋胀痛，可与柴胡、川芎、香附、枳壳等同用，如柴胡疏肝散；肝郁脾虚，腹痛泄泻，可配白术、陈皮、防风，如痛泻要方。

（3）腹满时痛，用桂枝加芍药汤；腹中急痛，用小建中汤。均重用芍药为君。

（4）四肢挛急，脚气肿痛，可与甘草同用，如芍药甘草汤。

煎服，9 ~ 15g，大剂量 15 ~ 30g；或入丸、散服。养血平肝宜生用，和血调经宜炒用。虚寒证不宜单独应用。传统认为本品反黎芦。

白首乌

[异名]　白何首乌。

[来源]　萝藦科鹅绒藤属植物白首乌 *Cynanchum bungei* Decne. 的块根（图 15）。

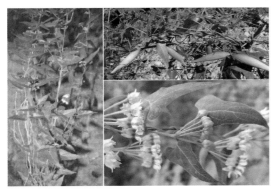

图 15　白首乌

[原植物]　攀援性半灌木。块根粗壮，肉质多浆，圆柱形或圆球形。茎纤细而韧，被微毛。叶对生，戟形，长 3 ~ 8cm，基部宽 1 ~ 5cm，顶端渐尖，基部心形，两面被粗硬毛，侧脉约 6 对。伞形聚伞花序腋生，比叶为短；花两性，辐射对称；花萼裂片 5，披针形，基部内面腺体通常无或有少数；花冠白色，裂片 5，长圆形；副花冠 5 深裂，裂片披针形，内面中间有舌状片；雄蕊 5，花药顶端的膜片内向；花粉块每室 1 个，下垂；子房上位，由 2 个离生心皮组成，柱头基部 5 角状，顶端全缘。蓇葖单生或双生，披针形，无毛，向端部渐尖，长 9cm，直径约 1cm。种子卵形，长约 1cm，直径约 5mm，顶端具长约 4cm 的

白色绢质种毛。花期 6～7 月，果期 7～10 月。

[分布] 产平凉、庄浪（通边）、灵台等地。生海拔 1500m 以下的山坡或路边的灌木丛。

[采集加工] 秋季采挖（注意勿伤块根），洗净泥沙，除去残茎和须根，晒干，或趁鲜切片，晒干。

[资源利用] 资源较丰富。自采自用。

[性味功效] 甘、微苦，平。补肝肾，益精血，强筋骨，健脾，解毒。

[功能主治] （1）肾虚腰痛，关节不利，可配杜仲、续断、怀牛膝等；阳痿，精冷滑精，可与淫羊藿、菟丝子、金樱子等药同用；头晕耳鸣，心悸失眠，可配酸枣仁、远志、合欢皮等药。

（2）脾胃虚弱，食欲不振，常与鸡内金配伍，以健脾消食；脾虚食滞，脘腹胀痛，可配山楂、麦芽、莱菔子等，以理气消食；太阴腹痛，自利不渴，可配白术、白芍、炮姜、干姜、陈皮、炙甘草，水煎服，如《东医寿世保元》白首乌理中汤。

（3）其他，可用于产后乳汁稀少，痈肿疮毒，毒蛇咬伤，脚气水肿等。

煎服，6～15g，鲜品加倍；或研末，或浸酒服。外用适量，捣敷。内服不宜过量。

白头翁

[异名] 野丈人（《神农本草经》），白头公（《本草经集注》）。

[来源] 毛茛科白头翁属植物白头翁 Pulsatilla chinensis（Bunge）Regel、蒙古白头翁 Pulsatilla ambigua Turcz. ex Pritz. 的根及根状茎（图 16）。

[原植物] （1）白头翁：植株高 15～35cm，根状茎粗 8～15mm。基生叶 4～5，通常在开花时刚刚生出，有长柄；叶片宽卵形，长 4.5～14cm，宽 6.5～16cm，3 全裂，中全裂片有柄或近无柄，宽卵形，3 深裂，中深裂片楔状倒卵形，少有狭楔形或倒梯形，全缘或有齿，侧深裂片不等 2 浅裂，侧全裂片无柄或近无柄，不等 3 深裂，表面变无毛，背面有长柔毛；叶柄长 7～15cm，有密长柔毛。花葶 1（～2），有柔毛；苞片 3，基部合生成长 3～10mm 的筒，3 深裂，深裂片线形，不分裂或上部 3 浅裂，背面密被长柔毛；花梗长 2.5～5.5cm，结果时长达 23cm；花直立；萼片蓝紫色，长圆状卵形，长 2.8～4.4cm，宽 0.9～2cm，背面有密柔毛；雄蕊长约为萼片之半。聚合果直径 9～12cm；瘦果纺锤形，扁，长 3.5～4mm，有长柔毛，宿存花柱长 3.5～6.5cm，有向上斜展的长柔毛。花期 4～5 月。

（2）蒙古白头翁：植株高 16～22cm，根状茎粗 5～8mm。基生叶 6～8，有长柄，与花同时发育；叶片卵形，长 2～3.2cm，宽 1.2～3.2cm，3 全裂，一回中全裂片有细柄，宽卵形，又 3 全裂，二回中全裂片有细柄，五角形，二回细裂，末回裂片披针形，宽 0.8～1.5mm，有 1～2 小齿，二回侧全裂片和一回侧全裂片相似，都无柄，表面近无毛，背面有稀疏长柔毛；叶柄长 3～10cm。花葶 1～2，直立，有柔毛；苞片 3，基部合生成长约 2mm 的短筒，长 1.5～2.8cm，裂片披针形或线状披针形，全缘或有 1～2 小裂片，背面有柔毛；花梗长约 4cm，结果时长达 16cm；花直立；萼片紫色，长圆状卵形，长 2.2～2.8cm，宽约 8mm，顶端微尖，外面有密绢状毛；雄蕊长约为萼片之半。聚合果直径 4～4.5cm；瘦果卵形或纺锤形，长约 2.5mm，有长柔毛，宿存花柱长 2.5～3cm，下部有向上斜展的长柔毛，上部有近贴伏的短柔毛。花期 7 月。

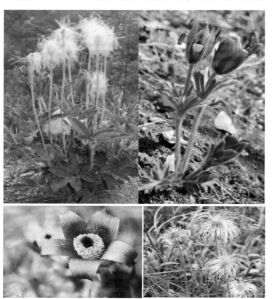

图 16-1　白头翁

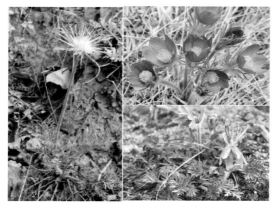

图 16-2 蒙古白头翁

[性状鉴别] (1)白头翁:根长圆柱形或圆锥形,稍弯曲,有时扭曲而稍扁,长 5～20cm,直径 0.5～2cm。表面黄棕色或棕褐色,有不规则的纵皱纹或纵沟,中都有时分出 2～3 支根,皮部易脱落而露出黄色木部,且常朽蚀成凹洞,可见纵向突起的网状花纹;根头部稍膨大,有时分叉,顶端残留数层鞘状叶柄基及幼叶,密生白色长绒毛。质硬脆,折断面稍平坦,黄白色,皮部与木部间有时出现空隙。气微,味微苦涩。以条粗长,质坚实者为佳。

(2)蒙古白头翁:根较细短,圆柱形,直径 5～8mm,分枝少。

[分布] 产平凉、华亭、庄浪、静宁等地。生海拔 600～3200m 的山坡、草地及灌丛中。

[采集加工] 春、秋采挖,除去茎叶和须根,保留根头白绒毛,晒干。用时洗净,润透切薄片,干燥。生用。

[资源利用] 有资源。自采自用。

[性味功效] 苦,寒。清热解毒,凉血止痢,燥湿杀虫。

[功能主治] (1)湿热毒痢,常配黄连、黄柏、秦皮,如白头翁汤;产后血虚下痢,热痢伤阴,与甘草、阿胶、黄连、秦皮、黄柏同用,如《金匮要略》白头翁加甘草阿胶汤。

(2)血热鼻衄,可配黄芩、白茅根等;痔疮出血,可与地榆、槐花炭等同用;崩漏下血,可配莲蓬炭、棕榈炭等。

(3)阿米巴痢疾,常以白头翁全草煮提后,制成颗粒冲剂,内服;或本品浓煎液,保留灌汤。

(4)消化性溃疡,可将白头翁、生黄芪、蜂蜜制成糖浆服用。

白 薇 (《神农本草经》)

[异名] 白微(《本草纲目》),白龙须(《植物名实图考》),老君须,辣子草。

[来源] 萝藦科鹅绒藤属植物竹灵消 *Cynanchum inamoenum* (Maxim.) Loes. 的根(图17)。

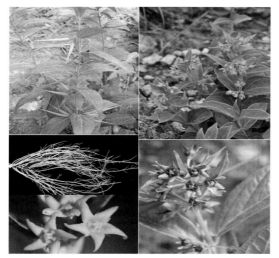

图 17 竹灵消

[原植物] 多年生直立草本,基部分枝甚多。根须状。茎干后中空,被单列柔毛。叶对生,薄膜质,卵形,长 4～5cm,宽 1.5～4cm,顶端急尖,基部近心形,在脉上近无毛或仅被微毛,有边毛,侧脉约 5 对。伞形聚伞花序,在上部互生,着花 8～10 朵;花两性,辐射对称,黄色,长和直径约 3mm;花萼裂片 5 枚,披针形,急尖,近无毛;花冠辐状,无毛,裂片 5 枚,卵状长圆形,钝头;副花冠较厚,裂片三角形,短急尖;雄蕊 5 枚,花药在顶端具 1 圆形膜片;花粉块每室 1 个,下垂,花粉块柄短,近平行,着粉腺近圆形;雌蕊 1 枚,子房上位,由 2 离生心皮组成,柱头平,双生,稀单生,狭披针形,向端部长渐尖,长约 6cm,直径约 5mm。花期 5～7 月,果期 7～10 月。

[分布] 产庄浪(通边)、华亭、平凉(太统山)等地。生海拔 1800～2600m 的灌木林缘或路边草地上。

[采集加工] 春、秋采挖,洗净,晒干。用时洗

净,润透切段,干燥。多生用。

[资源利用] 有资源。自产自销。

[性味功效] 苦、咸,寒。清热益阴,利尿通淋,解毒疗疮。

[功能主治] (1)阴虚外感,头痛身热,常与玉竹、葱白、桔梗、薄荷等同用,如加减葳蕤汤;产后血虚发热,可配当归、人参、甘草等;温病后期、余热不退,可与生地黄、青蒿、地骨皮等同用。

(2)肺热咳嗽,鼻塞不知香臭,常配贝母、百部、款冬花等,以清热化痰,宣通肺气。

(3)热淋血淋,可配白芍、木通、滑石等清热通淋之品,如《证治准绳·类方》白薇散。

(4)其他,可用于热病邪入营血,身热既疹,潮热骨蒸,咽喉肿痛,疮痈肿毒,毒蛇咬伤等。

煎服,3～15g;或入丸、散服。外用适量,捣敷。血分无热,中寒便滑,阳气外越者慎服。

白鲜皮

[异名] 白鲜(《本草纲目》),北鲜皮。

[来源] 芸香科白鲜属植物白鲜 *Dictamnus dasycarpus* Turcz. 的根皮(图18)。

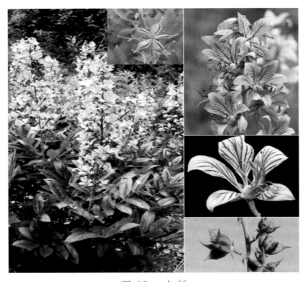

图18 白鲜

[原植物] 多年生草本,基部木质化,高50～100cm。根状茎斜出,肉质部分淡黄色,幼嫩部分密被白色长毛并着生水泡状油点。茎枝通常无毛。奇数羽状复叶互生,小叶9～13,对生,纸质,卵形或卵状披针形,长3～9cm,宽2～3cm,先端渐尖或锐尖,基部宽楔形或近圆形,上面沿中脉密被毛,下面初时密被长柔毛,后变稀少,近无柄,生于顶端中间的1片有长柄。总状花序,长20～35cm;花大型,两性,辐射对称,白色或粉红色;花梗长1～3cm,具黑褐色腺毛;苞片1,条形,萼片披针形,长6～8mm,宽约2mm,绿色,宿存;花瓣倒披针形,长2～2.5cm,宽5～8mm,先端圆形或钝;雄蕊伸出于花瓣外;子房上位,每室有胚珠2～3,花柱较雄蕊短。蒴果5室,密被棕黑色油点及白色柔毛,瓣裂顶端具尖喙。种子卵圆形,长约5mm。花期5～6月,果期6～7月。

[分布] 产庄浪、平凉(崆峒后山)、华亭等地。生海拔1800m以下的山坡草丛或山谷疏林下。

[采集加工] 春、秋采挖,洗净,除去须根及外部粗皮,纵向剖开,抽去木心,切片晒干。生用。

[资源利用] 资源较丰富。自产自销。

[性味功效] 苦,寒。清热燥湿,祛风止痒,解毒。

[功能主治] (1)风疹,肺经风热炽盛,可配防风、知母、黄芩、人参、沙参,以疏风清热止痒,如《圣济总录》白鲜皮散;血虚风热,郁滞肌肤,可与生地黄、赤芍、当归、蝉蜕等同用,以养血清热祛风,如《外科证治全书》四物消风散。

(2)阴囊湿疹,可单用本品,煎洗;湿疹娇红作痒或糜烂,妇女阴部湿痒,赤白带下,均可配苍术、黄柏、黄芩、苦参等,以清热燥湿,解毒止痒。

(3)湿热黄疸,可与茵陈相伍,如《沈氏尊生书》白鲜皮汤;风湿痹痛,可配牛膝、苍术、威灵仙等,热盛可再加忍冬藤、防己等药。

煎服,6～15g;或入丸、散服。外用适量,煎水洗或研末敷。虚寒证者忌服。

白香蜜蜜

[异名]　异叶青兰,白花甜蜜蜜,蜜罐罐。

[来源]　唇形科青兰属植物白花枝子花 *Dracocephalum heterophyllum* Benth. 的茎叶(图19)。

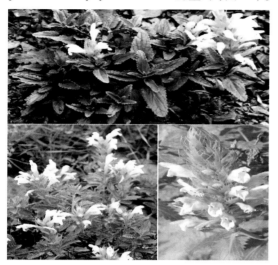

图19　白花枝子花

[原植物]　茎在中部以下具长的分枝,高10～15cm,有时高达30cm,四棱形或钝四棱形,密被倒向的小毛。茎下部叶具超过或等于叶片的长柄,柄长2.5～6cm,叶片宽卵形至长卵形,长1.3～4cm,宽0.8～2.3cm,先端钝或圆形,基部心形,下面疏被短柔毛或几无毛,边缘被短睫毛及浅圆齿;茎中部叶与基生叶同形,具与叶片等长或较短的叶柄,边缘具浅圆齿或尖锯齿;茎上部叶变小,叶柄变短,锯齿常具刺而与苞片相似。轮伞花序生于茎上部叶腋,占长度4.8～11.5cm,具4～8花,因上部节间变短而花又长过节间,故各轮花密集;花具短梗;苞片较萼稍短或为其之1/2,倒卵状匙形或倒披针形,疏被小毛及短睫毛,边缘每侧具3～8个小齿,齿具长刺,刺长2～4mm。花萼长15～17mm,浅绿色,外面疏被短柔毛,下部较密,边缘被短睫毛,2裂几至中部,上唇3裂至本身长度的1/3或1/4,齿几等大,三角状卵形,先端具刺,刺长约15mm,下唇2裂至本身长度的2/3处,齿披针形,先端具刺。花冠白色,长(1.8～)2.2～3.4(～3.7)cm,外面密被白色或淡黄色短柔毛,二唇近等长。雄蕊无毛。花期6～8月。

[分布]　产静宁、庄浪、平凉等地。生海拔1100～3000m的山坡草原及半荒漠的多石干旱地区。

[采集加工]　6～7月开花时采收,除去残叶败枝,用木棒将茎砸扁,晒干。

[性味功效]　苦、辛,寒。清肝,散结,止咳。

[功能主治]　(1)肝火头目胀痛,高血压,可与白芍、钩藤、决明子等同用,水煎服。

(2)瘰疬,可配生牡蛎、玄参、浙贝等药,煎服。

(3)肺热咳嗽,白香蜜蜜水煎,调白糖少许服;或与黄芩同煎服。

煎服,6～12g;或入散剂服。外用适量,煎水漱口。

白香辟汗草

[异名]　白香草木犀。

[来源]　豆科草木犀属植物白花草木犀 *Melilotus albus* Medic. ex Desr. 的地上部分(图20)。

[原植物]　一年生、二年生草本,高70～200cm。茎直立,圆柱形,中空,多分枝,几无毛。羽状三出复叶;托叶尖刺状锥形,长6～10mm,全缘;叶柄比小叶短,纤细;小叶长圆形或倒披针状长圆形,长15～30cm,宽(4～)6～12mm,先端钝圆,基部楔形,边缘疏生浅锯齿,上面无毛,下面被细柔毛,侧脉12～15对,平行直达叶缘齿尖,两面均不隆起,顶生小叶稍大,具较长小叶柄,侧小叶小叶柄短。总状花序长9～20cm,腋生,具花40～100朵,排列疏松;苞片线形,长1.5～2mm;花长4～5mm;花梗短,长1～1.5mm;萼钟形,长约2.5mm,微被柔毛,萼齿三角状披针形,短于萼筒;花冠白色,旗瓣椭圆形,稍长于翼瓣,龙骨瓣与翼瓣等长或稍短;子房卵状披针形,上部渐窄至花柱,无毛,胚珠3～4粒。荚果椭圆形至长圆形,长3～3.5mm,先端锐尖,具尖喙,表面脉纹细,网状,棕褐色,老熟后变黑褐色;有种子1～2粒。种子卵形,棕色,表面具细瘤点。花期5～7月,果期7～9月。

[分布]　本市各地均产。生于田边、路旁荒地

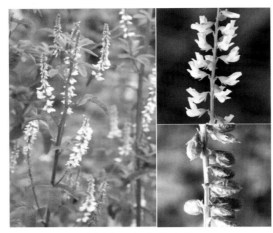

图 20 白花草木犀

及湿润的砂地。

[采集加工] 花期采割,除去杂质,洗净,切断干燥。

[资源利用] 田间杂草。未利用。

[性味功效] 苦、辛,凉。清热解毒,和胃化湿。

[功能主治] 用于暑热胸闷,头痛,口臭,疟疾,痢疾,热淋,疮疡。

煎服,9~15g。外用适量,捣敷;或煎汤洗。

白 芷

[异名] 香白花。

[来源] 伞形科当归属植物白芷 *Angelica dahurica* (Fisch. ex Hoffm.) Benth. et Hook f. ex Franch. et Sav. 的根(图21)。

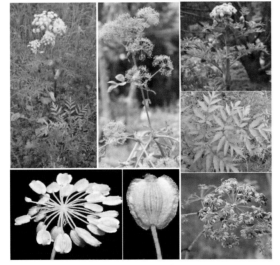

图 21 白芷

[原植物] 多年生高大草本,高1~2.5m。根圆柱形,有分枝,径3~5cm,外表皮黄褐色至褐色,有浓烈气味。茎基部径2~5cm,有时可达7~8cm,通常带紫色,中空,有纵长沟纹。基生叶一回羽状分裂,有长柄,叶柄下部有管状抱茎边缘膜质的叶鞘;茎上部叶二回至三回羽状分裂,叶片轮廓为卵形至三角形,长15~30cm,宽10~25cm,叶柄长至15cm,下部为囊状膨大的膜质叶鞘,无毛或稀有毛,常带紫色;末回裂片长圆形,卵形或线状披针形,多无柄,长2.5~7cm,宽1~2.5cm,急尖,边缘

有不规则的白色软骨质粗锯齿,具短尖头,基部两侧常不等大,沿叶轴下延成翅状;花序下方的叶简化成无叶的、显著膨大的囊状叶鞘,外面无毛。复伞形花序顶生或侧生,直径10~30cm,花序梗长5~20cm,花序梗、伞辐和花柄均有短糙毛;伞辐18~40,中央主伞有时伞辐多至70;总苞片通常缺或有1~2,成长卵形膨大的鞘;小总苞片5~10余,线状披针形,膜质,花白色;无萼齿;花瓣倒卵形,顶端内曲成凹头状;子房无毛或有短毛;花柱比短圆锥状的花柱基长2倍。果实长圆形至卵圆形,黄棕色,有时带紫色,长4~7mm,宽4~6mm,无毛,背棱扁,厚而钝圆,近海绵质,远较棱槽为宽,侧棱翅状,较果体狭;棱槽中有油管1,合生面油管2。花期7~8月,果期8~9月。

[分布] 华亭有栽培。

[采集加工] 秋季叶黄时采挖,除去须根及泥沙,晒干或低温烘干,用时分开大小个,略浸润透,切厚片,干燥。生用。

[资源利用] 栽培品。自产自销。

[性味功效] 辛,温。散风除湿,通窍止痛,消肿排脓。

[功能主治] (1)外感风寒,头身疼痛,口苦而渴,常配羌活、川芎、黄芩、生地黄等,如九味羌活丸;风寒湿痹,疼痛重着,麻木不仁,多与羌活、桂枝、川芎、威灵仙等同用,如《丹溪心法》通用痛风方。

(2)鼻流浊涕,塞而不通,发为鼻渊,可配辛

夷、苍耳子、薄荷，如苍耳子散；黄涕腥臭，证属风热，可加牡丹皮、蒲公英、鱼腥草等凉血解毒药。

（3）带下清稀，小腹冷痛，可与炮姜、鹿角霜、白术、山药、龙骨等药同用；湿热带下，可配椿根皮、黄柏、苍术等清热燥湿药。

（4）疮疡初起，红肿热痛，可配赤芍、蒲公英、野菊花等清热消散药；脓成不溃，可与金银花、天花粉、连翘、皂角刺等托毒排脓药同用。

煎服，3～9g；或入丸、散服。外用适量，研末撒或调服。血虚有热，阴虚阳亢头痛者忌服。

百步还阳丹

[来源]　兰科兜被兰属植物二叶兜被兰 Neottianthe cucullata（L.）Schltr. 的全草（图22）。

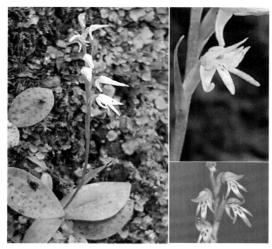

图22　二叶兜被兰

[原植物]　多年生草本，高4～24cm。块茎圆球形或卵形，长1～2cm。茎直立或近直立，基部具1～2枚圆筒状鞘，其上具2枚近对生的叶，在叶之上常具1～4枚小的披针形、渐尖的不育苞片。叶近平展或直立伸展，叶片卵形、卵状披针形或椭圆形，长4～6cm，宽1.5～3.5cm，先端急尖或渐尖，基部骤狭成抱茎的短鞘，叶上面有时具少数或多而密的紫红色斑点。总状花序具几朵至10余朵花，常偏向一侧；花苞片披针形，直立伸展，先端渐尖，最下面的长于子房或长于花；花紫红色或粉红色；

萼片彼此紧密靠合成兜，兜长5～7mm，宽3～4mm；中萼片长5～6mm，宽约1.5mm，先端急尖，具1脉；花瓣披针状条形，长约5mm，宽约0.5mm，先端急尖，具1脉，与萼片贴生；唇瓣向前伸展，长7～9mm，上面和边缘具乳突，基部楔形，中部3裂，侧裂片条形，先端急尖，具1脉，中裂片较侧裂片长而稍宽，宽0.8mm，向先端渐狭，先端钝，具3脉；距细圆筒状圆锥形，长4～5mm，中部向前弯曲，近呈"U"字形，蕊柱短，直立；花药直立，长圆形或椭圆形，2室，先端钝，药室并行；花粉团2个，为具小团块的粒粉质，具短的花粉团柄和粘盘，粘盘小，卵形、近圆形或椭圆形裸露；蕊喙小，隆起，三角形，位于药室基部之间；柱头2个，隆起，多少呈棍棒状，位于蕊喙之下；退化雄蕊2个，较小，近圆形，位于花药基部两侧；子房圆柱状纺锤形，长5～6mm，扭转，稍弧曲，无毛。蒴果直立，无喙。花期8～9月。

[分布]　产平凉（崆峒山）等地。生海拔600～3000m的山坡林下或草地。

[采集加工]　夏、秋采挖，除去杂质，洗净，晒干。

[资源利用]　资源少。未利用。

[性味功效]　甘，平。活血散瘀，生肌，开窍。

[功能主治]　用于跌打损伤，外伤昏迷。

研末服，1.5～3g。外用适量，研末调敷。

百　合

[异名]　蒜脑薯（《本草纲目》）。

[来源]　百合科百合属植物川百合 Lilium davidii Duchartre、卷丹 Lilium lancifolium Thunb. 的鳞茎（图23）。

[原植物]　（1）川百合：鳞茎扁球形或宽卵

形，高2～4cm，直径2～4.5cm；鳞片宽卵形至卵状披针形，长2～3.5cm，宽1～1.5cm，白色。茎高50～100cm，有的带紫色，密被小乳头状突起。叶多数，散生，在中部较密集，条形，长7～12cm，宽2～3（～6）mm，先端急尖，边缘反卷并有明显的小乳头状突起,中脉明显,往往在上面凹陷,在背面凸出,叶腋有白色绵毛。花单生或2~8朵排成总状花序;苞片叶状,长4~7.5cm,宽3~7mm;花梗长4~8cm;花下垂,橙黄色,向基部约2/3有紫黑色斑点;外轮花被片长5~6cm,宽1.2~1.4cm;内轮花被片比外轮花被片稍宽,蜜腺两边有乳头状突起,在其外面的两边有少数流苏状的乳突、花丝长4~5.5cm,无毛,花药长1.4~1.6cm,花粉深橘红色;子房圆柱形,长1~1.2cm,宽2~3mm;花柱长为子房的2倍以上,柱头膨大,3浅裂。蒴果长矩圆形,长3.5cm,宽1.6~2cm。花期7~8月,果期9月。

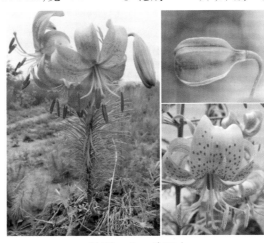

图 23-1 川百合

(2)卷丹:鳞茎近宽球形,高约3.5cm,直径4~8cm;鳞片宽卵形,长2.5~3cm,宽1.4~2.5cm,白色。茎高0.8~1.5m,带紫色条纹,具白色绵毛。叶散生,矩圆状披针形或披针形,长6.5~9cm,宽1~1.8cm,两面近无毛,先端有白毛,边缘有乳头状突起,有5~7条脉,上部叶腋有珠芽。花3~6朵或更多;苞片叶状,卵状披针形,长1.5~2cm,宽2~5mm,先端钝,有白绵毛;花梗长6.5~9cm,紫色,有白色绵毛;花下垂,花被片披针形,反卷,橙红色,有紫黑色斑点;外轮花被片长6~10cm,宽1~2cm;内轮花被片稍宽,蜜腺两边有乳头状突起,尚有流苏状突起;雄蕊四面张开;花丝长5~7cm,淡红色,无毛,花药矩圆形,长约2cm;子房圆柱形,长1.5~2cm,宽2~3mm;花柱长

4.5~6.5cm,柱头稍膨大,3裂。蒴果狭长卵形,长3~4cm。花期7~8月,果期9~10月。

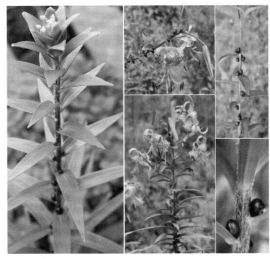

图 23-2 卷丹

[性状鉴别](1)川百合:鳞叶长2.5~5.5cm,宽约1.2cm,厚0.1~0.3cm。以鳞叶均匀、肉厚、质硬、筋少、色白、味微苦者为佳。

(2)卷丹:鳞叶长2~3.5cm,宽1.5~3cm,厚0.1~0.3cm,表面乳白色或淡黄棕色,有纵直的脉纹3~8条,质硬而脆;易折断,断面平坦,角质样。无臭,味微苦。

[分布] 华亭孟台、平凉等地有栽培。

[性味功效] 甘、微苦,微寒。养阴润肺,清心安神。

[功能主治](1)燥热咳嗽,痰中带血,可与款冬花同用,如《济生方》百花膏;肺肾阴虚,咽燥咳喘,痰中带血,常配生地黄、熟地黄、麦冬、贝母、元参、当归、芍药、生甘草、桔梗,如百合固金汤。

(2)热病余热未清,虚烦惊悸,失眠多梦,常与知母或生地黄同用,如《金匮要略》百合知母汤、百合地黄汤。

(3)病后胃有余热,气满不能食,可配人参、豆实、陈皮、生姜、薤白、粳米,水煎服,如《圣济总录》百合饮。

煎服,9~30g;或入丸、散服。清心宜生用,润肺宜炙用。风寒咳嗽及中寒便溏者忌服。

百日草

[异名] 十姊妹,火毡花,对叶菊,步步登高,节节高。

[来源] 菊科百日菊属植物百日菊 *Zinnia elegans* Jacq. 的全草(图 24)。

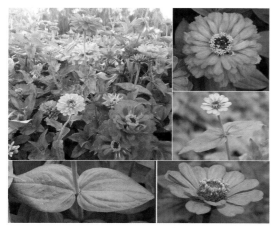

图 24 百日菊

[原植物] 一年生草本。茎直立,高 30 ~ 100cm,被糙毛或长硬毛。叶宽卵圆形或长圆状椭圆形,长 5 ~ 10cm,宽 2.5 ~ 5cm,基部稍心形抱茎,两面粗糙,下面被密的短糙毛,基出 3 脉。头状花序 5 ~ 6.5cm,单生枝端,无中空肥厚的花序梗。总苞宽钟状;总苞片多层,宽卵形或卵状椭圆形,外层长约 5mm,内层长约 10mm,边缘黑色。托片上端有延伸的附片;附片紫红色,流苏状三角形。舌状花深红色、玫瑰色、紫堇色或白色,舌片倒卵圆形,先端 2 ~ 3 齿裂或全缘,上面被短毛,下面被长柔毛。管状花黄色或橙色,长 7 ~ 8mm,先端裂片卵状披针形,上面被黄褐色密茸毛。雌花瘦果倒卵圆形,长 6 ~ 7mm,宽 4 ~ 5mm,扁平,腹面正中和两侧边缘各有 1 棱,顶端截形,基部狭窄,被密毛;管状花瘦果倒卵状楔形,长 7 ~ 8mm,宽 3.5 ~ 4mm,极扁,被疏毛,顶端有短齿。花期 6 ~ 9 月,果期 7 ~ 10 月。

[分布] 本市各地常见栽培。

[采集加工] 春、夏采收,鲜用或切段晒干。

[资源利用] 栽培花卉。未利用。

[性味功效] 苦、辛,凉。清热解毒,利湿。

[功能主治] (1)痢疾,可与凤尾草同煎服。

(2)淋症,可配车前草等,水煎服。

(3)乳痈、疖肿,鲜百日草洗净,捣烂敷患处。

(4)百日咳,单味水煎,加冰糖服。

煎服,15 ~ 30g。外用适量,鲜品捣敷。

百蕊草(《本草图经》)

[异名] 百乳草。

[来源] 檀香科百蕊草属植物百蕊草 *Thesium chinense* Turcz.、长叶百蕊草 *Thesium longifolium* Turcz. 的全草(图 25)。

[原植物] (1)百蕊草:多年生柔弱草本,高 15 ~ 40cm,全株多少被白粉,无毛;茎细长,簇生,基部以上疏分枝,斜升,有纵沟。叶线形,长 1.5 ~ 3.5cm,宽 0.5 ~ 1.5mm,顶端急尖或渐尖,具单脉。花单一,5 数,腋生;花梗短或很短,长 3 ~ 3.5mm;苞片 1 枚,线状披针形;小苞片 2 枚,线形,长 2 ~ 6mm,边缘粗糙;花被绿白色,长 2.5 ~ 3mm,花被管呈管状,花被裂片,顶端锐尖,内弯,内面的微毛不明显;雄蕊不外伸;子房无柄,花柱很短。坚果椭圆状或近球形,长或宽 2 ~ 2.5mm,淡绿色,表面有明显、隆起的网脉,顶端的宿存花被近球形,长约 2mm;果柄长 3.5mm。花期 4 ~ 5 月,果期 6 ~ 7 月。

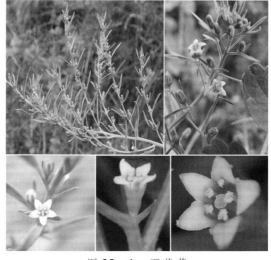

图 25 - 1 百蕊草

(2)长叶百蕊草:多年生草本,高约 50cm;茎簇生,有明显的纵沟。叶无柄,线形,长 4 ~ 4.5cm,宽 2.5mm,两端渐尖,有 3 脉。总状花序腋生或顶生;

花黄白色,钟状,长 4 ~ 5mm;花梗长 0.6 ~ 2cm,有细条纹;苞片 1 枚,线形,长 1cm;小苞片 2 枚,狭披针形,长约 4.5mm,边缘均粗糙;花被 5 裂,裂片狭披针形,顶端锐尖,内弯;雄蕊 5,插生于裂片基部,内藏;花柱内藏,子房柄长 0.5mm。坚果近球形或椭圆状,黄绿色,长 3.5 ~ 4mm,表面偶有分叉的纵脉(棱),宿存花被比果短。花果期 6 ~ 7 月。

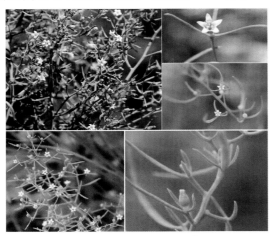

图 25 - 2 长叶百蕊草

[分布] (1)百蕊草:本市各地区均产。生海拔 600 ~ 2700m 的荫蔽湿润或潮湿的小溪边、田野、草甸,也见于草甸和沙漠地带边缘、干草原与栎树林的石砾坡上。我国大部分省区均产。

(2)长叶百蕊草:本市各地区均产。生海拔 1200 ~ 2000m 的沙壤草甸。

[采集加工] 夏、秋采收,除去泥土、杂质,晒干。

[资源利用] 有资源。自采自用。

[性味功效] 辛、苦,寒。清热利湿,解毒。

[功能主治] (1)风热感冒,本品开水泡,当茶饮;小儿发热,可与柴胡、黄芩同用。

(2)暑天发痧,可配马草、醉鱼草根,同煎服。

(3)慢性气管炎,百蕊草、筋骨草,较大剂量煎服。

(4)肾虚腰痛,本品与瘦猪肉煮汤,兑黄酒服。

稗根苗

[异名] 稗子(《救荒本草》)。

[来源] 禾本科稗属植物稗 Echinochloa crus-galli (L.) Beauv. 的根或苗叶(图 26)。

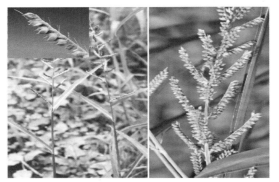

图 26 稗

[原植物] 一年生。秆高 50 ~ 150cm,光滑无毛,基部倾斜或膝曲。叶鞘疏松裹秆,平滑无毛,下部者长而上部者短于节间;叶舌缺;叶片扁平,线形,长 10 ~ 40cm,宽 5 ~ 20mm,无毛,边缘粗糙。圆锥花序直立,近尖塔形,长 6 ~ 20cm;主轴具棱,粗糙或具疣基长刺毛;分枝斜上举或贴向主轴,有时再分小枝;穗轴粗糙或生疣基长刺毛;小穗卵形,长

3 ~ 4mm,脉上密被疣基刺毛,具短柄或近无柄,密集在穗轴的一侧;第一颖三角形,长为小穗的 1/3 ~ 1/2,具 3 ~ 5 脉,脉上具疣基毛,基部包卷小穗,先端尖;第二颖与小穗等长,先端渐尖或具小尖头,具 5 脉,脉上具疣基毛;第一小花通常中性,其外稃草质,上部具 7 脉,脉上具疣基刺毛,顶端延伸成一粗壮的芒,芒长 0.5 ~ 1.5(~ 3)cm,内稃薄膜质,狭窄,具 2 脊;第二外稃椭圆形,平滑,光亮,成熟后变硬,顶端具小尖头,尖头上有 1 圈细毛,边缘内卷,包着同质的内稃,但内稃顶端露出。花果期夏、秋季。

[分布] 产本市各地。生沼泽、沟边和稻田内。

[采集加工] 夏、秋采收,除去杂质,洗净,鲜用或晒干。用时切碎。

[资源利用] 有资源。自采自用。

[性味功效] 甘、苦,微寒。止血生肌。

[功能主治] 用于金疮,外伤出血。

外用适量。研末撒;或鲜品捣敷。

斑叶堇菜

［来源］ 堇菜科堇菜属植物斑叶堇菜 *Viola variegata* Fisch. ex Link 的全草（图 27）。

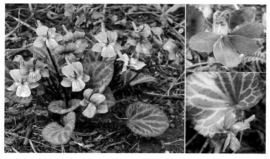

图 27　斑叶堇菜

［原植物］ 多年生草本，无地上茎，高 3 ～ 12cm。根状茎通常较短而细，长 4 ～ 15mm，节密生，具数条淡褐色或近白色长根。叶均基生，呈莲座状，叶片圆形或圆卵形，长 1.2 ～ 5cm，宽 1 ～ 4.5cm，先端圆形或钝，基部明显呈心形，边缘具平而圆的钝齿，上面暗绿色或绿色，沿叶脉有明显的白色斑纹，下面通常稍带紫红色，两面通常密被短粗毛，有时毛较稀疏或近无毛；叶柄长短不一，长 1 ～ 7cm，上部有极狭的翅或无翅，被短粗毛或近无毛；托叶淡绿色或苍白色，近膜质，2/3 与叶柄合生，离生部分披针形，先端渐尖，边缘疏生流苏状腺齿。花红紫色或暗紫色，下部通常色较淡，长 1.2 ～ 2.2cm；花梗长短不等，超出于叶或较叶稍短，通常带紫红色，有短毛或近无毛，在中部有 2 枚线形的

小苞片；萼片通常带紫色，长圆状披针形或卵状披针形，长 5 ～ 6mm，先端尖，具狭膜质边缘并被缘毛，具 3 脉，基部附属物较短，长 1 ～ 1.5mm，末端截形或疏生浅齿，上面被粗短毛或无毛；花瓣倒卵形，长 7 ～ 14mm，侧方花瓣里面基部有须毛，下方花瓣基部白色并有堇色条纹，连距长 1.2 ～ 2.2cm；距筒状，长 3 ～ 8mm，粗或较细，末端钝，直或稍向上弯；雄蕊的花药及药隔顶端附属物均各长约 2mm，下方 2 枚雄蕊的距细而长，长可达 4mm，粗约 0.3mm；子房近球形，通常有粗短毛，或近无毛，花柱棍棒状，基部稍膝曲，向上渐增粗，柱头两侧及后方明显增厚成直伸的缘边，前方有明显的短喙，喙端具向上开口的柱头孔。蒴果椭圆形，长约 7mm，无毛或疏生短毛；幼果球形通常被短粗毛。种子淡褐色，小型，长约 1.5mm，附属物短。花期 4 月下旬至 8 月，果期 6 ～ 9 月。

［分布］ 产平凉、灵台等地。生于山坡草地、林下、灌丛或阴处岩石缝隙中。

［采集加工］ 夏、秋采收，除去杂质及残根，洗净，鲜用或晒干。用时切碎。

［资源利用］ 有资源。自采自用。

［性味功效］ 甘，凉。清热解毒，凉血止血。

［功能主治］ 用于痈疮肿毒，创伤出血。

煎服，9 ～ 15g。外用适量研末撒；或鲜品捣敷。

斑种草

［异名］ 细叠子草。

［来源］ 紫草科斑种草属植物斑种草 *Bothriospermum chinense* Bge. 的全草（图 28）。

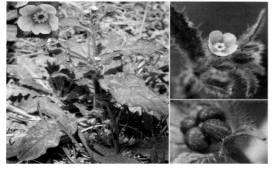

图 28　斑种草

［原植物］ 一年生草本，稀为二年生，高 20 ～ 30cm，密生开展或向上的硬毛。根为直根，细长，不分枝。茎数条丛生，直立或斜升，由中部以上分枝或不分枝。基生叶及茎下部叶具长柄，匙形或倒披针形，通常长 3 ～ 6cm，稀达 12cm，宽 1 ～ 1.5cm，先端圆钝，基部渐狭为叶柄，边缘皱波状或近全缘，上、下两面均被基部具基盘的长硬毛及伏毛，茎中部及上部叶无柄，长圆形或狭长圆形，长 1.5 ～ 2.5cm，宽 0.5 ～ 1cm，先端尖，基部楔形或宽楔形，上面被向上贴伏的硬毛，下面被硬毛及伏毛。花序长 5 ～ 15cm，具苞片；苞片卵形或狭卵形；花梗短，

花期长 2~3mm,果期伸长;花萼长 2.5~4mm,外面密生向上开展的硬毛及短伏毛,裂片披针形,裂至近基部;花冠淡蓝色,长 3.5~4mm,檐部直径 4~5mm,裂片圆形,长宽约 1mm,喉部有 5 个先端深 2 裂的梯形附属物;花药卵圆形或长圆形,长约 0.7mm,花丝极短,着生花冠筒基部以上 1mm 处;花柱短,长约为花萼 1/2。小坚果肾形,长约 2.5mm,有网状皱褶及稠密的粒状突起,腹面有椭圆形的横凹陷。花期 4~6 月,果期 6~7 月。

[分布] 产本市各地。生海拔 1600m 以下的山坡、草地、路边及竹林下。

[采集加工] 春、夏采收,除去杂质,洗净,鲜用。

[资源利用] 有资源。未利用。

[性味功效] 微苦,凉。解毒消肿,利湿止痛。

[功能主治] 用于痔疮,肛门肿痛,湿疹。外用,适量煎水洗。

板蓝根

[异名] 大青(《名医别录》)。

[来源] 十字花科菘蓝属植物菘蓝 *Isatis indigotica* Fortune 的根(图 29)。

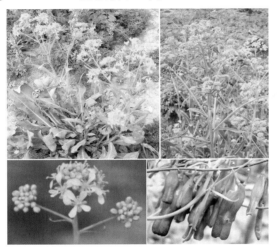

图 29 菘蓝

[原植物] 二年生草本。高 40~100cm;茎直立,绿色,顶部多分枝,植株光滑无毛,带白粉霜。基生叶莲座状,长圆形至宽倒披针形,长 5~15cm,宽 1.5~4cm,顶端钝或尖,基部渐狭,全缘或稍具波状齿,具柄;基生叶蓝绿色,长椭圆形或长圆状披针形,长 7~15cm,宽 1~4cm,基部叶耳不明显或为圆形。萼片宽卵形或宽披针形,长 2~2.5mm;花瓣黄白,宽楔形,长 3~4mm,顶端近平截,具短爪。短角果近长圆形,扁平,无毛,边缘有翅;果梗细长,微下垂。种子长圆形,长 3~3.5mm,淡褐色。花期 4~5 月,果期 5~6 月。

[性状鉴别] 根圆柱形,稍扭曲,长 10~20cm,直径 0.5~1cm。表面淡灰黄色或淡棕黄色,有纵皱及横生皮孔,并有支根或支根痕;根头略膨大,可见轮状排列的暗绿色或暗棕色叶柄残基、叶柄痕及密集的疣状突起。体实,质略软,折断面略平坦,皮部黄白色,占半径的 1/2~3/4,木部黄色。气微,味微甜后苦涩。以条长、粗大、体实者为佳。

[分布] 本市大部分地区有栽培。

[采集加工] 秋季采挖,除去杂质,洗净,切厚片,晒干。生用。

[资源利用] 栽培品。自产自销。

[性味功效] 苦,寒。清热解毒,凉血,利咽。

[功能主治] (1)温毒发斑,高热头痛,与生石膏、知母、玄参、犀角、甘草同用,以清热解毒,凉血化斑。

(2)大头瘟疫,疔腮,喉痹,常配黄连、牛蒡子、僵蚕、玄参等,如普济消毒饮。

(3)水痘,麻疹,可与蝉蜕、芦根、紫草、升麻等同用,以清热解毒透疹。

(4)急性传染性肝炎,单用或配茵陈、栀子、败酱草等;流行性感冒,高热不退,可与羌活、柴胡、蒲公英等同用。

煎服,9~30g;或入丸、散服。脾胃虚寒,无实火热毒者慎用。

半夏

[异名] 羊眼半夏（《唐本草》），三叶半夏，三片叶。

[来源] 天南星科半夏属植物半夏 *Pinellia ternata* （Thunb.）Breit. 的块茎（图30）。

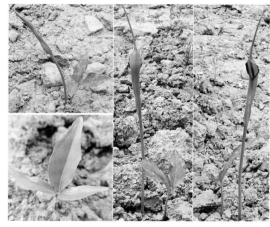

图30 半夏

[原植物] 多年生小草本，高 10～30cm。块茎圆球形，直径 1～2cm，具须根。叶 2～5 枚，有时 1 枚。叶柄长 15～20cm，基部具鞘，鞘内、鞘部以上或叶片基部（叶柄顶头）有直径 3～5mm 的珠芽，珠芽在母株上萌发或落地后萌发；幼苗叶片卵状心形至戟形，为全缘单叶，长 2～3cm，宽 2～2.5cm；老株叶片 3 全裂，裂片绿色，背淡，长圆状椭圆形或披针形，两头锐尖，中裂片长 3～10cm，宽 1～3cm；侧裂片稍短；全缘或具不明显的浅波状圆齿，侧脉 8～10对，细弱，细脉网状，密集，集合脉 2 圈。花序柄长 25～30（～35）cm，长于叶柄。佛焰苞绿色或绿白色，管部狭圆柱形，长 1.5～2cm；檐部长圆形，绿色，有时边缘青紫色，长 4～5cm，宽 1.5cm，钝或锐尖。肉穗花序，雌花序长 2cm，雄花序长 5～7mm，其中间隔 3mm；附属器绿色变青紫色，长 6～10cm，直立，有时"S"形弯曲。浆果卵圆形，黄绿色，先端渐狭为明显的花柱。花期 5～7 月，果 8 月成熟。

[性状鉴别] 块茎呈类球形，有的稍偏斜，直径 0.8～1.5cm。表面白色或浅黄色，顶端中心有凹陷的茎痕，周围密布棕色凹点状的根痕；下端钝圆，较光滑。质坚实，断面白色，富粉性。气微，味辛辣、麻舌而刺喉。以个大、质坚实、色白、粉性强

者为佳。

[分布] 产华亭、庄浪、平凉等地。生海拔 2500m 以下的山坡、荒地、田间或林下。

[采集加工] 夏、秋采挖，洗净，除去外皮及须根，晒干。制后入药。

[炮制] 清半夏：取净半夏，大小分开，用8%白矾溶液浸泡（半夏 100kg，白矾 20kg）至内无干心。口尝微有麻舌感，取出洗净，切厚片干燥。

姜半夏：取净半夏，大小分开，用水浸泡至内无干心时。另取生姜切片煎汤，加白矾与半夏（半夏 100kg，生姜 25kg，白矾 12.5kg）共煮透，取出，晾至半干，切薄片干燥。

法半夏：取净半夏，大小分开，用水浸泡至内无干心时，另取甘草适量。加水煎煮 2 次，倒入用适量水制成的石灰液中（半夏 100kg，甘草 15kg，生石灰 10kg），搅匀，加入已浸透的半夏，浸泡，每日搅拌1～2次，并保持浸液 pH 值12 以上。至剖面黄色均匀，口尝微有麻舌感时，取出洗净，阴干或烘干。

[资源利用] 资源丰富。自产自销。

[性味功效] 辛，温，有毒。燥湿化痰，降逆止呕，消痞散结。

[功能主治] （1）痰湿阻肺，咳嗽痰多，质稀，常配橘皮、茯苓、甘草，如二陈汤；湿痰上扰，头痛眩晕，可配白术、天麻、茯苓、橘红、甘草，如半夏白术天麻汤。

（2）脘闷不食，呕吐清水痰涎，可与生姜同用，如《金匮要略》小半夏汤；胃虚不纳，早食暮吐，可加人参、白蜜等，如大半夏汤；胃热呕逆，则与黄连、竹茹、橘皮同用，如《温热经纬》黄连竹茹橘皮半夏汤。

（3）痰热互结，胃胀痞痛，拒按，常与瓜蒌、黄连等同用，如《伤寒论》小陷胸汤；寒热互结，心下痞不痛，或呕吐，下利，可与黄连、黄芩、干姜、人参、甘草同用，如半夏泻心汤；气郁痰结，咽中如有物阻之梅核气，常配厚朴、苏叶、茯苓、生姜，如《金匮要略》半夏厚朴汤。

姜半夏长于降逆止呕；法半夏多用于燥湿化痰；清半夏重在化痰消食。

煎服,3～9g。外用适量,多生用磨汁涂或研末以酒调敷患处。

阴虚燥咳,津伤口渴及燥痰者忌服;孕妇慎服。传统认为本品反乌头。

棒棒木

[异名] 白灯笼木,棒子树,棒棒树,小叶朴。

[来源] 榆科朴属植物黑弹树 *Celtis bungeana* Bl. 的树干、枝条(图31)。

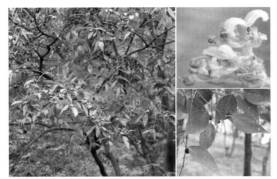

图31 黑弹树

[原植物] 落叶乔木,高达15m。树皮平滑,灰色或暗灰色;当年生小枝淡棕色,老后色较深,无毛,散生椭圆形皮孔,去年生小枝灰褐色;冬芽棕色或暗棕色,鳞片无毛。树冠近圆形。叶互生,厚纸质,长圆形、狭卵形、斜卵形至卵状椭圆形,长3～8(～11)cm,宽2～4cm,先端渐尖,基部偏斜呈宽楔形,边缘中部以上有锯齿或有时近全缘,下半部全缘,表面深绿色,有光泽,无毛,背面淡绿色,无毛或仅脉有柔毛;叶柄细长,淡黄色,长5～15mm,上面有沟槽,幼时槽中有短毛,老后无毛;托叶线形,早落。花两性或单性同株;雄花簇生新枝的下部,雌花单生于新枝上部的叶腋;花被片4～6,雄蕊与花被片同数,对生;子房上位,无柄,1室,花柱2裂,向外弯曲。核果单生于叶腋,近球形,直径4～8m,紫色;果柄较软,无毛,长10～25mm;果核光滑,白色,稀具不明显网纹。花期4～5月,果期8～10月。

[分布] 产华亭、庄浪、平凉等地。生海拔600～2000m的向阳山坡及村庄附近。

[采集加工] 夏季砍割枝条,切薄片,或粗枝、树干切成薄片,晒干。

[资源利用] 有资源。自采自用。

[性味功效] 辛、微苦,凉。祛痰,止咳,平喘。

[功能主治] (1)慢性支气管炎,棒棒木大剂量(先煎成浓茶色,再加余药),配百部、地龙、黄芩,或配穿山龙、桔梗、黄芩、金银花,再煎服。

(2)支气管哮喘,配甘草或加白糖,煎服。

煎服,30～60g。配甘草或加白糖,煎服。

宝盖草(《植物名实图考》)

[异名] 陀螺草,珍珠莲。

[来源] 唇形科野芝麻属植物宝盖草 *Lamium amplexicaule* L. 的全草(图32)。

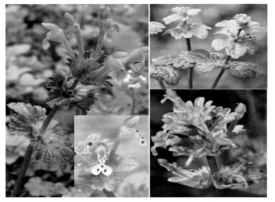

图32 宝盖草

[原植物] 一年生草本,高10～30cm,茎直立或倾斜,四棱形,疏生短毛,中空。叶对生,下部叶有长柄,上部叶无柄;叶片宽卵形或肾形,先端圆,基部楔形至楔宽形,半抱茎,边缘有大圆齿或浅裂,两面均被糙伏毛。轮伞花序腋生,具花6～10朵;苞片披针状钻形,长约4mm;花两性,两侧对称;花萼管状,先端5齿裂,长约5mm,宽约2mm,外面密被直伸白色长柔毛;花冠二唇形,紫红色,上唇直立,兜状,顶部簇生淡紫色长硬毛,下唇3裂,中裂片先端深凹,冠筒细长,约1.3cm,直径约1mm;雄蕊4,花丝无毛,花药被长硬毛;花柱丝状,先端不等2浅裂,子房无毛;花盘杯状,有圆齿。小坚果4,长圆形,具3棱。花期5～6月,果期6～7月。

［分布］　产庄浪（通边）、华亭、平凉、灵台等地。生海拔 600 ~ 4000m 的路旁、林缘、沼泽、草地或田间。

［采集加工］　夏季采收，除去杂质，洗净，鲜用或阴干。

［资源利用］　有资源。自采自用。

［性味功效］　辛、苦，微温。活血通络，解毒消肿。

［功能主治］　（1）鼻渊，流黄涕浊臭，可与白芷、川芎、苍耳子等同用，水、酒同煎。

（2）口眼㖞斜，半身麻木疼痛，与钩藤、防风、胆南星，水、酒煎服。

（3）跌打肿痛，可配大蓟、苎麻根、蜂蜜、鸡蛋清，共捣烂包患处。

（4）其他，可用于黄疸、瘰疬、肿毒、黄水疮等。

煎服，9 ~ 15g；或入丸、散服。外用适量，捣敷；或研末敷。

暴马丁香

［来源］　木犀科丁香属植物暴马丁香 Syringa reticulata（Blume）Hara var. amurensis（Rupr.）J. S. Pringle 的枝叶或树皮（图 33）。

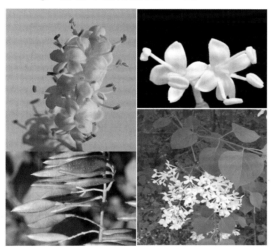

图 33　暴马丁香

［原植物］　落叶小乔木或大乔木，高 4 ~ 10m，可达 15m。具直立或开展枝条；树皮紫灰褐色，具细裂纹。枝灰褐色，无毛，疏生皮孔，两年生枝棕褐色，光亮，无毛，具较密皮孔，单叶对生；叶片厚纸质，宽卵形、卵形至椭圆状卵形，或长圆状披针形，长 2.5 ~ 13cm，宽 1 ~ 6（ ~ 8）cm，先端短尾尖至尾状渐尖或锐尖，基部常圆形，或为楔形、宽楔形至截形，上面黄绿色，干时呈黄褐色，侧脉和细脉明显凹入使叶面呈皱缩，下面淡黄绿色，秋时呈锈色，无毛，稀沿中脉略被柔毛，中脉和侧脉在下面凸起；叶柄长 1 ~ 2.5cm，无毛。圆锥花序由 1 到多对着生于同一枝条上的侧芽抽生，长 10 ~ 20（ ~ 27）cm，宽 8 ~ 20cm；花序轴、花梗和花萼均无毛；花序轴具皮孔；花梗长 0 ~ 2mm；花两性，辐射对称；花萼长 1.5 ~ 2mm，萼齿 4，钝、凸尖或截平；花冠白色，呈辐状，长 4 ~ 5mm，花冠管长约 1.5mm，裂片 4，卵形，长 2 ~ 3mm，先端锐尖；花丝与花冠裂片近等长或长于裂片可达 1.5mm，花药黄色；子房上位。蒴果长椭圆形，长 1.5 ~ 2（ ~ 2.5）mm，先端常钝，或为锐尖、凸尖，光滑或具细小皮孔。花期 6 ~ 7 月，果期 8 ~ 10 月。

［分布］　本市各地有栽培。生海拔 600 ~ 1200m 的山坡灌丛或林边、草边、沟边，或针、宽叶混交林中。

［采集加工］　四季均可采收，鲜用或晒干。用时切丝或段。

［资源利用］　资源较丰富。自采自用。

［性味功效］　苦、辛，微寒。宣肺化痰，止咳平喘，利水。

［功能主治］　（1）慢性支气管炎，暴马丁香，水煎服。

（2）神经性皮炎，鲜叶适量，捣烂外敷。

煎服，15 ~ 30g；或入丸、散服。

北败酱草

［来源］　菊科苦苣菜属植物苦苣菜 Sonchus oleraceus L.、全叶苦苣菜 Sonchus transcaspicus Nevs-ki 及短裂苦苣菜 Sonchus uliginosus M. B. 的全草（图 34）。

[原植物]（1）苦苣菜：一年生或二年生草本。根圆锥状，垂直直伸，有多数纤维状的须根。茎直立，单生，高 40～150cm，有纵条棱或条纹，不分枝或上部有短的伞房花序状或总状花序式分枝，全部茎枝光滑无毛，或上部花序分枝及花序梗被头状具柄的腺毛。基生叶羽状深裂，全形长椭圆形或倒披针形，或大头羽状深裂，全形倒披针形，或基生叶不裂，椭圆形、椭圆状戟形、三角形、三角状戟形或圆形，全部基生叶基部渐狭成长或短翼柄；中下部茎叶羽状深裂或大头状羽状深裂，全形椭圆形或倒披针形，长 3～12cm，宽 2～7cm，基部急狭成翼柄，翼狭窄或宽大，向柄基且逐渐加宽，柄基圆耳状抱茎，顶裂片与侧裂片等大或较大或大，宽三角形、戟状宽三角形、卵状心形，侧生裂片 1～5 对，椭圆形，常下弯，全部裂片顶端急尖或渐尖，下部茎叶或接花序分枝下方的叶与中下部茎叶同型并等样分裂或不分裂而成披针形或线状披针形，且顶端长渐尖，下部宽大，基部半抱茎；全部叶或裂片边缘及抱茎小耳边缘有大小不等的急尖锯齿或大锯齿或上部及接花序分枝处的叶，边缘大部全缘或上半部边缘全缘，顶端急尖或渐尖，两面光滑毛，质地薄。头状花序少数在茎枝顶端排紧密的伞房花序或总状花序或单生茎枝顶端。总苞宽钟状，长 1.5cm，宽 1cm；总苞片 3～4 层，覆瓦状排列，向内层渐长；外层长披针形或长三角形，长 3～7mm，宽 1～3mm，中内层长披针形至线状披针形，长 8～11mm，宽 1～2mm；全部总苞片顶端长急尖，外面无毛或外层或中内层上部沿中脉有少数头状具柄的腺毛。舌状小花多数，黄色。瘦果褐色，长椭圆形或长椭圆状倒披针形，长 3mm，宽不足 1mm，压扁，每面各有 3 条细脉，肋间有横皱纹，顶端狭，无喙，冠毛白色，长 7mm，单毛状，彼此纠缠。花果期 5～12 月。

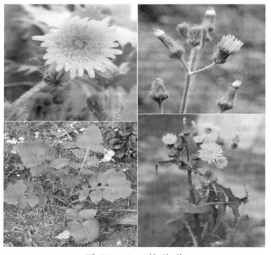

图 34-1　苦苣菜

（2）全叶苦苣菜：多年生草本，有匍匐茎。茎直立，高 20～80cm，有细条纹，基部直径达 6mm，上部有伞房状花序分枝，全部茎枝光滑无毛，但在头状花序下部有蛛丝状柔毛。基生叶与茎生叶同形，中下部茎叶灰绿色或青绿色，线形、长椭圆形、匙形、披针形或倒披针形或线状长椭圆形，长 4～27cm，宽 1～4cm，顶端急尖或钝，基部渐狭，无柄，边缘全缘或有刺尖或凹齿或浅齿，两面光滑无毛；向上的及最上部的及花序分叉处的叶渐小，与中下部茎叶同形。头状花序少数或多数在茎枝顶端排成伞房花序。总苞钟状，长 1～1.5cm，宽 1.5～2cm；总苞片 3～4 层，外层披针形或三角形，长 3～5mm，宽 1.5mm，中内层渐长，长披针形或长椭圆状披针形，长 12～14mm，宽约 2mm，全部总苞片顶端急尖或钝，外面光滑无毛。全部舌状小花多数，黄色或淡黄色。瘦果椭圆形，暗褐色，长 3.8mm，宽 1.5mm，压扁三棱形，每面有 5 条高起的纵肋，中间的 1 条增粗，肋间有横皱纹。冠毛单毛状，白色，长 9mm，彼此纠缠。花果期 5～9 月。

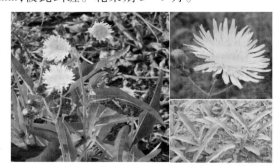

图 34-2　全叶苦苣菜

（3）短裂苦苣菜：多年生草本，高 30～100cm。根垂直直伸。茎直立，单生，有纵条纹，上部有伞房状花序分枝，全部茎枝光滑无毛。基生叶多数，与中下部茎叶同形，全形长椭圆形、长倒披针形、长披针形、线状长椭圆形，全长 5～23cm，宽 1～10cm，羽状分裂，侧裂片 2～4 对，偏斜卵形、卵形、宽三角形或半圆形，顶裂片长三角形、长椭圆形或长披针形，全部叶裂片边缘有锯齿，顶端急尖、渐尖、钝或圆形；茎上部叶及接花序分叉处的叶与中下部茎叶不裂或等样分裂,无柄,基部圆耳状抱茎。全部叶两面光滑无毛。头状花序多数或少数在茎枝顶端排成伞房状花序。总苞钟状,长 1.5～2cm,宽约 1.5cm;总苞片 3～4 层,向内层渐长,覆瓦状排列,外层披针形、卵状披针形,长 7～10mm,宽 2～3mm,中内层长披针形至线状披针形,长 1.2～2cm,宽 1～2mm,全部苞片顶端短渐尖或长急尖。舌状小花黄色。瘦果椭圆形,长 3mm,宽约 1mm,每面有 5 条高起的纵肋,肋间有横皱纹。冠毛白色,单毛状,柔软,纤细,纠缠,长 7mm。花果期 6～10 月。

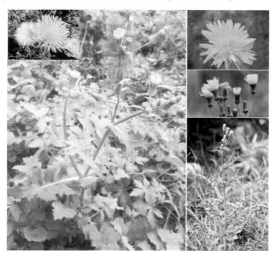

图 34-3　短裂苦苣菜

北重楼

[来源]　百合科重楼属植物北重楼 *Paris verticillata* M. Bieb. 的根状茎(图 35)。

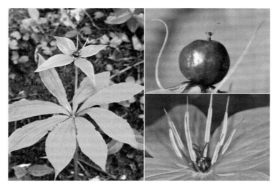

图 35　北重楼

[原植物]　多年生草本,高达 60cm。根状茎细长而匍匐,棕黄色,节间约长 2cm,环节较膨大,环上生须根。茎单一,绿色或紫色,光滑。叶 6～8 枚轮生于茎顶部,排成 1 轮,椭圆形、倒披针形或倒

[分布]　(1)苦苣菜:产本市大部分地区。生海拔 600～3200m 的山坡、山谷林缘、田间、路旁、荒地。

(2)全叶苦苣菜:产本市各地区。生海拔 600～3200m 的山坡草地、田边、水边湿地。

(3)短裂苦苣菜:产本市各地区。生海拔 800～2100m 的山坡、沟谷草地、田间、路旁、盐碱地。

[采集加工]　春、夏花未开前采收,除去杂质,鲜用或晒干。

[资源利用]　资源丰富。自产自销。

[性味功效]　苦,寒。清热解毒,凉血止血。

[功能主治]　(1)痈肿疮毒,可单用煎服;或配地丁、连翘、金银花、黄芩等。

(2)肠痈脓已成,少腹微急,按之则软,常与薏苡仁、淡附片同用,如薏苡附子败酱散。

(3)急性菌痢,肠炎,本品大剂量煎服;或配白头翁、黄芩同煎服。

(4)其他,可用于咽喉肿痛,吐血,便血,尿血,黄疸,淋症等。

煎服,9～15g,大剂量 30g。外用适量,鲜品捣敷;或煎汤熏洗;或取汁涂搽。脾胃虚弱,食少泄泻者慎服。

卵状披针形,先端渐尖,基部楔形,绿色,无毛;基出脉 3,明显,两侧的弧曲延至顶端与中脉汇合;叶无柄或具短柄。花两性,辐射对称,单一,顶生;花梗长 2.5～13cm,似为茎的延续;花被片 8,离生,宿存,排成 2 轮。外轮花被片 4,绿色,极少带紫色,卵状披针形,长 2.5～5cm,宽 0.7～2cm;内轮花被片 4,黄绿色,条形,长 1.3～4cm,明显短于外轮花被片。雄 8,2 轮;花丝黄绿色或紫绿色,长 3～8mm;花药黄色,长 5.5～12mm;药隔突出部分黄绿色或紫色,长 5～8mm;子房上位,近球形,具中轴胎座;柱头 4(5),纤细,直立,果期外弯。蒴果浆果状,紫黑色,不开裂,直径约 1cm。种子卵球形,无假种皮。花期 5～6 月,果期 7～9 月。

[分布]　产华亭、庄浪(通边)、平凉等地区。生海拔 1400～3600m 的针叶林、落叶阔叶林、灌丛

或草地上。

[采集加工] 夏、秋采挖,除去茎叶及须根,洗净,鲜用或晒干。

[资源利用] 有资源。自采自用。

[性味功效] 苦,寒,小毒。祛风利湿,清热定惊,解毒消肿。

[功能主治] (1)疮肿毒,可配蒲公英,水煎服。

(2)淋巴结肿大,可与夏枯草、天葵子同煎服。

(3)其他,可用于风湿痹痛,热病抽搐,咽喉肿痛,毒蛇咬伤。

煎服,3~6g;或入丸、散服。外用适量,摘敷;或以醋磨汁涂。

北豆根

[异名] 北山豆根,蝙蝠葛根。

[来源] 防己科蝙蝠葛属植物蝙蝠葛 *Menispermum dauricum* DC. 的根状茎(图36)。

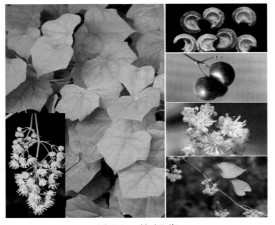

图 36　蝙蝠葛

[原植物] 草质、落叶藤本,根状茎褐色,垂直生,茎自位于近顶部的侧芽生出,一年生茎纤细,有条纹,无毛。叶纸质或近膜质,轮廓通常为心状扁圆形,长和宽均 3~12cm,边缘有 3~9 角或 3~9 裂,很少近全缘,基部心形至近截平,两面无毛,下面有白粉;掌状脉 9~12 条,其中向基部伸展的 3~5 条很纤细,均在背面凸起;叶柄长 3~10cm 或稍长,有条纹。圆锥花序单生或有时双生,有细长的总梗,有花数朵至 20 余朵,花密集或稍疏散,花梗纤细,长 5~10mm;雄花,萼片 4~8,膜质,绿黄色,

倒披针形至倒卵状椭圆形,长 1.4~3.5mm,自外至内渐大;花瓣 6~8 或多至 9~12 片,肉质,凹成兜状,有短爪,长 1.5~2.5mm。雄蕊通常 12,有时稍多或较少,长 1.5~3mm。雌花,退化雄蕊 6~12,长约 1mm,雌蕊群具长 0.5~1mm 的柄。核果紫黑色;果核宽约 10mm,高约 8mm,基部弯缺深约 3mm。花期 6~7 月,果期 8~9 月。

[分布] 产华亭、庄浪、灵台、平凉等地。生海拔 680~1200m 的山坡、路旁及灌丛中。

[采集加工] 春、秋采挖,除去茎叶、须根及泥沙,晒干。切厚片,生用。

[资源利用] 有资源。自产自销。

[性味功效] 苦,寒,小毒。清热解毒,消肿止痛,利湿。

[功能主治] (1)咽喉肿痛,可配射干、元参、金银花等;喉风痰结,吞咽不利,可与白药子、土牛藤等同用,以降火消痰,清利咽喉。

(2)风湿痛,四肢麻木,可单用本品煎服;或与防己、独活、威灵仙等同用。

(3)湿热下痢,单用有效;或配徐长卿、黄芩等药。

(4)其他,可用于肺热咳嗽,疳腮,黄疸,痔疮肿痛,蛇虫咬伤等。

煎服,3~9g。外用适量,研末调敷或煎水洗。脾虚便溏者忌服。口服量不宜过大。

附:蝙蝠藤(《本草纲目拾遗》)

[来源] 防己科蝙蝠葛属植物蝙蝠葛的藤茎。

[原植物] 见"北豆根"条。

[采集加工] 秋季采割,除去枝叶,洗净,切段,晒干。生用。

[资源利用] 资源丰富。自采自用。

[性味功效] 苦,寒。清热解毒,消肿止痛。

[功能主治] 用于腰痛,瘰疬,咽喉肿痛,泄泻痢疾,痔疮肿痛。

煎服,9~15g。外用适量,捣敷。

注 蝙蝠葛叶:散结消肿,祛风止痛。用于瘰

病,风湿痹痛。外用适量,捣敷或水煎加酒熏洗。

北寄生

[来源] 桑寄生科桑寄生属植物北桑寄生 *Loranthus tanakae* Franch. et Sav. 的枝条(图37)。

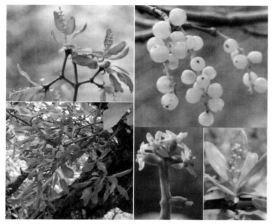

图37 北桑寄生

[原植物] 落叶灌木,高约1m,全株无毛;茎常呈二歧分枝,一年生枝条暗紫色,二年生枝条黑色,被白色蜡被,具稀疏皮孔。叶对生,纸质,倒卵形或椭圆形,长2.5~4cm,宽1~2cm,顶端圆钝或微凹,基部楔形,稍下延;侧脉3~4对,稍明显;叶柄长3~8mm。穗状花序,顶生,长2.5~4cm,具花10~20朵;花两性,近对生,淡青色;苞片杓状,长约1mm;花托椭圆状,长约1.5mm;副萼环状;花冠花蕾时卵球形,花瓣6(~5)枚,披针形,长1.5~2mm,开展;雄蕊着生于花瓣中部,花丝短,花药长约0.5mm,4室;花盘环状;花柱柱状,长约1mm,通常6棱,顶端钝或偏斜,柱头稍增粗。果球形,长约8mm,橙黄色,果皮平滑。花期5~6月,果期9~10月。

[分布] 产庄浪、华亭、平凉等地。生海拔1000~2000m的山地,常寄生于栎树、桦树、榆树、杏树上。

[采集加工] 夏季采收,鲜用或晒干。

[资源利用] 有资源。自采自用。

[性味功效] 苦,平。祛风除湿,强筋壮骨,益血安胎。

[功能主治] (1)风湿关节疼痛,可单用水煎,兑酒服。

(2)胎动不安,鲜北寄生,水煎服。

煎服,15~30g,鲜品加倍。

背扁黄芪

[异名] 沙菀蒺藜(《本草纲目》),潼蒺藜(《本草便读》)。

[来源] 豆科黄芪属植物背扁黄芪 *Astragalus complanatus* Bunge 的种子(图38)。

[原植物] 主根圆柱状,长达1m。茎平卧,单一至多数,长20~100cm,有棱,无毛或疏被粗短硬毛,分枝。羽状复叶具9~25片小叶;托叶离生,披针形,长3mm;小叶椭圆形或倒卵状长圆形,长5~18mm,宽3~7mm,先端钝或微缺,基部圆形,上面无毛,下面疏被粗伏毛,小叶柄短。总状花序生3~7花,较叶长;总花梗长1.5~6cm,疏被粗伏毛;苞片钻形,长1~2mm;花梗短;小苞片长0.5~1mm;花萼钟状,被灰白色或白色短毛,萼筒长2.5~3mm,萼齿

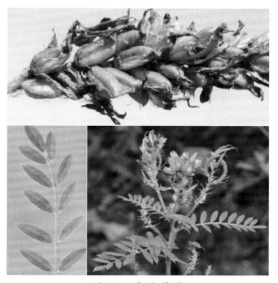

图38 背扁黄芪

披针形,与萼筒近等长;花冠乳白色或带紫红色,旗瓣长 10 ~ 11mm,宽 8 ~ 9mm,瓣片近圆形,长 7.5 ~ 8mm,先端微缺,基部突然收狭,瓣柄长 2.7 ~ 3mm,翼瓣长 8 ~ 9mm,瓣片长圆形,长 6 ~ 7mm,宽 2 ~ 2.5mm,先端圆形,瓣柄长约 2.8mm,龙骨瓣长 9.5 ~ 10mm,瓣片近倒卵形,长 7 ~ 7.5mm,宽 2.8 ~ 3mm,瓣柄长约 3mm;子房有柄,密被白色粗伏毛,柄长 1.2 ~ 1.5mm,柱头被簇毛。荚果略膨胀,狭长圆形,长达 35mm,宽 5 ~ 7mm,两端尖,背腹压扁,微被褐色短粗伏毛,有网纹,果颈不露出宿萼外;种子淡棕色,肾形,长 1.5 ~ 2mm,宽 2.8 ~ 3mm,平滑。花期 7 ~ 9 月,果期 8 ~ 10 月。

[分布] 产平凉、华亭等地。生海拔 1000 ~ 1700m 的路边、河岸、草坡及干草场。

[采集加工] 秋末冬初果实成熟,尚未开裂时采割植株,晒干,打下种子,除去杂质,再晒干。生用或盐水炒用。

[资源利用] 有资源。自产自销。

[性味功效] 甘,温。温补肝肾,固精缩尿,明目。

[功能主治] (1)遗精滑精,尿频遗尿,肾虚带下,可单用本品煎服,或配芡实、莲须、龙骨、牡蛎,如金锁固精丸;梦遗,阳痿,沙苑子与鱼鳔胶同用,如《证治准绳》聚精丸;肾虚腰痛,可配菟丝子、杜仲、狗脊等,以补肝肾,祛风止痛。

(2)眼目昏花,可与枸杞子、茺蔚子、女贞子、菟丝子同用,补肝肾之阴而明目;目生翳障,可配夜明砂、女贞子等,以明目退翳。益肝明目多生用;补肾固精,缩尿止遗多炒用。

煎服,6 ~ 15g;或入丸、散,或熬膏服。相火偏旺之遗精,湿热淋浊带下者慎服。

蓖 麻

[异名] 萆麻子(《雷公炮炙论》)。

[来源] 大戟科蓖麻属植物蓖麻 *Ricinus communis* L. 的种子(图 39)。

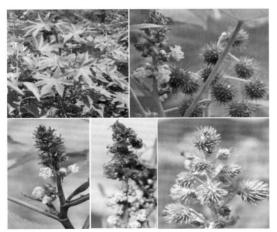

图 39 蓖麻

[原植物] 一年生粗壮草本或草质灌木,高达 5m;小枝、叶和花序通常被白霜,茎多液汁。叶轮廓近圆形,长和宽达 40cm 或更大,掌状 7 ~ 11 裂,裂缺几达中部,裂片卵状长圆形或披针形,顶端急尖或渐尖,边缘具锯齿;掌状脉 7 ~ 11 条。网脉明显;叶柄粗壮,中空,长可达 40cm,顶端具 2 枚盘状腺体,基部具盘状腺体;托叶长三角形,长 2 ~ 3cm,早落。总状花序或圆锥花序,长 15 ~ 30cm 或更长;苞片阔三角形,膜质,早落。雄花花萼裂片卵状三角形,长 7 ~ 10mm,雄蕊束众多;雌花萼片卵状披针形,长 5 ~ 8mm,凋落,子房卵状,直径约 5mm,密生软刺或无刺,花柱红色,长约 4mm,顶部 2 裂,密生乳头状突起。蒴果卵球形或近球形,长 1.5 ~ 2.5cm,果皮具软刺或平滑;种子椭圆形,微扁平,长 8 ~ 18mm,平滑,斑纹淡褐色或灰白色;种阜大。花期几全年或 6 ~ 9 月(栽培)。

[性状鉴别] 干燥种子略呈扁的广卵形,长 8 ~ 18mm,直径 6 ~ 9mm。腹面平坦,背面稍隆起,较小的一端,有似海绵状突出的种阜,并有脐点,另一端有合点,种脐与合点间的种脊明显。外种皮平滑,有光泽,显淡红棕色相间的斑纹,质坚硬而脆;内种皮白色薄膜状,包裹白色油质的内胚乳;子叶 2 枚菲薄,位于种子中央。气微弱,味油腻性。以粒大、饱满、赤褐色、有光泽的为佳。

[分布] 本市各地区有栽培。

[采集加工] 秋季采摘成熟果实,晒干,除去果壳,收集种子。用时去壳,捣碎或制霜用。

[炮制] 蓖麻子霜:取净蓖麻子仁,炒热研成

细末,用多层吸油纸包裹,压榨去油,反复数次。至松散成粉不再黏结成饼为度,取出研细。

[资源利用] 栽培品。自产自销。

[性味功效] 甘、辛,平,有毒。消肿拔毒,泻下导滞,通络利窍。

[功能主治] (1)痈疽发背,本品取仁捣泥,摊膏药贴之,如《普济方》白膏药;痈疽疔疮初起,瘰疬,松香、巴豆、蓖麻仁、杏仁(去皮)、乳香(去油)、没药(去油)、铜绿,捣膏浸水中,用时随疮面大小捻摊成薄片,贴疮上,纱布覆盖,如《疡医大全》千捶膏。

(2)喉痹,蓖麻子,取仁捣碎,纸卷作筒,烧烟吸之,如《医学正传》圣烟筒;咽中疮肿,本品与朴硝同研,凉开水冲服,如《医准》用方。

(3)面上雀斑,蓖麻仁、密陀僧、硫黄各等份,研细,用羊髓和匀,临睡敷上,次早洗,去如《体仁汇编》用方;烫火伤,可与蛤粉各等份,研膏,汤水烫用油调涂,火烫者用水调涂,如《古今录验养生必用方》载方。

(4)子宫脱下,可用蓖麻仁14枚,研膏贴顶心;暴患脱肛,本品烂杵为膏,捻作饼,贴囟上,如《摘元方》用方、《活幼心书》蓖麻膏;口眼㖞斜,蓖麻仁7粒,研作饼,右㖞安在左手心,左㖞安在右手心,热敷,如《妇人良方》载方。

入丸服,1~5g;生研或炒食。外用适量,捣敷或调敷。孕妇及便滑者忌服。本品内服外用均可能引起中毒,慎用。

萹　蓄

[异名] 萹竹(《本草经集注》),地萹蓄(《履巉岩本草》),粉节草(《本草纲目》),萹蓄蓼(《植物名实图考》),竹叶草,萹竹子草,萹蓄菜。

[来源] 蓼科蓼属植物萹蓄 *Polygonum aviculare* L. 的地上部分(图40)。

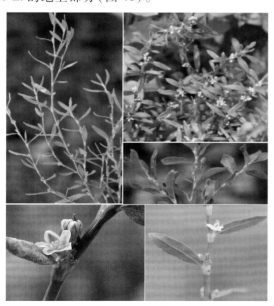

图40　萹蓄

[原植物] 一年生草本。茎平卧、上升或直立,高10~40cm,基部多分枝,具纵棱。叶互生,椭圆形、狭椭圆形或披针形,长1~4cm,宽3~12mm,顶端钝圆或急尖,基部楔形,全缘,两面无毛,背面侧脉明显;叶柄短或近无柄,基部具关节;托叶鞘较宽,膜质,上部透明,下部褐色,撕裂脉明显。花单生或数朵簇生于叶腋,遍布于植株;苞片薄膜质;花梗细,顶部具关节;花两性,辐射对称,花被5深裂,花被片椭圆形,长2~2.5mm,绿色,边缘白色或淡红色;雄蕊8,花丝基部扩展;子房上位,花柱3,柱头头状。瘦果卵形,具3棱,长2.5~3mm,黑褐色,密被由小点组成的细条纹,无光泽,与宿存花被近等长或稍超过。花期5~9月,果实于花后渐次成熟。

[分布] 本市各地均产。生海拔600~4200m的田边路、沟边湿地。

[采集加工] 夏季叶茂盛时采收,除去根及杂质,晒干。用时洗净,润软切段,干燥。

[资源利用] 资源丰富。自产自销。

[性味功效] 苦,微寒。利水通淋,杀虫止痒。

[功能主治] (1)热淋涩痛,淋沥不畅,本品煎汤,频饮,如《生生编》用方;或配车前子、木通、瞿麦、滑石、炙甘草、栀子仁、煨大黄各等份,为末,煎服,如《太平惠民和剂局方》八正散。

(2)血淋,可与小蓟、白茅根、蒲黄等药同用,以凉血止血;沙石淋,可配金钱草、海金沙、虎杖等,以排石通淋;膏淋,白浊,则与萆薢、石韦、莲子等升清泄浊药同用。

(3)湿热黄疸,鲜萹蓄,捣烂绞汁饮,如《药性论》载方;或与茵陈、栀子、垂盆草等药同用,以增利湿退黄之效;湿热带下,可配黄柏、椿白皮、苦参等,以清热燥湿止带。

(4)蛔虫腹痛,本品与醋,同煎服(空腹),或配乌梅、黄连、川椒等,以安蛔止痛;蛲虫病,多与榧子、槟榔、百部等药同煎服。

煎服,9～15g;或入丸、散服;杀虫单用30～60g,鲜品捣汁饮50～100g。外用适量,煎水洗患处。脾胃虚弱及阴虚者慎服。

扁 麻

[来源] 蔷薇科蔷薇属植物小叶金露梅 *Potentilla parvifolia* Fisch. 的叶或花(图41)。

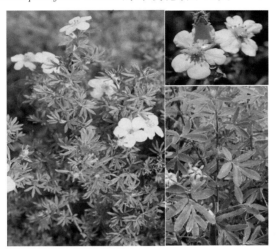

图41　小叶金露梅

[原植物] 灌木,高0.3～1.5m,分枝多,树皮纵向剥落。小枝灰色或灰褐色,幼时被灰白色柔毛或绢毛。叶为羽状复叶,有小叶2对,常混生有3对,基部两对小叶呈掌状或轮状排列;小叶小,披针形、带状披针形或倒卵披针形,长0.7～1cm,宽2～4mm,顶端常渐尖,稀圆钝,基部楔形,边缘全缘,明显向下反卷,两面绿色,被绢毛,或下面粉白色,有时被疏柔毛;托叶膜质,褐色或淡褐色,全缘,外面被疏柔毛。顶生单花或数朵,花梗被灰白色柔毛或绢状柔毛;花直径1.2～2.2cm;萼片卵形,顶端急尖,副萼片披针形、卵状披针形或倒卵披针形,顶端渐尖或急尖,短于萼片或近等长,外面被绢状柔毛或疏柔毛;花瓣黄色,宽倒卵形,顶端微凹或圆钝,比萼片长1～2倍;花柱近基生,棒状,基部稍细,在柱头下缢缩,柱头扩大。瘦果表面被毛。花果期6～8月。

[分布] 本市大部分地区均产。生海拔900～4000m的干燥山坡、岩石缝中、林缘及林中。

[采集加工] 6～7月采花;7～9月采叶。鲜用或晒干。

[资源利用] 有资源。自采自用。

[性味功效] 甘,平。利湿,止痒,解毒。

[功能主治] (1)乳痈,鲜扁麻叶、花,捣烂敷患处。

(2)其他,可用于寒湿脚气,痒疹。

煎服,6～15g。外用适量,鲜品捣敷。

冰 草

[来源] 禾本科赖草属植物赖草 *Leymus secalinus* (Georgi) Tzvel. 的根及根茎(图42)。

[原植物] 多年生,具下伸和横走的根茎。秆单生或丛生,直立,高40～100cm,具3～5节,光滑无毛或在花序下密被柔毛。叶鞘光滑无毛,或在幼嫩时边缘具纤毛;叶舌膜质,截平,长1～1.5mm;叶片长8～30cm,宽4～7mm,扁平或内卷,上面及边缘粗糙或具短柔毛,下面平滑或微粗糙。穗状花序直立,长10～15(～24)cm,宽10～17mm,灰绿色;穗轴被短柔毛,节与边缘被长柔毛,节间长3～7mm,

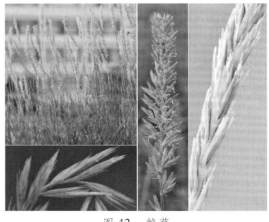

图42　赖草

基部者长达 20mm；小穗通常 2 ~ 3，稀 1 或 4 枚生于每节，长 10 ~ 20mm，含 4 ~ 7（ ~ 10）个小花；小穗轴节间长 1 ~ 1.5mm，贴生短毛；颖短于小穗，线状披针形，先端狭窄如芒，不覆盖第一外稃的基部，具不明显的 3 脉，上半部粗糙，边缘具纤毛，第一颖短于第二颖，长 8 ~ 15mm；外稃披针形，边缘膜质，先端渐尖或具长 1 ~ 3mm 的芒，背具 5 脉，被短柔毛或上半部无毛，基盘具长约 1mm 的柔毛，第一外稃长 8 ~ 10（ ~ 14）mm；内稃与外稃等长，先端常微 2 裂，脊的上半部具纤毛；花药长 3.5 ~ 4mm。花果期 6 ~ 10 月。

[分布] 产本市各地。生海拔 1400 ~ 3500m

的山地草原、沙地、田边、河滩、干旱黄土地区。

[采集加工] 夏、秋采挖，洗净，切段晒干。

[资源利用] 资源较丰富。自采自用。

[性味功效] 甘、微苦，寒。清热利湿，平喘，止血。

[功能主治]（1）防治感冒，可与芦根、甘草、马蔺根、黑枸杞根同用，水煎服。

（2）哮喘，痰中带血，冰草根水煎，加糖代水饮。

（3）鼻出血，可配桑叶、菊花等量，水煎服。

煎服，30 ~ 60g；或泡茶饮。

波斯菊

[别名] 痢疾草，秋英，八瓣梅，大波斯菊，考斯莫司，秋樱，扫帚梅。

[来源] 菊科秋英属植物波斯菊 Cosmos bipinnatus Cav. 的全草（图 43）。

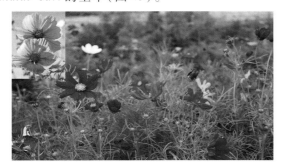

图 43 波斯菊

[原植物] 波斯菊是一年生或多年生草本植物，高 1 ~ 2m。根纺锤状，多须根，或近茎基部有不定根。茎无毛或稍被柔毛。叶二次羽状深裂，裂片线形或丝状线形。头状花序单生，径 3 ~ 6cm；花序

梗长 6 ~ 18cm。总苞片外层披针形或线状披针形，近革质，淡绿色，具深紫色条纹，上端长狭尖，较内层与内层等长，长 10 ~ 15mm，内层椭圆状卵形，膜质。托片平展，上端成丝状，与瘦果近等长。舌状花紫红色，粉红色或白色；舌片椭圆状倒卵形，长 2 ~ 3cm，宽 1.2 ~ 1.8cm，有 3 ~ 5 钝齿；管状花黄色，长 6 ~ 8mm，管部短，上部圆柱形，有披针状裂片；花柱具短突尖的附器。瘦果黑紫色，长 8 ~ 12mm，无毛，上端具长喙，有 2 ~ 3 尖刺。花期 6 ~ 8 月，果期 9 ~ 10 月。

[分布] 本市各地引种栽培。

[资源利用] 资源丰富。未利用。

[性味功效] 甘，平。清热解毒，化湿。

[功能主治] 主治急、慢性痢疾，目赤肿痛；外用治痈疮肿毒。

煎服，全草 50 ~ 100g。外用鲜全草加红糖适量，捣烂外敷。

波叶大黄

[别名] 唐大黄，台黄，土大黄，峪黄，籽黄，北大黄，大黄，格西古讷，野大黄，酸酸草，黄古卵子，苦大黄，华北大黄，祁黄，庄黄。

[来源] 蓼科植物波叶大黄 Rheum undulatum L. 的根及根茎（图 44）。

[原植物] 高大草本，高 1 ~ 1.5m，根茎肥厚，表面黄褐色。茎粗壮，中空，光滑无毛，只近节部稍

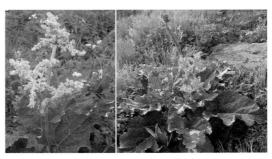

图 44 波叶大黄

具糙毛。基生叶大,叶片三角状卵形或近卵形,长30～40cm,宽20～30cm,顶端钝尖或钝急尖,常扭向一侧,基部心形,边缘具强皱波,基出脉5～7条,于叶下面凸起,叶上面深绿色,光滑无毛或在叶脉处具稀疏短毛,下面浅绿色,被毛;叶柄粗壮,宽扁半圆柱状,通常短于叶片,被有短毛;上部叶较小多三角形或卵状三角形。大型圆锥花序,花白绿色,5～8朵簇生;花梗长2.5～4mm,关节位于下部;花被片不开展,外轮3片稍小而窄,内轮3片稍大,椭圆形,长近2mm;雄蕊与花被等长;子房略为菱状椭圆形,花柱较短,向外反曲,柱头膨大,较平坦。果实三角状卵形到近卵形,长8～9mm,宽6.5～7.5mm,顶端钝,基部心形,翅较窄,宽1.5～2mm,纵脉位于翅的中间部分。种子卵形,棕褐色,稍具

光泽。花期6月,果期7月以后。

[分布] 泾川、庄浪等地有栽培。

[采集加工] 秋季采挖,除去地上部分,洗净,晾干。

[资源利用] 栽培品。销往外地。

[性味功效] 苦,寒。泻实热,破积滞,下瘀血,消痈肿。

[功能主治] (1)泻实热,破积滞,行瘀血。治黄疸,便秘,经闭,痈肿疔毒,烧烫伤。

(2)通大便,破积滞,行瘀血。治大便热结,痄腮,内外诸痈,跌打损伤,烫火伤,瘀血肿痛,吐血,衄血。生用峻下,炒用缓下,炒炭止血。

煎汤,3～10g;或研末。外用适量,研末撒;或调敷。体虚及胎前、产后忌用。

菠　菜

[异名] 红根菜(《滇南本草》),波斯菜(《本草纲目》),菠薐菜(《植物名实图考》)。

[来源] 藜科菠菜属植物菠菜 *Spinacia oleracea* L. 的全草(图45)。

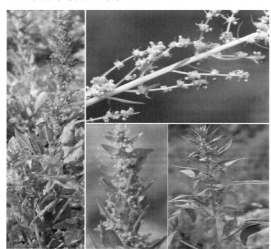

图45　菠菜

[原植物] 植物高可达1m,无粉。根圆锥状,带红色,较少为白色。茎直立,中空,脆弱多汁,不分枝或有少数分枝。叶戟形至卵形,鲜绿色,柔嫩多汁,稍有光泽,全缘或有少数牙齿状裂片。雄花集成球形团伞花序,再于枝和茎的上部排列成有间

断的穗状圆锥花序;花被片通常4,花丝丝形,扁平,花药不具附属物;雌花团集于叶腋;小苞片两侧稍扁,顶端残留2小齿,背面通常各具1棘状附属物;子房球形,柱头4或5,外伸。胞果卵形或近圆形,直径约2.5mm,两侧扁;果皮褐色。

[分布] 本市各地普遍栽培,为常见蔬菜之一。

[采集加工] 冬、春、夏采收,除去杂质,洗净鲜用。

[资源利用] 栽培菜蔬。中医配方少用。

[性味功效] 甘,平。养血,止血,平肝,润燥。

[功能主治] (1)夜盲,脾虚腹胀,本品绞汁饮,或炒菜吃。

(2)消渴引饮,菠菜根、鸡内金各等份,共研细,饮服,如《本草纲目》引用方。

(3)其他,可用于头痛,目眩,目赤,衄血,便血,便闭,痔疮,高血压等。

内服适量,煮食或捣汁饮。伤风者忌食,不可多食。

注 菠菜子:清肝明目,止咳平喘。用于风火目赤肿痛,咳喘。煎服,9～15g;或研末服。

播娘蒿

[异名]　大室(《神农本草经》),丁历(《名医别录》),辣辣根。

[来源]　十字花科播娘蒿属植物播娘蒿 Descurainia sophia (L.) Webb ex Prantl 的种子(图46)。

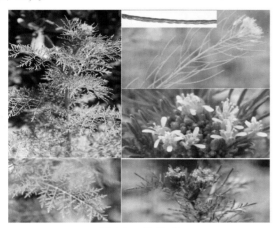

图46　播娘蒿

[原植物]　一年生草本,高20~80cm,有毛或无毛,毛为叉状毛,以下部茎生叶为多,向上渐少。茎直立,分枝多,常于下部成淡紫色。叶为三回羽状深裂,长2~12(~15)cm,末端裂片条形或长圆形,裂片长(2~)3~5(~10)mm,宽0.8~1.5(~2)mm,下部叶具柄,上部叶无柄。花序伞房状,果期伸长;萼片直立,早落,长圆条形,背面有分叉细柔毛;花瓣黄色,长圆状倒卵形,长2~2.5mm,或稍短于萼片,具爪;雄蕊6枚,比花瓣长1/3。长角果圆筒状,长2.5~3cm,宽约1mm,无毛,稍内曲,与果梗不成1条直线,果瓣中脉明显;果梗长1~2cm。种子每室1行,种子形小,多数,长圆形,长约1mm,稍扁,淡红褐色,表面有细网纹。花期4~5月。

[分布]　本市各地均产。生山坡、田野及农田。

[采集加工]　夏季果实呈黄绿色时采割植株,晒干,搓出种子,除去杂质。生用或制后用。

[炮制]　炒子:取净葶苈子置锅内,用文火炒至微鼓起,有香气逸出时,取出放凉。炒后药性缓和。

蜜葶苈:取炼蜜(葶苈子100kg,炼蜜15~30kg)用水略加稀释,加入净葶苈子拌匀,闷润后入锅内,用文火炒至不粘手为度,取出放凉。蜜炙缓和药性,多用于咳喘。

[资源利用]　资源丰富。自产自销。

[性味功效]　辛、苦,大寒。泻肺平喘,行水消肿,止咳祛痰。

[功能主治]　(1)肺痈,咳唾脓血,可用炒葶苈子,捣丸弹子大,入大枣汤内,煎服,如《金匮要略》葶苈大枣泻肺汤;或与桔梗、甘草节、薏苡仁、贝母、橘红、黄芪、金银花、白及、生姜,水煎缓服,如《张氏医通》葶苈薏苡泻肺汤。

(2)咳嗽喘促,面目浮肿,炒葶苈子、煨贝母、木通各1份,炒杏仁、防己各2份,为细末,枣肉和丸梧子大,食前桑白皮煎汤送服,如《证治准绳》葶苈丸;久咳,面目浮肿,可配郁李仁、桑白皮各10份,旋覆花、槟榔、木通各8份,大腹皮7.5份,为末,加生姜水煎服,如《杂病源流犀烛》葶苈散。

(3)水肿,葶苈子、吴茱萸各等份,为细末,蜜丸梧子大,每服2~3丸,如《外台秘要》葶苈丸(又名二利丸);四肢浮肿,小便不利,葶苈子(隔纸焙)、续随子各1份,干笋末2份,为细末,枣肉为丸梧子大,萹蓄煎汤服,如《张氏医通》葶苈丸。

煎服,3~9g;或入丸、散服。利水消肿宜生用;痰饮喘咳宜炒用;肺虚痰阻喘咳宜蜜炙用。肺虚喘咳及脾虚肿满者慎服。不宜久服。

注　葶苈苗:辛,平。清热解毒,利尿通淋。用于痢疾,泄泻,小便不利,淋症,水肿。煎服,6~9g。

博落回

[异名]　吹火筒(文县),野狐杆。

[来源]　罂粟科博落回属植物小果博落回 Macleaya microcarpa (Maxim.) Fedde 的根状茎或茎叶(图47)。

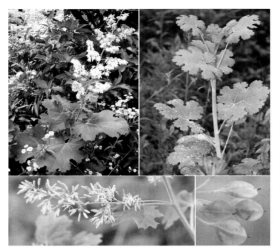

图 47　小果博落回

[原植物]　直立草本，基部木质化，具乳黄色浆汁。茎高 0.8～1m，通常淡黄绿色，光滑，多白粉，中空，上部多分枝。叶片宽卵形或近圆形，长 5～14cm，宽 5～12cm，先端急尖、钝或圆形，基部心形，通常 7 或 9 深裂或浅裂，裂片半圆形、扇形或其他，边缘波状、缺刻状、粗齿或多细齿，表面绿色，无毛，背面多白粉，被绒毛，基出脉通常 5，侧脉 1 对，稀 2 对，细脉网状；叶柄长 4～11cm，上面平坦，通常不具沟槽。大型圆锥花序多花，长 15～30cm，生于茎和分枝顶端；花梗长 2～10mm。花芽圆柱形，长约 5mm；萼片狭长圆形，长约 5mm，舟状；花瓣无；雄蕊 8～12，花丝丝状，极短，花药条形，长

3～4mm；子房倒卵形，长 1～3mm，花柱极短，柱头 2 裂。蒴果近圆形，直径约 5mm。种子 1 枚，卵珠形，基着，直立，长约 1.5mm，种皮具孔状雕纹，无种阜。花果期 6～10 月。

[分布]　产平凉、华亭等地。生海拔 800～1600m 的山坡、草地、路旁、沟边。

[采集加工]　茎叶切段。秋、冬采挖，除去杂质、泥沙，根与茎叶分开，鲜用或晒干。用时根切片。

[资源利用]　资源较丰富。自采自用。

[性味功效]　苦、辛，寒，大毒。散瘀，祛风，解毒，止痛，杀虫。

[功能主治]　（1）脓肿，鲜根适量，酒糟少许，捣烂外敷；臁疮，博落回全草，烧存性，研极细，撒于疮口内，或用麻油调搽。

（2）水火烫伤，根研末，棉花籽油调搽。蜈蚣、黄蜂咬蜇伤，取鲜茎，折断，有黄色汁液流出，以汁搽患处。

（3）疥癣，博落回叶 30g，米醋 250g，浸泡 1 日后，外涂患处；中耳炎，可用叶（研末放瓶内），高粱酒炖热冲入，密闭 3 日后滴耳。

（4）其他，可用于风湿关节痛，跌打肿痛，酒糟鼻，痔疮，龋齿，滴虫性阴道炎等。

外用适量，煎水熏洗；或研末调敷；或鲜品捣敷。忌内服。

薄　荷

[异名]　南薄荷（《本草衍义》），水薄荷。

[来源]　唇形科薄荷属植物薄荷 *Mentha haplocalyx* Briq. 的地上部分（图 48）。

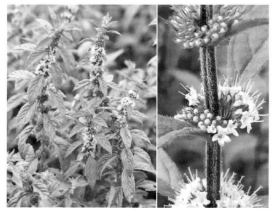

图 48　薄荷

[原植物]　多年生草本。茎直立，高 30～60cm，下部数节具纤细的须根及水平匍匐根状茎，锐四棱形，具 4 槽，上部被倒向微柔毛，下部仅沿棱上被微柔毛，多分枝。叶片长圆状披针形，披针形，椭圆形或卵状披针形，稀长圆形，长 3～5（～7）cm，宽 0.8～3cm，先端锐尖，基部楔形至近圆形，边缘在基部以上疏生粗大的牙齿状锯齿，侧脉 5～6 对，与中肋在上面微凹陷下面显著，上面绿色；沿脉上密生余部疏生微柔毛，或除脉外余部近于无毛，上面淡绿色，通常沿脉上密生微柔毛；叶柄长 2～10mm，腹凹背凸，被微柔毛。轮伞花序腋生，轮廓球形，花时径约 18mm，具梗或无梗，具梗时梗可长达 3mm，被微柔毛；花梗纤细，长 2.5mm，被微柔毛

或近于无毛。花萼管状钟形,长约 2.5mm,外被微柔毛及腺点,内面无毛,10 脉,不明显,萼齿 5,狭三角状钻形,先端长锐尖,长 1mm。花冠淡紫,长 4mm,外面略被微柔毛,内面在喉部以下被微柔毛,冠檐 4 裂,上裂片先端 2 裂,较大,其余 3 裂片近等大,长圆形,先端钝。雄蕊 4,前对较长,长约 5mm,均伸出于花冠之外,花丝丝状,无毛,花药卵圆形,2 室,室平行。花柱略超出雄蕊,先端近相等 2 浅裂,裂片钻形。花盘平顶。小坚果卵珠形,黄褐色,具小腺窝。花期 7~9 月,果期 10 月。以叶多、色绿、气味浓者为佳。

[分布] 本市各地区均产。生海拔 800~3500m 的水旁潮湿地。

[采集加工] 夏、秋当茎叶茂盛或花开至三轮时,选晴天分次采割,除去杂质,阴干或晒干。用时略喷清水,稍润切短段,及时低温干燥或摊晾至干。生用。

[资源利用] 有资源。自采自用。

[性味功效] 辛,凉。宣散风热,清头目,利咽喉,透疹,解郁。

[功能主治] (1)温病初起,头痛身疼,肌肤壮热,微寒无汗,薄荷 4 份,蝉蜕(去足)3 份,生石膏 6 份,甘草 1.5 份,水煎服,如《衷中参西录》清解汤;心肺壅热,头目不清,咽喉不利,薄荷、防风各

2 份,桔梗 3 份,甘草 1 份,为细末,灯心草煎汤送服,如《扁鹊心书》薄荷散。

(2)痧(身体寒热,头、胸、腹或闷胀作痛,或吐泻)因于暑,可配香薷、连翘、厚朴、金银花、木通,水煎冷服,如《痧胀玉衡》薄荷汤。

(3)牙痛,风热肿痛,可同樟脑、花椒各等份,研细,搽患处,如《医学统旨》擦牙定涩疼痛,咽喉壅塞,语声不出,薄荷、恶实(微炒)各 2 份,菊花、炙甘草各 1 份,捣罗为散,生姜汤调服,如《圣济总录》薄荷散;口疮,可配黄柏各等份,为末,入青黛少许搽之,如《赤水玄珠全集》赴筵散。

(4)肝郁气滞,胸闷胁痛,头痛目眩,口燥咽干,常配柴胡、当归、白芍、白术、茯苓、炙甘草、烧生姜块,水煎服,如《太平惠民和剂局方》逍遥散。

煎服,3~6g,宜后下;或入丸、散服。外用适量,煎水洗或鲜品捣汁涂。表虚汗多者忌服。

注 薄荷脑(茎叶提炼出的结晶):辛,凉。疏风,清热。用于风热感冒,头痛,目赤,咽喉肿痛,齿痛,皮肤瘙痒。入片剂含服;外用入醑剂(挥发性药物的醇溶液)、软膏,外搽。

薄荷露(鲜茎叶的蒸馏液):辛,凉。散风热,清头目。用于风热客表,头痛,目赤,发热,咽痛,牙痛。水冲服,3~6ml。体虚及素有鼻衄者不宜用。

补骨脂

[异名] 破故纸(《药性论》),黑故子。

[来源] 豆科补骨脂属植物补骨脂 *Psoralea corylifolia* L. 的种子(图 49)。

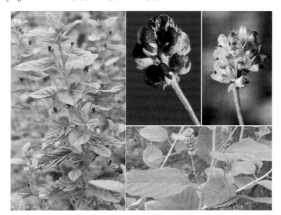

图 49 补骨脂

[原植物] 一年生直立草本,高 60~150cm。枝坚硬,疏被白色绒毛,有明显腺点。叶为单叶,有时有 1 片长 1~2cm 的侧生小叶;托叶镰形,长 7~8mm;叶柄长 2~4.5cm,有腺点;小叶柄长 2~3mm,被白色绒毛;叶宽卵形,长 4.5~9cm,宽 3~6cm,先端钝或锐尖,基部圆形或心形,边缘有粗而不规则的锯齿,质地坚韧,两面有明显黑色腺点,被疏毛或近无毛。花序腋生,有花 10~30 朵,组成密集的总状或小头状花序,总花梗长 3~7cm,被白色柔毛和腺点;苞片膜质,披针形,长 3mm,被绒毛和腺点;花梗长约 1mm;花萼长 4~6mm,被白色柔毛和腺点,萼齿披针形,下方一个较长,花冠黄色或蓝色,花瓣明显具瓣柄,旗瓣倒卵形,长

5.5mm;雄蕊10,上部分离。荚果卵形,长5mm,具小尖头,黑色,表面具不规则网纹,不开裂,果皮与种子不易分离;种子扁。花果期7～10月。

[分布] 本市灵台、平凉、华亭等地有栽培。

[采集加工] 秋季果实成熟时采收果序,晒干,搓出种子,除去杂质。生用或盐水炙用。

[炮制] 盐补骨脂:取净补骨脂,用盐水(补骨脂100kg,盐2.5kg)拌匀。闷透置锅内,用文火炒至微鼓起,取出晾干。

[资源利用] 栽培品。自产自销。

[性味功效] 辛、苦,温。补肾助阳,固精缩尿,温脾止泻,纳气平喘。

[功能主治] (1)下元虚冷,遗精滑泻,常配菟丝子、胡桃肉、沉香、乳香、没药等,如《太平惠民和剂局方》补骨脂丸;命门火衰,腰膝冷痛,可配杜仲、胡桃肉、蒜膏为丸,如《太平惠民和剂局方》青娥丸。

(2)小儿遗尿,可单用焙炒为末,调服;肾元虚冷,小便无度,可与小茴香相须为用,如《太平圣惠方》补骨脂散。

(3)脾肾阳虚,五更泄泻,常与吴茱萸、肉豆蔻、五味子相配,如四神丸;肾不纳气之虚喘,可与人参、肉桂、沉香等药同用。

(4)白细胞减少症,炒补骨脂制蜜丸服用;外阴白斑,补骨脂制成浸膏外涂;白癜风,补骨脂为末,酒浸制成酊剂外涂。

煎服,6～15g;或入丸、散服。外用适量,酒浸涂。阴虚火旺,大便秘结者慎服。

蚕 豆

[异名] 胡豆(本草纲目)。

[来源] 豆科野豌豆属植物蚕豆 *Vicia faba* L. 的种子(图50)。

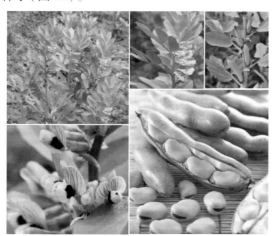

图50 蚕豆

[原植物] 一年生草本,高30～100(～120)cm。主根短粗,多须根,根瘤粉红色,密集。茎粗壮,直立,直径0.7～1cm,具4棱,中空、无毛。偶数羽状复叶,叶轴顶端卷须短缩为短尖头;托叶戟头形或近三角状卵形,长1～2.5cm,宽约0.5cm,略有锯齿,具深紫色密腺点;小叶通常1～3对,互生,上部小叶可达4～5对,基部较少,小叶椭圆形、长圆形或倒卵形,稀圆形,长4～6(～10)cm,宽1.5～4cm,先端圆钝,具短尖头,基部楔形,全缘,两面均无毛。总状花序腋生,花梗近无;花萼钟形,萼齿披针形,下萼齿较长;具花2～4(～6)朵呈丛状着生于叶腋,花冠白色,具紫色脉纹及黑色斑晕,长2～3.5cm,旗瓣中部缢缩,基部渐狭,翼瓣短于旗瓣,长于龙骨瓣;雄蕊2体(9+1),子房线形无柄,胚珠2～4(～6),花柱密被白柔毛,顶端远轴面有1束髯毛。荚果肥厚,长5～10cm,宽2～3cm;表皮绿色被绒毛,内有白色海绵状、横隔膜,成熟后表皮变为黑色。种子2～4(～6),长方圆形,近长方形,中间内凹,种皮革质,青绿色、灰绿色至棕褐色,稀紫色或黑色;种脐线形,黑色,位于种子一端。花期4～5月,果期5～6月。

[分布] 本市各地有栽培。

[采集加工] 夏、秋果实成熟呈黑褐色时,拔取全株,晒干,打下种子,扬净后再晒干,或鲜嫩时用。

[资源利用] 粮食作物。自采自用。

[性味功效] 甘、微辛,平。健脾利水,解毒消肿。

[功能主治] (1)隔食,蚕豆磨粉,调红糖食。

(2)水肿,可配冬瓜皮,大剂量煎服。

(3)瘌痢秃疮,鲜品或干豆泡涨,捣如泥,涂疮上,干即换之。

（4）扑打、金刃伤，出血不止，炒蚕豆去壳研细，熔蜡为膏，摊贴之；误食铁针入腹，可与韭菜同食之。

煎服，30～60g；研末服或作食品。外用适量，捣敷；或烧炭研末敷。

内服不宜过量。对本品过敏者忌服。

[注] 蚕豆壳（种皮）：甘、淡，平。利水渗湿，止血，解毒。用于水肿，脚气，小便不利，胎漏，下血，天疱疮，黄水疮，瘰疬。煎服，9～15g；外用适量，烧存性，研末调敷。

蚕豆荚壳（果壳）：苦、涩，平。止血，敛疮。用于吐血，咯血，衄血，便血，尿血，烧烫伤，天疱疮。煎服，15～30g；外用适量，炒炭研细调敷。

蚕豆茎叶：苦、微甘，温。止血，止泻，解毒。用于吐血，咯血，水泻，外伤出血，臁疮。煎服，15～30g；或鲜叶捣汁饮；外用适量，捣敷，或研末撒，或烧存性，研末调敷。

苍耳子

[异名] 道人头（《本草图经》），苍耳实（《本草蒙筌》）。

[来源] 菊科苍耳属植物苍耳 *Xanthium sibiricum* Patrin ex Widder 带总苞的果实（图51）。

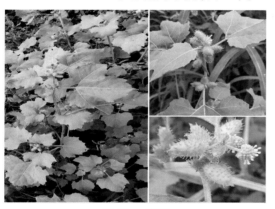

图51　苍耳

[原植物] 一年生草本，高20～90cm。根纺锤状，分枝或不分枝。茎直立不枝或少有分枝，下部圆柱形，径4～10mm，上部有纵沟，被灰白色糙伏毛。叶三角状卵形或心形，长4～9cm，宽5～10cm，近全缘，或有3～5不明显浅裂，顶端尖或钝，基部稍心形或截形，与叶柄连接处成相等的楔形，边缘有不规则的粗锯齿，有三基出脉，侧脉弧形，直达叶缘，脉上密被糙伏毛，上面绿色，下面苍白色，被糙伏毛；叶柄长3～11cm。雄性的头状花序球形，径4～6mm，有或无花序梗，总苞片长圆状披针形，长1～1.5mm，被短柔毛，花托柱状，托片倒披针形，长约2mm，顶端尖，有微毛，有多数的雄花，花冠钟形，管部上端有5宽裂片；花药长圆状线形；雌性的头状花序椭圆形，外层总苞片小，披针形，长约

3mm，被短柔毛，内层总苞片结合成囊状，宽卵形或椭圆形，绿色、淡黄绿色或有时带红褐色，在瘦果成熟时变坚硬，连同喙部长12～15mm，宽4～7mm，外面有疏生的具钩状的刺，刺极细而直，基部微增粗或几不增粗，长1～1.5mm，基部被柔毛，常有腺点，或全部无毛；喙坚硬，锥形，上端略呈镰刀状，长1.5～2.5mm，常不等长，少有结合而成1个喙。瘦果2，倒卵形。花期7～8月，果期9～10月。

[分布] 产本市各地区。生海拔2000m以下的山坡、路边、田边、河滩。

[采集加工] 秋季果实成熟时采收，晒干，除去梗、叶杂质。去刺生用或炒用。

[炮制] 炒苍耳子：取净苍耳子置热锅内，用文火炒至表面黄褐色，有香气逸出时，取出放凉，去刺，筛净。

[资源利用] 资源较丰富。自产自销。

[性味功效] 辛、苦，温，小毒。散风除湿，通窍止痛。

[功能主治] （1）鼻渊头痛，时流浊涕，常配辛夷、白芷、薄荷，如《济生方》苍耳子散；肺有郁热，鼻流黄涕且臭，可再加黄芩、石膏等，清肺泄热。

（2）风湿痹痛，四肢拘挛，可单用本品，研末煎服；或配威灵仙、仙灵脾、川芎、桂心，如《证治准绳》仙灵脾散。

（3）风疹瘙痒，可配当归、赤芍、地肤子、白蒺藜等药，煎服，或煎汤外洗。

煎服，3～9g；或入丸、散服。外用适量，捣敷；或煎水洗。血虚头痛者慎服。过量服用易致中毒。

附:苍耳（《千金要方》）

[异名] 菜耳、地葵（《神农本草经》），常思（《名医别录》），羊负来（《本草经集注》），痴头婆（《生草药性备要》）。

[来源] 菊科苍耳属植物苍耳 Xanthium sibiricum Patrin ex Widder 的茎叶。

[采集加工] 夏季割取地上部分，除去杂质及泥沙，切段，鲜用或晒干。

[资源利用] 资源较丰富。自采自用。

[性味功效] 苦、辛，微寒，小毒。祛风，散热，除湿，解毒。

[功能主治]（1）头痛，湿痹，四肢挛痛，苍耳、豆豉煮汁，入酥服之，如《太平圣惠方》苍耳叶羹。

（2）诸风疾，苍耳研细，大风子油为丸，荆芥煎汤送服；癫疾，嫩苍耳、荷叶等份，为末，温酒调服；赤白汗斑，苍耳嫩叶尖与青盐捣烂，外搽。

（3）虫咬性皮炎，苍耳嫩茎叶、白矾、明雄各适量，共捣成膏，敷患处固定。

煎服，6～12g，大剂量30～60g；或捣汁，或熬膏，或入丸、散服。外用适量，捣敷，或煎水洗，或熬膏敷。内服不宜过量；气虚血亏者慎服。

糙苏

[异名] 陕甘续断，山芝麻。

[来源] 唇形科糙苏属植物糙苏 Phlomis umbrosa Turcz. 的根或地上部分（图52）。

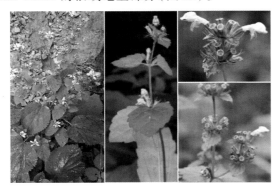

图52　糙苏

[原植物] 多年生草本，高50～150cm。根粗厚，须根肉质呈棒状，长至30cm，多条簇生，外皮黄褐色。茎直立，多分枝，四棱形，具浅槽，散生向下短硬毛，有时上部被星状毛。叶对生，宽卵形至心形，长5～10cm，宽3～9cm，先端锐或钝，基部心形或圆形，边缘具粗锯齿或圆齿，表面橄榄绿色，被疏柔毛及星状疏柔毛，背面色较淡，被疏柔毛及星状毛，有时较表面密；叶柄长1～12cm，腹凹背凸，密被短硬毛；苞叶常卵形，长1～3.5cm，宽0.6～2cm，边缘为粗锯齿状牙齿，毛被同茎叶，柄长2～3mm。轮伞花序多数，生于茎及分枝上，常有花4～8朵；苞片条状钻形，较坚硬，长8～14mm，宽1～2mm，常紫红色；花两性，两侧对称；花萼管状，长约10mm，宽约3.5mm，外面被星状毛，有时脉上被具节刚毛，先端具5齿，刺状，长约1.5mm，边缘被丛毛；花冠二唇形，通常粉红色，下唇常具红色斑点，色较深，冠筒长约1cm，上唇长约7mm，两面被白色长柔毛，边缘具不整齐的小齿，下唇长约5mm，宽6mm，外面除边缘无毛外密被绢状柔毛，内面无毛，3圆裂，中裂片较大；雄蕊4，内藏，花丝无毛。小坚果卵圆形，无毛。花期6～9月，果期9月。

[分布] 产本市大部分地区。生海拔600～3200m的疏林下或草坡上。

[采集加工] 夏、秋采收，洗净，晒干。用时切段。

[资源利用] 有资源，自采自用。

[性味功效] 辛，平。祛风化痰，利湿除痹，解毒消肿。

[功能主治] 用于感冒，咳嗽痰多，风湿痹痛，跌打损伤，疮痈肿毒。

煎服，3～10g。

糙叶五加

[来源]　五加科五加属植物糙叶五加 *Acanthopanax henryi*（Oliv.）Harms 的根皮（图53）。

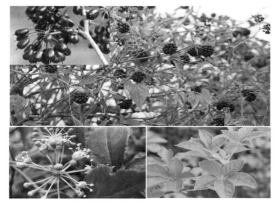

图53　糙叶五加

[原植物]　落叶灌木,高1~3m。枝疏生粗壮的略下弯的刺,小枝密生短柔毛,后毛渐脱落。掌状复叶;小叶5,稀3;叶柄长4~7cm,密生粗短毛;小叶片纸质,椭圆形或卵状披针形,稀倒卵形,先端尖或渐尖,基部狭楔形,长8~12cm,宽3~5mm,上面深绿色,粗糙,下面灰绿色,脉上有短柔毛,边缘仅中部以上有细锯齿,侧脉6~8对,两面隆起而明显,网脉不明显;小叶树长3~6mm,有粗短毛,有时无小叶柄。伞形花序数个组成短圆锥花序,直径1.5~2.5cm,有花多数;总花梗粗壮,长2~3.5cm,有粗短毛,后毛渐脱落;花梗长0.8~1.5cm,无毛或疏生短柔毛;萼片3mm,无毛或疏生短柔毛,边缘近全缘;花瓣5,长卵形,长约2mm,开花时反曲,无毛或外面稍有毛;雄5,花丝细长,长约2.5mm;子房下位,5室,花柱合生成柱状。果实椭圆球形,有5浅棱,长约8m,黑色;宿存花柱长约2mm。花期

7~9月,果期9~10月。

[分布]　产华亭、庄浪、平凉等地区。生海拔1000~1600m的林缘、灌丛或山坡中。

[采集加工]　夏、秋采挖,洗净,剥取根皮,晒干,或切丝晒干。生用。

[资源利用]　资源较丰富。自产自销。

[性味功效]　辛、苦,温。祛风湿,补肝肾,强筋骨,活血脉。

[功能主治]　（1）风湿痹痛,四肢拘挛,可与当归、牛膝同用,如《外科大成》五加皮酒;亦可配羌活、独活、威灵仙等。

（2）肝肾不足,筋骨痿软,小儿迟行,常与龟板、牛膝、木瓜同用,如《保婴撮要》五加皮散;肝肾虚亏,寒湿腰腿痛,可配杜仲、续断、桑寄生、牛膝等,以补肝肾,强筋骨,祛寒湿。

（3）跌打损伤,常配续断、骨碎补、威灵仙等活血理伤止痛药,如《外科大成》五加四灵散。

（4）皮肤水肿,小便不利,可与陈皮、大腹皮、茯苓皮等同用,如五皮饮;脚气肿痛,可配木瓜、土茯苓、吴茱萸等,以利湿解毒,消肿止痛;阴囊水肿,五加皮与地骷髅同煎服。

煎服,6~9g;浸酒或入丸、散服。外用适量,煎水熏洗或研末敷。阴虚火旺者忌服。

注　五加叶:辛,平。散风除湿,活血止痛,清热解毒。用于皮肤风湿,跌打肿痛,疝痛,丹毒。煎服,6~15g;或研末,或浸酒服;外用适量,研末敷,或鲜品捣敷。

草地老鹳草

[异名]　红根草。

[来源]　牻牛儿苗科老鹳草属植物草地老鹳草 *Geranium pratense* L. 的根及全草（图54）。

[原植物]　多年生草本,高20~80cm。根状茎粗短,具多数纺锤形块根。茎单一或数个丛生,直立,上部有分枝,被毛。叶基生,茎上叶对生,托叶披针形;基生叶和茎下部叶具长柄,柄长为叶的

3~4倍,向上叶柄渐短;叶片肾圆形或五角状肾圆形,基部宽心形,长3~4cm,宽5~9cm,掌状7~9深裂至近基部,裂片近菱形,托叶、叶柄及叶片均被毛。花两性,辐射对称,腋生或集为聚伞花序;苞片狭披针形,长1.2~1.5cm;萼片5,卵状椭圆形或椭圆形,长1~1.2cm,背面被毛,先端具小尖头;花瓣5,紫红色,宽倒卵形,长为萼片的1.5倍,先端钝

圆,基部楔形;雄蕊10,2轮,稍短于萼片,花丝上部紫红色,下部扩展,具缘毛花药紫红色;子房上位。蒴果长2.5～3cm,被毛,具长喙,5果瓣在喙顶部合生,成熟时沿主轴从基部向上反卷开裂。花期6～7月,果期7～9月。

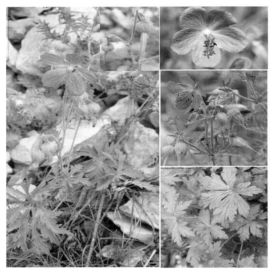

图54　草地老鹳草

草杜鹃

[异名]　午时花,太阳花。

[来源]　马齿苋科马齿苋属植物大花马齿苋 *Portulaca grandiflora* Hook. 的全草(图55)。

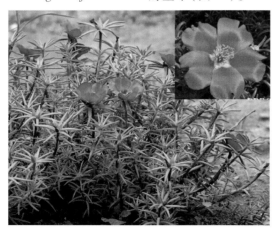

图55　大花马齿苋

[原植物]　一年生肉质草本,高10～30cm。茎平卧或斜升,紫红色,多分枝,节上丛生毛。叶密集枝端,较下的叶分开,不规则互生,叶片细圆柱形,有时微弯,长1～2.5cm,直径2～3mm,顶端圆钝,无毛;叶柄极短或近无柄,叶腋常生一撮白色长柔毛。花单生或数朵簇生枝端,直径2.5～4cm,日开夜闭;总苞8～9片,叶状,轮生,具白色长柔毛;萼片2,淡黄绿色,卵状三角形,长5～7mm,顶端急尖,多少具龙骨状凸起,两面均无毛;花瓣5或重瓣,倒卵形,顶端微凹,长12～30mm,红色、紫色或黄白色;雄蕊多数,长5～8mm,花丝紫色,基部合生;花柱与雄蕊近等长,柱头5～9裂,线形。蒴果近椭圆形,盖裂;种子细小,多数,圆肾形,直径不及1mm,铅灰色、灰褐色或灰黑色,有珍珠光泽,表面有小瘤状凸起。花期6～9月,果期8～11月。

[分布]　本市公园、花圃常有栽培。

[采集加工]　夏、秋采收,除去残根及杂质,洗净,鲜用,或略蒸烫后晒干。

[资源利用]　栽培花卉。未利用。

[性味功效]　淡、苦,寒。清热解毒,散瘀止血。

[功能主治]　用于咽喉肿痛,疮疖,跌打肿痛,创伤出血,烫火伤,湿疹。

煎服,9～15g,鲜品可用至30g。外用适量,捣汁含漱;或捣敷。孕妇忌服。

[分布]　本市大部分地区均产。生海拔1800～2400m的林缘、林间草地及亚高山草甸。

[采集加工]　夏、秋果实近成熟时采收,除去杂质,捆成把,晒干。切段,生用。

[资源利用]　资源较丰富。自产自销。

[性味功效]　苦、微辛,平。祛风通络,活血,清热利湿。

[功能主治]　(1)风湿痹痛,肢体麻木酸楚,常配桂枝、当归、红花、芍药等,以祛风通络,活血止痛;或与丁公藤、豨莶草、桑枝等,泡酒服。

(2)跌打损伤,可单品捣烂,加酒炒热外敷;或配当归、红花等煎服。

(3)湿热泻痢,可单品煎服;或与凤尾草同用;或配黄连、马齿苋等药。

煎服,9～15g;或浸酒,或熬膏服。外用适量,捣烂炒热加酒外敷或制成软膏涂敷。

草木樨状黄耆

[异名]　草木樨状紫云英。

[来源]　豆科黄芪属植物草木樨状黄耆 *Astragalus melilotoides* Pall. 的全草(图56)。

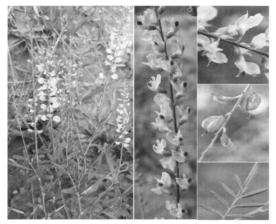

图56　草木樨状黄耆

[原植物]　多年生草本。主根粗壮。茎直立或斜生,高30~50cm,多分枝,具条棱,被白色短柔毛或近无毛。羽状复叶有5~7片小叶,长1~3cm;叶柄与叶轴近等长;托叶离生,三角形或披针形,长1~1.5mm;小叶长圆状楔形或线状长圆形,长7~20mm,宽1.5~3mm,先端截形或微凹,基部渐狭,具极短的柄,两面均被白色细伏贴柔毛。总状花序生多数花,稀疏;总花梗远较叶长;花小;苞片小,披针形,长约1mm;花梗长1~2mm,连同花序轴均被白色短伏贴柔毛;花萼短钟状,长约1.5mm,被白色短伏贴柔毛,萼齿三角形,较萼筒短;花冠白色或带粉红色,旗瓣近圆形或宽椭圆形,长约5mm,先端微凹,基部具短瓣柄,翼瓣较旗瓣稍短,先端有不等的2裂或微凹,基部具短耳,瓣柄长约1mm,龙骨瓣较翼瓣短,瓣片半月形,先端带紫色,瓣柄长为瓣片的1/2;子房近无柄,无毛。荚果宽倒卵状球形或椭圆形,先端微凹,具短喙,长2.5~3.5mm,假2室,背部具稍深的沟,有横纹;种子4~5颗,肾形,暗褐色,长约1mm。花期7~8月,果期8~9月。

[分布]　产平凉、泾川等地区。生海拔600~2800m的干燥山坡草地,也见于固定沙丘、河岸及路旁。

[采集加工]　夏、秋采收,除去杂质,洗净晒干。

[资源利用]　有资源。自采自用。

[性味功效]　苦,平。祛风除湿,止咳。

[功能主治]　用于风湿关节痛,四肢麻木,咳嗽。

煎服,9~15g。

草葡萄

[异名]　蛇葡萄(《救荒本草》)。

[来源]　葡萄科蛇葡萄属植物乌头叶蛇葡萄 *Ampelopsis aconitifolia* Bunge 的根皮(图57)。

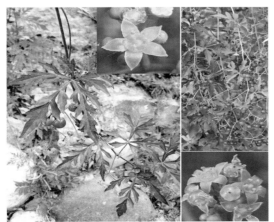

图57　乌头叶蛇葡萄

[原植物]　木质藤本。小枝圆柱形,有纵棱纹,被疏柔毛。卷须二叉至三叉分枝,相隔2节间断与叶对生。叶为掌状5小叶,小叶3~5羽裂,披针形或菱状披针形,长4~9cm,宽1.5~6cm,顶端渐尖,基部楔形,中央小叶深裂,或有时外侧小叶浅裂或不裂,上面绿色无毛或疏生短柔毛,下面浅绿色,无毛或脉上被疏柔毛;小叶有侧脉3~6对,网脉不明显;叶柄长1.5~2.5cm,无毛或被疏柔毛,小叶几无柄;托叶膜质,褐色,卵披针形,长约2.3mm,宽1~2mm,顶端钝,无毛或被疏柔毛。花序为疏散的伞房状复二歧聚伞花序,通常与叶对生或假顶生;花序梗长1.5~4cm,无毛或被疏柔毛,花梗长1.5~2.5mm,几无毛;花蕾卵圆形,高2~3mm,顶端圆形;萼碟形,波状浅裂或几全缘,无毛;

花瓣5,卵圆形,高1.7~2.7mm,无毛;雄蕊5,花药卵圆形,长宽近相等;花盘发达,边缘呈波状;子房下部与花盘合生,花柱钻形,柱头扩大不明显。果实近球形,直径0.6~0.8cm,有种子2~3颗,种子倒卵圆形,顶端圆形,基部有短喙,种脐在种子背面中部近圆形,种脊向上渐狭呈带状,腹部中棱脊微突出,两侧洼穴呈沟状,从基部向上斜展达种子上部1/3。花期5~6月,果期8~9月。

[分布] 产灵台、平凉、华亭等地。生海拔600~1800m的沟边、山坡灌丛或草地。

[采集加工] 四季可采,挖出根后,除去泥沙及细根,刮去表皮栓皮,剥取皮部,鲜用或晒干。

[资源利用] 资源少。自采自用。

[性味功效] 辛,温。祛风除湿,散瘀消肿。

[功能主治] (1)跌打损伤,草葡萄,研粉,温酒冲服。

(2)疮疖,可用鲜品,捣烂敷患处。

煎服,9~15g;研末服,1.5~3g。外用适量,捣敷。

草血竭

[别名] 回头草、草血结(《滇南本草》),土血竭,拱腰老(《中药形性经验鉴别法》),金黄鸡(《滇南本草》整理本),迂头鸡、一口血、蛇疙瘩(《四川中药志》),紫花根、地蜂子、地黑蜂、老腰弓(《云南中草药选》)。

[来源] 蓼科蓼属植物草血竭 *Polygonum paleaceum* Wall. ex Hook. f. 的根状茎(图58)。

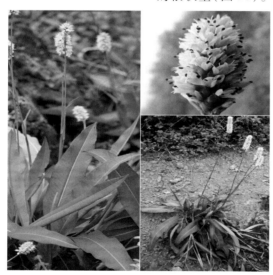

图58 草血竭

[原植物] 多年生草本。根状茎肥厚,弯曲,直径2~3cm,黑褐色。茎直立,高40~60cm,不分枝,无毛,具细条棱,单生或2~3。基生叶革质,狭长圆形或披针形,长6~18cm,宽2~3cm,顶端急尖或微渐尖,基部楔形,稀近圆形,边缘全缘,脉端增厚,微外卷,上面绿色,下面灰绿色,两面无毛;叶柄长5~15cm;茎生叶披针形,较小,具短柄,最上部的叶为线形;托叶鞘筒状膜质,下部绿色,上部褐色,开裂。无缘毛。总状花序呈穗状,长4~6cm,直径0.8~1.2cm,紧密;苞片卵状披针形,膜质,顶端长渐尖;花梗细弱,长4~5mm,开展,比苞片长;花被5深裂;淡红色或白色,花被片椭圆形,长2~2.5mm;雄蕊8;花柱3,柱头头状。瘦果卵形,具3锐棱,有光泽,长约2.5mm,包于宿存花被内。花期7~8月,果期9~10月。

[分布] 产庄浪等地。生山坡草地、林缘,海拔1500~3500m。

[采集加工] 秋后植株枯萎时采收,除去泥土,洗净,切片,晒干。

[资源利用] 有资源,未利用。

[性味功效] 苦、辛、微涩,微温。止血止痛,收敛止泻。

[功能主治] 散血止血,下气止痛。治慢性胃炎,胃、十二指肠溃疡,食积,癥瘕积聚,月经不调,浮肿,跌打损伤,外伤出血。

[各家论述] (1)《滇南本草》:宽中下气,消宿食,消痞块年久坚积板硬,胃气疼,面寒疼,妇人癥瘕。消浮肿,破瘀血,止咳嗽。

(2)《四川中药志》:散血,止血。治丹停,黄肿,无名肿毒及妇女火疳病,并涂蛇咬伤。

(3)《云南中草药选》:止血止痛,收敛止泻。治慢性胃炎,胃、十二指肠溃疡,跌打损伤,月经不同。

煎汤,50~150g;入散剂或浸酒服。

草玉梅

[异名] 三角草,野辣子,达达根。

[来源] 毛茛科银莲花属植物草玉梅 *Anemone rivularis* Buch.－Ham. ex DC. 的全草(图59)。

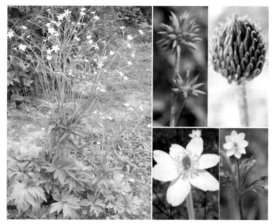

图59 草玉梅

[原植物] 植株高(10～)15～65cm。根状茎木质,垂直或稍斜,粗0.8～1.4cm。基生叶3～5,有长柄;叶片肾状五角形,长(1.6～)2.5～7.5cm,宽(2～)4.5～14cm,3全裂,中全裂片宽菱形或菱状卵形,有时宽卵形,宽(0.7～)2.2～7cm,3深裂,深裂片上部有少数小裂片和牙齿,侧全裂片不等2深裂,两面都有糙伏毛;叶柄长(3～)5～22cm,有白色柔毛,基部有短鞘。花葶1(～3),直立;聚伞花序长(4～)10～30cm,(一回至)二回至三回分枝;苞片3(～4),有柄,近等大,长(2.2～)3.2～9cm,似基生叶,宽菱形,3裂近基部,一回裂片多少细裂,柄扁平,膜质,长0.7～1.5cm,宽4～6mm;花直径(1.3～)2～3cm;萼片(6～)7～8(～10),白色,

倒卵形或椭圆状倒卵形,长(0.6～)0.9～1.4cm,宽(3.5～)5～10mm,外面有疏柔毛,顶端密被短柔毛;雄蕊长约为萼片之半,花药椭圆形,花丝丝形;心皮30～60,无毛,子房狭长圆形,有拳卷的花柱。瘦果狭卵球形,稍扁,长7～8mm,宿存花柱钩状弯曲。花期5～8月。

[分布] 产本市大部分地区。生海拔600～4600m的山地草坡、小溪边或湖边。

[采集加工] 夏季采收地上部分,秋季挖根及根状茎,洗净,鲜用或晒干。

[资源利用] 有资源。自采自用。

[性味功效] 根:苦、微辛,平,小毒。清热解毒,活血舒筋,消肿,止痛。叶:辛、微苦,温,小毒。截疟,止痛。

[功能主治] 根:(1)痰核瘰疬,肿硬未破,可配白头翁、威灵仙、白牛膝(狗京蔓)、紫夏枯草,浸酒,每晚热服,如五虎汤。

(2)胃痛,根,煎服;或浸酒服。

(3)其他,可用于咽喉肿痛,痈疽肿毒,咳嗽,湿热黄疸,风湿疼痛,牙痛,跌打损伤,疟疾。

煎服,9～15g;或浸酒服。外用适量,研末调服;煎汤含漱或鲜品捣敷。

本品外用对皮肤刺激性很大,可致发泡,应及时取下。

叶:用于疟疾,牙痛。

外用适量,捣烂敷贴;或搐鼻。

侧柏叶

[异名] 柏叶(《金匮要略》),扁柏叶。

[来源] 柏科侧柏属植物侧柏 *Platycladus orientalis* (L.) Franco 的嫩枝与叶(图60)。

[原植物] 乔木,高达20余米,胸径1m;树皮薄,浅灰褐色,纵裂成条片;枝条向上伸展或斜展,幼树树冠卵状尖塔形,老树树冠则为广圆形;生鳞叶的小枝细,向上直展或斜展,扁平,排成一平面。叶鳞形,长1～3mm,先端微钝,小枝中央的叶的露

出部分呈倒卵状菱形或斜方形,背面中间有条状腺槽,两侧的叶船形,先端微内曲,背部有钝脊,尖头的下方有腺点。雄球花黄色,卵圆形,长约2mm;雌球花近球形,径约2mm,蓝绿色,被白粉。球果近卵圆形,长1.5～2(～2.5)cm,成熟前近肉质,蓝绿色,被白粉,成熟后木质,开裂,红褐色;中间两对种鳞倒卵形或椭圆形,鳞背顶端的下方有一向外弯曲的尖头,上部1对种鳞窄长,近柱状,顶端有向上的

尖头,下部1对种鳞极小,长达13mm,稀退化而不显著;种子卵圆形或近椭圆形,顶端微尖,灰褐色或紫褐色,长6~8mm,稍有棱脊,无翅或有极窄之翅。花期3~4月,球果10月成熟。

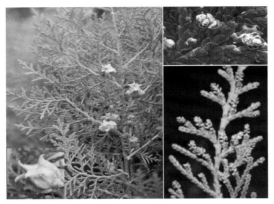

图60 侧柏

[分布] 本市各地有栽培。

[采集加工] 夏、秋采收,阴干。生用或炒炭用。

[炮制] 侧柏炭:取净侧柏叶,置热锅内,用武火炒至表面焦黑色,内部焦黄色时,喷淋清水少许,熄灭火星,取出晾干。

[资源利用] 资源丰富。自产自销。

[性味功效] 苦、涩,微寒。凉血止血,去痰止咳,祛风消肿,生发乌发。

[功能主治] (1)吐血衄血,属热者,常配鲜生地、鲜荷叶、鲜艾叶,如四生丸;属寒者,则配炮姜、艾叶温经止血药,如《金匮要略》柏叶汤。

(2)尿血,血淋,可配蒲黄、小蓟、白茅根等药。肠风痔血,可配槐花、地榆、生地黄、枳壳等同用。崩漏下血,可配生地黄、龟板、阿胶、炒艾叶,如《太平圣惠方》柏叶散。

(3)溃疡病出血,侧柏叶制成煎剂或粉剂,口服。百日咳,鲜侧柏叶煎剂,口服。慢性气管炎,鲜侧柏叶与豆豉同煎服。

(4)其他,可用于咳嗽痰多,风湿痹痛,丹毒,痄腮,烫伤等。

煎服,9~15g;或入丸、散服。外用适量,煎水洗;捣敷或研末调敷。不宜多服、久服。

附:柏子仁

[异名] 柏实(《神农本草经》),柏仁(《本草经集注》),侧柏子(《日华子本草》)。

[来源] 柏科侧柏属植物侧柏的 Platycladus orientalis (L.) Franco 的成熟种仁。

[采集加工] 秋、冬采收成熟的种子,晒干,除去种皮,收集种仁。生用。

[资源利用] 资源丰富。自产自销。

[性味功效] 甘,平。养心安神,润肠通便。

[功能主治] (1)心血不足,虚烦失眠,多配五味子、人参、牡蛎、半夏曲、白术、麻黄根,如《普济本事方》柏子仁丸;心肾不交,惊悸怔忡,心烦少寐,多与枸杞子、玄参、熟地黄、麦冬、石菖蒲、茯神、当归、甘草同服,如柏子养心丸。

(2)体虚及产后血虚便秘,可配火麻仁、郁李仁、松子仁、杏仁,如五仁丸。

煎服,6~15g;或入丸、散服。便溏及痰多者慎服。

叉歧繁缕

[异名] 双歧繁缕,叉繁缕。

[来源] 石竹科繁缕属植物叉歧繁缕 Stellaria dichotoma L. 的全草(图61)。

[原植物] 多年生草本,高15~30(~60)cm,全株呈扁球形,被腺毛。主根粗壮,圆柱形。茎丛生,圆柱形,多次二歧分枝,被腺毛或短柔毛。叶片卵形或卵状披针形,长0.5~2cm,宽3~10mm,顶端急尖或渐尖,基部圆形或近心形,微抱茎,全缘,两面被腺毛或柔毛,稀无毛。聚伞花序顶生,具多数花;花梗细,长1~2cm,被柔毛;萼片5,披针形,长4~5mm,顶端渐尖,边缘膜质,外面多少被腺毛或短柔毛,稀近无毛,中脉明显;花瓣5,白色,轮廓倒披针形,长4mm,2深裂至1/3处或中部,裂片近线形;雄蕊10,长仅花瓣的1/3~1/2;子房卵形或宽椭圆状倒卵形;花柱3,线形。蒴果宽卵形,长约3mm,比宿存萼短,6齿裂,含1~5种子;种子卵圆

形,褐黑色,微扁,脊具少数疣状凸起。花期 5 ~ 6 月,果期 7 ~ 8 月。

[分布] 产本市大部分地方。生海拔 1500 ~ 2600m 的山坡草地、沟谷石隙、沙丘。

[采集加工] 夏、秋采收,除去杂质、泥沙,晒干。

[资源利用] 有资源。未利用。

[性味功效] 甘,微寒。清热凉血,退虚热。

[功能主治] 用于阴虚潮热,骨蒸盗汗,小儿疳积,久疟发热。

煎服,6 ~ 12g。

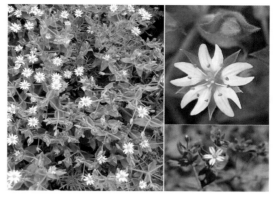

图 61 叉歧繁缕

茶海棠

[来源] 蔷薇科苹果属植物湖北海棠 *Malus hupehensis*(Pamp.) Rehd. 的叶及果(图 62)。

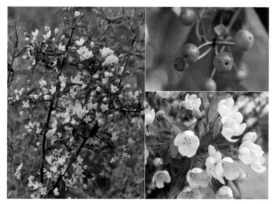

图 62 湖北海棠

[原植物] 乔木,高达 8m。枝开展,圆柱形,幼时被短柔毛,早落,老时紫褐色。冬芽卵形,先端急尖,鳞片边缘有疏生短柔毛,暗紫色。叶片卵形或卵状椭圆形,长 5 ~ 10cm,宽 2.5 ~ 4cm,先端渐尖,基部宽楔形,稀近圆形,边缘有细锐锯齿,背面幼时沿脉被稀疏柔毛,后期脱落;叶柄长 1 ~ 3cm,幼时有稀疏短柔毛,逐渐脱落;托叶草质或膜质,条状披针形,先端渐尖,疏生柔毛,早落。伞房花序,具花 4 ~ 6 朵;花梗细,长 3 ~ 4cm,无毛或具稀疏柔毛;花直径 3.5 ~ 4cm;苞片膜质,披针形,早落;萼筒钟状,外面无毛,或有稀疏长毛,萼片 5,三角状卵形,先端急尖或渐尖,外面无毛,略带紫色,内面被柔毛,长 4 ~ 5m;花瓣 5,倒卵形长约 1.5cm,初期淡粉红色,后变为白色;雄蕊约 20,花丝长短不一,长为花瓣之半;花柱 3,稀 4,基部有长绒毛,比雄蕊长。果实椭圆形或球形,直径约 10mm,黄绿色稍带红晕,萼片脱落,果梗长 2 ~ 4cm。花期 4 ~ 5 月,果期 8 ~ 9 月。

[分布] 产华亭(麻庵)等地。生海拔 600 ~ 2000m 的山坡或山谷杂木林中。

[采集加工] 夏、秋采叶,8 ~ 9 月采果,鲜用。

[资源利用] 有资源。未利用。

[性味功效] 酸,平。消积化滞,和胃健脾。

[功能主治] (1)食滞纳呆,茶海棠鲜果,水煎,兑黄酒、红糖,早晚食前服。

(2)其他,可用于痢疾,疳积。

煎服,鲜果 60 ~ 90g;或嫩叶适量,作茶冲服。

茶条树

[异名] 桑芽茶,青桑,女儿红,青桑头,桑条,鸡骨枫,苦津茶,银桑叶。

[来源] 槭树科槭树属植物茶条槭 *Acer ginnala* Maxim. 的嫩叶(图 63)。

[原植物] 落叶灌木或小乔木,高 5 ~ 6m。树皮粗糙、微纵裂,灰色,稀深灰色或灰褐色。小枝细瘦,近于圆柱形,无毛,当年生枝绿色或紫绿色,多年生枝淡黄色或黄褐色,皮孔椭圆形或近于圆形、

淡白色。冬芽细小,淡褐色鳞片 8 枚,近边缘具长柔毛,覆叠。叶纸质,基部圆形,截形或略近于心脏形,叶片长圆卵形或长圆椭圆形,长 6 ~ 10cm,宽 4 ~ 6cm,常较深的 3 ~ 5 裂;中央裂片锐尖或狭长锐尖,侧裂片通常钝尖,向前伸展,各裂片的边缘均具不整齐的钝尖锯齿,裂片间的凹缺钝尖;上面深绿色,无毛,下面淡绿色,近于无毛,主脉和侧脉均在下面较在上面为显著;叶柄长 4 ~ 5cm,细瘦,绿色或紫绿色,无毛。伞房花序长 6cm,无毛,具多数的花;花梗细瘦,长 3 ~ 5cm。花杂性,雄花与两性花同株;萼片 5,卵形,黄绿色,外侧近边缘被长柔毛,长 1.5 ~ 2mm;花瓣 5,长圆卵形白色,较长于萼片;雄蕊 8,与花瓣近于等长,花丝无毛,花药黄色;花盘无毛,位于雄蕊外侧;子房密被长柔毛(在雄花中不发育);花柱无毛,长 3 ~ 4mm,顶端 2 裂,柱头平展或反卷。果实黄绿色或黄褐色;小坚果嫩时被长柔毛,脉纹显著,长 8mm,宽 5mm;翅连同小坚果长 2.5 ~ 3cm,宽 8 ~ 10mm,中段较宽或两侧近于平行,张开近于直立或成锐角。花期 5 月,果期 10 月。

[性状鉴别] 干燥的幼芽及嫩叶多卷曲皱缩或裂成碎片状,完整的较少,深绿色或黑绿色,表面具短毛。常掺有嫩核。刚萌发的叶芽,鳞片上密布

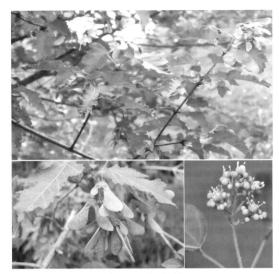

图 63　茶条槭

银白色长柔毛。气香,味微苦。

[分布] 产平凉崆峒山。生海拔 1000 ~ 2300m 的丛林中。

[采集加工] 3 月采收嫩叶,置锅中,微火炒焙数分钟,取出用手搓揉至均匀后,晒干。

[资源利用] 有资源。未利用。

[性味功效] 微苦、微甘,寒。清肝明目。

[功能主治] 用于风热头痛,肝热目赤,视物昏花。

煎服,9 ~ 15g;或开水冲泡代茶饮。

长春花

[异名] 日日新,雁来红。

[来源] 夹竹桃科长春花属植物长春花 *Catharanthus roseus*(L.)G. Don. 的全草(图 64)。

[原植物] 半灌木,略有分枝,高达 60cm,有水液,全株无毛或仅有微毛;茎近方形,有条纹,灰绿色;节间长 1 ~ 3.5cm。叶膜质,倒卵状长圆形,长 3 ~ 4cm,宽 1.5 ~ 2.5cm,先端浑圆,有短尖头,基部广楔形至楔形,渐狭而成叶柄;叶脉在叶面扁平,在叶背略隆起,侧脉约 8 对。聚伞花序腋生或顶生,有花 2 ~ 3 朵;花萼 5 深裂,内面无腺体或腺体不明显,萼片披针形或钻状渐尖,长约 3mm;花冠红色,高脚碟状,花冠筒圆筒状,长约 2.6cm,内面具疏柔毛,喉部紧缩,具刚毛;花冠裂片宽倒卵形,长和宽约 1.5cm;雄蕊着生于花冠筒的上半部,但花

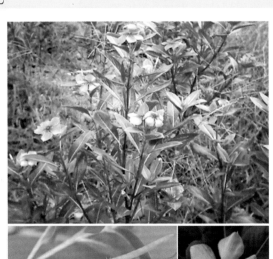

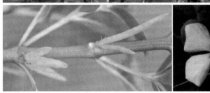

图 64　长春花

药隐藏于花喉之内,与柱头离生;子房和花盘与属的特征相同。蓇葖双生,直立,平行或略叉开,长约2.5cm,直径3mm;外果皮厚纸质,有条纹,被柔毛;种子黑色,长圆状圆筒形,两端截形,具有颗粒状小瘤。花期、果期几乎全年。

[性状鉴别] 全草长30～50cm。主根圆锥形,略弯曲。茎枝绿色或红褐色,类圆柱形,有棱,折断面纤维性,髓部中空。叶对生,皱缩,展平后呈倒卵形或长圆形,长3～6cm,宽1.5～2.5cm,先端钝圆,具短尖,基部楔形,深绿色或绿褐色,羽状脉明显;叶柄甚短。枝端或叶腋有花,花冠高脚碟形,长约3cm,淡红色或紫红色。气微,味微甘、苦。以叶片多、带花者为佳。

[分布] 本市各地有栽培。

[资源利用] 有资源。未利用。

[性味功效] 苦,寒,有毒。解毒抗癌,清热平肝。

[功能主治] 主治多种癌肿,高血压,痈肿疮毒,烫伤早泄,小阴经,阳痿,月经不调等。

煎服,5～10g;或将提取物制成注射剂静脉注射。外用,适量,捣敷;或研末调敷。

[各家论述] (1)广州部队《常用中草药手册》:镇静安神,平肝降压。治高血压。

(2)《常用中草药彩色图谱》:治疗霍奇金淋巴瘤、恶性肿瘤。

(3)《广西药植名录》:治白血病、肺癌、绒毛膜上皮癌、淋巴肿瘤。

长春七

[异名] 长虫七,石防风。

[来源] 伞形科岩风属植物岩风 *Libanotis buchtormensis* (Fisch.) DC. 的根(图65)。

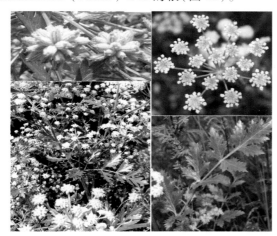

图65 岩风

[原植物] 多年生亚灌木状草本,高0.2～1m。根颈粗壮,径1～3cm,一般长2～4cm,但有时露出地面很高而达14cm,存留密集的棕褐色枯鞘纤维;根圆柱状,径1～2cm,长8～30cm,灰棕色,下部有少数分枝。茎单一或数茎丛生,茎有棱角状突起的条棱和纵沟,光滑无毛,髓部充实,基部径0.5～1.2cm,下部开始分枝,以上部分枝较多。基生叶多数丛生,有柄,叶柄长2.5～12cm,三角状扁平,内面为宽阔浅纵槽,外面有纵长条纹,基部为宽阔叶鞘,边缘膜质;叶片轮廓长圆形或长圆状卵形,长7～25cm,宽5～12cm,二回羽状全裂或三回羽状深裂,羽片无柄或极少有短柄,末回裂片卵形或倒卵状楔形,长0.7～3cm,宽0.5～1.5cm,有3～5锐锯齿,齿端有小尖头,光滑无毛,仅背面叶脉和叶轴偶有乳头状毛;上部茎生叶无柄,仅有狭长披针形叶鞘;叶片较小,分裂回数较少。复伞形花序多分枝,花序梗粗壮有条棱,花序直径3～12cm;总苞片少数或无,线形或线状披针形,长1～1.5cm,宽1～1.2mm,有稀疏短毛;伞辐30～50,有条棱,并有短硬毛,初时紧密,花后叉开;小伞形花序有花25～40;小总苞片10～15,线形或线状披针形,长4～5mm,宽0.8～1mm,与花等长或超过,外面密生柔毛;花瓣白色,近圆形,有小舌片,内曲,外部多柔毛;萼齿披针形;花柱外曲,花柱基圆锥形。分生果椭圆形,横剖面近半圆形,长3mm,宽2～2.3mm,果棱尖锐突起,密生短粗毛,沿果棱毛特多;每棱槽内油管1,合生面油管2;胚乳腹面平直,果实成熟后易分离和脱落。花期7～8月,果期8～9月。

[性状鉴别] 根呈圆柱形,上粗下细。表面灰褐色,上部有横细纹,顶端有多数枯鞘纤维,下部可见支根痕。质硬,断面纤维状。气微香,味微辛、苦。

[分布] 本市华亭有栽培。

[采集加工] 夏、秋采挖,除去地上部分,洗净,切片干燥。

[资源利用] 有资源。自采自用。

[性味功效] 辛、甘,温。发表散寒,祛风除湿,消肿止痛。

[功能主治] (1)风寒感冒,长春七、防风,水煎服。

(2)风湿疼痛,可配楤木根皮、钮子七,水煎服。

(3)牙痛,长春七一片,咬牙痛处含化;或与细辛、桃儿七、铁棒锤、八爪龙,共研细,用棉花包裹口含,勿咽。

(4)跌打损伤,瘀血内停,可同金牛七(太白乌头)少许,童便为引,水煎放凉服。

煎服,3~9g;或浸酒服;或研末服。外用适量,捣敷;或研末调敷。

长梗喉毛花

[异名] 桑斗(《晶珠本草》)。

[来源] 龙胆科喉毛花属植物长梗喉毛花 *Comastoma pedunculatum* (Royle ex D. Don) Holub 的全草(图66)。

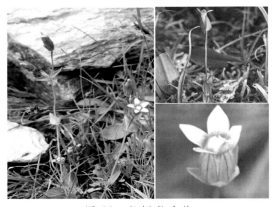

图66 长梗喉毛花

[原植物] 一年生草本,高4~15cm。茎从基部分枝,分枝少而疏,四棱形,斜升。叶对生;基生叶少,矩圆状匙形,长5~16mm,宽至3mm,先端钝或圆形,基部渐狭成柄;茎生叶无柄,椭圆形或卵状矩圆形,长2~12mm,宽2~5mm,先端尖。花两性,辐射对称,5数,单生于枝端,大小不等;花梗斜伸,近四棱形,长达20cm;花萼绿色,长3~8mm,深裂近基部,裂片不整齐,卵状披针形或披针形,先端急尖或渐尖,有时具黑色边缘,基部有浅囊;花冠筒状,长6~10mm,果时长14~18mm,宽达4mm,上部深蓝色或蓝紫色,下部黄绿色,具深蓝色条纹,裂片近直立,卵状矩圆形,长3~11mm,先端钝圆,喉部具1圈白色副冠,副冠5束,长2~2.5mm,上部流苏状条裂,冠筒基部具10个小腺体;雄蕊着生于冠筒中部,花丝线形,白色,基部下延于冠筒成狭翅,花药椭圆形,黄色;子房上位,无柄,狭椭圆形,花柱不明显,柱头2裂。蒴果略长于花冠。种子宽矩圆形,长约0.5mm,深褐色,表面平滑。花果期7~10月。

[分布] 产华亭、庄浪等地。生海拔2900~4800m的高山草甸及河滩。

[采集加工] 花期采收,除去杂质,洗净,晾干。

[资源利用] 有资源。未利用。

[性味功效] 苦,寒。清热利湿。

[功能主治] 用于黄疸,水肿,肝炎。

煎服,6~12g。

长柱沙参

[异名] 沙参(《神农本草经》),文希(《名医别录》),羊婆奶(《本草纲目》)。

[来源] 桔梗科沙参属植物长柱沙参 *Adeno-phora stenanthina* (Ledeb.) Kitagawa 的根(图67)。

[原植物] 茎常数支丛生,高40~120cm,有时上部有分枝,通常被倒生糙毛。基生叶心形,边缘有深刻而不规则的锯齿;茎生叶从丝条状到宽椭圆形或卵形,长2~10cm,宽1~20mm,全缘或边缘有疏离的刺状尖齿,通常两面被糙毛。花序无分枝,因而呈假总状花序或有分枝而集成圆锥花序。花萼无毛,筒部倒卵状或倒卵状矩圆形,裂片钻状三角形至钻形,长1.5~5(~7)mm,全缘或偶有小

化痰,益胃生津。

[功能主治]（1）阴虚久咳,痰少而黏,可配生地黄、麦冬、贝母等以养阴清热,润肺化痰;若肺热较盛,再加清肺之桑白皮、地骨皮;久咳不已,再配冬花、炙百部止咳化痰;久咳声哑,再与玄参、诃子同用,以敛肺利咽。

（2）肺结核咳嗽,痰中带血,可与阿胶、百部、川贝、天冬、麦冬、生地黄、熟地黄、山药、茯苓、獭肝、三七、白菊花同用,以滋阴保肺,止血化痰,如《医学心悟》月华丸。

（3）燥邪伤肺,干咳无痰,常与桑叶、杏仁、象贝、香豉、栀子、梨皮清宣燥热药同用,如桑杏汤;燥伤肺胃,干咳烦热,口鼻干燥,则配麦冬、天花粉、玉竹、生甘草、桑叶、生扁豆,以清养肺胃,如沙参麦冬汤;阴虚喉痹,咽干疼痛,多配百合、桔梗、射干等。以养阴润肺,清热利咽。

（4）胃阴虚伤,口干咽燥,舌红少苔,常配生地黄、玉竹、麦冬、冰糖甘寒养阴生津之品,如《温病条辨》益胃汤;津伤较重,舌绛少津,可与鲜生地、鲜石斛等同用,以增养阴生津之效。

煎服,9～15g,鲜品15～30g;或入丸、散服。风寒咳嗽者忌服。

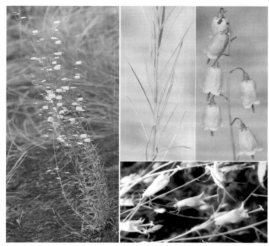

图67　长柱沙参

齿;花冠细,近于筒状或筒状钟形,5浅裂,长10～17mm,直径5～8mm,浅蓝色、蓝色、蓝紫色、紫色;雄蕊与花冠近等长;花盘细筒状,长4～7mm,完全无毛或有柔毛;花柱长20～22mm。蒴果椭圆状,长7～9mm,直径3～5mm。花期8～9月。

[分布]　产崆峒山。生海拔1800m以下沙地、草滩、山坡草地及耕地边。

[采集加工]　秋季采挖,除去茎叶及须根,洗净,趁鲜用竹片刮去外皮。切片晒干。

[资源利用]　资源丰富。自产自销。

[性味功效]　甘、微苦,微寒。养阴清热,润肺

朝天椒

[异名]　番椒（《群芳谱》）,辣茄,辣子,秦椒,指天椒。

[来源]　茄科辣椒属植物朝天椒 *Capsicum annuum* L. var. *conoides*（Mill.）Irish 的果实（图68）。

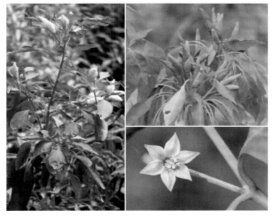

图68　朝天椒

[原植物]　朝天椒（变种）,一年生植物,高40～80cm。茎近无毛或微生柔毛,植物体多二歧分枝。单叶互生,枝顶端节不伸长而成双生或簇生状,卵形,长4～7cm,宽1.5～4cm,全缘,顶端短渐尖或急尖,基部狭形;叶柄长4～7cm。花常单生于二分叉间,花梗直立,花稍俯垂;两性,辐射对称;萼杯状,不显著5齿;花冠白色或带紫色,辐状,裂片5,卵形;雄蕊5,贴生于花冠筒基部,花丝丝状,花药灰紫色,并行,纵缝裂开;子房上位,2（稀3）室,花柱细长,柱头近头状,不明显2(3)裂,胚珠多数。梗及果实均直立,果实较小,圆锥形,长1.5～3cm,成熟后红色或紫色,味极辣。种子扁肾形,长3～5mm,淡黄色。花果期5～11月。

[资源利用]　本市各地有栽培。自产自销。

[性味功效] 辛,热。温中散寒,下气消食。

[功能主治] (1)冻疮未溃,可剥鲜辣椒皮,贴患处;或干品放在麻油中煎成辣油,涂患处;预防冻疮,可制成20%辣椒软膏,擦于耳轮、手背、足跟等冻疮好发部位。

(2)风湿性关节炎,花椒煎水,放大干红辣椒煮软,取出撕开,贴患处。再用热水敷。

(3)其他,可用于胃寒气滞,脘腹胀痛,呕吐,泻痢等。

入丸、散服,1~3g。外用适量,煎水熏洗或捣敷。

注 辣椒根:辛、甘,热。散寒除湿,活血消肿。用于手足无力,肾囊肿胀,冻疮。煎服,9~15g;外用适量,煎水洗。

车前子(《神农本草经》)

[异名] 车前实。

[来源] 车前科车前属植物车前 *Plantago asiatica* L. 及平车前 *Plantago depressa* Willd. 的种子(图69)。

[原植物] (1)车前:多年生草本,高15~50cm,具须根,基生叶直立或开展,卵形或宽卵形,长5~12cm,宽4~10cm,先端圆钝,全缘,波状或有疏钝齿,两面无毛或有短柔毛,基部渐窄,叶柄宽,长5~20cm。花两性,小,淡绿色;花葶数条,直立,长达50cm,有短柔毛;穗状花序位于上部,花疏生;苞片宽三角形,较萼裂片短,背部有龙骨状凸起;萼片4,覆瓦状排列,宿存,花萼裂片倒卵状椭圆形至椭圆形,长2~2.5mm;花冠高脚碟状,干膜质,裂片4,披针形,长约1mm,成覆瓦状排列;雄蕊4,着生于花冠管上;雌蕊子房上位,2~4室。果椭圆形长约3mm,周裂。种子5~6粒,矩圆形,长约1.5mm,黑棕色。花期4~8月,果期6~9月。

(2)平车前:一年生草本,高10~25cm。根垂直,圆柱状。基生叶直立或平铺,椭圆形、椭圆状披针形或卵状披针形,长5~10cm,宽1~3cm,全缘或有不整齐锯齿,被柔毛或无毛,脉5(7)条,叶柄长1.5~3cm,基部有宽叶鞘及残余叶。花两性,小,淡绿色;花葶数条,长5~25cm,被柔毛;穗状花序长4~10cm,上部花密集;下部花较疏;每花具1苞,苞片三角状卵形,长约2mm;萼片4,覆瓦状排列,宿存,裂片椭圆形,长约2mm;花冠高脚碟状,干膜质,裂片4,椭圆形或卵形,顶端有浅齿;雄蕊稍超出花冠;雌蕊子房上位,2~4室。蒴果圆锥形,长约3mm,周裂。种子4~5粒,矩圆形,长约1.5mm,黑棕色。花期4~8月,果期6~9月。

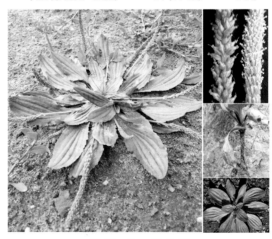

图69-2 平车前

[分布] (1)车前:本市各地均产。生海拔600~3000m的荒地、田埂、沟旁。遍布全国。

(2)平车前:本市各地均产。生海拔600~3000m的荒地、田埂、河边、宅旁。遍布全国。

[采集加工] 夏、秋果实成熟时采收果穗,晒干,搓出种子,除去杂质。生用或盐水炙用。

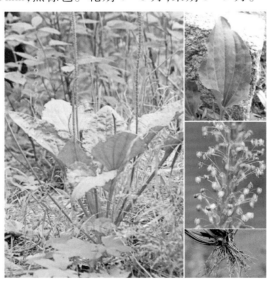

图69-1 车前

[炮制] 盐车前子:取净车前子置锅内,以文火加热,炒至起爆裂声时,喷洒盐水(车前子100kg,食盐2kg),炒干,取出放凉。

[资源利用] 资源丰富。自产自销。

[性味功效] 甘、淡,微寒。清热利尿,渗湿通淋,清肝明目,清肺祛痰。

[功能主治] (1)湿热下注,小便淋漓涩痛,常配瞿麦、大黄、滑石、木通等,如八正散;石淋,可与石韦、海金沙、金钱草等同用;血淋,可与生地黄、小蓟、藕节相配。

(2)水肿,泄泻,多配白术、茯苓、泽泻、冬瓜皮等,以健脾利湿消肿。病久肾虚,腰重脚肿,多与牛膝、熟地黄、山萸肉等同用,如济生肾气丸。夏季暑湿泄泻,可配香薷、茯苓、猪苓等,如《证治准绳》车前子散。

(3)风热肝火,目赤肿痛,常与菊花、决明子、龙胆草等同用。肝肾阴虚,两目昏暗,可配菟丝子、熟地黄等药,如《太平圣惠方》驻景丸。

(4)肺热,咳嗽痰多,常配黄芩、栝楼仁、冬瓜仁等;咳而兼喘,胸满气逆,可与杏仁、桑白皮、葶苈子等药同用,以清热泻肺,止咳平喘。

煎服,9~15g,宜布包;或入丸、散服。阳气下陷,肾虚遗精及内无湿热者忌服。

附:车前草(《嘉祐本草》)

[异名] 当道(《神农本草经》),车轮菜。

[来源] 车前科车前属植物车前或平车前的全草。

[原植物] 见"车前子"条。

[采集加工] 夏季采收,除去泥沙,鲜用或晒干。

[资源利用] 资源丰富。自产自销。

[性味功效] 甘,寒。清热利水,凉血解毒,祛痰。

[功能主治] 车前草与车前子功用相似,但长于清热解毒。车前子所主诸证,非属肝肾之因所致,而热象比较明显者,均可用车前草。

(1)湿热蕴结膀胱,小便淋沥涩痛,可配木通、滑石、冬葵子等,以清热利尿通淋;血淋尿血,可与生地黄、墨旱莲、藕节、小蓟等同用,以凉血散瘀,止血通淋;虚劳内热,小便出血可配石韦、当归、白芍、蒲黄等,如《太平圣惠方》车前叶散。

(2)急性扁桃体炎,急性黄疸型肝炎,急、慢性细菌性痢疾,均可单用本品,制成煎剂口服。乳糜尿,则用车前草、萹蓄、鲜山枣树根等同煎服。

(3)其他,可用于淋浊带下,暑湿泄泻,肝热目赤,咽喉肿痛,痰热咳嗽,疖腮,丹毒,痈肿疮毒,高血压,痛风性关节炎等。

煎服,9~30g;鲜品加倍。外用适量,捣敷;绞汁涂或煎水洗。

柽　柳

[异名] 西河柳。

[来源] 柽柳科柽柳属植物柽柳 *Tamarix chinensis* Lour. 的嫩枝叶(图70)。

[原植物] 乔木或灌木,高3~6(~8)m;老枝直立,暗褐红色,光亮,幼枝稠密细弱,常开展而下垂,红紫色或暗紫红色,有光泽;嫩枝繁密纤细,悬垂。叶鲜绿色,从去年生木质化生长枝上生出的绿色营养枝上的叶长圆状披针形或长卵形,长1.5~1.8mm,稍开展,先端尖,基部背面有龙骨状隆起,

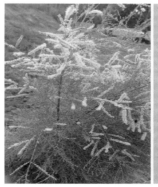
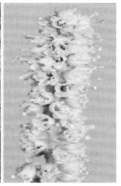

图70　柽柳

常呈薄膜质；上部绿色营养枝上的叶钻形或卵状披针形，半贴生，先端渐尖而内弯，基部变窄，长 1 ~ 3mm，背面有龙骨状突起。每年开花 2 ~ 3 次。春季开花；总状花序侧生在去年生木质化的小枝上，长 3 ~ 6cm，宽 5 ~ 7mm，花大而少，较稀疏而纤弱点垂，小枝亦下倾；有短总花梗，或近无梗，梗生有少数苞叶或无；苞片线状长圆形，或长圆形，渐尖，与花梗等长或稍长；花梗纤细，较萼短；花 5 出；萼片 5，狭长卵形，具短尖头，略全缘，外面 2 片，背面具隆脊，长 0.75 ~ 1.25mm，较花瓣略短；花瓣 5，粉红色，通常卵状椭圆形或椭圆状倒卵形，稀倒卵形，长约 2mm，较花萼微长，果时宿存；花盘 5 裂，裂片先端圆或微凹，紫红色，肉质；雄蕊 5，长于或略长于花瓣，花丝着生在花盘裂片间，自其下方近边缘处生出；子房圆锥状瓶形，花柱 3，棍棒状，长约为子房之半。蒴果圆锥形。夏、秋开花；总状花序长 3 ~ 5cm，较春生者细，生于当年生幼枝顶端，组成顶生大圆锥花序，疏松而通常下弯；花 5 出，较春季者略小，密生；苞片绿色，草质，较春季花的苞片狭细，较花梗长，线形至线状锥形或狭三角形，渐尖，向下变狭，基部背面有隆起，全缘；花萼三角状卵形；花瓣粉红色，直而略外斜，远比花萼长；花盘 5 裂，或每一裂片再 2 裂成 10 裂片状；雄蕊 5，长等于花瓣或

为其 2 倍，花药钝，花丝着生在花盘主裂片间，自其边缘和略下方生出；花柱棍棒状，其长等于子房的 2/5 ~ 3/4。花期 4 ~ 9 月。以枝叶细嫩、色绿者为佳。

[分布] 本市各地有分布。

[采集加工] 春、夏花未开放时采收，阴干，切断。生用。

[资源利用] 资源丰富。自产自销。

[性味功效] 甘、辛，平。解表透疹，祛风除湿。

[功能主治] （1）麻疹初起，表邪外束，疹发不畅，可单味服用；亦可配淡竹叶、荆芥、薄荷、牛蒡子、葛根、蝉蜕、知母、玄参、甘草、麦冬，如竹叶柳蒡汤。

（2）感冒发热，头痛咽痛，可与荆芥、防风、羌活、板蓝根等同用。

（3）风寒湿痹，多配羌活、独活、薏苡仁、威灵仙等；风湿热痹，多与忍冬藤、鸡血藤、赤芍、地龙等同用。

（4）肾炎，可用本品较大剂量，煎服。

煎服，9 ~ 15g；或入散剂服。外用适量煎汤擦洗。麻疹已透及体虚多汗者忌服。

齿果酸模

[异名] 牛舌草，齿果羊蹄。

[来源] 蓼科酸模属植物齿果酸模 *Rumex dentatus* L. 的叶（图 71）。

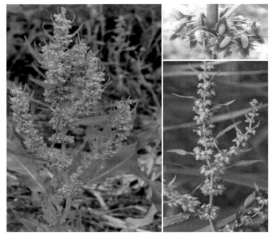

图 71　齿果酸模

[原植物] 一年生草本。茎直立，高 30 ~ 70cm，自基部分枝，枝斜上，具浅沟槽。茎下部叶长圆形或长椭圆形，长 4 ~ 12cm，宽 1.5 ~ 3cm，顶端圆钝或急尖，基部圆形或近心形，边缘浅波状，茎生叶较小；叶柄长 1.5 ~ 5cm。花序总状，顶生和腋生，具叶，由数个再组成圆锥状花序，长达 35cm，多花，轮状排列，花轮间断；花梗中下部具关节；外花被片椭圆形，长约 2mm；内花被片果时增大，三角状卵形，长 3.5 ~ 4mm，宽 2 ~ 2.5mm，顶端急尖，基部近圆形，网纹明显，全部具小瘤，小瘤长 1.5 ~ 2mm，边缘每侧具 2 ~ 4 个刺状齿，齿长 1.5 ~ 2mm，瘦果卵形，具 3 锐棱，长 2 ~ 2.5mm，两端尖，黄褐色，有光泽。花期 5 ~ 6 月，果期 6 ~ 7 月。

[分布] 产平凉等地。生海拔 600 ~ 2500m

的沟边湿地、山坡路边。

　　[采集加工] 4～5月采收,除去杂质,鲜用或晒干。

　　[资源利用] 有资源。未利用。

齿叶草

　　[来源] 玄参科疗齿草属植物疗齿叶草 Odontites serotiona（Lam.）Dum. 的地上部分(图72)。

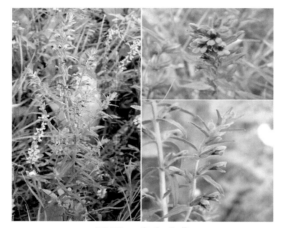

图72　疗齿叶草

　　[原植物] 一年生草本,高20～60cm,全体被白色倒伏毛。茎上部四棱形,常于中部以上分枝。叶对生,有时上部互生;无柄,叶片披针形或条状披针形,长1～4.5cm,宽0.3～1cm,边缘具疏锯齿。穗状花序顶生;苞片叶状,全缘或具齿,花梗极短,长1～2mm;花萼钟状,长4～8mm,果期增大,4裂,

裂片与萼筒近等长,外面被白色柔毛;花冠紫红色或淡红色,长8～10mm,外被白色柔毛,上唇直立,稍呈盔状,先端凹或2浅裂,下唇开展,3裂,裂片倒卵形;雄蕊4枚,2强,花药箭形,药室基部下延成突尖;子房上位,柱头头状。蒴果矩圆形,长3～8mm,上部微凹,被细硬毛,稍侧扁,扁侧面各具1纵沟,室背开裂。种子多数椭圆形,具纵翅,长约1.5mm。花期7～8月,果期8～9月。

　　[分布] 产庄浪(韩店)、华亭(马峡)等地。生海拔2000m以下的河岸渠边、湿草地。

　　[采集加工] 夏、秋开花时采割,除去杂质,阴干。

　　[资源利用] 有资源。未利用。

　　[性味功效] 苦,凉,小毒。清热泻火,活血止痛。

　　[功能主治] 用于温病发热,肝火头痛,胁痛,瘀血肿痛。

　　煎服,3～9g。

　　[性味功效] 苦,寒。清热解毒,杀虫止痒。

　　[功能主治] 用于痈肿疮毒,乳痈,疥癣。

　　煎服,3～9g。外用适量,捣敷。

赤瓟

　　[异名] 酱瓜子,碎瓜。

　　[来源] 葫芦科赤瓟属植物赤瓟 Thladiantha dubia Bunge 的果实(图73)。

　　[原植物] 攀援草质藤本,全株被黄白色的长柔毛状硬毛;根块状;茎稍粗壮,有棱沟。叶柄稍粗,长2～6cm;叶片宽卵状心形,长5～8cm,宽4～9cm,边缘浅波状,有大小不等的细齿,先端急尖或短渐尖,基部心形,弯缺深,近圆形或半圆形,深1～1.5cm,宽1.5～3cm,两面粗糙,脉上有长硬毛,最基部1对叶脉沿叶基弯缺边缘向外展开。卷须纤细,被长柔毛,单一。雌雄异株;雄花单生或聚生

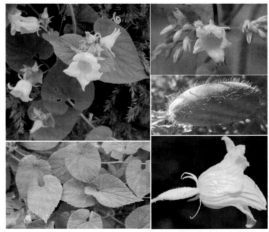

图73　赤瓟

于短枝的上端呈假总状花序,有时 2 ~ 3 花生于总梗上,花梗细长,长 1.5 ~ 3.5cm,被柔软的长柔毛;花萼筒极短,近辐状,长 3 ~ 4mm,上端径 7 ~ 8mm,裂片披针形,向外反折,长 12 ~ 13mm,宽 2 ~ 3mm,具 3 脉,两面有长柔毛;花冠黄色,裂片长圆形,长 2 ~ 2.5cm,宽 0.8 ~ 1.2cm,上部向外反折,先端稍急尖,具 5 条明显的脉,外面被短柔毛,内面有极短的疣状腺点;雄蕊 5,着生在花萼筒檐部,其中 1 枚分离,其余 4 枚两两稍靠合,花丝极短,有短柔毛,长 2 ~ 2.5mm,花药卵形,长约 2mm;退化子房半球形。雌花单生,花梗细,长 1 ~ 2cm,有长柔毛;花萼和花冠同雄花;退化雄蕊 5,棒状,长约 2mm;子房长圆形,长 0.5 ~ 0.8cm,外面密被淡黄色长柔毛,花柱无毛,自 3 ~ 4mm 处分三叉,分叉部分长约 3mm,柱头膨大,肾形,2 裂。果实卵状长圆形,长 4 ~ 5cm,径 2.8cm,顶端有残留的柱基,基部稍变狭,表面橙黄色或红棕色,有光泽,被柔毛,具 10 条明显的纵纹。种子卵形,黑色,平滑无毛,长 4 ~ 4.3mm,宽 2.5 ~ 3mm,厚 1.5mm。花期 6 ~ 8 月,果期 8 ~ 10 月。

[分布] 产庄浪、平凉、泾川等地。生海拔 1800m 以下的山坡、河谷及林缘湿处。

[采集加工] 于果实成熟后连柄摘下,用线将果柄串起,挂于日光下通风处晒干。用时去掉果柄,捣碎。

[资源利用] 资源少。自采自用。

[性味功效] 酸、苦,平。理气活血,利湿祛痰。

[功能主治] (1)气滞肋痛,闪腰岔气,单用本品,较大剂量煎服。

(2)咳嗽咯血,可配贝母、沙参、紫菀各等分,水煎服。

(3)肠炎,痢疾,可与三颗针、连翘、麦冬、拳参、木通,共研细,冲服。

(4)其他,可用于黄疸,筋骨疼痛,跌打损伤,闭经等。

煎服,5 ~ 9g;或研末服。孕妇忌服。

注 酱瓜子根:苦,寒。活血,通乳,解毒。用于乳汁不下,乳痈,痈肿,黄疸,跌打损伤,痛经。煎服,5 ~ 15g;研末服,3 ~ 6g。孕妇忌服。

赤胫散

[异名] 土竭力(《植物名实图考》),缺腰叶蓼。

[来源] 蓼科蓼属植物赤胫散 *Polygonum runcinatum* Buch.-Ham. ex D. Don var. *sinense* Hemsl. 的全草(图74)。

[原植物] 多年生草本,具根状茎。茎近直立或上升,高 30 ~ 60cm,具纵棱,有毛或近无毛,节部通常具倒生伏毛,叶羽裂,长 4 ~ 8cm,宽 2 ~ 4cm,顶生裂片较大,三角状卵形,顶端渐尖,侧生裂片 1 ~ 3 对,两面疏生糙伏毛,具短缘毛,下部叶叶柄具狭翅,基部有耳,上部叶叶柄较短或近无柄;托叶鞘膜质,筒状,松散,长约 1cm,有柔毛,顶端截形,具缘毛。花序头状,紧密,直径 1 ~ 1.5cm,顶生通常成对,花序梗具腺毛,苞片长卵形,边缘膜质;花梗细弱,比苞片短;花被 5 深裂,淡红色或白色,花被片长卵形,长 3 ~ 3.5mm;雄蕊通常 8,比花被短,花药紫色;花柱 3,中下部合生。瘦果卵形,具 3 棱,长 2 ~ 3mm,黑褐色,无光泽,包于宿存花被内。花期 4 ~ 8 月,果期 6 ~ 10 月。

[分布] 本市各地均产。生海拔 800 ~ 3900m 的山坡草地、山谷灌丛。

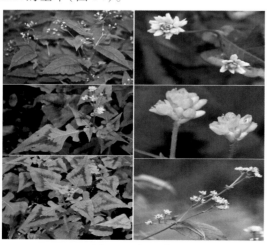

图74 赤胫散

[采集加工] 夏、秋采收,除去杂质,鲜用或扎把晒干。

[资源利用] 有资源。自采自用。

[性味功效] 苦、微酸、涩,平。清热解毒,活血舒筋。

[功能主治] (1)肺热咳嗽,可配旱莲草、白茅根、仙鹤草、藕节等,水煎服。

(2)痢疾,可单用,大剂量煎服;腹痛,可加木香,同煎服。

(3)月经不调,单品水煎服。

(4)风湿痹痛,赤胫散单用,水、酒各半煎服;跌打损伤,本品捣烂,浸酒服,并取渣包伤处。

煎服,9～15g,鲜品15～30g;或浸酒服。外用适量,鲜品捣敷;或研末调敷;或醋磨搽;或煎水熏洗。

翅卫矛

[来源] 卫矛科卫矛属植物栓翅卫矛 *Euonymus phellomanus* Loes. 的枝皮(图75)。

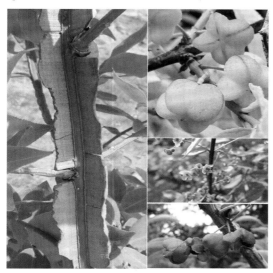

图 75 栓翅卫矛

[原植物] 灌木,高3～4m;枝条硬直,常具4纵列木栓厚翅,在老枝上宽可达5～6mm。叶长椭圆形或略呈椭圆倒披针形,长6～11cm,宽2～4cm,先端窄长渐尖,边缘具细密锯齿;叶柄长8～15mm。

聚伞花序2～3次分枝,有花7～15朵;花序梗长10～15mm,第一次分枝长2～3mm,第二次分枝极短或近无;小花梗长达5mm;花白绿色,直径约8mm,4数;雄蕊花丝长2～3mm;花柱短,长1～1.5mm,柱头圆钝不膨大。蒴果4棱,倒圆心状,长7～9mm,直径约1cm,粉红色;种子椭圆状,长5～6mm,直径3～4mm,种脐、种皮棕色,假种皮橘红色,包被种子全部。花期7月,果期9～10月。

[分布] 产华亭(玄峰山)等地。生海拔1300～2700m的山谷中。

[采集加工] 7～8月采枝,剥取外皮,洗净,切段晒干。

[资源利用] 有资源。自采自用。

[性味功效] 苦,微寒。活血调经,散瘀止痛。

[功能主治] (1)月经不调,产后瘀血腹痛,可与当归、益母草等药同用,水煎服。

(2)其他,可用于跌打损伤,风湿痹痛。

煎服,6～9g;或浸酒,或入丸、散服。孕妇忌服。

抽筋草

[异名] 石生繁缕,接筋草。

[来源] 石竹科繁缕属植物箐姑草 *Stellaria vestita* Kurz 的全草(图76)。

[原植物] 多年生草本,高30～60(～90)cm,全株被星状毛。茎疏丛生,铺散或俯仰,下部分枝,上部密被星状毛。叶片卵形或椭圆形,长1～3.5cm,宽8～20mm,顶端急尖,稀渐尖,基部圆形,稀急狭成短柄状,全缘,两面均被星状毛,下面中脉明显。聚伞花序疏散,具长花序梗,密被星状毛;苞片草质,卵状披针形,边缘膜质;花梗细,长短不等,长10～30mm,密被星状毛;萼片5,披针形,长4～6mm,顶端急尖,边缘膜质,外面被星状柔毛,显灰绿色,具3脉;花瓣5,2深裂近基部,短于萼片或近等长;裂片线形;雄蕊10,与花瓣短或近等长;花柱3,稀为4。蒴果卵萼形,长4～5mm,6齿裂;种子多数,肾脏形,细扁,长约1.5mm,脊具疣状凸起。花

期 4 ~ 6 月,果期 6 ~ 8 月。

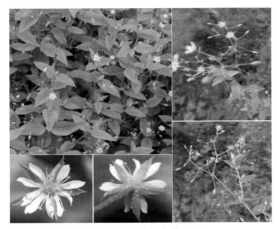

图 76　箐姑草

[分布]　产平凉、华亭等地。生海拔 700 ~ 1500m 的山坡、石滩、水边或林下。

[采集加工]　夏、秋采收,除去杂质,洗净,鲜用或晒干。

[资源利用]　有资源。未利用。

[性味功效]　辛,凉。舒筋活血,平肝,利湿,解毒。

[功能主治]　用于风湿痹痛,肢体麻木,中风不语,肝风头痛,黄疸,白带,疮疖。

煎服,6 ~ 15g;或浸酒服。外用适量,鲜品捣敷。

臭牡丹（《本草纲目拾遗》）

[异名]　臭枫根,矮桐子。

[来源]　马鞭草科大青属植物臭牡丹 *Clerodendrum bungei* Steud. 的茎、叶(图 77)。

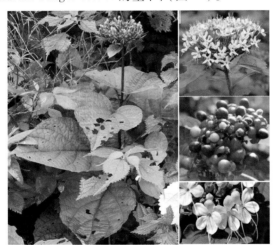

图 77　臭牡丹

[原植物]　灌木,高 1 ~ 2m,植株有特殊臭气。茎直立,紫褐色,小枝近圆形,皮孔显著。叶对生,宽卵形或卵形,长 8 ~ 20cm,宽 5 ~ 15cm,顶端尖或渐尖,基部宽楔形、截形或心形,边缘具粗或细锯齿,表面散生短柔毛,基部脉腋有数个盘状腺体;叶柄长 4 ~ 17cm,密被褐色、黄褐色或紫色脱落性柔毛。伞房状聚伞花序顶生,花密集;苞片叶状,披针形或卵状披针形,长约 3cm,小苞片披针形,长约 1.8cm;花序轴密被柔毛;花萼钟状,长 2 ~ 6mm,被短柔毛及少数盘状腺体,萼齿三角形或狭三角形;

花冠淡红色、红色或紫红色,冠筒长 2 ~ 3cm,裂片 5,倒卵形,长 5 ~ 8mm;雄蕊 4,与花柱均伸出花冠外;子房上位,柱头 2 裂,4 室。核果近球形,直径 0.6 ~ 1.2cm,成熟时蓝紫色,包于宿存萼内。花期 7 ~ 9 月,果期 9 ~ 10 月。

[分布]　庄浪水洛、中川有栽培。

[采集加工]　夏、秋采收,除去杂质,鲜用或切段晒干。切碎生用。

[资源利用]　有资源。未利用。

[性味功效]　辛、微苦,平。解毒消肿,祛风湿,降血压。

[功能主治]　(1)痈疽,鲜茎叶,捣烂敷患处;疔疮,可与苍耳同捣烂,水调服,泻下黑水愈,如《本草纲目拾遗》《赤水玄珠全集》载方。

(2)风湿关节痛,鲜叶绞汁,兑黄酒服;或与水桐树(善树),同煎服。

(3)高血压,可配臭牡丹、玉米须、夏枯草、野菊花、豨莶草,水煎服。

(4)肺脓病,多发性疖肿,可配鱼腥草,水煎服;乳腺炎,鲜臭牡丹叶、蒲公英、麦冬草,水煎兑黄酒、红糖服。

煎服,9 ~ 15g,鲜品 30 ~ 60g;捣汁、或入丸剂服。外用适量,煎水熏洗;或鲜品捣敷;或干品研末调敷。

樗白皮

[异名] 樗皮(《日华子本草》),臭椿(《本草纲目》)。

[来源] 苦木科臭椿属植物臭椿 *Ailanthus altissima*(Mill.)Swingle 的树皮或根皮(图78)。

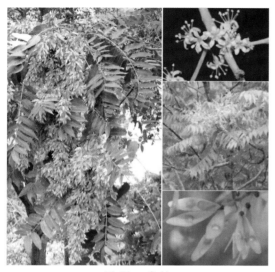

图78 臭椿

[原植物] 落叶乔木,高可达20余米,树皮平滑而有直纹;嫩枝有髓,幼时被黄色或黄褐色柔毛,后脱落。叶为奇数羽状复叶,长40~60cm,叶柄长7~13cm,有小叶13~27;小叶对生或近对生,纸质,卵状披针形,长7~13cm,宽2.5~4cm,先端长渐尖,基部偏斜,截形或稍圆,两侧各具1或2个粗锯齿,齿背有腺体1个,叶面深绿色,背面灰绿色,揉碎后具臭味。圆锥花序长10~30cm;花淡绿色,花梗长1~2.5mm;萼片5,覆瓦状排列,裂片长0.5~1mm;花瓣5,长2~2.5mm,基部两侧被硬粗毛;雄蕊10,花丝基部密被硬粗毛,雄花中的花丝长于花瓣,雌花中的花丝短于花瓣;花药长圆形,长约1mm;心皮5,花柱黏合,柱头5裂。翅果长椭圆形,长3~4.5cm,宽1~1.2cm;种子位于翅的中间,扁圆形。花期4~5月,果期8~10月。

[分布] 本市各地广泛栽培。

[采集加工] 四季均可采剥,树内皮鲜用或晒干;根皮挖出后,刮去外面黑皮,及时烘干或晒干,以免发霉变黑,亦可鲜用。用时切片。

[资源利用] 栽培树种。自产自销。

[性味功效] 苦、涩,寒。清热燥湿,涩肠止带,止血,杀虫。

[功能主治] (1)水泻频作,里急后重,椿根皮2份,枳壳1份,炙甘草少许,为细末,食后米饮送服,如《苏沈良方》樗根散;赤白痢,日久不止,炙椿根皮,炙甘草,川椒(微炒去汗),共为粗末,食前煎服,如《太平圣惠方》樗树皮散;休息痢,樗白皮4份,诃子1份,母丁香约0.4份,为末糊丸,梧子大,米汤入醋少许,送服。

(2)赤白带下,有湿热,樗白皮15份,白芍5份,良姜炭3份,黄柏2份,为细末,粥丸,米饮下,如《赤水玄珠全集》椿皮丸;或配黄柏、黄芩、鸡冠花、翻白草,水煎服。

(3)肠风下血不止,炒樗根皮、炒臭橘各等份,为细末,皂荚子煎汤,或米饮调服,如《普济方》樗根散;脉痔,肠风脏毒,大便下血,臭椿皮(焙)2份,苍术(泔浸晒干)、麸炒枳壳各1份,研细,醋糊丸梧子大,每服30~40丸,食前米汤送下,如《普济方》椿皮丸。

(4)阴虚血热,月经过多,崩中漏下,血深红夹紫黑瘀块,臭椿根皮7份,黄芩、白芍、龟板各10份,黄柏3份,香附2.5份,研细,酒糊为丸梧子大,酒服50丸,如《医学入门》固经丸;阴痒较甚,可与荆芥穗、藿香各等份,为粗末,煎汤熏洗,如《妇科心镜》椿根皮汤。

煎服,6~12g;或入丸、散服。外用适量,煎水洗;或熬膏涂。脾胃虚者慎服。

附:凤眼草(《品汇精要》)

[异名] 椿荚(《圣济总录》),樗荚(《本草纲目》),臭椿子。

[来源] 苦木科臭椿属植物臭椿的果实。

[采集加工] 秋季果实成熟时采收,除去杂质和果柄,洗净,晒干。

[资源利用] 资源丰富。自产自销。

[性味功效] 苦、涩、凉。清热燥湿,止痢,止血,疏风止痒。

[功能主治] (1)赤白痢疾,可配粟壳、黑豆、大枣,为粗末,加蜜,水煎,空腹,温服,如《普济方》金凤散;或与槐花、黄柏、白头翁、马齿苋等凉血止痢药,同煎服。

(2)肠风泻血,椿荚,一半生用,一半烧存性,捣罗为散,米饮调服,不拘时,如《圣济总录》椿荚散;大便下血,皮肤风疹,均可单用,大剂量煎服。

(3)湿热白带,本品煎服;或炒黄研细,冲服。

(4)误吞鱼刺,臭椿子烧研,酒服,如《本草纲目》引用方。

煎服,3～9g,大剂量可用至30g。外用适量,煎水洗。脾胃虚寒便溏者慎服。不宜久服。

注 椿叶:苦,凉。清热燥湿,杀虫。用于湿热带下,泄泻,痢疾,疮疥,疔肿,湿疹。煎服,6～15g,鲜品30～45g,或绞汁服;外用适量,煎水洗。

楮 实(《名医别录》)

[异名] 裂子(《千金要方》),楮桃树(《救荒本草》),楮(《植物名实图考》),楮桃,谷实。

[来源] 桑科构属植物构树 Broussonetia papyrifera (Linn.) L'Hér. ex Vent. 的果实、树皮、茎、叶(图79)。

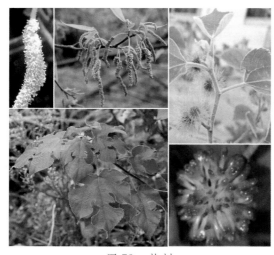
图79 构树

[原植物] 落叶乔木,高10～20m;树皮暗灰色或灰褐色,平滑或浅裂;小枝密生柔毛,含乳汁。叶互生,有长2.5～8cm的柄,螺旋状排列,广卵形至长椭圆状卵形,长6～18cm,宽5～9cm,先端渐尖,基部基部圆形至心形,两侧常不相等,边缘具粗锯齿,不分裂或3～5裂,小树之叶常有明显分裂,表面粗糙,疏生糙毛,背面初密被白色绒毛,后粗糙;基生叶脉三出,侧脉6～7对;叶柄长2.5～8cm,密被糙毛;托叶大,卵形,狭渐尖,长1.5～2cm,宽0.8～1cm,早落。花雌雄异株;雄花序为下垂的柔荑花序,粗壮,长3～8cm,花序梗长1～4cm;

密生白色柔毛;苞片披针形,被毛,花被4裂,裂片三角状卵形,被毛,雄蕊4,花药近球形,退化雌蕊小;雌花序球形头状,苞片棍棒状,顶端被毛,花被管状,顶端与花柱紧贴,子房卵圆形,柱头线形,被毛。聚花果直径1.5～3cm,成熟时橙红色,肉质,胚弯曲,子叶圆形。瘦果具与等长的柄,表面有小瘤,龙骨双层,外果皮壳质。花期4～5月,果期6～7月。

[分布] 产华亭、庄浪、平凉等地。生海拔600～1500m的山坡、山谷、村落附近。我国南北各地均有分布。

[采集加工] 秋季采摘成熟果实,洗净,晒干,除去灰白色膜状宿萼及杂质,生用或炒后用;四季可采剥树皮,刮去外皮,晒干;夏、秋采收树枝或叶,除去杂质,分别晒干。

[炮制] 炒楮实:取净楮实置锅内,用文火炒至有爆裂声,香气逸出时,取出放凉。

[资源利用] 有资源。果实自产自销;树皮、茎、叶自采自用。

[性味功效] 果实:甘,寒。滋肾益阴,清肝明目,健脾利水。楮树白皮(内皮):甘,平。利水,止血。楮茎:祛风,明目,利尿。楮叶:甘,凉。凉血止血,利尿,解毒。

[功能主治] 楮实:(1)肾虚腰膝乏力,楮实、杜仲、续断、怀牛膝、狗脊等药同用;若兼阳痿,可再加枸杞子、补骨脂、肉苁蓉、淫羊藿等,以益肾壮阳。

(2)心肾不足,精血虚损,身体虚羸,目暗耳鸣,炮山药、酒牛膝、茯苓、山萸肉、炒茴香各3份,续断、酒肉苁蓉、杜仲(姜汁炙)、巴戟天、五味子、楮实、姜制远志、熟地黄各2份,为末,蜜丸梧子大,盐汤送服,如《仁斋直指方论》还少丹。

(3)眼翳遮障,涩痛羞明,胬肉攀睛,冷热泪,炒楮实4份,荆芥穗2份,炙甘草0.5份,为散,食后、临卧,茶调服,如《圣济总录》拨云散;肝热生翳,气翳细点,楮实子研细,食后蜜汤调服,如《仁斋直指方论》楮实散。

(4)水气鼓胀,楮实子5份,熬膏,另白丁香1份,茯苓2份,为细末,楮实膏和为丸,梧子大,由少至多,服至小便清利及腹胀减为度,如《保命集》楮实子丸;骨鲠,楮实子(为末)1份,霜梅肉3份,为丸弹子大,含咽,如《丹台玉案》化骨神丹。

煎服,6~9g;或入丸、散服。外用适量,捣敷。脾胃虚寒,大便溏泻者慎服。

楮树白皮:(1)小儿水气,肿满不消,楮树白皮、赤小豆、赤茯苓,共为粗末,煎服,如《太平圣惠方》楮皮汤。

(2)赤白痢,妇人血崩,楮树白皮、荆芥各等份,共为散,煎服,如《世医得效方》荆芥汤。或入丸、散服。

楮茎:用于风疹,目赤肿痛,小便不利。

煎服,6~9g;或捣汁饮。

楮叶:(1)鼻衄不止,酒毒吐血,鲜楮叶,捣绞取汁服。如《小品方》《太平圣惠方》载方。

(2)湿癣痒甚,鲜叶捣烂,外敷。

(3)其他,可用于水肿,痢疾,疝气,金疮出血。

煎服,3~6g,捣汁或入丸、散服,外用适量,鲜品捣敷。

川赤芍

[异名] 木芍药(《古今注》),赤芍药(《博济方》),红芍药(《圣济总录》)。

[来源] 毛茛科芍药属植物川赤芍 *Paeonia veitchii* Lynch、毛赤芍(变种)*Paeonia veitchii* Lynch var. *woodwardii* (Stapf ex Cox) Stern 的根(图80)。

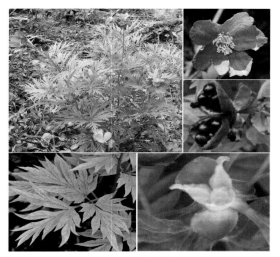

图80　川赤芍

[原植物] 多年生草本。根圆柱形,直径1.5~2cm。茎高30~80cm,少有1m以上,无毛。叶为二回三出复叶,叶片轮廓宽卵形,长7.5~20cm;小叶成羽状分裂,裂片窄披针形至披针形,宽4~16mm,顶端渐尖,全缘,表面深绿色,沿叶脉疏生短柔毛,背面淡绿色,无毛;叶柄长3~9cm。花2~4朵,生茎顶端及叶腋,有时仅顶端1朵开放,而叶腋有发育不好的花芽,直径4.2~10cm;苞片2~3,分裂或不裂,披针形,大小不等;萼片4,宽卵形,长1.7cm,宽1~1.4cm;花瓣6~9,倒卵形,长3~4cm,宽1.5~3cm,紫红色或粉红色;花丝长5~10mm;花盘肉质,仅包裹心皮基部;心皮2~3(~5),密生黄色绒毛。蓇葖长1~2cm,密生黄色绒毛。花期5~6月,果期7月。

毛赤芍(变种)本变种与川赤芍的区别为叶片背面叶脉、叶缘、叶柄及萼片内面具短硬毛。

[性状鉴别] 川赤芍根:长5~20cm,直径0.5~2.5cm。表面棕色或暗棕色,偶有落皮层形成的斑痕。质松,易折断,断面皮部黑褐色,木部黄白色。味微苦、涩。

[分布] 华亭、庄浪等地有分布。生海拔2200~2900m的沟谷、林缘、林下阴湿处或灌丛草地。

[采集加工] 春、秋采挖,除去地上部分、须根及泥沙,晾至半干时捆成小捆,晒至足干。用时洗净润透切厚片,干燥。生用。

[资源利用] 资源丰富。自产自销。

[性味功效] 苦,微寒。清热凉血,散瘀止痛。

[功能主治] (1)热入营血,发斑吐衄,可配生地黄、牡丹皮等,如犀角地黄汤;亦可加入化斑汤中应用。

(2)肝热风火,目赤肿痛,可配菊花、滑石、石膏、黄芩、甘草、桔梗、牙硝、黄连、羌活、防风、川芎、当归、大黄、薄荷、连翘、麻黄、白蒺藜、荆芥、白术、栀子,如《证治准绳》菊花通圣散;亦可与当归、生地黄、红花、大黄、栀子、黄芩、甘草、白芷、防风、连翘相配,如《审视瑶函》归芍红花散。

(3)血瘀气滞,经闭痛经,常配当归、枳壳、刘寄奴、延胡索等,如《太平圣惠方》当归散;血瘀癥瘕,常与牡丹皮、桃仁、桂枝、茯苓同用,如桂枝茯苓丸。

(4)痈肿疮毒,可配金银花、黄连、土贝母等。如《医醇賸义》黄金化毒汤。

煎服,6 ~ 12g;或入丸、散服。血虚无瘀及痈疽已溃者慎服。传统认为本品反藜芦。

川党参

[来源] 桔梗科党参属植物川党参 *Codonopsis tangshen* Oliv. 的根(图81)。

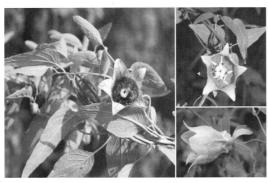

图81 川党参

[原植物] 多年生缠绕藤本,有乳汁。植株除叶片两面密被微柔毛外,全体几近于光滑无毛。茎基微膨大,具多数瘤状茎痕,根常肥大呈纺锤状或纺锤状圆柱形,较少分枝或中部以下略有分枝,长15 ~ 30cm,直径1 ~ 1.5cm,表面灰黄色,上端1 ~ 2cm部分有稀或较密的环纹,而下部则疏生横长皮孔,肉质。茎缠绕,长可达3m,直径2 ~ 3mm,有多数分枝,侧枝长15 ~ 50cm,小枝长1 ~ 5cm,具叶,不育或顶端着花,淡绿色、黄绿色或下部微带紫色,叶在主茎及侧枝上的互生,在小枝上的近于对生,叶柄长0.7 ~ 2.4cm,叶片卵形、狭卵形或披针形,长2 ~ 8cm,宽0.8 ~ 3.5cm,顶端钝或急尖,基部楔形或较圆钝,仅个别叶片偶近于心形,边缘浅钝锯齿,上面绿色,下面灰绿色。花单生于枝端,与叶柄互生或近于对生;花有梗;花萼几乎完全不贴生于子房上,几乎全裂,裂片矩圆状披针形,长1.4 ~ 1.7cm,宽5 ~ 7mm,顶端急尖,微波状或近于全缘;花冠上位,与花萼裂片着生处相距约3mm,钟状,长1.5 ~ 2cm,直径2.5 ~ 3cm,淡黄绿色而内有紫斑,浅裂,裂片近于正三角形;花丝基部微扩大,长7 ~ 8mm,花药长4 ~ 5mm;子房对花冠檐为下位,直径5 ~ 1.4cm。蒴果下部近于球状,上部短圆锥状,直径2 ~ 2.5cm。种子多数,椭圆状,无翼,细小,光滑,棕黄色。花果期7 ~ 10月。

[分布] 本市各地有栽培。生于海拔900 ~ 2300m间的山地、林边、灌丛中。现已大量栽培。

[采集加工] 秋季采挖,洗净,晒4 ~ 6小时后,用绳捆起,揉搓使其紧实。如此经3 ~ 4次处理后,扎成小捆,放阴凉通风处干燥。

[资源利用] 资源丰富。自产自销。

[性味功效] 甘,平。健脾补肺,益气生津。

[功能主治] 党参功似人参而力弱,且性质平和,不燥不腻,临床常作为人参的代用品,被广泛用于原使用人参的方剂中。

(1)中气不足,脾胃虚弱,食少便溏,倦怠乏力,可用党参与白术、茯苓、炙甘草相配,如《太平惠民和剂局方》四君子汤;气虚发热,身热有汗,渴喜热饮,头痛恶寒,或气虚下陷,脱肛,子宫脱垂,久疟久痢,可配黄芪、当归(酒焙)、炙甘草、陈皮、升麻、柴胡、白术,水煎服,如《脾胃论》补中益气汤。

(2)气血两虚,头晕心悸,面黄唇淡,神疲乏力,可用前四君子汤与酒当归、川芎、白芍、熟地黄相伍,加姜、枣煎服,如《正体类要》八珍汤;若男子兼见虚劳遗精,妇女经漏,则八珍汤再加黄芪、肉桂,同煎服,如《医学发明》十全大补汤。

（3）心脾两虚，多梦易惊，心悸健忘，神疲食少，或脾虚气弱，不能统血，所见崩漏经带，可用党参、黄芪、白术、炙甘草、木香，益气健脾以资化源，当归、龙眼肉、枣仁、茯神、远志，养血以益心神，如《济生方》归脾汤。

（4）服寒凉峻剂，损伤脾胃，致口舌生疮，炒党参、炙黄芪、茯苓、白芍、甘草，水煎温服，如《喉科紫珍集》参芪安胃散。

煎服，6～15g；或熬膏，入丸、散服。生津养血宜生用；补脾益肺宜炙用。实证者和热证者忌服。

川　芎

[异名] 芎䓖（《神农本草经》），京芎（《本草图经》），西芎（《本草纲目》）。

[来源] 伞形科藁本属植物川芎 Ligusticum chuanxiong Hort. 的根状茎（图82）。

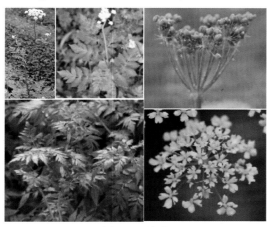

图82　川芎

[原植物] 多年生草本，高40～60cm，根状茎发达，形成不规则的结节状拳形团块，具浓烈香气，茎直立，圆柱形，具纵条纹，上部多分枝，下部茎节膨大呈盘状（苓子）。茎下部叶具柄，柄长3～10cm，基部扩大成鞘；叶片轮廓卵状三角形，长12～15cm，宽10～15cm，三回至四回三出式羽状全裂，羽片4～5对，卵状披针形，长6～7cm，宽5～6cm，末回裂片条状披针形至长卵形，长2～5mm，宽1～2mm，具小尖头；茎上部叶渐简化。花两性，成复伞形花序，顶生或侧生；总苞片3～6，条形，长0.5～2.5cm；伞辐7～20，不等长，长2～4cm，内侧粗糙；小总苞片4～8，条形，长3～5mm，粗糙；萼齿不发育；花瓣5，白色，倒卵形至心形，长1.5～2mm，先端具内折小尖头；雄蕊5枚；子房下位，花柱基圆锥状，花柱2，长2～3mm，向下反曲。幼果两侧扁压，长2～3mm，宽约1mm；背棱槽内油管1～5，侧棱槽内油管2～3，合生面油管6～8。花期7～8月，幼果期9～10月。

[分布] 华亭引种。

[采集加工] 夏季当茎上的节盘显著突出，并略带紫色时采挖，除去泥沙，晒后炕干。摘去须根，切横片，多生用，或酒炒或麸炒用。

[炮制] 酒川芎：取净川芎片，黄酒（川芎片100kg，黄酒10kg）拌匀。闷透置锅内，用文火炒干，取出放凉。

麸炒川芎：将锅烧热，撒下麦麸（川芎片100kg，麸皮18kg），至冒烟时加入川芎片，炒至深黄色取出。筛去麸皮。放凉。

[资源利用] 栽培品。自产自销。

[性味功效] 辛，温。活血行气，祛风止痛。

[功能主治] （1）风寒发热，头痛鼻塞，常配羌活、白芷、防风等，如川芎茶调散；风热上攻，头痛目眩，咽痛，可与菊花、僵蚕、生石膏等同用，如《卫生宝鉴》川芎散；外感风湿，头身重痛，多配羌活、藁本、蔓荆子等，如羌活胜湿汤。

（2）血淤经闭，痛经，可与赤芍、红花、川牛膝等同用，如血府逐瘀汤；或配元胡、五灵脂、没药、小茴香等，如少腹逐瘀汤。

（3）肝郁气滞，血行不畅，胸胁疼痛，常配柴胡、香附、枳壳、芍药等，如柴胡疏肝散；六郁为病，胸膈痞闷，吞酸纳呆，可与香附、苍术、神曲、栀子相配，如越鞠丸。

（4）其他，可用于产后瘀滞腹痛，癥瘕肿块，跌打损伤，痈疽疮疡，心绞痛，缺血性中风，慢性乳腺病，功能性子宫出血等。

煎服，3～9g；或入丸、散服。阴虚火旺，月经过多及出血性疾病慎用。

穿山龙

[异名] 穿龙骨,穿地龙,狗山药。

[来源] 薯蓣科薯蓣属植物穿龙薯蓣 *Dioscorea nipponica* Makino 的根状茎(图83)。

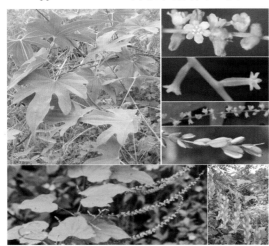

图83 穿龙薯蓣

[原植物] 缠绕草质藤本。根状茎横生,圆柱形,多分枝,栓皮层显著剥离。茎左旋,近无毛,长达5m。单叶互生,叶柄长10~20cm;叶片掌状心形,变化较大,茎基部叶长10~15cm,宽9~13cm,边缘作不等大的三角状浅裂、中裂或深裂,顶端叶片小,近于全缘,叶表面黄绿色,有光泽,无毛或有稀疏的白色细柔毛,尤以脉上较密。花雌雄异株。雄花序为腋生的穗状花序,花序基部常由2~4朵集成小伞状,花序顶端常为单花;苞片披针形,顶端渐尖,短于花被;花被碟形,6裂,裂片顶端钝圆;雄蕊6枚,着生于花被裂片的中央,花药内向。雌花序穗状,单生;雌花具有退化雄蕊,有时雄蕊退化仅留有花丝;雌蕊柱头3裂,裂片再2裂。蒴果成熟后枯黄色,三棱形,顶端凹入,基部近圆形,每棱翅状,大小不一,一般长约2cm,宽约1.5cm;种子每室2枚,有时仅1枚发育,着生于中轴基部,四周有不等的薄膜状翅,上方呈长方形,长约比宽大2倍。花期6~8月,果期8~10月。

[性状鉴别] 根茎类圆柱形,稍弯曲,有分枝,长10~15cm,直径0.3~1.5cm。表面黄白色或棕黄色,有不规则纵沟,具点状根痕及偏于一侧的突起茎痕,偶有膜状浅棕色外皮和细根。质坚硬,断面平坦,白色或黄白色,散有淡棕色维管束小点。气微,味苦涩。

[分布] 产平凉、华亭、庄浪等地。生海拔600~1700m的河谷两侧半阴半阳的山坡灌木丛中和稀疏杂木林内及林缘。

[采集加工] 秋季采挖,除去外皮及须根,切段,晒干或烘干。切薄片用。

[资源利用] 有资源。自产自销。

[性味功效] 苦,平。祛风除湿,活血通络,止咳。

[功能主治] (1)风湿疼痛,筋骨麻木,本品单用;或配淫羊藿、土茯苓、骨碎补,水煎服。

(2)闪腰岔气,腰腿疼痛,穿山龙,煎服;腰肌劳损,本品水煎,冲红糖、黄酒服。

(3)腹痛,慢性支气管炎,均可用本品,水煎服。

(4)过敏性紫癜,可与大枣、枸杞子,同煎服;痈肿恶疮,鲜穿山龙、鲜苎麻根等量,捣烂,敷患处。

煎服,6~9g,鲜品30~45g;或浸酒服。外用适量,鲜品捣敷。

串铃草

[异名] 野洋芋。

[来源] 唇形科糙苏属植物串铃草 *Phlomis mongolica* Turcz. 的根或全草(图84)。

[原植物] 多年生草本,高20~55cm。根木质化,粗厚,常圆形、长圆形或纺锤形增粗。茎四棱,直立,单一或少分枝,被星状柔毛或平展具节刚毛,棱和节上较密。单叶对生,基生叶卵状角形至三角状披针形,长4~13cm,宽2~7cm,基部心形,先端钝,边缘具粗圆齿;茎生叶同形,通常较小,苞叶三角形或卵状披针形;叶片(基生叶、茎生叶及苞叶)表面疏被单毛和星状毛或近无毛,背面密被星状毛或混有单毛;基生叶柄长,向上渐短至近无柄。

轮伞花序多花密集，多数，分离；花两性，两侧对称；苞片条状钻形，与萼等长，先端刺状；花萼管状，长1～1.4cm，外面被小星状柔毛和具节长刚毛，萼5齿，圆形，长约1mm，先端微凹，具刺尖，长2～3mm；花冠二唇形，紫色，长2～2.2cm，冠筒外部中下部无毛，里面具毛环；上唇盔状，外面被星状短柔毛，背部被具节长柔毛，边缘具流苏状小齿，里面被毛，下唇中裂片圆倒卵形，先端微回，侧裂片卵形，较小；雄蕊4，2强，前对较长，均内藏，花丝被毛，后对雄蕊花丝基部具反折的距状附属物；子房上位，花柱先端2浅裂。小坚果4，顶端被毛。花期5～9月，果期9～10月。

　　[分布]　产灵台等地。生海拔1000～2200m的山坡草地上。

　　[采集加工]　夏、秋采收全草，除去杂质，洗净，切段阴干；秋后花萎谢后挖根，洗净切片晒干。

　　[资源利用]　有资源。未利用。

　　[性味功效]　甘、微苦，温。祛风除湿，活血止痛。

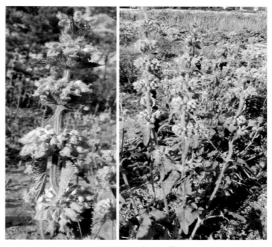

图84　串铃草

　　[功能主治]　(1)风湿关节疼痛，可单用，煎服。
(2)风寒感冒，串铃草制成冲剂，冲服。
(3)其他，可用于跌打损伤，体虚发热。
煎服，3～9g。

椿白皮

　　[异名]　香椿(《经验方》)，猪椿(《孟诜》)，红椿(《植物名实图考》)，春阳树、春菜树、椿芽树、白椿、香树、椿(《唐本草》)。

　　[来源]　楝科香椿属植物香椿 *Toona sinensis*(A. Juss.) Roem. 的树皮或根皮韧皮部(图85)。

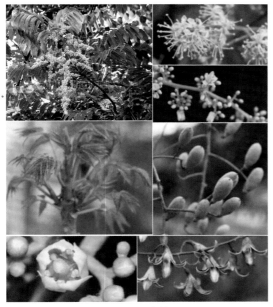

图85　香椿

　　[原植物]　乔木，树皮粗糙，深褐色，片状脱落。叶具长柄，偶数羽状复叶，长30～50cm或更长；小叶16～20，对生或互生，纸质，卵状披针形或卵状长椭圆形，长9～15cm，宽2.5～4cm，先端尾尖，基部一侧圆形，另一侧楔形，不对称，边全缘或有疏离的小锯齿，两面均无毛，无斑点，背面常呈粉绿色，侧脉每边18～24条，平展，与中脉几成直角开出，背面略凸起；小叶柄长5～10mm。圆锥花序与叶等长或更长，被稀疏的锈色短柔毛或有时近无毛，小聚伞花序生于短的小枝上，多花；花长4～5mm，具短花梗；花萼5齿裂或浅波状，外面被柔毛，且有睫毛；花瓣5，白色，长圆形，先端钝，长4～5mm，宽2～3mm，无毛；雄蕊10，其中5枚能育，5枚退化；花盘无毛，近念珠状；子房圆锥形，有5条细沟纹，无毛，每室有胚珠8颗，花柱比子房长，柱头盘状。蒴果狭椭圆形，长2～3.5cm，深褐色，有小而苍白色的皮孔，果瓣薄；种子基部通常钝，上端有膜质的长翅，下端无翅。花期6～8月，果期10～12月。

[分布] 本市各地广泛栽培。

[采集加工] 四季均可采剥,树内皮鲜用或晒干;根皮挖出后,刮去外面黑皮,及时烘干或晒干,以免发霉变黑,亦可鲜用。用时切片。

[资源利用] 栽培树种。自产自销。

[性味功效] 苦、涩,微寒。清热燥湿,涩肠,止血,止带,杀虫。

[功能主治] (1)休息痢,昼夜无度,诸药不效,诃子(去核梢)1份,椿根白皮2份,母丁香约1份,为细末,醋面糊丸如梧子大,每日五更,米汤加醋少许,送服50丸,连服3日,如《脾胃论》诃黎勒丸;血痢,肠风下血,椿白皮3份,槐角子4份,明矾2份,为末,米饮调服,如《卫生宝鉴》椿皮散。

(2)妇人白带,男子白浊,椿根白皮、滑石各等

份,研细,粥丸梧子大,空腹,白汤送服百丸,如《丹溪心法》用方。

(3)尿路感染,膀胱炎,可配车前草、黄柏,水煎服;滴虫性阴道炎,可与千里光、蛇床子,煎汤冲洗。

(4)其他,可用于泄泻,崩漏,疥癣,蛔虫病等。

煎服,6~15g;或入丸、散服。外用适量,煎水洗;或熬膏涂;或研末调敷。泻痢初起及脾胃虚寒者慎服。

注 椿叶:辛、苦,平。祛暑化湿,解毒,杀虫。用于暑湿伤中,恶心呕吐,食欲不振,泄泻,痢疾,痈疽肿毒,疥疮,白秃疮。煎服,鲜品30~60g。外用适量,煎水洗或捣敷。

刺 柏

[异名] 短柏木,杉柏。

[来源] 柏科刺柏属植物刺柏 *Juniperus formosana* Hayata 的根及根皮或枝叶(图86)。

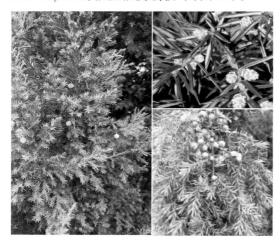

图86 刺柏

[原植物] 乔木,高达12m;树皮褐色,纵裂成长条薄片脱落;枝条斜展或直展,树冠塔形或圆柱形;小枝下垂,三棱形。叶三叶轮生,条状披针形或条状刺形,长1.2~2cm,很少长达3.2cm,宽1.2~2mm,先端渐尖具锐尖头,上面稍凹,中脉微隆起,

绿色,两侧各有1条白色、很少紫色或淡绿色的气孔带,气孔带较绿色边带稍宽,在叶的先端汇合为1条,下面绿色,有光泽,具纵钝脊,横切面新月形。雄球花圆球形或椭圆形,长4~6mm,药隔先端渐尖,背有纵脊。球果近球形或宽卵圆形,长6~10mm,径6~9mm,熟时淡红褐色,被白粉或白粉脱落,间或顶部微张开;种子半月圆形,具3~4棱脊,顶端尖,近基部有3~4个树脂槽。

[分布] 本市有栽培。

[采集加工] 根,秋、冬采挖,或剥取根皮,枝叶全年可采,洗净,晒干。

[资源利用] 有资源。自采自用。

[性味功效] 苦,寒。清热解毒,燥湿止痒。

[功能主治] (1)麻疹高热,可用刺柏根、金银花、白茅根等,水煎服。

(2)麻疹后期,疹点迟不收没,身热不退,可用根与忍冬藤、夏枯草同煎服。

(3)皮肤癣症,根皮或树皮,水煎洗患处。

煎服,6~15g。外用适量,煎水洗。

刺槐花

[异名]　洋槐。

[来源]　豆科刺槐属植物刺槐 *Robinia pseud-oacacia* L. 的花（图87）。

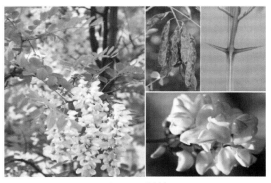

图87　刺槐

[原植物]　落叶乔木，高 10～25m；树皮灰褐色至黑褐色，浅裂至深纵裂，稀光滑。小枝灰褐色，幼时有棱脊，微被毛，后无毛；具托叶刺，长达 2cm；冬芽小，被毛。羽状复叶长 10～25（～40）cm；叶轴上面具沟槽；小叶 2～12 对，常对生，椭圆形、长椭圆形或卵形，长 2～5cm，宽 1.5～2.2cm，先端圆，微凹，具小尖头，基部圆至阔楔形，全缘，上面绿色，下面灰绿色，幼时被短柔毛，后变无毛；小叶柄长 1～3mm；小托叶针芒状，总状花序腋生，长 10～20cm，下垂，花多数，芳香；苞片早落；花梗长 7～8mm；花萼斜钟状，长 7～9mm，萼齿 5，三角形至卵状三角形，密被柔毛；花冠白色，各瓣均具瓣柄，旗瓣近圆形，长 16mm，宽约 19mm，先端凹缺，基部圆，反折，内有黄斑，翼瓣斜倒卵形，与旗瓣几等长，长约 16mm，基部一侧具圆耳，龙骨瓣镰状，三角形，与翼瓣等长或稍短，前缘合生，先端钝尖；雄蕊二体，对旗瓣的 1 枚分离；子房线形，长约 1.2cm，无毛，柄长 2～3mm，花柱钻形，长约 8mm，上弯，顶端具毛，柱头顶生。荚果褐色，或具红褐色斑纹，线状长圆形，长 5～12cm，宽 1～1.3（～1.7）cm，扁平，先端上弯，具尖头，果颈短，沿腹缝线具狭翅；花萼宿存，有种子 2～15 粒；种子褐色至黑褐色，微具光泽，有时具斑纹，近肾形，长 5～6mm，宽约 3mm，种脐圆形，偏于一端。花期 4～6 月，果期 8～9 月。

[分布]　本市各地均有栽培。原产美国东部，18 世纪末从欧洲引入青岛栽培，现全国各地广泛栽植。

[采集加工]　6～7 月采摘，晒干。

[资源利用]　栽培品。自采自用。

[性味功效]　甘，平。止血。

[功能主治]　用于大肠下血，咯血，吐血，血崩。

煎服，9～15g；或泡茶饮。

刺　藜

[异名]　刺穗藜，铁扫帚苗。

[来源]　藜科藜属植物刺藜 *Chenopodium aristatum* L. 的地上部分（图88）。

[原植物]　一年生草本，植物体通常呈圆锥形，高 10～40cm，无粉，秋后常带紫红色。茎直立，圆柱形或有棱，具色条，无毛或稍有毛，有多数分枝。叶条形至狭披针形，长达 7cm，宽约 1cm，全缘，先端渐尖，基部收缩成短柄，中脉黄白色。复二歧式聚伞花序生于枝端及叶腋，最末端的分枝针刺状；花两性，几无柄；花被裂片 5，狭椭圆形，先端钝或骤尖，背面稍肥厚，边缘膜质，果时开展。胞果顶基扁（底面稍凸），圆形；果皮透明，与种子贴生。种子横生，顶基扁，周边截平或具棱。花期 8～9 月，果期 10 月。

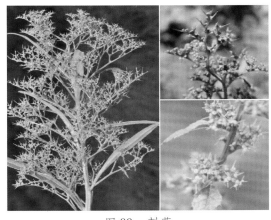

图88　刺藜

［分布］ 产本市各地区。生海拔 800～2200m 的路旁、荒地、河滩、耕地及砂田中。

［采集加工］ 夏、秋采割,除去杂质,洗净,晒干。

［资源利用］ 资源丰富。未利用。

［性味功效］ 淡,平。活血,调经,祛风止痒。

［功能主治］ (1)痛经,刺藜水煎,调红糖服。(2)荨麻疹,皮肤瘙痒,刺藜煎水外洗。

煎服,9～15g。外用适量,煎水洗。

刺榆皮（《本草拾遗》）

［异名］ 枢(《诗经》),钉枝榆。

［来源］ 榆科刺榆属植物刺榆 *Hemiptelea davidii*（Hance）Planch. 的树皮、根皮(图 89)。

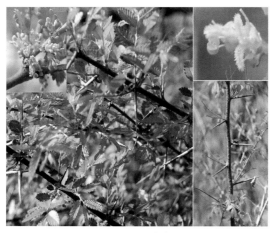

图 89　刺榆

［原植物］ 落叶小乔木,高可达 10m;树皮暗灰色,条状深裂;幼枝灰褐色或红褐色,密被灰白色短柔毛,具坚硬的粗刺,刺长 2～8 (～10) cm;冬芽卵圆形,常 3 个聚生于叶腋。单叶互生,叶片椭圆形或椭圆状长圆形,稀倒卵状椭圆形,长 2～6cm,宽 1～3cm,顶端钝尖或圆,基部圆形或微心形,边缘有整齐的粗锯齿,表面深绿色,幼时被柔毛,后脱落而留有圆形黑色的凹痕,背面黄绿色,沿叶脉初具疏生柔毛,后渐脱落,叶脉羽状,侧脉 8～12 对;叶柄短,长 1～5m,密被短柔毛;托叶披针形或矩圆形,早落。花叶同时开放。花杂性,具梗,1～4 花簇生于小枝下部的叶腋;花被杯状,4～5 裂,宿存,雄蕊与花被片同数而对生,花药 2 室;雌蕊具短花柱,柱头 2,条形,子房上位,侧向压扁,1 室。小坚果黄绿色,斜卵圆形,两侧扁,上部具一鸡冠状的窄翅,翅端渐斜、分叉成张开的喙状,基部为宿存的花被所包围。种子肾形。花期 5～6 月,果期 7～9 月。

［分布］ 产华亭、庄浪、平凉等地区。生海拔 600～1500m 的沟谷、路旁、土堤、石砾河滩或村落附近。

［采集加工］ 全年可采,刮去外层粗皮,鲜用或晒干。

［资源利用］ 有资源。未利用。

［性味功效］ 苦、辛,微寒。解毒消肿。

［功能主治］ 用于疮痈肿毒,毒蛇咬伤。

煎服,9～15g。外用适量,鲜品捣敷。

葱　白

［异名］ 葱茎白(《本草纲目》)。

［来源］ 百合科葱属植物葱 *Allium fistulosum* L. 的鳞茎(图 90)。

［原植物］ 鳞茎单生,圆柱状,稀为基部膨大的卵状圆柱形,粗 1～2cm,有时可达 4.5cm;鳞茎外皮白色,稀淡红褐色,膜质至薄革质,不破裂。叶圆筒状,中空,向顶端渐狭,约与花葶等长,粗在 0.5cm 以上。花葶圆柱状,中空,高 30～50 (～100) cm,中部以下膨大,向顶端渐狭,约在 1/3 以下被叶鞘;总苞膜质,2 裂;伞形花序球状,多花,较疏散;小花梗纤细,与花被片等长,或为其 2～3 倍长,基部无小苞片;花白色;花被片长 6～8.5mm,近卵形,先端渐尖,具反折的尖头,外轮的稍短;花丝为花被片长度的 1.5～2 倍,锥形,在基部合生并与花被片贴生;子房倒卵状,腹缝线基部具不明显的蜜穴;花柱细长,伸出花被外。花果期 4～7 月。

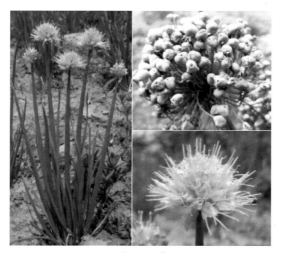

图90 葱

[分布] 本市各地广泛栽培。

[采集加工] 夏、秋采挖，除去须根、叶及外膜，鲜用。

[资源利用] 栽培菜蔬。自产自销。

[功能主治]（1）外感寒邪，恶寒无汗，头项腰背痛，大剂量葱白，与豆豉、麻黄、葛根，同煎服，取汗，如《类证活人书》活人葱豉汤；阴血亏虚，感受外邪，头痛身热，微寒无汗，连须葱白、葛根、麦冬、干地黄、豆豉、生姜，劳水（甘烂水）煎服取汗，如《外台秘要》葱白七味饮。

（2）风热初起，头痛发热，微寒无汗，可配桔梗、薄荷、连翘、焦栀子、豆豉、甘草、鲜竹叶，水煎服，如《重订通俗伤寒论》葱豉桔梗汤；小儿外感初起，头痛身热，发冷无汗，葱白、豆豉、薄荷、粳米，煎服，如《重订通俗伤寒论》葱豉荷米汤。

（3）妊娠七月，胎动腹痛，手足厥冷，颈项腰背

强，大剂量葱白及生姜，同半夏、甘草、当归、黄芪、麦冬、阿胶、人参、黄芩、旋覆花，为粗末，水、酒煎服，温卧取汗，汗不出加麻黄，如《千金要方》葱白汤；胎动不安，可与豆豉同煎，烊化阿胶服，如《外台秘要》葱豉安胎汤。

（4）阴盛格阳，下利脉微，阴寒腹痛，可配干姜、附子，水煎服，如《伤寒论》白通汤。痈疽疮疡，初肿将溃，可同独活、白芷、当归、甘草，煎汤热洗，如《医宗金鉴》葱归消肿汤；痈疖肿硬无头，其色不变，米粉4份，葱白1份（切细），同炒黑色，研细，醋调包敷患处，如《外科精义》乌金散。

（5）其他，可用于二便不通，痢疾，虫积腹痛，荨麻疹等。

煎服，9～15g，或酒煎服。外用适量，捣敷、炒熨、煎水洗，捣烂以蜂蜜或醋调敷。表虚多汗者慎服。

注 葱实（种子）：辛，温。温肾，明目，解毒。用于肾虚阳痿，遗精，目眩，视物昏暗，疮痈。煎服，6～12g；或入丸、散，或煮粥服食；外用适量，熬膏敷贴。或煎水洗。

葱汁：辛，温。散瘀止血，通窍，驱虫，解毒。用于头痛，耳聋，衄血，尿血，虫积，外伤出血，跌打损伤，疮痈肿痛。内服，5～10ml，单饮，调酒或泛丸服；外用适量，涂搽，或滴鼻、滴耳。

葱须：辛，平。祛风散寒，解毒，散瘀。用于风寒头痛，喉疮，痔疮，冻伤。煎服，6～9g；或研末服；外用适量，研末吹，或煎水熏洗。

粗齿冷水花

[异名] 扁化冷水花，紫绿麻。

[来源] 荨麻科冷水花属植物粗齿冷水花 *Pilea sinofasciata* C. J. Chen 的全草（图91）。

[原植物] 草本。茎肉质，高25～100cm，有时上部有短柔毛，几乎不分枝。叶同对近等大，椭圆形、卵形、椭圆状或长圆状披针形、稀卵形，长（2～）4～17cm，宽（1～）2～5（～7）cm，先端常长尾状渐尖，稀锐尖或渐尖，基部楔形或钝圆形，边缘在基部以上有粗大的牙齿或牙齿状锯齿；下部的叶

常渐变小，倒卵形或扇形，先端锐尖或近圆形，有数枚粗钝齿，上面沿着中脉常有2条白斑带，疏生透明短毛，后渐脱落，下面近无毛或有时在脉上有短柔毛，钟乳体蠕虫形，长0.2～0.3mm，不明显，常在下面围着细脉增大的结节点排成星状，基出脉3条，其侧生的2条与中脉成20°～30°的夹角并伸达上部与邻近侧脉环结，侧脉下部的数对不明显，上部的3～4对明显增粗结成网状；叶柄长（0.5～）1～5cm，在其上部常有短毛，有时整个叶柄生短柔

毛;托叶小,膜质,三角形,长约2mm,宿存。花雌雄异株或同株;花序聚伞圆锥状,具短梗,长不过叶柄。雄花具短梗,在芽时长1~1.5mm;花被片4,合生至中下部,椭圆形,内凹,先端钝圆,其中2枚在外面近先端处有不明显的短角状突起,有时(尤

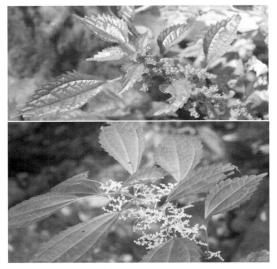

图91 粗齿冷水花

其在花芽时)有较明显的短角;雄蕊4;退化雌蕊小,圆锥状。雌花小,长约0.5mm;花被片3,近等大。瘦果圆卵形,顶端歪斜,长约0.7mm,熟时外面常有细疣点,宿存花被片在下部合生,宽卵形,先端钝圆,边缘膜质,长及果的约一半;退化雄蕊长圆形,长约0.4mm。花期6~7月,果期8~10月。

[分布] 产华亭、庄浪、平凉等地。生海拔700~2500m的山坡林下阴湿处。

[采集加工] 夏、秋采收,除去杂质,鲜用或晒干。用时切碎。

[资源利用] 资源少。自采自用。

[性味功效] 辛,平。清热解毒,活血祛风,理气止痛。

[功能主治] (1)胃气痛,粗齿冷水花、小茴香、藿香、紫苏,水煎服。

(2)其他,可用于高热,喉蛾脚痛,鹅口疮,跌打损伤,风湿痹痛。

煎服,6~15g。外用适量,捣敷。

粗齿铁线莲

[来源] 毛茛科铁线莲属植物粗齿铁线莲 Clematis argentilucida (Levl. et Vant.) W. T. Wang 的藤茎(图92)。

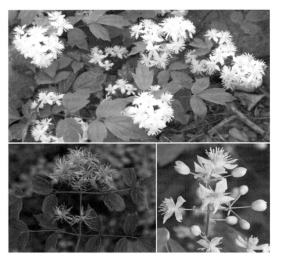

图92 粗齿铁线莲

[原植物] 落叶藤本。小枝密生白色短柔毛,老时外皮剥落。一回羽状复叶,有5小叶,有时茎端为三出叶;小叶片卵形或椭圆状卵形,长5~10cm,宽3.5~6.5cm,顶端渐尖,基部圆形、宽楔形

或微心形,常有不明显3裂,边缘有粗大锯齿状牙齿,上面疏生短柔毛,下面、密生白色短柔毛至较疏,或近无毛。腋生聚伞花序常有3~7花,或成顶生圆锥状聚伞花序多花,较叶短;花直径2~3.5cm;萼片4,开展,白色,近长圆形,长1~1.8cm,宽约5mm,顶端钝,两面有短柔毛,内面较疏至近无毛;雄蕊无毛。瘦果扁卵圆形,长约4mm,有柔毛,宿存花柱长达3cm。花期5~7月,果期7~10月。

[分布] 产华亭、崇信、平凉等地。生海拔1200~2100m的山坡、山沟、灌丛中。

[采集加工] 四季均可采割,除去枝叶,刮去粗皮,切小段晒干。

[资源利用] 有资源。自采自用。

[性味功效] 微苦,平。清热解毒,祛风湿,利小便。

[功能主治] (1)热淋尿血,粗齿铁线莲、车前草,水煎调白糖服。

(2)疮毒,鲜品捣绒,外敷。

（3）其他，可用于小便不利，乳汁不通，风湿关节疼痛，肢体麻木。

煎服，6～12g。外用适量，煎汤洗；或捣敷。

粗根老鹳草

[来源] 牻牛儿苗科老鹳草属植物粗根老鹳草 Geranium dahuricum DC. 的根及全草（图93）。

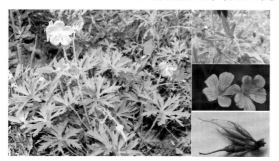

图93　粗根老鹳草

[原植物] 多年生草本，高20～60cm。根茎短粗，斜生，具簇生纺锤形块根。茎多数，直立，具棱槽，假二叉状分枝，被疏短伏毛或下部近无毛，亦有时全茎被长柔毛或基部具腺毛，叶基生和茎上对生；托叶披针形或卵形，长6～8mm，宽2～3mm，先端长渐尖，外被疏柔毛；基生叶和茎下部叶具长柄，柄长为叶片的3～4倍，密被短伏毛，向上叶柄渐短，最上部叶几无柄；叶片七角状肾圆形，长3～4cm，宽5～6cm，掌状7深裂近基部，裂片羽状深裂，小裂片披针状条形、全缘，表面被短伏毛，背面被疏柔毛，沿脉被毛较密或仅沿脉被毛。花序腋生和顶生，长于叶，密被倒向短柔毛，总花梗具2花；苞片披针形，长4～9mm，宽约2mm，先端长渐尖；

花梗与总梗相似，长约为花的2倍，花、果期下弯；萼片卵状椭圆形，长5～7mm，宽约3mm，先端具短尖头，背面和边缘被长柔毛；花瓣紫红色，倒长卵形，长约为萼片的1.5倍，先端圆形，基部楔形，密被白色柔毛；雄蕊稍短于萼片，花丝棕色，下部扩展，被睫毛，花药棕色；雌蕊密被短伏毛。种子肾形，具密的微凹小点。花期7～8月，果期8～9月。

[分布] 产本市各地。生海拔3500m以下的山地草丛或亚高山草甸。

[采集加工] 夏、秋果实近成熟时采收，除去杂质，捆成把，晒干。切段，生用。

[资源利用] 资源较丰富。自产自销。

[性味功效] 苦、微辛，平。祛风通络，活血，清热利湿。

[功能主治] （1）风湿痹痛，肢体麻木酸楚，常配桂枝、当归、红花、芍药等，以祛风通络，活血止痛；或与丁公藤、豨莶草、桑枝等，泡酒服。

（2）跌打损伤，可单品捣烂，加酒炒热外敷；或配当归、红花等煎服。

（3）湿热泻痢，可单品煎服；或与凤尾草同用；或配黄连、马齿苋等药。

煎服，9～15g；或浸酒，或熬膏服。外用适量，捣烂炒热加酒外敷或制成软膏涂敷。

打碗花

[异名] 兔儿苗（《救荒本草》），燕覆子（《植物名实图考》），面根草（《天宝本草》），兔子蔓。

[来源] 旋花科打碗花属植物打碗花 Calystegia hedracea Wall. 的全草（图94）。

[原植物] 一年生草本，全体不被毛，植株通常矮小，高8～30（～40）cm，常自基部分枝，具细长白色的根。茎细，平卧，有细棱。基部叶片长圆形，长2～3（～5.5）cm，宽1～2.5cm，顶端圆，基部戟形，上部叶片3裂，中裂片长圆形或长圆状披针形，

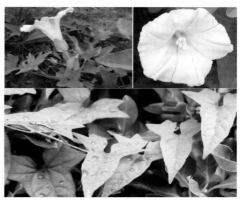

图94　打碗花

侧裂片近三角形,全缘或 2~3 裂,叶片基部心形或戟形;叶柄长 1~5cm。花腋生,1 朵,花梗长于叶柄,有细棱;苞片宽卵形,长 0.8~1.6cm,顶端钝或锐尖至渐尖;萼片长圆形,长 0.6~1cm,顶端钝,具小短尖头,内萼片稍短;花冠淡紫色或淡红色,钟状,长 2~4cm,冠檐近截形或微裂;雄蕊近等长,花丝基部扩大,贴生花冠筒基部,被小鳞毛;子房无毛,柱头 2 裂,裂片长圆形,扁平。蒴果卵球形,长约 1cm,宿存萼片与之近等长或稍短。种子黑褐色,长 4~5mm,表面有小疣。

[分布] 本市各地均产。生海拔 800~2800m 的荒地、田野。

[采集加工] 夏、秋连根挖取,洗净,切断,晒干。

[资源利用] 资源较丰富。自采自用。

[性味功效] 甘,寒。清肝热,滋阴,利小便。

[功能主治] (1)肝阳上亢,眩晕,兔子蔓根,水煎服。

(2)小便不利,全草与糠谷老等,煎服。

(3)湿热白带,兔子蔓全草,水煎服。

煎服,15~30g。

大巢菜 (《本草纲目》)

[异名] 薇(《诗经》),巢菜(《品汇精要》),野麻豌(《草木便方》)。

[来源] 豆科野豌豆属植物救荒野豌豆 *Vicia sativa* L. 的地上部分或种子(图 95)。

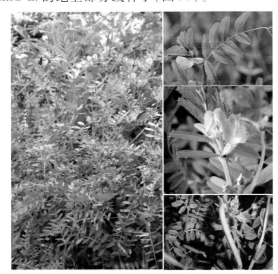

图 95 救荒野豌豆

[原植物] 一年生或二年生草本。茎斜升或攀援,单一或多分枝,具棱,被微柔毛。偶数羽状复叶长 2~10cm,叶轴顶端卷须有 2~3 分枝;托叶戟形,通常 2~4 裂齿;小叶 2~7 对,长椭圆形或近心形,长 0.9~2.5cm,宽 0.3~1cm,先端圆或平截有回,具短尖头,基部形,侧脉不甚明显,两面被贴伏黄柔毛。花两性,两侧对称,常 1~2(~4)腋生,近无梗;萼钟形,外面被柔毛,萼齿披针形或锥形;花冠紫红色或红色,旗瓣长倒卵圆形,先端圆,微凹,中部缢缩翼瓣短于旗瓣,长于龙骨瓣;二体雄蕊;子房上位,具短柄,条形,微被柔毛,胚珠 4~8,花柱上部被淡黄白色髯毛。荚果条状长圆形,长 4~6cm,宽 0.5~0.8cm,表皮土黄色,种间缩,有毛,成熟时背腹开裂,果瓣扭曲。种子圆球形,棕色或黑褐色,种脐长约种子圆周 1/5。花期 4~7 月,果期 7~9 月。

[分布] 产庄浪、华亭等地区。生海拔 600~3000m 的荒山、田边草丛及林中。

[采集加工] 4~5 月采割地上部分,除去杂质,鲜用或晒干;秋季果实熟后采收,打下种子,晒干。

[资源利用] 有资源。未利用。

[性味功效] 甘、辛,寒。益肾,利水,止血,止咳。

[功能主治] (1)肾虚遗精,可用种子与黄精、天冬、仙茅、杜仲等同用。

(2)阴囊湿疹,大巢菜地上部分、艾叶、防风,水煎服或趁热熏洗。

(3)咳嗽痰多,可单用种子煎服。

(4)其他,可用于黄疸,水肿,鼻衄,月经不调,疮疡肿毒等。

煎服,15~30g。外用适量,捣敷;或煎水洗。

大丁草（《本草纲目》）

[异名]　烧金草（《本草纲目》）。

[来源]　菊科大丁草属植物大丁草 *Leibnitzia anandria*（L.）Turcz. 的全草（图96）。

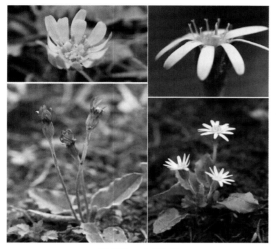

图96　大丁草

[原植物]　多年生草本,有春、秋二型,春型者植株高 8~27cm,秋型者植株高达 55cm。叶柄长 1.5~4.5cm,密被白色绵毛;叶片宽卵状或倒披针状长圆形,上部裂片宽卵形,中部以下提琴状羽状分裂,先端钝,基部心形或渐狭,边缘具不规则小牙齿和圆波状齿;春型叶小,长 2.5~5cm,宽 1.5~2.5cm,上面绿色,被白色疏绵毛,下面密被白色毛,叶脉背面密被毛;秋型叶较大,长 6~17cm,宽 2.5~6.5cm,上面绿色,下面浅绿色,两面疏被绵毛,叶脉明显。花茎 1~3,密被白色绵毛,后渐脱落,具多个条形苞片,头状花序单生于茎先端,直径约 2.5cm;总苞片 3 层,外层较短,条形,内层条状披针形,长可达 1.7cm,春型株舌状花紫色,长约 11mm;花柱长约 5mm,先端 2 浅裂;管状花较短,长约 6.5mm;雄蕊长约 7mm,花药基部有 2 小尾;花柱长约 6mm;秋型株仅具管状花。果实长约 5mm,被短毛,具纵肋;冠毛淡棕色或污白色,长约 6mm。春型株花果期 4~6月;秋型株花果期 8~11 月。

[分布]　产华亭、庄浪、崆峒山、泾川等地。生海拔 1700~3400m 的山谷路旁、林缘草地、山坡石缝中。我国南北各省区有分布。

[采集加工]　夏、秋采收,除去杂质,洗净,鲜用或晒干。

[资源利用]　有资源。自采自用。

[性味功效]　苦、寒。清热利湿,解毒消肿。

[功能主治]　（1）肺热咳嗽,大丁草、桑白皮、兔耳草,水煎服。

（2）湿热下病,可配铁苋、三颗针等量,同煎;或与仙鹤草同用。

（3）热淋,湿热下注,下肢关节红肿疼痛,常配忍冬藤、海金砂、刺黄柏等,煎服。

（4）臁疮、瘰疬,鲜大丁草适量,捣敷;中耳炎,鲜品取汁,滴耳;毒蛇咬伤,鲜品加雄黄少许,捣烂,口涎调匀,敷伤口周围,另用鲜品嚼烂,开水送服。

煎服,15~30g;或浸酒服。外用适量,捣敷。

大对经草

[来源]　藤黄科金丝桃属植物突脉金丝桃 *Hypericum przewalskii* Maxim. 的地上部分（图97）。

[原植物]　多年生草本,高 30~50cm,全体无毛。茎直立,少分枝。叶对生,无柄,叶片卵形、倒卵形或长圆形,长 2~6cm,宽 1~3cm,先端钝且常微缺,基部略呈心形,抱茎,全缘,背面叶脉隆起。聚伞花序顶生;花两性,整齐,直径约 2cm,开展;花梗长达 3cm;萼片 5,长圆形,不等大;花 5,黄色,长圆形,稍弯曲;雄蕊 5 束,每束有雄蕊约 15 枚,与花瓣等长或略高出花,花药近球形,无腺点;子房上位,

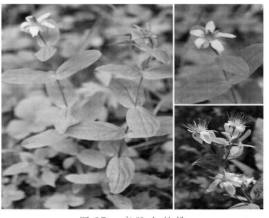

图97　突脉金丝桃

5室,花柱顶端5裂。蒴果卵圆形或圆锥形,长约1.6cm,成熟后先端5裂。种子淡褐色,圆柱形,长约5mm,两端锐尖,一侧有龙骨状突起,表面有细蜂窝纹。花期6~7月,果期8~9月。

[分布] 产庄浪(通化)、华亭等地。生海拔2500~3400m的山坡、灌丛及林缘。

[采集加工] 夏季采割,除去杂质,洗净,切碎晒干。

[资源利用] 有资源。自采自用。

[性味功效] 苦、微辛,平。活血通经,祛风湿,利小便。

[功能主治] 用于月经不调,跌打损伤,外伤出血,风湿疼痛,水肿,小便不利,夏令伤暑。

煎服,9~15g。外用适量,研末撒敷。

大果琉璃草

[异名] 展枝倒提壶。

[来源] 紫草科琉璃草属植物大果琉璃草 *Cynoglossum divaricatum* Steph. ex Lehm. 的根(图98)。

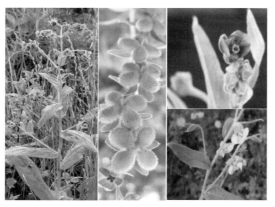

图98　大果琉璃草

[原植物] 多年生草本,高25~100cm,具红褐色粗壮直根。茎直立,中空,具肋棱,由上部分枝,分枝开展,被向下贴伏的柔毛。基生叶和茎下部叶长圆状披针形或披针形,长7~15cm,宽2~4cm,先端钝或渐尖,基部渐狭成柄,灰绿色,上下面均密生贴伏的短柔毛;茎中部及上部叶无柄,狭披针形,被灰色短柔毛。花序顶生及腋生,长约10cm,花稀疏,集为疏松的圆锥状花序;苞片狭披针形或线形;花梗细弱,长3~10mm,花后伸长,果期长2~4cm,下弯,密被贴伏柔毛;花萼长2~3mm,外面密生短柔毛,裂片卵形或卵状披针形,果期几不增大,向下反折;花冠蓝紫色,长约3mm,檐部直径3~5mm,深裂至下1/3,裂片卵圆形,先端微凹,喉部有5个梯形附属物,附属物长约0.5mm;花药卵球形,长约0.6mm,着生花冠筒中部以上;花柱肥厚,扁平。小坚果卵形,长4.5~6mm,宽约5mm,密生锚状刺,背面平,腹面中部以上有卵圆形的着生面。花期6~7月,果实8月成熟。

[分布] 产静宁、平凉、灵台等地。生海拔2500m以下的山坡草地、沙丘、石滩及路边。

[采集加工] 春、秋采挖,洗净,鲜用或晒干。

[资源利用] 有资源。未利用。

[性味功效] 淡,寒。清热解毒。

[功能主治] 用于咽喉肿痛,痈肿疮疖。

煎服,9~15g,外用适量,捣敷。

大火草

[异名] 野棉花。

[来源] 毛茛科银莲花属植物大火草 *Anemone tomentosa* (Maxim.) Pei 的全草(图99)。

[原植物] 植株高40~150cm。根状茎粗0.5~1.8cm。基生叶3~4,有长柄,为三出复叶,有时有1~2叶为单叶;中央小叶有长柄(长5.2~7.5cm),小叶片卵形至三角状卵形,长9~16cm,宽7~12cm,顶端急尖,基部浅心形、心形或圆形,3浅裂至3深裂,边缘有不规则小裂片和锯齿,表面有糙伏毛,背面密被白色绒毛,侧生小叶稍斜,叶柄长(6~)16~48cm,与花葶都密被白色或淡黄色短绒毛。花葶粗3~9mm;聚伞花序长26~38cm,二回至三回分枝;苞片3,与基生叶相似,不等大,有时1个为单叶,3深裂;花梗长3.5~6.8cm,有短绒毛;萼片5,淡粉红色或白色,倒卵形、宽倒卵形或宽椭圆形,长1.5~2.2cm,宽1~2cm,背面有短绒毛;

雄蕊长约为萼片长度的 1/4；心皮 400～500，长约 1mm，子房密被绒毛，柱头斜，无毛。聚合果球形，直径约 1cm；瘦果长约 3mm，有细柄，密被绵毛。花期 7～10 月。

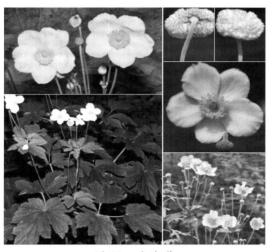

图 99　大火草

[分布] 产本市各地。生海拔 1200～3400m 的山坡草地或路边。

[采集加工] 6～8 月花未开放前采挖，除去杂质，茎叶，切段，鲜用或晒干；根，除去须根。洗净，晒干。

[资源利用] 有资源。自采自用。

[性味功效] 苦、辛，平，小毒。清热利湿，解毒杀虫，消肿散瘀。

[功能主治]（1）痢疾，本品煎服；或与马齿苋、铁苋，同煎服。

（2）瘰疬，疮痈，本品与紫玉簪根（去皮），各适量，捣敷；秃疮，可用根研粉，与青胡桃皮共捣烂，外敷。

（3）跌打损伤，腰痛，本品浸酒服；跌打肿痛，可配红泽兰、五加皮叶，各适量，共捣烂敷患处。

（4）其他，可用于泄泻，疟疾，蛔虫病，急性黄疸型肝炎。

煎服，3～9g；或研末或浸酒服。外用适量，煎水洗；或捣敷；或鲜叶取汁涂。孕妇慎服；肾功能不全者忌服。

大　戟（《神农本草经》）

[异名] 下马仙（《本草纲目》），红芽大戟，猫眼草。

[来源] 大戟科大戟属植物大戟 Euphorbia pekinensis Rupr 的根（图 100）。

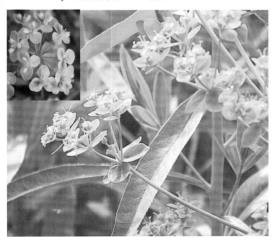

图 100　大戟

[原植物] 多年生草本，高 30～80cm，含乳汁。主根粗壮，圆锥形。茎直立，常丛生，不分枝，密被柔毛。叶互生，狭长圆披针形，长 5～8cm，宽 8～12mm，先端钝或尖，基部渐狭，全缘，具明显中脉，上面无毛，下面在中脉上有毛，无柄。杯状聚伞花序顶生或腋生；顶生者下有伞梗 5～7，基部有叶 5，轮生，叶片广卵形；腋生者伞梗单生；苞叶卵状长圆形，先端尖，总苞钟形或陀螺形，4～5 裂，腺体 4～5，长圆形，肉质肥厚，内面基部有毛，两腺体之间有膜质长圆形附属物；花单性；雄花 10～20，雄蕊 1；花丝较花梗稍粗壮，两者之间有关节；花药球形，横裂；雌花 1，雌蕊 1；子房 3 室，每室具 1 胚珠；花柱 3，先端 2 裂。蒴果三棱状球形，密被刺疣。种子卵形，光滑。花期 6～9 月，果期 7～10 月。

[分布] 产静宁、庄浪（通化）、华亭、平凉、灵台等地。生海拔 1100～2500m 的山坡、路旁、荒地、草丛、林缘及疏林下。

[采集加工] 秋、冬采挖，洗净，晒干。用时洗净，润透切厚片，干燥。生用或醋制用。

[炮制] 醋大戟：取净大戟置锅内，用醋（大戟 100kg，醋 50kg）拌匀，闷透用文火炒干，取出放凉。

[资源利用] 资源丰富。自产自销。

［性味功效］ 苦、辛，寒，有毒。泻水逐饮，消肿散结。

［功能主治］（1）水肿胀满，二便不通，常与芫花、甘遂、牵牛子等同用，如舟车丸；水肿腹胀，悬饮痛引胸胁，多与甘遂、芫花、大枣同用，如十枣汤。

（2）湿热黄疸，小便不通，脘腹胀满，可与茵陈同用，如《本草汇言》引用方。

（3）痈疽肿毒，瘰疬痰核，可与山慈菇、五倍子等同用，如《外科正宗》太乙紫金丹。

煎服，0.5～3g；或入丸、散服。外用适量，研末或熬膏敷；或煎水熏洗。虚寒阴水患者及孕妇忌服；体弱者慎服。传统认为本品反甘草。

大　蓟

［异名］ 刺蓟（《日华子本草》），鸡项草（《本草图经》），鸡脚刺（《滇南本草》），马刺草。

［来源］ 菊科蓟属植物大蓟 *Cirsium japonicum* Fisch. ex DC. Prodr. 的地上部分或根（图101）。

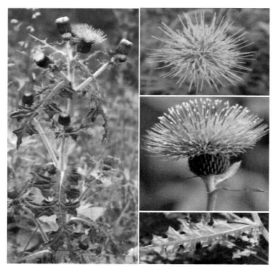

图 101　大蓟

［原植物］ 多年生草本，块根纺锤状或萝卜状，直径达7mm。茎直立，(30～100)～(80～150)cm，分枝或不分枝，全部茎枝有条棱，被稠密或稀疏的多细胞长节毛，接头状花序下部灰白色，被稠密绒毛及多细胞节毛。基生叶较大，全形卵形、长倒卵形、椭圆形或长椭圆形，长8～20cm，宽2.5～8cm，羽状深裂或几全裂，基部渐狭成短或长翼柄，柄翼边缘有针刺及刺齿；侧裂片6～12对，中部侧裂片较大，向下及向下的侧裂片渐小，全部侧裂片排列稀疏或紧密，卵状披针形、半椭圆形、斜三角形、长三角形或三角状披针形，宽狭变化极大，或宽达3cm，或狭至0.5cm，边缘有稀疏大小不等小锯齿，或锯齿较大而使整个叶片呈现较为明显的二回状分裂状态，齿顶针刺长可达6mm，短可至2mm，齿缘针刺小而密或几无针刺；顶裂片披针形或长三角形。自基部向上的叶渐小，与基生叶同形并等样分裂，但无柄，基部扩大半抱茎。全部茎叶两面同色，绿色，两面沿脉有稀疏的多细胞长或短节毛或几无毛。头状花序直立，少有下垂的，少数生茎端而花序极短，不呈明显的花序式排列，少有头状花序单生茎端的。总苞钟状，直径3cm。总苞片约6层，覆瓦状排列，向内层渐长，外层与中层卵状三角形至长三角形，长0.8～1.3cm，宽3～3.5mm，顶端长渐尖，有长1～2mm的针刺；内层披针形或线状披针形，长1.5～2cm，宽2～3mm，顶端渐尖呈软针刺状。全部苞片外面有微糙毛并沿中肋有黏腺。瘦果压扁，偏斜楔状倒披针状，长4mm，宽2.5mm，顶端斜截形。小花红色或紫色，长2.1cm，檐部长1.2cm，不等5浅裂，细管部长9mm。冠毛浅褐色，多层，基部联合成环，整体脱落；冠毛刚毛长羽毛状，长达2cm，内层向顶端纺锤状扩大或渐细。花果期4～11月。

［分布］ 产本市部分地方。生海拔1200～3300m的山谷、荒地、田间或林缘。

［采集加工］ 夏、秋花期采割地上部分，除去老茎及杂质，晒干；秋末挖根，除去杂质，晒干。用时洗净，润软，大蓟草切断，根切薄片，干燥。生用或炒炭用。

［炮制］ 大蓟炭：取净大蓟段或根片，置热锅内，用武火炒至表面焦黑时，喷淋清水少许，熄灭火星，取出晒干。

［资源利用］ 资源丰富。自产自销。

［性味功效］ 甘、微苦，凉。凉血止血，清热解毒，祛瘀消肿。

［功能主治］（1）吐血，衄血，尿血，便血，可

单用大蓟浓煎服或鲜品捣烂取汁饮;亦可配小蓟、白茅根、牡丹皮、荷叶、山栀子、侧柏叶、茜草根、大黄、棕榈,如十灰散。

（2）疮毒痈肿,可用鲜品捣烂取汁服,或捣烂外敷。肠痈,以鲜品取汁,兑入地榆、牛膝、金银花浓煎液中频服,如《本草汇言》载方。

（3）痔疮便血,可同花椒、黄柏、连翘等药水煎外洗。

煎服,9～15g,鲜品30～60g。外用适量,捣敷。止血宜炒炭用。虚寒出血,脾胃虚寒者忌服。

大丽花

[异名]　天竺牡丹(《植物学大辞典》),西番莲(北京),大理菊,苕菊,洋芍药(广州)。

[来源]　菊科大丽花属植物大丽花 *Dahlia pinnata* Cav. 的块根(图102)。

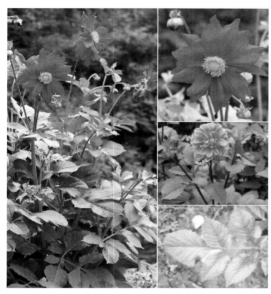

图102　大丽花

[原植物]　多年生草本,有巨大棒状块根。茎直立,多分枝,高1.5～2m,粗壮。叶一回至三回羽状全裂,上部叶有时不分裂,裂片卵形或长圆状卵形,下面灰绿色,两面无毛。头状花序大,有长花序梗,常下垂,宽6～12cm。总苞片外层约5个,卵状椭圆形,叶质,内层膜质,椭圆状披针形。舌状花1层,白色、红色,或紫色,常卵形,顶端有不明显的3齿,或全缘;管状花黄色,有时在栽培种全部为舌状花。瘦果长圆形,长9～12mm,宽3～4mm,黑色,扁平,有2个不明显的齿。花期6～12月,果期9～10月。

[分布]　本市各地常见于庭院栽培。我国各地均有栽培。

[采集加工]　秋、冬采挖,洗净,鲜用或晒干。

[资源利用]　栽培花卉。未利用。

[性味功效]　辛、甘,平。清热解毒,散瘀止痛。

[功能主治]　用于无名肿痛,跌打损伤,腮腺炎,龋齿疼痛。

煎服,6～12g,外用适量,捣敷。

大　麻

[异名]　麻子(《神农本草经》),大麻子(《本草经集注》),麻子仁,大麻仁。

[来源]　桑科大麻属植物大麻 *Cannabis sativa* L. 的成熟果实(图103)。

[原植物]　一年生直立草本,高1～3m,枝具纵沟槽,密生灰白色贴伏毛。叶掌状全裂,裂片披针形或线状披针形,长7～15cm,中裂片最长,宽0.5～2cm,先端渐尖,基部狭楔形,表面深绿,微被糙毛,背面幼时密被灰白色贴伏毛后变无毛,边缘具向内弯的粗锯齿,中脉及侧脉在表面微下陷,背面

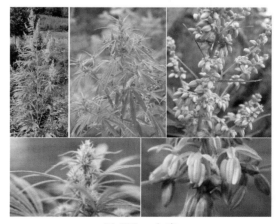

图103　大麻

隆起;叶柄长3～15cm,密被灰白色贴伏毛;托叶线形。雄花序长达25cm;花黄绿色,花被5,膜质,外面被细贴伏毛,雄蕊5,花丝极短,花药长圆形;小花柄长2～4mm;雌花绿色;花被1,紧包子房,略被小毛;子房近球形,外面包于苞片。瘦果为宿存黄褐色苞片所包,果皮坚脆,表面具细网纹。花期5～6月,果期为7月。

[分布] 本市各地均有栽培。全国大部分地区有栽培。

[采集加工] 秋季果实成熟时采收果序,打下果实,除去杂质,晒干。生用或炒用,用时打碎。

[炮制] 炒火麻仁:取净火麻仁,置热锅中,用文火炒至微黄色。有香气时。取出放凉。

[资源利用] 栽培品,自产自销。

[性味功效] 甘,平。润燥滑肠,利水通淋,活血。

[功能主治] (1)体虚,病后及产后津枯血少,大便硬结,可单用本品,也可配芍药、枳实、厚朴等,如麻子仁丸;胃有实火,大便秘涩,则与当归、桃仁、羌活、大黄等同用,如《兰室秘藏》润肠丸。

(2)热淋,溲赤涩痛,常配冬葵子、粳米、葱白等,如《普济方》冬麻子粥。

(3)其他,可用于风痹,消渴,风水,脚气,月经不调,疮癣等。

煎服,9～15g;或入丸、散服。外用适量,捣敷或煎水洗。脾肾不足之便溏、阳痿、遗精、带下者慎服。

注 大麻茎叶:苦、辛,平,有毒。截疟,驱蛔,定喘。用于疟疾,蛔虫症,气喘。内服,0.2～1.5g,捣汁,或入丸、散服;外用适量,捣敷。

大麻花:苦、辛,温,有毒。祛风,活血,生发。用于风病肢体麻木,遍身瘙痒,眉发脱落,妇女经闭。煎服,1～3g,或入膏、丸服;外用适量,研末敷,或柱燃作灸。

大麻根:苦,平。散淤,止血,利水。用于跌打损伤,难产,胞衣不下,血崩,淋症,带下。煎服,9～15g;或捣汁服。

大　麦(《名医别录》)

[异名] 稞麦(《本草经集注》),牟麦(《本草纲目》)。

[来源] 禾本科大麦属植物大麦 Hordeum vulgare L. 的颖果(图104)。

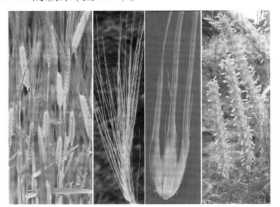

图 104　大麦

[原植物] 越年生草本。秆粗壮,光滑无毛,直立,高50～100cm。叶鞘松弛抱茎,两侧有两披针形叶耳;叶舌膜质,长1～2mm;叶片扁平,长9～20cm,宽6～20mm。穗状花序长3～8cm(芒除外),径约15mm,小穗稠密,每节着生3枚发育的小穗;小穗均无柄,长1～1.5cm(芒除外);颖线状披针形,外被短柔毛,先端延伸成8～14mm的芒;外稃背部无毛,具5脉,先端延伸成芒,芒长8～15cm,边棱具细刺;内稃与外稃几等长。颖果熟时黏着于内,不脱出。花果期3～5月。

[分布] 本市庄浪、静宁等地有栽培。我国南北各地栽培。

[采集加工] 4～5月果实成熟时采收,晒干。

[资源利用] 栽培品。自产自销。

[性味功效] 甘,凉。健脾和胃,宽肠利水。

[功能主治] (1)小便卒然不利,涩痛,大麦煎汤,兑姜汁、蜂蜜调服。

(2)食饱烦胀,大麦面炒微香,冲服。

(3)烫火伤,大麦炒黑,研末,油调搽。

煎服,30～60g;或研末服。外用适量,炒研调敷。

附：麦芽（《本草纲目》）

[来源]　禾本科大麦属植物大麦的发芽颖果。

[炮制]　将麦粒用水浸泡后,保持适宜温湿度,待幼芽长至约 0.5cm 时,晒干或低温干燥。生用、炒用或炒焦用。

炒麦芽:取净麦芽置锅内,用文火加热,炒至表面棕黄色,偶见焦斑时,取出放凉,筛去灰屑。

焦麦芽:取净麦芽置锅内,用中火加热,炒至有爆声表面焦褐色,取出放凉,筛去灰屑。

[资源利用]　资源丰富。自产自销。

[性味功效]　甘,平。消食化积,回乳消胀。

[功能主治]　(1)本品善消米面薯芋食滞,常与山楂、神曲、鸡内金等同用,以增强消食导滞之功;脾胃虚弱,运化不力,可配党参、白术、陈皮等,以健脾消食。

(2)乳房胀痛,妇女断乳,可单用炒麦芽大剂量煎服;或与豆豉、神曲、苦地丁、蝉蜕等同用。

生麦芽偏于消食开胃;炒麦芽多用于回乳消胀;焦麦芽多用于消食化滞,煎服,9～15g,大剂量30～120g;或入丸、散服。妇女哺乳期忌用,孕妇及无积滞者慎用。

注　大麦苗:苦、辛,寒。利湿退黄,护肤敛疮。用于黄疸,小便不利,皮肤皲裂,冻疮。煎服,30～60g;或捣汁服;外用适量,煎水洗。

大麦秸:甘、苦,温。利湿消肿,理气。用于小便不通,心胃气痛。煎服,30～60g。

大青叶

[异名]　大青(《名医别录》)。

[来源]　十字花科菘蓝属植物菘蓝 *Isatis indigotica* Fortune 的叶(图 105)。

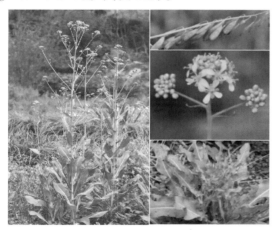

图 105　菘蓝

[原植物]　二年生草本,高 40～100cm;茎直立,绿色,顶部多分枝,植株光滑无毛,带白粉霜。基生叶莲座状,长圆形至宽倒披针形,长 5～15cm,宽 1.5～4cm,顶端钝或尖,基部渐狭,全缘或稍具波状齿,具柄;基生叶蓝绿色,长椭圆形或长圆状披针形,长 7～15cm,宽 1～4cm,基部叶耳不明显或为圆形。萼片宽卵形或宽披针形,长 2～2.5mm;花瓣黄白,宽楔形,长 3～4mm,顶端近平截,具短爪。

短角果近长圆形,扁平,无毛,边缘有翅;果梗细长,微下垂。种子长圆形,长 3～3.5mm,淡褐色。花期 4～5 月,果期 5～6 月。

[分布]　本市大部分地区有栽培。

[采集加工]　夏、秋分 2～3 次采收,除去杂质,鲜用或晒干。生用。

[资源利用]　栽培品。自产自销。

[性味功效]　苦,寒。清热解毒,凉血消斑。

[功能主治]　(1)外感风热,发热头痛口渴,可与金银花、荆芥、牛蒡子等同用;潮热汗出,烦渴饮引,与石膏、知母等清热泻火药配用。

(2)血热妄行,吐血、衄血,可与生地黄、牡丹皮、白茅根等凉血止血药同用。

(3)湿热黄疸,可配用茵陈、大黄、栀子等。湿热泻痢,可单用,或与马齿苋、白头翁、秦皮等清热解毒、燥湿止痢药同用。

(4)乙型脑炎,可用大青叶煎剂,口服或鼻饲;麻疹合并肺炎,以大青叶、蒲公英,煎煮后制成糖浆,口服;细菌性痢疾、传染性肝炎,均可用大青叶单味煎服。

煎服,9～15g,鲜品 30～60g;或捣汁服。外用适量,捣敷或煎水洗。脾胃虚寒者忌服。

大山黧豆

[异名] 茳芒山黧豆。

[来源] 豆科山黧豆属植物大山黧豆 *Lathyrus davidii* Hance 的种子(图106)。

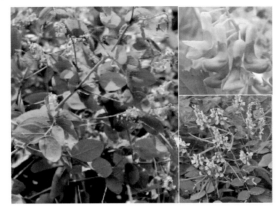

图106 大山黧豆

[原植物] 多年生草本,具块根,高1～1.8m。茎粗壮,通常直径5mm,圆柱状,具纵沟,直立或上升,无毛。托叶大,半箭形,全缘或下面稍有锯齿,长4～6cm,宽2～3.5cm;叶轴末端具分枝的卷须;小叶(2～)3～4(～5)对,通常为卵形,具细尖,基部宽楔形或楔形,全缘,长4～6cm,宽2～7cm,两面无毛,上面绿色,下面苍白色,具羽状脉。总状花序腋生,约与叶等长,有花10余朵。萼钟状,长约5mm,无毛,萼齿短小,最小萼齿长2mm,最上萼齿长1mm;花深黄色,长1.5～2cm,旗瓣长1.6～1.8cm,瓣片扁圆形,瓣柄狭倒卵形,与瓣片等长,翼瓣与旗瓣瓣片等长,具耳及线形长瓣柄,龙骨瓣约与翼瓣等长,瓣片卵形,先端渐尖,基部具耳及线形瓣柄;子房线形,无毛。荚果线形,长8～15cm,宽5～6mm,具长网纹。种子紫褐色。宽长圆形,长3～5mm,光滑。花期5～7月,果期8～9月。

[分布] 产华亭、灵台、泾川等地。生海拔1800m左右的山坡、林缘、灌丛。

[采集加工] 秋季果实成熟后采收,晒干。

[资源利用] 资源少。未利用。

[性味功效] 辛,温。疏肝理气,调经止痛。

[功能主治] 用于痛经,月经不调。

煎服,6～15g。

大石枣

[异名] 陇东海棠(《中国树木分类学》),甘肃海棠(《华北经济植物志要》)。

[来源] 蔷薇科海棠属植物甘肃海棠 *Malus kansuensis* (Batal.) Schneid. 的果实(图107)。

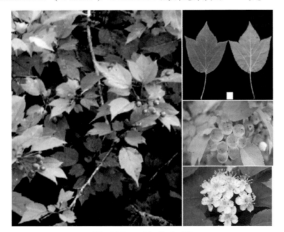

图107 甘肃海棠

[原植物] 灌木至小乔木,高3～5m;小枝粗壮,圆柱形,嫩时有短柔毛,不久脱落。老时紫褐色或暗褐色;冬芽卵形,先端钝,鳞片边缘具绒毛,暗紫色。叶片卵形或宽卵形,长5～8cm,宽4～6cm,先端急尖或渐尖,基部圆形或截形,边缘有细锐重锯齿,通常3浅裂,稀有不规则分裂或不裂,裂片三角卵形,先端急尖,下面有稀疏短柔毛;叶柄长1.5～4cm,有疏生短柔毛;托叶草质,线状披针形,先端渐尖,边缘有疏生腺齿,长6～10mm,稍有柔毛。伞形总状花序,具花4～10朵,直径5～6.5cm,总花梗和花梗嫩时有稀疏柔毛,不久即脱落,花梗长2.5～3.5cm;苞片膜质,线状披针形,很早脱落;花直径1.5～2cm;萼筒外面有长柔毛;萼片三角卵形至三角披针形,先端渐尖,全缘,外面无毛,内面具长柔毛,与萼筒等长或稍长;花瓣宽倒卵形,基部有短爪,内面上部有稀疏长柔毛,白色;雄蕊20,花丝长短不一,约等于花瓣之半;花柱3,稀4或2,基部无毛,比雄蕊稍长。果实椭圆形或倒卵形,直径1～1.5cm,黄红色,有少数石细胞,萼片脱

落,果梗长 2~3.5cm。花期 5~6 月,果期 7~8 月。

[分布] 产华亭、庄浪(通边)、静宁、平凉等地。生海拔 2000~3500m 的山坡林下、林缘或灌丛中。

[采集加工] 秋季果实成熟时采摘,鲜用。

[资源利用] 有资源。自采自用。

[性味功效] 酸,平。健胃消积。

[功能主治] 用于食积不化。

煎服,9~15g。

大　蒜(《本草经集注》)

[异名] 葫(《名医别录》)。

[来源] 百合科葱属植物蒜 *Allium sativum* L. 的鳞茎(图 108)。

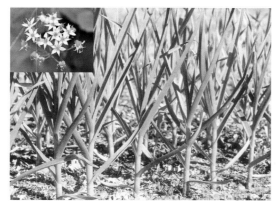

图 108　蒜

[原植物] 多年生草本。地下部分的肥厚叶鞘形成鳞茎,茎球状至扁球状,通常由多数肉质瓣状的小鳞茎紧密地排列而成,外面被数层白色至带紫色的膜质鳞茎外皮。叶宽条形至条状披针形,扁平,先端长渐尖,比花葶短,宽可达 2.5cm。花葶从鳞茎基部长出,实心、圆柱状,高可达 60cm,中部以下被叶鞘;伞形花序生于花葶的顶端,开放前为一闭合的总苞所包,总苞具长 7~20cm 的长喙,早落;伞形花序密具珠芽,间有数花;小花梗无关节,纤细;小苞片大,卵形,膜质,具短尖;花常为淡红色;花被片 6,排成两轮,分离或基部靠合成管状,披针形至卵状披针形,长 3~4mm,内轮的较短;雄蕊 6,排成两轮;花丝比花被片短,基部合生并与花被片

贴生,内轮的基部扩大,扩大部分每侧各具 1 齿,齿端成长丝状,长超过花被片,外轮的锥形;子房上位,球形,3 室,每室 1 至数枚胚珠;花柱不伸出花被外,单柱头全缘或 3 裂。蒴果室背开裂。种子黑色,多棱形或近球状。花期 7 月。

[分布] 本市各地均有栽培。

[采集加工] 夏初叶枯萎时采收,除去泥沙,置通风处晾干。生用。

[资源利用] 资源丰富。调味食品,中医配方少用。

[性味功效] 辛,温。解毒杀虫,行气消积,止痢。

[功能主治] (1)脘腹冷痛,本品醋浸食之;或与乳香配用,如《小儿卫生总微论方》蒜香膏。

(2)热毒下痢,可配黄连,如《普济本事方》蒜连丸;痢疾下血,则配地榆;下痢不止,常配罂粟壳。

(3)细菌性痢疾,阿米巴痢疾,用大蒜浸出液保留灌肠;百日咳,用大蒜浸出液口服。

(4)其他,可用于肺结核,感冒,痈肿疮毒,肠痈,癣疮,蛇虫咬伤,钩虫病,蛲虫病,带下阴痒喉痹,水肿等。

煎服,4.5~9g;生食、煨食或捣泥食。外用捣敷或切片灸。

阴虚火旺,肝热目疾,口齿、喉舌诸患及时行病后禁服生品,慎服熟品。敷脐、作栓剂或灌肠,孕妇均忌用。易起泡,不可过久敷之。

大菟丝子(《吴普本草》)

[异名] 菟丝实(《吴普本草》),无根草。

[来源] 旋花科菟丝子属植物金灯藤 *Cuscuta japonica* Choisy 的种子(图 109)。

[原植物] 一年生寄生缠绕草本,茎较粗壮,

肉质,直径 1~2mm,黄色,常带紫红色瘤状斑点,无毛,多分枝,无叶。花无柄或几无柄,形成穗状花序,长达 3cm,基部常多分枝;苞片及小苞片鳞片状,卵圆形,长约 2mm,顶端尖,全缘,沿背部增厚;

花萼碗状,肉质,长约 2mm,5 裂几达基部,裂片卵圆形或近圆形,相等或不相等,顶端尖,背面常有紫红色瘤状突起;花冠钟状,淡红色或绿白色,长 3~5mm,顶端 5 浅裂,裂片卵状三角形,钝,直立或稍反折,短于花冠筒 2~2.5 倍;雄蕊 5,着生于花冠喉部裂片之间,花药卵圆形,黄色,花丝无或几无;鳞片 5,长圆形,边缘流苏状,着生于花冠筒基部,伸长至冠筒中部或中部以上;子房球状,平滑,无毛,2 室,花柱细长,合生为 1,与子房等长或稍长,柱头 2 裂。蒴果卵圆形,长约 5mm,近基部周裂。种子 1~2 个,光滑,长 2~2.5mm,褐色。花期 8 月,果期 9 月。

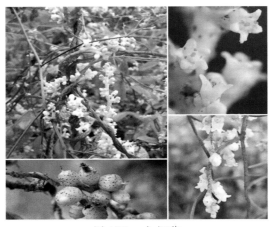

图 109　金灯藤

[分布]　产平凉(麻武)、华亭(苍沟)等地。生海拔 800~2500m 的田边、路旁及荒地、沙滩。寄生于草本或木本植物上。我国南北各省区均有分布。

[采集加工]　秋季果实成熟时采收植株,晒干,打下种子,除去杂质。生用或制后用。

[炮制]　炒菟丝子:取净菟丝子置锅内,用文火炒至微黄色,有爆裂声时,取出放凉。

盐菟丝子:取净菟丝子,用盐水(菟丝子 100kg,食盐 2kg)拌匀,稍闷置锅内,用文火炒干,取出放凉。盐制入肾经,以增强其补肾作用。

酒菟丝子:取净菟丝子,用黄酒(菟丝子 100kg,黄酒 20~30kg)拌匀,置适宜容器内煮至酒被吸尽,取出放凉。酒制可增强温肾壮阳的作用。

[资源利用]　资源较丰富。自产自销。

[性味功效]　辛、甘,平。补肾益精,养肝明目,固胎止泄。

[功能主治]　(1)肝肾亏虚,精关不固,梦遗滑精,菟丝子 16 份,金樱子、茯苓、牡蛎各 4 份,研细蜜丸,空腹,酒或盐汤服,如《景岳全书》固真丸;心脾气弱,思虑劳倦,遗精,炒菟丝子 10 份,人参 3 份,炒山药 2 份,当归、炒枣仁、茯苓各 1.5 份,炙甘草 1 份,制远志 0.4 份,水煎,食前,鹿角霜末调服,如《景岳全书》菟丝煎。

(2)肝肾俱虚,两目昏暗,酒菟丝子 5 份,熟地黄 3 份,车前子 1 份,为细末,蜜丸梧子大,空腹,温酒服,如《太平圣惠方》驻景丸;翳膜遮睛,风眩烂眼,迎风冷泪,视物昏花,可配天冬、麦冬、生地黄、熟地黄、茯苓、枸杞子、人参、山药、川牛膝、石斛、决明子、杏仁、菊花、枳壳、羚羊角、青葙子、防风、五味子、炙甘草、蒺藜、川芎、黄连,研细,蜜丸梧子大,盐汤服,如《证治准绳》载方。

(3)滑胎,炒菟丝子 4 份,桑寄生、川续断各 2 份,研细,阿胶 2 份,水化和药为丸,梧子大,每服 10g,日再,气虚加人参 2 份,气陷加黄芪 3 份,食少加炒白术 2 份,凉者加炒补骨脂 2 份,热者加生地黄 2 份,如《衷中参西录》寿胎丸;膏淋,酒菟丝子、炙桑螵蛸各 2 份,泽泻 1 份,为细末,蜜丸,米汤送服,如《类证治裁》菟丝子丸。

煎服,6~15g;或入丸、散服。阴虚火旺、阳强及大便燥结者忌服。

大烟锅草

[异名]　烟锅草。

[来源]　菊科天名精属植物大花金挖耳 *Carpesium macrocephalum* Franch. et Sav. 的地上部分或根皮(图 110)。

[原植物]　多年生草本。茎高 60~140cm,基部直径 6~9mm,有纵条纹,被卷曲短柔毛,中上部分枝。茎叶于花前枯萎,茎下部叶大,具长柄,柄长 15~18cm,具狭翅,向上叶基部渐宽,叶片广卵形至椭圆形,长 15~20cm,宽 10~15cm,先端锐尖,基部骤然收缩成楔形,下延,边缘具粗大不规整的重

牙齿,齿端有腺体状胼胝,上面深绿色,下面淡绿色,两面均被短柔毛,沿叶脉较密,侧脉在叶基部与中肋几成直角,在中上部则弯拱上升,中部叶椭圆形至倒卵状椭圆形,先端锐尖,中部以下收缩渐狭,无柄,基部略呈耳状,半抱茎,上部叶长圆状披针形,两端渐狭。头状花序单生于茎端及枝端,开花时下垂;苞叶多枚,椭圆形至披针形,长 2~7cm,叶状,边缘有锯齿。总苞盘状,直径 2.5~3.5cm,长 8~10mm,外层苞片叶状,披针形,长 1.5~2cm,宽 5~9mm,先端锐尖,两面密被短柔毛,中层长圆状条形,较外层稍短,先端草质,锐尖,被柔毛,下部干膜质,无毛,内层匙状条形,干膜质。两性花筒状,长 4~5mm,向上稍宽,冠檐 5 齿裂,花药基部箭形,具撕裂状的长尾,雌花较短,长 3~3.5mm。瘦果长 5~6mm。花期秋季。

[分布] 产平凉(崆峒后山、崆峒二沟)、庄浪、华亭等地。生海拔 1000~3200m 的山坡林缘、山谷草地、灌丛中。

[采集加工] 夏、秋采割地上部分,除去杂质;秋后采剥根皮。鲜用或晒干。

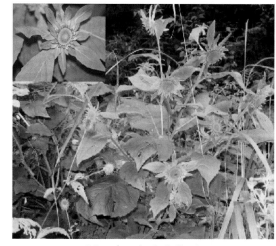

图 110 大花金挖耳

[资源利用] 资源较丰富。自采自用。

[性味功效] 苦,微寒。凉血止血,祛瘀。

[功能主治] (1)跌打损伤,鲜茎叶捣烂敷患处。

(2)外伤出血,大烟锅草根皮研末,外撒伤处。外用,鲜品捣敷;或干品研末撒敷。

大叶白头翁

[异名] 一面青(《分类草药性》),避风草。

[来源] 菊科香青属植物珠光香青 *Anaphalis margaritacea* (L.) Benth. et Hook. f. 的全草(图111)。

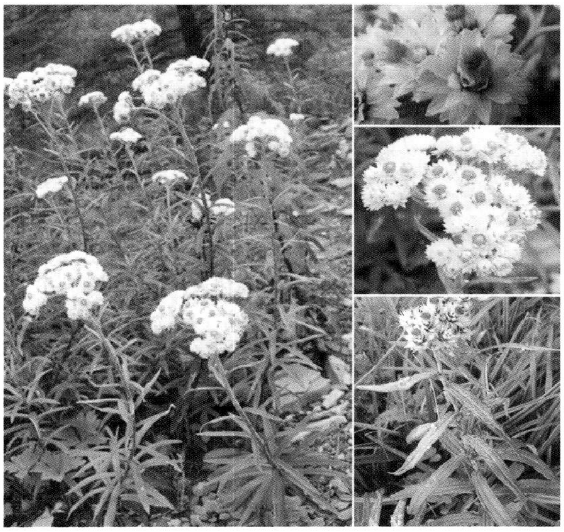

[原植物] 根状茎横走或斜升,木质,有具褐色鳞片的短匍枝。茎直立或斜升,单生或少数丛生,高 30~60cm 稀达 100cm,常粗壮,不分枝,稀在断茎或健株上有分枝,被灰白色绵毛,下部木质。下部叶在花期常枯萎,顶端钝;中部叶开展,线形或线状披针形,长 5~9cm,宽 0.3~1.2cm,稀更宽,基部稍狭或急狭,多少抱茎,不下延,边缘平,顶端渐尖,有小尖头,上部叶渐小,有长尖头,全部叶稍革质,上面被蛛丝状毛,下面被灰白色至红褐色厚绵毛,有单脉或三出至五出脉。头状花序多数,在茎和枝端排列成复伞房状,稀较少而排列成伞房状;花序梗长 4~17mm。总苞宽钟状或半球状,长 5~8mm,径 8~13mm;总苞片 5~7 层,多少开展,基部多少褐色,上部白色,外层长达总苞全长的 1/3,卵圆形,被绵毛,内层卵圆至长椭圆形,长 5mm,宽 2.5mm,在雄株宽达 3mm,顶端圆形或稍尖,最内层线状倒披针形,宽 0.5mm,有长达全长 3/4 的爪部。花托蜂窝状。雌株头状花序外围有多层雌花,中央有 3~20 雄花;雄株头状花全部有雄花或外围有极少数雌花。花冠长 3~5mm。冠毛较花冠稍长,在雌花细丝状;在雄花上部较粗厚,有

图 111 珠光香青

细锯齿。瘦果长椭圆形,长 0.7mm,有小腺点。花果期 8 ~ 11 月。

[分布] 产庄浪(水洛、通边)、华亭、平凉等地。生海拔 2100 ~ 3000m 的山坡草地、山沟、路边。

[采集加工] 夏季花苞初放时采挖,去净杂质、泥沙,鲜用或晒干。

[资源利用] 资源较丰富。未利用。

[性味功效] 苦、辛,凉。清热泻火,燥湿,驱虫。

[功能主治] (1)乳痈,可与蒲公英共捣烂,包敷;瘰疬疮毒,可配红玉簪根(去皮),捣烂外敷。

(2)痢疾,可同野棉花等份,水煎服。

(3)虫症,可单用煎服;或与仙鹤草、野花椒,同煎服。

煎服,9 ~ 30g。外用适量,捣敷;或研末调敷。

大叶野豌豆(《东北草本植物志》)

[异名] 假香大叶野豌豆、苕,假香野豌豆(《中国主要植物图说》),大叶草藤(东北、河北)。

[来源] 豆科野豌豆属植物大叶野豌豆 *Vicia pseudorobus* Fisch. et C. A. Mey. 的嫩茎叶(图 112)。

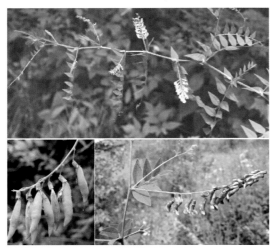

图 112 大叶野豌豆

[原植物] 多年生草本,高 50 ~ 150(~ 200)cm。根茎粗壮、木质化,须根发达,表皮黑褐色或黄褐色。茎直立或攀援,有棱,绿色或黄色,具黑褐斑,被微柔毛,老时渐脱落。偶数羽状复叶,长 2 ~ 17cm;顶端卷须发达,有 2 ~ 3 分支,托叶戟形,长 0.8 ~ 1.5cm,边缘齿裂;小叶 2 ~ 5 对,卵形,椭圆形或长圆披针形,长(2 ~) 3 ~ 6(~ 10)cm,宽 1.2 ~ 2.5cm,纸质或革质。先端圆或渐尖,有短尖头,基部圆或宽楔形,叶脉清晰,侧脉与中脉为 60°夹角,直达叶缘呈波形或齿状相联合,下面被疏柔毛。总状花序长于叶,长 4.5 ~ 1.5cm,花序轴单一,长于叶;花萼斜钟状,萼齿短,短三角形,长 1mm;花多,通常 15 ~ 30 朵,花长 1 ~ 2cm,紫色或蓝紫色,冀瓣、龙骨瓣与旗瓣近等长;子房无毛,胚珠 2 ~ 6,子房柄长,花柱上部四周被毛,柱头头状。荚果长圆形,扁平,长 2 ~ 3cm,宽 0.6 ~ 0.8cm,棕黄色。种子 2 ~ 6,扁圆形,直径约 0.3cm,棕黄色、棕红褐色至褐黄色,种脐灰白色,长相当于种子圆周 1/3。花期 6 ~ 9 月,果期 8 ~ 10 月。

[分布] 本市大部分地区均产。生海拔 800 ~ 2000m 的山地、灌丛或林中。

[采集加工] 7 ~ 9 月采收,除去杂质,晒干。

[资源利用] 资源较丰富。自采自用。

[性味功效] 甘,平。祛风除湿,活血止痛。

[功能主治] (1)风湿疼痛,可配菖蒲,煎水熏洗。

(2)阴囊湿疹,可同花椒、艾叶等,煎水熏洗。

(3)跌打肿痛,山野豌豆水煎服;或鲜品捣烂外敷。

煎服,6 ~ 15g,鲜品 30 ~ 45g。外用适量,煎水熏洗;或研末调敷。

大叶醉鱼草

[异名] 白壶子(武都)。

[来源] 马钱科醉鱼草属植物大叶醉鱼草 *Buddleja davidii* Franch 的枝叶或根皮(图 113)。

[原植物] 灌木,高 1 ~ 5m。小枝外展而下弯,

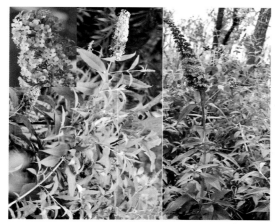

图 113　大叶醉鱼草

略呈四棱形;幼枝、叶片下面、叶柄和花序均密被灰白色星状短绒毛。叶对生,叶片膜质至薄纸质,狭卵形、狭椭圆形至卵状披针形,稀宽卵形,长 1 ~ 20cm,宽 0.3 ~ 7.5cm,顶端渐尖,基部宽楔形至钝,有时下延至叶柄基部,边缘具细锯齿,上面深绿色,被疏星状短柔毛,后变无毛;侧脉每边 9 ~ 14 条,上面扁平,下面微凸起;叶柄长 1 ~ 5mm;叶柄间具有 2 枚卵形或半圆形的托叶,有时托叶早落。总状或圆锥状聚伞花序,顶生,长 4 ~ 30cm,宽2 ~ 5mm;花梗长 0.5 ~ 5mm;小苞片线状披针形,长 2 ~ 5mm;花萼钟状,长 2 ~ 3mm,外面被星状短绒毛,后变无毛,内面无毛,花萼裂片披针形,长 1 ~ 2mm,膜质;花冠淡紫色,后变黄白色至白色,喉部橙黄色,芳香,长 7.5 ~ 14mm,外面被疏星状毛及鳞片,后变光滑无毛,花冠管细长,长 6 ~ 11mm,直径 1 ~

1.5mm,内面被星状短柔毛,花冠裂片近圆形,长和宽 1.5 ~ 3mm,内面无毛,边缘全缘或具不整齐的齿;雄蕊着生于花冠管内壁中部,花丝短,花药长圆形,长 0.8 ~ 1.2mm,基部心形;子房卵形,长 1.5 ~ 2mm,直径约 1mm,无毛,花柱圆柱形,长 0.5 ~ 1.5mm,无毛,柱头棍棒状,长约 1mm。蒴果狭椭圆形或狭卵形,长 5 ~ 9mm,直径 1.5 ~ 2mm,2 瓣裂,淡褐色,无毛,基部有宿存花萼;种子长椭圆形,长 2 ~ 4mm,直径约 0.5mm,两端具尖翅。花期 5 ~ 10 月,果期 9 ~ 12 月。

[分布]　产华亭(燕麦河)等地。生海拔 800 ~ 2200m 的山坡、沟边、灌丛中。

[采集加工]　枝叶夏、秋采收,鲜用或晒干;根皮春、秋采挖,洗净,剥取晒干。

[资源利用]　有资源。未利用。

[性味功效]　辛、微苦,温,有毒。祛风散寒,活血止痛,解毒,杀虫。

[功能主治]　(1)风寒咳嗽,可与款冬花、枇杷叶同用。

(2)脚癣,大叶醉鱼草叶,研末,加白矾少许,外擦患处。

(3)其他,用于风寒湿痹,跌打损伤,痈肿疮疖,妇女阴痒。

煎服,6 ~ 9g;或浸酒服。外用适量,煎水洗;或捣敷。

待宵草

[异名]　月见草,夜来香。

[来源]　柳叶菜科月见草属植物待宵草 *Oenothera stricta* Ledeb. et Link 的根(图 114)。

[原植物]　直立或外倾一年生或二年生草本,具主根;茎不分枝或自莲座状叶丛斜生出分枝,高 30 ~ 100cm,被曲柔毛与伸展长毛,上部还混生腺毛。基生叶狭椭圆形至倒线状披针形,长 10 ~ 15cm,宽 0.8 ~ 1.2cm,先端渐狭锐尖,基部楔形,边缘具远离浅齿,两面及边缘生曲柔毛与长柔毛;茎生叶无柄,绿色,长 6 ~ 10cm,宽 5 ~ 8mm,由下向上渐小,先端渐狭锐尖,基部心形,边缘每侧有 6 ~ 10

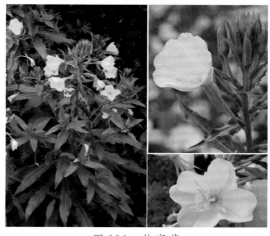

图 114　待宵草

枚齿突,两面被曲柔毛,中脉及边缘有长柔毛,侧脉不明显。花序穗状,花疏生茎及枝中部以上叶腋;苞片叶状,卵状披针形至狭卵形,长 2 ~ 3cm,宽 4 ~7mm,先端锐尖,基部心形,边缘疏生齿突或全缘,两面被曲柔毛与腺毛,中脉与边缘有长毛。花蕾绿色或黄绿色,直立,长圆形或披针形,长 1.5 ~3cm,径达 7mm,顶端具直立或叉开的萼齿,长 2 ~3mm,密被曲柔毛、腺毛与疏生长毛;花管长 2.5 ~4.5cm;萼片黄绿色,披针形,长 1.5 ~2.5cm,宽 4 ~6mm,开花时反折;花瓣黄色,基部具红斑,宽倒卵形,长 1.5 ~2.7cm,宽 1.2 ~2.2cm,先端微凹;花丝长 1.5 ~2cm,花药长 7 ~11mm,花粉约 50% 发育;子房长 1.3 ~2cm;花柱长 3.5 ~6.5cm,伸出花管部分长 1.5 ~2cm;柱头围以花药,裂片长 3 ~5mm,花粉直接授在裂片上。蒴果圆柱状,长 2.5 ~3.5cm,径 3 ~4mm,被曲柔毛与腺毛。种子在果内斜伸,宽椭圆状,无棱角,长 1.4 ~1.8mm,径 0.5 ~0.7mm,褐色,表面具整齐洼点。花期 4 ~10 月,果期 6 ~11 月。

[分布] 产泾川(回山)、华亭等地。原产南美洲。我国大部分地区均有栽培。

[采集加工] 秋季采挖,去净泥沙,晒干。用时切片。

[资源利用] 栽培花卉。未利用。

[性味功效] 辛、微苦,微寒。疏风清热,平肝明目,祛风除湿。

[功能主治] (1)风热感冒,可配叶、菊花等,水煎服。

(2)风湿筋骨疼痛,待宵草、筋骨草、水蜈蚣、野地瓜根等量,同煎服。

(3)其他,可用于咽喉肿痛,目赤,雀目等。

煎服,6 ~15g。

单穗升麻

[来源] 毛茛科升麻属植物单穗升麻 *Cimicifuga simplex* Wormsk. 的根状茎(图 115)。

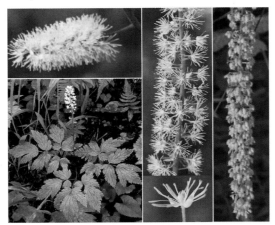

图 115 单穗升麻

[原植物] 根状茎粗壮,横走,外皮带黑色。茎单一,高 1 ~1.5m,直径 4 ~7mm,无毛。下部茎生叶有长柄,为二回至三回三出近羽状复叶;叶片卵状三角形,宽达 30cm;顶生小叶有柄,宽披针形至菱形,长 4.5 ~8.5cm,宽 2 ~5.5cm,常 3 深裂或浅裂,边缘有锯齿,侧生小叶通常无柄,狭斜卵形,比顶生小叶小,表面无毛,背面沿脉疏生白色长柔毛;叶柄长达 26cm;茎上部叶较小,一回至二回羽状三出。总状花序长达 35cm,不分枝或有时在基部有少数短分枝;苞片钻形,远较花梗为短;花梗长 5 ~8mm,和轴均密被灰色腺毛及柔毛;萼片宽椭圆形,长约 4mm;退化雄蕊椭圆形至宽椭圆形,顶端膜质,2 浅裂;花药黄白色,长约 1mm,花丝狭线形,长 5 ~8mm,中央有 1 脉;心皮 2 ~7 枚,密被灰色短绒毛,具柄。柄在近果期时延长。蓇葖长 7 ~9mm,宽 4 ~5mm,被贴伏的短柔毛,下面具长达 5mm 的柄;种子 4 ~8 粒,椭圆形,长约 3.5mm,四周被膜质翼状鳞翅。花期 8 ~9 月,果期 9 ~10 月。

[分布] 产华亭、崇信、平凉等地。生海拔 600 ~2300m 的山地草坡、灌丛草甸或河岸。

[采集加工] 秋末、冬初采挖,除去泥沙,割去茎秆,晒干或烘干后,摘掉须根。

[资源利用] 资源较丰富。自采自用。

[性味功效] 甘、辛、微苦,微寒。发表透疹,清热解毒,升举清阳。

[功能主治] 用于风热感冒,小儿麻疹,热毒斑疹,咽喉肿痛,痈肿疮疡,阳明头痛,久泄脱肛,崩漏,白带。

煎服,3 ~9g。

单叶青杞

[异名] 蜀羊泉(《神农本草经》)。

[来源] 茄科茄属植物单叶青杞 Solanum septemlobum Bunge var. subin tegrifolium C. Y. Wu et S. C. Huang 的地上部分(图116)。

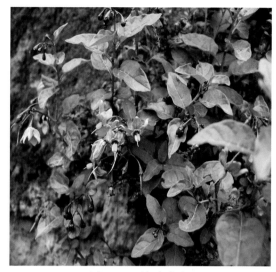

图116　单叶青杞

[原植物] 多年生直立草本,高约50cm。茎具棱角,多分枝。叶互生;叶柄长1~2cm;叶长卵形,长3~7cm,宽2~5cm,全缘或有浅裂。二歧聚伞花序,顶生或腋外生,总花梗长1~2.5cm,具微柔毛或近无毛,花梗纤细,长5~8mm,近无毛,基部具关节;萼小,杯状,直径约2mm,外面被疏柔毛,5裂,萼齿三角形,长不到1mm;花冠青紫色,直径约1cm,花冠筒隐于萼内,长约1mm,冠檐长约7mm,先端深5裂,裂片长圆形,长约5mm,开放时常向外反折;花丝长不及1mm,花药黄色,长圆形,长约4mm,顶孔向内;子房卵形,直径约1.5mm,花柱丝状,长约7mm,柱头头状,绿色。浆果近球状,熟时红色,直径约8mm;种子扁圆形,径2~3mm。花期夏秋间,果熟期秋末冬初。

[分布] 产平凉、华亭、静宁、庄浪等地。生海拔620~900m的山坡。

[采集加工] 夏、秋采割,除去杂质,洗净,切段,鲜用或晒干。

[资源利用] 资源较丰富。自采自用。

[性味功效] 苦,寒,小毒。清热解毒。

[功能主治] 用于咽喉肿痛,目赤昏花,疥癣瘙痒,腮腺炎,乳腺炎。

煎服,9~15g。外用适量,煎水熏洗;或捣敷。

当　药

[异名] 中国当药,淡味当药。

[来源] 龙胆科獐牙菜属植物北方獐牙菜 Swertia diluta (Turcz.) Benth. 的全草(图117)。

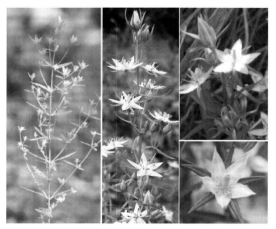

图117　北方獐牙菜

[原植物] 一年生草本,高20~70cm。根黄色。茎直立,四棱形,棱上具窄翅,基部直径2~4mm,多分枝,枝细瘦,斜升。叶无柄,线状披针形至线形,长10~45mm,宽1.5~9mm,两端渐狭,下面中脉明显突起。圆锥状复聚伞花序具多数花;花梗直立,四棱形,长至1.5cm;花5数,直径1~1.5cm;花萼绿色,长于或等于花冠,裂片线形,长6~12mm,先端锐尖,背面中脉明显;花冠浅蓝色,裂片椭圆状披针形,长6~11mm,先端急尖,基部有2个腺窝,腺窝窄矩圆形,沟状,周缘具长柔毛状流苏;花丝线形,长达6mm,花药狭矩圆形,长约1.6mm;子房无柄,椭圆状卵形至卵状披针形,花柱粗短,柱头2裂,裂片半圆形。蒴果卵形,长至1.2cm;种子深褐色,矩圆形,长0.6~0.8mm,表面具小瘤状突起。花果期8~10月。

[分布] 产静宁、庄浪、平凉等地。生海拔

1150～1480m 的山坡、林下、田边、谷地。

　　[采集加工] 7～10 月采收,除去杂质,洗净,鲜用或晒干。

　　[资源利用] 有资源。自采自用。

　　[性味功效] 苦,寒。清热解毒,利湿健胃。

　　[功能主治] (1)火眼,牙痛,口疮,可单用煎服;疮毒肿痛,鲜品捣烂外敷。

　　(2)黄疸型肝炎,痢疾,当药水煎服。

　　(3)消化不良,可单味煎服,或研末冲服。

　　煎服,6～15g;或研末服 1.5～3g。外用适量,鲜品捣敷;或捣汁外搽。

党　参

　　[异名] 纹党(文县),白条党(陇西)。

　　[来源] 桔梗科党参属植物党参 *Codonopsis pilosula* (Franch.) Nannf. 的根(图118)。

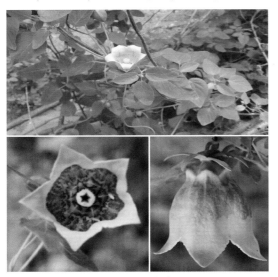

图 118　党参

　　[原植物] 茎基具多数瘤状茎痕,根常肥大呈纺锤状或纺锤状圆柱形,较少分枝或中部以下略有分枝,长 15～30cm,直径 1～3cm,表面灰黄色,上端 5～10cm 部分有细密环纹,而下部则疏生横长皮孔,肉质。茎缠绕,长 1～2m,直径 2～3mm,有多数分枝,侧枝 15～50cm,小枝 1～5cm,具叶,不育或先端着花,黄绿色或黄白色,无毛。叶在主茎及侧枝上的互生,在小枝上的近于对生,叶柄长 0.5～2.5cm,有疏短刺毛,叶片卵形或狭卵形,长 1～6.5cm,宽 0.8～5cm,端钝或微尖,基部近于心形,边缘具波状钝锯齿,分枝上叶片渐趋狭窄,叶基圆形或楔形,上面绿色,下面灰绿色,两面疏或密地被贴伏的长硬毛或柔毛,少数无毛。花单生于枝端,与叶柄互生或近于对生,有梗。花萼贴生至子房中部,筒部半球状,裂片宽披针形或狭矩圆形,长 1～2cm,宽 6～8mm,顶端钝或微尖,微波状或近于全缘,其间湾缺尖狭;花冠上位,阔钟状,长 1.8～2.3cm,直径 1.8～2.5cm,黄绿色,内面有明显紫斑,浅裂,裂片正三角形,端尖,全缘;花丝基部微扩大,长约 5mm,花药长形,长 5～6mm;柱头有白色刺毛。蒴果下部半球状,上部短圆锥状。种子多数,卵形,无翼,细小,棕黄色,光滑无毛。花果期 7～10 月。

　　[分布] 本市各地有栽培。生海拔 1500～3100m 的山地、林边及灌丛中。

　　[采集加工] 秋季采挖,洗净,晒 4～6 小时后,用绳捆起,揉搓使其紧实。如此经 3～4 次处理后,扎成小捆,放阴凉通风处干燥。药材商品有以下几种。

　　(1)纹党(栽培 3～4 年):根多单条顺直微弯,略呈圆柱形,偶有分枝多者呈纺锤形。长 15～45cm,直径 1～2.5cm。表面黄白或淡棕黄色,栓皮细稍有光泽,塌缩处呈纵皱状,根下部及分枝有纵皱纹。根头部有多数疣状突起的茎痕,茎痕顶端多呈凹下的圆点状,稀有突起;根头以下有较密环状横纹,直达全长一半以上,或达有分枝处。根之损伤处留有乳汁溢出的黑色或黑褐色痕迹。质硬带韧性,横断面稍平坦,偶有裂隙,皮部白色,木质部呈淡黄色圆心。气微香,味甜。

　　(2)白条党(栽培 1～2 年):根呈圆柱形,条顺直微弯,长 15～25cm,直径 0.4～0.8cm,表面黄白色。根头部有 4～6 个(稀有 3 以下 6 以上)疣状突起的茎痕,茎痕顶端呈圆点状,质柔润;根头以下有纵皱纹及散在的横长皮孔,全体少分枝,或有多在末端。质柔韧,断面稍平坦。皮部淡棕黄色,木质部呈淡黄白色圆心。气微,味甜。

（3）野党：根略呈圆柱形，稍弯。长12～35cm，直径0.8～2cm。表面灰黄色，栓皮粗糙，塌缩或扭曲，或有纵皱纹。根头部有多数疣状突起的茎痕，茎痕顶端呈凹下的圆点状；根头以下有致密的环状横纹，皮色稍深，向下渐疏色亦稍浅，一般达全长的2/5或1/2以上；根单一或有分支。根或小根断落处留有乳汁溢出的黑色痕迹。质稍硬略带韧性，断面不甚平整，有裂隙及放射状纹理，皮部外层黄白色，内层淡棕褐色，木质部黄白色。气香，味微甜。用时除去芦头及杂质，洗净，润透切厚片，干燥。生用或制后用。

［炮制］　米党参：取净米（党参100kg，米20kg）置锅内，用文火加热，喷淋清水少许至米粘贴锅上，候烟冒出时，倒入净党参片，轻轻翻炒至米呈焦黄色时，取出放凉，筛去焦米。

蜜党参：取炼蜜（党参100kg，炼蜜20kg）用开水稀释后，加入净党参片拌匀，闷透置锅内，用文火炒至表面黄棕色，不粘手时，取出放凉。

土炒党参：将灶心土粉（党参100kg，灶心土25kg）置锅内，炒至松散，倒入党参片，用中火炒至表面土黄色，闻到党参香气为度，取出，筛去土粉，放凉。

麸炒党参：先以武火将锅加热，撒入麸皮（党参100kg，麸皮20kg）。候冒烟时，倒入净党参片，拌抄至表面呈微黄色，取出，筛去麸皮，放凉。

酒党参：取净党参片用米酒（党参100kg，米酒12kg）拌匀，放置1小时，置锅内用文火炒干，取出放凉。

［资源利用］　资源丰富。自产自销。

［性味功效］　甘，平。健脾补肺，益气生津。

［功能主治］　党参功似人参而力弱，且性质平和，不燥不腻，临床常作为人参的代用品，被广泛用于原使用人参的方剂中。

（1）中气不足，脾胃虚弱，食少便溏，倦怠乏力，可用党参与白术、茯苓、炙甘草相配，如《太平惠民和剂局方》四君子汤；气虚发热，身热有汗，渴喜热饮，头痛恶寒，或气虚下陷，脱肛，子宫脱垂，久疟久痢，可配黄芪、当归（酒焙）、炙甘草、陈皮、升麻、柴胡、白术，水煎服，如《脾胃论》补中益气汤。

（2）气血两虚，头晕心悸，面黄唇淡，神疲乏力，可用前四君子汤与酒当归、川芎、白芍、熟地黄相伍，加姜、枣煎服，如《正体类要》八珍汤；若男子兼见虚劳遗精，妇女经漏，则八珍汤再加黄芪、肉桂，同煎服，如《医学发明》十全大补汤。

（3）心脾两虚，多梦易惊，心悸健忘，神疲食少，或脾虚气弱，不能统血，所见崩漏经带，可用党参、黄芪、白术、炙甘草、木香，益气健脾以资化源，当归、龙眼肉、枣仁、茯神、远志，养血以益心神，如《济生方》归脾汤。

（4）服寒凉峻剂，损伤脾胃，致口舌生疮，炒党参、炙黄芪、茯苓、白芍、甘草，水煎温服，如《喉科紫珍集》参芪安胃散。

煎服，6～15g；或熬膏，入丸、散服。生津养血宜生用；补脾益肺宜炙用。实证者和热证者忌服。

倒卵叶五加

［来源］　五加科五加属植物倒卵叶五加 *Acanthopanax obovatus* Hoo 的根皮（图119）。

［原植物］　直立灌木；小枝无毛，节上有刺1～2个；刺细长，下弯，基部不膨大。叶有5小叶，在长枝上互生，在短枝上簇生；叶柄细长，长2.5～5cm，有时枝上部的近于无柄，无毛，无刺；小叶片纸质，倒卵形，先端尖，基部楔形，长2.5～5cm，宽1.5～2cm，两面均无毛，下面黄绿色或灰白色，边缘近全缘或先端有数个锯齿，侧脉约4对，不甚明显，网脉上面下陷，明显，下面不明显；无小叶柄或几无

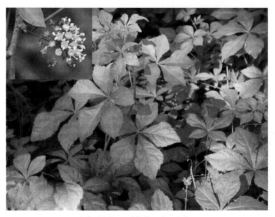

图119　倒卵叶五加

小叶柄。伞形花序 1 ~ 2 个或几个顶生在长枝上或短枝上,直径 3 ~ 4cm,有花多数;总花梗长 2 ~ 6cm,无毛;花梗细长,长 1.5cm,无毛;萼无毛,边缘有 5 小齿;花瓣 5,三角状卵形,先端尖,无毛,长约 2mm,开花时反曲;雄蕊 5,花丝长约 2mm;子房 5 室;花柱全部合生成柱状,长约 0.6mm。果实椭圆状卵球形,长 5mm,宽 4mm,有 5 棱,宿存花柱长 1.5mm。花期 7 ~ 8 月,果期 9 ~ 10 月。

本种外形和五加 *Acanthopanax gracilistylus* W. W. Smith 及异株五加 *Acanthopanax sieboldianus* Makino 相似,但五加伞形花序腋生,较小,子房 2 室,花柱 2,离生;异株五加花单性异株,花柱 5,非全部合生。

[分布] 产灵台(新集)、华亭(土谷堆)、平凉(崆峒山、太统山)、崇信。生海拔 1000 ~ 2000m 的灌丛和山坡路边。

[采集加工] 夏、秋采挖,洗净,剥取根皮,晒干,或切丝晒干。生用。

[资源利用] 资源较丰富。自产自销。

[性味功效] 辛、苦,温。祛风湿,补肝肾,强筋骨,活血脉。

[功能主治] (1)风湿痹痛,四肢拘挛,可与当归、牛膝同用,如《外科大成》五加皮酒;亦可配羌活、独活、威灵仙等。

(2)肝肾不足,筋骨痿软,小儿迟行,常与龟板、牛膝、木瓜同用,如《保婴撮要》五加皮散;肝肾虚亏,寒湿腰腿痛,可配杜仲、续断、桑寄生、牛膝等,以补肝肾,强筋骨,祛寒湿。

(3)跌打损伤,常配续断、骨碎补、威灵仙等活血理伤止痛药,如《外科大成》五加四灵散。

(4)皮肤水肿,小便不利,可与陈皮、大腹皮、茯苓皮等同用,如五皮饮;脚气肿痛,可配木瓜、土茯苓、吴茱萸等,以利湿解毒,消肿止痛;阴囊水肿,五加皮与地骷髅同煎服。

煎服,6 ~ 9g;浸酒或入丸、散服。外用适量,煎水熏洗或研末敷。阴虚火旺者忌服。

注 五加叶:辛,平。散风除湿,活血止痛,清热解毒。用于皮肤风湿,跌打肿痛,疝痛,丹毒。

煎服,6 ~ 15g;或研末,或浸酒服;外用适量,研末敷,或鲜品捣敷。

灯台七

[异名] 蚤休(《神农本草经》),灯蓝七,两层楼。

[来源] 百合科重楼属植物狭叶重楼 *Paris polyphylla* Sm. var. *stenophylla* Franch、宽叶重楼 *Paris polyphylla* Sm. var. *latifolia* Wang et Chang 的根状茎(图 120)。

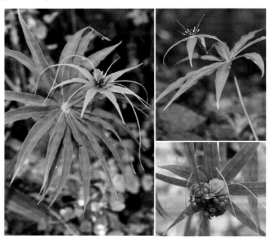

图 120 - 1　狭叶重楼

[原植物] (1)狭叶重楼(变种):植株高 35 ~ 100cm,无毛;根状茎粗厚,直径达 1 ~ 2.5cm,外面棕褐色,密生多数环节和许多须根。茎通常带紫红色,直径(0.8 ~)1 ~ 1.5cm,基部有灰白色干膜质的鞘 1 ~ 3 枚。叶(5 ~)7 ~ 10 枚,矩圆形、椭圆形或倒卵状披针形,长 7 ~ 15cm,宽 2.5 ~ 5cm,先端短尖或渐尖,基部圆形或宽楔形;叶柄明显,长 2 ~ 6cm,带紫红色。花梗长 5 ~ 16(~ 30)cm;外轮花被片绿色,(3 ~)4 ~ 6 枚,狭卵状披针形,长(3 ~)4.5 ~ 7cm;内轮花被片狭条形,通常比外轮长;雄蕊 8 ~ 12 枚,花药短,长 5 ~ 8mm,与花丝近等长或稍长,药隔突出部分长 0.5 ~ 1(~ 2)mm;子房近球形,具棱,顶端具一盘状花柱基,花柱粗短,具 4 ~ 5 分枝。蒴果紫色,直径 1.5 ~ 2.5cm,3 ~ 6 瓣裂开。种子多数,具鲜红色多浆汁的外种皮。花期 4 ~ 7 月,果期 8 ~ 11 月。

(2)宽叶重楼(变种):植株高 35 ~ 100cm,无毛;根状茎粗厚,直径达 1～2.5cm,外面棕褐色,密生多数环节和许多须根。茎通常带紫红色,直径(0.8～)1～1.5cm,基部有灰白色干膜质的鞘1～3枚。叶(5～)7～10 枚,矩圆形、椭圆形或倒卵状披针形,长 7～15cm,宽 2.5～5cm,先端短尖或渐尖,基部圆形或宽楔形;叶柄明显,长 2～6cm,带紫红色。花梗长 5～16(～30)cm;外轮花被片绿色,(3～)4～6枚,狭卵状披针形,长(3～)4.5～7cm;内轮花被片狭条形,通常比外轮长;雄蕊 8～12 枚,花药短,长 5～8mm,与花丝近等长或稍长,药隔突出部分长 0.5～1(～2)mm;子房近球形,具棱,顶端具一盘状花柱基,花柱粗短,具4～5分枝。蒴果

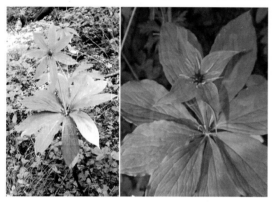

图 120－2　宽叶重楼

紫色,直径 1.5～2.5cm,3～6 瓣裂开。种子多数,具鲜红色多浆汁的外种皮。花期 4～7 月,果期8～11月。

[分布]　(1)狭叶重楼(变种):产庄浪、华亭、平凉等地。生海拔 1000～2700m 的林下或草丛阴湿处。

(2)宽叶重楼(变种):产庄浪、华亭、平凉等地。生海拔 1000～2300m 的山坡林下。

[采集加工]　秋季采挖,干燥,摘去粗皮、须根。

[资源利用]　有资源。自产自销。

[性味功效]　苦,微寒,小毒。清热解毒,消肿止痛,平肝定惊。

[功能主治]　(1)痈疮疔毒,红肿热痛,可单用;或配金银花、黄连、赤芍、甘草等,如《外科全生集》夺命丹。

(2)肝热抽搐,单味研末服;或与钩藤、蝉蜕、全蝎等同用,以增清热平肝,息风止痉之效。

(3)其他,可用于咽肿喉痹,跌打伤痛,蛇虫咬伤。

煎服,3～9g;研末服,每次 1～3g。外用适量,磨汁涂;研末调敷;或鲜品捣敷。

虚寒证,阴证外疡者及孕妇忌服。

地八角

[异名]　不丹黄芪。

[来源]　豆科黄芪属植物地八角 *Astragalus bhotanensis* Baker 的全草(图121)。

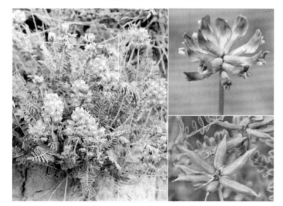

图 121　地八角

[原植物]　多年生草本。茎直立,匍或斜上,长 30～100cm,疏被白色毛或无毛。羽状复叶有

19～29小叶,长 8～26cm;叶轴疏被白色毛;叶柄短;托叶卵状披针形,离生,基部与叶柄贴生,长4～5mm;小叶对生,倒卵形或倒卵状椭圆形,长 6～23mm,宽 4～11mm 先端钝有小尖头,基部楔形,表面无毛,背面被白色伏贴毛。总状花序头状,花多数;总花梗粗壮长不及叶的1/2,疏被白毛;苞片宽披针形;小苞片较苞片短,被白色短柔毛;花两性,两侧对称;花萼管状,长约 10mm,萼齿与萼筒等长,疏被白色长柔毛;花冠红紫色、紫色、灰蓝色、白色或淡黄色,旗瓣倒披针形,先端微凹,有时钝圆,瓣柄不明显,翼瓣长 9mm,瓣片狭椭圆形,较瓣柄长,龙骨瓣长 8～9mm,瓣柄较瓣片短;雄蕊 10,二体(9)＋1,花药同型子房上位,无柄。荚果圆筒形,长 20～25mm,宽 5～7mm,无毛,直立,背腹两面稍扁,黑色或褐色,无果颈,假 2 室。种子多数,棕褐

色。花期3~8月,果期8~10月。

[分布] 本市大部分地区均产。生海拔600~2800m的山坡、山沟、河滩、田边、阴湿处及灌丛下。

[采集加工] 夏、秋采收,除去杂质,洗净,切碎晒干。

[资源利用] 有资源。未利用。

[性味功效] 苦,凉。清热解毒,利尿止泻。

[功能主治] 用于咽喉肿痛,咳嗽,麻疹,浮肿,泄泻,痢疾,牙痛,口鼻出血。

煎服,9~15g。

地 耳

[异名] 地木耳,地见皮,地踏菜,地软,地皮菜,野木耳,地钱要,岩衣,也有人称为天仙菜、绿菜等。

[来源] 蓝藻门念珠藻科植物普通念珠藻 *Nostoc commune* Vauch 的藻体(图122)。

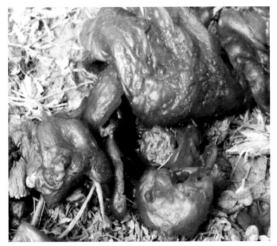

图122 地耳

[原植物] 地耳是念珠藻属的一种,藻体自由生长,最初为球形,其后扩展成片状,大可达10cm,状如胶质皮膜,周边部分较牢固,褶叠或波状,颜色为暗橄榄色、茶褐色、极少为鲜蓝绿色,干后呈黑褐色或黑色。藻丝卷曲,仅在群体周缘的藻丝有明显的胶鞘,黄褐色,厚而有层理,并在横隔处收缩。细胞为短腰鼓形或近球形,宽4.5~6μm,长略大于宽,橄榄绿色。异形胞球形,宽7μm。孢子少见,比营养细胞大,卵球形,宽6.5μm,长7~9μm,胞壁平滑无色。

[分布] 本市各地均产,分布于河滩沙石地或荒坡野岭中。

[采集加工] 秋、冬采收,除去杂质,洗净,晒干。

[资源利用] 资源丰富。自产自销。

[性味归经] 甘,凉。入肝经。

[功能主治] 清热明目,收敛益气。主治目赤红肿,夜盲,烫火伤,久痢,脱肛等病症。

地肤子

[异名] 地麦(《名医别录》),白地草(《本草纲目》),扫帚菜。

[来源] 藜科地肤属植物地肤 *Kochia scoparia* (L.) Schrad. 的成熟果实(图123)。

[原植物] 一年生草本,高50~100cm。根略呈纺锤形。茎直立,圆柱状,淡绿色或带紫红色,有多数条棱,稍有短柔毛或下部几无毛;分枝稀疏,斜上。叶为平面叶,披针形或条状披针形,长2~5cm,宽3~7mm,无毛或稍有毛,先端短渐尖,基部渐狭入短柄,通常有3条明显的主脉,边缘有疏生的锈色绢状缘毛;茎上部叶较小,无柄,1脉。花两性或雌性,通常1~3个生于上部叶腋,构成疏穗状圆锥状花序,花下有时有锈色长柔毛;花被近球形,

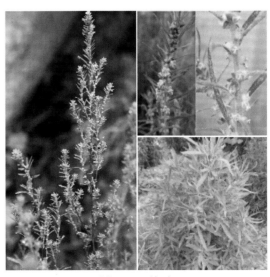

图123 地肤

淡绿色,花被裂片近三角形,无毛或先端稍有毛;翅端附属物三角形至倒卵形,有时近扇形,膜质,脉不很明显,边缘微波状或具缺刻;花丝丝状,花药淡黄色;柱头2,丝状,紫褐色,花柱极短。胞果扁球形,果皮膜质,与种子离生。种子卵形,黑褐色,长1.5~2mm,稍有光泽;胚环形,胚乳块状。花期6~9月,果期7~10月。

[分布]　本市各地野生或栽培。生海拔2000m以下的荒地、田边或路旁。

[采集加工]　秋季果实成熟时割取植株,晒干,打下果实,除去杂质。生用。

[资源利用]　资源丰富。自产自销。

[性味功效]　辛、苦,寒。清热利湿,祛风止痒。

[功能主治]　(1)膀胱湿热,小便涩痛,常配通草、瞿麦、冬葵子、知母、黄芩、猪苓、枳实、升麻、海藻,如《千金要方》地肤子汤;砂石淋痛,可与石韦、金钱草、海金沙等同用。

(2)皮肤湿疹,可配苦参、白藓皮、防风、蝉蜕等,煎服,湿甚加苍术、黄柏,血虚配生地黄、赤芍;亦可与白藓皮、白矾同煎熏洗。

(3)湿热带下,可配黄柏、苍术、泽泻、车前草等,煎服;阴部湿痒,再加蛇床子、苦参,并花椒少许,煎水熏洗。

(4)水肿,小便不利,每与浮萍、木贼、桑白皮等同用;阴虚血亏,小便不利,常配熟地黄、生龟板、生杭芍,如《衷中参西录》济阴汤。

煎服,6~15g;或入丸、散服。外用适量,煎水洗。内无湿热,小便过多者忌服。

附:地肤苗（《名医别录》）

[来源]　藜科地肤属植物地肤 *Kochia scoparia* (L.) Schrad. 的嫩茎叶。

[采集加工]　夏、秋开花时割取,除去杂质、泥沙,晒干。

[资源利用]　资源丰富。自采自用。

[性味功效]　苦,寒。清热解毒,利尿通淋。

[功能主治]　(1)下焦湿热,小便频数热痛,地肤苗较大剂量,煎服。

(2)妊娠子淋,可配大黄、知母、黄芩、猪苓、芍药、通草、甘草,如《外台秘要》地肤大黄汤。

(3)小儿疳积,地肤苗煎服。

煎服,30~90g。外用适量,煎水洗。

地　黄

[异名]　地髓（《神农本草经》）,芑（《名医别录》）,狗奶子（《植物名实图考》）。

[来源]　玄参科地黄属植物地黄 *Rehmannia glutinosa* (Gaert.) Libosch. ex Fisch. 的根状茎（图124）。

[原植物]　体高10~30cm,密被灰白色多细胞长柔毛和腺毛。根茎肉质,鲜时黄色,在栽培条件下,直径可达5.5cm,茎紫红色。叶通常在茎基部集成莲座状,向上则强烈缩小成苞片,或逐渐缩小而在茎上互生;叶片卵形至长椭圆形,上面绿色,下面略带紫色或呈紫红色,长2~13cm,宽1~6cm,边缘具不规则圆齿或钝锯齿以至牙齿;基部渐狭成柄,叶脉在上面凹陷,下面隆起。花梗长0.5~3cm,细弱,弯曲而后上升,花在茎顶部略排列

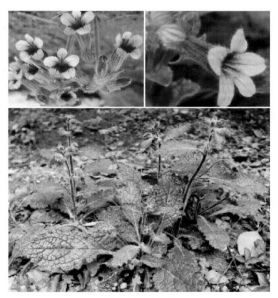

图124　地黄

成总状花序,或几全部单生叶腋而分散在茎上;萼长1~1.5cm,密被多细胞长柔毛和白色长毛,具10条隆起的脉;萼齿5枚,矩圆状披针形或卵状披针形或多少三角形,长0.5~0.6cm,宽0.2~0.3cm,稀前方2枚各又开裂而使萼齿总数达7枚之多;花冠长3~4.5cm;花冠筒多少弓曲,外面紫红色,被多细胞长柔毛;花冠裂片,5枚,先端钝或微凹,内面黄紫色,外面紫红色,两面均被多细胞长柔毛,长5~7mm,宽4~10mm;雄蕊4枚;药室矩圆形,长2.5mm,宽1.5mm,基部叉开,而使两药室常排成一直线,子房幼时2室,老时因隔膜撕裂而成一室,无毛;花柱顶部扩大成2枚片状柱头。蒴果卵形至长卵形,长1~1.5cm。花果期4~7月。

[分布] 产本市大部分地区,野生或栽培。生海拔900~1000m的山脚石缝或砂质土壤中。

[采集加工] 10~11月来挖,除去茎叶、芦头及须根,洗净,为鲜地黄、鲜生地;继用无烟火烘炕,日翻动1~2次,当块根变软,外皮变硬,里面变黑,取出堆放1~2日,至回潮后炕干,称干地黄、生地黄;取净干地黄,置容器内蒸至黑润,取出晒至八成干,切片干燥,或取净干地黄,置适宜容器内,加黄酒(干地黄100kg,黄酒50kg),盖严。隔水蒸至酒被吸尽,取出晒至外皮黏液稍干时,切片晒干,谓熟地黄、熟地黄。

[资源利用] 野生品,未利用。栽培品,自产自销。

[性味功效] 鲜生地(《本草便读》):甘、苦、寒,清热凉血,生津润燥;生地黄(《本草图经》):甘、苦、微寒,滋阴清热,凉血补血;熟地黄(《景岳全书》):甘、温,补血滋阴,益精填髓。

[功能主治] (1)热病壮热烦渴,伤阴潮热,可用鲜生地绞汁服,或与麦冬汁、蜂蜜同服。高热神昏,斑疹隐隐,鲜生地配金银花、犀角、玄参、竹叶、连翘、黄连、丹参、麦冬,水煎服,以清热解毒,凉血滋阴,如《温病条辨》清营汤。

(2)热病津伤,余热未尽,夜热早凉,生地黄与知母、青蒿、牡丹皮、鳖甲同用,如青蒿鳖甲汤。温病阴亏,手足心热,脉虚大,生地黄配麦冬、阿胶、炙甘草、麻仁、白芍,以滋阴复脉,如《温病条辨》加减复脉汤。

(3)血虚萎黄,心悸眩晕,熟地黄与当归、白芍、川芎同用,如四物汤。气血两虚,神疲面黄,熟地黄配人参、白术、当归、白芍、茯苓、炙甘草,如八珍汤。

(4)肾阴不足,腰膝酸软,熟地黄与山药、牡丹皮、山萸肉、茯苓、泽泻同用,如六味地黄丸;肾阳不足,阳痿遗精,再加配附子、肉桂温阳药,如桂附地黄丸。

煎服,鲜地黄9~30g,捣汁或熬膏服;生地黄9~15g,熬膏或入丸、散服;熟地黄9~30g,或入丸、散,或熬膏,或浸酒服。脾胃虚弱,气滞痰多,腹满便溏者均忌服。

地 椒

[异名] 地花椒,里香,百里香(甘肃临夏),地姜(甘肃镇原),千里香(甘肃天水,山西武宁),地椒叶(陕西靖边、安塞、子洲),地角花(河北)。

[来源] 唇形科百里香属植物百里香 *Thymus mongolicus* Ronn. 的地上部分(图125)。

[原植物] 半灌木。茎多数,匍匐或上升;不育枝从茎的末端或基部生出,匍匐或上升,被短柔毛;花枝高(1.5~)2~10cm,在花序下密被向下曲或稍平展的疏柔毛,下部毛变短而疏,具2~4叶对,基部有脱落的先出叶。叶为卵圆形,长4~10mm,宽2~4.5mm,先端钝或稍锐尖,基部楔形或

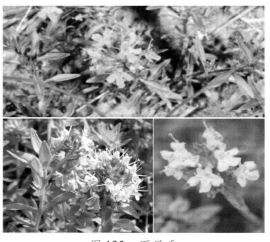

图125 百里香

渐狭,全缘或稀有 1～2 对小锯齿,两面无毛,侧脉 2～3 对,在下面微突起,腺点多少有些明显,叶柄明显,茎下部的叶柄长约为叶片 1/2,在上部则较短;苞叶与叶同形,边缘在下部 1/3 具缘毛。花序头状,多花或少花,花具短梗。花萼管状钟形或狭钟形,长 4～4.5mm,下部被疏柔毛,上部近无毛,下唇较上唇长或与上唇近相等,上唇齿短,齿不超过上唇全长 1/3,三角形,具缘毛或无毛。花冠紫红、紫或淡紫、粉红色,长 6.5～8mm,被疏短柔毛,冠筒伸长,长 4～5mm,向上稍增大。小坚果近圆形或卵圆形,压扁状,光滑。花期 7～8 月。

[分布]　本市各地均产。生海拔 1100～3600m 的多石山地、斜坡、山谷、山沟、路旁杂草丛中。

[采集加工]　6～7 月枝叶茂盛时采收,除去杂质,鲜用或阴干。生用。

[资源利用]　资源较丰富。自采自用。

[性味功效]　辛,平,小毒。祛风止咳,和胃止呕,行气止痛。

[功能主治]　(1)预防中暑,可单用,开水浸泡代茶饮。

(2)百日咳,咽喉肿痛,可配三颗针、车前草等,水煎服。

(3)不思饮食,泄泻,可与滑石、甘草、麦芽等同煎服;烦热呕吐,可配薄荷、生姜等,煎服。

(4)痈疮肿痛,湿疹,皮肤瘙痒,地椒、蒲公英,水煎外洗。

煎服,9～12g;或研末,或浸酒服。外用适量,研末撒;或煎水洗。

地锦草

[异名]　血见愁(《本草纲目》),地锦(《本草纲目拾遗》),奶花草(《植物名实图考》),雀盖头。

[来源]　大戟科大戟属植物地锦草 *Euphorbia humifusa* Willd. 的全草(图 126)。

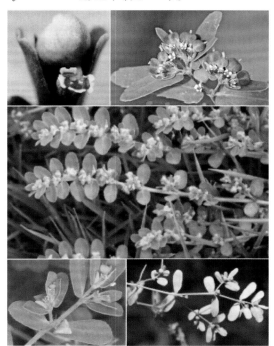

图 126　地锦草

[原植物]　一年生草本。根纤细,长 10～18cm,直径 2～3mm,常不分枝。茎匍匐,自基部以上多分枝,偶尔先端斜向上伸展,基部常红色或淡红色,长达 20(～30)cm,直径 1～3mm,被柔毛或疏柔毛。叶对生,矩圆形或椭圆形,长 5～10mm,宽 3～6mm,先端钝圆,基部偏斜,略渐狭,边缘常于中部以上具细锯齿;叶面绿色,叶背淡绿色,有时淡红色,两面被疏柔毛;叶柄极短,长 1～2mm。花序单生于叶腋,基部具 1～3mm 的短柄;总苞陀螺状,高与直径各约 1mm,边缘 4 裂,裂片三角形;腺体 4,矩圆形,边缘具白色或淡红色附属物。雄花数枚,近与总苞边缘等长;雌花 1 枚,子房柄伸出至总苞边缘;子房三棱状卵形,光滑无毛;花柱 3,分离;柱头 2 裂。蒴果三棱状卵球形,长约 2mm,直径约 2.2mm,成熟时分裂为 3 个分果爿,花柱宿存。种子三棱状卵球形,长约 1.3mm,直径约 0.9mm,灰色,每个棱面无横沟,无种阜。花果期 5～10 月。

[分布]　本市各地区均产。生海拔 600～1000m 的山区荒地、农田或路旁。

[采集加工]　夏、秋采收,除去杂质,洗净,晒干。切段,生用。

[资源利用]　资源较丰富,自采自用。

[性味功效]　辛,平。清热解毒,利湿退黄,活血止血。

[功能主治]　(1)湿热泻痢,大便脓血,可单用煎服,或与马齿苋、黄连、黄柏等同用;湿热黄疸,

可配茵陈、栀子等煎服；湿热下注，小便淋沥涩痛，单用或与白茅根、车前草等清热利尿药同用。

（2）血热吐血，衄血，可配生地黄、藕节、牡丹皮等；便血，痔血，可与地榆、槐花等同用；崩漏，可配小蓟、蒲黄、茜草等。

（3）其他，可用于乳汁不下，跌打肿痛，热毒疮疡，细菌性痢疾，小儿腹泻，钩蚴性皮炎等。

煎服，9～15g，鲜品加倍；或入散剂服。外用适量，鲜品捣敷；或干品研末撒。

地 钱

[来源] 地钱科地钱属植物地钱 *Marchantia polymorpha* L. 的叶状体（图127）。

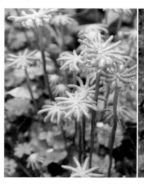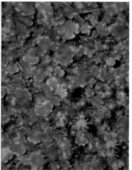

图127 地钱

[原植物] 叶状体扁平，阔带状，多回二歧分叉，淡绿色或深绿色，长5～10cm，宽1～2cm，边缘呈波曲状，背面具六角形、整齐排列的气室分隔，每室中央具1个气孔，孔口烟突型，孔边细胞4列，呈"十"字形排列，气室内具多数直立的营养丝，下部的基本组织由12～20层细胞构成，腹面具紫色鳞片及平滑和带有花纹的两种假根。雌雄异株；雄托圆盘状，波状浅裂成7～8瓣，精子器生于托的背面，托柄长约2cm；雌托扁平，深裂成9～11个指状瓣。孢蒴着生于托的腹面；托柄长约6cm。叶状体背面前端往往具杯状的无性芽孢杯。

[分布] 产本市各地。生阴湿的土坡和岩石上。全国各地均有分布。

[采集加工] 夏、秋采收，除去杂质，洗净，鲜用或晒干。

[资源利用] 有资源。未利用。

[性味功效] 淡，凉。清热利湿，解毒敛疮。

[功能主治]（1）黄疸，可单用煎服。

（2）疮疖肿毒，鲜品洗净捣烂，加糖或甜酒少许和匀敷；多年烂脚疮，地钱焙干、血余炭等份，共研末，菜油调敷。

（3）烫伤及癣，地钱焙干研末，茶油调敷；刀伤，地钱捣绒包伤处。

（4）毒蛇咬伤，鲜品捣烂敷患处；另用雄黄、白芷，共研细粉，白酒送服。

煎服，6～15g；或入丸、散服。外用适量，捣敷；或研末调敷。

地梢瓜

[异名] 女青（《新修本草》），落瓜瓜，沙奶草。

[来源] 萝藦科鹅绒藤属植物地梢瓜 *Cynanchum thesioides*（Freyn）K. Schum 的全草或果实（图128）。

[原植物] 多年生草本，含乳汁，密被短柔毛。地下茎单轴横生，自基部多分枝。叶对生或近对生，条形或条状披针形，长3～5cm，宽2～5mm，先端尖，基部稍狭，边缘常反卷，有短柄，叶下面中脉凸起。伞形聚伞花序腋生；花萼5深裂，外面被柔毛；花冠绿白色，辐状，裂片5枚；副花冠杯状，裂片

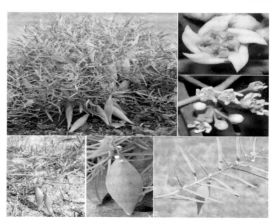

图128 地梢瓜

三角状披针形,渐尖,高过药隔的膜片;雄蕊5,花药密接于柱头;花粉块矩圆形,下垂;子房上位,由2离生心皮组成,花柱2,合生,基部膨大。蓇葖纺锤形,先端渐尖,中部膨大,长5~6cm,直径2cm。种子扁平,暗褐色,长约8mm,顶端具长约2cm的白色绢质种毛。花期5~8月,果期8~10月。

[分布] 本市各地区均产。生海拔800~2400m的山坡、沙丘、荒地、田地。

[采集加工] 夏、秋采收,除去杂质,洗净,晒干。

[资源利用] 有资源。自采自用。

[性味功效] 甘,凉。清虚火,益气,生津,下乳。

[功能主治] (1)咽喉痛,本品单味,水煎服,或鲜果嚼服。

(2)气血亏虚,地梢瓜全草,土黄芪,水煎服。

(3)乳汁不下,地梢瓜(带果),水煎服。

地 榆

[异名] 酸赭(《名医别录》)。

[来源] 蔷薇科地榆属植物地榆 *Sanguisorba officinalis* L.、长叶地榆 *Sanguisorba officinalis* L. var. *longifolia* (Bertol). Yu et Li 的根(图129)。

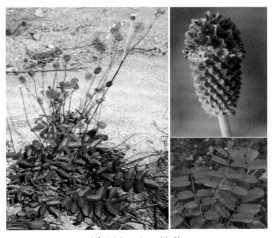

图129-1 地榆

[原植物] (1)地榆:多年生草本,高30~120cm。根粗壮,多呈纺锤形,稀圆柱形,表面棕褐色或紫褐色,有纵皱及横裂纹,横切面黄白或紫红色,较平正。茎直立,有棱,无毛或基部有稀疏腺毛。基生叶为羽状复叶,有小叶4~6对,叶柄无毛或基部有稀疏腺毛;小叶片有短柄,卵形或长圆状卵形,长1~7cm,宽0.5~3cm,顶端圆钝,稀急尖,基部心形至浅心形,边缘有多数粗大圆钝稀急尖的锯齿,两面绿色,无毛;茎生叶较少,小叶片有短柄至几无柄,长圆形至长圆披针形,狭长,基部微心形至圆形,顶端急尖;基生叶托叶膜质,褐色,外面无毛或被稀疏腺毛,茎生叶托叶大,草质,半卵形,外侧边缘有尖锐锯齿。穗状花序椭圆形,圆柱形或卵球

形,直立,通常长1~3(~4)cm,横径0.5~1cm,从花序顶端向下开放,花序梗光滑或偶有稀疏腺毛;苞片膜质,披针形,顶端渐尖至尾尖,比萼片短或近等长,背面及边缘有柔毛;萼片4枚,紫红色,椭圆形至宽卵形,背面被疏柔毛,中央微有纵棱脊,顶端常具短尖头;雄蕊4枚,花丝丝状,不扩大,与萼片近等长或稍短;子房外面无毛或基部微被毛,柱头顶端扩大,盘形,边缘具流苏状乳头。果实包藏在宿存萼筒内,外面有4棱。花果期7~10月。

(2)长叶地榆:本变种与正种的主要区别在于基生叶小叶带状长圆形至带状披针形,基部微心形,圆形至宽楔形,茎生叶较多,与基生叶相似,但更长而狭窄;花穗长圆柱形,长2~6cm,直径通常0.5~1cm,雄蕊与萼片近等长。花果期8~11月。

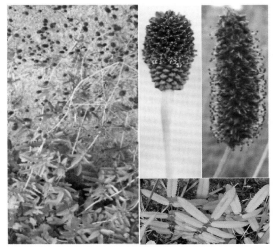

图129-2 长叶地榆

[分布] 产本市各地。生海拔600~2500m的草原、草甸、山坡、草地、灌丛中或疏林下。

[采集加工] 春季将发芽时或秋季植株枯萎后采挖,除去茎叶及须根,洗净,晒干;或趁鲜切片,晒干。生用或炒炭用。

[炮制] 地榆炭:取净地榆片置热锅内,用武火炒至表面焦黑色,内部棕褐色喷淋清水少许,熄灭火星,取出晾干。

[资源利用] 资源丰富。自产自销。

[性味功效] 苦、酸、涩,微寒。凉血止血,解毒敛疮。

[功能主治] (1)结阴便血,腹痛不已,可与炙甘草、砂仁同用,如《杂病源流犀烛》地榆甘草汤;大肠火盛,下血便秘,肛门痛痒,常与槐角、黄芩、当归、生地黄、大黄、枳壳、槐花、赤芍、防风、荆芥穗同用,如《甘肃省药品标准》地榆槐角丸。

(2)血痢不止,可与甘草同用,如《圣济总录》地榆散;湿热血痢,日久不愈,常配当归、黄连、乌梅、阿胶、木香、诃子,如《证治准绳》地榆丸。

(3)血热崩漏,可配生地黄、黄芩、牡丹皮、白芍、莲房、炒蒲黄、赤石脂等,如傅青主凉血止崩汤;胎漏不止,可与阿胶、乌贼骨、炮姜、炒当归、龙骨、川芎、炒艾叶、白术、蒲黄、熟地黄同用,如《太平圣惠方》地榆散。

煎服,6~15g;或入丸、散服。外用适量,研末涂敷。脾胃虚寒,冷痢泄泻,血虚有瘀者慎服。

注 地榆叶:苦、微寒。清热解毒。用于热病发热,疮疡肿痛。煎服或泡茶,3~9g;外用适量,鲜品捣敷。

棣棠花 (《植物名实图考》)

[来源] 蔷薇科棣棠花属植物棣棠花 *Kerria japonica* (L.) DC. 的花或枝叶(图130)。

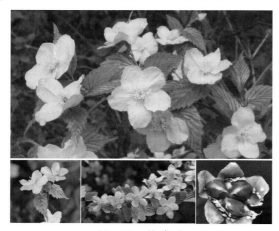
图 130 棣棠花

[原植物] 落叶灌木,高1~2m。小枝绿色,无毛,微拱曲,嫩枝有棱角,老枝圆柱形,绿褐色。叶互生,三角状卵形或卵圆形,长3~7cm,宽2~3.5cm。先端长渐尖,基部圆形、截形或微心形,边缘有尖锐重锯齿,两面绿色,表面无毛或有稀疏柔毛,背面沿脉或脉腋有柔毛;叶柄长5~10mm,无毛,托叶钻形,膜质,有缘毛,早落。花两性,单生于当年生侧枝顶端,花梗长1~2.5cm,无毛;花直径3~4.5cm;萼筒短,碟形,萼片5,卵状三角形或椭圆形,长约5mm,全缘,两面无毛,先端急尖,有小尖头,果时宿存;花瓣长圆形或近圆形,长1.8~2.5cm,先端微凹,金黄色;雄蕊多数,金黄色,花丝条形,长不及花之半,花盘环状,被疏柔毛;雌蕊5~8,分离,生于萼筒内;花柱顶生,与雄蕊近等长;每心皮有1胚珠,侧生于缝合线中部。瘦果半球形或倒卵形,侧扁,长约3mm,褐色或黑褐色,表面无毛,有皱褶。花期4~6月,果期7~8月。

[分布] 产平凉、华亭等地。生海拔600~2000m的山坡或山谷灌丛中或杂木林内。

[采集加工] 4~6月采摘花,除去杂质,晒干;夏、秋采收枝叶,除去杂质,晒干。

[资源利用] 有资源。未利用。

[性味功效] 花:微苦、涩,平。化痰止咳,利水消肿,解毒。枝叶:微苦、涩,平。祛风除湿,解毒消肿。

[功能主治] 花:(1)水肿,棣棠花、车前草、何首乌、石韦,水煎服。

(2)痈疽肿毒,可配蒲公英、菊花、薄荷、马兰,煎服。

(3)风湿关节痛,可与黄荆条、大血藤、丝瓜络、木贼、茜草、透骨草,同煎服。

(4)其他,可用于咳嗽,产后劳伤痛,消化不良,湿疹,荨麻疹。

煎服,6~15g。外用适量,煎水洗。

枝叶:用于风湿关节痛,痈疽肿毒,荨麻疹,湿

疹。煎服,9~15g。外用适量,煎水熏洗。

吊 兰

[来源] 百合科吊兰属植物吊兰 *Chlorophytum comosum*（Thunb.）Baker 的全草或根（图131）。

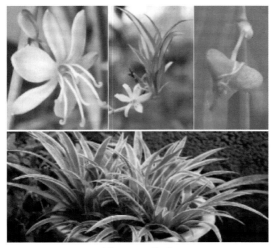

图131 吊兰

[原植物] 多年生草本。根状茎短,根稍肥厚,呈纺锤状。叶剑形,绿色或有黄色条纹,长10~30cm,宽1~2cm,向两端稍变狭。花葶比叶长,有时长可达50cm,常变为匍枝而在近顶部具叶簇或幼小植株;花白色,常2~4朵簇生,排成疏散的总状花序或圆锥花序;花梗长7~12mm,关节位于中部至上部;花被片长7~10mm,3脉;雄蕊稍短于花被片;花药矩圆形,长1~1.5mm,明显短于花丝,开裂后常卷曲。蒴果三棱状扁球形,长约5mm,宽约8mm,每室具种子3~5颗。花期5月,果期8月。

[分布] 本市大部分地区有栽培。原产非洲南部。我国庭园广泛栽培。

[采集加工] 全年可采,洗净,鲜用或晒干。

[资源利用] 栽培花卉。未利用。

[性味功效] 甘、微苦,凉。清热止咳,散瘀消肿,解毒。

[功能主治] （1）肺热咳嗽,可配枇杷叶,水煎服。

（2）跌打损伤,鲜吊兰捣烂,敷患处。

（3）痈肿疮毒,鲜品捣烂,调蜂蜜外敷;痔疮肿痛,单用水煎,熏洗。

煎服,6~15g,鲜品15~30g。外用适量,捣敷;或煎水洗。

东北鹤虱（《东北植物检索表》）

[异名] 异刺鹤虱（《植物研究》）。

[来源] 紫草科鹤虱属植物异刺鹤虱 *Lappula heteracantha*（Ledeb.）Guerke 的果实（图132）。

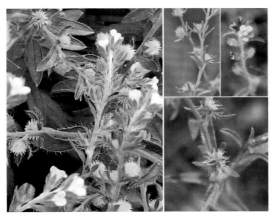

图132 异刺鹤虱

[原植物] 一年生草本。茎直立,高30~50cm,上部有分枝,被开展或近贴伏的灰色柔毛,茎下部的毛渐脱落。基生叶常呈莲座状,长圆形,长2~7cm,宽3~8mm,全缘,先端钝,基部渐狭成叶柄,两面被开展或近开展的具基盘的灰色糙毛;茎生叶似基生叶,但较小而狭,无叶柄。花序疏松,果期强烈伸长;苞片线形,下方者比果实长,上方者比果实短;花梗短,果期伸长,下方者长3~5mm,中部者长2~3mm,直立而粗壮,基部渐细;花萼深裂至基部,裂片线形,花期直立,长2~3mm,果期增大,长约5mm,常星状开展;花冠淡蓝色,钟状,长3~3.5mm,檐部直径2~4mm,喉部白色或淡黄色,附属物梯形。小坚果卵形,长3~3.5mm,背面长圆

状披针形,有小疣状突起,边缘有 2 行锚状刺,内行刺黄色,长 1.5～2mm,基部扩展相互连合成狭翅,外行刺比内行刺短,通常生于小坚果腹面的中下部,小坚果腹面具疣状突起;花柱隐藏于小坚果上方锚状刺之中。花果期 6～9 月。

[分布] 产静宁、庄浪(韩店)、平凉等地。生海拔 1100～2800m 的山坡、草地、田间及干旱沙荒地。

[采集加工] 秋季果实成熟时采收,晒干,打下果实,除去皮屑、杂质。生用。

[资源利用] 有资源。自产自销。

[性味功效] 苦、辛,平,小毒。清热解毒,杀虫消积。

[功能主治] (1) 蛔虫病,绦虫病,本品单用;或配槟榔、苦楝皮,水煎服。

(2) 虫积腹痛,攻冲难忍,可与炒铅粉、槟榔、苦楝根(去浮皮)各 10 份,枯矾 4 份,为细末。面糊为丸,麻子大,米饮送服,如《太平惠民和剂局方》化虫丸。

(3) 肠胃诸虫,鹤虱、炒铅粉、苦楝根、槟榔各 4 份,芜荑、使君子各 2 份,枯矾 1 份,研细,酒煮面糊为丸,服之,如《医方集解》化虫丸。

煎服,9～15g;或入丸、散服。

冬葵子 (《神农本草经》)

[异名] 葵子(《金匮要略》),葵菜子(《妇人良方》)。

[来源] 锦葵科锦葵属植物野葵 *Malva verticillata* L. 和冬葵 *Malva crispa* L. 的种子(图 133)。

[原植物] (1) 野葵:别名为葵(《诗经》),冬葵菜(《救荒本草》),冬寒菜(《植物名实图考》)。二年生草本,高 30～90cm。茎直立或倾斜,多汁液,被星状毛或有时无毛。叶互生;叶柄长 3～12cm,上面沟槽内被绒毛;托叶 2,锥形;叶片近圆形,常为掌状 5～7 裂,直径 4～11cm,基部心形,边缘具钝齿,两面均被毛或几无毛。花多数,簇生叶腋;花梗极短;苞片 3,条状披针形;萼钟状,5 裂,裂片卵状三角形,背部有毛;花瓣 5,淡红色或淡蓝紫色倒卵形,先端微凹;雄蕊多数,花丝连合成筒,被毛;子房上位,花柱分枝 10～11。分果扁圆形,直径 5～7mm,分果爿 10～11,背面无毛,两侧具脉纹。种子肾形,紫褐色,直径约 15mm。花期 5～8 月,果期 6～9 月。

(2) 冬葵:别名为皱叶锦葵。本种与野葵的区别为一年生草本,不分枝;茎被柔毛;叶柄细瘦,被疏柔毛;叶片圆形,5～7 裂,直径 5～8cm,边缘皱曲;花白色;果扁球形,直径约 8mm,分果爿 11,具细柔毛;种子直径约 1mm,暗黑色。花期 6～9 月。

[分布] (1) 野葵:本市大部分地区均产。生海拔 1000～2000m 的村边、路旁、沟边或河岸、山谷中。我国各地均有分布。

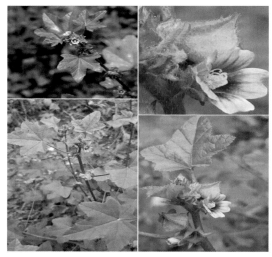

图 133－1　野葵

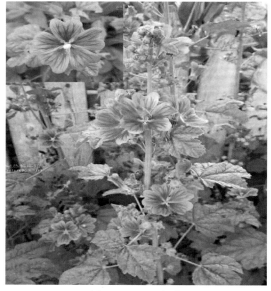

图 133－2　冬葵

（2）冬葵：本市部分地区有栽培。

[采集加工]　夏、秋果实成熟时采收,除去杂质,阴干。

[资源利用]　有资源。自采自用。

[性味功效]　甘,寒。利水通淋,滑肠通便,下乳。

[功能主治]　（1）妊娠有水气,身重,小便不利,头眩,常与茯苓同用,如《金匮要略》葵子茯苓散。

（2）热结膀胱,小便淋沥涩痛,可配滑石、木通、车前子、栀子等清热利湿药;沙淋、石淋,则与清热利尿化石之金钱草、石韦、牛膝、滑石等同用。

（3）卒关格,大小便不通,本品水煎,加猪脂调服,如《肘后备急方》用方;大便不通多日,葵子末、人乳汁等份,和服,如《太平圣惠方》载方。

（4）面皯,以冬葵子炒研,柏子仁另研,白茯苓去皮,捣研为散,食后临卧,温酒调服,如《圣济总录》冬葵子散。

煎服,6～15g;或入丸、散服。脾虚肠滑者忌服;孕妇慎服。

冬青卫矛

[异名]　正木,八木,大叶黄杨。

[来源]　卫矛科卫矛属植物冬青卫矛 Euonymus japonicus Thunb. 的茎皮及枝（图134）。

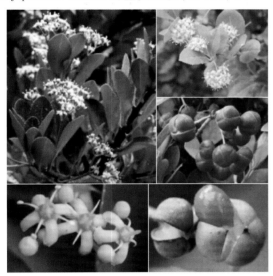

图134　冬青卫矛

[原植物]　灌木,高可达3m;小枝四棱,具细微皱突。叶革质,有光泽,倒卵形或椭圆形,长3～5cm,宽2～3cm,先端圆阔或急尖,基部楔形,边缘具有浅细钝齿;叶柄长约1cm。聚伞花序5～12花,花序梗长2～5cm,2～3次分枝,分枝及花序梗均扁壮,第三次分枝常与小花梗等长或较短;小花梗长3～5mm;花白绿色,直径5～7mm;花瓣近卵圆形,长宽各约2mm,雄蕊花药长圆状,内向;花丝长2～4mm;子房每室2胚珠,着生中轴顶部。蒴果近球状,直径约8mm,淡红色;种子每室1,顶生,椭圆状,长约6mm,直径约4mm,假种皮橘红色,全包种子。花期6～7月,果熟期9～10月。

[分布]　本市各地多有栽培。

[采集加工]　冬季剪修树枝时收集,切段晒干,或粗茎剥皮晒干。

[资源利用]　栽培品。未利用。

[性味功效]　苦、辛,微温。祛风湿,强筋骨,活血止血。

[功能主治]　用于风湿痹痛,腰膝酸软,跌打损伤,吐血。煎服,15～30g;或浸酒服。

注　冬青卫矛叶:解毒消肿。用于疮痈肿毒。外用适量,鲜品捣敷。

独儿七

[异名]　墨七,血散七。

[来源]　毛茛科乌头属植物花葶乌头 Aconitum scaposum Franch. 或聚叶花葶乌头 Aconitum scaposum Franch. var. vaginatum (Pritz.) Rapaics 的根（图135）。

[原植物]　（1）花葶乌头:根近圆柱形,长约10cm,粗约0.8cm。茎高35～67cm,稍密被反曲（偶尔开展）的淡黄色短毛,不分枝或分枝。基生叶3～4,具长柄;叶片肾状五角形,长5.5～11cm,宽8.5～22cm,基部心形,3裂稍超过中部,中裂片

倒梯状菱形,急尖,稀渐尖,不明显 3 浅裂,边缘有粗齿,侧裂片斜扇形,不等 2 浅裂,两面有短伏毛;叶柄长 13 ~ 40cm,基部有鞘。茎生叶小,2 ~ 4,有时不存在,集中在近茎基部处,长达 7cm,叶片长达 2cm,或完全退化,叶柄鞘状。总状花序长(20 ~)25 ~ 40cm,有 15 ~ 40 花;苞片披针形或长圆形;花梗长 1.4 ~ 3.4cm,被开展的淡黄色长毛;小苞片生花梗基部,似苞片,但较短;萼片蓝紫色,外面疏被开展的微糙毛,上萼片圆筒形,高 1.3 ~ 1.8cm,外缘近直,与向下斜展的下缘形成尖喙;花瓣 2,疏被短毛或无毛,距比瓣片长 2 ~ 3 倍,拳卷;雄蕊无毛,花丝全缘;心皮 3,子房疏被长毛。蓇葖不等大,长 0.75 ~ 1.3cm;种子倒卵形,长约 1.5mm,白色,密生横狭翅。花期 8 ~ 9 月,果期 9 ~ 10 月。

(2)聚叶花葶乌头:与花葶乌头的区别为茎生叶 3 ~ 5,最下部的茎生叶距茎基部 6 ~ 20cm,其他茎生叶在花序之下密集,有发育的叶鞘,最上部的 1 ~ 3 叶的叶片极小,长 0.5 ~ 2cm 或完全退化。萼片紫色,偶尔黄色。

[分布] (1)花葶乌头:产华亭(苍沟)、平凉(崆峒山)地区。生海拔 1200 ~ 2000m 的山坡林中阴湿处或山谷中。

(2)聚叶花葶乌头:产庄浪、华亭等地。生海拔 1800 ~ 2000m 的山地林中或林缘。

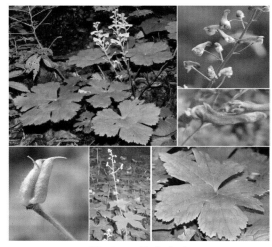

图 135 花葶乌头

[采集加工] 夏、秋采挖,洗净晒干。

[资源利用] 资源少。自采自用。

[性味功效] 辛、苦,温,小毒。活血散瘀,祛风止痛。

[功能主治] (1)风湿关节疼痛,聚叶花葶乌头、老鹳草、伸筋草、过路黄,浸酒服。

(2)跌打损伤,可配赤芍、见血飞,水酒各半,煎服;或单用本品,浸酒服并外搽(未出血)。

(3)其他,可用于胃痛,月经不调,无名肿毒。煎服,3 ~ 9g;或浸酒服。外用适量,磨汁涂。

独　活

[来源] 伞形科独活属植物独活 *Heracleum hemsleyanum* Diels 或多裂独活 *Heracleum dissectifolium* K. T. Fu 的根(图 136)。

[原植物] (1)牛尾独活:多年生草本,高 1 ~ 1.5m,根长圆锥形,灰黄色,有分枝。茎单生,圆筒形,中空,疏生柔毛,有纵棱,叶互生,有柄,叶柄长 8 ~ 20cm,有宽展的叶鞘;叶片膜质;茎下部叶一回至二回羽状分裂,有 3 ~ 5 裂片,裂片卵形或宽卵形,长 8 ~ 13cm,宽 8 ~ 20cm,3 浅裂,边缘有不整齐齿,下面脉上具疏刺毛;茎上部叶较小,卵形,3 浅裂至 3 深裂,边缘有不整齐的锯齿不等长,有稀疏的柔毛;小总苞片 5 ~ 8,条状披针形,被柔毛;每小伞形花序有花约 20 朵,复伞形花序顶生和腋生;总花梗长 22 ~ 30cm,总苞片少数,长披针形,具柔毛;伞辐 16 ~ 18,花柄长 4 ~ 7mm;萼齿不显;花 5,白色,二型;雄蕊 5,子房下位,花柱基短圆锥形,花柱短,柱头头状。双悬果近圆形,长 6 ~ 7mm,宽约 5mm,背棱和中棱丝线状,侧棱有翅。花期 5 ~ 7 月,果期 8 ~ 9 月。

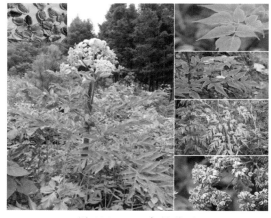

图 136 - 1　牛尾独活

（2）多裂独活：多年生草本，高 60～100cm，被毛。根长圆锥形，淡棕色。茎直立，具棱槽，中空，上部多分枝，基生叶有柄，柄长 3.5～7cm，基部有宽叶鞘；叶片长达 20cm，一回至二回羽状全裂，一回裂片 3～4 对，偏卵形，下部的有短柄；小裂片卵状披针形，最下 1 对全裂，渐上深裂至缺刻状，边缘有不整齐锯齿，下面被柔毛；茎生叶三回三出羽状分裂，无柄，上部逐渐简化。复伞形花序顶生和侧生，花序梗长 7～20cm，无总苞片，伞辐 30～50，长 6～12cm，不等长，具细毛，小总苞片少数，条形，长约 6mm，被细毛；萼齿细小；花瓣白色，二型；花柱近直立。果实椭圆或近圆形，长 4～6mm，光滑，背部每棱槽中有油管 1 个，共 4 条，其长为分果的一半，合生面油管 2。花期 7～8 月，果期 8～9 月。

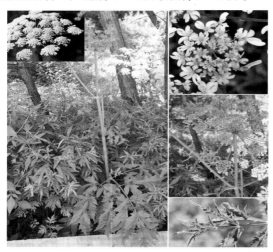

图 136－2　多裂独活

［分布］（1）牛尾独活：产华亭、庄浪、通边等地。生山坡、灌丛下。

（2）多裂独活：产华亭、庄浪通边、平凉等地。生海拔 1900～3200m 的山谷灌丛或山坡草丛中。

［采集加工］ 秋季采挖，除去基叶及须根，洗净晒干。用时分开大小，洗净润透，切厚片干燥。

［资源利用］ 资源较丰富。自产自销。

［性味功效］ 辛、苦，微温。祛风散寒，除湿止痛。

［功能主治］（1）肝肾两亏，风寒湿痹，腰膝冷痛，腿足屈伸不利，独活 3 份，桑寄生、秦艽、防风、细辛、当归、芍药、川芎、生地黄、杜仲、牛膝、人参、茯苓、桂心、甘草各 2 份，水煎服，如《千金要方》独活寄生汤；少阴寒湿腰痛、不能转侧，头身痛拘紧、脉左尺细紧，可与苍术、防风、细辛、川芎、甘草同煎服，寒甚加生姜、桂枝，如《症因脉治》独活苍术汤。

（2）外感少阴头痛，可配细辛、川芎、秦艽、生地黄、羌活、防风、甘草，煎服，如《症因脉治》独活细辛汤；少阴寒郁头痛，独活 5 份，防风 2 份，水煎服，如《本草汇言》载方。

（3）产后中风，口面㖞斜，语涩，筋脉拘急，独活 3 份，枳壳（麸炒）、川芎、当归各 2 份，细辛、肉桂各 1 份，防风、蔓荆子各 2 份，为粗末，水煎，加竹沥再煎，去渣温服，如《普济方》独活汤；风痉，独活 1 份，荆芥穗 2 份，先煎荆芥取汁，再入独活煎，去渣温服，如《全生指迷方》独活汤；卒中急风，口噤不开，配独活、肉桂，水酒煎之，趁温灌服，如《肘后备急方》载方。

（4）齿痛，独活、当归各 3 份，黄芩、川芎、细辛、荜茇各 2 份，丁香 1 份，煎水含之，如《千金要方》含漱汤；齿根动痛，可与生地黄各等份，粗末，酒适量浸 1 宿，含之，如《千金要方》载方。

煎服，3～10g；浸酒或入丸、散服。外用适量，煎汤洗。阴虚血燥者慎服。

独行菜

［异名］ 大室（《神农本草经》），丁历（《名医别录》），辣辣根。

［来源］ 十字花科独行菜属植物独行菜 *Lepidium apetalum* Willd. 的种子（图137）。

［原植物］ 一年生或二年生草本，高 5～30cm；茎直立，有分枝，无毛或具微小头状毛。基生叶窄匙形，一回羽状浅裂或深裂，长 3～5cm，宽 1～1.5cm；叶柄长 1～2cm；茎上部叶线形，有疏齿或全缘。总状花序在果期可延长至 5cm；萼片早落，卵形，长约 0.8mm，外面有柔毛；花瓣不存或退化成丝状，比萼片短；雄蕊 2 或 4。短角果近圆形或宽椭圆形，扁平，长 2～3mm，宽约 2mm，顶端微缺，上部有短翅，隔膜宽不到 1mm；果梗弧形，长约 3mm。种子椭圆形，长约 1mm，平滑，棕红色。花果期 5～7 月。

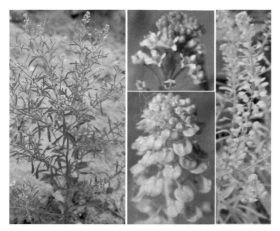

图 137 独行菜

[分布] 产本市各地。生海拔 550 ～ 2000m 的山坡、山沟、路旁及村庄附近。

[采集加工] 夏季果实呈黄绿色时采割植株，晒干，搓出种子，除去杂质。生用或制后用。

[炮制] 炒葶苈子：取净葶苈置锅内，用文火炒至微鼓起，有香气逸出时，取出放凉。炒后药性缓和。

蜜葶苈：取炼蜜（葶苈子 100kg，炼蜜 15 ～ 30kg）用水略加稀释，加入净葶苈子拌匀，闷润后入锅内，用文火炒至不粘手为度，取出放凉。蜜炙缓和药性，多用于咳喘。

[资源利用] 资源丰富。自产自销。

[性味功效] 辛、苦，大寒。泻肺平喘，行水消肿，止咳祛痰。

[功能主治]（1）肺痈，咳唾脓血，可用炒葶苈子，捣丸弹子大，入大枣汤内，煎服，如《金匮要略》葶苈大枣泻肺汤；或与桔梗、甘草节、薏苡仁、贝母、橘红、黄芪、金银花、白及、生姜，水煎缓服，如《张氏医通》葶苈薏苡泻肺汤。

（2）咳嗽喘促，面目浮肿，炒葶苈子、煨贝母、木通各 1 份，炒杏仁、防己各 2 份，为细末，枣肉和丸梧子大，食前桑白皮煎汤送服，如《证治准绳》葶苈丸；久咳，面目浮肿，可配郁李仁、桑白皮各 10 份，旋覆花、槟榔、木通各 8 份，大腹皮 7.5 份，为末，加生姜水煎服，如《杂病源流犀烛》葶苈散。

（3）水肿，葶苈子、吴茱萸各等份，为细末，蜜丸梧子大，每服 2 ～ 3 丸，如《外台秘要》葶苈丸（又名二利丸）；四肢浮肿，小便不利，葶苈子（隔纸焙）、续随子各 1 份，干笋末 2 份，为细末，枣肉为丸梧子大，萹蓄煎汤服，如《张氏医通》葶苈丸。

煎服，3 ～ 9g；或入丸、散服。利水消肿宜生用；痰饮喘咳宜炒用；肺虚痰阻喘咳宜蜜炙用。肺虚喘咳及脾虚肿满者慎服。本品不宜久服。

注 葶苈苗：辛，平。清热解毒，利尿通淋。用于痢疾，泄泻，小便不利，淋症，水肿。煎服，6 ～ 9g。

杜 仲

[异名] 木绵（《名医别录》），丝连皮，绝棉木。

[来源] 杜仲科杜仲属植物杜仲 *Eucommia ulmoides* Oliver 的树皮（图 138）。

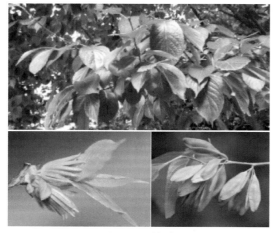

图 138 杜仲

[原植物] 落叶乔木，高达 20m，胸径约 50cm；树皮灰褐色，粗糙，内含橡胶，折断拉开有多数细丝。嫩枝有黄褐色毛，不久变秃净，老枝有明显的皮孔。芽体卵圆形，外面发亮，红褐色，有鳞片 6 ～ 8 片，边缘有微毛。叶椭圆形、卵形或矩圆形，薄革质，长 6 ～ 15cm，宽 3.5 ～ 6.5cm；基部圆形或阔楔形，先端渐尖；上面暗绿色，初时有褐色柔毛，不久变秃净，老叶略有皱纹，下面淡绿，初时有褐毛，以后仅在脉上有毛；侧脉 6 ～ 9 对，与网脉在上面下陷，在下面稍突起；边缘有锯齿；叶柄长 1 ～ 2cm，上面有槽，被散生长毛。花生于当年枝基部，雄花无花被；花梗长约 3mm，无毛；苞片倒卵状匙形，长 6 ～ 8mm，顶端圆形，边缘有睫毛，早落；雄蕊长约 1cm，无毛，花丝长约 1mm，药隔突出，花粉囊细长，

无退化雌蕊。雌花单生,苞片倒卵形,花梗长 8mm,子房无毛,1 室,扁而长,先端 2 裂,子房柄极短。翅果扁平,长椭圆形,长 3～3.5cm,宽 1～1.3cm,先端 2 裂,基部楔形,周围具薄翅;坚果位于中央,稍突起,子房柄长 2～3mm,与果梗相接处有关节。种子扁平,线形,长 1.4～1.5cm,宽 3mm,两端圆形。早春开花,秋后果实成熟。以皮厚而大、糙皮刮净、内表面色暗紫、断面银白色橡胶丝多者为佳。

[分布]　本市各地均有栽培。生海拔 600～1700m 山地林中或栽培。

[采集加工]　4～6 月剥取,堆置"发汗"至皮呈紫黑色,晒干。再刮去外面糙皮。用时洗净,切块或切丝,干燥,生用或盐水制后用。

[炮制]　盐杜仲:取净杜仲块或丝,加盐水(杜仲 100kg,盐 2kg)拌匀,闷透置锅内,炒至断丝,表面焦黑色,取出放凉。

[资源利用]　广泛栽培。自产自销。

[性味功效]　甘,温。补肝肾,强筋骨,安胎。

[功能主治]　(1)腰膝酸痛,痿软乏力,可配补骨脂、胡桃仁,如《太平惠民和剂局方》青娥丸;肾亏阳痿,尿频余沥,可与熟地黄、当归、鹿角胶、附子、枸杞子、山药、山茱萸、菟丝子、肉桂同用,如右归丸。

(2)胎动不安,多配人参、白术、熟地黄、陈皮、白芍、炙甘草,如《景岳全书》胎元饮。

(3)肝肾亏损,风寒湿痹,可与独活、桑寄生、秦艽、当归、防风、细辛、芍药、川芎、干地黄、牛膝、甘草、桂心同用,如独活寄生汤;肝肾不足,可配桑寄生、怀牛膝、何首乌等;肝火偏旺,可与夏枯草、决明子、菊花等同用。

(4)高血压,单用有效。

煎服,6～15g;或浸酒,或入丸、散服。阴虚火旺者慎服。

[注]　杜仲叶:微辛,温。补肝肾,强筋骨,降血压。用于腰背疼痛,足膝酸软乏力,高血压。煎服,15～30g。

短柄五加

[来源]　五加科五加属植物短柄五加 *Acanthopanax brachypus* Harms 的根皮(图 139)。

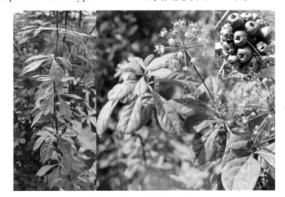

图 139　短柄五加

[原植物]　落叶灌木,高 1～2m。枝无刺,或节上有刺,刺短而尖,下向。掌状复叶,幼枝上着生的叶具极短的总叶柄,老枝上的总叶柄长可达 4～7cm,常数片丛生于侧生的短枝上;小叶通常 3～5,近无柄,坚纸质,宽倒卵形或倒披针形,长 3～6cm,宽 1.5～2.5cm,先端钝圆,基部楔形,上部边缘具数对钝形齿牙或近全缘,两面均无毛。伞形花序单生或数个生于枝端,径 2～4cm,伞梗长 3～5cm,花梗长 1～2cm;花淡绿色;萼无毛,具 5 齿裂;花瓣 5,三角状卵圆形,长约 2mm,先端尖;雄蕊 5,花丝长约 2mm;子房下位,5 室,花柱 5,合生成柱状。果实圆球形,直径约 6mm,黑色,具五角棱。花期 8 月,果期 9 月。

本种特点在于叶柄甚短,苞片脱落较迟。它与倒卵叶五加 *Acanthopanax obovatus* Hoo 相近,但本种叶柄全部甚短,伞形花序较小,总花梗较短,萼有短柔毛,容易区别。

[分布]　产庄浪、华亭、平凉等地。生海拔 1200～1800m 的山坡林下。

[采集加工]　夏、秋采挖,洗净,剥取根皮,晒干,或切丝晒干。生用。

[资源利用]　资源较丰富。自产自销。

[性味功效]　辛、苦,温。祛风湿,补肝肾,强筋骨,活血脉。

[功能主治]　(1)风湿痹痛,四肢拘挛,可与当归、牛膝同用,如《外科大成》五加皮酒;亦可配羌活、独活、威灵仙等。

（2）肝肾不足，筋骨痿软，小儿迟行，常与龟板、牛膝、木瓜同用，如《保婴撮要》五加皮散；肝肾虚亏，寒湿腰腿痛，可配杜仲、续断、桑寄生、牛膝等，以补肝肾，强筋骨，祛寒湿。

（3）跌打损伤，常配续断、骨碎补、威灵仙等活血理伤止痛药，如《外科大成》五加四灵散。

（4）皮肤水肿，小便不利，可与陈皮、大腹皮、茯苓皮等同用，如五皮饮；脚气肿痛，配木瓜、土茯苓、吴茱萸等，以利湿解毒，消肿止痛；阴囊水肿，五加皮与地骷髅同煎服。

煎服，6～9g；浸酒或入丸、散服。外用适量，煎水熏洗或研末敷。阴虚火旺者忌服。

注 五加叶：辛，平。散风除湿，活血止痛，清热解毒。用于皮肤风湿，跌打肿痛，疮痈，丹毒。煎服，6～15g，或研末，或浸酒服；外用适量，研末敷，或鲜品捣敷。

短尾铁线莲

[异名] 山木通。

[来源] 毛茛科铁线莲属植物短尾铁线莲 *Clematis brevicaudata* DC. 的藤茎（图140）。

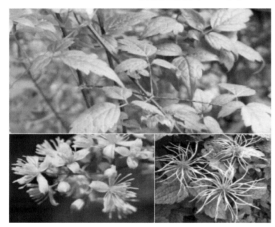

图140 短尾铁线莲

[原植物] 藤本。枝有棱，小枝疏生短柔毛或近无毛。一回至二回羽状复叶或二回三出复叶，有5～15小叶，有时茎上部为三出叶；小叶片长卵形、卵形至宽卵状披针形或披针形，长（1～）1.5～6cm，宽0.7～3.5cm，顶端渐尖或长渐尖，基部圆形、截形至浅心形，有时楔形，边缘疏生粗锯齿或牙齿，有时3裂，两面近无毛或疏生短柔毛。圆锥状聚伞花序腋生或顶生，常比叶短；花梗长1～1.5cm，有短柔毛；花直径1.5～2cm；萼片4，开展，白色，狭倒卵形，长约8mm，两面均有短柔毛，内面较疏或近无毛；雄蕊无毛，花药长2～2.5mm。瘦果卵形，长约3mm，宽约2mm，密生柔毛，宿存花柱长1.5～2（～3）cm。花期7～9月，果期9～10月。

[分布] 产华亭、平凉等地。生海拔1500～2500m的山地灌丛及林缘。

[采集加工] 秋季采收，切段，鲜用或晒干。

[资源利用] 资源丰富。自产自销。

[性味功效] 甘、淡、辛，寒。舒筋活络，清热利尿。

[功能主治]（1）湿热痹痛，可配防己、秦艽、桑寄生、薏苡仁等；筋骨疼痛，四肢麻木，可与大血藤、木防己、石蜈蚣等同用，煎服。

（2）膀胱湿热，小便短赤，淋漓涩痛，可配瞿麦、滑石、车前子等药，水煎服。

（3）腹胀，可与石菖蒲、陈皮、仙鹤草等同用，煎服。

（4）无名肿毒，可配山木通茎叶，水煎洗患处。

煎服，15～30g。外用适量，煎汤熏洗。

断肠草

[来源] 毛茛科铁线莲属植物芹叶铁线莲 *Clematis aethusinfolia* Turcz. 的地上部分（图141）。

[原植物] 多年生草质藤本，长0.5～4m。根细长，棕黑色。茎纤细，有纵沟纹，微被柔毛或无毛。二回至三回羽状复叶或羽状细裂，连叶柄长达7～10cm，稀达15cm，末回裂片条形，宽2～3mm，顶端渐尖或钝圆，背面幼时微被柔毛。聚伞花序腋生，有1～3朵花，钟状下垂，直径1～1.5cm；花两性，辐射对称；萼片4，淡黄色，长方椭圆形或狭卵形，长1.5～2cm，宽5～8mm，两面近无毛，外面仅

边缘上密被乳白色绒毛；雄蕊多数，长为萼片之半，花丝扁平；心皮多数，子房上位，扁平，卵形，被短柔毛，花柱被绢状毛。瘦果扁平，宽卵形或圆形，成熟后棕红色，宿存花柱长2~2.5cm，密被白色柔毛。花期7~8月，果期9月。

[分布] 产庄浪、华亭、平凉、静宁等地。生海拔1300~3000m的山坡、灌丛、路边及水沟边。

[采集加工] 6~7月采割，除去枯枝及杂质，洗净晒干。用时切段。

[资源利用] 有资源。未利用。

[性味功效] 辛，温，有毒。祛风通络，止痛，健胃消食，杀虫。

[功能主治] 用于风湿痹痛，食积呕吐，疮痈肿毒，阴囊湿疹。

煎服，3~9g。外用适量，煎水洗；或煎汁浓缩成膏外敷。本品外敷可以发泡，时间不可过长。

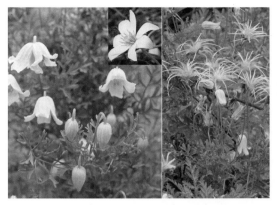

图141 芹叶铁线莲

钝叶蔷薇

[来源] 蔷薇科蔷薇属植物钝叶蔷薇 *Rosa sertata* Rolfe 的根（图142）。

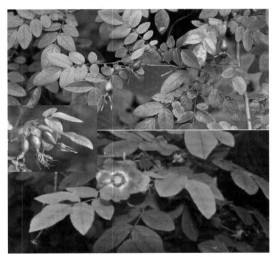

图142 钝叶蔷薇

[原植物] 落叶灌木，高1~2m；小枝圆柱形，细弱，无毛，散生直立皮刺或无刺。小叶7~11，连叶柄长5~8cm，小叶片广椭圆形至卵状椭圆形，长1~2.5cm，宽7~15mm，先端急尖或圆钝，基部近圆形，边缘有尖锐单锯齿，近基部全缘，两面无毛，或下面沿中脉有稀疏柔毛，中脉和侧脉均突起；小叶柄和叶轴有稀疏柔毛，腺毛和小皮刺；托叶大部贴生于叶柄，离生部分耳状，卵形，无毛，边缘有腺毛。花单生或3~5朵，排成伞房状；小苞片1~3枚，苞片卵形，先端短渐尖，边缘有腺毛，无毛；花梗长1.5~3cm，花梗和萼筒无毛，或有稀疏腺毛；花直径2~3.5cm（据记载有达5~6cm者）；萼片卵状披针形，先端延长成叶状，全缘，外面无毛，内面密被黄白色柔毛，边缘较密；花瓣粉红色或玫瑰色，宽倒卵形，先端微凹，基部宽楔形，比萼片短；花柱离生，被柔毛，比雄蕊短。果卵球形，顶端有短颈，长1.2~2cm，直径约1cm，深红色。花期6月，果期8~10月。

[分布] 产庄浪、泾川（官山后沟）等地。生海拔800~2600m的山坡林下或灌丛中。

[采集加工] 四季均可采挖，洗净，切片晒干。

[资源利用] 资源少。未利用。

[性味功效] 辛，平。活血止痛，清热解毒。

[功能主治] （1）月经不调，痛风，单用本品，水煎，兑黄酒冲红糖服。

（2）无名肿毒，钝叶蔷薇鲜根，于粗碗内加米泔水，磨成糊状，涂患处。

煎服，30~90g。外用适量，鲜品磨糊涂敷。

多头苦荬菜

[异名] 多头莴苣(《广州植物志》)。

[来源] 菊科苦荬菜属植物苦荬菜 *Ixeris polycephala* Cass. 的全草(图143)。

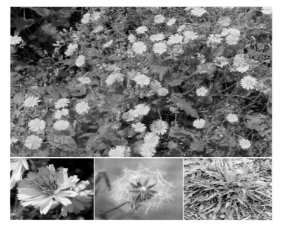

图143 苦荬菜

[原植物] 一年生草本。根垂直直伸,生多数须根。茎直立,高10~80cm,基部直径2~4mm,上部伞房状花序分枝,或自基部多分枝或少分枝,分枝弯曲斜升,全部茎枝无毛。基生叶花期生存,线形或线状披针形,包括叶柄长7~12cm,宽5~8mm,顶端急尖,基部渐狭成长或短柄;中下部茎叶披针形或线形,长5~15cm,宽1.5~2cm,顶端急尖,基部箭头状半抱茎,向上或最上部的叶渐小,与中下部茎叶同形,基部箭头状半抱茎或长椭圆形,基部收窄,但不成箭头状半抱茎;全部叶两面无毛,边缘全缘,极少下部边缘有稀疏的小尖头。头状花序多数,在茎枝顶端排成伞房状花序,花序梗细。总苞圆柱状,长5~7mm,果期扩大成卵球形;总苞片3层,外层及最外层极小,卵形,长0.5mm,宽0.2mm,顶端急尖,内层卵状披针形,长7mm,宽2~3mm,顶端急尖或钝,外面近顶端有鸡冠状突起或无鸡冠状突起。舌状小花黄色,极少白色,10~25枚。瘦果压扁,褐色,长椭圆形,长2.5mm,宽0.8mm,无毛,有10条高起的尖翅肋,顶端急尖成长1.5mm喙,喙细,细丝状。冠毛白色,纤细,微糙,不等长,长达4mm。花果期3~6月。

[分布] 产本市各地。生海拔300~2200m的山坡、路边、田边或林缘。我国南北各地均有分布。

[采集加工] 春季采收,除去杂质,鲜用或晒干。

[资源利用] 资源丰富。自采自用。

[性味功效] 苦,寒。清热解毒,去腐化脓,止血生肌。

[功能主治] (1)用于咽喉肿痛,黄疸,痢疾,淋症,湿热带下,痈肿疮毒,跌打损伤。

(2)用于疔疮,无名肿毒,子宫出血等症。

煎服,9~15g。外用适量,煎水洗或漱口;或研末调搽;或鲜品捣汁涂。

峨 参

[异名] 土田七。

[来源] 伞形科峨参属植物峨参 *Anthriscus sylvestris* (L.) Hoffm. 的根(图144)。

[原植物] 二年生或多年生草本。茎较粗壮,高0.6~1.5m,多分枝,近无毛或下部有细柔毛。基生叶有长柄,柄长5~20cm,基部有长约4cm、宽约1cm的鞘;叶片轮廓呈卵形,二回羽状分裂,长10~30cm,一回羽片有长柄,卵形至宽卵形,长4~12cm,宽2~8cm,有二回羽片3~4对,二回羽片有短柄,轮廓卵状披针形,长2~6cm,宽1.5~4cm,羽状全裂或深裂,末回裂片卵形或椭圆状卵形,有粗锯齿,长1~3cm,宽0.5~1.5cm。背面疏生柔毛,

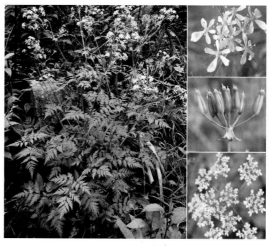

图144 峨参

毛;茎上部叶有短柄或无柄,基部呈鞘状,有时边缘有毛。复伞形花序直径2.5~8cm,伞辐4~15。不等长;小总苞片5~8,卵形至披针形,顶端尖锐,反折,边缘有睫毛或近无毛;花白色,通常带绿或黄色;花柱较花柱基长2倍。果实长卵形至线状长圆形,长5~10mm,宽1~1.5mm,光滑或疏生小瘤点,顶端渐狭成喙状,合生面明显收缩,果柄顶端常有1环白色小刚毛,分生果横剖面近圆形,油管不明显,胚乳有深槽。花果期4~5月。

[分布]　产华亭、平凉、泾川、庄浪通边等地。从低山丘陵到海拔4500m的高山,生长在山坡林下或路旁以及山谷、溪边、石缝中。

[采集加工]　秋季采挖,除去泥沙,剪去须根,剥去外皮,用沸水烫后,晒干或烘炕干。用时切薄片。

[资源利用]　有资源。自采自用。

[性味功效]　甘、辛,微温。益气健脾,活血止痛。

[功能主治]　(1)脾虚腹胀,四肢无力,单用峨参,炖猪肉适量服食;食积,可与青皮、陈皮等同用,水煎服。

(2)肺虚咳嗽,可配百合、天冬、川贝,同煎服。

(3)跌打损伤,单用本品浸酒服;或本品研末,用酒送服。

(4)其他,可用于体虚自汗,老人夜尿频数,气虚水肿,劳伤腰痛,头痛,痛经。

煎服,9~15g;或浸酒服。外用适量,研末调敷。孕妇慎服。

鹅绒藤

[异名]　羊奶角子(皋兰),羊奶蔓(武都),奶奶角(文县),股子蔓(定西)。

[来源]　萝藦科鹅绒藤属植物鹅绒藤 *Cynanchum chinense* R. Br. 的白色乳汁或根(图145)。

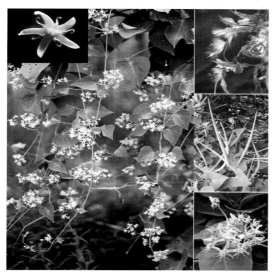

图145　鹅绒藤

[原植物]　多年生缠绕草本,被短柔毛,含乳汁。主根圆柱状,长约20cm,直径约5mm,干后灰黄色。叶对生,薄纸质,宽三角状心形,长4~9cm,宽4~7cm,顶端锐尖,基部心形,叶上面深绿色,下面苍白色,两面均被短柔毛,脉上较密,侧脉约10对。伞形聚伞花序腋生,两枝,着花约20朵;花弯外面被柔毛;花冠白色,裂片长圆状披针形;副花冠二型,杯状,上端裂成10个丝状体,分为两轮,外轮约与花冠裂片等长,内轮略短;雄蕊5,花药无柄,顶端膜片内向;花粉块每室1个,下垂;子房上位,由2个心皮组成,花柱柱头略为突起,顶端2裂。蓇葖双生或仅有1个发育,细圆柱状,向端部渐尖,长约11cm,直径约5mm。种子长圆形,种毛白色绢质。花期6~8月,果期8~10月。

[分布]　本市各地均产。生海拔900~1900m的灌木丛、路边、河畔或田埂上。

[采集加工]　根:秋季采挖,洗净,晒干,用时切片。藤茎乳汁:夏、秋随采随用。

[资源利用]　有资源。自采自用。

[性味功效]　苦,寒。清热解毒,消积健脾,利水消肿。

[功能主治]　用于小儿食积,疳积,胃炎,十二指肠溃疡,寻常疣。

煎服,9~15g。外用浆汁,涂患处。

二郎箭

[来源] 水龙骨科瓦韦属植物鳞瓦韦 Lepisorus oligolepidus（Baker）Ching 的全草（图146）。

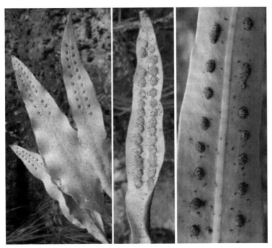

图146　鳞瓦韦

[原植物] 植株高10～20cm。根状茎横走，密被披针形鳞片；鳞片中部褐色，不透明，边缘1～2行网眼淡棕色，透明，具锯齿。叶略近生；叶柄长2～3cm，禾秆色，粗壮；叶片披针形到卵状披针形，中部或近下部1/3处为最宽，1.5～3.5cm，长8～18cm，渐尖头，向基部渐变狭并下延，下面被有深

棕色透明的披针形鳞片，上面光滑，干后淡黄绿色，软革质。主脉粗壮，上下均隆起，小脉不见。孢子囊群圆形或椭圆形，其直径达5mm，彼此密接，聚生于叶片上半部狭缩区域，最先端不育，位于主脉与叶边之间，幼时被圆形深棕色隔丝覆盖。

[分布] 产华亭、庄浪、平凉等地区。生海拔100～2300m的林下岩面上。

[采集加工] 夏、秋采收，除去杂质，洗净，晒干。

[资源利用] 资源少。自采自用。

[性味功效] 苦、涩，平。清肺止咳，健脾消疳，止痛，止血。

[功能主治]（1）咳嗽吐血，腹痛，小儿疳积发热，均可单味煎服。

（2）风湿疼痛，可与五加皮、威灵仙、大血藤等同用。

（3）刀伤出血，可与鹅不食草同用，共捣烂外敷。

（4）小儿惊风，二郎箭水煎，冲红糖服。煎服，9～15g。外用适量，捣敷。

二色补血草

[异名] 燎眉蒿，二色匙叶草，矾松。

[来源] 白花丹科补血草属植物二色补血草 Limonium bicolor（Bunge）Kuntze 的全草（图147）。

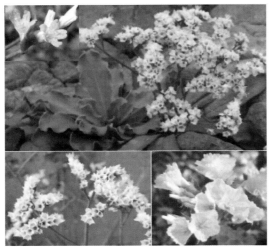

图147　二色补血草

[原植物] 多年生草本，高20～50cm，全株（除萼外）无毛。叶基生，偶可花序轴下部1～3节上有叶，花期叶常存在，匙形至长圆状匙形，长3～15cm，宽0.5～3cm，先端通常圆或钝，基部渐狭成平扁的柄。花序圆锥状；花序轴单生，或2～5枚各由不同的叶丛中生出，通常有3～4棱角，有时具沟槽，偶可主轴圆柱状，往往自中部以上作数回分枝，末级小枝二棱形；不育枝少（花序受伤害时则下部可生多数不育枝），通常简单，位于分枝下部或单生于分叉处；穗状花序有柄至无柄，排列在花序分枝的上部至顶端，由3～5（～9）个小穗组成；小穗含2～3（～5）花（含4～5花时则被第一内苞包裹的1～2花常不开放）；外苞长2.5～3.5mm，长圆状宽卵形（草质部呈卵形或长圆形），第一内苞长6～6.5mm；萼长6～7mm，漏斗状，萼筒径约1mm，全部

或下半部沿脉密被长毛,萼檐初时淡紫红或粉红色,后来变白,宽为花萼全长的一半(3～3.5mm),开张幅径与萼的长度相等,裂片宽短而先端通常圆,偶有 1 易落的软尖,间生裂片明显,脉不达于裂片顶缘(向上变为无色),沿脉被微柔毛或变无毛;花冠黄色。花期 5(下旬)～7 月,果期 6～8 月。

[分布]　本市各地均产。生海拔 1000～2100m 的黄土山坡、砾石砂地及轻盐碱化草甸。

[采集加工]　夏季花开前采收地上部分;秋、冬挖根。洗净,鲜用或晒干。

[资源利用]　资源较丰富。自采自用。

[性味功效]　甘、微苦,微温。益气血,散淤止血。

[功能主治]　(1)月经不调,子宫功能性出血,可单用,水煎服。

(2)其他,可用于病后体弱,胃脘痛,带下,尿血,痔血,消化不良。

煎服,15～30g。外用适量,煎水坐浴;或鲜品捣敷。

翻白草

[异名]　鸡腿儿(《救荒木草》)。

[来源]　蔷薇科委陵菜属植物翻白草 *Potentilla discolor* Bunge 的全草(图 148)。

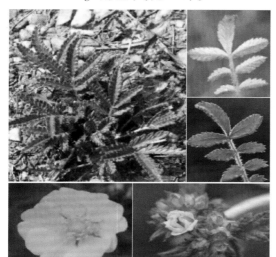

图 148　翻白草

[原植物]　多年生草本。根粗壮,下部常肥厚呈纺锤形。花茎直立,上升或微铺散,高 10～45cm,密被白色绵毛。基生叶有小叶 2～4 对,间隔 0.8～1.5cm,连叶柄长 4～20cm,叶柄密被白色绵毛,有时并有长柔毛;小叶对生或互生,无柄,小叶片长圆形或长圆披针形,长 1～5cm,宽 0.5～0.8cm,顶端圆钝,稀急尖,基部楔形、宽楔形或偏斜圆形,边缘具圆钝锯齿,稀急尖,上面暗绿色,被稀疏白色绵毛或脱落几无毛,下面密被白色或灰白色绵毛,脉不显或微显,茎生叶 1～2,有掌状 3～5 小叶;基生叶托叶膜质,褐色,外面被白色长柔毛,茎生叶托叶草质,绿色,卵形或宽卵形,边缘常有缺刻状牙齿,稀全缘,下面密被白色绵毛。聚伞花序有花数朵至多朵,疏散,花梗长 1～2.5cm,外被绵毛;花直径 1～2cm;萼片三角状卵形,副萼片披针形,比萼片短,外面被白色绵毛;花瓣黄色,倒卵形,顶端微凹或圆钝,比萼片长;花柱近顶生,基部具乳头状膨大,柱头稍微扩大。瘦果近肾形,宽约 1mm,光滑。花果期 5～9 月。

[分布]　产本市各地。生海拔 600～2000m 的山坡草地、沟谷、草甸或疏林下。

[采集加工]　夏、秋连块根挖出,除去杂质,洗净,鲜用或晒干。用时切碎。

[资源利用]　有资源。自采自用。

[性味功效]　甘、微苦,平。清热解毒,凉血止血。

[功能主治]　(1)疔毒初起,单用翻白草,酒煎,温覆取汗;慢性鼻炎,咽炎,口疮,可与地丁,同煎服。

(2)吐血不止,本品浓煎,空腹服;崩中下血,可用翻白草根,切碎,酒煎服,如《本草纲目》《濒湖集简方》用方。

(3)赤白痢疾,可与白头翁,或配赤芍、甘草,水煎服。

(4)痛经,可与益母草,水煎加红糖或兑黄酒服。

(5)其他,可用于肺热咳喘,瘰疬,疟疾。

煎服,10～15g。外用适量煎水熏洗;或鲜品捣敷。

反枝苋

[异名] 野苋(《植物名实图考》),光苋菜。

[来源] 苋科苋属植物反枝苋 *Amaranthus lividus* L.的地上部分或根(图149)。

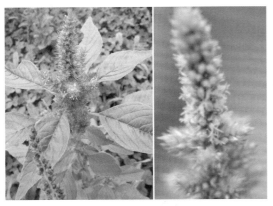

图149 反枝苋

[原植物] 一年生草本,高20～80cm,有时达1m多;茎直立,粗壮,单一或分枝,淡绿色,有时具带紫色条纹,稍具钝棱,密生短柔毛。叶片菱状卵形或椭圆状卵形,长5～12cm,宽2～5cm,顶端锐尖或尖凹,有小凸尖,基部楔形,全缘或波状缘,两面及边缘有柔毛,下面毛较密;叶柄长1.5～5.5cm,淡绿色,有时淡紫色,有柔毛。圆锥花序顶生及腋生,直立,直径2～4cm,由多数穗状花序形成,顶生花穗较侧生者长;苞片及小苞片钻形,长4～6mm,白色,背面有1龙骨状突起,伸出顶端成白色尖芒;花被片矩圆形或矩圆状倒卵形,长2～2.5mm,薄膜质,白色,有1淡绿色细中脉,顶端急尖或尖凹,具凸尖;雄蕊比花被片稍长;柱头3,有时2。胞果扁卵形,长约1.5mm,环状横裂,薄膜质,淡绿色,包裹在宿存花被片内。种子近球形,直径1mm,棕色或黑色,边缘钝。花期7～8月,果期8～9月。

[分布] 产本市大部分地方。生海拔600～1700m的田边、路旁、荒地或村舍附近的草地上。

[采集加工] 春、夏、秋采收,除去杂质,洗净,多鲜用。

[资源利用] 资源较丰富。自采自用。

[性味功效] 甘,凉。清热解毒,利水消肿。

[功能主治] (1)表热身痛,头痛目赤,尿黄不利,可用野苋菜,捣烂绞汁服。

(2)痢疾,可与车前子同用,煎服。

(3)乳痈,鲜野苋菜根与鸭蛋,同煎服食;另用鲜叶捣烂外敷;痔疮肿痛,可用鲜根与猪大肠1段,水煎,饭前服。

(4)其他,可用于小便不利,水肿,毒蛇咬伤,蜂蜇伤。

煎服,10～60g;或取汁服。外用适量,捣敷。

注 野苋子:甘,凉。清肝明目,利水。用于肝热目赤,翳障,小便不利。煎服,6～12g。

飞 廉

[异名] 飞轻(《神农本草经》),飞雉(《名医别录》),飞廉蒿(《千金翼方》)。

[来源] 菊科飞廉属植物飞廉 *Carduus crispus* L.的全草或花、根(图150)。

[原植物] 二年生或多年生草本,高30～100cm。茎单生或少数茎成簇生,通常多分枝,分枝细长,极少不分枝,全部茎枝有条棱,被稀疏的蛛丝毛和多细胞长节毛,上部或接头状花序下部常呈灰白色,被密厚的蛛丝状绵毛。中下部茎叶长卵圆形或披针形,长(5～)10～40cm,宽(1.5～)3～10cm,羽状半裂或深裂,侧裂片5～7对,斜三角形或三角状卵形,顶端有淡黄白或褐色的针刺,针刺长达4～

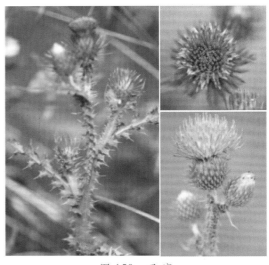

图150 飞廉

6mm,边缘针刺较短;向上茎叶渐小,羽状浅裂或不裂,顶端及边缘具等样针刺,但通常比中下部茎叶裂片边缘及顶端的针刺为短。全部茎叶两面同色,两面沿脉被多细胞长节毛,但上面的毛稀疏,或两面兼被稀疏蛛丝毛,基部无柄,两侧沿茎下延成茎翼,但基部茎叶基部渐狭成短柄。茎翼连续,边缘有大小不等的三角形刺齿裂,齿顶和齿缘有黄白色或褐色的针刺,接头状花序下部的茎翼常呈针刺状。头状花序通常下垂或下倾,单生茎顶或长分枝的顶端,但不形成明显的伞房花序排列,植株通常生4~6个头状花序,极少多于4~6个头状花序,更少植株含1个头状花序的。总苞钟状或宽钟状;总苞直径4~7cm。总苞片多层,不等长,覆瓦状排列,向内层渐长;最外层长三角形,长1.4~1.5cm,宽4~4.5mm;中层及内层三角状披针形,长椭圆形或椭圆状披针形,长1.5~2cm,宽约5mm;最内层苞片宽线形或线状披针形,长2~2.2cm,宽2~3mm。全部苞片无毛或被稀疏蛛丝状毛,除最内层苞片以外,其余各层苞片中部或上部曲膝状弯曲,中脉高起,在顶端成长或短针刺状伸出。小花紫色,长2.5cm,檐部长1.2cm,5深裂,裂片狭线形,长达6.5mm,细管部长1.3cm。瘦果灰黄色,楔形,稍压扁,长3.5mm,有多数浅褐色的细纵线纹及细横皱纹,下部收窄,基底着生面稍偏斜,顶端斜截

形,有果缘,果缘全缘,无锯齿。冠毛白色,多层,不等长,向内层渐长,长达2cm;冠毛刚毛锯齿状,向顶端渐细,基部连合成环,整体脱落。花果期6~10月。

[分布]　产本市各地。生海拔1400~3300m的山坡、路旁、荒地及田边。

[采集加工]　春、夏采收全草及花,秋季挖根。鲜用或花阴干、全草与根切段晒干。

[资源利用]　资源较丰富。自采自用。

[性味功效]　微苦,凉。祛风,清热,利湿,凉血止血,活血消肿。

[功能主治]　(1)风热感冒,流感,可用花或根与金银花、板蓝根,水煎服;偏头痛,可配白芷、升麻、生姜,同煎服。

(2)乳糜尿,尿路感染,本品与白糖同煎服;或配玉米秸芯、白鸡冠花、糖,制成煎剂,口服;白带,常与续断、当归、白芍,水煎加红糖服。

(3)月经过多,功能性子宫出血,尿血,可配茜草、地榆,水煎服;月经不调,可与白芍、翻白草、草血竭、胡椒同用,红糖为引,煎水兑酒服。

(4)疮疗痈肿,静脉曲张,均可以鲜品捣烂外敷;静脉曲张,亦可煎汤熏洗。

煎服,9~30g,鲜品加倍;或入丸、散,或浸酒服。外用适量,煎水洗;或鲜品捣敷;或烧存性,研末撒。

飞燕草

[来源]　毛茛科飞燕草属植物飞燕草 *Consolida ajacis* (L.) Schur 的根或种子(图151)。

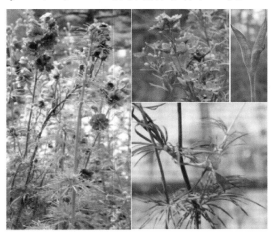

图151　飞燕草

[原植物]　茎高约达60cm,与花序均被多少弯曲的短柔毛,中部以上分枝。茎下部叶有长柄,在开花时多枯萎,中部以上叶具短柄;叶片长达3cm,掌状细裂,狭线形小裂片宽0.4~1mm,有短柔毛。花序生茎或分枝顶端;下部苞片叶状,上部苞片小,不分裂,线形;花梗长0.7~2.8cm;小苞片生花梗中部附近,小,条形;萼片紫色、粉红色或白色,宽卵形,长约1.2cm,外面中央疏被短柔毛,距钻形,长约1.6cm;花瓣的瓣片3裂,中裂片长约5mm,先端2浅裂,侧裂片与中裂片成直角展出,卵形;花药长约1mm。蓇葖长达1.8cm,直,密被短柔毛,网脉稍隆起,不太明显。种子长约2mm。

[分布]　多栽培于庭园。

［采集加工］ 夏季采收,多鲜用。

［资源利用］ 栽培花卉。未利用。

［性味功效］ 辛、苦,温,有毒。

［功能主治］ 种子,用于疥疮,头虱。根,用于跌打损伤。

外用,适量捣敷;或水煎洗。

粉绿铁线莲

［异名］ 灰绿铁线莲,苒苒草。

［来源］ 毛茛科铁线莲属植物粉绿铁线莲 *Clematis glauca* Willd. 的全草(图152)。

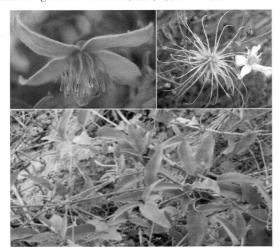

图152　粉绿铁线莲

［原植物］ 草质藤本。茎纤细,有棱。一回至二回羽状复叶;小叶有柄,2~3全裂或深裂、浅裂至不裂,中间裂片较大,椭圆形或长圆形、长卵形,长1.5~5cm,宽1~2cm,基部圆形或圆楔形,全缘或有少数牙齿,两侧裂片短小。常为单聚伞花序,3花;苞片叶状,全缘或2~3裂;萼片4,黄色,或外面基部带紫红色,长椭圆状卵形,顶端渐尖,长1.3~2cm,宽5~8mm,除外面边缘有短绒毛外,其余无毛,瘦果卵形至倒卵形,长约2mm,宿存花柱长4cm。花期6~7月,果期8~10月。

［分布］ 本市各地均有分布。生海拔1300~3000m的山坡、路边灌丛及草丛中。

［采集加工］ 夏、秋采收,除去杂质,晒干。

［资源利用］ 资源较丰富。自采自用。

［性味功效］ 辛,温。祛风除湿,止痒。

［功能主治］ (1)风湿关节痛,本品煎服。

(2)疮疖,本品熬膏,外涂。

(3)瘙痒症,本品煎汤,外洗。

煎服,6~9g。外用适量,煎水洗或熬膏敷。

风轮菜(《救荒本草》)

［异名］ 断血流,野凉粉草,苦刀草。

［来源］ 唇形科风轮菜属植物风轮菜 *Clinopodium chinensis* (Benth.) O. Ktze 的全草(图153)。

［原植物］ 多年生草本。茎基部匍匐生根,上部上升,多分枝,高可达1m,四棱形,具细条纹,密被短柔毛及腺微柔毛。叶卵圆形,不偏斜,长2~4cm,宽1.3~2.6cm,先端急尖或钝,基部圆形呈阔楔形,边缘具大小均匀的圆齿状锯齿,坚纸质,上面榄绿色,密被平伏短硬毛,下面灰白色,被疏柔毛,脉上尤密,侧脉5~7对,与中肋在上面微凹陷下面隆起,网脉在下面清晰可见;叶柄长3~8mm,腹凹背凸,密被疏柔毛。轮伞花序多花密集,半球状,位于下部者径达3cm,最上部者径1.5cm,彼此远隔;苞叶叶状,向上渐小至苞片状,苞片针状,极细,无明显中肋,长3~6mm,多数,被柔毛状缘毛及微柔毛;总梗长1~2mm,分枝多数;花梗长约2.5mm,

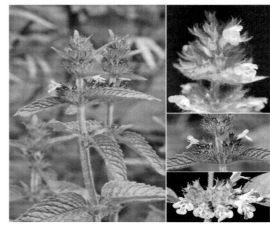

图153　风轮菜

与总梗及序轴被柔毛状缘毛及微柔毛。花萼狭管状,常染紫红色,长约6mm,13脉,外面主要沿脉上被疏柔毛及腺微柔毛,内面在齿上被疏柔毛,果时基部稍一边膨胀,上唇3齿,齿近外反,长三角形,先端具硬尖,下唇2齿,齿稍长,直伸,先端芒尖。花冠紫红色,长约9mm,外面被微柔毛,内面在下唇下方喉部具2列毛茸,冠筒伸出,向上渐扩大,至喉部宽近2mm,冠檐二唇形,上唇直伸,先端微缺,下唇3裂,中裂片稍大。雄蕊4,前对稍长,均内藏或前对微露出,花药2室,室近水平叉开。花柱微露出,先端不相等2浅裂,裂片扁平。花盘平顶。子房无毛。小坚果倒卵形,长约1.2mm,宽约0.9mm,黄褐色。花期5~8月,果期8~10月。

[分布] 产平凉、庄浪、华亭等地。生海拔1000m左右的山坡、草丛、路边、沟边、灌丛及林下。

[采集加工] 夏、秋采收,除去杂质洗净,切段,鲜用或阴干。

[资源利用] 有资源。自采自用。

[性味功效] 辛、苦,凉。疏风清热,解毒消肿,止血。

[功能主治] (1)风热感冒,本品煎服。

(2)乳痈,疮毒,可单用煎服,或鲜品绞汁兑酒服;或鲜品捣烂外敷,或与鲜菊花叶,共捣敷。

(3)小儿疳积,本品研末,蒸猪肝吃。

(4)出血症,本品单味,水煎服。

煎服,9~15g;或鲜品绞汁服。外用适量,捣敷或煎水洗。

风毛菊

[异名] 八楞麻,八楞木。

[来源] 菊科风毛菊属植物风毛菊 *Saussurea japonica* (Thunb.) DC. 的地上部分(图154)。

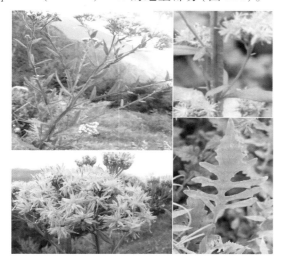

图154 风毛菊

[原植物] 二年生草本,高50~150(~200)cm。根倒圆锥状或纺锤形,黑褐色,生多数须根。茎直立,基部直径1cm,通常无翼,极少有翼,被稀疏的短柔毛及金黄色的小腺点。基生叶与下部茎叶有叶柄,柄长3~3.5(~6)cm,有狭翼,叶片全形椭圆形、长椭圆形或披针形,长7~22cm,宽3.5~9cm,羽状深裂,侧裂片7~8对,长椭圆形、椭圆形、偏斜三角形、线状披针形或线形,中部的侧裂片较大,向两端的侧裂片较小,全部侧裂片顶端钝或圆形,边缘全缘或极少边缘有少数大锯齿,顶裂片披针形或线状披针形,较长,极少基生叶不分裂,披针形或线状披针形,全缘全缘或有大锯齿;中部茎叶与基生叶及下部茎叶同形并等样分裂,但渐小,有短柄;上部茎叶与花序分枝上的叶更小,羽状浅裂或不裂,无柄;全部两面同色,绿色,下面色淡,两面有稠密的凹陷性的淡黄色小腺点。头状花序多数,在茎枝顶端排成伞房状或伞房圆锥花序,有小花梗。总苞圆柱状,直径5~8mm,被白色稀疏的蛛丝状毛;总苞片6层,外层长卵形,长2.8mm,宽约1mm,顶端微扩大,紫红色,中层与内层倒披针形或线形,长4~9mm,宽0.8~1mm,顶端有扁圆形的紫红色的膜质附片,附片边缘有锯齿。小花紫色,长10~12mm,细管部长6mm,檐部长4~6mm。瘦果深褐色,圆柱形,长4~5mm。冠毛白色,2层,外层短,糙毛状,长2mm,内层长,羽毛状,长8mm。花果期6~11月。

[分布] 产本市大部分地方。生海拔2600~3100m的山坡草地、路旁。

[采集加工] 7~8月采收,除去杂质,洗净,鲜用或切段晒干。

[资源利用] 资源较丰富。未利用。

[性味功效] 苦、辛,平。祛风除湿,散瘀止痛。

[功能主治] (1)烦热咳嗽,可配蓬蘽(灰白

毛莓)、桔梗,水煎服。

(2)麻风,可与毛桐等,同煎常洗。

(3)其他,可用于风湿疼痛,跌打损伤。

煎服,9～15g;或浸酒服。外用适量,煎水洗;或鲜品捣敷。孕妇忌服。

凤迎花

[异名] 红花花子,红苋菜。

[来源] 苋科苋属植物繁穗苋 Amaranthus paniculatus L. 全草(图155)。

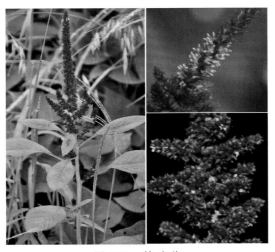

图155 繁穗苋

[原植物] 一年生草本,高50～200cm。茎直立,粗壮,有明显的纵棱,分枝或单一,光滑或幼时有短柔毛,绿色或带浅红色。叶互生,具叶柄,纸质;叶片卵状长圆形或卵状披针形,长4～15cm,宽1.5～7cm,先端锐尖,具芒,基部渐狭成楔形,全缘,绿色,背面叶脉凸出,浅红色;叶柄与叶片近等长,淡绿色或浅红色。圆锥花序大,由多数直立或下垂的小枝组成,紫红色或淡绿色;花单性,成无梗花簇;苞片和小苞片钻形,先端有长芒尖,中脉在背面隆起,红色或淡绿色,与萼片近等长;花被片5,膜质,长圆形或长卵形,先端锐尖或钝圆,红色;雄蕊5;子房上位,1室,具1直生胚珠,柱头3裂,宿存,内面有细齿。胞果扁椭圆形,盖裂。种子近球形,两面微凸,棕黄色,光亮。花期7～8月,果期8～9月。

[分布] 本省各地区均有野生和栽培。生海拔600～1660m的农田、山坡草地或路旁。

[采集加工] 春、夏未开花前采收,除去杂质,洗净,鲜用。

[资源利用] 有资源。自采自用。

[性味功效] 甘,凉。清热解毒,利湿。

[功能主治] 用于痢疾,黄疸。

煎服,30～60g。

[注] 种子:苦、甘,微寒。清热解毒,活血消肿。用于痢疾,胁痛,跌打损伤,痈疮肿毒。煎服,9～15g;外用适量,研末调敷。

附地菜

[异名] 鸡肠草(《名医别录》),地胡椒。

[来源] 紫草科附地菜属植物附地菜 Trigonotis peduncularis (Trev.) Benth. 的全草(图156)。

[原植物] 一年生或二年生草本。茎通常多条丛生,稀单一,密集,铺散,高5～30cm,基部多分枝,被短糙伏毛。基生叶呈莲座状,有叶柄,叶片匙形,长2～5cm,先端圆钝,基部楔形或渐狭,两面被糙伏毛,茎上部叶长圆形或椭圆形,无叶柄或具短柄。花序生茎顶,幼时卷曲,后渐次伸长,长5～20cm,通常占全茎的1/2～4/5,只在基部具2～3个叶状苞片,其余部分无苞片;花梗短,花后伸长,长3～5mm,顶端与花萼连接部分变粗呈棒状;花萼裂片卵形,长1～3mm,先端急尖;花冠淡蓝色或粉色,筒部甚短,檐部直径1.5～2.5mm,裂片平展,倒卵形,先端圆钝,喉部附属5,白色或带黄色;花药卵形,长0.3mm,先端具短尖。小坚果4,斜三棱锥状四面体形,长0.8～1mm,有短毛或平滑无毛,背面三角状卵形,具3锐棱,腹面的2个侧面近等大而基底面略小,凸起,具短柄,柄长约1mm,向一侧弯曲。早春开花,花期甚长。

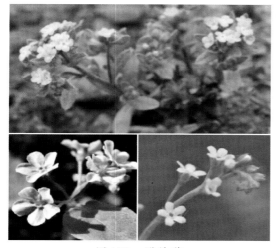

图 156　附地菜

［分布］　本市大部分地区均产。生海拔 1000～2800m 的山坡、草地、林缘、田间及荒地。

［采集加工］　初夏采收，除去杂质，鲜用或晒干。

［资源利用］　资源丰富。未利用。

［性味功效］　苦、辛，平。行气止痛，解毒消肿。

［功能主治］　（1）胃痛吐酸，可单味煎服；或研细冲服。

（2）气淋，小腹胀，满闷，可与石韦同用，捣碎煎服，如《太平圣惠方》载方。

（3）风热牙痛，可配旱莲草、细辛各等份，为末搽之，如《普济方》去痛散。

（4）胸肋疼痛，本品煎服；手足麻木，单味浸酒服。

煎服，15～30g；研末服，1～3g。外用适量，研末搽；或鲜品捣敷。

甘　草

［异名］　国老（《本草经集注》），粉草，甜草，甜根子。

［来源］　豆科甘草属甘草 *Glycyrrhiza uralensis* Fisch. 的根及根茎（图157）。

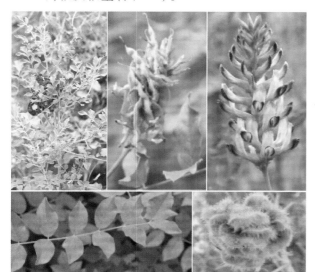

图 157　甘草

［原植物］　多年生草本；根与根状茎粗壮，直径 1～3cm，外皮褐色，里面淡黄色，具甜味。茎直立，多分枝，高 30～120cm，密被鳞片状腺点、刺毛状腺体及白色或褐色的绒毛，叶长 5～20cm；托叶三角状披针形，长约 5mm，宽约 2mm，两面密被白色短柔毛；叶柄密被褐色腺点和短柔毛；小叶5～17

枚，卵形、长卵形或近圆形，长 1.5～5cm，宽 0.8～3cm，上面暗绿色，下面绿色，两面均密被黄褐色腺点及短柔毛，顶端钝，具短尖，基部圆，边缘全缘或微呈波状，多少反卷。总状花序腋生，具多数花，总花梗短于叶，密生褐色的鳞片状腺点和短柔毛；苞片长圆状披针形，长 3～4mm，褐色，膜质，外面被黄色腺点和短柔毛；花萼钟状，长 7～14mm，密被黄色腺点及短柔毛，基部偏斜并膨大呈囊状，萼齿5，与萼筒近等长，上部 2 齿大部分连合；花冠紫色、白色或黄色，长 10～24mm，旗瓣长圆形，顶端微凹，基部具短瓣柄，翼瓣短于旗瓣，龙骨瓣短于翼瓣；子房密被刺毛状腺体。荚果弯曲呈镰刀状或呈环状，密集成球，密生瘤状突起和刺毛状腺体。种子 3～11，暗绿色，圆形或肾形，长约 3mm。花期6～8月，果期7～10月。

［分布］　产本市部分地方。生海拔 1000～1800m 的沙地、河岸砂质地。庄浪、静宁有栽培。

［采集加工］　春、秋采挖，砍去根头，晒干，即"甘草头"；再取细绳及木梢，晒干，即"甘草梢"；所剩，即"甘草"，趁鲜削去少许外皮，以利透气，晒干。用时洗净，润透切厚片，干燥。生用或蜜炙用。

［资源利用］　有资源。自采自用。

［性味功效］　甘草：甘，平。补脾益气，清热解

毒,祛痰止咳,缓急止痛,调和诸药。甘草头:甘,微寒。活血解毒,缩尿止遗。甘草梢:甘,寒。泻火解毒,利尿通淋。

[功能主治] (1)脾胃虚弱,食少倦怠,甘草与人参、白术、茯苓同用,如四君子汤;脾虚中气下陷,神疲泄泻,甘草配黄芪、当归、升麻、白术、陈皮、柴胡、人参,如补中气益气汤。

(2)心阳虚,心动悸,甘草与桂枝同用,如桂枝甘草汤;心阴阳俱虚,心动悸,脉结代,炙甘草配人参、生地黄、麦冬、桂枝、阿胶、生姜、麻仁、大枣,如炙甘草汤。

(3)阴血不足,筋失所养,四肢挛急作痛,甘草与芍药同用,如芍药甘草汤;脾胃寒虚,不能温养,

脘腹挛急疼痛,配桂枝、芍药、饴糖、大枣,如小建中汤。

(4)其他,甘草头用于上部痈肿,小儿遗尿;甘草梢用于热淋,小便短少,阴茎中痛,胸中积热。

煎服,甘草3～9g,中毒抢救,可用30～60g;甘草头3～6g;甘草梢1.5～4.5g。外用适量,煎水洗、渍,或研末敷。脘腹胀满,呕吐及水肿者慎用。传统认为反大戟、芫花、甘遂、海藻。

[注] 甘草节(甘草的根或根茎内充填有棕黑色,树脂状物质的部分):甘,凉。解毒,利咽,和中。用于痈疽疮毒,咽喉肿痛。煎服,3～6g;或研末敷。

甘　菊

[异名] 野菊花。

[来源] 菊科菊属植物甘菊 *Dendranthema lavandulifolium* (Fisch. ex Trautv.) Kitam. 的头状花序(图158)。

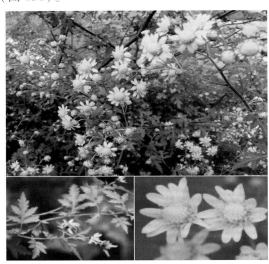

图158　甘菊

[原植物] 多年生草本,高0.3～1.5m,有地下匍匐茎。茎直立,自中部以上多分枝或仅上部伞房状花序分枝。茎枝有稀疏的柔毛,但上部及花序梗上的毛稍多。基部和下部叶花期脱落。中部茎叶卵形、宽卵形或椭圆状卵形,长2～5cm,宽1.5～4.5cm。二回羽状分裂,一回全裂或几全裂,二回为半裂或浅裂。一回侧裂片2～3(4)对。最上部的叶或接花序下部的叶羽裂、3裂或不裂。全部叶两

面同色或几同色,被稀疏或稍多的柔毛或上面几无毛。中部茎叶叶柄长0.5～1cm,柄基有分裂的叶耳或无耳。头状花序直径10～15(～20)mm,通常多数在茎枝顶端排成疏松或稍紧密的复伞房花序。总苞碟形,直径5～7mm。总苞片约5层。外层线形或线状长圆形,长2.5mm,无毛或有稀柔毛;中内层卵形、长椭圆形至倒披针形,全部苞片顶端圆形,边缘白色或浅褐色膜质。舌状花黄色,舌片椭圆形,长5～7.5mm,先端全缘或2～3个不明显的齿裂。瘦果长1.2～1.5mm。花果期5～11月。

[分布] 产平凉、静宁等地。生海拔650～2400m的山坡、河岸、路边。

[采集加工] 秋季花盛开时,分批采摘,鲜用或晒干。生用。

[资源利用] 资源较丰富。自产自销。

[性味功效] 苦、辛,凉。清热解毒,疏风平肝。

[功能主治] (1)各种疔毒,痈疮疖肿,局部红肿热痛,可配蒲公英、紫花地丁、紫背天葵子各1.2份,金银花3份,水煎兑酒服,如《医宗金鉴》五味消毒饮。

(2)痈疽脓疡,耳、鼻、咽喉诸脓肿,野菊花、蒲公英各8份,紫花地丁、连翘、石斛各5份,水煎服,如《本草推陈》载方。

（3）风热目赤肿痛，可与夏枯草、千里光、桑叶、甘草同用，煎服；或配木贼、蝉蜕等，水煎服。

（4）预防流行性感冒，可单用，或配鱼腥草、金银藤，同煎服；肝热型高血压，野菊花、夏枯草、决明子各等份，水煎服。

煎服，9~15g，鲜品30~45g。外用适量，煎水漱口或淋洗；或鲜品捣敷。脾胃虚寒者慎服。

注　野菊（茎叶）：苦、辛，寒。清热解毒。用于痈肿疔毒，目赤肿痛，瘰疬，风热感冒，痢疾，支气管炎，肝炎，湿疹，高血压。煎服，6~12g，鲜品30~45g，或捣汁服；外用适量。煎水洗或熬膏涂，或鲜品捣敷。

甘露子

［异名］甘露儿（《救荒本草》），草石蚕。

［来源］唇形科水苏属植物甘露子 *Stachys sieboldi* Miq. 的块茎或地上部分（图159）。

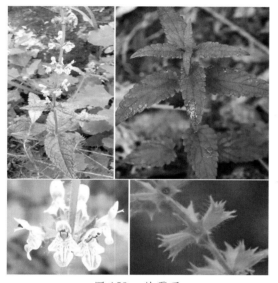

图159　甘露子

［原植物］多年生草本，高30~120cm，在茎基部数节上生有密集的须根及多数横走的根茎；根茎白色，在节上有鳞状叶及须根，顶端有念珠状或螺蛳形的肥大块茎。茎直立或基部倾斜，单一，或多分枝，四棱形，具槽，在棱及节上有平展的或疏或密的硬毛。茎生叶卵圆形或长椭圆状卵圆形，长3~12cm，宽1.5~6cm，先端微锐尖或渐尖，基部平截至浅心形，有时宽楔形或近圆形，边缘有规则的圆齿状锯齿，内面被或疏或密的贴生硬毛，但沿脉上仅疏生硬毛，侧脉4~5对，上面不明显，下面显著，叶柄长1~3cm，腹凹背平，被硬毛；苞叶向上渐变小，呈苞片状，通常反折（尤其栽培型），下部者无柄，卵圆状披针形，长约3cm，比轮伞花序长，先端渐尖，基部近圆形，上部者短小，无柄，披针形，比花萼短，近全缘。轮伞花序通常6花，多数远离组成长5~15cm顶生穗状花序；小苞片线形，长约1mm，被微柔毛；花梗短，长约1mm，被微柔毛。花萼狭钟形，连齿长9mm，外被具腺柔毛，内面无毛，10脉，多少明显，齿5，正三角形至长三角形，长约4mm，先端具刺尖头，微反折。花冠粉红至紫红色，下唇有紫斑，长约1.3cm，冠筒筒状，长约9mm，近等粗，前面在毛环上方略呈囊状膨大，外面在伸出萼筒部分被微柔毛，内面在下部1/3被微柔毛毛环，冠檐二唇形，上唇长圆形，长4mm，宽2mm，直伸而略反折，外面被柔毛，内面无毛，下唇长宽约7mm，外面在中部疏被柔毛，内面无毛，3裂，中裂片较大，近圆形，径约3.5mm，侧裂片卵圆形，较短小。雄蕊4，前对较长，均上升至上唇片之下，花丝丝状，扁平，先端略膨大，被微柔毛，花药卵圆形，2室，室纵裂，极叉开。花柱丝状，略超出雄蕊，先端近相等2浅裂。小坚果卵珠形，径约1.5cm，黑褐色，具小瘤。花期7~8月，果期9月。

［分布］产全省各地区。生海拔3200m以下的湿润地。

［采集加工］春、秋挖取块茎，洗净，晒干；采收地上部分，除去杂质，晒干。

［资源利用］有资源。自采自用。

［性味功效］甘，平。解表清肺，利湿解毒，健脾补虚。

［功能主治］（1）风热感冒，甘露子地上部分，水煎服。

（2）肺结核，可用块茎，炖猪肺常吃。

（3）关节酸痛，地上部分，水、酒各半煎服。

（4）其他，可用于黄疸，肺虚咳嗽，淋证，疮毒肿痛,毒蛇咬伤。

煎服,地上部分 15 ～ 30g,块茎 30 ～ 60g;或浸酒,或焙研末服。外用适量,煎水洗或捣敷。本品不益生食或多食。

甘青铁线莲

[来源] 毛茛科铁线莲属植物甘青铁线莲 *Clematis tangutica* (Maxim.) Korsh. 的地上部分(图 160)。

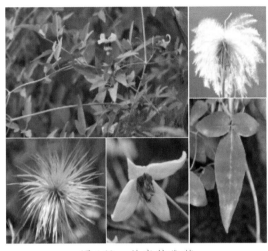

图 160 甘青铁线莲

[原植物] 落叶藤本,长 1 ～ 4m(生于干旱沙地的植株高仅 30cm 左右)。主根粗壮,木质。茎有明显的棱,幼时被长柔毛,后脱落。一回羽状复叶,有 5 ～ 7 小叶;小叶片基部常浅裂、深裂或全裂,侧生裂片小,中裂片较大,卵状长圆形、狭长圆形或披针形,长 2 ～ 5.5cm,宽 0.5 ～ 1.5cm,顶端钝,有短尖头,基部楔形,边缘有不整齐缺刻状的锯齿,上面有毛或无毛,下面有疏长毛;叶柄长 2 ～ 7.5cm。花单生,有时为单聚伞花序,有 3 花,腋生;花序梗粗壮,长(4.5 ～)6 ～ 15(～ 20)cm,有柔毛;萼片 4,黄色外面带紫色,斜上展,狭卵形、椭圆状长圆形,长 1.5 ～ 2.5(～ 3.5)cm,顶端渐尖或急尖,外面边缘有短绒毛,中间被柔毛,内面无毛,或近无毛;花丝下面稍扁平,被开展的柔毛,花药无毛;子房密生柔毛。瘦果倒卵形,长约 4mm,有长柔毛,宿存花柱长达 4cm。花期 6 ～ 9 月,果期 9 ～ 10 月。

[分布] 产静宁、庄浪等地。生海拔 1800 ～ 3700m 的高原草地或灌木丛中及林缘。

[采集加工] 春末至秋季霜降前均可割取,去净杂质及泥土,切断,阴干或晒干。

[资源利用] 资源较丰富。自采自用。

[性味功效] 辛、微甘,平。消食开胃,解毒化湿。

[功能主治] (1)寒结胃痛,煅甘青铁线莲,研末冲服。

(2)黄水疮,单味研末,撒敷。

(3)其他,可用于食积不化,腹痛泄泻,痈疮。

煎服,6 ～ 15g;煅后研末服,3 ～ 6g。外用适量,研末撒敷。

甘肃白药子

[异名] 虎其尾,野山姜(湖北)。

[来源]百合科黄精属植物湖北黄精 *Polygonatum zanlanscianense* Pamp. 的块状根(图 161)。

[原植物] 根状茎连珠状或姜块状,肥厚,直径 1 ～ 2.5cm。茎直立或上部多少有些攀援,高可达 1m 以上。叶轮生,每轮 3 ～ 6 枚,叶形变异较大,椭圆形、矩圆状披针形、披针形至条形,长(5 ～)8 ～ 15cm,宽(4 ～)13 ～ 28(～ 35)mm,先端拳卷至稍弯曲。花序具 2 ～ 6(～ 11)花,近伞形,总花梗长 5 ～ 20(～ 40)mm,花梗长(2 ～)4 ～ 7(～ 10)mm;苞

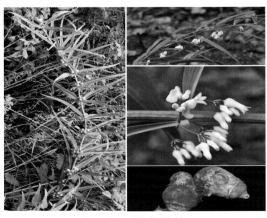

图 161 湖北黄精

片位于花梗基部,膜质或中间略带草质,具1脉,长(1~)2~6mm;花被白色或淡黄绿色或淡紫色,全长6~9mm,花被筒近喉部稍缢缩,裂片长约1.5mm;花丝长0.7~1mm,花药长2~2.5mm;子房长约2.5mm,花柱长1.5~2mm。浆果直径6~7mm,紫红色或黑色,具2~4颗种子。花期6~7月,果期8~10月。

本种介于卷叶黄精和黄精之间,以其花序具较多的花,花较小,花梗基部具约与之等长的膜质苞片,可以和前者区别;与后者的区别,在于根状茎连珠状或姜状,花较小,花柱较短;但本种和它们之间,在分布区重叠之处,有不少的过渡类型的存在。

[分布]　产庄浪(通化)、华亭等地。生海拔800~2700m的林下或山坡阴湿地。

[采集加工]　春、秋两季采挖,除去茎叶及须根,洗净,切厚片或直接晒干。

[资源利用]　有资源,自采自用。

[性味功效]　苦、辛,凉。滋阴润肺,健脾益气,祛痰止血,消肿解毒。

[功能主治]　用于虚劳咳嗽,头痛,食少,崩漏带下,产后体亏,吐血,衄血,外伤出血,咽喉肿痛,疮肿瘰疬。内服,5~15g。外用适量。

甘肃丹参

[异名]　赤参(《吴普本草》),紫丹参。

[来源]　唇形科鼠尾草属植物甘西鼠尾草 *Salvia przewalskii* Maxim. 的根(图162)。

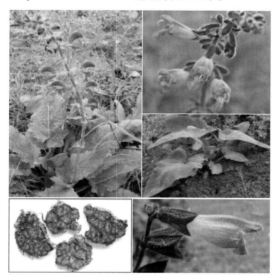

图162　甘西鼠尾草

[原植物]　多年生草本;根木质,直伸,圆柱锥状,外皮红褐色,长10~15cm,径3~7mm。茎高达60cm,自基部分枝,上升,丛生,上部间有分枝,密被短柔毛。叶有基出叶和茎生叶两种,均具柄,叶片三角状或椭圆状戟形,稀心状卵圆形,有时具圆的侧裂片,长5~11cm,宽3~7cm,先端锐尖,基部心形或戟形,边缘具近于整齐的圆齿状牙齿,草质,上面绿色,被微硬毛,下面灰白色,密被灰白绒毛;根出叶的叶柄长6~21cm,茎生叶的叶柄长1~4cm,密被微柔毛。轮伞花序2~4花,疏离,组成顶生长8~20cm的总状花序,有时具腋生的总状花序而形成圆锥花序;苞片卵圆形或椭圆形,长3~8mm,宽2.5~3.5mm,先端锐尖,基部楔形,全缘,两面被长柔毛;花梗长1~5mm,与序轴密被疏柔毛。花萼钟形,长11mm,外面密被具腺长柔毛,其间杂有红褐色腺点,内面散布微硬伏毛,二唇形,上唇三角状半圆形,长4mm,宽5mm,先端有3短尖,下唇较上唇短,长3mm,宽6mm,半裂为2齿,齿三角形,先端锐尖。花冠紫红色,长21~35(~40)mm,外被疏柔毛,在上唇散布红褐色腺点,内面离基部3~5mm有斜向的疏柔毛毛环,冠筒长约17mm,在毛环下方呈狭筒形,宽约2mm,自毛环向上逐渐膨大,直伸花萼外,至喉部宽约8mm,冠檐二唇形,上唇长圆形,长5mm,全缘,顶端微缺,稍内凹,边缘具缘毛,下唇长7mm,宽11mm,3裂,中裂片倒卵圆形,顶端近平截,侧裂片半圆形。能育雄蕊伸于上唇下面,花丝扁平,长4.5mm,水平伸展,无毛,药隔长3.5mm,弧形,上臂和下臂近等长,二下臂顶端各横生药室,并互相联合。花柱略伸出花冠,先端2浅裂,后裂片极短。花盘前方稍膨大。小坚果倒卵圆形,长3mm,宽2mm,灰褐色,无毛。花期5~8月。

[分布]　华亭有栽培。

[采集加工]　春、秋采挖,除去泥沙,晒干。切厚片,生用或酒炙用。

[资源利用]　资源丰富。自产自用。

[性味功效] 苦,微寒。活血祛瘀,调经止痛,凉血消痈,宁心安神。

[功能主治] (1)血热瘀滞,痛经,闭经,可单品研末,酒调服;亦可与当归、红花、益母草、泽兰等同用;兼寒可配吴茱萸、肉桂、小茴香等温理散寒药;夹虚可加黄芪、白芍、熟地黄等益气养血药。产后瘀滞腹痛,可配川芎、五灵脂等活血祛瘀药。

(2)心脉瘀阻,胸痹心痛,常配檀香、砂仁等,如丹参饮;血瘀气滞,脘腹疼痛,可与香附、郁金、木香等疏肝理气之品同用;癥瘕积聚,腹中痞块,可配三棱、莪术、鳖甲、郁金等,以软坚散结。

(3)热入营血,烦躁不安,心悸失眠,可与玄参、连翘、银花等同用,如清营汤;血不养心,心火偏旺,心悸失眠,可配生地黄、酸枣仁、柏子仁等药。

(4)热痹,关节红肿疼痛,可配忍冬藤、赤芍、秦艽、桑枝等清热消肿,祛风通络药;跌打损伤,可配当归、川芎、红花等,以活血止痛。

养血安神宜生用,活血化瘀宜酒炙用。

煎服,6～15g,大剂量可用至30g。月经过多及无瘀血者忌服;孕妇慎服。传统认为本品反藜芦。

甘肃黄芩

[异名] 条芩(《本草纲目》)。

[来源] 唇形科黄芩属植物甘肃黄芩 *Scutellaria rederiana* Diels 的根(图163)。

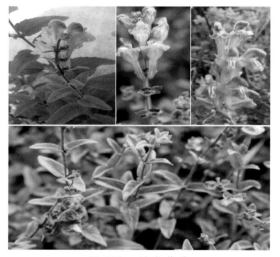

图163 甘肃黄芩

[原植物] 多年生草本,高12～35cm。根状茎斜行,粗1.5～13mm,上部不分枝或分枝,自根状茎或其分枝顶端生出少数茎。茎弧曲,直立,基部粗1～1.5mm,四棱形,沿棱角被下曲的短柔毛。单叶对生,明显具柄,柄长2.8～12mm,腹凹背凸,被下曲或近平展的短柔毛;叶片草质,卵圆状披针形,三角状狭卵圆形至卵圆形,长1.4～4cm,宽0.6～1.7cm,顶端圆或纯,有时微尖,基部阔楔形,近截形至近圆形,全缘,或中部以下具2～5个浅牙齿,表面被极稀疏的伏毛或散生细柔毛,背面在脉上疏被细柔毛至疏柔毛,边缘密被短睫毛,几无腺

点,侧脉4对,与中脉腹凹背凸。花序总状,顶生,长3～10cm;苞片卵圆形、椭圆形至倒卵圆形,顶端急尖,基部楔形,长3～8mm,被长缘毛,常带紫色;小苞片针状,长约1mm,具缘毛;花梗长约2mm,与花序轴密被具腺短柔毛;花两性,两侧对称;花萼花时长约2.5mm,盾片高约1mm,密被具腺短柔毛;花冠二唇形,粉红、淡紫至紫蓝,长1.8～2.2cm,外面被具腺短柔毛,内面无毛;冠筒近基部膝曲;上唇盔状,先端微缺,下唇中裂片三角状卵圆形,宽大,宽1cm,先端微缺;雄蕊4,前对较长,具能育半药,退化半药不明显,后对较短,具全药,药室具毛,花丝状,下半部具小疏柔毛;子房上位,花柱细长,先端锐尖,微裂。花期3～8月,果实花后渐次成熟。

[分布] 产本市各地区。生海拔1300～2500m山地向阳草坡。

[采集加工] 秋后茎叶枯黄时采挖,除去茎叶,抖落泥沙,晒至半干,摘去外皮,晒干或烘干。生用或制后用。

[炮制] 黄芩片:取原药材,除去杂质,置沸水中煮10分钟,取出,闷透切薄片,干燥;或蒸30分钟,取出切薄片,干燥(忌曝晒)。

炒黄芩:取净黄芩片置锅内,用文火炒至黄色,取出放凉。

焦黄芩:取净黄芩片置锅内,用武火炒至全焦,或用文火炒至焦黄,片之边沿微黑色时,取出放凉。

黄芩炭:取净黄芩片置锅内,用武火炒至黑褐

色时,喷淋清水少许,灭尽火星,取出晾干。多用于止血。

酒黄芩:取净黄芩片,用黄酒(黄芩100kg,黄酒10kg)拌匀,闷透置锅内,用文火炒至深黄色时,取出放凉。

姜黄芩:取净黄芩片,用姜汁(黄芩100kg,生姜20kg)拌匀,闷透置锅内,用文火炒干,取出放凉。

蜜黄芩:将蜜(25kg)融化过滤,再加热至起泡,倒入黄芩片(100kg)炒至微黄色。或再喷水,搅至水干时,再炒至黄色,以不粘手为度,取出晾干。

[资源利用]　资源较丰富。自产自销。

[性味功效]　苦,寒。清热泻火,燥湿解毒。止血,安胎。

[功能主治]　(1)伤寒热毒气攻眼,翳膜赤痛,黄芩、黄连、决明子、柴胡、玄参各等份,研为散,每周15g加水煎服,如《太平圣惠方》黄芩散;上热下寒,寒热格拒,食入即吐,干姜、黄芩、黄连、人参各10g,水煎去渣,分两次服,如《伤寒论》干姜黄芩黄连人参汤。

(2)胃经有热,牙龈作痛,出血不止,可配黄连、生地黄、牡丹皮、升麻、生石膏各等份,水煎,食后服,如《外科正宗》清胃散;肝经风热,血崩、便血、尿血,

黄芩(炒黑)、防风各等份,为细末,酒糊为丸梧子大,饭前米汤送服,如《景岳全书》防风黄芩丸。

(3)痰热色赤,结如胶而坚,口干唇燥,烦热,天南星、半夏、黄芩各等份,为细末,姜汁浸,蒸饼为丸(梧子大)服之,如《杂病源流犀烛》半夏丸;痰火咳嗽,气盛喘急,黄芩6份,黑山栀、苏子各3份,茯苓、杏仁各2份,水煎服,如《本草汇言》载方。

(4)胎热不安,黄芩、白术各等份,俱微炒为末,蜜丸梧子大,早晚各服10g,如《丹溪纂要》用方;妇人月水过多,将成暴崩,酒黄芩、黄柏炭、白芍、土炒艾叶各2份,香附3份,炙龟板、臭椿皮各4份,煎服;阴囊生毒烂破,黄芩、当归尾、连翘各3份,木通、甘草各2份,黄连1份,水煎服,如《外科全生集》泻热汤。

(5)其他,可用于热病神昏,肝火头痛,湿热黄疸,泻痢,热淋,痈肿疔疮。

煎服,3~10g;或入丸、散服。外用适量,煎水洗;或研末调敷。

清热泻火、解毒生用;治上部热证酒炒用;猪胆汁炒可泻肝胆之火。枯芩轻虚,多用于上焦之火;子芩重实,多用于下焦之热。脾胃虚寒及少食便溏者忌服。

甘肃山楂

[异名]　鼠楂(《本草经集注》),赤爪实(《新修本草》),棠梂子(《本草图经》),映山红果(《救荒本草》),面旦子(陕西)。

[来源]　蔷薇科山楂属植物甘肃山楂 *Cratae-gus kansuensis* Wils. 的果实(图164)。

[原植物]　灌木或乔木,高2.5~8m;枝刺多,锥形,长7~15mm;小枝细,圆柱形,无毛,绿带红色,二年生枝光亮,紫褐色;冬芽近圆形,先端钝,无毛,紫褐色。叶片宽卵形,长4~6cm,宽3~4cm,先端急尖,基部截形或宽楔形,边缘有尖锐重锯齿和5~7对不规则羽状浅裂片,裂片三角卵形,先端急尖或短渐尖,上面有稀疏柔毛,下面中脉及脉腋有髯毛,老时减少,近于无毛;叶柄细,长1.8~2.5cm,无毛;托叶膜质,卵状披针形,边缘有腺齿,

早落。伞房花序,直径3~4cm,具花8~18朵;总花梗和花梗均无毛,花梗长5~6mm;苞片与小苞片膜质,披针形,长3~4mm,边缘有腺齿,早落;花直

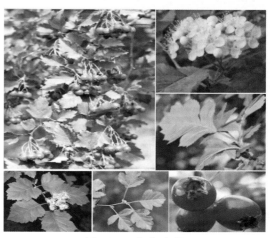

图164　甘肃山楂

径 8 ~ 10mm;萼筒钟状,外面无毛;萼片三角卵形,长 2 ~ 3mm,约当萼筒之半,先端渐尖,全缘,内、外两面均无毛;花瓣近圆形,直径 3 ~ 4mm,白色;雄蕊 15 ~ 20;花柱 2 ~ 3,子房顶端被绒毛,柱头头状。果实近球形直径 8 ~ 10mm,红色或橘黄色,萼片宿存;果梗细,长 1.5 ~ 2cm;小核 2 ~ 3,内面两侧有凹痕。花期 5 月,果期 7 ~ 9 月。

[分布] 产平凉(太统山南坡)、华亭、灵台等地。生海拔 1000 ~ 3000m 杂木林中、山坡阴处及山沟旁。

[资源利用] 有分布,有利用。

[性味功效] 酸、甘,微温。消食化积,行气散瘀。

[功能主治] (1)肉食积滞,腹胀嗳腐,可单用,或配神曲、莱菔子等,如保和丸;厌食甚,大便酸臭,常与木香、连翘、黄连、枳实为伍,如《医宗金鉴》木香大安丸;脾虚夹积,可与人参、白术、砂仁等同用,如健脾丸。

(2)产后瘀滞腹痛,血瘀痛经,可单用浓煎冲砂糖服,或配当归、川芎、益母草等;疝气,睾丸偏坠肿痛,可与橘核、小茴香、川楝子等相配。

(3)高脂血症,将山楂制片服用;高血压,山楂制成糖浆口服;急性菌痢,肠炎,用焦山楂或生熟山楂各半煎服;肾盂肾炎,可用生山楂煎服。

煎服,9 ~ 12g;或入丸、散服。消食导滞,止泻止痢,多炒用或炒焦用;理气止痛,活血散瘀,多生用;止血活血,多炒炭用。脾胃虚弱无积滞者及孕妇慎服。

注 山楂核:苦,平。消食,散结,催生。用于食积不化,疝气,睾丸偏坠,难产。煎服,3 ~ 9g,或研末吞。

山楂叶:酸,平。止痒,敛疮,降血压。用于漆疮,溃疡不敛,高血压。煎服,3 ~ 9g,或泡茶饮;外用适量,煎汤洗。

甘肃威灵仙

[来源] 百合科菝葜属植物鞘柄菝葜 *Smilax stans* Maxim. 的根及根状茎(图 165)。

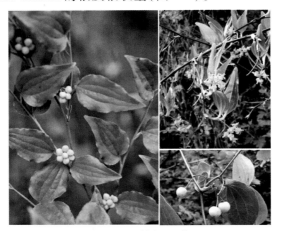

图 165 鞘柄菝葜

[原植物] 落叶灌木或半灌木,直立或披散,高 0.3 ~ 3m。茎和枝条稍具棱,无刺。叶纸质,卵形、卵状披针形或近圆形,长 1.5 ~ 4(~ 6)cm,宽 1.2 ~ 3.5(~ 5)cm,下面稍苍白色或有时有粉尘状物;叶柄长 5 ~ 12mm,向基部渐宽成鞘状,背面有多条纵槽,无卷须,脱落点位于近顶端。花序具 1 ~ 3 朵或更多的花;总花梗纤细,比叶柄长 3 ~ 5 倍;花序托不膨大;花绿黄色,有时淡红色;雄花外花被片长 2.5 ~ 3mm,宽约 1mm,内花被片稍狭;雌花比雄花略小,具 6 枚退化雄蕊,退化雄蕊有时具不育花药。浆果直径 6 ~ 10mm,熟时黑色,具粉霜。花期 5 ~ 6 月,果期 10 月。

[分布] 产庄浪(通化)、平凉(崆峒后山)、华亭(苍沟、燕麦河)、泾川等地。生海拔 800 ~ 3200m 的林下、灌丛中或山坡阴处。

[采集加工] 夏、秋采挖,除去茎叶,洗净,鲜用或扎小把晒干。

[资源利用] 有资源。自采自用。

[性味功效] 辛、微苦,平。祛风除湿,活血通络,解毒散结。

[功能主治] (1)风湿关节疼痛,可配桂枝、当归等为丸,以酒送服。

(2)手足麻木,可与红花、防风同煎服。

(3)其他,可用于疮疖肿毒,瘰疬等。

煎服,6 ~ 9g,大剂量可用 15 ~ 30g;或入丸、散,或浸酒服。外用适量,捣敷;或研末调敷;或煎水洗。

甘肃小檗

[异名]　铜针刺(《天宝本草》),刺黄檗,三颗针(《分类草药性》)。

[来源]　小檗科小檗属植物甘肃小檗 *Berberis kansuensis* Schneid. 的根皮和茎皮(图166)。

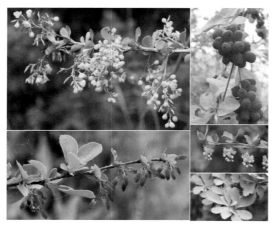

图166　甘肃小檗

[原植物]　落叶灌木,高达3m。老枝淡褐色,幼枝带红色,具条棱;茎刺弱,单生或三分叉,长1~2.4cm,与枝同色,腹面具槽。叶厚纸质,叶片近圆形或阔椭圆形,长2.5~5cm,宽2~3cm,先端圆形,基部渐狭成柄,上面暗绿色,中脉稍凹陷,背面灰色,微被白粉,中脉明显隆起,两面侧脉和网脉隆起,叶缘平展,每边具15~30刺齿;叶柄长1~2cm,但老枝上的叶常近无柄。总状花序具10~30朵花,长2.5~7cm,包括总梗长0.5~3cm;苞片长1~1.5mm;花梗长4~8mm,常轮列;花黄色;小苞片带红色,长约1.4mm,先端渐尖;萼片2轮,外萼片卵形,长2.5mm,宽约1.5mm,先端急尖,内萼片长圆状椭圆形,长约4.5mm,宽约2.5mm;花瓣长圆状椭圆形,长4.5mm,宽约2mm,先端缺裂,裂片急尖,基部缢缩呈短爪,具2枚分离倒卵形腺体;雄蕊长约3mm,药隔稍延伸,先端圆形或平截;胚珠2枚,具柄。浆果长圆状倒卵形,红色,长7~8mm,直径5~6mm,顶端不具宿存花柱,不被白粉。花期5~6月,果期7~8月。

本种外形十分近似直穗小檗 *B. dasystachya* Schneid. ,极易混淆,主要区别在于前者花瓣先端缺裂;后者花瓣先端全缘。

[分布]　产于庄浪(通化)、华亭、平凉崆峒山等地。生海拔1400~2800m山坡灌丛中或杂木林中。

[采集加工]　春、秋采收,洗净,切片,低温烘干,或弱阳光下晒干。

[资源利用]　资源丰富。自产自销。

[性味功效]　苦,寒。清热燥湿,泻火解毒。

[功能主治]　(1)暴发火眼肿痛,可与车前子、光明草、龙胆草等药同用。

(2)湿热黄疸,可单用,或配栀子同煎服。

(3)痢疾,肠炎,可与蒲公英、委陵菜、秦皮、甘草等同用。

(4)口腔炎,三颗针浓煎,调白糖含咽;或配马齿苋、野菊花、甘草等药,煎服。

煎服,15~30g;或研末、浸酒服。外用适量,研末调敷。

甘　遂

[异名]　甘泽(《吴普本草》),陵泽。

[来源]　大戟科大戟属植物甘遂 *Euphorbia kansui* Liou ex S. B. Ho 的根(图167)。

[原植物]　多年生草本,高25~40cm。全株含白色乳汁。根细长,弯曲,中段及末端常有串珠状、指状或长椭圆状块根,外表棕褐色。茎常从基部分枝,下部带紫红色,上部淡绿色。叶互生;无柄;叶片线状披针形及狭披针形,长2~9cm,宽4~10mm,先端钝,基部楔形,全缘。杯状聚伞花序顶生,伞梗5~9,基部轮生叶长圆形或狭卵形,长1.5~2cm,宽8~9mm;每伞梗常再次分叉,细弱,长2~4cm;苞叶1对,三角状卵形,长5~9mm,全缘。总苞陀螺形,长约2mm,先端4裂,裂片卵状三角形,边缘具白毛,腺体4,新月形,黄色,两端有角,生于裂片之间的外缘;雄花8~13,每花具雄蕊1;雌花1,位于雄花中央,花柱3,分离,柱头2裂。

蒴果近球形,无毛,灰褐色,长约2mm。花期4~6月,果期6~8月。

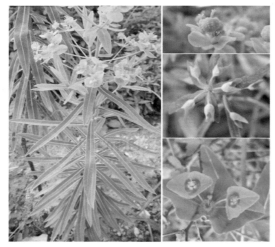

图 167　甘遂

[分布] 产平凉等地。生海拔 1000m 左右的草坡、农田地埂、路旁。

[采集加工] 春季花开前或秋季茎叶枯萎后采挖,摘去外皮,晒干。生用,多制用。

[资源利用] 有资源。自产自用。

[性味功效] 苦,寒,有毒。泻水逐饮,破积通便。

[功能主治] (1)水肿胀满,胸胁满痛,二便不通,可单用研末服,或与牵牛子同用,如《圣济总录》二济汤;或配大戟、芫花为末,枣汤送服,如十枣汤。

(2)水热互结的结胸证,与大黄、芒硝逐瘀散结药同用,如《伤寒论》大陷胸汤;痰饮与气结于胸,颈项胸背牵引疼痛,则配白芥子、大戟以逐瘀散结止痛,如《三因极一病证方论》控涎丹。

(3)癫痫,癫狂,可与大黄、代赭石、半夏等同用,以祛顽痰凝结。

(4)其他,可用于妊娠引产,术后尿潴留,百日咳,急腹症等。

内服,入丸、散,0.5~1g。外用适量,研末调敷。内服宜用炮制品。气虚阴亏、脾胃虚弱及孕妇忌用;中病即止,不可过量。传统认为本品反甘草。

刚毛忍冬

[来源] 忍冬科忍冬属植物刚毛忍冬 *Lonicera hispida* Pall. ex Roem. et Schult. 的花蕾(图168)。

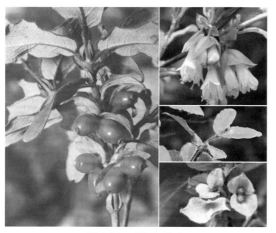

图 168　刚毛忍冬

[原植物] 落叶灌木,高达3m。幼枝常带紫红色,连同叶柄和总花梗均具刚毛或兼具微糙毛和腺毛,很少无毛,老枝灰色或灰褐色。冬芽长达1.5cm,有1对具纵槽的外鳞片,外面有微糙毛或无毛。单叶对生;叶厚纸质,椭圆形、卵状椭圆形、卵状矩圆形至矩圆形,长2~8.5cm,顶端尖或稍钝,基部有时微心形,近无毛或下面脉上有少数刚伏毛或两面均有疏或密的刚伏毛和短糙毛,边缘有刚睫毛。花先叶开放或开于叶后;总花梗长0.5~2cm;苞片宽卵形,较萼筒长,有时带紫红色,毛被与叶片同;花两性,近辐射对称;相邻两萼筒分离,常具刚毛和腺毛,稀无毛,萼齿5;花冠白色或淡黄色,漏斗状,长1.5~3cm,外面有短糙毛或刚毛或几无毛,有时夹有腺毛,筒基部具囊,裂片5,直立,短于筒;雄蕊5,与花冠等长;子房下位,2~3(~5)室,花柱伸出,至少下半部有糙毛。浆果先黄色后变红色,卵圆形至长圆筒形,长1~1.5cm。种子淡褐色,矩圆形,稍扁,长4~4.5mm。花期5~6月,果期7~9月。

[分布] 产庄浪(通边、通化)等地。生海拔1700~4200m的山坡林中、林缘灌丛中或高山草地上。

[采集加工] 夏季花开前采集花蕾或初开的花,干燥。生用或炒用。

[炮制] 银花炭:取净金银花置锅内,用武火

炒至焦褐色,喷淋清水,取出晒干。

[资源利用] 资源较丰富。自产自销。

[性味功效] 甘,寒。清热解毒,疏散风热。

[功能主治] (1)风温初起,发热,微恶风寒,常配连翘、薄荷、桔梗、牛蒡子、竹叶、生甘草、荆芥穗、淡豆豉,如银翘散;邪热入营,身热夜甚,心烦躁扰,可与生地黄、丹参、玄参、麦冬、黄连、竹叶、连翘、犀角同用,如清营汤。

(2)痈肿疔疮,单用本品煎服;亦可与赤芍、浙贝、皂角刺、穿山甲等配伍。

(3)热毒血痢,单用浓煎;或与黄连、黄芩、白头翁等同用。

煎服,9~15g;或入丸、散服。外用适量,捣敷。脾胃虚寒及疮疡属阴证者慎服。

杠柳皮

[异名] 北五加皮,香加皮。

[来源] 萝藦科杠柳属植物杠柳 *Periplosa sepium* Bge. 的根皮(图169)。

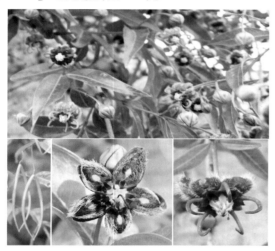

图169　杠柳

[原植物] 落叶蔓性灌木,高达1.5m。具乳汁,除花外全株无毛。叶对生;叶柄长约3mm;叶片膜质,卵状长圆表,长5~9cm,宽1.5~2.5cm,先端渐尖,基部楔形;侧脉多数,聚伞花序腋生,有花数朵;花萼5深裂,裂片先端钝,花萼内面基部有10个小腺体;花冠紫红色,花直径1.5~2cm,花冠裂片5,中间加厚呈纺锤形,反折,内面被长柔毛;副花冠环状,10裂,其中5裂丝状伸长,被柔毛;雄花着生于副花冠内面,花药包围着柱头;心皮离生;花粉颗粒状,藏在直立匙形的载粉器内。蓇葖果双生,圆柱状,长7~12cm,直径约5mm,具纵条纹。种子长圆形,先端具长约3cm的白色绢质种毛。花期5~6月,果期7~9月。

[分布] 本市大部分地区均有分布。生海拔600~2800m的低山丘林缘、沟坡、河边砂质地或地梗等处。

[采集加工] 夏、秋采挖,除去须根,洗净,剥下根皮,干燥。

[资源利用] 有资源。自产自销。

[性味功效] 苦、辛,微温,有毒。祛风湿,利水消肿。

[功能主治] (1)风湿痹证,可与桂枝、独活等同用,煎服;兼筋脉拘挛,可配白芍、木瓜、牛膝等药,以养血舒筋,蠲痹止痛。

(2)水肿,小便不利,杠柳皮、茯苓皮、大腹皮、生姜皮、陈皮,水煎服。

(3)其他,可用于阴部瘙痒,心力衰竭。

煎服,4.5~9g;或浸酒,或入丸、散服。外用适量,煎水洗。用时宜慎,不可过量或持续长期服用。

高　粱

[来源] 禾本科高粱属植物高粱 *Sorghum bicolor*(L.)Moench 的种子(图170)。

[原植物] 一年生栽培作物。秆高随栽培条件及品种而异,节上通常无白毛髯毛。叶鞘无毛或被白粉;叶舌硬纸质,先端圆,边缘有纤毛;叶片狭长披针形,长达50cm,宽约4cm。圆锥花序有轮生、互生或对生的分枝;无柄小穗卵状椭圆形,长5~6mm,颖片成熟时下部硬革质,光滑无毛,上部

及边缘具短柔毛,两性,有柄小穗雄性或中性;穗轴节间及小穗柄为线形,边缘均具纤毛,但无纵沟;第一颖背部突起或扁平,成熟时变硬而光亮,有窄狭内卷的边缘,向先端渐内折,第二颖舟形,有脊;第一外稃透明膜质,第二外稃长圆形或线形,先端2裂,从裂齿间伸出芒,或全缘而无芒。颖果倒卵形,成熟后露出颖外,花果期秋季。

[分布] 我市各区均有栽培。

[采集加工] 秋季种子成熟后采收,晒干,打碾后,筛、扬去种皮,再晒干。

[资源利用] 粮食作物。中医配方少用。

[性味功效] 甘、涩,温。健脾止泻,化痰安神。

[功能主治] 用于脾虚泄泻,霍乱,食欲不振,痰湿咳嗽,失眠多梦。

煎服,30～60g;或研末服。

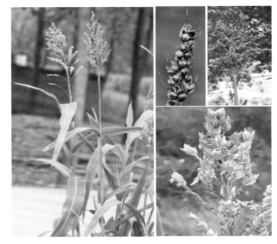

图 170 高粱

注 高粱根:甘,平。平喘,利水,止血,通络。用于咳嗽喘满,小便不利,产后出血,血崩,足跟及膝痛。煎服,15～30g;或烧存性,研末服。

高山露珠草

[来源] 柳叶菜科露珠草属植物高山露珠草 *Circaea alpina* L. 的全草(图171)。

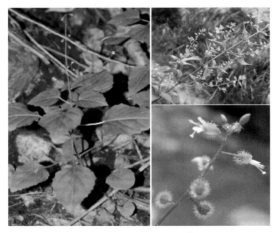

图 171 高山露珠草

[原植物] 多年生草本,高5～45cm。茎无毛或被短状毛。叶对生,叶柄长1.5～4cm;叶形变异较大,常为卵状三角形或椭圆形至宽卵形,长1.5～9cm,宽1～5.5cm,先端短渐尖或急尖,基部狭楔形至心形,边缘疏生锯齿,表面疏被短柔毛,背面常带紫色,脉上有毛。总状花序顶生或腋生,长约12cm,花序轴被短柔毛,苞片小;花两性,小,具长约2mm的柄;萼裂片2,白色、粉红色或紫红色,常卵形,长1～1.5m;花瓣2,白色,倒卵形或倒三角形,与萼裂片近等长,先端内凹1/4～1/2;雄蕊2,与花萼对生;子房下位,开花时微被毛,1室,花柱长约1mm,柱头全缘或微2裂。蒴果棒状,不开裂,长约2mm,直径约1mm,外被钩状毛。花期7～9月,果期8～9月。

[分布] 产庄浪(盘安)。生海拔2600m以上的高山林下或林缘。

[采集加工] 秋季采收,除去杂质,晒干。

[资源利用] 有资源。未利用。

[性味功效] 甘、苦,微寒。养心安神,消食,止咳,解毒,止痒。

[功能主治] 用于心悸,失眠,多梦,疳积,咳嗽,疮疡,疣癣。

煎服,6～15g;或研末服。外用适量,煎汤洗;或研末调敷。

高乌头

[异名] 穿心莲牛扁,麻布袋,麻布七,灭虱草。

[来源] 毛茛科乌头属植物高乌头 *Aconitum sinomontanum* Nakai 的根(图172)。

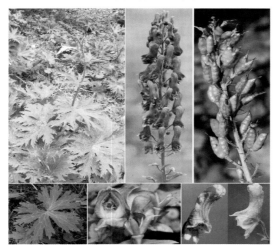

图172　高乌头

[原植物] 多年生草本,高60～150cm,根圆柱形,长达20cm,粗达2cm,外皮棕色,有网状裂纹,具支根,茎直立,中部以下几无毛,上部近花序处被反曲的短柔毛,略有棱,中空,基生叶1,与茎下部叶具长柄;叶片肾形或圆肾形,长12～15cm,宽20～28cm,基部宽心形,3深裂,中裂片菱形,再作3深裂,小裂片边缘有不整齐的三角形齿,侧裂片较大,斜扇形,不等3裂,叶背面叶脉被金黄色短毛,边缘较密,表面除边缘外无毛,茎生叶较小,柄极短;总状花序顶生或腋生,被贴伏柔毛;花梗长1.4～5cm;花两性,两侧对称,淡紫色;萼片5,花瓣状,上萼片筒状,高1.6～2cm,粗4～7mm,外缘在中部以下稍缢缩,外面被短柔毛,侧萼片2,扁圆形,内面顶端密生硬毛,下萼片2,卵圆形;花瓣2,具长爪,唇舌形,长约3.5mm,距长约6.5mm,向后拳卷;雄蕊多数,无毛,花丝大多具1～2小齿;子房上位,心皮3,无毛,蓇葖果长1.1～1.7cm;种子倒卵形,具3棱,长约3mm,褐色,密生横狭翅,花期6～9月,果实渐次成熟。

[分布] 产本市大部分地区。生海拔1600～3700m的山坡灌丛、林缘及林中沟谷溪旁。

[采集加工] 夏、秋采挖,除去残茎、须根,洗净,鲜用;或将根撕开,除去内附黑皮,晒干。

[资源利用] 有资源。自采自用。

[性味功效] 苦、辛,温,有毒。祛风除湿,行气止痛,活血消肿。

[功能主治] (1)胃痛,水泻,单用本品,水煎服;脘腹疼痛,可与青藤香、佛手、吴茱萸根、香樟根浸酒服;或上药同煎服。

(2)痧证,心胃气痛,高乌头、青藤香各等份,研细,温开水送服。

(3)其他,可用于风湿痹痛,关节肿痛,跌打损伤,瘰疬,疮疖。

煎服,3～9g;浸酒或入丸、散服。外用适量,捣敷;或浸酒搽。本品有毒,内服宜慎。

高原天名精

[异名] 高山金挖耳(《中国高等植物图鉴》),贡布美多露米(西藏名译音)。

[来源] 菊科天名精属植物高原天名精 *Carpesium lipskyi* Winkl. 的全草和果实(图173)。

[原植物] 多年生草本。根茎粗短,横生,根茎常有褐色残存的老叶柄。茎直立,高35～70cm,与叶柄及叶片中肋均常带紫色,具纵条纹,初被较密的长柔毛,后渐稀疏,基部直径2.5～4mm,上部分枝。基叶于开花前凋萎或有时宿存,茎下部叶较大,具长1.5～6cm的柄,叶片椭圆形或匙状椭圆形,

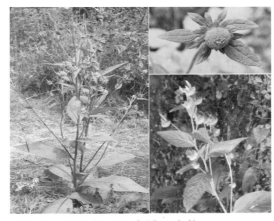

图173　高原天名精

长 7 ~ 15cm，宽 3 ~ 7cm，先端钝或锐尖，基部长渐狭，下延至叶柄，边缘近全缘仅有腺体状突出的胼胝或具小齿，上面绿色，被基部膨大的倒伏柔毛，常脱落稀疏而留下膨大的基部，下面淡绿色，被白色疏长柔毛，沿中肋及叶柄较密，略呈绒毛状，两面均有腺点，上部叶椭圆形至椭圆状披针形，先端渐尖，基部阔楔形，无柄，上部及枝上叶小，披针形。头状花序单生茎、枝端或腋生而具较长的花序梗，开花时下垂；苞叶 5 ~ 7 枚，披针形，大小近相等，长 8 ~ 16mm，宽 2 ~ 3mm，反折，被疏长柔毛，沿中脉较密，侧脉不明显。总苞盘状，直径 1 ~ 1.5cm；苞片 4 层，外层与苞叶相似，披针形，长约 7mm，上半部草质，下部干膜质，背面被柔毛，常反折，中层干膜质，披针形，先端渐尖，最内层条状披针形，顶端有不规整的小齿。两性花长 3 ~ 3.5mm，筒部细窄，被白色柔毛，冠檐扩大开张，呈漏斗状，5 齿裂，裂深约 1.5mm，雌花狭漏斗状，长约 2.5mm，冠檐 5 齿裂。瘦果长 3.5 ~ 4mm。花期 6 ~ 7 月，果期 8 ~ 9 月。

［分布］ 庄浪通边有少量分布。生于海拔 2000 ~ 3500m 的林缘及山坡灌丛中。

［采集加工］ 夏季采收，除去杂质，洗净，晾干。

［资源利用］ 有资源。自采自用。

［性味功效］ 全草（挖耳子草）：苦，凉。清热解毒，祛痰，截疟。果实：苦，辛，平。消积杀虫。

［功能主治］ 用于牙痛，疟疾，咽喉痛，疮肿，胃痛，虫蛇咬伤。

高原鸢尾子

［异名］ 甘青鸢尾。

［来源］ 鸢尾科鸢尾属植物卷鞘鸢尾 Iris potaninii Maxim. 的种子（图 174）。

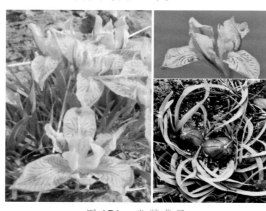

图 174 卷鞘鸢尾

［原植物］ 多年生草本，植株基部围有大量老叶叶鞘的残留纤维，棕褐色或黄褐色，毛发状，向外反卷。根状茎很短，木质，块状；根粗而长，黄白色，近肉质，少分枝。叶多基生，相互套叠，排成 2 列，条形，花期叶长 4 ~ 8cm，宽 2 ~ 3mm，果期可长达 20cm，宽 3 ~ 4mm。花茎自叶丛中抽出，极短，不伸出地面，基部生有 1 ~ 2 枚鞘状叶；苞片 2 枚，膜质，狭披针形，长 4 ~ 4.5cm，宽约 6mm，顶端渐尖，内包含有 1 朵花；花黄色，直径约 5cm；花梗甚短或无；花被管长 1.5 ~ 3.7cm，下部丝状，上部逐渐扩大成喇叭形，花被裂片 6 枚，2 轮排列，外轮花被裂片 3，倒卵形，长约 3.5cm，宽约 1.2cm，顶端微凹，中脉上密生有黄色的须毛状附属物，内花被裂片 3，倒披针形，长约 2.5cm，宽 0.8 ~ 1cm，顶端微凹，直立；雄蕊 3，长约 1.5cm，花药短宽，紫色，外向开裂，花丝与花柱基部离生；雌蕊的花柱单一，上部 2 分枝，分枝扁平，黄色，长约 2.8cm，宽约 6mm，顶端再 2 裂，顶端裂片近半圆形，外缘有不明显的牙齿，子房纺锤形，长约 7mm，下位，3 室，中轴胎座，胚珠多数。蒴果椭圆形，长 2.5 ~ 3cm，宽 1.3 ~ 1.6cm，顶端有短喙，成熟时沿室背开裂，顶端相连；种子梨形，直径约 3mm，棕色，表面有皱纹。花期 5 ~ 6 月，果期 7 ~ 9 月。

［分布］ 产庄浪、静宁等地。生海拔 3000m 以上的石质山坡或干坡。

［采集加工］ 7 ~ 9 月果实成熟时采收，晒干，打下种子，除去果壳及杂质，再晒干。

［资源利用］ 资源少。未利用。

［性味功效］ 微苦、甘，凉。清热解毒，驱虫。

［功能主治］ 用于肠痛，蛔虫病，蛲虫病。

煎服，3 ~ 9g；或研末服。

藁 本 （《神农本草经》）

[异名] 鬼卿、地新（《神农本草经》），微茎（《名医别录》），西芎。

[来源] 伞形科藁本属植物藁本 *Ligusticum sinense* Oliv. 的根状茎和根（图175）。

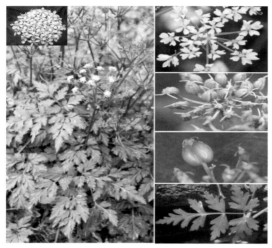

图175 藁本

[原植物] 多年生草本，高60～120cm。根状茎呈不规则的结节状，着生多数细长的根，具香气，味辛麻，表面棕褐色，断面黄白色；茎中空，直立，微有棱，带紫色。叶互生；二回至三回奇数羽状复叶，叶扩展呈鞘状；小叶3～4对，卵形或长卵形，裂片两侧不等，边缘又成不整齐的羽状深裂，表面深绿色，背面白绿色，仅叶脉上有短柔毛；基部叶和茎下部叶有柄，上部叶无柄。复伞形花序顶生或腋生，有乳头状粗毛；总苞片数个，狭条形，伞辐15～22，不等长，有短柔毛；小总苞片极狭，较果梗短；小伞形花序有多数花，萼齿不明显；花小，花瓣5，白色，1脉；雄5，子房下位。双悬果宽卵形，平滑无毛，具5棱，两侧稍扁。花期9月，果期11月。

[分布] 产华亭、庄浪通边等地。生山野阴坡或草地。

[采集加工] 9～10月倒苗后采挖，去掉泥土及残茎，晒干或炕干。用时洗净，润透切厚片，干燥。

[资源利用] 有资源。自产自销。

[性味功效] 辛，温。祛风除湿，散寒止痛。

[功能主治] （1）偏正头痛，鼻塞脑闷，藁本、川芎、细辛、白芷、甘草各等份，为细末，每用药粉1份，加入煅石膏粉4份，水和为丸，食后薄荷茶嚼服，如《普济方》白龙丸。

（2）风湿关节疼痛，可与苍术、防风、牛膝同煎服；湿气在表，头痛头重，一身尽痛，不能转侧，可配羌活、独活、防风、炙甘草、蔓荆子，如《内外伤辨惑论》羌活胜湿汤。

（3）干白头屑，藁本、白芷等份为末，夜擦旦梳；鼻面上赤，本品研细末，先用皂角水擦动赤处，拭干，以冷水或蜜水调涂，干再用，如《鸡峰普济方》藁本散。

（4）其他，可用于巅顶疼痛，疥癣，寒湿泄泻，腹痛，疝瘕。

煎服，3～10g；或入丸、散服。外用适量，煎水洗；或研末调涂。阴血虚及热证头痛者忌服。

茖 葱

[异名] 驴耳韭。

[来源] 百合科葱属植物茖葱 *Allium victorialis* L. 的鳞茎（图176）。

[原植物] 多年生草本，高30～80cm。茎单生或2～3枚聚生，近圆柱状；茎外皮灰褐色至黑色，破裂成纤维状，呈明显的网状。叶2～3枚，倒披针状椭圆形至椭圆形，长8～20cm，宽3～9.5cm，基部楔形，沿叶柄稍下延，先端渐尖或短尖，叶柄长为叶片的1/5～1/2。花葶圆柱状，高25～

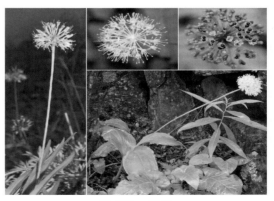

图176 茖葱

80cm,1/4 ～ 1/2 被叶鞘;总苞 2 裂,宿存;伞形花序球状,具多而密集的花;小花梗近等长,比花被片长 2 ～ 4 倍,果期伸长,基部无小苞片;花白色或带绿色,极稀带红色;内轮花被片椭圆状卵形,长 4.5 ～ 6mm,宽 2 ～ 3mm,先端钝圆,常具小齿;外轮的狭而短,舟状,长 4 ～ 5mm,宽 1.5 ～ 2mm,先端钝圆;花丝比花被片长 0.25 ～ 1 倍,基部合生并与花被片贴生,内轮的狭长三角形,基部宽 1 ～ 1.5mm,外轮的锥形,基部比内轮的窄;子房具 3 圆棱,基部收狭成短柄,柄长约 1mm,每室具 1 胚珠;花柱单一;柱头全缘或裂。蒴果室背开裂。种子黑色,为棱形或近

球形。花果期 6 ～ 8 月。

[分布] 产平凉、华亭等地。生海拔 1000 ～ 2500m 的阴湿山坡、林下、草地或沟边。

[采集加工] 夏、秋采收,洗净,鲜用。

[资源利用] 资源少。未利用。

[性味功效] 辛,温。散淤,止血,解毒。

[功能主治] 用于跌打损伤,血瘀肿痛,衄血,痈疮肿毒。

煎服,鲜品 15 ～ 30g。外用适量,捣敷。阴虚火盛者慎服。

葛 根 (《神农本草经》)

[异名] 粉葛(《草木便方》),野葛(《本草纲目》),葛藤。

[来源] 豆科葛属植物葛 *Pueraria lobata* (Willd.) Ohwi 的块根(图 177)。

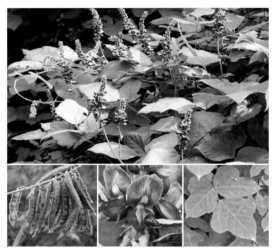

图 177 葛

[原植物] 多年生落叶藤本,粗壮,长可达 8m,全体被黄色长硬毛,茎基部木质,有粗厚的块状根。羽状复叶具 3 小叶;托叶背着,卵状长圆形,具线条;小托叶线状披针形,与小叶柄等长或较长;小叶 3 裂,偶尔全缘,顶生小叶宽卵形或斜卵形,长 7 ～ 15(～19) cm,宽 5 ～ 12(～18) cm,先端长渐尖,侧生小叶斜卵形,稍小,上面被淡黄色、平伏的短柔毛。下面较密;小叶柄被黄褐色绒毛。总状花序长 15 ～ 30cm,中部以上有颇密集的花;苞片线状披针形至线形,远比小苞片长,早落;小苞片卵形,长不

及 2mm;花 2 ～ 3 朵聚生于花序轴的节上;花萼钟形,长 8 ～ 10mm,被黄褐色柔毛,裂片披针形,渐尖,比萼管略长;花冠长 10 ～ 12mm,紫色,旗瓣倒卵形,基部有 2 耳及 1 黄色硬痂状附属体,具短瓣柄,翼瓣镰状,较龙骨瓣为狭,基部有线形、向下的耳,龙骨瓣镰状长圆形,基部有极小、急尖的耳;对旗瓣的 1 枚雄蕊仅上部离生;子房线形,被毛。荚果长椭圆形,长 5 ～ 9cm,宽 8 ～ 11mm,扁平,被褐色长硬毛。花期 6 ～ 9 月,果期 8 ～ 10 月。

[分布] 产华亭、平凉、灵台等地。生山坡、林中、路边草丛。

[采集加工] 秋、冬采挖,洗净,趁鲜刮去外皮,切成厚片或小块,晒干或烘干,晒时须经常翻动,以免发霉变色。生用或制后用。

[炮制] 炒葛根:取净葛根片置锅内,用文火炒至表面黄色,略带焦斑时,取出放凉。

[资源利用] 有资源。自产自销。

[性味功效] 甘、辛,平。解肌退热,发表透疹,生津止渴,升阳止泻。

[功能主治] (1)外感风寒,恶寒发热,项背强痛,无汗者常配麻黄、桂枝、芍药、炙甘草、生姜、大枣,水煎服;有汗者,本方去麻黄,煎服,如《伤寒论》葛根汤、桂枝加葛根汤。外感风寒,恶寒渐轻,身热增重,头目作痛,口渴鼻干,葛根、生石膏各 4 份,柴胡、黄芩、羌活、白芷、芍药各 2 份,甘草、桔梗各 1 份,加姜枣水煎,热服,如《伤寒六书》干葛解

肌汤。

（2）痘疹未发，或发而不透，头痛身热，可与升麻、芍药、炙甘草同用，各等份，煎服，如《阎氏小儿方论》升麻葛根汤；麻疹初起，欲出不出，可配升麻、前胡、杏仁、桔梗、枳壳（麸炒）、荆芥、防风、薄荷叶、木通、连翘、炒牛蒡子、淡竹叶、甘草，水煎服，如《徐氏仁端录痘疹》宣毒发表汤。

（3）外感霍乱烦渴，黄连、葛根、生地黄、升麻、甘草、栀子、牡丹皮，水煎服，渴甚加生石膏、人参、知母、天花粉，如《症因脉治》葛根清胃汤；消渴肾消，饮水不止，葛根 3 份，天花粉 2 份，铅丹（炒、水

飞）、炮附子各 1 份，研细，蜜丸梧子大，每服 10 丸，如《古今医统大全》子和葛根丸。

（4）身热下利，胸脘烦热，口渴，喘而汗出，葛根 8 份，黄芩、黄连各 3 份，炙甘草 2 份，水煎温服，如《伤寒论》葛根黄芩黄连汤；酒痢，可配枳壳、半夏、生地黄、杏仁、茯苓各 4 份，黄芩 2 份，炙甘草 1 份，加黑豆、生姜、白梅，水煎，食前服，如《奇效良方》葛根汤；暑天痢疾，可与乌梅、甘草同用，浓煎服，如《沈氏经验方》用方。

煎服，9~15g；或捣汁饮。外用适量，捣敷。解表、透疹、生津宜生用；止泻多炒用。

附：葛花（《名医别录》）

[来源] 豆科葛属植物葛的花。

[原植物] 见"葛根"条。

[采集加工] 夏、秋当花未完全开放时采收，除去枝叶、杂质，晒干。生用。

[资源利用] 有资源，自产自销。

[性味功效] 甘，凉。解酒醒脾，止血。

[功能主治]（1）解酒毒，本品研末，沸水冲后服，不拘时，如《圣济总录》葛花散；或配甘草、葛根、砂仁、贯众各等份，为粗末，水煎，去渣服，如《儒门事亲》葛根散。

（2）饮酒太过，呕吐痰逆，心神烦乱，胸膈痞满，手足战摇，木香 1 份，陈皮、人参、猪苓、茯苓各 3 分，炒神曲、泽泻、干姜、白术各 4 份，青皮 6 份，白豆蔻仁、砂仁、葛花各 10 份，为细末，白汤调服，如《脾胃论》葛花解醒汤。

（3）饮酒过度，呕血吐血，发热烦渴，小便赤少，葛花、滑石（水飞）各 10 份，甘草 5 份，黄连

1 份，共为细末，水泛为丸，水冲服，如《滇南本草》葛花清热丸。

（4）睛黄视渺，炒黄连、玄参、当归、炒龙胆草、茵陈、甘草、葛花、熟地黄、茯苓、栀子、连翘、车前子各等份，水煎服，如《审视瑶函》葛花解毒饮。

煎服，3~9g；或入丸、散服。无酒毒者及因酒已成弱者忌服。

[注] 葛粉（块根经水磨后而澄取的淀粉）：甘，寒。解热除烦，生津止渴。用于烦热口渴，醉酒，喉痹，疮疖。开水、蜂蜜或米饮调服，10~30g；外用适量，撒或调敷。

葛蔓（藤茎）：甘，寒。清热解毒，消肿。用于喉痹，痈疮疖肿。煎服，6~9g，鲜品 30~60g；或烧存性，研末服；外用适量，烧存性，研末调敷。

葛谷（种子）：甘，平。健脾止泻，解酒。用于泄泻，痢疾，饮酒过度。煎服，9~15g；或入丸、散服。

隔山消

[异名] 白何首乌，隔山撬。

[来源] 萝藦科鹅绒藤属植物隔山消 Cynanchum wilfordii（Maxim.）Hemsl. 的块根（图178）。

[原植物] 草质藤本。肉质根近纺锤形，长约10cm，直径约 2cm，灰褐色。茎被单列毛。叶对生；叶片薄纸质，卵形，长 5~6cm，宽 2~4cm，先端短

渐尖，基部耳状心形，两面被微柔毛；基脉 3~4 条，放射状，侧脉 4 对。近伞房状聚伞花序半球形，有花 15~20 朵，花序梗被单列毛；花萼外面被柔毛；花冠淡黄色，辐状，裂片长圆形，外面无毛，内面被长柔毛；副花冠裂片近四方形，比合蕊柱短，先端截形，基部紧狭；花粉块每室 1 个，长圆形，下垂，花柱

细长,柱头略突起。蓇葖单生,披针形,长约 12cm,直径约 1cm。种子卵形,顶端具长约 2cm 的白色绢质种毛。花期 5～9 月,果期 7～10 月。

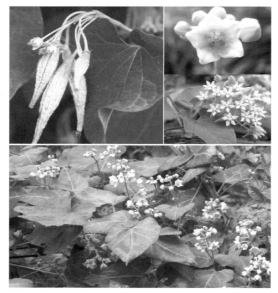

图 178　隔山消

[分布]　产平凉等地。生海拔 800～1500m 的山坡、山谷或灌木丛。

[采集加工]　秋季采挖(注意勿伤块根)。洗净泥沙,除去残茎和须根晒干,或趁鲜切片晒干。

[资源利用]　资源较丰富。自采自用。

[性味功效]　甘、微苦,平。补肝肾,益精血,强筋骨,健脾,解毒。

[功能主治]　(1)肾虚腰痛,关节不利,可配杜仲、续断、怀牛膝等;阳痿,精冷滑精,可与淫羊藿、菟丝子、金樱子等药同用;头晕耳鸣,心悸失眠,可配酸枣仁、远志、合欢皮等药。

(2)脾胃虚弱,食欲不振,常与鸡内金配伍,以健脾消食;脾虚食滞,脘腹胀痛,可配山楂、麦芽、莱菔子等,以理气消食;太阴腹痛,自利不渴,可配白术、白芍、炮姜、干姜、陈皮、炙甘草,水煎服,如《东医寿世保元》白首乌理中汤。

(3)其他,可用于产后乳汁稀少,痈肿疮毒,毒蛇咬伤,脚气水肿等。

煎服,6～15g,鲜品加倍;或研末,或浸酒服。外用适量,捣敷。内服不宜过量。

[复方]　(1)治痢疾:隔山消 1 两,水煎服,每日 1 剂。(《江西草药》)

(2)治食积饱胀:隔山消 1 钱,打成粉子,用开水吞服,每日 1 次。(贵州《常用民间草药手册》)

(3)治胃气痛,年久未愈:隔山消 2 钱,万年荞 1 钱,打成细粉,每日 3 次,每次用开水吞 1 钱。(贵州《常用民间草药手册》)

(4)治多年老胃病:隔山消 1 两,鸡屎藤 5 钱,炖猪肉服。(《贵阳民间药草》)

(5)治气膈噎食,转食:隔山消 2 两,鸡肫皮 1 两,牛胆南星、朱砂各 1 两,急性子 2 钱,为末,炼蜜丸,小豆大,每服 1 钱,淡姜汤下。(《孙天仁集效方》)

(6)治小儿痞块:隔山消 1 两,煎水加白糖当茶喝,每日三五次。(《陕西中草药》)

(7)治小儿疳疾,隔食,并能开胃健脾:隔山消、苦荞头、鸡屎藤、马蹄草、鱼鳅串、折耳根,研末,加石柑子叶、鸡内金,蒸鸡子服。(《四川中药志》)

(8)治食疟:隔山消(细末)5 分,地牯牛 3 个(去头、脚、焙焦、研末),混合,用米汁送下。(《贵阳民间药草》)

(9)催乳:隔山消 1 两,炖肉吃。(《陕西中草药》)

狗筋蔓

[异名]　小九牯牛(《滇南本草》),鸡肠子草。

[来源]　石竹科狗筋蔓属植物狗筋蔓 *Cucubalus baccifer* L. 的全草(图 179)。

[原植物]　多年生草本,全株有毛。茎多分枝,上升或伏卧,长 1～2m。单叶对生;有短柄;叶片卵状披针形或长圆形,长 2～4cm,宽 0.7～1.5cm,先端渐尖,基部楔形,两面无毛,仅中脉上有毛,边缘具缘毛。圆锥状聚伞花序,或单生于分枝的叉上,微下垂,花梗有柔毛;萼阔钟形,5 齿裂,10 脉;花瓣 5,白色,先端凹下,喉部有 2 鳞片;雄蕊 10,短于花瓣,花盘延伸成短柄;子房上位 1 室,基部有 3 隔脉;花柱 3。浆果状蒴果,成熟时黑色,有光泽,不规则开裂。种子肾形,黑色,有光泽。花期 7～8 月,果期 8～9 月。

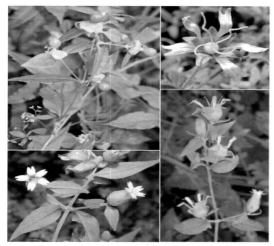

图 179 狗筋蔓

［分布］ 产本市各地。生海拔 970～2300m 的山坡林下、灌丛、林缘湿地或河边。

［采集加工］ 秋末冬初采挖,除去杂质,洗净,鲜用或晒干。

［资源利用］ 有资源。自采自用。

［性味功效］ 甘、苦,温。活血止痛,生肌。

［功能主治］ （1）跌打损伤,风湿疼痛,可单用煎服;或浸酒服;或配五加皮、桑枝、八月札等,水煎服。

（2）小儿疳积,狗筋蔓炖肉吃;小儿抽筋,可与莱菔子水煎,鸡蛋皮焙干研细,药汁冲服。

（3）缩阴症,狗筋蔓研末,开水冲服。

（4）其他,可用于月经不调、瘰疬、痈疽等。

煎服,9～15g;或研末,或泡酒服。外用适量,鲜品捣敷。

狗娃花

［异名］ 狗哇花,斩龙戟。

［来源］ 菊科狗娃花属植物狗娃花 *Heteropappus hispidus*（Thunb.）Less. 的根（图 180）。

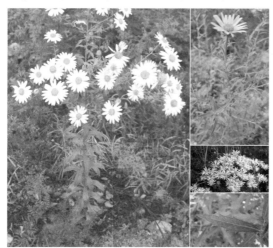

图 180 狗娃花

［原植物］ 一年生或二年生草本,有垂直的纺锤状根。茎高 30～50 cm,有时达 150cm,单生,有时数个丛生,被上曲或开展的粗毛,下部常脱毛,有分枝。基部及下部叶在花期枯萎,倒卵形,长 4～13cm,宽 0.5～1.5cm,渐狭成长柄,顶端钝或圆形,全缘或有疏齿;中部叶矩圆状披针形或条形,长 3～7cm,宽 0.3～1.5cm,常全缘,上部叶小,条形;全部叶质薄,两面被疏毛或无毛,边缘有疏毛,中脉及侧脉显明。头状花序径 3～5cm,单生于枝端而排列成伞房状。总苞半球形,长 7～10mm,径 10～20mm;总苞片 2 层,近等长,条状披针形,宽 1mm,草质,或内层菱状披针形而下部及边缘膜质,背面及边缘有多少上曲的粗毛,常有腺点。舌状花约 30 余个,管部长 2mm;舌片浅红色或白色,条状矩圆形,长 12～20mm,宽 2.5～4mm;管状花花冠长 5～7mm,管部长 1.5～2mm,裂片长 1mm 或 1.5mm。瘦果倒卵形,扁,长 2.5～3mm,宽 1.5mm,有细边肋,被密毛。冠毛在舌状花极短,白色,膜片状,或部分带红色,长,糙毛状;在管状花糙毛状,初白色,后带红色,与花冠近等长。花期 7～9 月,果期 8～9 月。

［分布］ 产庄浪通化、静宁等地。生海拔 1700～2850m 的山坡草地、林缘、路旁、荒地。

［采集加工］ 夏、秋采挖,洗净,鲜用或晒干。

［资源利用］ 有资源。未利用。

［性味功效］ 苦,凉。清热解毒,消肿。

［功能主治］ 用于痈疽疮肿,蛇咬伤。外用,适量捣敷。

枸 杞

[异名] 苟起子(《本草经集注》),枸杞子(《名医别录》)。

[来源] 茄科枸杞属植物枸杞 *Lycium chinense* Mill. 的果实(图181)。

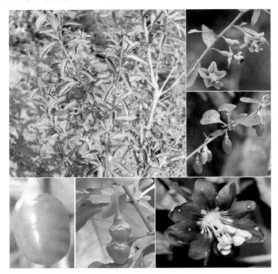

图 181 枸杞

[原植物] 灌木或经栽培后而成大灌木,高1~3m。主茎数条,粗壮;小枝有纵棱纹,有不生叶的短刺和生叶、花的长刺;果枝细长,通常先端下垂,外皮淡灰黄色,无毛。叶互生或数片簇生于短枝上;叶柄长0.4~1cm;叶片披针形或长圆状披针形,长2~8cm,宽0.5~3cm,先端尖,基部楔形或狭楔形而下延成叶柄,全缘,上面深绿色,背面淡绿色,无毛。花腋生,常单一或2~6朵簇生在短枝上;花梗细;花萼钟状,长4~5mm,先端2~3深裂,裂片多少有缘毛,宿存;花冠漏斗状,筒部长约8mm,先端5裂,裂片卵形,长约5mm,粉红色或淡紫红色,具暗紫色脉纹,筒内雄蕊着生处上方有1圈柔毛;雄蕊5;雌蕊1,子房长圆形,2室,花柱丝状,柱头绿色。浆果卵形、长矩圆形或椭圆形,长8~20mm,直径5~10mm,红色或橘红色,果皮肉质。种子多数,近圆肾形而扁平,棕黄色。花期5~10月,果期6~11月。

[分布] 产本市各地。生山坡、荒地、丘陵地、盐碱地、路旁及村边宅旁。全国各地均有分布。

[采集加工] 夏、秋果实呈红色时采摘,热风烘干;或晾至皮皱后,晒干。除去果梗。多生用。

[资源利用] 资源较丰富。自产自销。

[性味功效] 甘,平。滋补肝肾,益精明目。

[功能主治] (1)肝肾不足,眼花干涩,可配菊花、熟地黄、山萸肉、茯苓、山药、牡丹皮、泽泻,为末,蜜丸,温水下,如《医级》杞菊地黄丸;肝肾不足,眼目昏暗,视物不明,枸杞子3份,巴戟(去心)1份,菊花4份,肉苁蓉(酒浸,去皮,炒,切,焙)2份,为细末,蜜丸梧子大,空腹,盐汤下,如《太平惠民和剂局方》菊睛丸。

(2)虚劳微渴,小便数,可与黄芪、人参、桂心、当归、白芍共研细,姜、枣煎汤冲服,如《太平圣惠方》枸杞子散;虚劳烦渴不止,枸杞子(酒拌微炒)8份,地骨皮(微炒)10份,共研细,麦冬(去心)、熟地黄各4份,酒煮捣膏,和前药为丸,梧子大,早晚白酒下,如《千金要方》载方。

(3)劳伤虚损,枸杞子3份,干地黄、天冬各1份,共研细,蜜丸服,如《古今录验》枸杞丸;滋阴壮阳,益智强筋骨,泽肌驻颜,可配龙眼肉各等份,水煎煮去渣,慢火熬膏,不拘时服,如《摄生秘剖》枸圆膏。

煎服,6~15g;或入丸、散、膏、浸酒服。脾虚便溏者忌服。

附:地骨皮

[异名] 枸杞根(《本草经集注》),枸杞根皮(《药性论》)。

[来源] 茄科枸杞属植物枸杞 *Lycium chinense* Mill. 的根皮。

[性味功效] 甘,寒。清虚热,泻肺火,凉血。

[功能主治] (1)阴虚潮热,可配银柴胡、知母、半夏、人参、炙甘草、赤茯苓各等份,为末,加生姜片煎服,如《小儿药证百诀》地骨皮饮;骨蒸夜热,遍体烧灼,口干舌燥,地骨皮10份,牡丹皮、沙参、麦冬、玄参各5份,白术3份,石斛2份,五味子

0.5份,水煎服,如《傅青主女科》清骨滋肾汤。

（2）肺热喘逆胸满,仰息气急,地骨皮5份,白前2份,生石膏6份,炒杏仁3份,桑白皮4份,为粗末,加竹叶10片,煎服,如《圣济总录》地骨皮散;小儿肺热,气急喘咳,地骨皮、炒桑白皮、炙甘草,为末,入粳米1撮,水煎服,如《小儿药证直诀》泻白散。

（3）消渴,饮水不止,小便利,可与土瓜根、栝楼根、芦根、麦冬、大枣,同煎服,如《圣济总录》地骨皮饮。

（4）吐血,衄血,尿血,单味煎服或含漱,或煎浓汁饮,如《卫生易简方》《疑难急症简方》用方;亦可与生地黄、侧柏叶、大蓟、小蓟等凉血止血药同用。

煎服,9～15g,大剂量可用至30g。脾胃虚寒者慎服。

注　枸杞叶:苦、甘,凉。补虚益肾,清热明目。用于虚劳发热,烦渴,目赤昏痛,障翳夜盲,崩漏带下,热毒疮肿。煎服,鲜品60～240g,或煮食,或捣汁饮;外用适量,煎水洗。与乳酪相恶。

骨碎补

[异名]　毛姜,猴姜。

[来源]　槲蕨科槲蕨属植物秦岭槲蕨 *Drynaria baronii* (Christ) Diels 的根状茎(图182)。

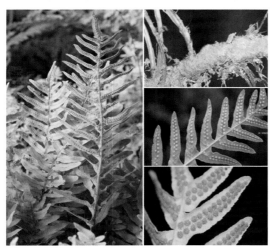

图182　秦岭槲蕨

[原植物]　多年生附生草本,高20～40cm。根状茎横走,粗约1cm,肉质,密被鳞片;鳞片红棕色,基部阔卵形,向上渐狭呈钻形,边缘有睫毛,盾状着生。叶二型,纸质,两面沿叶脉和叶轴被白色短毛;叶脉网状,网眼清晰,大都有内藏小脉。槲叶状的不育叶矮小、无柄,其叶片形状与能育叶几相同,淡黄色或黄绿色,能育叶高大,柄长5～10cm,粗约2mm,基部被鳞片,向上沿两侧各有1狭翅;叶片狭长圆形,长15～30cm,宽6～10cm,羽状深裂几达叶轴;裂片20～30对,互生,彼此以等宽间隔分开,狭披针形,长3～5cm,宽约1cm,钝头或突尖,边缘有细齿,下部几对裂片缩短或缩成耳形;孢子囊群圆形,着生于细脉交结点,沿主脉两侧各成1行,较近主脉,不具隔丝,也无囊群盖;孢子囊环带约由13个增厚细胞组成;孢子两面型,椭圆形至肾形,透明,有细刺或平滑。

[分布]　产庄浪、华亭、平凉、灵台等地。生海拔900～2100m的林缘石上或山谷岩石间或河滩石缝中。

[采集加工]　全年均可采挖,除去泥沙,干燥,或燎去毛状鳞片。用时除去杂质,洗净、润透,切厚片,干燥。生用或制后用。

[炮制]　烫骨碎补:取净砂子置锅内,炒热,加入骨碎补片,不断翻动,烫至鼓起,取出,筛去砂子,放凉,摘去绒毛。

炒骨碎补:取骨碎补片,置锅内,炒至鼓起呈黄色,取出放凉。

酒骨碎补:取烫骨碎补片,加酒(骨碎补片100kg,白酒10kg)拌匀,闷透,文火炒干,取出放凉。本品常用于疗伤接骨。

盐骨碎补:取烫骨碎补片,加盐水(骨碎补片100kg,食盐2kg)拌匀,闷透,文火炒干,取出放凉。本品长于补肾健骨。

[资源利用]　有资源。自产自销。

[性味功效]　苦,温。补肾强骨,活血续伤,止痛。

[功能主治]　（1）跌扑损伤,瘀肿疼痛,本品浸酒服;或用炒骨碎补、煅自然铜、酥虎骨、酥龟板

各1份,没药2份,捣罗为散,温酒送服,如《太平圣惠方》骨碎补散。

(2)肝肾风虚,筋脉拘挛,骨节疼痛,屈伸不利,炒骨碎补、威灵仙、砂仁、煅自然铜、炮草乌、制半夏各1份,荆芥穗、炮附子、酒牛膝、酒肉苁蓉各2份,炒地龙、没药各0.4份,为细末,酒糊为丸梧子大,温酒送服5~7丸,如《太平惠民和剂局方》骨碎补丸。

(3)肾虚腰痛,足膝痿弱,可配补骨脂、牛膝、熟地黄、山药、山萸肉、桂心等温肾强腰壮骨药;肾虚耳鸣,可与熟地黄、山萸肉、泽泻、知母、黄柏等补肾益精泻火药同用。

(4)妇人阳气虚弱,外寒侵袭,腰脚疼痛,腹胁拘急,炒骨碎补、酒炒萆薢、酒炒牛膝、桃仁、海桐皮、酒当归、桂心、槟榔各5份,炒赤芍、炮附子、川芎、麸炒枳壳各3份,研末,加姜、枣,水煎服,如《校注妇人良方》骨碎补散。

(5)其他,可用于耳聋,牙痛,斑秃等。

煎服,9~20g;或入丸、散服。外用适量,浸酒擦、捣敷或研末敷。阴虚内热及无瘀血者慎服。

呱拉鸡草

[异名] 苦苣(《嘉祐本草》),兔仔菜,黄鼠草。

[来源] 菊科小苦荬属植物窄叶小苦荬 *Ixeridium gramineum* (Fisch.) Tzvel. 的地上部分(图183)。

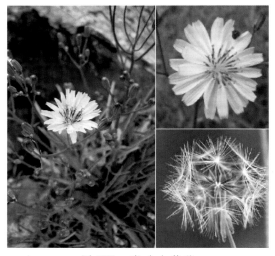

图183 窄叶小苦荬

[原植物] 多年生草本,高6~25cm,含乳汁,茎从基部分枝,基部平卧或斜生,无毛。基生叶呈莲座状,长椭圆状倒披针形或条状披针形至条形,长3~16cm,宽0.2~1.2cm,先端尖,全缘或有疏齿至不规则羽裂,侧裂片1~7对,有时长达2cm,条形或条状披针形;茎生叶1~2枚,条状披针形,全缘,无柄,稍抱茎。头状花序在分枝顶端排成聚伞花序;总花序梗细,不等长;总苞圆柱状,长7~8mm,径约3mm;总位片2~3层,外层总苞片极小,卵形,内层长,条状披针形,长7~8mm,宽1~2mm,等长,先端钝而有短毛;小花舌状,黄色,极少白色或红色,舌片长圆形,长约7mm,果实纺锤形,红褐色,长7mm,喙细,长2.5mm,纵肋10条,肋上有小刺,冠毛白色,微粗糙,长约4mm。花果期6~9月。

[分布] 产本市大部分地区。生海拔800~3000m的山坡草地、林缘、河岸、荒地、沙地上。分布于全国各省区。

[采集加工] 春、夏采收,除去杂质,洗净,鲜用或晒干。

[资源利用] 有资源。自采自用。

[性味功效] 苦,寒。清热解毒,利湿。

[功能主治] (1)无名肿毒,疮肿,鲜呱拉鸡草、鲜蒲公英、鲜地黄苗,捣烂敷患处;或上3味焙干,研末冲服,另用蜂蜜调敷患处。

(2)咽喉肿痛,可单味煎服;黄水疮,本品研末,香油调敷。

(3)睾丸炎,与猪瘦肉,炖服。

(4)其他,可用于跌打损伤,黄疸,痢疾,肺热咳嗽,肠痈等。

煎服,9~15g,鲜品15~30g;或捣汁服。外用适量,捣敷或研末调敷。

栝 楼

[异名] 栝楼根(《神农本草经》)，花粉，天花粉。

[来源] 葫芦科栝楼属植物栝楼 *Trichosanthes kirilowii* Maxim. 的根(图184)。

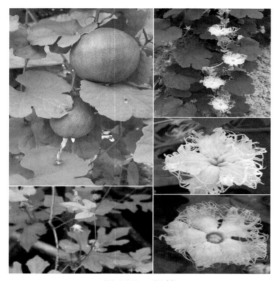

图184 栝楼

[原植物] 攀援藤本，长达10m；块根圆柱状，粗大肥厚，富含淀粉，淡黄褐色。茎较粗，多分枝，具纵棱及槽，被白色伸展柔毛。叶片纸质，轮廓近圆形，长宽均为5~20cm，常3~5(~7)浅裂至中裂，稀深裂或不分裂而仅有不等大的粗齿，裂片菱状倒卵形、长圆形，先端钝，急尖，边缘常再浅裂，叶基心形，弯缺深2~4cm，上表面深绿色，粗糙，背面淡绿色，两面沿脉被长柔毛状硬毛，基出掌状脉5条，细脉网状；叶柄长3~10cm，具纵条纹，被长柔毛。卷须三歧至七歧，被柔毛。花雌雄异株。雄总状花序单生，或与一单花并生，或在枝条上部者单生，总状花序长10~20cm，粗壮，具纵棱与槽，被微柔毛，顶端有5~8花，单花花梗长约15cm，花梗长约3mm，小苞片倒卵形或阔卵形，长1.5~2.5(~3)cm，宽1~2cm，中上部具粗齿，基部具柄，被短柔毛；花萼筒状，长2~4cm，顶端扩大，径约10mm，中下部径约5mm，被短柔毛，裂片披针形，长10~15mm，宽3~5mm，全缘；花冠白色，裂片倒卵形，长20mm，宽18mm，顶端中央具1绿色尖头，两侧具丝状流苏，被柔毛；花药靠合，长约6mm，径约4mm，花丝分离，粗壮，被长柔毛。雌花单生，花梗长7.5cm，被短柔毛；花萼筒圆筒形，长2.5cm，径1.2cm，裂片和花冠同雄花；子房椭圆形，绿色，长2cm，径1cm，花柱长2cm，柱头3。果梗粗壮，长4~11cm；果实椭圆形或圆形，长7~10.5cm，成熟时黄褐色或橙黄色；种子卵状椭圆形，压扁，长11~16mm，宽7~12mm，淡黄褐色，近边缘处具棱线。花期5~8月，果期8~10月。

[分布] 本市各地有栽培。生海拔600~1800m的山坡林下、灌丛中及草地、田边。

[采集加工] 春、秋采挖，洗净，除去外皮，切段或纵刨成瓣，干燥。切厚片，生用。亦可鲜用。

[资源利用] 有资源。自产自销。

[性味功效] 甘、微苦，微寒。清热生津，润肺化痰，消肿排脓。

[功能主治] (1)热病伤津口渴，可单用，或配沙参、麦冬、玉竹、扁豆等，如沙参麦冬饮；暑热内蕴，津伤口渴，可与连翘、滑石等同用，如《外科全生集》清暑汤。

(2)燥热伤肺，干咳少痰，多配天冬、麦冬、白芍、生地黄、秦艽等，如《沈氏尊生书》滋燥饮；亦可与贝母、桑白皮、马兜铃、射干同用，如《痧胀玉衡》射干马兜铃汤。

(3)肺胃积热，津伤液耗，内热消渴，常配知母、葛根、山药、黄芪、五味子、鸡内金等，如玉液汤；亦可与麦冬、芦根、茅根、生姜等同用。

(4)痈肿疮毒，可与山甲、白芷、贝母、金银花等同用，如仙方活命饮；疮疡初起，乳痈，可用天花粉为末，醋或蛋清调涂。

煎服，9~15g；或入丸、散服。外用适量，研末撒布或调敷。

脾胃虚寒，大便溏泻者慎服。传统认为本品反乌头。少数患者可出现过敏反应。

附：瓜蒌（《针灸甲乙经》）

[来源] 葫芦科栝楼属植物栝楼 Trichosanthes kirilowii Maxim. 的成熟果实。

[采集加工] 秋、冬果实成熟，果皮为淡黄色时，连果柄剪下，置通风处阴干。切丝或切块。生用。

[资源利用] 有资源。自产自销。

[性味功效] 甘、微苦，寒。清热涤痰，宽胸散结，润肠通便。

[功能主治] （1）痰热内结，咳痰黄稠，可单用，如《宣明论》润肺散；亦可配桔梗、贝母、橘红、茯苓、天花粉，如《医学心悟》贝母栝楼散。

（2）痰浊壅塞，胸阳痹阻，心痛彻背的胸痹证，可与薤白、半夏同用，以宣通胸阳，祛痰散结，如栝楼薤白半夏汤；痰热互结，胸脘痞满，按之痛的结胸证，则配黄连、半夏，如小陷胸汤。

（3）乳痈，可与当归、乳香、没药、甘草等同用，如《妇人良方》神效栝楼散；疮痈肿毒，可配金银花、甘草、牛蒡子等，如《瑞竹堂经验方》栝楼散。

煎服，9～20g；或入丸、散服。脾虚便溏，湿痰，寒痰者慎用。传统认为本品反乌头。

注 栝楼仁：甘、微苦，寒。清肺化痰，滑肠通便。用于痰热咳嗽，肺虚燥咳，肠燥便秘，痈疮肿毒。煎服，9～15g，或入丸、散服；外用适量，研末调敷。脾胃虚冷作泄者忌服。反乌头。

栝楼皮：甘、微苦，寒。清肺化痰，利气宽胸散结。用于肺热咳嗽，胸胁痞痛，咽喉肿痛，乳癖乳痈。煎服，9～12g；或入散剂服；外用适量，烧存性，研末调敷。脾虚者慎服。本品反乌头。

冠盖绣球

[来源] 虎耳草科绣球属植物冠盖绣球 Hydrangea anomala D. Don 的叶（图185）。

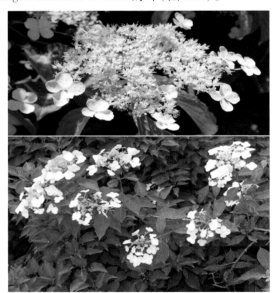

图185 冠盖绣球

[原植物] 攀援藤本，长2～4m，或更长；小枝粗壮，淡灰褐色，无毛，树皮薄而疏松，老后呈片状剥落。叶纸质，椭圆形、长卵形或卵圆形，长6～17cm，宽3～10cm，先端渐尖，基部楔形、近圆形或有时浅心形，边缘有密而小的锯齿，上面绿色，下面浅绿色，干后呈黄褐色，两面无毛或有时于中脉、侧脉上被少许淡褐色短柔毛，下面脉腋间常具髯毛；侧脉6～8对，上面微凹或平坦，下面凸起，小脉密集，网状，下面凸起；叶柄长2～8cm，无毛或被疏长柔毛。伞房状聚伞花序较大，结果时直径达30cm，顶端弯拱，初时花序轴及分枝密被短柔毛，后其下部的毛逐渐脱落；不育花萼片4，阔倒卵形或近圆形，长和宽1～2.2cm，边全缘或微波状或有时顶部具数个圆钝齿，初时略被微柔毛；孕性花多数，密集，萼筒钟状，长1～1.5mm，基部略尖，无毛，萼齿阔卵形或三角形，长0.5～0.8mm，先端钝；花瓣连合成1冠盖状花冠，顶端圆或有时略尖，花后整个冠盖立即脱落；雄蕊9～18枚，近等长，花药小，近圆形；子房下位，花柱2，少有3，结果时长约1.5mm，外反。蒴果坛状，不连花柱长3～4.5mm，宽4～5.5mm，顶端截平；种子淡褐色，椭圆形或长圆形，长0.7～1mm，扁平，周边具薄翅。花期5～6月，果期9～10月。

[分布] 产灵台、泾川、华亭等地。生海拔1200～1900m的山谷林下阴湿石隙或峭壁上。

[采集加工] 夏、秋采收，除去杂质，晒干。

[资源利用]　有资源。未利用。

[功效]　清热，截疟。

[功能主治]　用于疟疾，胸腹胀满，消渴，疥癣。煎服，3～6g。外用适量，捣敷。

注　冠盖绣球根：辛，凉，小毒。祛痰，截疟，解毒，散瘀。用于久疟痞块，消渴，痢疾，泄泻。煎服，3～6g；外用适量，捣敷。

管花鹿药

[异名]　偏头七，白窝儿七。

[来源]　百合科鹿药属植物管花鹿药 *Smilacina henryi*（Baker）Wang et Tang 的根及根状茎（图186）。

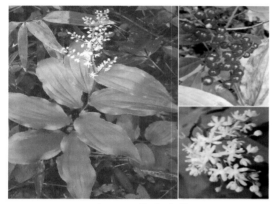

图186　管花鹿药

[原植物]　多年生草本，植株高50～80cm。根茎直径1～2cm。茎中部以上具短硬毛或微硬毛，少有无毛。叶互生，具短柄或几无柄；叶片椭圆形、卵形或长圆形，长9～22cm，宽3.5～11cm，先端渐尖或具短尖，两面具伏毛或近无毛。花多少偏于轴的一侧，通常排成总状花序，有时基部具1～2个分枝或具多个分枝而成圆锥花序，花序长3～7cm，具毛；花梗长1.5～5mm，具毛；花被高脚碟状，筒部长6～10mm，裂片6，开展，长2～3mm；雄蕊6，生于花被筒喉部，花丝极短，花药长约0.7mm；子房3室，花柱稍长于子房，柱头3裂。浆果球形，直径7～9mm，熟时红色，具2～4颗种子。花期5～6月，果期8～10月。

[分布]　产庄浪、华亭、平凉等地。生海拔900～1950m的林下阴湿处或岩缝中。

[采集加工]　春、秋采挖，洗净，鲜用或晒干。

[资源利用]　有资源。自采自用。

[性味功效]　甘，苦，温。补肾壮阳，活血祛瘀，祛风止痛。

[功能主治]　（1）阳痿，劳伤，鹿药单用，浸酒服。

（2）头痛，偏头痛，可配当归、川芎、升麻、连翘，水煎，食后服。

（3）跌打损伤，无名肿毒，可单用鲜品，捣烂敷患处。

（4）其他，可用于月经不调，风湿痹痛等。煎服，6～15g；或浸酒服。外用适量，鲜品捣敷。

贯叶连翘

[异名]　小对叶草，女儿红。

[来源]　藤黄科金丝桃属植物贯叶连翘 *Hypericum perforatum* L. 的全草（图187）。

[原植物]　多年生草本，高20～60cm，全体无毛。茎直立，多分枝，茎及分枝两侧各有1纵线棱。叶无柄，彼此靠近密集，椭圆形至线形，长1～2cm，宽0.3～0.7cm，先端钝形，基部近心形而抱茎，边缘全缘，背卷，坚纸质，上面绿色，下面白绿色，全面散布淡色但有时黑色腺点，侧脉每边约2条，自中脉基部1/3以下生出，斜升，至叶缘连结，与中脉两

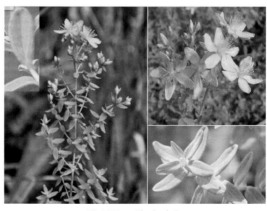

图187　贯叶连翘

面明显,脉网稀疏,不明显。花序为5~7花二歧状的聚伞花序,生于茎及分枝顶端,多个再组成顶生圆锥花序;苞片及小苞片线形,长达4mm。萼片长圆形或披针形,长3~4mm,宽1~1.2mm,先端渐尖至锐尖,边缘有黑色腺点,全面有2行腺条和腺斑,果时直立,略增大,长达4.5mm。花瓣黄色,长圆形或长圆状椭圆形,两侧不相等,长约1.2mm,宽0.5mm,边缘及上部常有黑色腺点。雄蕊多数,3束,每束有雄蕊约15枚,花丝长短不一,长达8mm,花药黄色,具黑腺点。子房卵珠形,长3mm,花柱3,自基部极少开,长4.5mm。蒴果长圆状卵珠形,长约5mm,宽3mm,具背生腺条及侧生黄褐色囊状腺体。种子黑褐色,圆柱形,长约1mm,具纵向条棱,两侧无龙骨状突起,表面有细蜂窝纹。花期7~8月,果期9~10月。

[采集加工] 夏、秋采收,除去杂质,洗净,晒干。

[资源利用] 有资源。自采自用。

[性味功效] 苦、涩、平。收敛止血,调经通乳,清热解毒,利湿。

[功能主治] (1)吐血,崩漏下血,可与旱莲草、蒲黄炭同煎服。

(2)血滞痛经,可配元宝草、当归、香附、鸡血藤,水煎服。

(3)乳少,贯叶连翘,炖肉吃。

(4)其他,可用于目赤肿痛,口鼻生疮,咽喉肿痛,黄疸,肠风下血,痈肿疮毒,外伤出血,烫火伤。

煎服,9~15g。外用适量,鲜品摘敷;或干品研末敷。

光明草

[异名] 莠(《诗经》),狗尾半支(《本草纲目拾遗》),谷莠子,光明草(《本草纲目》)。

[来源] 禾本科狗尾草属植物狗尾草 *Setaria viridis* (L.) Beauv. 的全草(图188)。

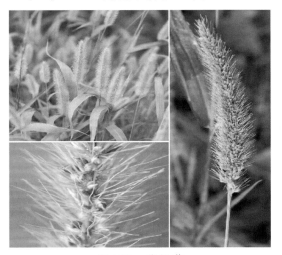

图188 狗尾草

[原植物] 狗尾草,一年生草本。秆直立或基部膝曲,高10~100cm,基部径达3~7mm。叶鞘松弛,边缘具较轻的密绵毛状纤毛;叶舌极短,边缘有纤毛;叶片扁平,长三角状狭披针形或线状披针形,先端长渐尖,基部钝圆形,几成截状或渐窄,长4~30cm,宽2~18mm,通常无毛或疏具疣毛,边缘粗糙。圆锥花序紧密呈圆柱状或基部稍疏离,直立或稍弯曲,主轴被较长柔毛,长2~15cm,宽4~13mm(除刚毛外),刚毛长4~12mm,粗糙,直或稍扭曲,通常绿色或褐黄到紫红或紫色;小穗2~5个簇生于主轴上或更多的小穗着生在短小枝上,椭圆形,先端钝,长2~2.5mm,铅绿色;第一颖卵形,长约为小穗的1/3,具3脉,第二颖几与小穗等长,椭圆形,具5~7脉;第一外稃与小穗等长,具5~7脉,先端钝,其内稃短小狭窄,第二外稃椭圆形,具细点状皱纹,边缘内卷,狭窄;鳞被楔形,先端微凹;花柱基分离。颖果灰白色。花果期5~10月。

[分布] 产本市各地。生于低山、田间、荒地、河湖岸边。全国各地均有分布。

[采集加工] 夏、秋采收,除去杂质,洗净,鲜用或晒干。

[资源利用] 资源丰富。自采自用。

[性味功效] 甘、淡、凉。清热利湿,祛风明目,解毒,杀虫。

[功能主治] (1)小儿疳积,可与猪肝,水炖服食;或光明草花穗,水煎代茶饮。

(2)目赤肿痛,畏光,可与金钱草同煎服。

(3)热淋,光明草用米泔水煎服。

（4）其他，可用于风热感冒，黄疸，痢疾，痈肿，疥癣，寻常疣等。

煎服，6～12g，鲜品30～60g。外用适量，煎水洗或捣敷。

光皮市瓜

［异名］ 榠楂（《图经本草》），木李（《诗经》），海棠（广州）。

［来源］ 蔷薇科木瓜属植物木瓜 *Chaenomeles sinensis*（Thouin）Koehne 的果实（图189）。

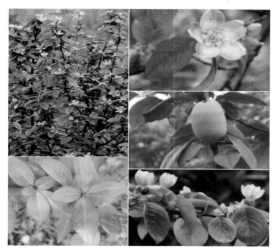

图189 木瓜

［原植物］ 灌木或小乔木，高达5～10m，树皮成片状脱落；小枝无刺，圆柱形，幼时被柔毛，不久即脱落，紫红色，二年生枝无毛，紫褐色；冬芽半圆形，先端圆钝，无毛，紫褐色。叶片椭圆卵形或椭圆长圆形，稀倒卵形，长5～8cm，宽3.5～5.5cm，先端急尖，基部宽楔形或圆形，边缘有刺芒状尖锐锯齿，齿尖有腺，幼时下面密被黄白色绒毛，不久即脱落无毛；叶柄长5～10mm，微被柔毛，有腺齿；托叶膜质，卵状披针形，先端渐尖，边缘具腺齿，长约7mm。花单生于叶腋，花梗短粗，长5～10mm，无毛；花直径2.5～3cm；萼筒钟状外面无毛；萼片三角披针形，长6～10mm，先端渐尖，边缘有腺齿，外面无毛，内面密被浅褐色绒毛，反折；花瓣倒卵形，淡粉红色；雄蕊多数，长不及花瓣之半；花柱3～5，基部合生，被柔毛，柱头头状，有不显明分裂，约与雄蕊等长或稍长。果实长椭圆形，长10～15cm，暗黄色，木质，味芳香，果梗短。花期4月，果期9～10月。

习见栽培供观赏，果实味涩，水煮或浸渍糖液中供食用，入药有解酒、去痰、顺气、止痢之效。果皮干燥后仍光滑，不皱缩，故有光皮木瓜之称。木材坚硬可作床柱用。

［分布］ 本市各地区多有栽培。

［采集加工］ 夏、秋果实黄时采摘，置沸水中烫至外皮灰白色，对半纵剖，晒干。切薄片，生用或炒用。

［炮制］ 炒木瓜：取净木瓜片，用小火炒至微焦，取出放凉。

［资源利用］ 栽培品。自产自销。

［性味归经］ 酸、涩、平，无毒。归肺、胃、大肠经。和胃舒筋，祛风湿，消痰止咳。

［功能主治］ 主吐泻转筋，风湿痹痛，咳嗽痰多，泄泻，痢疾，听候仆伤痛，脚气水肿内服。

煎汤，3～10g。外用，适量，浸油梳头。

［各家论述］ （1）《本草经集注》：去痰。

（2）《本草拾遗》：去恶心，止心中酸水，水痢。

（3）《日华子本草》：消痰，解酒毒及治咽酸；煨食止痢。

（4）《日用本草》：治霍乱转筋。

（5）《中国药用植物图鉴》：治肺炎，黏膜炎，支气管炎，瘰疬，腺病及咳嗽等。长期服用对肺结核有良效。

广布野豌豆

［异名］ 宿根巢菜，山黑豆。

［来源］ 豆科野豌豆属植物广布野豌豆 *Vicia cracca* L. 的嫩茎叶（图190）。

［原植物］ 多年生草本，高60～100cm，被毛。根长圆锥形，淡棕色。茎直立，具棱槽，中空，上部多分枝。基生叶有柄，柄长3.5～7cm，基部有宽叶稍；叶片长达20cm，一回至二回羽状全裂，1片3～4对，偏卵形，下部的有短柄；小裂片卵状披针形，最

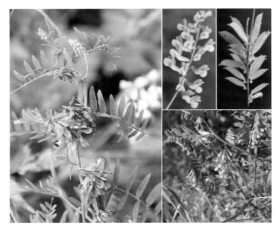

图 190　广布野豌豆

下 1 对全裂,渐上深裂至缺刻状,边缘有不整齐锯齿,下面被柔毛;茎生叶三回三出羽状分裂,无柄,上部逐渐简化。复形花序顶生和侧生,花序梗长 7～20cm,无总位片,伞辐 30～50,长 6～12cm,不等长具细毛,小总位片少数,条形,长约 6mm,被细毛;萼齿细小;花白色,二型;花柱近直立。果实圆或近圆形,长 4～6mm,光滑,背部每棱槽中有油管 1 个,共 4 条,其长为分果的一合生面油管 2。花期 7～8月,果期 8～9月。

[分布] 本市各地区均产。生山坡林缘、灌丛及河滩草地。

[采集加工] 7～9 月采收,除去杂质,晒干。

[资源利用] 资源较丰富。自采自用。

[性味功效] 甘、平。祛风除湿,活血止痛。

[功能主治] (1) 风湿疼痛,可配菖蒲,煎水熏洗。

(2) 阴囊湿疹,可同花椒、艾叶等,煎水熏洗。

(3) 跌打肿痛,山野豌豆水煎服;或鲜品捣烂外敷。

煎服,6～15g;鲜品 30～45g。外用适量,煎水熏洗;或研末调敷。

鬼箭羽 (《本草经》)

[异名] 鬼箭(《神农本草经》),六月凌(《植物名实图考》)。

[来源] 卫矛科卫矛属植物卫矛 *Euonymus alatus* (Thunb.) Sieb. 的翅状枝条或翅状附属物 (图 191)。

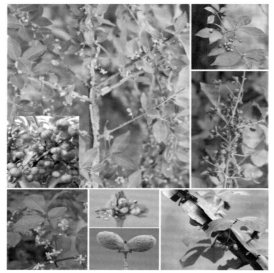

图 191　卫矛

[原植物] 灌木,高 1～3m;小枝常具 2～4 列宽阔木栓翅;冬芽圆形,长 2mm 左右,芽鳞边缘具不整齐细坚齿。叶卵状椭圆形、窄长椭圆形,偶为倒卵形,长 2～8cm,宽 1～3cm,边缘具细锯齿,两面光滑无毛;叶柄长 1～3mm。聚伞花序 1～3 花;花序梗长约 1cm,小花梗长 5mm;花白绿色,直径约 8mm,4 数;萼片半圆形;花瓣近圆形;雄蕊着生花盘边缘处,花丝极短,开花后稍增长,花药宽阔长方形,2 室顶裂。蒴果 1～4 深裂,裂瓣椭圆状,长 7～8mm;种子椭圆状或阔椭圆状,长 5～6mm,种皮褐色或浅棕色,假种皮橙红色,全包种子。花期 5～6月,果期 7～10 月。

[分布] 产华亭,平凉等地。生海拔 600～1800m 的山坡、沟地边沿。

[资源利用] 资源较丰富。自产自销。

[性味功效] 苦、辛,寒。破血通经,解毒消肿,杀虫。

[功能主治] (1)产后血晕,闷绝欲死,鬼箭羽、当归(微炒)、益母草各等份,研细,以童尿、酒各半相和,加温,调服,如《太平圣惠方》鬼箭羽散;产后恶露不快,儿枕硬痛,可配红蓝花(红花)、当归各等份,为粗散,酒煎,去渣,粥食前温服,如《太平惠民和剂局方》当归散。

(2)经闭,瘀血腹痛,可与丹参、赤芍、益母草、香附,同煎服;腹内包块,可配赤芍、红花、苏木,水煎服。

(3)妇人乳无汁,单用本品,较大剂量煎服,如《千金要方》单行鬼箭汤。

(4)其他,可用于心腹疼痛,崩中漏下,疝气,疮肿,跌打损伤,虫积腹痛,烫火伤,毒蛇咬伤。

煎服,5~9g;浸酒或入丸、散服。外用适量,煎汤洗或捣敷;或研末调敷。孕妇及气虚崩漏者忌服。

桂竹糖芥

[异名] 糖芥,苦草荫。

[来源] 十字花科糖芥属植物小花糖芥 *Erysimum cheiranthoides* L. 的全草或种子(图192)。

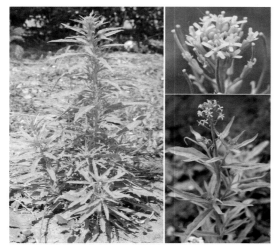

图192 小花糖芥

[原植物] 一年生草本,高15~50cm。茎分枝或不分枝,有棱角,具二叉毛。基生叶莲座状,无柄,平铺地面,叶片长1~4cm,宽1~4mm,有二叉至三叉毛;茎生叶披针形或线形,长2~6cm,宽3~9mm;先端急尖,基部楔形,边缘具深波状疏齿或近全缘,两面具三叉毛。总状花序顶生,果期长达17cm;萼片4,圆形或线形,下面有三叉毛;花瓣浅黄色,长圆形,长4~5mm,先端圆形或截形,下部具爪;雄蕊1,子房有多数胚珠,花柱长约1mm,柱头头状,并稍2裂。长角果圆柱形,长2~4cm,侧扁,稍有棱,具三叉毛,果瓣有1条不明显的中脉。种子每室1行,卵形,淡褐色。花期5月,果期6月。

[分布] 产本市大部分地区。生海拔550~2000m的山坡、山谷、路旁及村旁荒地。

[采集加工] 4~5月花盛期采全草,除去杂质,晒干;果实近成熟时,采收果序,晒干,打下种子,除去杂质。

[资源利用] 有资源。未利用。

[性味功效] 辛、微苦,寒,小毒。强心利尿,和胃消食。

[功能主治] 用于浮肿,脾胃不和,食积不化,心力衰竭,心悸。

煎服,6~9g;研末服,0.3~1g。内服不宜过量,如出现呕吐、恶心、头晕、头痛、心动过缓即停服。

桂竹香

[来源] 十字花科桂竹香属植物桂竹香 *Cheiranthus cheiri* L. 的花(图193)。

[原植物] 多年生草本,高20~60cm;茎直立或上升,具棱角,下部木质化,具分枝,全体有贴生长柔毛。基生叶莲座状,倒披针形、披针形至线形,长1.5~7cm,宽5~15mm,顶端急尖,基部渐狭,全缘或稍具小齿;叶柄长7~10mm;茎生叶较小,近无柄。总状花序果期伸长;花两性,辐射对称;花橘黄色或黄褐色,直径2~2.5cm,芳香;花梗长4~7mm;萼片4,排成两轮,直立,长圆形,具白色膜质

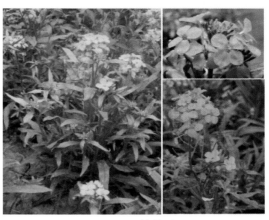

图193 桂竹香

边缘,长 6 ~ 11mm,内轮基部囊状,花瓣 4,呈"十"字形排列,花瓣倒卵形,长约 1.5cm,有长爪;雄蕊 6,近等长,侧蜜腺杯状,有时两侧浅裂。无中蜜腺;雌蕊 1,子房上位,柄条形,胚珠多数,花柱短,柱头成二极岔开、深裂。长角果线形,长 4 ~ 7.5cm,宽 3 ~ 5mm,具扁 4 棱,直立,劲直,果瓣有 1 显明中肋;果梗长 1 ~ 1.5cm,上升;种子 2 行,卵形,长 2 ~ 2.5mm,浅棕色,顶端有翅。子叶背倚胚根。花期

4 ~ 5 月,果期 5 ~ 6 月。

〔分布〕 本市各地有栽培。

〔采集加工〕 春、夏开花时采摘,鲜用或晒干。

〔资源利用〕 栽培品。未利用。

〔性味功效〕 甘,平。润肠通便,通经。

〔功能主治〕 用于大便秘结,月经不调,经闭,痛经。孕妇慎服。

蔊 菜(《本草纲目》)

〔异名〕 菜(《本草拾遗》),辣米菜(《本草纲目》),水辣辣。

〔来源〕 十字花科蔊菜属植物蔊菜 Rorippa indica (L.) Hiern 或无瓣蔊菜 Rorippa dubia (Pers.) Hara 的全草(图 194)。

〔原植物〕 (1)蔊菜:别名为印度蔊菜。一年生或二年生直立草本,高 20 ~ 40cm,植株较粗壮,无毛或具疏毛。茎单一或分枝,表面具纵沟。叶互生,基生叶及茎下部叶具长柄,叶形多变化,通常大头羽状分裂,长 4 ~ 10cm,宽 1.5 ~ 2.5cm,顶端裂片大,卵状披针形,边缘具不整齐牙齿,侧裂片 1 ~ 5

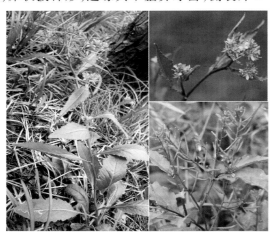

图 194 - 1 蔊菜

对;茎上部叶片宽披针形或匙形,边缘具疏齿,具短柄或基部耳状抱茎。总状花序顶生或侧生,花两性,辐射对称,小,多数,具细花梗;萼片 4,排成 2 轮,卵状长圆形,长 3 ~ 4mm,先端微凹,光滑无毛;花瓣 4,成"十"字形排列,鲜黄色,匙形,基部渐窄成短爪,全缘,长 2.5 ~ 4mm;雄蕊 6,4 强,长雄蕊长约 3mm,短雄蕊长约 2.5mm;雌蕊 1,子房上位,圆

柱形,由假隔膜分为 2 室,胚珠多数,花柱粗短,柱头略膨大,顶部扁平。果为长角果,条状圆柱形,短而粗,长 1 ~ 2cm,宽 1 ~ 1.5mm,直立或内弯,成熟时果瓣隆起;果梗纤细,长 3 ~ 5m,斜升或水平开展。种子每室 2 行,多数,细小,卵圆形而扁,一端微凹,表面褐色,具细网纹;子叶缘倚胚根。花期 4 ~ 6 月,果期 6 ~ 8 月。

(2)无瓣蔊菜:别名为野油菜。一年生草本,高 10 ~ 30cm。植株较柔弱,光滑无毛。茎直立或呈铺散状分枝,表面具纵沟。单叶互生,叶质薄;基生叶及茎下部叶倒卵形或倒卵状披针形,长 3 ~ 8cm,宽 1.5 ~ 3.5cm,多数呈大头羽状分裂,顶裂片大,边缘具不规则锯齿,下部具 1 ~ 2 对裂片,稀不裂,具长柄,叶柄长 3 ~ 5cm,两侧具窄翼;茎上部叶卵状披针形或长圆形,边缘具波状齿,上下部叶形及大小均多变化,具短柄或无柄。总状花序顶生或侧生,花后延长;花两性,辐射对称,小,多数,具细花梗;萼片 4,排成 2 轮,直立,披针形至条形,长约 3mm,宽约 1mm,边缘膜质;无花瓣(偶有不完全花瓣);雄蕊 6,4 强;雌蕊 1,子房上位,圆柱形,由假隔膜分为 2 室,胚珠多数,花柱不明显,柱头盘状。

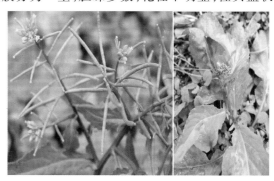

图 194 - 2 无瓣蔊菜

果为长角果,条形,长 2 ~ 3.5cm,宽约 1mm,细而直;果梗纤细,斜升或近水平开展;果瓣近扁平,光滑或稀有柔毛。种子每室 1 行,多数,细小,种子褐色,近卵形,一端尖而微凹,表面具细网纹;子叶缘倚胚根。花期 4 ~ 6 月,果期 6 ~ 8 月。

[分布]　(1)蔊菜:产庄浪、华亭地区。生海拔 550 ~ 1450m 的路旁、田边、园圃、河边、屋边墙脚及山坡路旁等较潮湿地带。

(2)无瓣蔊菜:产庄浪、华亭等地。生海拔 500 ~ 3000m 的山坡路旁、山谷、河边湿地、园圃及田野较潮湿地带。

[采集加工]　夏季采收,除去杂质,洗净,鲜用或晒干。用时切段。

[资源利用]　资源较丰富。自采自用。

[性味功效]　辛、苦,微温。祛痰止咳,解表散寒,活血解毒,利湿退黄。

[功能主治]　(1)老年性慢性支气管炎,可配佛耳草、麻黄,制成糖浆服;感冒发热,可与桑叶、菊花,同煎服。

(2)黄疸,可配茵陈、萹蓄、金钱草,水煎服。

(3)蛇头疔,鲜品捣烂,调鸭蛋清,外敷患处;鼻窦炎,鲜品与雄黄少许,捣烂,塞鼻腔内。

(4)小便不利,蔊菜、茶叶,开水冲服,代茶。

(5)其他,可用于咽喉肿痛,麻疹透发不畅,经闭,跌打损伤等。

煎服,9 ~ 30g,鲜品加倍,或绞汁服。外用适量,鲜品捣敷。不可过量服用。

旱金莲

[异名]　金莲花。

[来源]　旱金莲科旱金莲属植物旱金莲 *Tropaeolum majus* L. 的全草(图 195)。

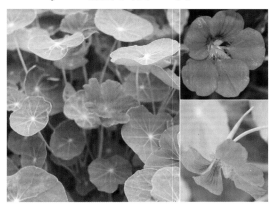

图 195　旱金莲

[原植物]　一年生或多年生攀援状肉质草本,全株光滑无毛。根有时块状。叶互生;叶柄长 10 ~ 20cm,着生于叶片近中心处;叶盾状近圆形,宽 5 ~ 10cm,有主脉 9 条,由叶柄着生处向四方发出,边缘有波状钝角,下面通常被毛或有乳凸点。花单生于叶腋,有长梗;多为黄色或橘红色,宽 2.5 ~ 5cm;萼片 5,基部合生,其中 1 片延长成为一长距;花瓣 5,上面 2 瓣常较大,下面 3 瓣较小,基部狭窄成爪状,近爪处边缘有毛状裂;雄蕊 8,花丝分离,不等长;子房 3 室,花柱 1,柱头 3 裂,线形。果实成熟时分裂成 3 个小核果。花期春、夏季。

[分布]　本市大部分地区有栽培。原产南美秘鲁、巴西等地。我国普遍引种,作为庭院或温室观赏植物。

[采集加工]　生长盛期采收,鲜用或晒干。

[资源利用]　栽培花卉。未利用。

[性味功效]　辛、酸,凉。清热解毒,凉血止血。

[功能主治]　(1)目赤肿痛,可用旱金莲、野菊花等量,共捣烂,敷眼眶。

(2)吐血,咯血,鲜旱金莲单味煎服。

煎服,鲜品 15 ~ 30g。外用适量,捣烂敷;或煎水洗。

旱　柳

[异名]　柳树,青皮柳。

[来源]　杨柳科柳属植物旱柳 *Salix matsudana* Koidz. 的嫩叶、枝、树皮(图 196)。

[原植物]　乔木,高达 18m,胸径达 80cm。大

枝斜上,树冠广圆形;树皮暗灰黑色,有裂沟;枝细长,直立或斜展,浅褐黄色或带绿色,后变褐色,无毛,幼枝有毛。芽微有短柔毛。叶披针形,长5~10cm,宽1~1.5cm,先端长渐尖,基部窄圆形或楔形,上面绿色,无毛,有光泽,下面苍白色或带白色,有细腺锯齿缘,幼叶有丝状柔毛;叶柄短,长5~8mm,在上面有长柔毛;托叶披针形或缺,边缘有细腺锯齿。花序与叶同时开放;雄花序圆柱形,长1.5~2.5(~3)cm,粗6~8mm,多少有花序梗,轴

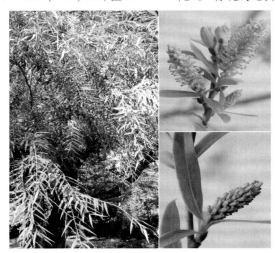

图196 旱柳

有长毛;雄蕊2,花丝基部有长毛,花药卵形,黄色;苞片卵形,黄绿色,先端钝,基部多少有短柔毛;腺体2;雌花序较雄花序短,长达2cm,粗4mm,有3~5小叶生于短花序梗上,轴有长毛;子房长椭圆形,近无柄,无毛,无花柱或很短,柱头卵形,近圆裂;苞片同雄花;腺体2,背生和腹生。果序长达2(2.5)cm。花期4月,果期4~5月。

[采集加工] 春季采收嫩叶及枝条,鲜用或晒干;树皮随时剥用。

[资源利用] 资源较丰富。自采自用。

[性味功效] 苦,寒。清热除湿,祛风止痛。

[功能主治] (1)黄疸,旱柳芽开水泡,当茶饮,可酌加红糖。

(2)风湿疼痛,旱柳芽水煎服;或鲜旱柳枝叶煎汤外洗;或旱柳枝、槲寄生、桑枝、透骨草、五加皮,水煎服。

(3)牛皮癣,湿疹,可用旱柳叶、葱白,加猪油、食盐适量,明矾少许,共捣烂,敷患处。

(4)面瘫,鲜树皮水煎,趁热熏患侧面颊部,每次40~60分钟。

煎服,9~15g。外用适量,捣敷;或熏洗。

旱 芹 (《名医别录》)

[异名] 香芹(《本草推陈》),药芹。

[来源] 伞形科芹属植物旱芹 Apium graveo-lens L. 的全草(图197)。

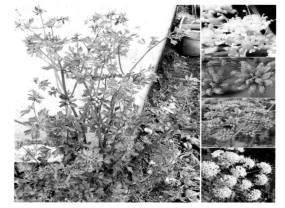

图197 旱芹

[原植物] 二年生或多年生草本,高15~150cm,有强烈香气。根圆锥形,支根多数,褐色。茎直立,光滑,有少数分枝,并有棱角和直槽。根生

叶有柄,柄长2~26cm,基部略扩大成膜质叶鞘;叶片轮廓为长圆形至倒卵形,长7~18cm,宽3.5~8cm,通常3裂达中部或3全裂,裂片近菱形,边缘有圆锯齿或锯齿,叶脉两面隆起;较上部的茎生叶有短柄,叶片轮廓为阔三角形,通常分裂为3小叶,小叶倒卵形,中部以上边缘疏生钝锯齿以至缺刻。复伞形花序顶生或与叶对生,花序梗长短不一,有时缺少,通常无总苞片和小总苞片;伞辐细弱,3~16,长0.5~2.5cm;小伞形花序有花7~29,花柄长1~1.5mm,萼齿小或不明显;花瓣白色或黄绿色,圆卵形,长约1mm,宽0.8mm,顶端有内折的小舌片;花丝与花瓣等长或稍长于花瓣,花药卵圆形,长约0.4mm;花柱基扁压,花柱幼时极短,成熟时长约0.2mm,向外反曲。分生果圆形或长椭圆形,长约1.5mm,宽1.5~2mm,果棱尖锐,合生面略收缩;每棱槽内有油管1,合生面油管2,胚乳腹面平直。花

期4～7月。

[分布] 本市大部分地区均有栽培。我国南北各省区均有栽培。

[采集加工] 春、夏采收,洗净,多鲜用。

[资源利用] 栽培品,中医配方少用。自产自销。

[性味功效] 甘、辛、微苦,凉。平肝,清热,祛风,利水,止血,解毒。

[功能主治] (1)肝阳眩晕,高血压,鲜品捣取汁,每服50～100ml;或配鲜车前草、红枣水煎代茶饮。

(2)肺热咳嗽,多痰,芹菜根、冰糖,水煎服;肺痈,芹菜根、鱼腥草鲜用,炖瘦猪肉服食。

(3)小便不通,鲜芹菜绞汁,调红糖服;小便出血,崩中带下,鲜芹菜、茜草、小景天,水煎服。

(4)痈肿,鲜芹菜、蒲公英、赤芍、甘草,水煎外洗。

煎服,9～15g,鲜品30～60g;或绞汁,或入丸剂服。外用适量,捣敷;或煎水洗。

合欢皮

[异名] 合欢木皮(《本草纲目》)。

[来源] 豆科合欢属植物合欢 Albizia julbrissin Durazz. 的树皮(图198)。

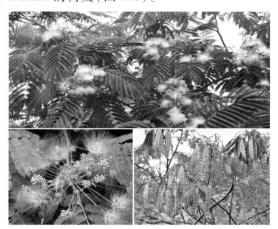

图198　合欢

[原植物] 落叶乔木,高可达16m。树干灰黑色;嫩枝、花序和叶轴被绒毛或短柔毛。托叶线状披针形,较小叶小,早落;二回羽状复叶,互生;总叶柄长3～5cm,总花柄近基部及最顶1对羽片着生处各有1枚腺体;羽片4～12对,栽培的有时达20对;小叶10～30对,线形至长圆形,长6～12mm,宽1～4mm,向上偏斜,先端有小尖头,有缘毛,有时在下面或仅中脉上有短柔毛;中脉紧靠上边缘。头状花序在枝顶排成圆锥花序;花粉红色;花萼管状,长3mm;花冠长8mm,裂片三角形,长1.5mm,花萼、花冠外均被短柔毛;雄蕊多数,基部合生,花丝细长;子房上位,花柱几与花丝等长,柱头圆柱形。荚果带状,长9～15cm,宽1.5～2.5cm,嫩荚有柔毛,老荚无毛。花期6～7月,果期8～10月。

[分布] 本市有栽培。

[采集加工] 春、秋采收,以春季清明后为宜。剥取树皮,扎成把,晒干。用时洗净,润透,切丝或块,干燥。生用。

[资源利用] 有资源。自产自销。

[性味功效] 甘,平。安神解郁,活血消肿。

[功能主治] (1)忧郁烦躁,失眠,可单味煎服;或与柏子仁、夜交藤、远志、龙齿等养心解郁及安神定志药同用。

(2)肺痈咳吐脓血,可单用煎服;或与白蔹同煎服,如《景岳全书》合欢饮;或配鱼腥草、冬瓜仁、桃仁等。

(3)跌打损伤,本品炒黄与炒白芥子研末,酒服,或与桃仁、红花、当归等配用;创口溃破,可配乳香、没药、紫草等,以活血止痛生肌,如《伤科补要》玉红膏。

煎服,9～15g;或入丸、散服。外用适量,研末调敷。孕妇慎服。

附：合欢花（《本草衍义》）

[异名] 夜合花(《本草衍义》),乌绒(《雷公炮制药性解》)。

[来源] 豆科合欢属植物合欢 Albizia julbrissin Durazz. 的花或花蕾。

[性状鉴别] (1)合欢花:头状花序皱缩成团。花细长而弯曲,长 0.7 ~ 1cm,淡黄棕色或淡黄褐色,具短梗。花萼筒状,先端 5 小齿,疏生短柔毛;花冠筒长约萼筒的 2 倍,先端 5 裂,裂片披针形,疏生短柔毛;雄蕊多数,花丝细长,黄棕色或黄褐色,下部合生,上部分离,伸出冠筒外。体轻易碎。气微香,味淡。

(2)合欢米:花蕾米粒状,青绿色或黄绿色,有毛。下部 1/3 被萼筒包裹。

[采集加工] 夏、秋花初开时采摘,除去枝叶,晒干。生用。

[资源利用] 有资源。自产自销。

[性味功效] 甘、苦,平。解郁安神,理气开胃,消风明目,活血止痛。

[功能主治] (1)忧郁失眠,可与柏子仁、远志、郁金、酸枣仁等养心解郁安神药同用;亦可加入大枣汤中应用。

(2)胸闷不舒,纳呆食少,可配佛手、郁金、木香、麦芽等,以舒郁开胃。

(3)跌打伤痛,腰腿痛,可与牛膝、红花、杏仁、桂心、石盐同用,如《太平圣惠方》夜合花丸。

煎服,3 ~ 9g;或入丸、散服。

河朔荛花

[异名] 黄芫花(《本草图经》),闹羊梢。

[来源] 瑞香科荛花属植物河朔荛花 *Wikstroemia chamaedaphne* Meisn. 的花蕾(图 199)。

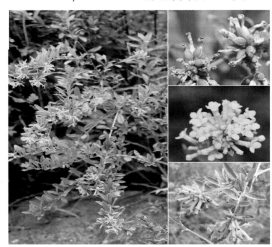

图 199　河朔荛花

[原植物] 灌木,高约 1m,分枝多而纤细,无毛;幼枝近四棱形,绿色,后变为褐色。叶对生,无毛,近革质,披针形,长 2.5 ~ 5.5cm,宽 0.2 ~ 1cm,先端尖,基部楔形,上面绿色,干后稍皱缩,下面灰绿色,光滑,侧脉每边 7 ~ 8 条,不明显;叶柄极短,近于无。花黄色,花序穗状或由穗状花序组成的圆锥花序,顶生或腋生,密被灰色短柔毛;花梗极短,具关节,花后残留;花萼长 8 ~ 10mm,外面被灰色绢状短柔毛,裂片 4,2 大 2 小,卵形至长圆形,端圆,约等于花萼长的 1/3;雄蕊 8,2 列,着生于花萼筒的中部以上;花药长圆形,长约 1mm,花丝短,近于无;子房棒状,具柄,顶部被短柔毛,花柱短,柱头圆珠形,顶基稍压扁,具乳突;花盘鳞片 1 枚,线状披针形,端钝,约长 0.8mm。果卵形,干燥。花期 6 ~ 8 月,果期 9 月。

[分布] 产平凉(四十铺)、华亭等地。生海拔 600 ~ 1900m 的山坡、路旁、沟边和草丛中。

[采集加工] 初秋采摘,阴干或烘干。

[资源利用] 有资源。自采自用。

[性味功效] 辛,温,小毒。祛下逐水,祛痰。

[功能主治] 用于水肿,脘腹胀满,痰饮,咳逆满,传染性肝炎,癫痫,精神分裂症。

煎服,3 ~ 6g;或研末服,1.5 ~ 3g。体质虚弱,溃疡病者及孕妇忌服。传统认为本品反甘草。

核桃仁

[异名] 胡桃仁。

[来源] 胡桃科胡桃属植物胡桃 *Juglans regia* L. 的种子(图 200)。

[原植物] 落叶乔木,高 20 ~ 25m。树皮灰白色,幼时平滑,老时浅纵裂。小枝被短腺毛,具明显的叶脉和皮孔;冬芽被芽鳞;髓部白色,薄片状。奇

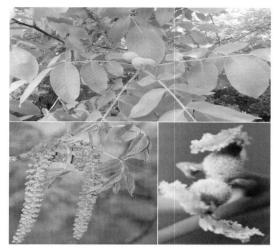

图 200　胡桃

数羽状复叶,互生,长 40～50cm,小叶 5～9 枚,有时 13 枚,先端 1 片常较大,椭圆状卵形至长椭圆形,长 6～15cm,宽 3～6cm,先端钝圆或锐尖,基部偏斜,近于圆形,全缘,表面深绿色,有光泽,背面淡绿色,有侧脉 11～9 对,脉腋内有一簇短柔毛。花单性,雌雄同株,与叶同时开放,雄荑葇花序腋生,下垂,长 5～10cm,花小而密集,雄花有苞片 1,长圆形,小苞片 2,长卵形,花被片 1～4,均被腺毛,雄蕊 6～30;雌花序穗状,直立,生于幼枝顶端,通常有雌花 1～3 朵,总苞片 3 枚,长卵形,贴生于子房,花后随子房增大;花被 4 裂,裂片线形,高出总苞片;子房下位,2 枚心皮组成,花柱短,柱头 2 裂,呈羽毛状,鲜红色。果实近球形,核果状,直径 4～6cm,外果皮绿色,由总苞片及花被发育而成,表面有斑点,中果皮肉质,不规则开裂,内果皮骨质,表面凹凸不平,有 2 条纵棱,先端具短尖头,内果皮壁内具空隙而有皱褶,隔膜较薄,内里无空隙。花期 5～6 月,果期 9～10 月。

[分布]　常栽培于平原及丘陵地区。本市广泛栽培。

[采集加工]　秋季果实成熟时采收,除去肉质果皮,晒干,击开核壳取出种子,再晒干。

[资源利用]　栽培果树。自产自销。

[性味功效]　甘、涩,温。补肾益精,温肺定喘,润肠通便。

[功能主治]　(1)肾虚腰痛,头晕乏力,可配补骨脂(用芝麻同炒熟)、杜仲皮(先用麸皮同炒黄,再用酒炒),共为细末,酒糊为丸梧子大,空腹,盐汤下,如《太平惠民和剂局方》青娥丸。

(2)消渴,小便多,茯苓、核桃肉(浸去膜,研细)、熟附子,各等份为末,蜜丸梧子大,食前米饮下,如《三因极一病证方论》胡桃丸。

(3)久嗽不止,可与人参、杏仁共研匀,蜜丸弹子大,空腹,细嚼,人参汤下,临卧再服,如《本草纲目》引用方。

(4)其他,可用于尿频,遗尿,阳痿,遗精,肠燥便秘,石淋,疮疡,瘰疬。

煎服,9～15g;单味嚼服,10～30g,或入丸、散服。外用适量,研末调敷。痰火积热,阴虚火旺,大便溏泻者忌服。

注　分心木(果核内的木质隔膜):苦、涩,平。涩精缩尿,止血止带,止泻痢。用于遗精滑泻,尿频遗尿,崩漏带下,泄泻,久痢。煎服,3～9g。

胡桃青皮(未成熟果实的外果皮):苦、涩,平。止痛,止咳,止泻,解毒,杀虫。用于脘腹疼痛,痛经,久咳,泄泻久痢,顽癣,秃疮,白癜风。煎服,9～15g;或入丸、散剂;外用适量,煎水洗,或鲜品搽或捣敷。

胡桃花:微苦;性温。软坚散结;除疣。主赘疣。外用:适量,浸酒涂搽。

临床应用泡酒涂瘊子。

鹤　虱

[异名]　然然刺,野胡萝,中间鹤虱,蒙古鹤虱。

[来源]　紫草科鹤虱属植物鹤虱 *Lappula myosotis* V. Wolf 的果实(图 201)。

[原植物]　一年生或二年生草本。茎直立,高 30～60cm,中部以上多分枝,密被白色短糙毛。基生叶长圆状匙形,全缘,先端钝,基部渐狭成长柄,长达 7cm(包括叶柄),宽 3～9mm,两面密被有白色基盘的长糙毛;茎生叶较短而狭,披针形或线形,扁平或沿中肋纵折,先端尖,基部渐狭,无叶柄。花序在花期短,果期伸长,长 10～17cm;苞片线形,较果实稍长;花梗果期伸长,长约 3mm,直立而被毛;

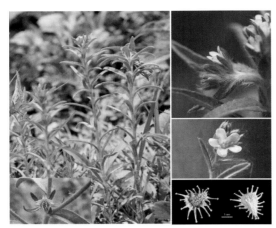

图 201 鹤虱

花萼 5 深裂,几达基部,裂片线形,急尖,有毛,花期长 2～3mm,果期增大呈狭披针形,长约 5mm,星状开展或反折;花冠淡蓝色,漏斗状至钟状,长约 4mm,檐部直径 3～4mm,裂片长圆状卵形,喉部附属物梯形。小坚果卵状,长 3～4mm,背面狭卵形或长圆状披针形,通常有颗粒状疣突,稀平滑或沿中线龙骨状突起上有小棘突,边缘有 2 行近等长的锚状刺,内行刺长 1.5～2mm,基部不连合,外行刺较内行刺稍短或近等长,通常直立,小坚果腹面通常具棘状突起或有小疣状突起;花柱伸出小坚果但不超过小坚果上方之刺。花果期 6～9 月。

[分布] 产本市各地。生海拔 1100～2800m 的山坡、草地、田间及干旱沙荒地。

[采集加工] 秋季果实成熟时采收,晒干,打下果实,除去皮屑、杂质。生用。

[资源利用] 有资源。自产自销。

[性味功效] 苦、辛,平,小毒。杀虫消积。

[功能主治] (1) 蛔虫病,绦虫病,本品单用;或配槟榔、苦楝皮,水煎服。

(2) 虫积腹痛,攻冲难忍,可与炒铅粉、槟榔、苦楝根(去浮皮)各 10 份,枯矾 4 份,为细末。面糊为丸,麻子大,米饮送服,如《太平惠民和剂局方》化虫丸。

(3) 肠胃诸虫,鹤虱、炒铅粉、苦楝根、槟榔各 4 份,芜荑、使君子各 2 份,枯矾 1 份,研细,酒煮面糊为丸,服之,如《医方集解》化虫丸。

煎服,9～15g;或入丸、散服。

黑柴胡

[来源] 伞形科柴胡属植物黑柴胡 *Bupleurum smithii* Wolff 的根(图 202)。

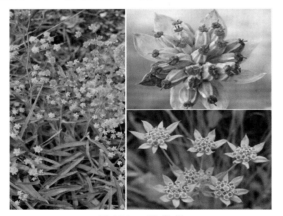

图 202 黑柴胡

[原植物] 多年生草本,常丛生,高 25～60cm,根黑褐色,质松,多分枝。植株变异较大。数茎直立或斜升,粗壮,有显著的纵槽纹,上部有时有少数短分枝。叶多,质较厚,基部叶丛生,狭长圆形或长圆状披针形或倒披针形,长 10～20cm,宽 1～2cm,顶端钝或急尖,有小突尖,基部渐狭成叶柄,叶柄宽狭变化很大,长短也不一致,叶基带紫红色,扩大抱茎,叶脉 7～9,叶缘白色,膜质;中部的茎生叶狭长圆形或倒披针形,下部较窄成短柄或无柄,顶端短渐尖,基部抱茎,叶脉 11～15;序托叶长卵形,长 1.5～7.5cm,最宽处 10～17mm,基部扩大,有时有耳,顶端长渐尖,叶脉21～31;总苞片 1～2 或无;伞辐 4～9,挺直,不等长,长 0.5～4cm,有明显的棱;小总苞片 6～9,卵形至阔卵形,很少披针形,顶端有小短尖头,长 6～10mm,宽 3～5mm,5～7 脉,黄绿色,长过小伞形花序 0.5～1 倍;小伞花序直径 1～2cm,花柄长 1.5～2.5mm;花瓣黄色,有时背面带淡紫红色;花柱基干燥时紫褐色。果棕色,卵形,长 3.5～4mm,宽 2～2.5mm,棱薄,狭翼状;每棱槽内油管 3,合生面 3～4。花期 7～8 月,果期 8～9 月。

[分布] 产庄浪、华亭(苍沟、玄峰山、燕麦河、孟台)等地。生海拔 1400～3400m 的山坡草地、山谷、山顶阴处。

[采集加工] 春、秋采挖,除去茎叶,抖净泥土,晒干。用时除去杂质及残茎,洗净,浸透切厚片,干燥。生用或制后用。

[炮制] 炒黑柴胡:取净黑柴胡片置锅内。用文火炒至微焦,取出放凉。

醋黑柴胡:取净黑柴胡片加醋(黑柴胡100kg,醋20kg)拌匀,闷透置锅内,用文火炒干,取出放凉。醋制有增强疏肝止痛的作用,多用于肝郁气滞的胁痛、腹痛及月经不调等。

蜜黑柴胡:取炼蜜(黑柴胡100kg,炼蜜12.5kg)。用适量开水稀释后,倒入净柴胡片拌匀,润透置锅内。用文火炒至微黄,不粘手为度,取出放凉。蜜炙后有润肺止咳作用,用于有汗兼有咳嗽者。

酒黑柴胡:取净黑柴胡片,用黄酒(黑柴胡100kg,黄酒10kg)拌匀,润透置锅内,用文火炒干,取出放凉。

鳖血黑柴胡:取净黑柴胡片,用鳖血及适量黄酒(黑柴胡100kg,鳖血12.5kg,黄酒12.5kg)或清水拌匀,稍闷置锅内,用文火炒干,取出放凉。制后有益阴清肝退热的功效,多用于热入血室,骨蒸劳热。

[资源利用] 资源较丰富。自产自销。

[性味功效] 苦、辛,微寒。解表退热,疏肝解郁,升举阳气。

[功能主治] (1)伤寒少阳证,往来寒热,胸胁苦满,不欲饮食,心烦喜呕,口苦,咽干,目眩,柴胡、黄芩、人参、半夏、炙甘草、生姜、大枣,水煎,温服,如《伤寒论》小柴胡汤;外感风寒,发热恶寒,头身疼痛,疟疾初起,可配防风、陈皮、芍药、甘草、生姜,水煎,热服,如《景岳全书》正柴胡饮。

(2)伤寒壮热,头痛体疼,口干烦渴,石膏、黄芩、甘草、赤芍、葛根各2份,麻黄、柴胡各1份,捣敷,加生姜、葱白、豆豉,水煎去渣服,如《太平惠民和剂局方》柴胡散。

(3)肝郁气滞,胁肋胀痛,走窜不定,胸闷嗳气,可配陈皮(醋炒)、枳壳、芍药、川芎、香附、炙甘草,水煎,食前服,如《景岳全书》柴胡疏肝散。

(4)肾虚牙齿断肿,膈上热,可与枳壳各2份,黄连1份,姜厚朴0.3份,为末,煎水去渣服,如《圣济总录》柴胡汤。

(5)耳聋不闻雷声,柴胡、香附各2份,川芎1份,研细。早晚温开水送服,如《医林改错》通气散;舌本强,两边痛,可配升麻各2份,栀子仁1份,研细,温开水送服,如《圣济总录》柴胡散。

(6)其他,可用于月经不调,气虚下陷脱肛,疟疾,肝郁乳胀,胃下垂,子宫脱垂。

煎服,3~10g;或入丸、散服。外用适量,煎水洗;或研末调敷。

解热生用,用量宜大;升阳生用,宜用小量。真阴亏损,肝阳上亢及肝风内动者忌服。

黑大艽

[异名] 辫子根。

[来源] 毛茛科乌头属植物西伯利亚乌头 *Aconitum barbatum* Pers. var. *hispidium* DC. Prodr. 的根(图203)。

[原植物] 多年生草本。根圆柱形。茎上部少分枝,与叶柄均被反曲紧贴的细柔毛,并密生开展的黄色长柔毛。基生叶2~4,与茎下部叶具长柄;叶片轮廓圆肾形,3全裂,中全裂片深裂不近中脉,末回小裂片三角形至狭披针形,基部心形,两面密被紧贴的细柔毛。总状花序顶生,长10~17cm,小苞片生花柄中部;花两性,两侧对称,绿黄色;萼片外面密生淡黄色细柔毛,上方萼片圆筒形,高约2cm,

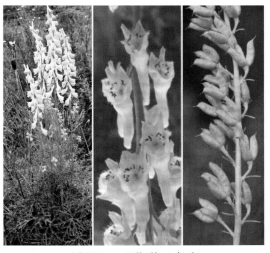

图203　西伯利亚乌头

近直立,下缘微回,侧萼片倒卵状圆形,下方萼片斜椭圆形;蜜叶较萼片稍短,无毛;雄蕊多数,无毛,花丝全缘;心皮3,离生,子房上位,被短柔毛。蓇葖果,长约1cm。花果期8月。

[分布] 产庄浪(韩店)等地区。生海拔1700~2200m的山地草坡或疏林中。

[采集加工] 春、秋采挖,洗净,晒干。

[资源利用] 有资源。未利用。

[性味功效] 辛,热,大毒。祛风除湿,散寒止痛。

[功能主治] 用于风寒湿痹,肢体疼痛,手足拘挛,跌打损伤,心腹冷痛,痈疽疮肿(外治),大骨节病。

煎服,1.5~3.5g。外用适量,研末调敷;或酒、醋磨汁涂。孕妇忌服。

黑萼棘豆

[来源] 豆科棘豆属植物黑萼棘豆 *Oxytropis melanocalyx* Bunge 的全草(图204)。

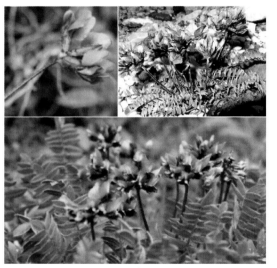

图204 黑萼棘豆

[原植物] 多年生草本,高10~15cm。较幼的茎几成缩短茎,着花的茎多从基部伸出,纤细,散生,被白色及黑色短硬毛。奇数羽状复叶,叶轴细,疏被黄色长柔毛;托叶卵状三角形,先端急尖,基部合生但与叶柄分离,下部托叶宿存;小叶9~25,卵形至卵状披针形,长5~11mm,宽2~4mm,先端急尖,基部近圆形,两面疏被黄白色长柔毛。伞形总状花序腋生,具3~10花;总花梗在花时长约5cm,略短于叶,而后伸长至8~14cm,被疏长柔毛;苞片较花梗长,膜质;花两性,两侧对称;花萼钟状,密被黄黑色柔毛,萼齿5,披针状条形,较萼筒短,不超过5m;花冠蝶形,蓝紫色,旗瓣宽卵形,先端2浅裂,基部有长瓣柄,翼瓣长约10mm,先端微凹,基部具细瓣柄,龙骨瓣长约7.5mm;二体雄蕊;子房上位,有毛,花柱弯曲。荚果长椭圆形,膨胀,下垂,具紫堇色彩纹,两端尖,密被黑色柔毛。花期6~8月,果期7~9月。

[分布] 产庄浪(永宁)等地区。生海拔300~4100m的山坡、草地或灌丛。

[采集加工] 8~9月采收,除去杂质,晒干。用时切段。

[资源利用] 有资源。未利用。

[性味功效] 甘、淡,温。利水消肿,解毒止痛。

[功能主治] 用于水肿,风疹,丹毒,创伤,腹水,溃疡病,胃痉挛。

煎服,6~18g。外用适量,熬膏敷。

红 花

[异名] 红蓝花(《金匮要略》),草红花。

[来源] 菊科红花属植物红花 *Carthamus tinctorius* L. 的花(图205)。

[原植物] 越年生草本,高50~100cm。茎直立,上部分枝,白色或淡白色,光滑无毛。叶互生;无柄;中下部茎生叶披针形、卵状披针形或长椭圆形,长7~15cm,宽2.5~6cm,边缘具大锯齿、重锯齿、小锯齿或全缘,稀羽状深裂,齿顶有针刺,刺长1~1.5mm,向上的叶渐小,披针形,边缘有锯齿,齿顶针刺较长,可达3mm;全部叶质坚硬,革质,两面

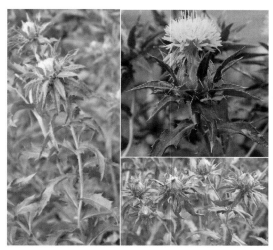

图 205　红花

无毛,无腺点,有光泽。头状花序多数,在茎枝顶端排成伞房花序,为苞叶所围绕;苞片椭圆形或卵状披针形,连先端针刺长 2.5 ~ 3cm,边缘有或无针刺;总苞壶形,直径 2.5cm;总苞片 4 层,外层竖琴状,中部或下部有收缢,收缢以上叶质绿色,边缘无针刺或有篦齿状针刺,收缢以下黄白色;中内层硬膜质,倒披针状椭圆形至长倒披针形,长达 2.2cm,

先端渐尖;全部苞片无毛,无腺点;小花红色、橘红色,全部为两性,花冠长 2.8cm,细管部长 2cm,花冠裂片几达檐部基部。瘦果倒卵形,长 5.5mm,宽 5mm,乳白色,有 4 棱,无冠毛。花果期 5 ~ 8 月。

[分布]　本市大部分地区有栽培。

[采集加工]　夏季当花开放,花冠由黄变红时采摘,弱阳光下晒干,或阴干或低温干燥。生用。

[资源利用]　栽培品。自产自销。

[性味功效]　辛,温。活血散瘀,通经止痛。

[功能主治]　(1) 经行腹痛,常与桃仁、当归、川芎、赤芍、熟地黄同用,如桃红四物汤;血滞经闭,多配没药、川芎、当归、五灵脂、小茴香、干姜、玄胡、官桂、蒲黄,如少腹逐瘀汤。

(2) 癥瘕积聚,可与三棱、莪术、穿山甲、牡蛎等同用,以活血散瘀,软坚消癥。

(3) 疮疡肿痛,可配蒲公英、金银花、赤芍、白芷等,以解毒,活血,消肿止痛。

煎服,3 ~ 9g。养血活血宜少用;活血祛瘀宜多用。月经过多者及孕妇忌服。

红花菜 (《植物名实图考》)

[异名]　米布袋(《救荒本草》),翘翘花(《植物名实图考》)。

[来源]　豆科黄芪属植物紫云英 *Astragalus sinicus* L. 的全草(图 206)。

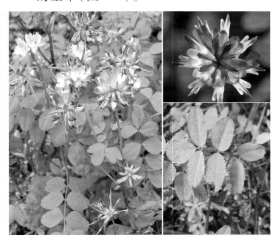

图 206　紫云英

[原植物]　二年生草本,多分枝,匍匐,高 10 ~ 30cm,被白色疏柔毛。奇数羽状复叶,具 7 ~ 13 片小叶,长 5 ~ 15cm;叶柄较叶轴短;托叶离生,卵形,

长 3 ~ 6mm,先端尖,基部互相多少合生,具缘毛;小叶倒卵形或椭圆形,长 10 ~ 15mm,宽 4 ~ 10mm,先端钝圆或微凹,基部宽楔形,上面近无毛,下面散生白色柔毛,具短柄。总状花序生 5 ~ 10 花,呈伞形;总花梗腋生,较叶长;苞片三角状卵形,长约 0.5mm;花梗短;花萼钟状,长约 4mm,被白色柔毛,萼齿披针形,长约为萼筒的 1/2;花冠紫红色或橙黄色,旗瓣倒卵形,长 10 ~ 11mm,先端微凹,基部渐狭成瓣柄,翼瓣较旗瓣短,长约 8mm,瓣片长圆形,基部具短耳,瓣柄长约为瓣片的 1/2,龙骨瓣与旗瓣近等长,瓣片半圆形,瓣柄长约等于瓣片的 1/3;子房无毛或疏被白色短柔毛,具短柄。荚果线状长圆形,稍弯曲,长 12 ~ 20mm,宽约 4mm,具短喙,黑色,具隆起的网纹;种子肾形,栗褐色,长约 3mm。花期 2 ~ 6 月,果期 3 ~ 7 月。

[分布]　产华亭、灵台、泾川等地。生海拔 600 ~ 3000m 的山坡、溪边及潮湿处。

[采集加工]　春、夏采收,除去杂质,洗净,鲜

用或晒干。

[资源利用] 有资源。未利用。

[性味功效] 微甘、辛,平。清热解毒,祛风明目,凉血止血。

[功能主治] (1)火眼,鲜品捣烂外敷;喉痛,可配银杏叶、冰片少许,共研细,吹喉内。

(2)齿龈出血,鲜品捣烂绞汁饮;外伤出血,红花菜叶捣烂敷。

(3)疟疾,可配鹅不食草煎服。

(4)小儿支气管炎,鲜品捣烂绞汁,加冰糖服。

煎服,15~30g;或捣汁服。外用适量,鲜品捣敷;或研末调敷。

红花岩黄芪

[异名] 红黄芪,豆花牛脖筋。

[来源] 豆科岩黄芪属植物红花岩黄芪 *Hedysarum multijugum* Maxim. 的根(图207)。

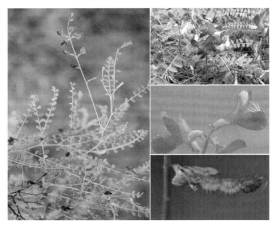

图207 红花岩黄芪

[原植物] 半灌木,高可达1m。幼枝密被短柔毛。叶柄甚短,密被短柔毛;托叶卵状披针形,长2~4mm,下部连合,外面有毛;奇数羽状复叶,小叶21~41;叶片卵形、椭圆形或倒卵形,长5~12mm,宽3~6mm,先端钝或微凹,基部近圆形,上面无毛,密布小斑点,下面密被平伏短柔毛。总状花序腋生,连花梗长10~35cm;花9~25朵,疏生;苞片早落;花梗长2~3mm,有毛;花萼钟状,长5~6mm,外面被短柔毛,萼齿5,三角状,短于萼筒;蝶形花

冠紫红色,有黄色斑点,旗瓣和龙骨瓣近等长,翼瓣短。雄蕊10,二体,花柱丝状,弯曲。荚果扁平,2~3节,节荚斜圆形,表面有横肋纹和柔毛,中部常有1~3个极小针刺或边缘有刺毛。花期6~7月,果期8~9月。

[分布] 本市各地均有分布。多生海拔1000m以上的荒漠地区的石质洪积扇、河滩,草原地区的砾石质山坡以及某些落叶阔叶林地区的干燥山坡和砾石河滩。

[采集加工] 秋末采挖,除去根头及支根,抖净泥土,晒至半干,堆积1~2日再晒,直至晒干,打把。

[资源利用] 有资源。自采自用。

[性味功效] 甘,温。补气固表,利尿,托毒排脓,生肌敛疮。

[功能主治] (1)久病体弱,自汗,可配党参、白术、防风等,水煎服。

(2)脱肛,可与升麻、柴胡、乌梅同用,煎服。

(3)痈疽疮疡,久不溃或溃久不敛,可配熟地黄、鹿角胶、麻黄、肉桂、甘草等,水煎服。

补虚宜炙用;止汗、利尿、托疮生肌宜生用。煎服,6~15g,大剂量可用至30g。

红花酢浆草(《广州植物志》)

[异名] 大酸味草(广州),铜锤草,南天七(《湖北植物志》),紫花酢浆草(《台湾植物志》),多花酢浆草(西安)。

[来源] 酢浆草科酢浆草属植物红花酢浆草 *Oxalis corymbosa* DC. 的全草(图208)。

[原植物] 多年生直立草本。无地上茎,地下部分有球状鳞茎,外层鳞片膜质,褐色,背具3条肋状纵脉,被长缘毛,内层鳞片呈三角形,无毛。叶基生;叶柄长5~30cm或更长,被毛;小叶3,扁圆状倒心形,长1~4cm,宽1.5~6cm,顶端凹入,两侧

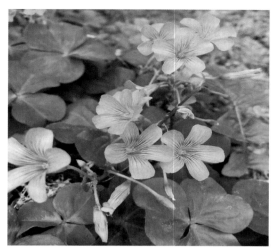

图 208 红花酢浆草

角圆形,基部宽楔形,表面绿色,被毛或近无毛;背面浅绿色,通常两面或有时仅边缘有干后呈棕黑色的小腺体,背面尤甚并被疏毛;托叶长圆形,顶部狭尖,与叶柄基部合生。总花梗基生,二歧聚伞花序,通常排列成伞形花序式,总花梗长 10～40cm 或更长,被毛;花梗、苞片、萼片均被毛;花梗长 5～25mm,每花梗有披针形干膜质苞片 2 枚;萼片 5,披针形,长 4～7mm,先端有暗红色长圆形的小腺体 2 枚,顶部腹面被疏柔毛;花瓣 5,倒心形,长 1.5～2cm,为萼长的 2～4 倍,淡紫色至紫红色,基部颜色较深;雄蕊 10 枚,长的 5 枚超出花柱,另 5 枚长至子房中部,花丝被长柔毛;子房 5 室,花柱 5,被锈色长柔毛,柱头浅 2 裂。花果期 3～12 月。

[分布] 产本市各地。生低海拔的山地、路旁、荒地或水田中。

[采集加工] 夏、秋采收,除去杂质,洗净,鲜用或晒干。

[资源利用] 有资源。自采自用。

[性味功效] 酸,寒。清热利湿,凉血散瘀,解毒消肿。

[功能主治] (1)湿热下痢,可单味煎服或加红糖蒸服;或与车前草等同用;湿热黄疸,可配茵陈、金钱草、土大黄等;淋症,可用鲜品捣汁,加蜜调服;配金钱草、海金沙等可用于沙石淋症。

(2)吐衄,山酢浆草酚加食盐,煎服;湿热尿血,可配玉米须同煎代茶饮。

(3)用于咽喉肿痛,痈疽疔疮,丹毒,湿疹,疥癣,烫火伤,毒蛇咬伤等,多单味煎服;或配半枝莲、马齿苋等,以增强清热解毒疗效;可用本品捣敷煎水外洗,以配合内治。

(4)急性咽峡炎,可单用,水煎频饮代茶;扭伤,血肿,感染,以鲜品洗净加少许食盐捣烂敷患处;失眠,以鲜品与松针、大枣,制成煎剂口服。

煎服,9～15g,鲜品 30～60g;或研末服;或鲜品绞汁饮。外用适量,煎水洗、捣烂敷、捣汁涂或煎水漱口。孕妇慎服。

红轮千里光

[来源] 菊科狗舌草属植物红轮狗舌草 *Tephroseris flammea*(Turcz. ex DC.)Holub 的全草(图 209)。

[原植物] 多年生草本,高 20～60cm。根状茎短,具多数纤维状根。茎直立或斜升,具纵棱,被白色蛛丝状绒毛及柔毛。基生叶花期枯萎;叶柄长 4～7cm;叶片卵状椭圆形或椭圆状长圆形,长 3～5cm,宽 2～3cm,先端钝或急尖,基部渐狭下延成翅,边缘具波状浅齿,两面均被白色蛛丝状毛,后期脱毛至近无毛;茎生叶叶柄长 3～5cm,具翅,基部扩大,半抱茎;叶片倒披针状长圆形,长 6～10cm,宽 2～3cm,边缘具不规则尖齿;中部叶无柄,长圆状披针形,先端渐尖,基部半抱茎;上部叶渐小,条

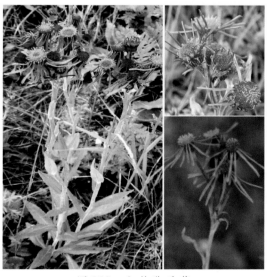

图 209 红轮狗舌草

状披针形或条形。头状花序直径约3cm,2~9个排列成近伞形状伞房花序;花序梗长1~4.5cm,被紫色柔毛及白色蛛丝状毛,基部具条状披针形苞叶;总苞钟状,长5~6mm,宽6~10mm;总苞片20~25,紫褐色,披针形或条状披针形,宽1mm,先端尖,外面被疏蛛丝状毛或近无毛。舌状花13~15,管部长33.5mm,舌片橙黄色、橘红色或淡紫红色,条形,长12~16mm,宽1.5mm,顶端具3细齿管状花多数,花冠黄色或紫黄色,长6~6.5mm,管部长3mm,檐部裂片紫红色,裂片卵状披针形,长1mm,先端具乳头状毛;花药条形,长2mm,基部钝,先端附片卵状披针形;花柱分枝长约1mm,先端平截。

果实圆柱形,长2.5~3mm,被柔毛;冠毛淡白色,长5.5mm。花果期7~9月。

[分布] 产平凉、华亭、灵台等地区。生海拔1160~2500m的山坡、草地及林缘。

[采集加工] 夏、秋采收,除去杂质,洗净,鲜用或切段晒干。

[资源利用] 有资源。未利用。

[性味功效] 苦,寒。清热解毒,清肝明目。

[功能主治] 用于目赤肿痛,咽喉肿痛,痛肿疔毒,蛇咬伤,蝎、蜂蜇伤,湿疹。

煎服,15~30g。外用适量,鲜品捣敷。

红毛五加

[来源] 五加科五加属植物红毛五加 *Acanthopanax giraldii* Harms 的根皮(图210)。

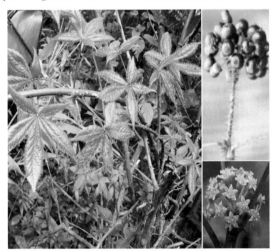

图210 红毛五加

[原植物] 落叶灌木,高可达3m。幼枝黄棕色或灰棕色,密生刚毛状针刺,刺下伸或平展。掌状复叶,互生;总叶柄长2~8cm,无刺或罕生针刺;小叶3~5,无柄或具短柄,倒卵形至倒卵状长圆形、或倒披针形,长2~5cm,宽1.5~2.5cm,先端尖或短尖头,基部狭楔形,边缘具不整齐的重锯齿,两面无毛或幼时疏生刚毛。伞形花序顶生,通常单生;伞梗较短,长0.5~2cm,无毛或具刺毛;花梗长5~7mm;花小,淡绿色;萼无毛,近全缘;花瓣5,卵圆形,长约2mm,无毛,反折;雄蕊5,花丝长约2mm;子房下位,5室,花柱5,基部合生,中部以上分

离。果实近球形,黑色,直径约8mm,具五角棱;宿存花柱长约1.5mm。花期6~7月,果期7~8月。

[分布] 产庄浪(通化)、华亭(玄峰山)、平凉(崆峒山)等地。生海拔1300~2700m的山坡、林下或灌丛中。

[采集加工] 夏、秋采挖,洗净,剥取根皮,晒干,或切丝晒干。生用。

[资源利用] 资源较丰富。自产自销。

[性味功效] 辛、苦,温。祛风湿,补肝肾,强筋骨,活血脉。

[功能主治] (1)风湿痹痛,四肢拘挛,可与当归、牛膝同用,如《外科大成》五加皮酒;亦可配羌活、独活、威灵仙等。

(2)肝肾不足,筋骨痿软,小儿迟行,常与龟板、牛膝、木瓜同用,如《保婴撮要》五加皮散;肝肾虚亏,寒湿腰腿痛,可配杜仲、续断、桑寄生、牛膝等,以补肝肾,强筋骨,祛寒湿。

(3)跌打损伤,常配续断、骨碎补、威灵仙等活血理伤止痛药,如《外科大成》五加四灵散。

(4)皮肤水肿,小便不利,可与陈皮、大腹皮、茯苓皮等同用,如五皮饮;脚气肿痛,配木瓜、土茯苓、吴茱萸等,以利湿解毒,消肿止痛;阴囊水肿,五加皮与地骷髅同煎服。

煎服,6~9g;浸酒或入丸、散服。外用适量,煎水熏洗或研末敷。阴虚火旺者忌服。

注 五加叶：辛，平。散风除湿，活血止痛，清热解毒。用于皮肤风湿，跌打肿痛，疬疬，丹毒。煎服，6～15g；或研末，或浸酒服；外用适量，研末敷，或鲜品捣敷。

红药子

［异名］ 红要子。

［来源］ 蓼科蓼属植物翼蓼 *Pteroxygonum gi-raldii* Damm. et Diels 的块根（图211）。

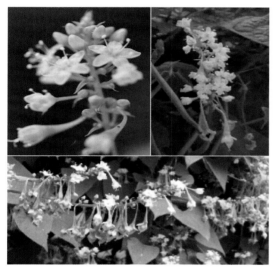

图211　翼蓼

［原植物］ 多年生草本。块根粗壮，近圆形，直径可达15cm，横断面暗红色。茎攀援，圆柱形，不分枝，中空，具细纵棱，无毛或被疏柔毛，长可达3m。叶2～4生，叶片三角状卵形或三角形，长4～7cm，宽3～6cm，顶端渐尖，基部宽心形或戟形，具5～7基出脉，表面无毛，背面沿叶脉疏生短柔毛，全缘，具短缘毛；叶柄长3～7cm，无毛，通常基部卷曲；托叶鞘膜质，宽卵形，顶端急尖，基部被短柔毛，长4～6mm。花序总状腋生，直立，长2～5cm；花序梗粗壮，果时长可达10cm；苞片狭卵状披针形，淡绿色，长4～6mm，通常每苞内具3花；花梗无毛，中下部具关节，长5～8mm；花两性，辐射对称，花被5深裂，白色，花被片椭圆形，长3.5～4mm；雄蕊8，与花被近等长；子房上位，卵形，具3棱，花柱3，中下部合生，柱头头状。瘦果卵形，黑色，具3锐棱，沿棱具黄褐色膜质翅，基部具3个黑色角状附属物；果梗粗壮，长约2.5cm，具3个下延的狭翅。花期6～8月，果期7～9月。

［分布］ 本市各地有栽培。

［采集加工］ 秋季采挖，除去茎叶及须根，洗净，切片晒干。

［资源利用］ 有资源。自采自用。

［性味功效］ 苦、微涩，凉。清热解毒，凉血止血，活血止痛。

［功能主治］ （1）吐血衄血，可配白茅根、构白皮、地骨皮等，黄酒煎服。

（2）产后血晕，唇青腹胀，可与红花同煎服。

（3）痢疾，红药子研粉，温开水冲服。

（4）其他，可用于跌打损伤，月经不调，风湿痹痛，痈肿疮疡，扁桃体炎，急性菌痢，肠炎。

煎服，3～6g；研粉服，1～2g。外用适量，研粉敷。孕妇慎服。不宜过量。

胡萝卜

［异名］ 黄萝卜（《本草求原》），红萝卜（《岭南草药志》）。

［来源］ 伞形科胡萝卜属植物胡萝卜 *Daucus carota* L. var. *sativa* Hoffm. 的根（图212）。

［原植物］ 二年生草本，高达120cm。根肉质，长圆锥形，粗肥，呈橙红色或黄色。茎单生，二回至三回羽状全裂，末回裂片线形或披针形，先端尖锐，有小尖头；茎生叶近无柄，有叶鞘，末回裂片小或细长。复伞形花序；花序梗长10～55cm，有糙硬毛；总苞片多数，呈叶状，羽状分裂，裂片线形；伞辐多数，结果时外缘的伞辐向内弯曲；小总苞片5～7，不分裂或2～3裂；花通常白色，有时带淡红色；花柄不等长。果实圆卵形，棱上有白色刺毛。花期5～7月。

［分布］ 本市各地普遍栽培。

［采集加工］ 秋季采挖，除去茎叶，须根，洗净。

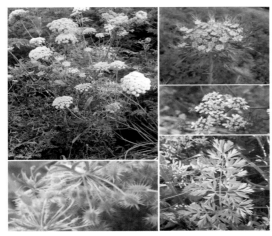

图212　胡萝卜

[资源利用]　栽培品。自采自用。

[性味功效]　甘、辛、平。健脾和中,滋肝明目,化痰止咳,清热解毒。

[功能主治]　(1)胃脘痛,胡萝卜(慢火烘焦)、麻黄,共研细,热酒冲服。

(2)夜盲症,羊肝(切片,沸水中煮2～3分钟)、胡萝卜(捣后取汁),相拌,加调味品随意食用。

(3)百日咳,可与大枣,煎服。

(4)水痘,可配大茴香、芫荽,同煎服。

煎服,30～120g;生吃、煮食或捣汁用。外用适量,煮熟捣敷;或切片烧热敷。

胡　麻

[异名]　鸦麻(《本草图经》),胡脂麻。

[来源]　亚麻科亚麻属植物亚麻 Linum usitatissimum L. 的种子(图213)。

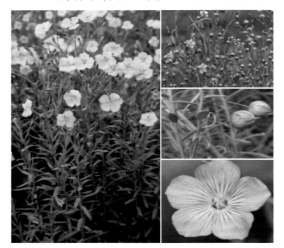

图213　亚麻

[原植物]　一年生直立草本,高30～100cm或更高。全株无毛。茎圆柱形,表面具纵条纹,基部直径约4mm,稍木质化,上部多分枝。叶互生;无柄或近无柄;叶片披针形或线状披针形,长1～3cm,宽2～5mm,先端渐尖,基部渐狭,全缘,叶脉通常三出。花多数,生于枝顶或上部叶腋,每叶腋生1花,直径约15mm,花柄细弱,长约2cm;花萼5,绿色,分离,卵形,长约为花瓣的半数;花瓣5,蓝色或白色,分离,倒卵形,长约10mm,宽约7mm,边缘稍呈波状;雄蕊5,花药线形;子房上位,5室,花柱5,线形,分离,长约4mm。蒴果近球形或稍扁,直径

5～7mm。种子卵形,长4～6mm,宽约2mm,一端稍尖而微弯,表面黄褐色而有光泽。花期6～7月,果期7～9月。

[性状鉴别]　种子卵圆形,扁平,长4～7mm,宽2～3mm。表面棕色或棕红色,平滑,有光泽,一端尖而略偏斜,种脐位于下方的凹陷处,另一端圆钝,种脊位于一侧边缘。种皮薄,胚乳棕色,菲薄,子叶2枚,黄白色,富油性。气微,嚼之有豆腥味。种子用水浸泡后,外有透明黏液膜包围。以饱满、光滑、色棕红者为佳。

[分布]　本市各地区均有栽培。有时逸为野生。

[采集加工]　秋季果实成熟时采收植株,晒干;打下种子,除去杂质,再晒干。生用捣碎或炒研。

[资源利用]　栽培品。自产自销。

[性味功效]　甘,平。润燥通便,养血祛风。

[应用]　(1)肠燥便秘,可与火麻仁、郁李仁、柏子仁等润肠通便药同用。

(2)老人皮肤干燥,起鳞屑,可配当归、紫草等,蜜丸,开水送服。

(3)风疾,遍身瘾疹瘙痒,常配牛蒡子、蔓荆子、苦参、防风、瓜蒌根、白蒺藜、枸杞子,如《博济方》醉仙散。

(4)疮疡湿疹,可单味煎服,并煎水熏洗;或与白鲜皮、地肤子、苦参等同煎,熏洗。

煎服,9～15g;或入丸、散服。外用适量,捣敷

或煎水洗。大便滑泻者及孕妇忌服。

[注] 亚麻（根、叶）：辛、甘、平。平肝，活血。用于肝风头痛，跌打损伤，痛肿疔疮。

煎服，9～15g；外用适量，鲜品捣敷，或研末调敷。

胡枝子

[异名] 胡枝条。

[来源] 豆科胡枝子属植物胡枝子 Lespedeza bicolor Turcz. 的枝叶（图214）。

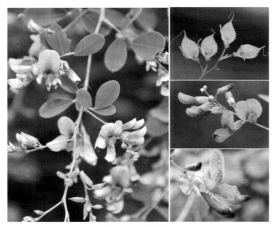

图214 胡枝子

[原植物] 直立灌木，高达2m。茎多分枝，被疏柔毛。叶互生，三出复叶；托叶条形，长3～4mm；顶生小叶较大，宽椭圆形，长圆形或卵形，长1.5～5cm，宽1～2cm，先端圆钝，微凹或有极小短尖，基部宽楔形或圆形，上面绿色，近无毛，下面淡绿色，疏生平伏柔毛，侧生小叶较小，具短柄。总状花序腋生，较叶长；小苞片长圆形或卵状披针形，有毛；花萼杯状，长4～5mm，紫褐色，被柔毛，萼齿4裂；花冠蝶形，紫红色，旗瓣倒卵形，先端圆或微凹，基部有爪，翼瓣长圆形，有爪和短耳，龙骨瓣基部有爪，与旗瓣等长；雄蕊10，二体；子房线形，有毛。荚果1节，扁平，倒卵形，长约8mm，网脉明显，有密柔毛。种子1颗。花期7～8月，果期9～10月。

[分布] 产平凉、华亭等地。生海拔600～1800m的山坡、林缘、路旁、灌丛及杂木林间。

[采集加工] 夏、秋采收，除去杂质，鲜用或切段晒干。

[资源利用] 资源较丰富。自采自用。

[性味功效] 甘、平。清热润肺，利尿通淋，止血。

[功能主治]（1）肺热咳嗽，百日咳，鲜胡枝子、冰糖，开水冲后炖服。

（2）小便淋漓，可配车前草等，水煎服。

（3）尿血，便血，单用本品，煎服，或配用其他清热利尿止血药。

煎服，9～24g，鲜品30～60g；或泡代茶饮。

[注] 胡枝子根：甘、平。祛风除湿，活血止痛，止血止带，清热解毒。用于风热感冒，风湿痹痛，跌打损伤，鼻衄，赤白带下，流注肿毒。煎服，9～15g，鲜品30～60g；或浸酒服。

胡枝子花：甘、平。清热止血，润肺止咳。用于肺热咳嗽，便血。煎服，9～15g。

葫 芦

[异名] 匏（《诗经》），甜匏（《新修本草》），壶卢（《日华子本草》）。

[来源] 葫芦科葫芦属植物葫芦 Lagenaria siceraria（Molina）Standl. 的果实（图215）。

[原植物] 一年生攀援草本。茎、枝具沟纹，被黏质长柔毛，老后渐脱落。叶柄纤细，长16～20cm，被毛；顶端有2腺体；叶片卵状心形或肾状卵形，长、宽10～35cm，不分裂或3～5裂，具5～7掌状脉，先端锐尖，边缘有不规则的齿，基部心形，弯

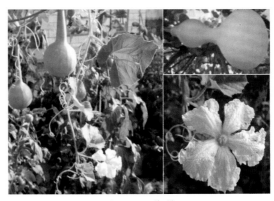

图215 葫芦

缺开张,半圆形或近圆形,两面均被微柔毛,叶背及脉上较密。卷须纤细,初时有微柔毛,上部分二歧。雌雄同株,雌、雄花均单生。雄花,花梗细,比叶柄稍长,花梗、花萼、花冠均被微柔毛,花萼筒漏斗状,长约2cm,裂片披针形,长5mm,花冠白色,裂片皱波状,长3~4cm,宽2~3cm,先端微缺而顶端有小尖头,5脉;雄蕊3,花丝长3~4mm,花药长8~10mm,长圆形,药室折曲;雌花花梗比叶柄稍短或近等长;花萼和花冠似雄花;花萼筒长2~3mm,子房中间缢缩,密生黏质长柔毛,花柱粗短,柱头3,膨大,2裂。果产初为绿色,后变白色至带黄色,果形变形较大,因不同变种和品种而异,有呈哑铃状,长数十厘米,有的仅长10cm,有的呈扁球形、棒状或杓状,成熟后果皮变木质。种子白色,倒卵形或三角形,先驱端截形或2齿裂。稀圆,长约20mm。花期7~8月,果期8~9月。

[分布] 本市各地有栽培。

[采集加工] 秋季采摘已成熟、外皮尚未木质化的果实,刮去外皮,晒干。亦可鲜用。

[资源利用] 栽培品。自采自用。

[性味功效] 甘、淡、平。利水消肿,通淋,散结。

[功能主治] (1)水肿,葫芦、赤小豆,水煎服;头面及全身浮肿,可与黄瓜皮、蝼蛄(焙)、青蛙(焙),共研末,每日黄酒冲服1次。

(2)高血压,单用本品,煎服;或鲜品捣烂取汁,蜂蜜调服。

(3)其他,可用于黄疸,消渴,热淋。

煎服,10~30g;或煅存性,研末服。脾胃虚寒者忌服。

注 葫芦子:甘、平。清热解毒,消肿止痛。用于牙痛,肠痛,肺炎。煎服,9~15g。

陈葫芦瓢(成熟果实去瓢心种子):甘、苦、平。利水消肿。用于水肿,鼓胀。煎服,10~30g;或烧存性,研末服;外用适量,烧存性,研末调敷。脾胃虚寒滑泻者慎服。

葫芦秧(茎叶、花、须):甘、平。解毒,散结。用于龋齿痛,鼠瘘,痢疾,食物、药物中毒。煎服,6~30g,或煅存性,研末服。

胡卢巴

[异名] 苦豆子,香豆子,卢巴子。

[来源] 豆科胡卢巴属植物胡卢巴 *Trigonella foenum - graecum* L. 的种子(图216)。

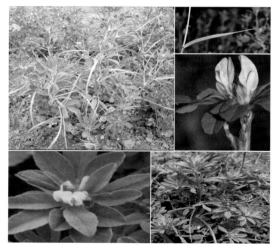

图216 胡卢巴

[原植物] 一年生草本,高40~50cm。茎丛生,几光滑或被稀疏柔毛。三出复叶,小叶卵状、长卵圆形或宽披针形,长1.2~3cm,宽1~1.5cm,近先端有锯齿,两面均有稀疏柔毛,小叶柄长1~2mm,总柄长6~12mm;托叶与叶柄连合,狭卵形,先端急尖。花无梗,1~2朵腋生;萼筒状,萼齿5,披针形,比花冠短一半,外被长柔毛;花冠蝶形,初为白色,后渐变淡黄色,基部微带紫晕,旗瓣长圆形,先端具缺刻,基部尖楔形,龙骨瓣偏匙形,长仅旗瓣的1/3,翼瓣耳形,雄蕊10,2体;子房无柄,柱头顶生。荚果细长圆筒状,长6~11cm,宽0.5cm左右,被柔毛,并具网脉,先端有长尖。种子棕色,长约4mm。花期4~6月,果期7~8月。

[分布] 本市大部分地方有栽培。

[炮制] 炒胡卢巴:取净胡卢巴置锅内,用文火炒至表面黄棕色,微鼓起有爆裂声、有香气逸出时,取出放凉。

盐胡卢巴:取净胡卢巴,用盐水(胡卢巴100kg,食盐2kg)拌匀,闷透置锅内,用文火炒至微鼓起、时有爆裂声、有香气逸出时,取出放凉。

酒胡卢巴:取净胡卢巴与酒(胡卢巴100kg,黄酒 5kg)拌匀,稍闷,待酒被吸尽,置锅内,用文火炒至黄色,有香气逸出时,取出放凉;或置笼内蒸 2 小时,取出,干燥。

[资源利用] 栽培品。自产自销。

[性味功效] 甘,温。补肾阳,逐寒湿。

[功能主治] (1)小肠气攻刺痛,炒胡卢巴,为末,用茴香炒紫,热酒调服,如《仁斋直指方论》胡卢巴散;疝气,可配炒桃仁,各等份,为末,食前,酒调服,如《普济方》胡桃散;偏坠肿痛或小肠疝气,下元虚冷,胡卢巴、小茴香(均酒浸炒)各 4 份,沉香、木香各 1 份,研细,红曲和酒打糊丸,白汤送服,如《本草汇言》用方。

(2)小肠疝气,蝇肠气,奔脉气,偏坠阴肿,小腹有形如卵,上下来去痛不可忍,呕恶闷乱,炒胡卢巴 16 份,炒吴茱萸 10 份,炒川楝子 18 份,炒巴戟、制川乌各 6 份,炒茴香 12 份,共研细,酒煮面糊为

丸,梧子大,空腹,温酒送服;小儿酌减,茴香汤下,如《太平惠民和剂局方》胡卢巴丸。

(3)腰痛,焙胡卢巴,研末,木瓜酒调服,如《疡医大全》用方;肾脏虚冷,腹胁胀满,胡卢巴 40 份,炮附子、硫黄粉各 1 份,捣研匀细,酒煮面糊为丸,梧子大,盐汤送服,如《圣济总录》胡卢巴丸。

(4)脾胃虚寒,腹泻不止,胡卢巴 4 份,补骨脂 3 份,白术 2 份,人参 1 份,共炒黄研细,饴糖为丸,口服,如《本草汇言》载方;寒湿脚气,腿膝疼痛,行步无力,酒胡卢巴、炒破故纸各 120g,共研细,用大木瓜 1 枚,切顶去瓤,填药满为度,复用顶盖,竹签签定,蒸熟取出,并与所填未尽药末,烂研至匀,为丸梧子大,食前,温酒下 50 丸,如《杨氏家藏方》胡卢巴丸。

煎服,3 ～ 10g;或入丸、散服。阴虚火旺或有湿热者慎服。

葫芦藓

[来源] 葫芦藓科葫芦藓属植物葫芦藓 *Funaria hygrometrica* Hedw. 的植物体(图 217)。

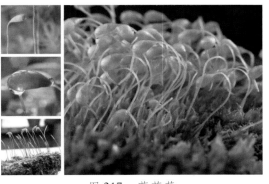

图 217 葫芦藓

[原植物] 植物体矮小,黄绿色,无光泽,丛生或散列群生。茎长 1 ～ 3cm,直立,少分枝。叶密集簇生茎顶,长舌形,全缘,有时内曲,中肋较粗,长达叶尖,叶细胞疏松,近于长方形,薄壁。雌雄同株。

雄苞顶生,花蕾状。雌苞生于雄苞下的短侧枝上,在雄苞萎缩后即转成主枝,蒴柄细长,紫红色,上部弯曲;孢蒴梨形,不对称,多垂倾,具明显台部;蒴齿两层;蒴盖微凸;蒴帽兜形,有长喙。

[分布] 本市各地均产。生氮肥丰富的阴湿地上。全国各地区均有分布。

[采集加工] 夏季采收,洗净,鲜用或晒干。

[资源利用] 有资源。未利用。

[性味功效] 淡,平。祛风除湿,止痛,止血。

[功能主治] (1)肺热吐血,可配白茅根、侧柏叶,水煎服。

(2)跌打损伤,葫芦藓单味煎服;另用鲜品捣敷伤处。

(3)其他,可用于风湿痹痛,劳伤吐血,鼻窦炎。

煎服,30 ～ 60g。外用适量,捣敷。

葫芦叶

[异名] 腺梗菜,水马蹄草,水葫芦。

[来源] 菊科和尚菜属植物和尚菜 *Adenocaulon himalaicum* Edgew. 的根及根状茎(图 218)。

[原植物] 多年生草本。根状茎匍匐,直径

1 ～ 1.5cm,自节上生出多数的纤维状须根。茎高 30 ～ 50cm,中上部有分枝,被蛛丝状毛。叶柄长 4 ～ 17cm,有翅,翅缘有齿,基部鞘状,半抱茎;基生叶和茎下部叶肾形或肾状圆形,长 2 ～ 8cm,宽 3 ～ 12cm,

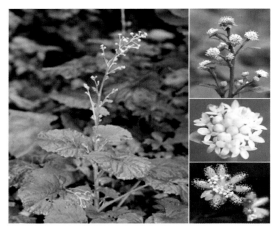

图 218　和尚菜

大小不等，先端圆或钝尖，边缘有波状大齿，或在叶腋簇生的小叶边缘多呈微波状，基部心形；中上部叶三角状卵形至披针形，小而稀疏；全部叶的上面沿叶脉有尘状毛，下面被灰白色蛛丝状毛，具三出脉。头状花序在茎端排列成开展的圆锥花序；花序梗密被白色绒毛和具柄的头状腺毛；总苞半球形，宽至5mm；总苞片1层，卵形，长2~3.5mm，全缘，无毛，果期向外反曲；雌花细丝状管状，白色，长约2mm，花冠筒较檐部短；退化雄蕊5；花柱棒状，花柱分枝扁平，先端圆形；两性花与雌花等长，白色，花冠筒长为檐部的2倍；雄蕊长约2mm，花药先端钝，基部箭形；花柱棍棒形。果实棍棒形，黑褐色，密被具柄的头状腺毛。花期7~8月，果期8~10月。

［分布］　产平凉、庄浪、华亭等地。生海拔1000~2700m的山坡林下、灌木丛中、山谷阴湿处。

［采集加工］　夏、秋采挖，洗净，鲜用或晒干。用时切片。

［资源利用］　有资源。未利用。

［性味功效］　辛、苦，温。宣肺平喘，利水消肿，散风止痛。

［功能主治］　（1）产后血气痛，单用葫芦叶根，水煎服。

（2）其他，可用于咳嗽气喘，水肿，小便不利，跌打损伤等。

煎服，9~15g。外用适量，鲜品捣敷。

槲寄生

［异名］　鸢（《诗经》），桑上寄生（《神农本草经》），寄生草（《滇南本草》），鸢木（《本草纲目》），寄生。

［来源］　桑寄生科槲寄生属植物槲寄生 *Viscum coloratum*（Kom.）Nakai 的枝叶（图219）。

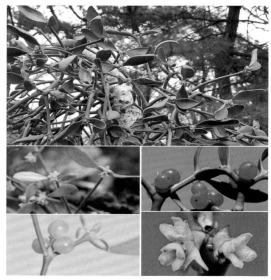

图 219　槲寄生

［原植物］　灌木，高30~80cm。茎、枝均圆柱状，二歧或三歧，稀多歧分枝，节稍膨大，小枝的节间长5~10cm，干后具不规则皱纹。叶对生，稀3枚轮生；叶柄短；叶片厚革质或革质，长椭圆形至椭圆状披针形，长3~7cm，宽0.7~2cm，先端圆形或圆钝，基部渐狭；基出脉3~5条。雌雄异株；花序顶生或腋生于茎叉状分枝处；雄序聚伞状，总苞舟形，通常具花3朵，中央的花具2枚苞片或无；雄花萼片4；花药椭圆形；雌花序聚伞式穗状，具花3~5朵，顶生的花具2苞片或无，交叉对生的花各具1枚苞片；雌花花蕾时长卵球形，花托卵球形，萼片4；柱头乳头状。浆果球形或椭圆形，具宿存花柱，成熟时淡黄色或橙红色，果皮平滑。花期4~5月，果期9~11月。

［分布］　产华亭、平凉等地区。生海拔600~2000m的阔叶林中，常寄生于杨、柳、榆、栎等树上。

［采集加工］　冬季至次春采割，除去粗茎，切段干燥，或蒸后干燥。用时略洗，润透，切厚片干燥。生用或酒制用。

［炮制］　酒桑寄生：取净槲寄生片或段，用酒

（槲寄生 100kg，酒 10kg）喷洒拌匀，闷透，置锅内，用文火炒至表面深黄色，取出放凉。

［资源利用］　有资源。自产自销。

［性味功效］　苦、甘，平。补肝肾，强筋骨，祛风湿，安胎。

［功能主治］　（1）肝肾亏损，腰膝酸痛无力，可配续断、狗脊、杜仲等，以加强补肝肾，强筋骨之作用；风湿痹痛日久，伤及肝肾，常与独活、杜仲、牛膝、桂心、人参、干地黄、秦艽、防风、细辛、当归、芍药、茯苓、甘草同用，如《千金要方》独活寄生汤。

（2）妊娠虚肿，可配桑白皮、紫苏、木香、大腹皮，为粗末，煎服，如《圣济总录》寄生饮；妊娠胎动不安，心腹刺痛，可与艾叶（微炒）、阿胶（打碎，炒黄），共为粗末，水煎，食前温服，如《太平圣惠方》载方。

（3）胎漏，经血妄行，淋沥不已，桑寄生、酒当归、川芎、酒续断、阿胶珠、炒香附、茯神、白术各 2 份，人参、炙甘草各 1 份，加生姜片煎服，如《证治准绳》桑寄生散；滑胎，炒菟丝子 2 份，桑寄生、续断、阿胶各 1 份，前 3 味研细粉，水化阿胶为丸约 0.3g 重，温开水送服，如《衷中参西录》寿胎丸。

（4）脚气，桑寄生、羌活、防风、白术各 3 份，杜仲、续断、赤芍药、薏苡仁、当归、独活、茯苓各 2 份，苍术 4 份，红花 0.5 份，川芎 0.8 份，木瓜 3.6 份，为细末，水泛为丸，送服，如《疡医大全》桑寄生丸。

（5）其他，可用于高血压。

煎服，9～15g；或入丸、散，或浸酒，或捣汁服。外用适量，捣烂外敷。

虎耳草

［异名］　石荷叶（《本草纲目》）。

［来源］　虎耳草科虎耳草属植物虎耳草 *Saxifraga stolonifera* Curt. 的全草（图 220）。

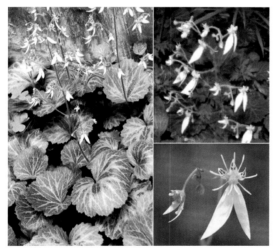

图 220　虎耳草

［原植物］　多年生小草本，冬不枯萎。根纤细；匍匐茎细长，紫红色，有时生出叶与不定根。叶基生，通常数片；叶柄长 3～10cm；叶片肉质，圆形或肾形，直径 4～6cm，有时较大，基部心形或平截，边缘有浅裂片和不规则细锯齿，上面绿色，常有白色斑纹，下面紫红色，两面被柔毛。花茎高达 25cm，直立或稍倾斜，有分枝；圆锥状花序，轴与分枝、花梗被腺毛及绒毛；苞片披针形，被柔毛；萼片卵形，先端尖，向外伸展；花多数，花瓣 5，白色或粉红色下方 2 瓣特长，椭圆状披针形，长 1～1.5cm，宽 2～3mm，上方 3 瓣较小，卵形，基部有黄色斑点；雄蕊 10，花丝棒状，比萼片长约 1 倍，花药紫红色；子房球形，花柱纤细，柱头细小。蒴果卵圆形，先端 2 深裂，呈喙状。花期 5～8 月，果期 7～11 月。

［分布］　产华亭、庄浪、平凉等地区。生海拔 600～4500m 的林下、灌丛、草甸和阴湿岩隙。

［采集加工］　夏、秋采收。除去杂质，洗净，鲜用或晒干。

［资源利用］　资源少。自采自用。

［性味功效］　苦、辛，寒，小毒。清热解毒，凉血止血，祛湿，止咳。

［功能主治］　（1）风热咳嗽，可单用煎汤冲冰糖服，兼喉痹音哑，可配桔梗、甘草等；肺痈吐脓，可与金银花、鱼腥草、忍冬叶、甘草等同用。

（2）风疹瘙痒，湿疹，可用鲜品煎服；或配苍耳草、萆薢等，煎服并熏洗。

（3）血崩，鲜虎耳草与黄酒、水各半，煎服。

（4）其他，可外用于聤耳流脓，痈肿，丹毒，痔疮，烫伤，毒虫咬伤，外伤出血等。

煎服，9～15g。外用适量，捣敷；绞汁滴耳或煎水熏洗。孕妇慎服。

虎　掌（《神农本草经》）

[异名] 麻芋子，大半夏，狗爪半夏，掌叶半夏。

[来源] 天南星科半夏属植物虎掌 *Pinellia pedatisecta* Schott 的块茎（图221）。

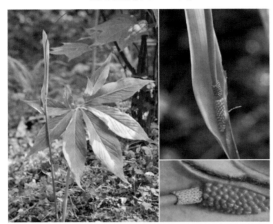

图221　虎掌

[原植物] 多年生草本。块茎球形，直径1.5～4cm，周围常生数个小球茎。叶柄长15～70cm，淡绿色，下部具鞘；叶片鸟足状分裂，裂片5～13，披针形，基部楔形，顶端渐尖，中裂片最大，侧裂片向外渐小。花序柄长10～50cm；佛焰苞淡绿色，匙状披针形，管部圆筒状，长约4cm，向下渐缩，檐部长披针形，长约10cm。肉穗花序上部的雄花序几为下部雌花序长度的1/2，雄花序与佛焰苞合生达喉部的不育隔膜，上接雄花序，顶端附属器细长圆锥形，长约10cm，超出佛焰苞，直立或略呈"S"形弯曲；花单性，无被；雄花具雄蕊2枚，药室顶孔纵裂；雌花子房上位，1室，卵球形，几无花柱。小浆果长卵形，淡黄色或绿白色，包于佛焰苞管内。花期6～8月，果期7～10月。

[分布] 华亭、庄浪等地有栽培。生海拔600～1000m的林下、沟谷阴湿处、山坡或田边。

[采集加工] 10月采挖，除去泥土、茎叶、须根，装入撞兜内撞搓，撞去表皮，用清水洗净，未撞净的表皮再用竹刀刮净，最后用硫黄熏制，晒干（本品有毒，操作时应戴手套、口罩）。

[资源利用] 有资源。自采自用。

[性味功效] 苦、辛，温，有毒。祛风止痉，化痰散结。

[功能主治] 用于中风痰壅，口眼㖞斜，半身不遂，手足麻痹，风痰眩晕，癫痫，惊风，痈肿瘰疬，跌打损伤，毒蛇咬伤，破伤风。

煎服，3～6g，多制后用（制法同天南星）；或入丸、散服。外用适量，生品研末，以酒或醋调敷。阴虚燥咳，热极、血虚动风者忌服；孕妇慎服。生品使用不当易致中毒。

虎　杖（《雷公炮炙论》）

[异名] 苦杖（《本草拾遗》），斑杖（《日华子本草》）。

[来源] 蓼科虎杖属植物虎杖 *Reynoutria japonica* Houtt. 的根状茎及根（图222）。

[原植物] 多年生草本。根状茎粗壮，横走。茎直立，高1～2m，粗壮，空心，具明显的纵棱，具小突起，无毛，散生红色或紫红斑点。叶宽卵形或卵状椭圆形，长5～12cm，宽4～9cm，近革质，顶端渐尖，基部宽楔形、截形或近圆形，边缘全缘，疏生小突起，两面无毛，沿叶脉具小突起；叶柄长1～2cm，具小突起；托叶鞘膜质，偏斜，长3～5mm，褐色，具纵脉，无毛，顶端截形，无缘毛，常破裂，早落。花单性，雌雄异株，花序圆锥状，长3～8cm，腋生；苞片漏

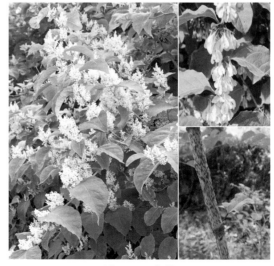

图222　虎杖

斗状,长 1.5～2mm,顶端渐尖,无缘毛,每苞内具 2～4花;花梗长 2～4mm,中下部具关节;花被 5 深裂,淡绿色,雄花花被片具绿色中脉,无翅,雄蕊 8,比花被长;雌花花被片外面 3 片背部具翅,果时增大,翅扩展下延,花柱 3,柱头流苏状。瘦果卵形,具 3 棱,长 4～5mm,黑褐色,有光泽,包于宿存花被内。花期 8～9 月,果期 9～10 月。

[分布] 产平凉(崆峒后沟)等地。生海拔 600～2000m 的山坡灌丛、山谷、路旁、田边湿地。

[采集加工] 春、秋采挖,除去须根,洗净,晒干。

[资源利用] 有资源。自产自销。

[性味功效] 苦,微寒。清热解毒,活血散瘀,祛风通络,利湿退黄。

[功能主治] (1)月水不利,可与凌霄花、没药同用;经闭不通,可配土瓜(王瓜)根、牛膝同煎服。

(2)肺热咳嗽,可单用,或与十大功劳、枇杷叶煎服;或配贝母、杏仁、桔梗等药。

(3)湿热黄疸,单用;或与连钱草同用;或配茵陈、黄柏、栀子等。

(4)其他,可用于癥瘕积聚,风湿痹痛,淋浊带下,疮疡肿毒,毒蛇咬伤,跌扑损伤,水火烫伤等。

煎服,9～15g;或浸酒,或入丸、散服。外用适量,研末调敷;或煎浓汁湿敷;或熬膏涂搽。孕妇忌服。

瓠　子

[异名] 甘瓠(《诗经》),长瓠(《本草纲目》),瓠瓜(《新修本草》)。

[来源] 葫芦科葫芦属植物瓠子 *Lagenaria siceraria* (Molina) Standl. var. *hispida* (Thunb.) Hara 的果实(图 223)。

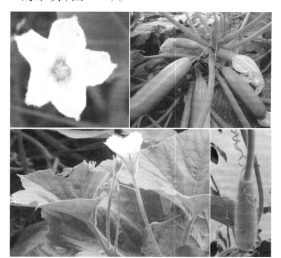

图 223　瓠子

[原植物] 一年生攀援草本。茎、枝具沟纹,被黏质长柔毛,老后渐脱落。叶互生;叶柄长达 20cm,被毛;顶端有 2 腺体;卷须纤细,上部分二歧;叶片卵状心形或肾状卵形,长、宽均 10～35cm,不分裂或稍浅裂,边缘小齿。花单性,雌雄同株;花白色。雄花花萼筒漏斗状,裂片披针形,花冠裂片皱波状;雄蕊 3,花室折曲;雌花花萼和花冠似雄花;子房圆柱状,密被黏质长柔毛。果实粗细均匀而呈圆柱状,稍弯曲,长 60～80cm,绿白色,果肉白色。花期 7～8 月,果实 8～9 月。

[分布] 本市各地有栽培。

[采集加工] 夏、秋果实成熟时采摘,鲜用或晒干。

[资源利用] 栽培菜蔬。自采自用。

[性味功效] 甘,平。利水,清热,止渴,除烦。

[功能主治] (1)偏瘫,瓠子烧存性,研末,以酒冲服。

(2)诸疮脓血流溃,杨梅结毒,本品用面包裹,以火烧焦,去面,研末冲服,如《滇南本草》用方。

(3)其他,可用于水肿腹胀,烦热口渴。

煎服,鲜品 60～120g;或烧存性,研末服。外用适量,烧存性,研末调敷。脾胃虚寒者忌服。

[注] 瓠子子:解毒,活血,辟秽。用于咽喉肿痛,跌打损伤,山岚瘴气。煎服,3～9g;外用适量,煎汤擦浴。

花点草

[异名] 高墩草,幼油草。

[来源] 荨麻科花点草属植物花点草 Nanocnide japonica Bl. 的全草(图224)。

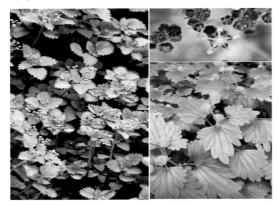

图224 花点草

[原植物] 多年生小草本。茎直立,自基部分枝,下部多少匍匐,高10~25(~45)cm,常半透明,黄绿色,有时上部带紫色,被向上倾斜的微硬毛。叶三角状卵形或近扇形,长1.5~3(~4)cm,宽1.3~2.7(~4)cm,先端钝圆,基部宽楔形、圆形或近截形,边缘每边具4~7枚圆齿或粗牙齿,茎下部的叶较小,扇形或三角形,基部截形或浅心形,上面翠绿色,疏生紧贴的小刺毛,下面浅绿色,有时带紫色,疏生短柔毛,钟乳体短杆状,两面均明显,基出脉3~5条,次级脉与细脉呈二叉状分枝;茎下部的叶柄较长;托叶膜质,宽卵形,长1~1.5mm,具缘毛。雄花序为多回二歧聚伞花序,生于枝的顶部叶腋,直径1.5~4cm,疏松,具长梗,长过叶,花序梗被向上倾斜的毛;雌花序密集成团伞花序,直径3~6mm,具短梗。雄花具梗,紫红色,直径2~3mm;花被5深裂,裂片卵形,长约1.5mm,背面近中部有横向的鸡冠状突起物,其上缘生长毛;雄蕊5枚;退化雌蕊宽倒卵形,长约0.5mm。雌花长约1mm,花被绿色,不等4深裂,外面1对生于雌蕊的背腹面,较大,倒卵状船形,稍长于子房,具龙骨状突起,先端有1~2根透明长刺毛,背面和边缘疏生短毛;内面1对裂片,生于雌蕊的两侧,长倒卵形,较窄小,顶生1根透明长刺毛。瘦果卵形,黄褐色,长约1mm,有疣点状突起。花期4~5月,果期6~7月。

[分布] 产华亭、崇信、平凉等地。生海拔600~1600m的山谷林下阴湿处和沟边。

[采集加工] 全年可采,除去杂质,洗净,晒干。

[资源利用] 有资源。未利用。

[性味功效] 淡,凉。清热解毒,止咳,止血。

[功能主治] (1)咳嗽痰血,潮热,可与苍术同煎,加冰糖服。

(2)痔疮,痒子,花点草煎水,洗患处。

煎服,15~30g。外用适量,煎水外洗。

花　椒

[异名] 椒(《诗经》),秦椒、蜀椒(《神农本草经》),南椒(《雷公炮炙论》),点椒(《本草纲目》)。

[来源] 芸香科花椒属植物花椒 Zanthoxylum bungeanum Maxim. 或毛叶花椒 Zanthoxylum bungeanum Maxim. var. pubscens Huang 的果皮(图225)。

[原植物] (1)花椒:落叶灌木或小乔木,高3~7m。具香气。茎干通常有增大的皮刺,当年生枝条具短柔毛。奇数羽状复叶互生;叶轴腹面两侧有狭小的叶翼,背面散生向上弯的小皮刺;叶柄两侧常有1对扁平基部特宽的皮刺;小叶无柄;叶片5~11,卵形或卵状长圆形,长1.5~7cm,宽1~3cm,

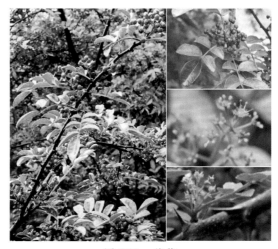

图225 花椒

先端急尖或短渐尖,通常微凹,基部楔尖,边缘具钝锯齿或为波状圆锯齿,齿缝处有大而透明的腺点,上面无刺毛,下面中脉常有斜向上生的小皮刺,基部两侧被 1 簇锈褐色长柔毛,纸质。聚伞圆锥花序顶生,长 2~6cm,花轴密被短毛,花枝扩展;苞片细小,早落;花单性,花被片 4~8,1 轮,狭三角形或披针形,长 1~2mm;雄花的雄蕊 4~8,通常 5~7;雌花心皮 4~6,通常 3~4,无子房柄,花柱外弯,柱头头状。成熟心皮通常 2~3,蓇葖果球形,红色或紫红色,密生粗大而凸出的腺点。种子卵圆形,直径约 3.5mm,有光泽。花期 4~6 月,果期 9~10 月。

(2)毛叶花椒(变种):新生嫩枝、叶轴及花序轴、小叶片两面均被柔毛,有时果梗及小叶腹面无毛。本变种分为两类,一类的小叶薄纸质,干后两面颜色明显不同,叶背淡灰白色,果梗纤细而延长;另一类的小叶厚纸质,叶面及果梗无毛,侧脉在叶面凹陷呈细裂沟状,小叶两面近于同色,干后红棕色,果梗较粗。花期 5~6 月,果期 10~11 月。

[分布] 本市各地广泛栽培。生海拔 1200~3600m 的河边、山坡、灌丛或房前屋后。

[采集加工] 秋季采收成熟果实,晒干,除去种子及杂质。生用或炒用。

[炮制] 炒花椒:取净花椒置锅内,用文火炒至出汗,有香气逸出时,取出放凉。

[资源利用] 栽培品。自产自销。

[性味功效] 辛,温。温中止痛,除湿止泻,杀虫止痒。

[功能主治] (1)脾胃虚寒,脘腹冷痛,呕不能食,常配干姜、人参、饴糖,如大建中汤;下焦虚寒,脐腹冷痛,可与附子、胡椒同用,如《世医得效方》椒附丸。

(2)寒湿困中,腹痛吐泻,可与苍术、砂仁、草豆蔻等同用;或配苍术为末,醋糊为丸,治寒湿泄泻,如《普济方》椒术丸。

(3)腹痛吐蛔,手足厥逆,常与乌梅、干姜、黄连、细辛等同用,如乌梅丸。

(4)妇人阴痒难忍,可配吴茱萸、蛇床子、藜芦、陈茶、烧盐等,煎水熏洗,如《医级》莱汤。

煎服,3~6g;或入丸、散服。外用适量,煎水洗或含漱;或研末调敷。阴虚火旺者忌服;孕妇慎服。

附:椒目(《本草经集注》)

[异名] 川椒目(《赤水玄珠全集》)。

[来源] 芸香科花椒属植物花椒的种子。

[性味功效] 苦、辛,寒,小毒。利水消肿,祛痰平喘。

[功能主治] (1)水肿胀满,小便不利,单用有效;或与茯苓同用,如《普济方》治水肿方或配防己、葶苈子、大黄,如《金匮要略》己椒苈黄丸。

(2)水邪犯肺,喘不得卧,可单味略炒为末,姜汤调服,如《赤水玄珠全集》椒目散。

煎服,2~5g;研末服,1.5g;或制成丸服。外用适量。研末醋调敷。阴虚火旺者忌服。

注 花椒叶:辛,热。温中散寒,燥湿健脾,杀虫,解毒。用于奔豚,寒积,霍乱转筋,脱肛,脚气,风眩烂眼,漆疮,疥疮,毒蛇咬伤。煎服,3~9g;外用适量,煎汤熏洗,或鲜品捣敷。

花苜蓿

[异名] 苜蓿草,黄苜蓿。

[来源] 豆科苜蓿属植物花苜蓿 *Medicago ruthenica* (L.) Trautv. 的全草(图 226)。

[原植物] 多年生草本,高 30~100cm。主根粗壮。茎上升或直立,四棱形,有白色柔毛。三出复叶;顶生小叶片卵形、狭卵形或倒卵形,长 5~12mm,宽 3~7mm;先端圆形或截形,微凹或有小尖头,边缘有锯齿,侧生小叶较小,叶柄长约 5mm,有白色柔毛;托叶披针形,基部具牙齿或裂片,有伏毛。总状花序,长 12~20mm,有花 3~8 朵,花小,

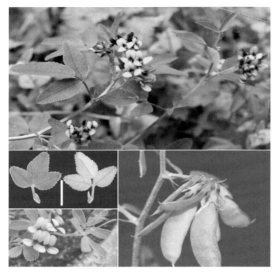

图 226　花苜蓿

花梗短,约 1mm;花萼钟状,长约 3mm,萼齿三角形,被白柔毛,花冠蝶形,黄色,具紫纹,旗瓣长圆状倒卵形,先端微缺,翼瓣近长圆形,先端圆而宽,基部具长爪和耳,龙骨瓣较短;雄蕊二体。荚果扁平,长圆形,长 7 ~ 10mm,宽约 5mm,表面有网纹,顶部有弯曲的短喙。种子 2 ~ 6 颗,黄褐色。花期 7 ~ 8月,果期 8 ~ 10 月。

[分布] 产本市各地区。生于草原、山坡、路旁、田边及干燥的沙土地上。

[采集加工] 6 ~ 7 月采收,洗净,除去残叶、须根,晾干。

[资源利用] 资源丰富。未利用。

[性味功效] 苦,寒。清热解毒,止咳,止痢,止血。

[功能主治] (1)赤白痢疾,可配地锦草、白头翁、当归、赤芍等,水煎服。

(2)其他,可用于发热咳嗽,疮疡肿毒,外伤出血等。

煎服,9 ~ 15g。外用适量,熬膏涂。

花南星

[来源] 天南星科天南星属植物偏叶天南星 *Arisaema lobatum* Engl. 的块茎(图 227)。

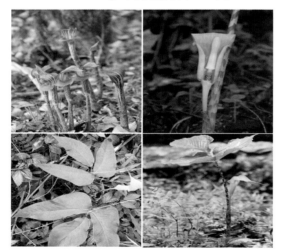

图 227　偏叶花南星

[原植物] 多年生草本。块茎近球形,具疣状小鳞茎,绿色。叶柄长 15 ~ 40cm,下部具鞘,绿色,有紫黑色斑纹,似花蛇;叶 1 或 2 枚;叶片 3 全裂,中裂片长菱形或椭圆形,具 2 ~ 5cm 的柄,侧裂片无柄,基部极偏斜,外侧宽几为内侧的 2 倍。花序柄短于叶柄或近等长;雌雄异株;佛焰苞外面淡紫色,下部管状漏斗形,上部较下部为短,直立,喉部斜截形,无耳,骤狭为披针形檐部,有时具长 1 ~ 3cm 的尾尖,深紫色或绿色;肉穗花序单性;雄花序花疏;雌花序圆柱形;各附属器具长 6mm 的细柄,基部平截,中部略收缩,向上增粗为棒状;雄花具短柄,花药顶孔开裂;雌花子房上位,倒卵圆形,柱头无柄。浆果红色。种子 3 枚。花期 4 ~ 7 月,果期 7 ~ 9 月。

[分布] 产华亭(上关)、平凉(麻武)、庄浪等地。生海拔 750 ~ 3000m 的山坡林下、草坡、沟谷或荒地。

[采集加工] 秋、冬茎叶枯萎时采挖,除去残茎及须根,撞去外皮,干燥。生用或制后用。

[炮制] 制华南星:取净华南星(100kg),按大小分别用水浸泡,每日换水 2 ~ 3 次,如起白沫时,换水后加白矾 2kg,泡 1 日后,再换水,至切开口尝微有麻舌感时取出,将生姜片、白矾(华南星100kg,生姜、白矾各 12.5kg)置锅内加适量水煮沸后,放入华南星共煮至无干心时取出,除去姜片,晾至四至六成干,切薄片,干燥。

[资源利用] 资源丰富。自产自销。

[性味功效] 苦、辛,温,有毒。燥湿化痰,祛风止痉,散结消肿。

［功能主治］ （1）中风昏不知人，口眼㖞斜，半身不遂，生华南星与生川乌、生附子、木香、生姜等同用，如三生饮；风中于络，口眼㖞斜，华南星为末，生姜汁调摊纸上，右㖞贴左，左㖞贴右，如《杨氏家藏方》天南星膏。

（2）癫痫突发，两目上视，口噤抽搐，可与全蝎、僵蚕、乌蛇、半夏等同用，如《杨氏家藏方》五痫丸；破伤风牙关紧闭，角弓反张，可配白附子、天麻、防风、羌活、白芷等，如《外科正宗》玉真散。

（3）湿痰壅肺，咳嗽痰稠，胸胀闷，常与枳实、陈皮、半夏、茯苓等同用，如导痰汤；痰热咳嗽，可与黄芩、半夏同用，以清化痰热，如《保命集》小黄丸。

（4）痈肿热毒，可与天花粉、大黄、黄柏为末，调敷，如《外科正宗》如意金黄散；阴疽肿硬难溃，可配草乌、半夏、狼毒研末，醋、蜜调敷，如《仁斋直指方论》四虎散；瘰疬初起，可用生华南星、生半夏、生川乌、贝母等研末，蜜、茶调涂，如《疡医大全》瘰疬膏。

炮制后用。煎服，3～9g。外用生品适量，研末以醋或酒调敷患处。孕妇慎服；阴虚燥咳，血虚动风者忌服。

花叶狗牙七

［异名］ 美丽鳞毛蕨，马牙贯众。

［来源］ 鳞毛蕨科鳞毛蕨属植物华北鳞毛蕨 *Dryopteris goeringiana*（Kunze）Koidz. 的根状茎（图228）。

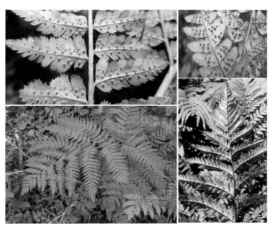

图228 华北鳞毛蕨

［原植物］ 多年生草本，高达70cm。根状茎斜升，粗约1cm，被褐棕色、狭披针形片，叶近簇生，柄长20～35cm，基部粗约4mm，禾秆色（基部深禾秆色），被棕色、披针形鳞片，向上达叶轴，偶有少数小鳞片或光滑；叶片长卵形，长30～40cm、中部宽25～30cm，三回深羽裂；羽片12～15对，互生，相距3～4cm，彼此紧接，阔披针形，中部以下的长14～18cm，宽4～7cm，基部渐狭缩，二回深羽裂；小羽片披针形，互生，中部的羽片较长，2～4cm，宽8～12mm，渐尖头，基部为不对称楔形，羽状深裂，其下各对小羽片渐缩短；裂片长圆形，顶端有1锐齿，两侧近全缘；叶脉羽状，不甚明显；叶草质，两面光滑，仅沿羽轴下面疏生鳞片或鳞毛。孢子囊群儿满布叶背面，每裂片有2～4枚；囊群盖褐棕色，边缘薄而常向上反卷，宿存；孢子囊近圆球形，有长柄，环带山14～20个增厚细胞组成；孢子圆肾形。

［分布］ 产庄浪通边、庄浪通化、华亭、平凉等地区。生海拔1300～2800m的山谷林下、岩面上及河沟边。东北、华北和西北各省区有分布。

［采集加工］ 全年均可采挖，除去叶及须根，洗净，晒干。

［资源利用］ 有资源，自采自用。

［性味功效］ 涩、苦，平。祛风湿，强腰膝，降血压。

［功能主治］ （1）脊柱疼痛，可单味煎服；或配窝儿七，醪糟煎服。

（2）高血压，头晕，可配雪地茶（太白茶），水煎服。

煎服，12～30g。

华北耧斗菜

［异名］ 五铃花（《山西中阳》），紫霞耧斗。

［来源］ 毛茛科耧斗菜属植物华北耧斗菜 *Aquilegia yabeana* Kitag. 的根（图229）。

［原植物］ 根圆柱形，粗约1.5cm。茎高40～

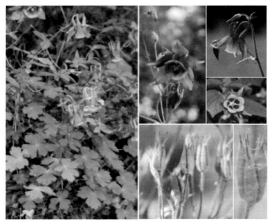

图 229 华北楼斗菜

60cm,有稀疏短柔毛和少数腺毛,上部分枝。基生叶数个,有长柄,为一回或二回三出复叶;叶片宽约10cm;小叶菱状倒卵形或宽菱形,长 2.5 ~ 5cm,宽 2.5 ~ 4cm,3 裂,边缘有圆齿,表面无毛,背面疏被短柔毛;叶柄长 8 ~ 25cm。茎中部叶有稍长柄,通常为二回三出复叶,宽达 20cm;上部叶小,有短柄,为一回三出复叶。花序有少数花,密被短腺毛;苞片 3 裂或不裂,狭长圆形;花下垂;萼片紫色,狭卵形,长(1.6 ~)2 ~ 2.6cm,宽 7 ~ 10mm;花瓣紫色,瓣片长 1.2 ~ 1.5cm,顶端圆截形,距长 1.7 ~ 2cm,末端钩状内曲,外面有稀疏短柔毛;雄蕊长达1.2cm,退化雄蕊长约5.5mm;心皮 5,子房密被短腺毛。蓇葖长(1.2 ~)1.5 ~ 2cm,隆起的脉网明显;种子黑色,狭卵球形,长约 2mm。5 ~ 6 月开花。

[分布] 产平凉、华亭等地。生海拔 1000 ~ 2000m 的山坡草地或沟边。

[采集加工] 夏季采挖,除去须根、茎叶,洗净晒干。

[资源利用] 有资源。自采自用。

[性味功效] 辛、微苦,平。活血祛瘀,止痛。

[功能主治] 用于跌打损伤,血瘀疼痛。煎服,3 ~ 6g;或浸酒服。

华北前胡

[异名] 硬前胡,蜜硬前胡。

[来源] 伞形科前胡属植物华北前胡 Peucedanum harry - smithii Fedde ex Wolff 或少毛北前胡 Peucedanum harry - smithii var. subglabrum 的干燥根(图 230)。

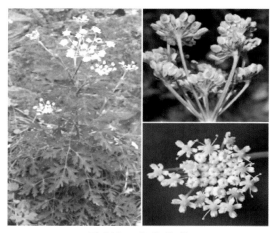

图 230 华北前胡

[原植物] (1)华北前胡:多年生草本,高(30 ~)60 ~ 100cm。根颈粗短,径 4 ~ 10mm,木质化,皮层灰棕色或暗褐色,存留多数枯鞘纤维;根圆锥形,常有数个分枝。茎圆柱形,径 0.5 ~ 1cm,有纵长细条纹突起形成浅沟,沟纹向上部愈明显,髓部充实,下部有白色绒毛,上部分枝绒毛更多。基生叶具柄,叶柄通常较短,长 0.5 ~ 5cm,一年生苗的叶柄较长,可长至 10cm,叶柄基部具卵状披针形叶鞘,外侧被绒毛,边缘膜质;叶片轮廓为广三角状卵形,三回羽状分裂或全裂,长 10 ~ 25cm,第一回羽片有柄,末回裂片为菱状倒卵形,长卵形以至卵状披针形,基部截形以至楔形,边缘 1 ~ 3 钝齿或锐齿,长 0.5 ~ 2(~4)cm,宽 0.8 ~ 1.5(~3)cm,上表面主脉突起,疏生短毛,下表面主脉及网状脉均显著突起,粗糙,密生短硬毛,干后带灰蓝色;茎生叶向上逐渐简化,无柄,叶鞘较宽,末回裂片更加狭窄。复伞形花序顶生和侧生,通常分枝较多,花序直径 2.5 ~ 8cm,果期达 10 ~ 12cm;无总苞片或有 1 至数片,早落,线状,披针形,长约 5mm;伞辐 8 ~ 20,长 1 ~ 3cm,不等长,内侧被短硬毛;小伞形花序有花 12 ~ 20,花柄粗壮,不等长,有短毛;小总苞片 6 ~ 10 余,披针形,先端长渐尖,边缘膜质,大小不等,比花柄短,外侧密生短毛;萼齿狭三角形,显著;花瓣倒卵形,白色,小舌片内曲,内侧有乳突状极短

毛,外侧有白色稍长毛;花柱短,弯曲,花柱基圆锥形。果实卵状椭圆形,长4～5mm,宽3～4mm,密被短硬毛;背棱线形突起,侧棱呈翅状;棱槽内油管3～4,合生面油管6～8。花期8～9月,果期9～10月。

(2)少毛北前胡(变种):本变种与原变种的区别在于植株各部分,包括茎、叶、花序等毛较少,或有时近于无毛,但果实通常有毛。

[分布] 产华亭,平凉等地。生海拔1000m左右的山坡林缘或空旷地。

[采集加工] 冬季茎叶枯萎或春季未抽花茎时采挖,除去泥土、茎叶及须根,洗净,晒干,切段。

[炮制] 蜜硬前胡:取炼蜜(净硬前胡100kg,蜂蜜20kg),用适量开水稀释后,将净硬前胡片倒入,拌匀,置锅内,用文火加热,炒至不粘手为度,取出,放凉。

[资源利用] 有资源。自采自用。

[性味功效] 微苦、辛,微寒。降气化痰,散风清热。

[功能主治] 用于风热咳嗽,痰稠痰多,胸闷气喘。

煎服,3～9g。

华中山楂

[来源] 蔷薇科山楂属植物华中山楂 *Crataegus wilsonii* Sarg. 的果实(图231)。

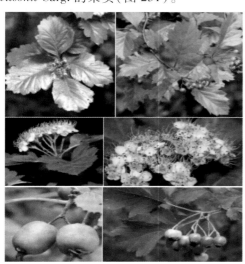

图231 华中山楂

[原植物] 落叶灌木,高达7m;刺粗壮,光滑,直立或微弯曲,长1～2.5cm;小枝圆柱形,稍有棱角,当年生枝被白色柔毛,深黄褐色,老枝灰褐色或暗褐色,无毛或近于无毛,疏生浅色长圆形皮孔;冬芽三角卵形,先端急尖,无毛,紫褐色。叶片卵形或倒卵形,稀三角卵形,长4～6.5cm,宽3.5～5.5cm,先端急尖或圆钝,基部圆形、楔形或心脏形,边缘有尖锐锯齿,幼时齿尖有腺,通常在中部以上有3～5对浅裂片,裂片近圆形或卵形,先端急尖或圆钝,幼嫩时上面散生柔毛,下面中脉或沿侧脉微具柔毛;叶柄长2～2.5cm,有窄叶翼,幼时被白色柔毛,以后脱落;托叶披针形、镰刀形或卵形,边缘有腺齿,脱落很早。伞房花序具多花,直径3～4cm;总花梗和花梗均被白色绒毛;花梗长4～7mm;苞片草质至膜质,披针形,先端渐尖,边缘有腺齿,脱落较迟;花直径1～1.5cm;萼筒钟状,外面通常被白色柔毛或无毛;萼片卵形或三角卵形,长3～4mm,稍短于萼筒,先端急尖,边缘具齿,外面被柔毛;花瓣近圆形,长6～7mm,宽5～6mm,白色;雄蕊20,花药玫瑰紫色;花柱2～3,稀1,基部有白色绒毛,比雄蕊稍短。果实椭圆形,直径6～7mm,红色,肉质,外面光滑无毛;萼片宿存,反折;小核1～3,两侧有深凹痕。花期5月,果期8～9月。

[分布] 平凉(麻武杨家山、太统山)、华亭(苍沟、玄峰山、孟良)、灵台(百里)有分布。生海拔1000～3000m的杂木林中、山坡阴处及山沟旁。

[采集加工] 7～9月果实成熟时采收。

[资源利用] 资源丰富。自产自用。

[性味功效] 酸、甘,微温。消食化积,行气散瘀。

[功能主治] (1)肉食积滞,腹胀嗳腐,可单用,或配神曲、莱菔子等,如保和丸;厌食甚,大便酸臭,常与木香、连翘、黄连、枳实为伍,如《医宗金鉴》木香大安丸;脾虚夹积,可与人参、白术、砂仁等同用,如健脾丸。

(2)产后瘀滞腹痛,血瘀痛经,可单用浓煎冲砂糖服,或配当归、川芎、益母草等;疝气,睾丸偏坠肿痛,可与橘核、小茴香、川楝子等相配。

（3）高脂血症，将山楂制片服用；高血压，山楂制成糖浆口服；急性菌痢、肠炎，用焦山楂或生熟山楂各半煎服；肾盂肾炎，可用生山楂煎服。

煎服，9~12g；或入丸、散服。消食导滞、止泻止痢，多炒用或炒焦用；理气止痛、活血散瘀，多生用；止血活血，多炒炭用。脾胃虚弱无积滞者及孕妇慎服。

注 山楂核：苦、平。消食，散结，催生。用于食积不化，疝气，睾丸偏坠，难产。煎服，3~9g；或研末吞。

山楂叶：酸、平。止痒，敛疮，降血压。用于漆疮，溃疡不敛，高血压。煎服，3~9g；或泡茶饮；外用适量，煎汤洗。

画眉草

[异名] 星星草，蚊子草。

[来源] 禾本科画眉草属植物画眉草 *Eragrostis pilosa* (L.) Beauv. 的全草（232）。

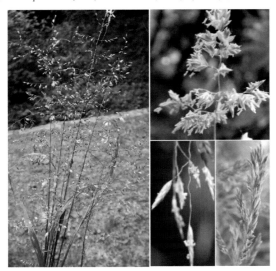

图 232 画眉草

[原植物] 一年生草本，或斜上升，高 20~60cm，通常具 4 节，光滑。叶鞘稍压扁，鞘口常具长柔毛；叶舌退化为 1 卷纤毛；叶片线形，长 6~20cm，宽 2~3mm，扁平或内卷，背面光滑；表面粗糙。圆锥花序较开展，长 15~25cm，分枝腋间具长柔毛，小穗成熟后，暗绿色或带紫黑色，长 3~10mm，有 4~14 朵小花；颖披针形，先端钝或第 2 颖稍尖，第一颖长约 1mm，常无脉，第二颖长 1~1.5mm，有 1 脉；外稃侧脉不明显，第一外稃广卵形，长 1.5~2mm，迟落或宿存；雄蕊 3，花药长约 0.3mm。颖果长圆形，长约 0.8mm。花果期 8~11 月。

[分布] 产本市各地。生荒芜田野、道旁。

[采集加工] 夏、秋采收，除去杂质，洗净，晒干。

[资源利用] 资源丰富。自采自用。

[性味功效] 甘、淡，凉。利水通淋，清热凉血。

[功能主治] 用于目赤肿痛，热淋，石淋，跌打损伤。

煎服，9~15g。外用适量，煎水洗；或烧存性，研末调搽。

槐 花

[异名] 槐蕊、槐（《尔雅》），又名豆槐、白槐、细叶槐、金药树、护房树。

[来源] 豆科槐属植物槐 *Sophora japonica* L. 的花及花蕾（图 233）。

[原植物] 落叶乔木，高达 25m。树皮灰色或深灰色，粗糙纵裂。内皮鲜黄色，有臭味；枝棕色，幼时绿色，具毛，皮孔明显。单数羽状复叶互生，长达 25cm，叶柄基部膨大；小叶 7~15，卵状长圆形或卵状披针形，长 2.5~5cm，宽 1.5~2.6cm，先端尖，基部圆形或阔楔形，全缘，上面绿色，微亮，下面伏生白色短毛；小叶柄长 2.5mm；托叶镰刀状，早落。圆锥花序顶生；花乳白色，长 1.5cm；萼钟形，5 浅裂；花冠蝶形，旗瓣同心形，有短爪，脉微紫；雄蕊 10，分离不等长；子房筒状，有细长毛，花柱弯曲。荚果长 2.5~5cm，有节，呈连珠状，无毛，绿色，肉质，不开裂，种子间极细缩。种子 1~6 粒，深棕色，

肾形。花期 7~8 月，果期 10~11 月。

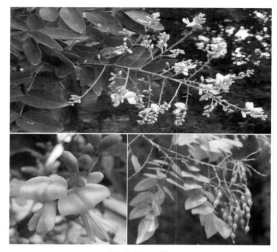

图 233 槐

[分布] 本市各地区均有栽培。

[采集加工] 夏季花开放或花蕾形成时采收，及时干燥，除去枝、梗及杂质，前者习称"槐花"，后者为"槐米"。生用或制后用。

[炮制] 炒槐花：取净槐花置锅内，用文火炒至微黄色，取出放凉。

槐花炭：取净槐花置锅内，用中火炒至表面焦褐色，内呈老黄色时，喷淋清水少许，灭尽火星，取出，摊开晾透。

蜜槐花：取炼蜜 25kg，用适量开水稀释后，加干净槐花（100kg）拌匀，闷透置锅内，用文火炒至表面棕黄色，不粘手为度，取出放凉。

醋槐花：取净槐花（100kg），用醋（10kg）拌匀，稍闷置锅内，用文火炒至微变色时，取出放凉。

[资源利用] 栽培品。自产自销。

[性味功效] 苦，微寒。凉血止血，清肝明目。

[功能主治] （1）大肠下血，槐花、荆芥穗各等份，研细末，酒送服，如《经验方》载方；肠风下血，血色鲜红，或粪中带血，炒槐花、焙侧柏叶、荆芥穗、麸炒枳壳各等份，为细末，食前米汤调服，如《普济本事方》槐花散。

（2）血痢久不止，无后重腹痛，青皮、槐花、荆芥穗各等份，为末，水煎，食前温服，如《洁古家珍》槐花散；肠胃有湿，胀满下血，槐花 4 份，苍术、厚朴、陈皮、当归、枳壳各 2 份，甘草、乌梅各 1 份，水煎，食前服，如《丹溪心法》槐花散。

（3）尿血，炒槐花、煨郁金各等份为末，淡豉汤送下；血淋，槐花炭为末，水酒送服，如《箧中秘宝方》《滇南本草》用方。

（4）疮疡，槐花、金银花，酒煎服，取汗，如《医学启蒙》槐花金银花酒；鹅掌风，本品煎汤，以手熏之，热后用瓦松擦之，停时用清水洗净，每日 3~5 次，如《洞天奥旨》槐花汤。

煎服，5~9g；或入丸、散服。外用适量，煎水熏洗；或研末撒。脾胃虚寒及阴虚发热而无实火者慎服。止血宜炒用，清热降火宜生用。

附：槐角（《宝庆本草折衷》）

[异名] 槐实（《神农本草经》），槐子《本草经集注》，槐豆《本草原始》。

[来源] 豆科槐属植物槐 *Sophora japonica* L. 的果实。

[炮制] 炙槐角：取净槐角（100kg）置锅内，用文火炒至鼓起，再取炼蜜（5kg），用适量开水稀释后，喷洒均匀，炒至外度光亮，不粘手为度，取出放凉。

槐角炭：取净槐角置热锅内，用武火炒至表面焦黑色，内部黄褐色时，喷淋清水少许，灭尽火星，取出摊开，晾透。

炒槐角：取净槐角置锅内，用文火炒至微黄色，取出放凉。

蒸槐角：取净槐角，洗净略润，置笼屉或罐内，隔水加热蒸至黑褐色为度，取出，干燥。

[采集加工] 冬季果实成熟后采收，晒至干透成黄绿色时，除去果柄及杂质，或以沸水稍烫后再晒至足干。生用或制后用。

[资源利用] 栽培品。自产自销。

[性味功效] 苦，寒。凉血止血，清肝明目。

[功能主治] （1）痔漏下血，大便干结，本品研末，冲服；大肠湿热，痔漏肿痛，大便下血，炒槐角 2 份，麸炒枳壳、酒当归、地榆、防风、黄芩各 1 份，为细末，酒糊为丸梧子大，每服 30 丸，如《太平惠民

和剂局方》槐角丸。

（2）赤痢毒血，炒槐角4份，醋白芍2份，木香（焙）0.5份，研细，食前送服，如《本草汇言》载方；血淋或崩漏不止，炒槐角、炒贯众各等份，为末，加醋水煎，温服，如《良朋汇集》槐子散；尿血，可配车前、茯苓、木通、甘草，水煎服，如《杨氏简易方》用方。

（3）目热昏暗，与黄连各等份，为细末，蜜丸梧子大，食后水下20丸，临卧再服，如《太平圣惠方》明目槐子丸；头目眩晕，涕唾稠黏，皮肤瘙痒，槐角（文火麸炒黄黑）4份，荆芥穗3份，菊花2份，皂角（去皮弦、子，酥炙黄）1份，为细末，蜜丸，食后细嚼，茶清送下，如《杨氏家藏方》槐角煎。

（4）风胜痰实，胸膈痞满，喘满咳嗽，牵牛子3份，皂角（酥炙）2份，炒槐角、半夏各1份，生姜汁打糊为丸，梧子大，食后生姜汤送服30～50丸，如《卫生宝鉴》槐角利膈丸；伤寒狐惑，多眠声哑，唇口生疮，可配桃仁、艾叶、大枣，水煎温服，如《寿世保元》用方。

煎服，6～15g；或入丸、散服。外用适量。煎水洗；研末撒或油调敷。脾胃虚寒，食少便溏者及孕妇慎服。

注 槐叶：苦，平。清肝泻火，凉血解毒，燥湿杀虫。用于小儿惊痫，壮热，肠风，痔疮，疥癣，痈疮疔肿，尿血，湿疹。煎服，9～15g，或研末服；外用适量，煎水熏洗，或鲜品捣敷。

槐枝：苦，平。散瘀止血，清热燥湿。祛风杀虫。用于崩漏。赤白带下，痔疮，阴囊湿痒，疥癣，心痛，目赤。煎服，15～30g；浸酒或研末服；外用适量，煎水熏洗或鲜品烧沥涂。

槐白皮（树皮或根皮的韧皮部）：苦，平。祛风除湿，敛疮生肌，消肿解毒。用于风邪外中，身体强直，肌肤不仁，热病口疮，牙疳，肠风下血，痔疮，痈肿疮疡，阴部湿疮，水火烫伤。煎服，6～15g；外用适量，煎水含漱或熏洗。或研末撒敷。

槐胶（槐树脂）：苦，寒。平肝，熄风，化痰。用于中风口襟，筋脉抽掣拘急或四肢不收，顽痹，或毒风，周身如虫行，口眼㖞斜，腰脊强硬，风热耳聋，耳闭，破伤风。入丸、散服，0.3～1.5g。

黄 柏（《本草纲目》）

[异名] 檗木（《神农本草经》），黄果《本草经集注》。

[来源] 芸香科黄檗属植物黄檗 *Phellodendron amurense* Rupr. 的树皮（图234）。

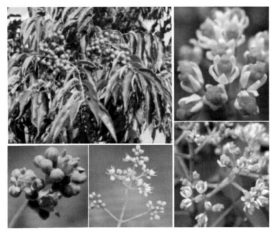

图234 黄檗

[原植物] 树高10～20m，大树高达30m，胸径1m。枝扩展，成年树的树皮有厚木栓层，浅灰或灰褐色，深沟状或不规则网状开裂，内皮薄，鲜黄色，味苦，黏质，小枝暗紫红色，无毛。叶轴及叶柄均纤细，有小叶5～13片，小叶薄纸质或纸质，卵状披针形或卵形，长6～12cm，宽2.5～4.5cm，顶部长渐尖，基部阔楔形，一侧斜尖，或为圆形，叶缘有细钝齿和缘毛，叶面无毛或中脉有疏短毛，叶背仅基部中脉两侧密被长柔毛，秋季落叶前叶色由绿转黄而明亮，毛被大多脱落。花序顶生；萼片细小，阔卵形，长约1mm；花瓣紫绿色，长3～4mm；雄花的雄蕊比花瓣长，退化雌蕊短小。果圆球形，径约1cm，蓝黑色，通常有5～8（～10）浅纵沟，干后较明显；种子通常5粒。花期5～6月，果期9～10月。

[分布] 灵台、平凉有栽培。

[采集加工] 5月上旬至6月上旬，于阴天选10年以上无病虫害植株，轮流剥取部分树皮，以保持原树继续生长。被剥皮之树干，可自行生长新皮，未割部分可在下年剥取，将剥下的树皮，趁鲜剥掉粗皮，至显黄色为度。晒至半干，叠成堆，用石板压平，再晒至全干。用时洗净，润透切丝，干燥。生

用或制后用。

[炮制] 炒黄柏：取净黄柏丝置锅内，用文火炒至微焦，取出放凉。

盐黄柏：取净黄柏丝，用盐水（黄柏100kg，盐2kg）拌匀，闷透置锅内，用文火炒干，取出放凉。

酒黄柏：取净黄柏丝，用黄酒（黄柏100kg，用黄酒10kg）拌匀，闷透置锅内，用文火炒干，取出放凉。

黄柏炭：取净黄柏丝，置热锅内，用武火炒至表面焦黑色，内部焦褐色，喷淋清水少许，灭尽火星，取出晾干。

[资源利用] 资源少。自产自销。

[性味功效] 苦，寒。清热燥湿，泻火解毒。

[功能主治] （1）湿热恶痢、血痢，可配芍药各2份，黄连、当归各1份，茯实，为末，为丸，大饭食前米饮下50～70丸，如《兰室秘藏》芍药柏皮丸。

（2）湿热下注，带下色黄，可配白果、茨实、车前子等，水煎服，如《傅青主女科》易黄汤；湿毒内盛，秽浊下注，带下色黄如脓，或赤白相兼，黏稠秽臭，可与猪苓、茯苓、车前子、泽泻、茵陈、赤芍、牡丹皮、栀子、牛膝，同煎服，如《世补斋不谢方》止带方；湿热下注，足膝肿痛，多与苍术、牛膝同用，如《医学正传》三妙丸。

（3）阴虚火旺，骨蒸潮热，盗汗，炒黄柏、酒知母各4份，熟地黄（酒蒸）、龟板（酥炙）各6份，为末，将猪脊髓蒸熟，和蜜为丸梧子大，空腹，盐白汤下，如《丹溪心法》大补阴丸。

（4）其他，可用于黄疸，梦遗，淋浊，目赤肿痛，口舌生疮，痈疽疮毒，湿疹。

煎服，3～9g；或入丸、散服。外用适量，煎水浸洗；或研末调敷。降实火，宜生用；清虚热，宜盐水炒用；止血，宜炒炭用。虚泄泻及弱食少者忌服。

黄背草

[异名] 黄背茅，金丝茅。

[来源] 禾本科菅属植物黄背草 *Themeda japonica* （Willd.）Tanaka 的地上部分（图235）。

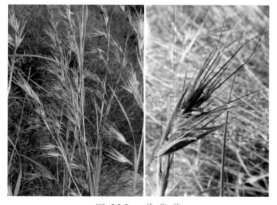

图235 黄背草

[原植物] 多年生草本。秆高80～110cm，圆形，压扁或具棱，光滑无毛，有光泽，黄白色或褐色，有时节处被白粉。叶鞘紧裹秆，背部具脊，通常生疣基硬毛；叶舌具小纤毛，长1～2mm叶片条形，长12～50cm，宽4～8mm，基部近圆形，先端渐尖，中脉显著，两面无毛或疏被柔毛，下面常粉白色，边缘略卷曲，粗糙。倒圆锥花序多回复出，长30～40cm；总状花序长15～17mm，具长2～3mm之总梗，其下托以长2.5～3cm之佛焰苞；下部4个雄性小穗几位于同一平面上，长8～10mm；第一颖背面上部常生硬疣毛，具多数脉纹；无柄小穗两性，1枚，纺锤状圆柱形，长8～10mm（连同基盘），基盘具长2～4mm之棕色毛；第一颖草质，边缘内卷，上部生硬短毛，第二颖与第一颖同质同长，两边为第一颖所包；芒长5～6cm，一回至二回膝曲，下部密生褐色短毛。颖果长圆形。花果期7～10月。

[分布] 产本市各地。生海拔700～2700m的干燥山坡、草地、路旁、林绿。

[采集加工] 夏、秋采割，除去杂质，晒干。用时切段。

[资源利用] 有资源。未利用。

[性味功效] 甘，温。活血通经，祛风除湿。

[功能主治] 用于经闭，风湿痹痛。

煎服，30～60g。

注 黄背草根：甘，平。祛风湿。用于风湿痹痛。煎服，30～60g。

黄背草果：甘，平。固表敛汗。用于盗汗。煎服，9～15g。

黄背勾儿茶

[异名] 老鼠藤,黄藤,大叶甜果子。

[来源] 鼠李科勾儿茶属植物黄背勾儿茶 *Berchemia flavescens* (Wall.) Brongn. 的藤叶或根(图236)。

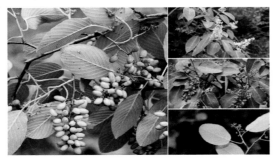

图236 黄背勾儿茶

[原植物] 藤状灌木,高7~8m,全株无毛;腋芽大,卵形,淡黄色或黄褐色,长达5mm;小枝圆柱形,平展,黄色或黄褐色,有时多少被粉。叶纸质,卵圆形、卵状椭圆形或矩圆形,长7~15cm,宽3~7cm,顶端钝或圆形,稀锐尖,具小突尖,基部圆形或近心形,上面绿色,无毛,下面干时常变黄色,侧脉每边12~18条,两面凸起;叶柄长1.3~2.5cm,无毛;托叶早落。花芽卵球形,顶端钝;花黄绿色,长约1.5mm,无毛,通常1至数个簇生,在侧枝顶端排成窄聚伞圆锥花序,稀聚伞总状花序,花梗长2~3mm;萼片卵状三角形,稍钝;花瓣倒卵形,稍短于萼片;雄蕊与花瓣等长。核果近圆柱形,长7~11mm,直径4~5mm,顶端具小尖头,基部有盘状的宿存花盘,成熟时紫红色或紫黑色,有酸甜味;果梗长3~5mm,无毛。花期6~8月,果期翌年5~7月。

[分布] 产庄浪、华亭、平凉、灵台等地。生海拔1400~2400m的山坡灌丛或山谷林下。

[采集加工] 夏、秋采收茎叶,鲜用或切段晒干;秋后挖根,鲜用或切片晒干。

[资源利用] 有资源。自采自用。

[性味功效] 甘、微涩,微温。祛风除湿,活血止痛。

[功能主治] (1)风湿疼痛,勾儿茶,大剂量煎服;或配五加皮根、钩藤根、猪脚,水煎服。

(2)跌打损伤,鲜勾儿茶根捣烂,或干勾儿茶根研末酒调外敷。

(3)心胃气痛,湿热黄疸,小儿疳积,勾儿茶根,水煎服。

(4)其他,可用于痛经,产后腹痛,骨髓炎,肝炎,肝硬化等。

煎服,15~30g,大剂量60~120g。外用适量,捣敷。

黄 豆

[异名] 大豆(《神农本草经》)。

[来源] 豆科大豆属植物大豆 *Glycine max* (L.) Merr. 的黄色种子(图237)。

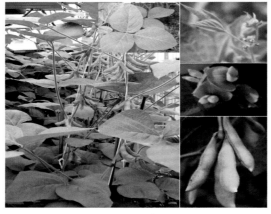

图237 大豆

[原植物] 一年生直立草本,高60~180cm。茎粗壮,密生褐色长硬毛。叶柄长,密生黄色长硬毛;托叶小,披针形;三出复叶,顶生小叶菱状卵形,长7~13cm,宽3~6cm,先端渐尖,基部宽楔形或圆形,两面均有白色长柔毛,侧生小叶较小,斜卵形;叶轴及小叶柄密生黄色长硬毛。总状花序腋生;苞片及小苞片披针形,有毛;花萼钟状,萼齿5,披针形,下面1齿最长,均密被白色长柔毛;花冠小,白色或淡紫色,稍较萼长;旗瓣先端微凹,翼瓣具1耳,龙骨瓣镰形;雄蕊10,二体;子房线形,被毛。荚果带状长圆形,略弯,下垂,黄绿色,密生黄色长硬毛。种子2~5颗,黄绿色或黑色,卵形至近球形,长约1cm。花期6~7月,果期8~10月。

［分布］ 本市各地均有栽培。

［采集加工］ 8～10月果实成熟后采收，取其种子晒干。

［资源利用］ 栽培品。自产自销。

［性味功效］ 甘，平。宽中导滞，健脾利水，解毒消肿。

［功能主治］ （1）黄疸，可与青矾、海金沙（炒）共为末，米汤泛为丸服。

（2）痘后生疮，黄豆烧研末，香油调涂；痈疮，本品水浸泡胀，捣敷。

（3）其他，可用于食积泻痢，腹胀食呆，脾虚水肿，外伤出血等。

煎服，30～90g；或研末服。外用适量，研末调敷；或水泡胀捣敷。内服不宜过量。

黄 瓜

［异名］ 胡瓜（《嘉拓本草》），王瓜（《滇南本草》），刺瓜（《植物名实图考》）。

［来源］ 葫芦科黄瓜属植物黄瓜 Cucumis sativus L. 的果实（图238）。

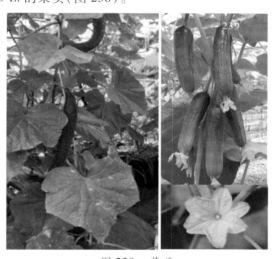

图238 黄瓜

［原植物］ 一年生蔓生草本。茎枝伸长，有纵沟及棱，被白以硬糙毛。卷须细，不分枝，具白色柔毛。单叶互生；叶柄稍粗糙；叶片三角状宽卵形，膜质，长、宽均12～18cm，两面甚粗糙，掌状3～5裂，裂片三角形并具锯齿，有时边缘具缘毛。花萼筒狭钟状或近圆筒形，密被白色长柔毛，花萼裂片钻形，开展与花萼近等长；花冠黄白色，长约2cm，花冠裂片长圆状披针形，急尖；雄蕊3，花丝近无；雌花单生，或稀簇生，花梗粗壮，被柔毛。子房纺锤形，柱头3。果实长圆形或圆柱形，长10～30（～50）cm，熟时黄绿色，表面粗糙，具有刺尖的瘤状突起，极稀近于平滑。种子小，狭卵形，白色，无边缘。花果期为夏、秋季。

［分布］ 本市各地广泛栽培。

［采集加工］ 夏、秋采收，鲜用。

［资源利用］ 栽培菜蔬。自采自用。

［性味功效］ 甘，凉。清热利水，解毒。

［功能主治］ （1）风热气盛，烦躁如狂，黄瓜1枚（煮熟，水5份撂取汁），竹沥3份，蜂蜜1份，朴硝（研细）约2份，相和令匀，温服适量，如《太平圣惠方》用方。

（2）小儿热痢，可用嫩黄瓜，蘸蜜食，如《海上名方》载方。

（3）烫火伤，老黄瓜入瓷瓶内，自烂为水，涂伤处，痛立止，如《伤科汇纂》用方；汗斑，可用嫩黄瓜，蘸硼砂搽之，汗出为度。

（4）其他，可用于小便短赤，水肿尿少，痒疮，跌打焮肿等。适量生食，绞汁服，或煮熟食。外用适量，生搽或捣汁涂。

注 黄瓜叶：苦，寒。清湿热，消毒肿。用于湿热泻痢，无名肿毒，脚气。煎服，9～15g，鲜品加倍，或绞汁饮；外用适量，鲜品捣敷，或绞汁涂。

黄瓜藤：苦，凉。清热解毒，利湿，化痰。用于痰热咳嗽，癫痫，湿热泻痢，湿痰流注，痈疮肿毒，高血压。煎服，15～30g，鲜品加倍；外用适量，煎水洗或研末撒。

黄瓜根：苦、微甘，凉。清热解毒，利湿。用于胃热消渴，湿热泻痢，黄疸，疮疡肿毒，聤耳。煎服，9～15g，鲜品加倍，或入丸剂服；外用适量，鲜品捣敷。

黄花角蒿

[异名] 萝蒿(《救荒本草》),羊角蒿。

[来源] 紫葳科角蒿属植物黄花角蒿 *Incarvillea sinensis* Lam. var. *przewalskii*(Batalin)C. Y. Wu et W. C. Yin 的地上部分(图239)。

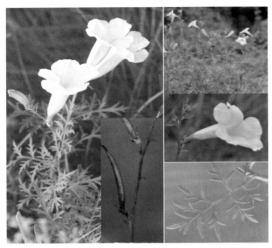

图239 黄花角蒿

[原植物] 一年生至多年生草本,具分枝的茎,高达80cm。根近木质而分枝。叶互生;叶柄长1~3cm;叶片二回至三回羽状细裂,形态多异,小叶不规则细裂,末回裂片线状披针形,具细齿或全缘。顶生总状花序,疏散,长达20cm;花梗长1~5mm;小苞片绿色,线形,长3~5mm;花萼钟状,绿色带紫红色,长、宽均约5mm,萼齿间皱褶2浅裂;花冠淡黄色或黄色,钟状漏斗形,先端5裂,裂片圆形;雄蕊4,2强,花药成对靠合;子房上位,2室,柱头2裂。蒴果淡绿色,细圆柱形,先端尾状渐尖,长3.5~5.5(~10)cm,粗约5mm。种子扁圆形,细小,直径约2mm,四周具透明的膜质翅,先端具缺刻。花期5~9月,果期10~11月。

[分布] 产本市各地。生海拔2000~2600m的田边、路旁及沟沿。

[采集加工] 夏、秋采收,除去杂质,切段晒干。

[资源利用] 资源较丰富。自采自用。

[性味功效] 辛、苦,寒,小毒。祛风湿,解毒,杀虫。

[功能主治](1)齿龈宣露,本品烧存性,研末,夜敷龈使满,勿食油;齿龋宣露,角蒿灰、胡桐泪、麝香,研细令匀,夜敷齿根令满,次早盐汤漱口,如《千金要方》《太平圣惠方》载方。

(2)口中疮久不瘥,单用灰敷之,有涎吐出,勿咽下,如《千金要方》载方。

(3)月蚀耳疮,角蒿灰撒之,如《濒湖集简方》载方。

外用,适量烧存性,研末撒;或煎汤熏洗。

黄花木

[异名] 山菜豆。

[来源] 豆科黄花木属植物黄花木 *Piptanthus concolor* Harrow ex Craib 的种子(图240)。

[原植物] 灌木,高1~4m;树皮暗褐色,散布不明显皮孔。茎圆柱形,具沟棱,小枝节处被柔毛。小叶3片,椭圆形、长圆状披针形至倒披针形,长4~10cm,宽1~2cm,两侧不等,先端渐尖,基部楔形,表面无毛或中脉两侧有疏柔毛,背面被贴伏短柔毛;托叶被细柔毛,边缘睫毛状。总状花序顶生,疏被柔毛;花序轴在花期伸长,节间长可达3cm;苞片倒卵形或卵形,先端锐尖,密被长柔毛,早落;花两性,两侧对称;花萼密被贴伏长柔毛,萼齿5,上方2齿合生,三角形,下方3齿披针形,与萼筒近等长;

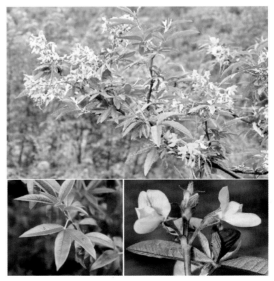

图240 黄花木

花冠黄色,旗瓣近圆形,先端凹缺,中间常有暗棕色斑纹,翼瓣稍短,龙骨瓣与旗瓣等长或稍长;雄蕊10,分离;子房上位,密被柔毛,子房柄短。荚果条形,长7～12cm,宽1～1.2cm,先端渐尖,疏被短柔毛。种子肾形,暗褐色,略扁。花期4～7月,果期7～9月。

[分布] 产庄浪(通化)、华亭等地。生海拔1200～3000m的山坡草地、林缘和灌丛。

[采集加工] 夏、秋果实成熟时,采收果实,剥取种子,晒干。

[资源利用] 资源少。未利用。

[性味功效] 甘、淡、微寒。清肝明目,润肠通便。

[功能主治] 用于风热头痛,便秘,结膜炎,高血压。

煎服,3～9g。

黄花苜蓿

[异名] 镰荚苜蓿。

[来源] 豆科苜蓿属植物野苜蓿 *Medicago falcata* L. 的地上部分(图241)。

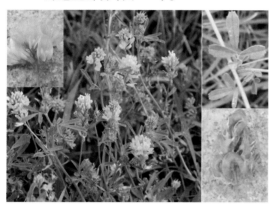

图241 野苜蓿

[原植物] 多年生草本。根粗壮,木质,须根发达。茎上升或平卧,长30～100cm,多分枝。羽状三出复叶,托叶披针形至条状披针形,长3～6mm,下部与叶柄合生;叶柄细,比小叶短;小叶倒卵形至条状倒披针形,长1～2cm,宽3～5mm,先端近圆形,具小刺尖,基部楔形,边缘上部有锯齿,表面近无毛,背面被贴伏毛,侧生小叶稍小。总状花序腋生,具5～20朵花,密集成头状,总花梗长,挺直,与叶等长或稍长;苞片针刺状;花两性,两侧对称;花钟形密被柔毛,萼齿条状锥形,比萼筒长;花冠黄色,旗瓣长倒卵形,翼瓣与龙骨瓣等长,均短于旗瓣;二体雄蕊;子房上位,宽条形,被柔毛,花柱短,略弯。荚果镰形,长7～12mm,被贴伏毛。种子2～3,卵状椭圆形,黄褐色。花期6～8月,果期7～9月。

[分布] 本市大部分地区均产。生山坡、林缘、草原、沙质偏旱耕地及河岸水沟边。

[采集加工] 夏、秋采收,除去杂质,晒干。

[资源利用] 资源较丰富。自采自用。

[性味功效] 甘、微苦,平。健脾补虚,利水退黄,舒筋活络。

[功能主治] (1)食纳不化,胸腹胀满,单用本品,研末冲服。

(2)黄疸型肝炎,可与茵陈同煎服。

(3)风湿筋骨痛,劳伤疼痛,黄花苜蓿,煎服。

煎服,9～15g;研末服,每次3～4.5g。

黄花烟草

[异名] 金丝螺(《本草纲目拾遗》),小花烟。

[来源] 茄科烟草属植物黄花烟草 *Nicotiana rustica* L. 的叶(图242)。

[原植物] 一年生直立草本,高40～60cm,有时达120cm,茎粗壮,生腺毛,分枝较细弱,叶生腺毛,叶片卵形、矩圆形、心形,有时近圆形或矩圆状披针形,顶或急尖,基部圆成心形偏斜,长10～30cm;叶柄常短于叶片之半、圆锥状花序顶生,散或紧缩;花梗长3～7mm,花两性,辐射对称;花萼杯状,长7～12mm,裂片5,宽三角形,1枚显著长,果时常宿存并稍增大,不完全或完全包围果实;花冠黄绿色,筒部长1.2～2cm,檐部宽约4mm,裂片5,短、宽而钝;雄蕊5,插生于花冠筒中部以下,4枚较长,1枚显著短,花丝丝状,花药裂开;花盘环状;子

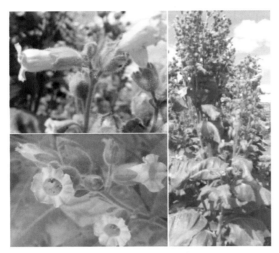

图 242 黄花烟草

房上位,2 室,柱头 2 裂。果矩圆状卵形或近球形,长 10～16mm,2 裂至中部或近基部;种子矩圆形,长约 1mm,多数,通常褐色。花果期 7～8 月。

[分布] 本市各地有栽培。原产南美洲。

[采集加工] 常于 7 月间,当烟叶由深绿变成淡黄,叶尖下垂时,分次采摘,采后晒干或烘干,再经回潮、发酵、干燥即可。亦可鲜用。

[资源利用] 栽培品。中医配方少用。

[性味功效] 辛,温,有毒。行气止痛,燥湿,消肿,解毒杀虫。

[功能主治] (1)项疽,背痈,烟丝(焙,研细)2 份,樟脑 1 份,以蜂蜜调为糊状,敷贴患处;风痰,鹤膝(骨结核、化脓性膝关节炎),可配槟榔,各 2 份(共炒焦研细),牡蛎(研)、白芷,各 1 份,共研匀,以姜汁、面粉少许,调为糊状,敷患处。

(2)头癣,白癣,秃疮,烟叶或全草,煎水涂搽患处;或取旱烟筒中的烟油涂之。

(3)毒蛇咬伤,先避风挤去恶血,再用鲜叶捣烂外敷,或干叶研末敷;烟油、烟灰亦可敷之,如《慈航活人书》载方。

(4)其他,可用于食滞饱胀,气结疼痛,关节痹痛,扭挫伤,湿疹等。

煎服,鲜叶 9～15g;或点燃吸烟。外用适量,煎水洗;研末调敷;或鲜品捣敷。

气虚,阴虚者不宜燃吸。咳嗽,血证及喉证者忌服。

黄花油点草

[异名] 黑点草,立竹根。

[来源] 百合科油点草属植物黄花油点草 Tricyrtis maculata (D. Don) Machride 的全草或根(图 243)。

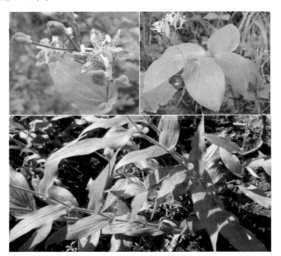

图 243 黄花油点草

[原植物] 植株高可达 1m。茎上部疏生或密生短的糙毛。叶卵状椭圆形、矩圆形至矩圆状披针形,长 (6～)8～16(～19)cm,宽(4～)6～9(～10)cm,先端渐尖或急尖,两面疏生短糙伏毛,基部心形抱茎或圆形而近无柄,边缘具短糙毛。二歧聚伞花序顶生或生于上部叶腋,花序轴和花梗生有淡褐色短糙毛,并间生有细腺毛;花梗长 1.4～2.5(～3)cm;苞片很小;花疏散;花被片绿白色或白色,内面具多数紫红色斑点,卵状椭圆形至披针形,长 1.5～2cm,开放后自中下部向下反折;外轮 3 片较内轮为宽,在基部向下延伸而呈囊状;雄蕊约等长于花被片,花丝中上部向外弯垂,具紫色斑点;柱头稍微高出雄蕊或有时近等高,3 裂;裂片长 1～1.5cm,每裂片上端又 2 深裂,小裂片长约 5mm,密生腺毛。蒴果直立,长 2～3cm。花果期 6～10 月。

[分布] 产庄浪、平凉、华亭等地。生海拔 600～2300m 的山坡林下、路旁等处。

[采集加工] 夏、秋采收,除去杂质,洗净,鲜用或扎把晒干。

[资源利用] 有资源。自采自用。

[性味功效] 甘,微寒。清热除烦,活血消肿。

[功能主治] (1)劳伤,可与红三七、红毛七水煎,加黄酒服。

(2)风疹瘙痒,鲜草捣烂取汁,调酒搽患处。

黄 精(《证类本草》)

[异名] 鸡头黄精(《中药志》),黄鸡菜(东北),笔管菜(辽宁),爪子参(陕西、宁夏),鸡爪参(甘肃),老虎姜。

[来源] 百合科黄精属黄精 *Polygonatum sibiricum* Delar. ex Redoute 的根状茎(图244)。

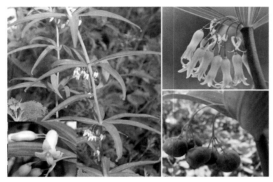
图244 黄精

[原植物] 根状茎圆柱状,由于结节膨大,因此"节间"一头粗、一头细,在粗的一头有短分枝(《中药志》称这种根状茎类型所制成的药材为鸡头黄精),直径1~2cm。茎高50~90cm,或可达1m以上,有时呈攀援状。叶轮生,每轮4~6枚,条状披针形,长8~15cm,宽(4~)6~16mm,先端拳卷或弯曲成钩。花序通常具2~4朵花,似成伞形状,总花梗长1~2cm,花梗长(2.5~)4~10mm,俯垂;苞片位于花梗基部,膜质,钻形或条状披针形,长3~5mm,具1脉;花被乳白色至淡黄色,全长9~12mm,花被筒中部稍缢缩,裂片长约4mm;花丝长0.5~1mm,花药长2~3mm;子房长约3mm,花柱长5~7mm。浆果直径7~10mm,黑色,具4~7颗种子。花期5~6月,果期8~9月。

[分布] 产华亭、平凉、泾川、灵台、崇信等地区。生海拔800~2800m的林下、灌丛或山坡阴处。

[采集加工] 春、秋采挖,除去须根,洗净,置沸水中略烫或蒸至透心,干燥。用时洗净,略润切厚片,干燥。生用或制后用。

(3)其他,可用于胃热口渴,烦躁不安,水肿等症。

煎服,9~15g;或用酒磨汁服。

[炮制] 蒸黄精:取黄精,洗净,置笼屉内,蒸至棕黑色滋润时,取出切厚片,干燥。蒸后增强补脾益肾润肺作用。

酒黄精:取净黄精片,用黄酒(黄精100kg,黄酒20kg)拌匀,置罐内密闭,隔水加热或用蒸气加热,至黄酒被吸尽,取出干燥。酒制助药势,使滋而不腻。

黑豆制黄精:取黑豆(黄精100kg,黑豆10kg)置锅内,熬取浓汁,拌浸黄精润透,再置笼内,蒸至内外呈滋润黑色,取出,切厚片,干燥。

[资源利用] 有资源。自产自销。

[性味功效] 甘,平。养阴润肺,补脾益气,滋肾填精。

[功能主治] (1)咳嗽日久,干咳少痰,短气乏力,气阴两伤,可单用,或与沙参、麦冬、川贝母、炙百部、炒杏仁等同用,以增滋阴润肺,化痰止咳之功效;兼咯血者,可再配白及、阿胶。

(2)脾胃气虚,可配党参、山药、白术、陈皮等,以健脾益气开胃;身体虚弱,面黄肌瘦,可配旱莲草、冰糖等;饮食减少,黄精、当归各等份,用适量黄酒浸透,蒸黑,取出干燥,为细末,炼蜜为小丸,温开水冲服。

(3)肾气不固,早泄,酒黄精、枸杞子各等份,杵碎拌匀,阴干,为细末,蜜丸梧子大,食前温酒下30~50丸,如《圣济总录》二精丸;肝肾阴虚,须发变白,黄精、苍术各4份,枸杞根、侧柏叶各5份,天冬3份,共煮汁,加酒曲、糯米,按常法酿酒饮,如《本草纲目》黄精酒。

(4)其他,可用于消渴,耳鸣目暗,失眠,神经衰弱,白细胞减少,药物中毒性耳聋,近视等。

煎服,9~15g;或入丸、散、熬膏服。外用适量,煎汤洗;熬膏涂或浸酒搽。中寒泄泻及痰湿痞满气滞者忌服。

黄　连 (《神农本草经》)

[异名] 味连,川连,鸡爪连。

[来源] 毛茛科黄连属植物黄连 *Coptis chinensis* Franch. 的根状茎(图245)。

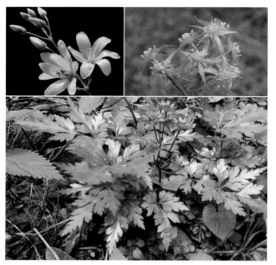

图245 黄连

[原植物] 多年生草本,根状茎黄色,常分枝,密生多数须根。叶有长柄;叶片稍带革质,卵状三角形,宽达10cm,3全裂,中央全裂片卵状菱形,长3～8cm,宽2～4cm,顶端急尖,具长0.8～1.8cm的细柄,3或5对羽状深裂,在下面分裂最深,深裂片彼此相距2～6mm,边缘生具细刺尖的锐锯齿,侧全裂片具长1.5～5mm的柄,斜卵形,比中央全裂片短,不等2深裂,两面的叶脉隆起,除表面沿脉被短柔毛外,其余无毛;叶柄长5～12cm,无毛。花葶1～2条,高12～25cm;二歧或多歧聚伞花序有3～8朵花;苞片披针形,3或5羽状深裂;萼片黄绿色,长椭圆状卵形,长9～12.5mm,宽2～3mm;花瓣线形或线状披针形,长5～6.5mm,顶端渐尖,中央有蜜槽;雄蕊约20,花药长约1mm,花丝长2～5mm;心皮8～12,花柱微外弯。蓇葖长6～8mm,柄约与之等长;种子7～8粒,长椭圆形,长约2mm,宽约0.8mm,褐色。花期2～3月,果期4～6月。

[分布] 华亭苍沟有栽培。

[采集加工] 10～11月采收栽培5～6年之根状茎,用黄连抓子连根抓起,抖去泥沙剪掉须根及叶,于炕上烘干。烘至五六成干时,根据大小,分为3～4等,再分别炕之,勤翻动,待横断面呈甘草色时取出,撞掉泥沙、须根即可。生用或制后用。

[炮制] 黄连片:取原药材,除去杂质,冲洗净,润透,切薄片,晾干。用于清心火,解热毒。

酒黄连:取净黄连片,用黄酒(黄连100kg,黄酒12.5kg)拌匀,闷透置锅内,用文火炒干,取出放凉。用于清上焦头目之火。

姜黄连:取净黄连片,加姜汁(黄连100kg,生姜12.5kg)拌匀,闷透置锅内,用文火炒干,取出放凉。用于清中焦之火,善治胃热呕吐。

萸黄连:取吴茱萸(黄连片100kg,吴茱萸10kg),加适量清水,煎煮30分钟,去渣取汁,与黄连片拌匀,待药汁被吸尽后,置锅内,用文火炒干,取出放凉。用于清气分湿热,散肝胆郁火。

炒黄连:取净黄连片置锅内,用文火炒至老黄色,取出放凉。用于缓和其寒性,不易伤害脾阳。

黄连炭:取净黄连片置锅内,用武火炒至外表呈黑色,内部呈棕黄色,喷淋清水少许,熄灭火星,再略炒,取出晾干。用于清热止血。

胆汁制黄连:取鲜猪胆(黄连1kg,猪胆10只)剪破,取汁去渣,加入净黄连片,拌匀,用文火炒干,取出放凉。用于清肝胆实火。

土炒黄连:取黄土适量,加热拌炒至稍松散时,倒入黄连片,炒至染上土色,取出放凉筛去土,用于治食积之火。

[资源利用] 栽培品。自产自销。

[性味功效] 苦,寒。清热泻火,燥湿,解毒。

[功能主治] (1)三焦积热,眼目赤肿,口舌生疮,心膈烦躁,大便秘结,可与黄芩、大黄各等份,为细末,蜜丸梧子大,每服30丸,如《太平惠民和剂局方》三黄丸;口疮,可配朴硝、白矾各1份,薄荷叶2份,为粗末,装入腊月黄牛胆内,风干两月,研细外敷,如《景岳全书》黄连朴硝散。

(2)伤寒胸中有热,胃中有邪气,腹中痛,欲呕吐,黄连、炙甘草、干姜、桂枝、人参、半夏、大枣,水煎服,如《伤寒论》黄连汤;心烦懊恼反复,心下痞闷,食入反出,朱砂4份,黄连5份,生甘草2.5份,为细末,蒸饼为丸,黍米大,食后津唾咽下10丸,如《仁斋直指方论》黄连安神丸;伤寒发狂,蹿墙上屋,可配寒水石各等份,为末,浓煎甘草汤,候冷,调服,如《普剂方》石散。

(3)肺热咯血,黄连3份,赤茯苓2份,研细,炒阿胶1份水调,和药为丸梧子大,食后米饮调服30丸,如《世医得效方》黄连阿胶丸。

(4)胃脘痛甚,诸药不效,黄连、炮附子、生姜、大枣,水煎去渣,热服,如《医学正传》用方。

(5)大冷洞痢,肠滑,下赤白如鱼脑,日夜无度,腹痛难忍,黄连6份,干姜2份,当归3份,研细,阿胶3份醋烊化和药为丸,如大豆大,饮服30丸,如《千金要方》驻车丸;脾受湿气,泄利不止,米谷难化,脐腹刺痛,可配炒吴茱萸、白芍各等份,研细,面糊为丸梧子大,浓煎米饮,空腹,下20丸,如《太平惠民和剂局方》戊己丸。

(6)其他,可用于心烦失眠,热毒疮疡,疔毒走黄,牙龈肿痛,聤耳,阴肿,痔血,黄水疮,烫火伤。

煎服,1.5~3g;研末服,每次0.3~0.6g;或入丸、散服。外用适量,研末调敷;煎水洗;或熬膏涂。胃虚呕恶,脾虚泄泻,五更肾泻者均慎服。

黄 栌(《本草拾遗》)

[来源] 漆树科黄栌属植物毛黄栌 *Cotinus coggygria* Scop. var. *pubescens* Engl. 的根(图246)。

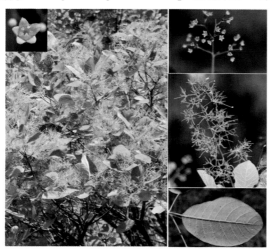

图246 毛黄栌

[原植物] 落叶灌木,高1~2m。主根粗壮,圆柱形,有分枝。幼枝黄褐色,无毛或疏生短柔毛,有纵向皮孔。单叶互生,叶柄细长,紫红色;叶片多阔椭圆形,稀圆形,长5~10cm,宽4~7cm,先端圆或微凹,基部圆或宽楔形,全缘,表面无毛或仅中脉基部有短柔毛,背面侧脉腋处密生绢状毛;侧脉明显,顶端分叉。圆锥花序顶生,花杂性;萼片、花瓣及雄蕊各5枚;子房1室,1胚珠,花柱3,侧生,柱头小。果序中有多数不孕花的紫色羽片状花梗宿存;核果小,肾形,暗红色。花期4~5月,果期6~7月。

[分布] 产庄浪、华亭、平凉、灵台、静宁等地。生海拔800~1500m的山坡杂木林中。

[采集加工] 四季均可采挖,洗净,切片或切段,晒干。

[资源利用] 有资源。未利用。

[性味功效] 苦、辛,寒。清热利湿,散瘀,解毒。

[功能主治] (1)黄疸,肝炎,可单用黄栌,煎服;或配茵陈、栀子,水煎服。

(2)产后劳损,可用根皮与蕲艾根,同煎,兑黄酒、冲红糖服。

(3)漆疮,黄栌煎浓汁,外洗。

(4)其他,可用于跌打瘀痛,赤眼,丹毒,烫火伤,皮肤瘙痒等。

煎服,9~30g。外用适量,煎水洗。

注 黄栌枝叶:苦、辛,寒。清热解毒,活血止痛。用于丹毒,漆疮,水火烫伤,跌打瘀痛,结膜炎,黄疸型肝炎。煎服,9~15g;外用适量,煎水洗或鲜品捣敷。

黄脉绣球(《中国植物图谱》)

[异名] 黄枝挂苦子树、光叶黄枝、挂苦子树《中国树木分类学》,挂苦绣球、排毛绣球、西南挂苦绣球《植物分类学报》。

[来源] 虎耳草科绣球属植物黄脉绣球

Hydrangea xanthoneura Diels 的根（图247）。

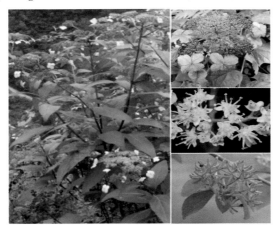

图247　黄脉绣球

［原植物］灌木至小乔木，高1～7m；当年生小枝黑褐色或灰黄褐色，无毛或疏被柔毛，二年生小枝色较淡，常具明显的浅色皮孔，有时一年生小枝亦具皮孔，树皮稍厚，不易脱落或呈小块状剥落。叶纸质至厚纸质，椭圆形、长椭圆形、长卵形或倒长卵形，长8～18cm，宽3～10cm，先端短渐尖或急尖，基部阔楔形或近圆形，边缘有密而锐尖的锯齿，上面绿色，叶脉淡黄色，无毛，仅中脉和侧脉上被小糙伏毛，下面淡绿色，面上常无毛，脉上被稍密的灰白色短柔毛，极少近无毛，脉腋间常有髯毛；侧脉7～8对，直，斜举，近边缘稍弯拱，向上延伸，彼此以上横脉相连，并有支脉直达齿端，三级脉通常明显，横出，与小脉在下面微凸，网眼小而密集，明显；叶柄长1.5～5cm，新鲜时紫红色，干后黑褐色，被疏毛。伞房状聚伞花序顶生，直径10～20cm，顶端常弯拱；分枝3，不等粗，亦不等长，中间1枝常较粗长，被短糙伏毛；不育花萼片4，偶有5，淡黄绿色，广椭圆形至近圆形，长1～3.5cm，宽1～2.5cm；孕性花萼筒浅杯状，长约1mm，萼齿三角形，与萼筒近等长；花瓣白色或淡绿色，长卵形，长约2.5mm，先端风帽状；雄蕊10～13枚，不等长，短的约等于花瓣，长的3～4.5mm，花药近圆形，长、宽均0.5mm；子房大半下位，花柱3～4，结果时长约1mm，上部略尖，基部连合，直立或稍扩展，柱头稍增大，狭椭圆状。蒴果卵球形，不连花柱长3～3.5mm，宽约3mm，顶端突出部分圆锥形，长约1mm，约等于蒴果长度的1/3；种子褐色或淡褐色，椭圆形或纺锤形，不连翅长约1mm，扁平，具纵脉纹，两端各具长约0.5mm的狭翅。花期7月，果期9～10月。

［分布］产灵台、华亭、平凉、庄浪（通边）等地。生海拔1200～2800m的杂木林中或山坡、沟谷灌丛中。

［采集加工］夏、秋采挖，洗净，切段晒干。

［资源利用］资源少。未利用。

［性味功效］辛，温。活血祛瘀，续筋。

［功能主治］用于跌打损伤，风湿腰痛。

煎服，15～30g；或浸酒服。外用适量，捣敷。

注　黄脉绣球树皮：苦，凉。清热解毒。用于无名肿毒，恶疮。外用适量，研末用醋调敷，或鲜品捣敷。

黄　芪

［异名］黄耆（《神农本草经》），绵黄耆（《本草图经》）。

［来源］豆科黄芪属植物黄芪 *Astragalus membranaceus*（Fisch.）Bunge 的根（图248）。

［原植物］多年生草本，高0.5～1m，主根淡棕黄色或深棕色，稍带木质。茎直立，上部多分枝有细棱，被白色柔毛，奇数羽状复叶互生，具13～27片小叶，托叶披针形或卵形，背面毛或近无毛；小叶椭圆形或长圆状卵形，长7～30mm，宽3～12mm，先端钝圆或微凹，具小尖头或无，基部四形，两面被长柔毛。总状花序腋生，具花10～20；总花梗与叶近等长或较长，至果期显著伸长；片条状披针形；花两性，两侧对称；花萼钟状，长5～7mm，萼齿5，被色柔毛；花冠黄色或淡黄色，旗瓣倒卵形，长12～20mm，先端微凹，基部具短爪，翼瓣较旗瓣稍短，瓣片长圆形，基部具短耳，瓣爪长于瓣片，龙骨瓣与翼瓣近等长，瓣片半卵形，瓣爪稍长于瓣片；二体雄蕊；子房上位，有柄，被细柔毛，荚果膜质，稍膨胀，半椭圆形，先端具刺尖，被黑色短毛或白色长柔毛。种子3～8粒。花期6～8月，果期7～9月。

［分布］本市大部分地方有栽培。

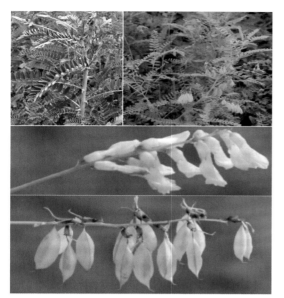

图 248　黄芪

［采集加工］　春、秋采挖，切下芦头，抖净泥土，晒至半干，堆积 1~2 日发汗，以使糖化，再晒。反复堆晒，直至全干。剪去侧根及须根，扎成小捆。用时洗净，润透切厚片，干燥。生用或制后用。

［炮制］　炒黄芪：取净黄芪片置锅内，用文火炒至深黄色微有焦斑，取出放凉。多用于食少便溏，脾虚腹胀。

炙黄芪：取炼蜜（25kg）加适量开水稀释后，加干净黄芪片（100kg）拌匀，稍闷置锅内，用文火炒至深黄色，不粘手为度，取出，摊开放凉。多用于肺虚气短，气虚血弱，气虚便秘。

酒黄芪：取净黄芪片（100kg），加米酒（12.4kg）拌匀，放 1 小时后，用文火炒黄，取出放凉。适用于气虚肺寒及气虚下陷。

盐黄芪：取净黄芪片（100kg），用盐水（2kg）拌匀，闷润至盐水被吸尽时，置锅内，用文火炒干，取出放凉。多用于肾虚不固的遗精滑泄，尿频，遗尿。

生黄芪长于固表止汗，托疮生肌，利水消肿。

［资源利用］　有资源。自产自销。

［性味功效］　甘，温。益气升阳，固表止汗，利水消肿，托毒生肌。

［功能主治］　（1）脾胃气虚，动则汗出，可配人参、白术、茯苓、橘红、砂仁、炙甘草、生姜、大枣，有痰加半夏，为末，和丸服，如《杂病源流犀烛》补气运脾丸；脾虚食少，失眠健忘，或盗汗、漏下，炒黄芪、人参、炒白术、茯苓、龙眼肉、当归、远志、炒酸枣仁各 2 份，木香、炙甘草各 1 份，加姜、枣煎服，如《校注妇人良方》归脾汤。

（2）阳气下陷不行，闭目周身麻木，开目麻木渐退，昼轻夜重，生甘草、酒黄柏、茯苓、泽泻、升麻、柴胡各 2 份，苍术、草豆蔻各 3 份，陈皮、当归身、白术各 4 份，白芍、人参各 6 份，佛耳草（鼠曲草）、炙甘草各 8 份，黄芪 10 份，为粗末，每煎 15g，饭前服，如《兰室秘藏》补气升阳和中汤。

（3）气虚下陷，血崩、血脱危证，炙黄氏、人参各 6 份，炙甘草、炒白术各 2~4 份，炒升麻 1~1.5 份，水煎温服，如《景岳全书》举元煎；产妇脱肛，黄芪、人参、酒当归各 10 份，土炒白术 5 份，酒川芎 3 份，升麻 0.1 份，水煎服，如《傅青主女科》补气升肠汤。

（4）痈疽已成，不得内消，黄芪、人参、川芎、白芍、白术、茯苓、当归、金银花各 2 份，白芷、甘草、桔梗、皂角刺各 1 份，水煎，饭前服，如《外科正宗》托里消毒散；脑疽，气血两虚，将溃之时，紫陷无脓，黄芪 6 份，人参、土炒白术、山甲珠、白芷各 2 份，当归 4 份，皂角刺 3 份，升麻、甘草节、炒青皮各 1 份，水煎，兑酒服，如《医宗金鉴》托里透脓汤；痈疽脓泄，溃不收口，黄芪、人参、生姜、茯苓、牡蛎各 3 份，甘草 2 份，五味子 1 份，水煎服，如《四圣心源》黄芪人参牡蛎汤。

煎服，9~15g，大剂量 30~60g；或入丸、散、膏剂服。

表实邪盛，气滞湿阻食积停滞，痈疽初起或溃后热毒尚盛等实证及阴虚阳亢者均慎服。

黄 芩

［异名］　条芩（《本草纲目》）。

［来源］　唇形科黄芩属植物黄芩 *Scutellaria baicalensis* Georgi 的根（图 249）。

［原植物］　多年生草本，高 30~80cm。茎钝四棱形，具细条纹，无毛或被上曲至开展的微柔毛，绿色或常带紫色；自基部分枝多而细。叶交互对生；

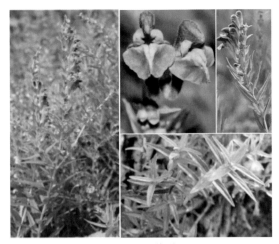

图 249　黄芩

无柄或几无柄;叶片披针形至线状披针形,长 1.5 ~ 4.5cm,宽 3 ~ 12mm,先端钝,基部近圆形,全缘,上面深绿色,无毛或微有毛,下面淡绿色,沿中脉被柔毛,密被黑色下陷的腺点。总状花序顶生或腋生,偏向一侧,长 7 ~ 15cm;苞片叶状,卵圆状披针形至披针形,长 4 ~ 11cm,近无毛;花萼二唇形,紫绿色,上唇背部有盾状附属物,果时增大,腊质;花冠二唇形,蓝紫色或紫红色,上唇盔状,先端微缺,下唇宽,中裂片三角状卵圆形,宽 7.5mm,两侧裂片向上唇靠合,花冠管细,基部骤曲;雄蕊 4,稍露出,药室裂口有白色髯毛;子房褐色,无毛,4 深裂,生于环状花盘上,花柱细长,先端微裂。小坚果 4,卵球形,长 1.5mm,径 1mm,黑褐色,有瘤。花期 6 ~ 9 月,果期 8 ~ 10 月。

[分布] 灵台有栽培。生海拔 600 ~ 2000m 的向阳草坡、荒地上。

[采集加工] 秋后茎叶枯黄时采挖,除去茎叶,抖落泥沙,晒至半干,撞去外皮,晒干或烘干。生用或制后用。

[炮制] 黄芩片:取原药材,除去杂质,置沸水中煮 10 分钟,取出,闷透切薄片,干燥;或蒸 30 分钟,取出切薄片,干燥(忌曝晒)。

炒黄芩:取净黄芩片置锅内,用文火炒至黄色,取出放凉。

焦黄芩:取净黄芩片置锅内,用武火炒至全焦,或用文火炒至焦黄,片之边沿微黑色时,取出放凉。

黄芩炭:取净黄芩片置锅内,用武火炒至黑褐色时,喷淋清水少许,灭尽火星,取出晾干。多用于止血。

酒黄芩:取净黄芩片(100kg),用黄酒(10kg)拌匀,闷透置锅内,用文火炒至深黄色时,取出放凉。

姜黄芩:取净黄芩片(100kg),用姜汁(20kg)拌匀,闷透置锅内,用文火炒干,取出放凉。

蜜黄芩:将蜜(25kg)融化过滤,再加热至起泡,倒入黄芩片(100kg),炒至微黄色。或再喷水,搅至水干时,再炒至黄色,以不粘手为度,取出晾干。

[资源利用] 资源较丰富。自产自销。

[性味功效] 苦,寒。清热泻火,燥湿解毒。止血,安胎。

[功能主治] (1)伤寒热毒气攻眼,翳膜赤痛,黄芩、黄连、决明子、柴胡、玄参各等份,研为散,每周 15g 加水煎服,如《太平圣惠方》黄芩散;上热下寒,寒热格拒,食入即吐,干姜、黄芩、黄连、人参各 10g,水煎去渣,分两次服,如《伤寒论》干姜黄芩黄连人参汤。

(2)胃经有热,牙龈作痛,出血不止,可配黄连、生地黄、牡丹皮、升麻、生石膏各等份,水煎,食后服,如《外科正宗》清胃散;肝经风热,血崩、便血、尿血,黄芩(炒黑)、防风各等份,为细末,酒糊为丸梧子大,饭前米汤送服,如《景岳全书》防风黄芩丸。

(3)痰热色赤,结如胶而坚,口干唇燥,烦热,天南星、半夏、黄芩各等份,为细末,姜汁浸,蒸饼为丸(梧子大)服之,如《杂病源流犀烛》半夏丸;痰火咳嗽,气盛喘急,黄芩 6 份,黑山栀、苏子各 3 份,茯苓、杏仁各 2 份,水煎服,如《本草汇言》载方。

(4)胎热不安,黄芩、白术各等份,俱微炒为末,蜜丸梧子大,早晚各服 10g,如《丹溪纂要》用方;妇人月水过多,将成暴崩,酒黄芩、黄柏炭、白芍、土炒艾叶各 2 份,香附 3 份,炙龟板、臭椿皮各 4 份,煎服;阴囊生毒烂破,黄芩、当归尾、连翘各 3 份,木通、甘草各 2 份,黄连 1 份,水煎服,如《外科全生集》泻热汤。

(5)其他,可用于热病神昏,肝火头痛,湿热黄疸,泻痢,热淋,痈肿疔疮。

煎服,3 ~ 10g;或入丸、散服。外用适量,煎水洗;或研末调敷。

清热泻火、解毒生用;治上部热证酒炒用;猪胆汁炒可泻肝胆之火。枯芩轻虚,多用于上焦之火;子芩重实,多用于下焦之热。脾胃虚寒及少食便溏者忌服。

黄水枝

[来源]　虎耳草科黄水枝属植物黄水枝 *Tiarella polyphylla* D. Don 的全草(图250)。

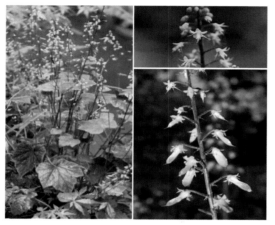

图250　黄水枝

[原植物]　多年生草本,高20~45cm;根状茎横走,深褐色,直径3~6mm。茎不分枝,密被腺毛。基生叶具长柄,叶片心形,长2~8cm,宽2.5~10cm,先端急尖,基部心形,掌状3~5浅裂,边缘具不规则浅齿,两面密被腺毛;叶柄长2~12cm,基部扩大呈鞘状,密被腺毛;托叶褐色;茎生叶通常2~3枚,与基生叶同型,叶柄较短。总状花序长8~25cm,密被腺毛;花梗长达1cm,被腺毛;萼片在花期直立,卵形,长约1.5mm,宽约0.8mm,先端稍渐尖,腹面无毛,背面和边缘具短腺毛,3至多脉;无花瓣;雄蕊长约2.5mm,花丝钻形;心皮2,不等大,下部合生,子房近上位,花柱2。蒴果长7~12mm;种子黑褐色,椭圆球形,长约1mm。花果期4~11月。

[分布]　产本市东南部。生海拔800~2100m的山坡林下或沟谷石隙中。

[采集加工]　4~10月采收,除去杂质,洗净,鲜用或晒干。

[资源利用]　有资源。自采自用。

[性味功效]　苦、辛,寒。清热解毒,活血祛瘀,消肿止痛。

[功能主治]　(1)疮疖,无名肿毒,黄水枝、野菊花、夏枯草、银花藤,水煎服;另用本品鲜草,烂敷患处。

(2)黄水疮,黄水枝叶与龙葵叶、黄柏、木芙蓉叶、枯矾,共研细,撒敷患处。

(3)咳嗽气急,可配芫荽,水煎冲红糖服。

(4)其他,可用于跌打损伤,肝炎。

煎服,9~15g;或浸酒服。外用适量,鲜品捣敷。

黄牙白菜

[异名]　大白菜。

[来源]　十字花科芸薹属植物白菜 *Brassica rapa* L. var. *glabra* Regel 的鲜叶和根(图251)。

[原植物]　二年生草本,高40~60cm,常全株无毛,有时叶下面中脉上有少数刺毛。基生叶多数,大形,倒卵状长圆形至宽倒卵形,长30~60cm,宽不及长的一半,顶端圆钝,边缘皱缩,波状,有时具不显明牙齿,中脉白色,很宽,有多数粗壮侧脉;叶柄白色,扁平,长5~9cm,宽2~8cm,边缘有具缺刻的宽薄翅;上部茎生叶长圆状卵形、长圆披针形至长披针形,长2.5~7cm,顶端圆钝至短急尖,

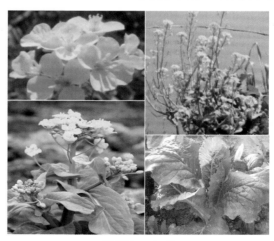

图251　白菜

全缘或有裂齿,有柄或抱茎,有粉霜。花鲜黄色,直径 1.2~1.5cm;花梗长 4~6mm;萼片长圆形或卵状披针形,长 4~5mm,直立,淡绿色至黄色;花瓣倒卵形,长 7~8mm,基部渐窄成爪。长角果较粗短,长 3~6cm,宽约 3mm,两侧压扁,直立,喙长 4~10mm,宽约 1mm,顶端圆;果梗开展或上升,长 2.5~3cm,较粗。种子球形,直径 1~1.5mm,棕色。花期 5 月,果期 6 月。

[性状鉴别] 叶呈圆球形、椭圆形或长圆锥形。茎缩短,肉质,类白色,被层层包叠的基生叶包裹。基生叶倒宽卵形、长圆形,长 30~60cm,宽约为长的一半。外层叶片绿色,内层叶片淡黄白色至白色,先端钝圆具被状线或细齿,中脉宽,细脉明显,呈凹凸不平的网状,叶片上端较薄,下部较厚,肉质,折断有筋脉。干燥叶黄棕色。气微,味淡。

[分布] 本市各地广泛栽培。

[采集加工] 秋、冬采收,除去杂质,削去根皮,鲜用。

[资源利用] 栽培菜蔬。中医配方少用。

[性味功效] 甘,平。通利肠胃,养胃和中,利小便。

[功能主治] 适量煮食;或捣汁饮。脾胃虚寒者慎用。

灰绿藜

[异名] 莱(《诗经》),落藜、肥脂菜(《本草纲目》),灰灰菜,灰条。

[来源] 藜科藜属植物灰绿藜 *Chenopodium glaucum* L. 的幼嫩茎叶(图 252)。

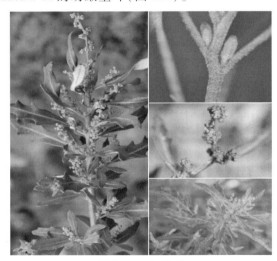

图 252 灰绿藜

[原植物] 一年生草本,高 10~40cm,茎平卧或外斜,具沟槽及绿色或紫红色条纹,光滑、分枝或不分枝。叶互生;叶片微肉质,矩圆状卵形至披针形,长 2~4cm,宽 5~20mm,顶端急尖或钝,基部渐狭成楔形,边缘具波状齿,表面无粉,背面有灰白色粉粒,中脉明显,黄绿色;叶柄长 3~12mm,无毛。花两性,兼有性,花簇短穗状,或于枝端顶生为有间断而通常短于叶的穗状或圆锥花序;花被裂片 3~4、基部合生淡绿色,略肥厚,狭矩圆形或倒卵状披针形,长不及 1mm,先端钝;花丝不伸出花被,花药球形;子房上位,柱头 2,极短。胞果顶端露出花被外,果皮质黄白色。种子横生,稀直立,扁球形,黑褐色或红褐色,表面有细点。花期 6~9 月,果期 7~10 月。

[分布] 本市各地区均产。生海拔 600~2800m 的农田、荒地、村旁、水边等轻度盐碱的土壤。

[采集加工] 春、夏采收,除去杂质,鲜用或晒干。

[资源利用] 资源丰富。未利用。

[性味功效] 甘,平,小毒。清热祛湿,解毒消肿,杀虫止痒。

[功能主治] (1)痢疾腹泻,单用本品,煎服;产后瘀血腹痛,鲜藜,水煎服。

(2)疝气肿痛,连小腹如刺,本品煎浓汁服,如《小儿卫生总微论方》用方。

(3)疣赘,黑子、藜茎灰、蒿灰、荻灰各等份,水和蒸取汁,煎膏,点患处,如《本草纲目》用方;湿毒,周身发痒,可配野菊花等量,煎汤熏洗。

(4)其他,可用于发热,咳嗽,疥癣,白癜风,疮疡肿毒,毒虫咬伤,龋齿。

煎服,15~30g。外用适量,煎水漱口或熏洗;或捣涂。

注 藜实:苦、微甘,寒,小毒。清热祛湿,杀虫止痒。用于小便不利,水肿,湿疮,头疮,耳聋。煎服,9~15g;外用适量,煎水洗,或烧灰调敷。

回回豆

[异名] 胡豆子(《本草拾遗》),香豆子,鸡豆。

[来源] 豆科鹰嘴豆属植物鹰嘴豆 Cicer arietinum L. 的种子(图253)。

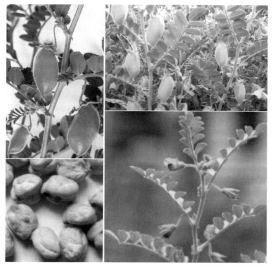

图253 鹰嘴豆

[原植物] 一年生草本,高25~50cm。分枝多,有白色腺毛。奇数羽状复叶互生,有柄;托叶大而明显,有3~5个锯齿;小叶9~15,对生或互生,叶片卵形、倒卵形或椭圆形,长8~15mm,宽4~8mm,先端尖,基部圆形,边缘有密锯齿,两面有白色腺毛;叶轴有白色腺毛。花单生叶腋,花梗长1~2cm,有腺毛;萼浅钟状,萼片5,线形或披针形,长达7mm,急尖,有白色腺毛;花冠蝶形,白色或淡紫色,长8~10mm;雄蕊10,二体;花柱内弯。荚果卵球形,膨胀,淡黄色,长约2.5cm,密被白色短柔毛。种子1~2颗,白色、红色或黑色,球形,基部具短尖,直径约1cm。花果期6~8月。

[分布] 本市各地有栽培。生海拔2000~2700m。

[采集加工] 8月果实成熟时采收,晒干,除去杂质,留取种子。

[资源利用] 栽培品。自采自用。

[性味功效] 甘,平。清热解毒。

[功能主治] 用于消渴,脚气,肝炎。煎服,9~30g;或作食品,适量。

茴茴蒜(《救荒本草》)

[异名] 水胡椒、蝎虎草《救荒本草》,黄花草,土细辛,小回回蒜。

[来源] 毛茛科毛茛属植物茴茴蒜 Ranunculus chinensis Bunge 的全草(图254)。

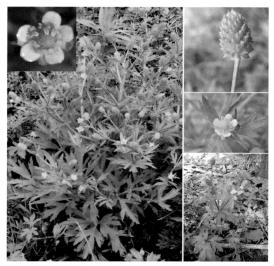

图254 茴茴蒜

[原植物] 一年生草本,高20~50cm。须根多数簇生。茎直立,中空,有纵条纹,分枝多,与叶柄均密被开展的淡黄色糙毛。三出复叶,基生叶与下部叶具长柄,长8~12cm;小叶宽卵形,长3~9cm,中间小叶具长柄,3深裂或2全裂,裂片狭长,上部生少数不规则锯齿,侧生小叶具短柄,生开展的糙毛;上部茎生叶无柄或具短柄,3全裂,裂片再分裂,有缺刻状粗齿,叶两面伏生糙毛。花序具疏花,花梗贴生糙毛;花直径6~13mm,萼片5,狭卵形,长3~5mm,淡绿色,外面生柔毛;花瓣5,黄色,宽倒卵形,长约4mm,基部具蜜槽;雄蕊和心皮均多数;花托在果期显著伸长,密被白短毛。聚合果长圆形,长约1cm;瘦果扁平,无毛。花期5~8月,果期6~9月。

[分布] 本市均产。生海拔700~2500m的溪边或湿草地。

[采集加工] 夏、秋采收,除去杂质,洗净,鲜

用或晒干。

[资源利用] 有资源。自采自用。

[性味功效] 辛、苦、温,有毒。解毒退黄,截疟,定喘,镇痛。

[功能主治] (1)黄疸,茴茴蒜、苦荬菜,煎服或蒸水豆腐服食。

(2)疟疾,鲜品捣烂,垫以姜片敷内关穴包扎,待有热辣感时除去;哮喘,茴茴蒜捣烂,敷大椎穴,发泡即除去。

(3)风湿关节疼痛,腰痛,鲜茴茴蒜洗净捣烂,加红糖调匀,外敷痛点或关节附近穴位,微感灼痛时取下。

(4)赤白痢疾,茴茴蒜、刺黄柏、土木香、拳参各等份,水煎服。

煎服,3~6g。外用适量,外敷穴位或患处,皮肤发赤起泡时除去。内服宜慎并需久煎。

活血丹(《植物名实图考》)

[异名] 连似草(《质问本草》),子草。

[来源] 唇形科活血丹属植物活血丹 *Glechoma hederacea* L. var. *longituba* Nakai 的全草(图255)。

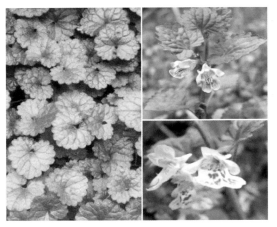

图 255 活血丹

[原植物] 多年生草本,高 10~20(~30)cm。具茎,带紫色,被白色硬毛,茎节生根。基生叶肾形或圆形;茎生叶多心形,长 1~2.6cm,宽 1.5~3cm,先端微尖,基部心形或平截,边缘具粗钝圆齿,表面淡绿色或有时紫色,两面均被具节的糙伏毛;叶柄长 1.5~4cm,被具节的糙毛。轮伞花序腋生,每轮 2~6 花;萼筒状,外被白色长毛,5 裂,上唇 3 裂片较长,下唇 2 裂片较短,卵状三角形,先端具长芒;花冠漏斗形,蓝色或蓝紫色,长 1.5~2.3cm,外面稍被毛,内面近无毛,唇瓣有深红色斑点,上唇裂片较短,先端微凹,下唇 3 裂片较长,中裂片最大,先端凹,两侧裂片长圆形;雄蕊 4,内藏,无毛,后对着生于上唇下,较长,前对着生于两侧裂片下方花冠筒中部,较短;花药 2 室,略叉开。子房 4 裂,无毛。花盘杯状,微斜,前方呈指状膨大。花柱细长,无毛,略伸出,先端近相等 2 裂。成熟小坚果深褐色,长圆状卵形,长约 1.5mm,宽约 1mm,顶端圆,基部略呈三棱形,无毛,果脐不明显。花期 3~4 月,果期 4~5 月。

[分布] 产庄浪(通边)、华亭、平凉等地。生海拔 600~2000m 的山坡、林缘、路旁或林下。

[采集加工] 4~5 月采收,除去杂质,鲜用或晒干。

[资源利用] 有资源。自采自用。

[性味功效] 苦、辛,凉。利湿通淋,清热解毒,散瘀消肿。

[功能主治] (1)痈肿疮疖,可配赤芍、飞天蜈蚣、白细辛(毛茛科单叶升麻)等,为细末,用醋调敷;或鲜品与鲜车前草各等份,捣烂绞汁,外擦。

(2)肾炎水脚,可与萹蓄、荠菜等,同煎服;胆囊炎,胆石症,可配蒲公英、金钱草、香附子等,水煎服。

(3)其他,可用于湿热黄疸,月经不调,白带,跌打损伤,湿疹,膀胱结石等。

煎服,15~30g;或浸酒服。外用适量,研末调敷;或鲜品绞汁涂敷。孕妇慎服。

火绒草

[异名]　大头毛香,火绒草火绒蒿(河北),大头毛香(甘肃),海哥斯梭利(内蒙古),老头草、老头艾(东北)。

[来源]　菊科火绒草属植物火绒草 *Leonotopodium leontopodioides*(Willd.)Beauv. 的地上部分(图256)。

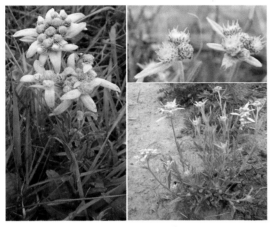

图256　火绒草

[原植物]　多年生草本。地下茎粗壮,分枝短,为枯萎的短叶鞘所包裹,有多数簇生的花茎和不育枝,无莲座状叶丛。花茎直立,高5～45cm,较细,挺直或有时稍弯曲,被灰白色长柔毛或白色近绢状毛,不分枝或有时上部有伞房状或近总状花序枝,下部有较密、上部有较疏的叶,节间长5～20mm,上部有时达10cm。下部叶在花期枯萎宿存。叶直立,在花后有时开展,线形或线状披针形,长2～4.5cm,宽0.2～0.5cm,顶端尖或稍尖,有长尖头,基部稍宽,无鞘,无柄,边缘平或有时反卷或波状,上面灰绿色,被柔毛,下面被白色或灰白色密绵毛或有时被绢毛。苞叶少数,较上部叶稍短,常较宽,长圆形或线形,顶端稍尖,基部渐狭,两面或下面被白色或灰白色厚茸毛,与花序等长或较长1.5～2倍,在雄株多少开展成苞叶群,在雌株多少直立,不排列成明显的苞叶群。头状花序大,在雌株径7～10mm,3～7个密集,稀1个或较多,在雌株常有较长的花序梗而排列成伞房状。总苞半球形,长4～6mm,被白色绵毛;总苞片约4层,无色或褐色,常狭尖,稍露出毛茸之上。小花雌雄异株,稀同株;雄花花冠长3.5mm,狭漏斗状,有小裂片;雌花花冠丝状,花后生长,长4.5～5mm。冠毛白色;雄花冠毛上部稍增厚,有锯齿或毛状齿;雌花冠毛细丝状,有微齿。不育的子房无毛或有乳头状突起;瘦果有乳头状突起或密粗毛。花果期7～10月。

[分布]　产灵台、庄浪、静宁等地。生海拔2000～3200m的山坡、山谷、河滩砾石地。

[采集加工]　夏、秋采收,除去杂质,洗净,晾干。

[资源利用]　资源较丰富。自采自用。

[性味功效]　微苦,寒。疏风清热,利尿,止血。

[功能主治]　(1)风热感冒,可配连翘、牛蒡子、薄荷,水煎服。

(2)尿路感染,鲜火绒草,水煎服;或配萹蓄、瞿麦、地肤子、车前草、小蓟等,煎服。

(3)创伤出血,单用研粉,外敷伤处。

煎服,9～15g。外用适量,研末撒敷。

火烧兰

[异名]　膀胱七。

[来源]　兰科火烧兰属植物火烧兰 *Epipactis helleborine*(L.)Crantz 的根(图257)。

[原植物]　多年生草本,高20～70cm;根状茎粗短。茎上部被短柔毛,下部无毛,具2～3枚鳞片状鞘。叶4～7枚,互生;叶片卵圆形、卵形至椭圆状披针形,罕有披针形,长3～13cm,宽1～6cm,先端通常渐尖至长渐尖;向上叶逐渐变窄而成披针形或线状披针形。总状花序长10～30cm,通常具3～40朵花;花苞片叶状,线状披针形,下部的长于花2～3倍或更多,向上逐渐变短;花梗和子房长1～1.5cm,具黄褐色绒毛;花绿色或淡紫色,下垂,较小;中萼片卵状披针形,较少椭圆形,舟状,长8～13mm,宽4～5mm,先端渐尖;侧萼片斜卵状披针形,

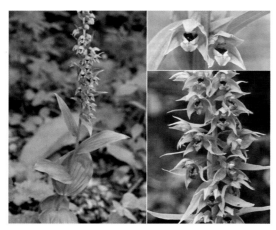

图 257　火烧兰

长 9 ~ 13mm,宽约 4mm,先端渐尖;花瓣椭圆形,长 6 ~ 8mm,宽 3 ~ 4mm,先端急尖或钝;唇瓣长 6 ~ 8mm,中部明显缢缩;下唇兜状,长 3 ~ 4mm;上唇近三角形或近扁圆形,长约 3mm,宽 3 ~ 4mm,先端锐尖,在近基部两侧各有一枚长约 1mm 的半圆形褶片,近先端有时脉稍呈龙骨状;蕊柱长 2 ~ 5mm(不

包括花药)。蒴果倒卵状椭圆状,长约 1cm,具极疏的短柔毛。花期 7 月,果期 9 月。

[分布] 产平凉(崆峒山北台)、华亭等地。生海拔 600 ~ 3600m 的山坡林下、草丛或沟边。

[采集加工] 秋季采挖,除去茎叶,洗净,晒干。

[资源利用] 有资源。自采自用。

[性味功效] 甘、微苦,平。行气活血,清热解毒。

[功能主治] (1)膀胱疝气,可与虎杖、小木通,泡酒服。

(2)痈肿疮毒,鲜火烧兰,捣烂外敷。

(3)气滞胸痛,可配红毛七、四块瓦等量,水煎兑黄酒服;或配及己、红毛七、荞麦七等,水煎兑黄酒服。

煎服,6 ~ 9g。外用适量,捣敷。

藿　香

[异名] 土藿香(《滇南本草》),野藿香。

[来源] 唇形科藿香属植物藿香 *Agastache rugosa* (Fisch. et Mey.) O. Ktze. 的地上部分(图258)。

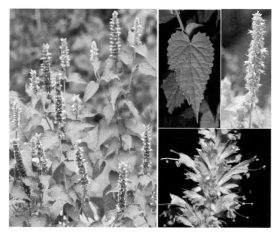

图 258　藿香

[原植物] 多年生草本。茎直立,高 0.5 ~ 1.5m,四棱形,粗达 7 ~ 8mm,上部被极短的细毛,下部无毛,在上部具能育的分枝。叶心状卵形至长圆状披针形,长 4.5 ~ 11cm,宽 3 ~ 6.5cm,向上渐小,先端尾状长渐尖,基部心形,稀截形,边缘具粗

齿,纸质,上面橄榄绿色,近无毛,下面略淡,被微柔毛及点状腺体;叶柄长 1.5 ~ 3.5cm。轮伞花序多花,在主茎或侧枝上组成顶生密集的圆筒形穗状花序,穗状花序长 2.5 ~ 12cm,直径 1.8 ~ 2.5cm;花序基部的苞叶长不超过 5mm,宽 1 ~ 2mm,披针状线形,长渐尖,苞片形状与之相似,较小,长 2 ~ 3mm;轮伞花序具短梗,总梗长约 3mm,被腺微柔毛。花萼管状倒圆锥形,长约 6mm,宽约 2mm,被腺微柔毛及黄色小腺体,多少染成浅紫色或紫红色,喉部微斜,萼齿三角状披针形,后 3 齿长约 2.2mm,前 2 齿稍短。花冠淡紫蓝色,长约 8mm,外被微柔毛,冠筒基部宽约 1.2mm,微超出于萼,向上渐宽,至喉部宽约 3mm,冠檐二唇形,上唇直伸,先端微缺,下唇 3 裂,中裂片较宽大,长约 2mm,宽约 3.5mm,平展,边缘波状,基部宽,侧裂片半圆形。雄蕊伸出花冠,花丝细,扁平,无毛。花柱与雄蕊近等长,丝状,先端相等的 2 裂。花盘厚环状。子房裂片顶部具绒毛。成熟小坚果卵状长圆形,长约 1.8mm,宽约 1.1mm,腹面具棱,先端具短硬毛,褐色。花期 6 ~ 9 月,果期 9 ~ 11 月。

[分布] 庄浪(通化)有栽培。

[采集加工] 夏、秋花未开时采割,除去杂质,阴干或晒干。用时稍润,切段晒干。生用。单用老茎者,药材名为"藿梗"。

[性味功效] 辛,微温。祛暑解表,化湿和胃。

[功能主治] (1)湿温,身热不渴,胸闷口腻,体倦,藿香、杏仁各4份,厚朴2份,姜半夏、猪苓、泽泻各3份,赤茯苓、淡豆豉各6份,薏苡仁8份,白蔻仁1份,水煎服,如《退思庐感证辑要》藿朴夏苓汤。

(2)外感风寒,内伤湿滞,发热头痛,胸闷腹痛,呕吐泄泻,可配大腹皮、白芷、紫苏、茯苓、半夏曲、白术、陈皮、姜厚朴、桔梗、炙甘草、生姜、大枣,煎服,如《太平惠民和剂局方》藿香正气散。

(3)脾胃虚弱,不欲饮食,食即呕吐,藿香、丁香、人参各5份,橘红10份,为细末,加生姜片,水煎,食前冷服,如《脾胃论》藿香安胃汤;胃虚不食,四肢痿弱无力,可配白术、茯苓、炒神曲、乌药、砂仁、炒薏苡仁、半夏曲、人参各10份,荜澄茄、炙甘草各7份,为粗末,加生姜片、大枣,水煎服,如《世医得效方》藿香养胃汤。

(4)小儿热吐不止,姜黄连、姜厚朴、藿香叶、生姜片、大枣,水煎服,如《幼幼集成》藿连汤;脾虚有热,面赤,呕吐痰涎,麦冬、半夏曲、炙甘草、藿香叶,为末,水煎,食前温服,如《小儿药证直诀》藿香散。

煎服,6～9g;或入丸、散服。外用适量,煎水洗;或研末搽。不宜久煎。阴虚火旺者忌服。

芨芨草

[来源] 禾本科芨芨草属植物芨芨草 *Achnatherum splendens*(Trin.)Nevski 的秆基部或种子(图259)。

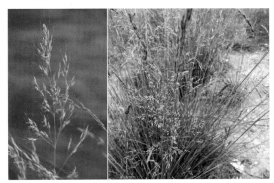

图259 芨芨草

[原植物] 植株具粗而坚韧外被砂套的须根。秆直立,坚硬,内具白色的髓,形成大的密丛,高50～250cm,径3～5mm,节多聚于基部,具2～3节,平滑无毛,基部宿存枯萎的黄褐色叶鞘。叶鞘无毛,具膜质边缘;叶舌三角形或尖披针形,长5～10(15)mm;叶片纵卷,质坚韧,长30～60cm,宽5～6mm,上面脉纹凸起,微粗糙,下面光滑无毛。圆锥花序长(15～)30～60cm,开花时呈金字塔形开展,主轴平滑,或具角棱而微粗糙,分枝细弱,2～6枚簇生,平展或斜向上升,长8～17cm,基部裸露;小穗长4.5～7mm(除芒),灰绿色,基部带紫褐色,成熟后常变草黄色;颖膜质,披针形,顶端尖或锐尖,第一颖长4～5mm,具1脉,第二颖长6～7mm,具3脉;外稃长4～5mm,厚纸质,顶端具2微齿,背部密生柔毛,具5脉,基盘钝圆,具柔毛,长约0.5mm,芒自外稃齿间伸出,直立或微弯,粗糙,不扭转,长5～12mm,易断落;内稃长3～4mm,具2脉而无脊,脉间具柔毛;花药长2.5～3.5mm,顶端具毫毛。花果期6～9月。

[分布] 产本市各地,生海拔900～4500m微碱性的草滩及砂土山坡上。

[采集加工] 茎基部全年可采;种子秋季采收,晒干。

[资源利用] 资源较丰富。自采自用。

[性味功效] 甘、淡,平。清热利尿。

[功能主治] (1)尿闭,可用芨芨草子,水煎服。

(2)尿道炎,芨芨草茎基部,水煎服。

煎服,茎15～30g,种子9～15g。

注 芨芨草花:甘、淡,平。利尿,止血。用于小便不利,尿血,膀胱炎。煎服,15～30g。

鸡肠狼毒

[异名] 顺水龙,奶浆草。

[来源] 大戟科大戟属植物乳浆大戟 *Euphorbia esula* L. 的全草(图260)。

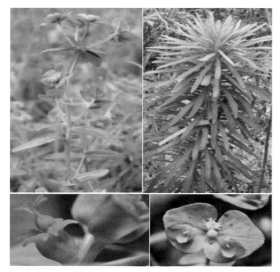

图260 乳浆大戟

[原植物] 多年生草本,高20~40cm,无毛,含乳汁。根粗,褐色,入地甚深,有时具球形及纺锤形块根;根状茎伸长,直生或匍匐。茎直立,自基部多分枝,基部带红色。短枝和营养枝的叶密集,条形,无柄,长1.5~3cm;长枝或生花的茎上的叶互生,披针形或倒披针形,先端圆、微凹或具凸尖,全缘,无柄。杯状聚伞花序顶生、通常具5伞梗,每伞梗再二回至三回分叉,顶常有短的续发的枝叶;苞叶对生,半圆形或心形;总苞杯状,4裂、腺体4,位于裂片之间,黄色,呈新月形,两端呈短角状,雄花8~12,雄花有雄蕊1,位于中都;子房上位,有长梗,超出雄花之外,花柱3,柱头2裂。蒴果卵状球形,径3~5mm,光滑,3分果片。种子长圆状卵形,长约2mm,灰色,有棕色斑点。花期5~7月,果期7~8月。

[分布] 产本市大部分地方。生海拔2000~3000m的山坡、草地、路边。

[采集加工] 春、夏采收,除去杂质,鲜用或晒干。

[资源利用] 有资源。未利用。

[性味功效] 苦,平,有毒。利水消肿,散结,杀虫。

[功能主治] 用于水肿,臌胀,瘰疬,皮肤瘙痒,水火烫伤,杀灭蝇蛆。

煎服,0.5~2g。外用适量,研末菜油调敷;或捣敷。

鸡肚肠草

[异名] 鹅儿肠,鹅肠繁缕。

[来源] 石竹科繁缕属植物鸡肠繁缕 *Stellaria neglecta* Weihe ex Bluff et Fingerh. 的全草(图261)。

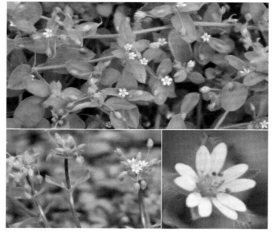

图261 鸡肠繁缕

[原植物] 一年生或二年生小草本,高15~20cm。全株淡绿色,稍分枝1被一列毛。根纤细,茎由基部丛生,疏具柔毛,有纵纹,节间长于叶。单叶对生;下部叶柄长3~5mm,上部叶无柄;叶片卵形或卵状披针形,叶长7~10mm,宽4~7mm,先端急尖,基部圆形或钝圆,两面无毛,中脉较明显,边缘基部具柔毛。二歧聚伞花序顶生,花序的分枝较长,被1列毛;苞片较小,叶状;花梗长0.4~1.5cm;萼片5,卵状披针形或卵状长圆形,长3~4mm,先端较钝,边缘膜质,背面被腺柔毛;花瓣白色,2深裂、短于萼片;雄蕊通常8~10,花丝扁线形,基部稍宽;子房卵圆形,具3花柱。蒴果卵形,长于宿存萼,6瓣裂,具多数种子。种子近扁圆形,褐色,具稍尖的疣状突起。花期6~7月,果

期7~8月。

[分布]　本市各地有分布。生海拔900~1200m的杂木林中。

[采集加工]　夏、秋采收,除去杂质,洗净,鲜用或晒干。

[资源利用]　有资源。自采自用。

[功能主治]　(1)乳痈,鸡肚肠草煎服;另用鲜品捣敷。

(2)肠痈,可配金银花、大血藤等,水煎,兑黄酒服。

(3)其他,可用于牙痛、癣疹、热淋、痢疾、产后腹痛。

煎服,15~30g;或取汁饮。外用适量,煎水洗;或鲜品捣敷。

鸡冠茶

[异名]　鸡冠草,黄瓜绿草。

[来源]　蔷薇科委陵菜属植物二裂委陵菜 *Potentilla bifurca* L. 的带鸡冠状病态枝叶(图262)。

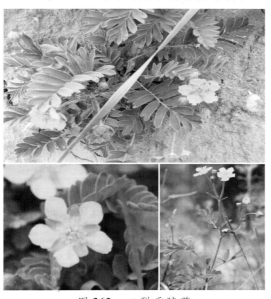

图262　二裂委陵菜

[原植物]　多年生草本或亚灌木。根圆柱形,纤细,木质。花茎直立或上升,高5~20cm,密被疏柔毛或微硬毛。羽状复叶,有小叶5~8对,最上面2~3对小叶基部下延与叶轴汇合,连叶柄长3~8cm;叶柄密被疏柔毛或微硬毛,小叶片无柄,常对生,稀互生,椭圆形或倒卵椭圆形,长0.5~1.5cm,宽0.4~0.8cm,顶端常2裂,稀3裂,基部楔形或宽楔形,两面绿色,伏生疏柔毛;下部叶托叶膜质,褐色,外面被微硬毛,稀脱落几无毛,上部茎生叶托叶草质,绿色,卵状椭圆形,常全缘稀有齿。近伞房状聚伞花序,顶生,疏散;花直径0.7~1cm;萼片卵圆形,顶端急尖,副萼片椭圆形,顶端急尖或钝,比萼片短或近等长,外面被疏柔毛;花瓣黄色,倒卵形,顶端圆钝,比萼片稍长;心皮沿腹部有稀疏柔毛;花柱侧生,棒形,基部较细,顶端缢缩,柱头扩大。瘦果表面光滑。花果期5~9月。

[分布]　产本市各地区。生海拔800~3600m的生地边、道旁沙滩、山坡草地、黄土坡上、半干旱荒漠草原及疏林下。

[采集加工]　夏、秋采收,晒干。

[资源利用]　有资源。自采自用。

[性味功效]　甘、苦,微寒。清热解毒,凉血止血。

[功能主治]　(1)妇女崩漏,鸡冠茶水煎,调红糖服。

(2)痢疾,可单味煎服。

煎服,9~30g。外用适量,鲜叶捣敷。

鸡冠花

[异名]　鸡冠头,老来少。

[来源]　苋科青葙属植物鸡冠花 *Celosia cristata* L. 的花序(图263)。

[原植物]　一年生直立草本,高30~80cm。全株无毛,粗壮。分枝少,近上部扁平,绿色或带红色,有棱纹凸起。单叶互生,具柄;叶片长椭圆形至卵状披针形,长5~13cm,宽2~6cm,先端渐尖或长尖,基部渐窄成柄,全缘。穗状花序顶生,成扁平肉质鸡冠状、卷冠状或羽毛状,中部以下多花;花被片淡红色至紫红色、黄白或黄色;苞片、小苞片和花

被片干膜质,宿存;花被片5,椭圆状卵形,端尖,雄蕊5,花丝下部合生成杯状。胞果卵形,长约3mm,熟时盖裂,包于宿存花被内。种子肾形,黑色,光泽。花期5～8月,果期8～11月。

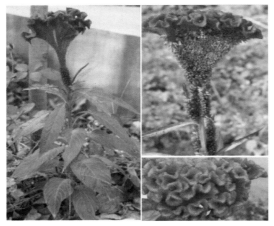

图263　鸡冠花

[分布] 本市各地有栽培。全国各地均有栽培,广布于温暖地区。

[采集加工] 秋季花盛开时,采摘整个花序,晒干切段。生用或炒炭用。

[炮制] 鸡冠花炭:取净鸡冠花,置热锅内,用武火炒至表面焦黑色时,喷淋清水少许,熄灭火星,取出晾干。

[资源利用] 栽培花卉。自产自销。

[性味功效] 甘、涩,凉。凉血止血,止带,止泻。

[功能主治] (1)妇女白带,白鸡冠花为末,空腹,酒送服;或与苦葫芦同用;或配椿根皮、土茯苓、车前子、芡实等药。

(2)便血脱肛,与防风同用。

(3)赤白下痢,鸡冠花酒煎服,赤痢用红花,白痢用白花;久痢肠滑,可与石榴皮、罂粟壳、赤石脂等收涩之品同用。

煎服,6～15g;或入丸、散服。外用适量,煎汤熏洗;或研末调敷。

鸡腿堇菜

[异名] 红铧头草。

[来源] 堇菜科堇菜属植物鸡腿堇菜 *Viola acuminata* Ledeb. 的全草(图264)。

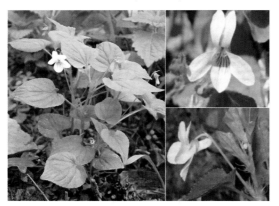

图264　鸡腿堇菜

[原植物] 多年生草本,通常无基生叶。根状茎较粗,垂直或倾斜,密生多条淡褐色根。茎直立,通常2～4条丛生,高10～40cm,无毛或上部被白色柔毛。叶片心形、卵状心形或卵形,长1.5～5.5cm,宽1.5～4.5cm,先端锐尖、短渐尖至长渐尖,基部通常心形(狭或宽心形变异幅度较大),稀截形,边缘具钝锯齿及短缘毛,两面密生褐色腺点,沿叶脉被疏柔毛;叶柄下部长达6cm,上部较短,长1.5～2.5cm,无毛或被疏柔毛;托叶草质,叶状,长1～3.5cm,宽2～8mm,通常羽状深裂呈流苏状,或浅裂呈齿牙状,边缘被缘毛,两面有褐色腺点,沿脉疏生柔毛。花淡紫色或近白色,具长梗;花梗细,被细柔毛,通常均超出于叶,中部以上或在花附近具2枚线形小苞片;萼片线状披针形,长7～12mm,宽1.5～2.5mm,外面3片较长而宽,先端渐尖,基部附属物长2～3mm,末端截形或有时具1～2齿裂,上面及边缘有短毛,具3脉;花瓣有褐色腺点,上方花瓣与侧方花瓣近等长,上瓣向上反曲,侧瓣里面近基部有长须毛,下瓣里面常有紫色脉纹,连距长0.9～1.6cm;距通常直,长1.5～3.5mm,呈囊状,末端钝;下方2枚雄蕊之距短而钝,长约1.5mm;子房圆锥状,无毛,花柱基部微向前膝曲,向上渐增粗,顶部具数列明显的乳头状凸起,先端具短喙,喙端微向上噘,具较大的柱头孔。蒴果椭圆形,长约1cm,无毛,通常有黄褐色腺点,先端渐尖。花果期5～9月。

[分布] 产平凉等部分地区。生杂木林下、林

缘、山沟、路旁或灌丛中。

[采集加工] 夏、秋采收,除去杂质。鲜用或晒干。

[资源利用] 有资源。自采自用。

[性味功效] 淡,寒。清热解毒,消肿止痛。

[功能主治] (1)用于肺热咳嗽,疮疖肿毒,跌打损伤。

(2)急性传染性肝炎,可用鸡腿堇菜、茵陈同煎服。

煎服,9~15g,鲜品 30~60g;或捣汁服。外用适量,捣敷。

鸡爪大黄

[异名] 葵叶大黄,金丝大黄、铃水大黄、礼县大黄(礼县),凉州大黄(武威),唐古特大黄。

[来源] 蓼科大黄属植物鸡爪大黄 *Rheum tanguticum* Maxim. ex Regel 的根状茎及根(图265)。

[原植物] 高大草本,高 1.5~2m,根及根状茎粗壮,黄色。茎粗,中空,具细棱线,光滑无毛或在上部的节处具粗糙短毛。茎生叶大型,叶片近圆形或及宽卵形,长 30~60cm 顶端窄长急尖,基部略呈心形,通常掌状 5 深裂,最基部 1 对裂片简单,中间 3 个裂片多为三回羽状深裂,小裂片窄长披针形,基出脉 5 条,叶上面具乳突或粗糙,下面具密短毛;叶柄近圆柱状,与叶片近等长,被粗糙短毛;茎生叶较小,叶柄亦较短,裂片多更狭窄;托叶鞘大型,以后多破裂,外面具粗糙短毛。大型圆锥花序,

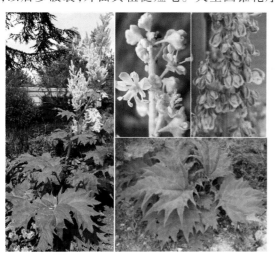

图 265 鸡爪大黄

分枝较紧聚,花小,紫红色稀淡红色;花梗丝状,长 2~3mm,关节位于下部;花被片近椭圆形,内轮较大,长约 1.5mm;雄蕊多为 9,不外露;花盘薄并与花丝基部连合成极浅盘状;子房宽卵形,花柱较短,平伸,柱头头状。果实矩圆状卵形到矩圆形,顶端

圆或平截,基部略心形,长 8~9.5mm,宽 7~7.5mm,翅宽 2~2.5mm,纵脉近翅的边缘。种子卵形,黑褐色。花期 6 月,果期 7~8 月。

[分布] 产平凉、华亭、庄浪等地。生海拔2500~3500m 的山坡、林缘或山谷湿地,本市广泛栽培。

[采集加工] 秋末茎叶枯萎或次春发芽前采挖,除去须根,刮去外皮,切瓣或段,穿上绳子,挂通风处晾干或直接干燥或冷冻干燥。用时洗净,润透切厚片或块,晾干。生用,或酒炒、酒蒸、炒炭用。

[炮制] 酒大黄:取净大黄片,加酒(大黄100kg,黄酒 10kg)拌匀。闷透置锅内,以文火加热,炒干,取出放凉。

熟大黄:取净大黄块,加酒(大黄 100kg,黄酒10kg)拌匀,置适宜的容器内,加热蒸至内外均呈黑色时,取出干燥。

大黄炭:取净大黄片,置热锅内,用武火炒至表面焦黑色,内部焦黄色时,喷淋清水少许,熄灭火星,取出晾干。

[资源利用] 大黄为本市主产药材之一,产量大,质量好,在供应全国和出口方面占有重要地位。药材商品,古为野生,现主要是家种栽培。以华亭、庄浪等陇山山地产者,称庄浪大黄;其质量,以身干个大、气清香、质坚体重、纹理清晰、碴口鲜亮、显颗粒性、味苦微涩、嚼之有黏牙砂粒感者为佳。

[性味功效] 苦,寒。攻积导滞,泻火解毒,逐瘀通经,凉血止血。

[功能主治] (1)实热积滞,大便不通,常配枳壳、厚朴、芒硝等,如三承气汤;热结阴亏,燥屎不行,常与麦冬、玄参、生地黄、芒硝同用,如增液承气汤;寒积便秘,则配附子、干姜、人参、甘草,如《千金要方》温脾汤。

（2）湿热蕴蒸,溢于肌肤,发为黄疸,则配茵陈、栀子,如茵陈蒿汤;大肠湿热,下痢,赤白,多配芍药、当归、黄连、槟榔、木香等,如芍药汤。

（3）热毒痈肿,常配金银花、蒲公英、连翘等药;肠痈腹痛,多与牡丹皮、桃仁、瓜子、芒硝同用,如大黄牡丹皮汤。

（4）急性肠梗阻,上消化道出血,高脂血症,均可用大黄制粉冲服,或装胶囊服用;急性胰腺炎,急性胆囊炎,急性肝炎,可用大黄煎剂,口服。

煎服,3～12g,泻下通便,宜后下,不可久煎;研末服,0.5～2g;或入丸剂服。外用适量,研末调敷。

大黄生用泻下作用较强,熟用作用较缓;酒制功擅活血,且善清上焦血分之热;炒炭用于凉血止血。

脾胃虚寒,血虚气弱者,妇女胎前、产后、经期及哺乳期均慎服。

[注] 大黄茎:苦、酸,寒。泻火,通便。用于实热便秘。煎服,5～9g。

鸡爪参

［来源］ 百合科扭柄花属植物扭柄花 *Streptopus obtusatus* Fassett 的根及根状茎（图266）。

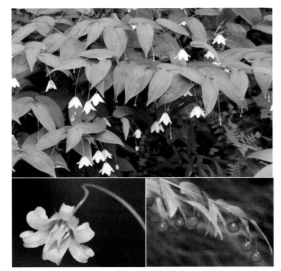

图266 扭柄花

［原植物］ 多年生草本,高15～35cm。根状茎横走,纤细,粗1～2mm;根多而密,有毛。茎直立,不分枝或中部以上分枝,光滑。叶互生,薄纸质,卵状披针形或矩圆状卵形,长5～8cm,宽2.5～4cm,先端有短尖,基部心形,抱茎,边缘具有睫毛状细齿。花单生于上部叶腋,貌似从叶下生出,淡黄色,内面有时具紫色斑点,下垂;花梗长2～2.5cm,中部以上具关节,关节处呈膝状弯曲,具1腺体;花被片近离生,长8～9mm,宽1～2mm,矩圆状披针形或披针形,上部呈镰刀状;雄蕊6,贴生于花被片基部或中部以下,长不及花被片的一半;花药近基着,内向纵裂,长箭形,顶端具小尖头,长3～4mm;花丝粗短,稍扁,呈三角形;基部变宽;子房球形,无棱,3室,通常每室有胚珠6～8,稀2～3;花柱长4～5mm,柱头3裂至中部以下。浆果球形,直径6～8mm,熟时红色。种子椭圆形,具沟。花期7月,果期8～9月。

［分布］ 产华亭、庄浪通边水眼弯等地。生海拔2000～3000m的山坡、针叶林下。

［采集加工］ 夏季采挖,除去茎叶及杂质,洗净,扎小把晾干。

［资源利用］ 有资源。自采自用。

［性味功效］ 甘,温。补脾和胃,止痛。

［功能主治］ 用于虚劳,脾胃不和,气短乏力,筋骨疼痛。

煎服,6～12g;或煮甜酒饮。

急性子

［异名］ 凤仙子（《本草纲目》）。

［来源］ 凤仙花科凤仙花属植物凤仙花 *Impatiens balsamina* L. 的种子（图267）。

［原植物］ 一年生草本,高40～100cm。茎肉质,直立,粗壮。叶互生;叶柄长1～3cm,两侧有数个腺体;叶片披针形,长4～12cm,宽1～3cm,先端长渐尖,基部渐狭,边缘有锐锯齿,侧脉5～9对。花梗短,单生或数枚簇生叶腋,密生短柔毛;花大,

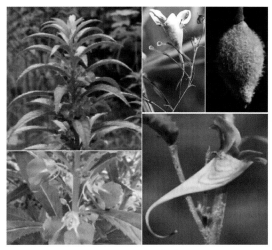

图 267　凤仙花

通常粉红色或杂色,单瓣或重瓣;萼片 2,宽卵形,有疏短柔毛;旗瓣圆,先端凹,有小尖头,背面中肋有龙骨突;翼瓣宽大,有短柄,2 裂,基部裂片近圆形,上部裂片宽斧形,先端 2 浅裂;唇瓣舟形,被疏短柔毛,基部突然延长成细而内弯的距;花药钝。蒴果纺锤形,熟时一触即裂,密生茸毛。种子多数,球形,黑色。

[分布]　本市各地广为栽培。原产印度东部。

[采集加工]　夏、秋果实即将成熟时采收,晒干,除去果皮及杂质。生用或制后用。

[炮制]　炒急性子:取净急性子,置锅内,用文火炒至色泽变深,有香气逸出时,取出放凉。

[资源利用]　栽培花卉。自产自销。

[性味功效]　微苦、辛,温,小毒。破血软坚,消积。

[功能主治]　(1)胎衣不下,本品炒黄,为末,黄酒温服,如《经验广集》用方;难产,急性子研末,水冲服,勿近牙,另用蓖麻子捣敷足心,如《濒湖集简方》载方。

(2)噎食不下,急性子酒浸 3 宿,晒干为末,酒丸绿豆大,每服 8 粒,温酒下,不可多用,如《本草纲目》引用方;骨哽,单品研细,水化服,如《世医得效方》用方。

(3)其他,可用于经闭,痛经,痞块,疮疡肿毒,龋齿,食道癌等。

煎服,3~4.5g。外用适量,研末或熬膏敷贴。

注　凤仙花:甘、苦,微温。祛风除湿,活血止痛,解毒杀虫。用于风湿肢体痿痹,腰胁疼痛,经闭腹痛,产后瘀血未尽,跌打损伤,痈疽疮毒,毒蛇咬伤,白带,鹅掌风,灰指甲。煎服,1.5~3g;或研末,或浸酒服;外用适量,鲜品捣烂涂,或煎水洗。体虚者及孕妇慎服。

凤仙花茎(凤仙透骨草):苦、辛,温,小毒。祛风湿,活血止痛,解毒。用于风湿痹痛,跌打肿痛,闭经,痛经,痈肿,丹毒,蛇虫咬伤。煎服,3~9g;或鲜品捣汁服;外用适量,鲜品捣敷,或煎汤熏洗。孕妇忌服。

凤仙花根:苦、辛,平。活血止痛,利湿消肿。用于跌扑肿痛,风湿疼痛,白带,水肿。煎服,6~15g;或研末服,3~6g;或浸酒服;外用适量,捣敷。孕妇慎服。

蒺　藜

[异名]　蒺藜子(《神农本草经》),白蒺藜子(《药性论》),陀罗刺,刺蒺藜。

[来源]　蒺藜科蒺藜属植物蒺藜 *Tribulus terrestris* L. 的果实(图 268)。

[原植物]　一年生匍匐草本,多分枝,全株有柔毛。羽状复叶互生或对生;小叶 5~7 对,长椭圆形,长 6~15mm,宽 2~5mm,基部常偏斜,有托叶。花单生于叶腋;萼片 5;花瓣 5,黄色,早落;雄蕊 10,5 长 5 短;子房上位,5 室,柱头 5 裂。花期 6~7月,果实 8~9 月。

[分布]　本市各地均产。生于沙滩、荒地、山

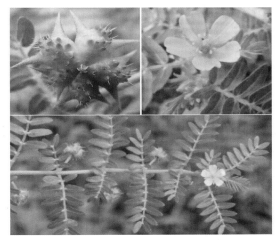

图 268　蒺藜

坡、路边。

[采集加工] 秋季果实成熟时采割植株，晒干，打下果实，除去杂质，碾去刺尖。生用或制后用。

[炮制] 炒蒺藜：取净蒺藜置锅内，用文火炒至微黄色，取出放凉，去刺。

盐蒺藜：取净蒺藜用盐水（蒺藜100kg，盐2kg）拌匀，闷透置锅内，用文火炒至表面黄色，取出放凉。

[资源利用] 资源较丰富。自产自销。

[性味功效] 苦、辛，平，小毒。平肝解郁，活血祛风，明目，止痒。

[功能主治]（1）肝阳上亢，头痛，眩晕，常配钩藤、菊花、天麻、生白芍、生石决明等，以平肝潜阳熄风；风热头风，头痛，可与桑叶、菊花、蔓荆子等药同用，以疏风散热止痛；风寒头晕头痛，可配白芷、川芎、防风等药，以祛风散寒止痛。

（2）伤寒头痛，身热，百节疼痛，炒蒺藜、白芷、炮附子、炒白僵蚕各等份，捣罗为散，茶清或酒调服，不时服下，如《圣济总录》四白散；肝风上攻，目赤痛痒，羞明多泪，黄芪、独活、蒺藜各等份，为细末，薄荷汤调服，如《医学入门》四生散。

（3）阴疝，牵引少腹痛，炒蒺藜、炮附子、栀子各等份，为末，食前煎服，如《宣明论方》蒺藜汤。

（4）白癜风疾，白蒺藜生捣为末，每服6g，如《本草纲目》引用方；瘀毒凝滞成块，日久不愈，可配泽兰、姜黄、莱菔子、山楂肉、茜草、土贝母、延胡索、五灵脂、槟榔、金银花、乌药、青皮、桃仁，为细末，温酒送服，如《瘀胀玉衡》蒺藜散。

煎服，6～9g；或入丸、散服。外用适量，水煎洗，或研末调敷。血虚气弱者及孕妇慎服。

注 蒺藜花：用于白癜风，研末（阴干）服，3～5g。

蒺藜苗：辛，平。祛风除湿，止痒，消肿。用于暑湿伤中，呕吐泄泻，鼻塞流涕，皮肤风痒，疥癣，痈肿。煎服，5～9g，或入丸、散服，或捣汁饮；外用适量，煎水洗。捣烂敷或熬膏搽。

蒺藜根：用于牙齿外伤动摇。烧存性，研末搽贴。

荠菜

[异名] 荠（《诗经》），护生草（《本草纲目》）。

[来源] 十字花科荠属植物荠 Capsella bursa-pastoris (L.) Medic. 的全草（图269）。

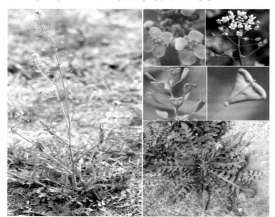

图269 荠

[原植物] 一年生或二年生草本，高(7～)10～50cm，无毛、有单毛或分叉毛；茎直立，单一或从下部分枝。基生叶丛生呈莲座状，大头羽状分裂，长可达12cm，宽可达2.5cm，顶裂片卵形至长圆形，长5～30mm，宽2～20mm，侧裂片3～8对，长圆形至卵形，长5～15mm，顶端渐尖，浅裂、或有不规则粗锯齿或近全缘，叶柄长5～40mm；茎生叶窄披针形或披针形，长5～6.5mm，宽2～15mm，基部箭形，抱茎，边缘有缺刻或锯齿。总状花序顶生及腋生，果期延长达20cm；花梗长3～8mm；萼片长圆形，长1.5～2mm；花瓣白色，卵形，长2～3mm，有短爪。短角果倒三角形或倒心状三角形，长5～8mm，宽4～7mm，扁平，无毛，顶端微凹，裂瓣具网脉；花柱长约0.5mm；果梗长5～15mm。种子2行，长椭圆形，长约1mm，浅褐色。花果期4～6月。

[分布] 本市各地均产。生山坡、田边及路旁。

[采集加工] 3～5月采收全草，除去枯叶杂质，洗净，晒干。

[资源利用] 有资源。自采自用。

[性味功效] 甘、淡，凉。凉肝止血，平肝明目，清热利湿。

[功能主治]（1）吐血，衄血，咯血，可配小蓟、侧柏叶、地榆炭等凉血止血药，水煎服。

（2）崩漏，月经过多，荠菜、仙鹤草，较大剂量煎服。

（3）湿热泄泻，赤白痢疾，可与马齿苋、铁苋菜、地锦草等清利湿热，凉血止痢药同用；肾炎水肿，乳糜尿，泌尿系感染，单用，或配车前草、萆薢、连钱草等，以利尿通淋。

（4）高血压，可配夏枯草，大剂量煎服。

煎服，15～30g，大剂量可用60g。鲜品加倍；或入丸、散服。

注　荠菜子：甘，平。祛风明目。用于目痛，青盲翳障。煎服，10～30g。

荠菜花：甘，凉。凉血止血，清热利湿。用于吐血，咯血，衄血，崩漏，尿血，小儿乳积。痢疾，赤白带下。煎服，9～15g；或研末服。

夹竹桃

[来源]　夹竹桃科夹竹桃属植物夹竹桃 *Nerium indicum* Mill. 的叶、花或枝皮（图270）。

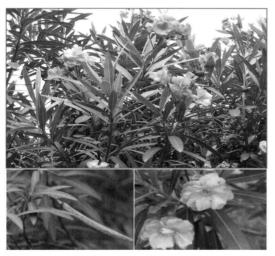

图270　夹竹桃

[原植物]　常绿直立大灌木，高达5m。全株含水液，无毛，枝条灰绿色。叶3～4枚轮生，下枝为对生，叶柄扁平，基部稍宽，长5～8cm；叶片窄披针形，长11～15cm，宽2～2.5cm；先端急尖，基部楔形，叶缘反卷，表面深绿色，背面淡绿色，有多数洼点，侧脉扁平，密生而平行，每边达120条，直达叶缘。顶生聚伞花序；着花数朵；苞片披针形，花萼5深裂，红色，内面基部具腺体；花芳香；花冠深红色或粉红色，单瓣或重瓣，花冠筒内被长柔毛，花冠裂片5，倒卵形；副花冠鳞片状，先端撕裂；雄蕊5，着生于花冠筒中部以上，花丝短，被长柔毛，花药箭头状，与柱头连生，基部具耳，药隔延长呈丝状；无花盘；心皮2，离生，柱头近圆球形。蓇葖2，离生，平行或并连，长圆形，两端较窄，长10～23cm，绿色，无毛，具细纵条纹。种子长圆形，先端钝，基部窄，褐色，种皮被锈色短柔毛，顶端具黄褐色绢质种毛，种毛长约1cm。花期几乎全年，果期一般在冬、春季。栽培很少结果。

[分布]　本市各地广泛栽培。全国各省区有栽培。

[采集加工]　生长2～3年以上的植株，结合整枝修剪，采集叶片及枝皮，晒干或烘干。花，随采随用。

[资源利用]　栽培花卉。自采自用。

[性味功效]　苦，寒，大毒。祛痰定喘，祛瘀镇痛，强心利尿。

[功能主治]（1）哮喘，可用夹竹桃叶、糯米1小杯，同捣烂，加糖煮粥食，不宜多服。

（2）秃疮，顽癣，夹竹桃花晒干研细，加等量枯矾末和匀，以茶油调搽患处；斑秃，夹竹桃老叶，阴干，研末过筛，装有色瓶内，用乙醇浸泡1～2周，配成10%酊剂外搽。

（3）化脓性感染，可用鲜叶捣成糊状，外敷，覆以纱布固定。每日换1～3次。

煎服，0.3～0.9g；研末服，0.05～0.1g。外用适量，捣敷；或制成酊剂外搽。孕妇忌服。

尖叶提灯藓

[来源] 提灯藓科提灯藓属植物尖叶提灯藓 Plagiomnium cuspidatum（Hedw.）T. Kop 的全草（图271）。

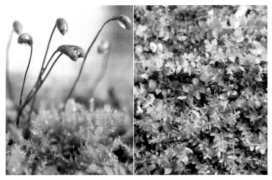

图271 尖叶提灯藓

[原植物] 植物体疏松丛生,鲜绿色或黄绿色,略具绢丝光泽。生殖枝直立,长2～3cm,顶部密集簇生叶片,假根棕黄色,密生于植物体下部;营养枝匍匐或呈弓形弯曲。叶干燥时皱缩,湿润时伸展;生殖枝上的叶较狭长,卵状菱形,基部稍下延,上部渐尖;营养枝上的叶较宽短,卵圆形,叶边明显分化,上部有锯齿,中肋长达叶尖或稍突出;叶细胞较小,六边形,薄壁。雌雄同株。蒴柄直立,长2～3cm,红色;孢蒴下垂,卵圆形。

[分布] 本市各地均产。生海拔2500m以下潮湿的林地上。

[采集加工] 夏、秋采收,洗净,晒干。

[资源利用] 有资源。未利用。

[性味功效] 苦,凉。凉血止血。

[功能主治]（1）鼻衄,可与小蓟、白糖同煎服。

（2）崩漏,尖叶提灯藓、白糖,水煎服。

（3）其他,可用于吐血,便血等。

煎服,9～12g。

箭杆杨

[异名] 钻天杨,电杆杨,插白杨。

[来源] 杨柳科杨属植物箭杆杨 Populus nigra var. thevestina（Dode）Bean 的树皮或叶（图272）。

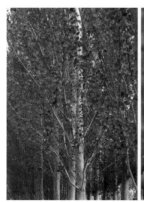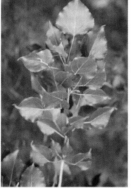

图272 箭杆杨

[原植物] 落叶乔木,树干通直,高达30m,树冠较狭窄;树皮灰白色,幼树平滑,老树下部微开裂。侧枝向上耸立而紧密;小枝细长,初微有棱和短柔毛,后光滑。芽小,有黏性。叶较小,基部楔形;萌枝叶和长枝叶三角形,长宽近相等,通常宽8cm,先端短渐尖,基部近圆形,边缘具钝齿,叶柄扁平,光滑或初被短毛;短枝叶卵形或菱状卵形,长大于宽,通常长6～7cm,宽4～5cm,先端渐尖,基部楔形或阔楔形,叶缘具齿,有半透明边缘。雌花序长4～7cm,花盘边缘波状,花序轴无毛。萌果卵形,2瓣裂。只见雌株,有时出现两性花。花果期4～5月。

[分布] 本市各地区有栽培。

[采集加工] 冬、春修枝时,采剥树皮,晒干;夏季采叶,鲜用。

[资源利用] 资源较丰富。自采自用。

[性味功效] 苦,寒。祛风除湿,凉血解毒。

[功能主治]（1）大骨节病,关节炎,可配柳树皮、槐树皮、桑树皮各等量,浸酒服。

（2）疥癣,秃疮,箭杆杨树皮,烧炭存性,研细,香油调涂。

（3）高血压,可用树皮,水煎服。

（4）其他,可用于风湿痹痛,脚气肿痛,烫火伤,痢疾,肝炎等。

煎服,9～15g。

箭叶橐吾

[异名] 土紫菀。

[来源] 菊科橐吾属植物箭叶橐吾 *Ligularia sagitta*（Maxim.）Mattf. 的根（图273）。

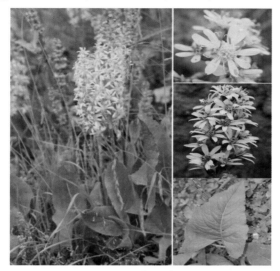

图273　箭叶橐吾

[原植物] 多年生草本，高25~80cm。根肉质，多数。茎直立，具纵棱，中空，光滑或上部及花序轴均密被蛛丝状毛，后脱毛，基部被残存叶柄纤维包围。丛生叶与茎下部叶具柄，柄长4~18cm，具狭翅，被白色蛛丝状毛，基部鞘状；叶片箭形、戟形或长圆状箭形，长2~20cm，基部宽1.5~20cm，先端钝圆或急尖，边缘具细小牙齿，基部弯缺宽三角形，两侧部分开展，上面光滑，下面有白色蛛丝状毛或脱毛，叶脉羽状。茎上部叶片有短柄或无柄，卵形或披针形，往上逐渐形成披针形，近膜质的花序苞叶。头状花序辐射状，排列为总状花序；总花序轴为植株总高度的1/3~1/2；苞叶狭披针形、披针形或卵状披针形，长6~15mm，宽至7mm（稀较长而宽，长达6.5cm，先端尾尖），花序梗长4~22mm，上部着生1~2片条形或狭披针形的膜质苞片；总苞钟形或狭钟形，长5~10mm，宽4~6mm；总苞片通常7~10，2层，长圆形或披针形，先端急尖或渐尖，紫色，背部光滑，内层边缘膜质。舌状花5~9，黄色，舌片长圆形或条形，长7~12mm，宽2~3mm，先端钝，管部长约5mm；管状花10~15，花冠长6~8mm，管部长为檐部的3/4，檐部基部渐狭，顶端裂片三角形。冠毛污白色与花冠等长；子房下位。果实长圆形，长2.5~5mm，光滑。花果期8~10月。

[分布] 产庄浪（郑河）、华亭（苍沟）、平凉（麻武）等地。生海拔2000~3600m的高山草丛、林缘、灌丛、河滩。

[采集加工] 春、秋采挖，除去茎叶及泥土，晒干。

[资源利用] 资源较丰富。自采自用。

[性味功效] 苦，温。温肺，下气，消痰，止咳。

[功能主治]（1）久咳，可配款冬花、百部、生姜、乌梅等，水煎服。

（2）妊娠咳嗽不止，可与桔梗、甘草、竹茹、桑白皮、杏仁、天冬等同用，煎服。

（3）其他，可用于虚劳咳吐脓血，喉痹，小便不利。

煎服，6~9g；或入丸、散服。有实热者忌。

豇　豆

[异名] 裙带豆，饭豆。

[来源] 豆科豇豆属植物豇豆 *Vigna unguiculata*（L.）Walp. 的种子（图274）。

[原植物] 一年生缠绕草本。茎无毛或近无毛。三出复叶，互生；顶生小叶片菱状卵形，长5~13cm，宽4~7cm，先端急尖，基部近圆形或宽楔形，两面无毛，侧生小叶稍小，斜卵形；托叶菱形，长约1cm，着生处下延成一短距。总状花序腋生，花序较叶短，着生2~3朵花；小苞片匙形，早落；萼钟状，萼齿5，三角状卵形，无毛；花冠蝶形，淡紫色或带黄白色，旗瓣、翼瓣有耳，龙骨瓣无耳；雄蕊10；子房无柄，被短柔毛，花柱顶部里侧有淡黄色髯毛。荚果条形，下垂，长20~30cm，宽在1cm以内，稍肉质而柔软。种子多颗，肾形或球形，褐色。花期6~9月，果期8~10月。

[分布] 本市大部分地区有栽培。全国各地

常见栽培。

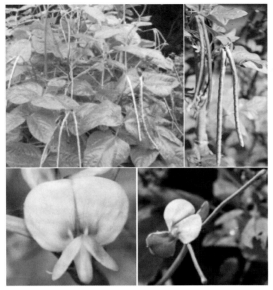

图274　豇豆

［采集加工］　秋季果实成熟后采摘,晒干,打下种子,去净杂质。

［资源利用］　栽培品。自产自销。

［性味功效］　甘、咸,平。健脾利湿,补肾涩精。

［功能主治］　（1）白带,白浊,可用豇豆、蕹菜（空心菜）,炖鸡肉服。

（2）盗汗,与冰糖炖水服。

（3）血尿,本品研细,酒、水各半送服。

（4）其他,可用于泄泻,痢疾,吐逆,肾虚腰痛,遗精,消渴,小便频数。

煎服,30～60g;或煮食;研末服,6～9g。外用适量,捣敷。气滞便结者忌服。

［注］　豇豆叶:甘、淡,平。利小便,解毒。用于淋症,小便不利,蛇咬伤。煎服,30～45g;外用适量,鲜品捣敷。

豇豆根:甘,平。健脾益气,消积,解毒。用于脾胃虚弱,食积,白带,淋浊,痔血,疔疮。煎服,鲜根60～90g;外用适量,捣敷,或烧存性,研末调敷。

角　蒿

［异名］　萝蒿（《救荒本草》）,羊角蒿,羊角草,羊羝角棵,落豆秧,透骨草,草藤,大力草,野芝麻,老鹳嘴棵,鳖肚草,独角虎,羊犄角,鸡嘴儿,猪牙菜。

［来源］　紫葳科角蒿属植物角蒿 *Incarvillea sinensis* Lam. 的地上部分（图275）。

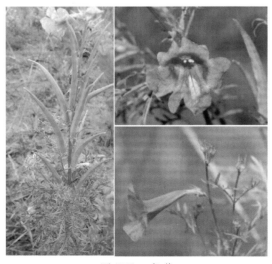

图275　角蒿

［原植物］　一年生至多年生草本,具分枝的茎,高达80cm。根近木质而分枝。叶互生;叶柄长1～3cm;叶片二回至三回羽状细裂,形态多变异,小叶不规则细裂,末回裂片线状披针形,具细齿或全缘。顶生总状花序,疏散,长达20cm;花梗长1～5mm;小苞片绿色,线形,长3～5mm;花萼钟状,绿色带紫红色,长、宽均约5mm,萼齿间皱褶2浅裂;花冠淡玫瑰色或粉红色,有时带紫色,钟状漏斗形,先端5裂,裂片圆形;雄蕊4,2强,花药成对靠合;子房上位,2室,柱头2裂。蒴果淡绿色,细圆柱形,先端尾状渐尖,长3.5～5.5（～10）cm,粗约5mm。种子扁圆形,细小,直径约2mm,四周具透明的膜质翅,先端具缺刻。花期5～9月,果期10～11月。

［分布］　本市大部分地区均产。生海拔800～3200m的山坡、荒地、河滩及沙丘边缘。

［采集加工］　夏、秋采收,除去杂质,切段晒干。

［资源利用］　资源较丰富。自采自用。

［性味功效］　辛、苦,寒,小毒。祛风湿,解毒,杀虫。

［功能主治］　（1）齿龈宣露,本品烧存性研

末,夜敷龈齿使满,勿食油;齿根宣露,角蒿灰、胡桐泪、麝香,研细令匀,夜敷齿根令满,次早盐汤漱口,如《千金要方》《太平圣惠方》载方。

(2)口中疮久不瘥,单用灰敷之,有涎吐出,勿

咽下,如《千金要方》载方。

(3)月蚀耳疮,角蒿灰撒之,如《濒湖集简方》载方。

外用,适量烧存性,研末撒;或煎汤熏洗。

角茴香

[异名] 山黄连,秦根花。

[来源] 罂粟科植物直立角茴香 *Hypecoum erectum* L. 的根或全草(图276)。

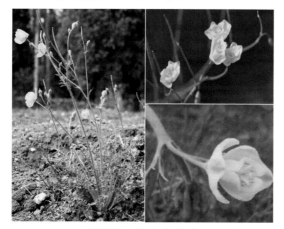

图276 直立角茴香

[原植物] 直立角茴香 一年生草本,高5~30cm。茎圆柱形,二歧分枝。基生叶多数,丛生;叶柄细长,基部扩大成鞘;叶片披针形,长3~8cm,多回羽状分裂,末回裂片线形,茎生叶与基生叶同

形,但较小,裂片丝状,无柄。二歧聚伞花序具多花,花大;苞片钻形;萼片2,狭卵形;花瓣4,淡黄色,外面2枚倒卵形或近楔形,先端宽,3浅裂,内面2枚倒三角形,自中部以上3分裂,侧裂片宽,先端微缺,中裂片狭,匙形,先端圆;雄蕊4,花丝宽线形,扁平,中部以下连合,膜质,上部分离,丝状,花药狭长圆形,黄色;雌蕊和雄蕊近等长,子房条形,花柱2。蒴果长角果状,先端渐尖,两侧压扁,成熟时分裂成2果瓣,种子多数,近四棱形,两面具"十"字形突起,深褐色。花期5~6月,果期7~8月。

[分布] 分布本市各地。生于干燥山坡、草地、沙地、砾质碎石地。

[采集加工] 春季开花前挖根及全草,晒干。

[性味功效] 苦,辛,凉。归肺,大肠,肝经。清热解毒,镇咳止痛。

[功能主治] 主要用于治疗感冒发热,咳嗽,咽喉肿痛,肝热目赤,肝炎,胆囊炎,痢疾,关节疼痛。

煎服,6~9g;研末服,1~1.5g。

角盘兰

[异名] 人头七。

[来源] 兰科角盘兰属植物角盘兰 *Herminium monorchis* (L.) R. Br. 的全草(图277)。

[原植物] 多年生草本,高5.5~35cm。块茎球形,直径6~10mm,肉质。茎直立,无毛,基部具2枚筒状鞘,下部具2~3枚叶,在叶之上具1~2枚苞片状小叶。叶片狭椭圆状披针形或狭椭圆形,直立伸展,长2.8~10cm,宽8~25mm,先端急尖,基部渐狭并略抱茎。总状花序具多花,圆柱状,长达15cm;花苞片条状披针形,长2.5mm,宽约1mm,先端长渐尖,尾状,直立伸展;子房圆柱状纺锤形,扭转,顶部明显钩曲,无毛,连花梗长3~5mm;花小,黄绿色,垂头,萼片近等长,具1脉;中萼片椭圆形

或长圆状披针形,长2.2mm,宽1.2mm,先端钝;侧

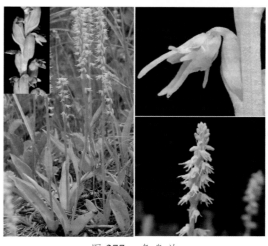

图277 角盘兰

萼片长圆状披针形,长 2.2mm,宽 1.2mm,先端钝;侧萼片长圆柱披针形,宽约 1mm,较中萼片稍狭,先端稍尖;花瓣近菱形,上部肉质增厚,较萼片稍长,向先端渐狭,或在中部多少 3 裂,中裂片条形,先端钝,具 1 脉;唇瓣与花瓣等长,肉质增厚,基部凹陷呈浅囊状,近中部 3 裂,中裂片线形,长 1.5mm,侧裂片三角形,较中裂片短;蕊柱粗短,长不及 1mm;药室并行;花粉团近圆球形,具极短的花粉团柄和粘盘,粘盘较大,卷成角状;蕊喙矮而阔;柱头 2,隆起,叉开,位于蕊喙之下;退化雄蕊 2,近三角形,先端钝,显著。蒴果长圆形,通常直立。花期 6~8 月。

[分布] 产庄浪(通边)、华亭等地。生海拔 600~4000m 的山坡阔叶林至针叶林下、灌丛下、山坡草地或河滩沼泽草地中。

[采集加工] 秋季采收,除去杂质,洗净,晒干。

[资源利用] 有资源。未利用。

[性味功效] 甘,温。补肾健脾,调经活血,解毒。

[功能主治] 用于头昏失眠,烦躁口渴,不思饮食,月经不调,毒蛇咬伤。

煎服,9~12g;或浸酒服。外用适量,鲜品捣敷。

节节草

[异名] 通气草(《草木便方》),土木贼(《天宝本草》)。

[来源] 木贼科木贼属植物节节草 *Equisetum ramosissimum* Desf. 的全草(图 278)。

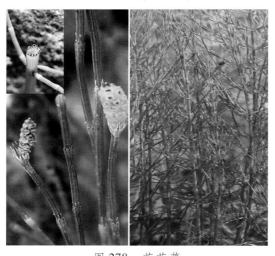

图 278 节节草

[原植物] 中小型植物。根茎直立,横走或斜升,黑棕色,节和根疏生黄棕色长毛或光滑无毛。地上枝多年生。枝一型,高 20~60cm,中部直径 1~3mm,节间长 2~6cm,绿色,主枝多在下部分枝,常形成簇生状;幼枝的轮生分枝明显或不明显;主枝有脊 5~14 条,脊的背部弧形,有一行小瘤或有浅色小横纹;鞘筒狭长达 1cm,下部灰绿色,上部灰棕色;鞘齿 5~12 枚,三角形,灰白色,黑棕色或淡棕色,边缘(有时上部)为膜质,基部扁平或弧形,早落或宿存,齿上气孔带明显或不明显。侧枝较硬,圆柱状,有脊 5~8 条,脊上平滑或有一行小瘤或有浅色小横纹;鞘齿 5~8 个,披针形,革质但边缘膜质,上部棕色,宿存。孢子囊穗短棒状或椭圆形,长 0.5~2.5cm,中部直径 0.4~0.7cm,顶端有小尖突,无柄。

[分布] 产华亭、平凉、灵台、泾川、庄浪等地。生海拔 2100m 以下的林中、灌丛中或溪边或潮湿的旷野。广布于世界热带、亚热带地区。

[采集加工] 夏、秋采收,除去杂质,洗净,鲜用或晾通风处阴干。

[资源利用] 资源较丰富。自采自用。

[性味功效] 甘、苦,微寒。清热,明目,止血,利尿。

[功能主治] (1)风热感冒,目赤肿痛,可配桑叶、连翘、薄荷、菊花等,水煎服。

(2)小便淋涩疼痛,尿血,可与生地黄、白茅根、竹叶、川牛膝同煎服。

(3)湿热痢疾,可同仙鹤草等量,煎服。

(4)其他,可用于衄血,肠风下血,黄疸,带下等。

煎服,9~30g,鲜品加倍。外用适量,捣敷;或研末撒。

节裂角茴香

[异名] 山黄连,秦根花。

[来源] 罂粟科角茴香属植物节裂角茴香 *Hypecoum leptocarpum* Hook. f. et Thoms. 的根或地上部分(图279)。

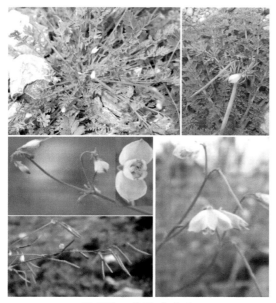

图279 节裂角茴香

[原植物] 一年生草本植物,有白粉。基生叶多数,长26~20cm,具稍长柄;叶片轮廓矩圆形,二回羽状细裂,小裂片披针形或狭倒卵形,宽0.3~1.6mm。花葶3~7条,高7.5~38cm;花序具少数或多数分枝;萼片小,狭卵形;花瓣4,淡紫色或白色,长6~9mm,外面两个较大,宽倒卵形,全缘,内面两个较小,3裂,中央裂片船形;雄蕊4,蒴果条形,成熟时在每2种子之间分裂成10数小节。

[分布] 产平凉、华亭、静宁等地区。生海拔1100~2800m的山坡、草地、林缘、路旁。

[采集加工] 春季开花前采挖,除去杂质,晒干。

[资源利用] 有资源。自采自用。

[性味功效] 苦、辛,凉。清热解毒,镇咳止痛。

[功能主治] 用于咽喉肿痛,肝热目赤,关节疼痛,感冒发热,咳嗽,痢疾,肝炎,胆囊炎。

煎服,6~9g;研末服,1~1.5g。

金沸草(《神农本草经》)

[异名] 金佛草(《分类草药性》)。

[来源] 菊科旋覆花属植物旋覆花 *Inula japonica* Thunb. 的地上部分(图280)。

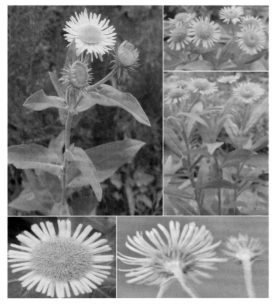

图280 旋覆花

[原植物] 多年生草本。根状茎短,横走或斜升,有稍粗壮的须根。茎单生,有时2~3个簇生,直立,高30~70cm,有时基部具不定根,基部径3~10mm,有细沟,被长伏毛,或下部有时脱毛,上部有上升或开展的分枝,全部有叶;节间长2~4cm。基部叶常较小,在花期枯萎;中部叶长圆形,长圆状披针形或披针形,长4~13cm,宽1.5~3.5cm,稀4cm,基部多少狭窄,常有圆形半抱茎的小耳,无柄,顶端稍尖或渐尖,边缘有小尖头状疏齿或全缘,上面有疏毛或近无毛,下面有疏伏毛和腺点;中脉和侧脉有较密的长毛;上部叶渐狭小,线状披针形。头状花序径3~4cm,多数或少数排列成疏散的伞房花序;花序梗细长。总苞半球形,径13~17mm,长7~8mm;总苞片约6层,线状披针形,近等长,但最外层常叶质而较长;外层基部革质,上部叶质,背面有伏毛或近无毛,有缘毛;内层除绿色中脉外干膜质,渐尖,有腺点和缘毛。舌状花黄色,较总苞长

2~2.5倍;舌片线形,长10~13mm;管状花花冠长约5mm,有三角披针形裂片;冠毛1层,白色有20余个微糙毛,与管状花近等长。瘦果长1~1.2mm,圆柱形,有10条沟,顶端截形,被疏短毛。花期6~10月,果期9~11月。

[分布] 产本市各地。生海拔700~2500m的山坡草地、河岸、路边、沟谷草地。

[采集加工] 夏、秋采割,除去杂质,切段晒干。

[资源利用] 资源较丰富。自产自销。

[性味功效] 咸,温。散风寒,化痰饮,祛风湿,消肿毒。

[功能主治] (1)咳嗽吐痰,鼻塞声重,金沸草、麻黄、荆芥、生姜,水煎服。

(2)漏睛脓出,常流浊水,可配巴戟、川椒皮、枸杞子、白菊花等量,为末,炼蜜丸,空腹,盐酒下,如《证治准绳·类方》五花丸。

(3)其他,可用于噫气,吐衄,胁下胀痛,风湿疼痛,疔疮肿毒。

煎服,3~9g。外用适量,煎水洗;或鲜品捣敷。阴虚劳嗽,肺热燥咳者忌服。

附：旋覆花（《神农本草经》）

[异名] 金钱花(《本草图经》),滴滴金、夏菊(《本草纲目》)。

[来源] 菊科旋覆花属植物旋覆花 Inula japonica Thunb. 的花序。

[性味功效] 苦、辛、咸,微温。消痰,行水,降气止呕。

[功能主治] (1)咳嗽痰多,头目昏痛,可配荆芥、半夏、前胡、赤芍、细辛、炙甘草,以散邪降气化痰,如《类证活人书》金沸草散;咳嗽痰多,黏稠难咯,则配海浮石、海蛤壳等软坚化痰药;热盛痰黄,可再与桑白皮、浙贝母、瓜蒌等药同用。

(2)呕吐、噫气,头目眩晕,常与半夏、橘红、干姜、槟榔、白术、人参、甘草同用,如《济生方》旋覆花汤;心下痞硬,噫气不除,则配代赭石、人参、半夏、生姜、炙甘草、大枣,如《伤寒论》旋覆代赭汤。

(3)伏暑、湿温,胁痛潮热,或寒热如疟,旋覆花、生香附、苏子霜、陈皮、半夏、茯苓、薏苡仁,水煎服,如《温病条辨》香附旋覆花汤。

煎服(纱布包煎或滤去毛),3~9g。阴虚劳嗽,风热燥咳者忌服。

金花忍冬

[来源] 忍冬科忍冬属植物金花忍冬 Lonicera chrysantha Turcz. 的花(图281)。

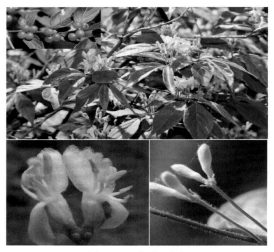

图281 金花忍冬

[原植物] 落叶灌木,高达4m。幼枝、叶柄和总花梗常被开展的直糙毛、微糙毛和腺。冬芽卵状披针形,鳞片5~6对,外面疏生柔毛,有白色长睫毛。单叶对生;叶纸质,菱状卵形、菱状披针形、倒卵形或卵状披针形,长4~12cm,顶端渐尖或急尾尖,基部楔形至圆形,两面脉上被直或稍弯的糙伏毛,中脉毛较密,有直缘毛;叶柄长4~7mm,花通常成对生于腋生的总花梗顶端,简称"双花";总花梗细,长1.5~4cm;每双花有苞片和小苞片各1对;苞片条形或狭条状披针形,长2.5~8mm,常高出萼筒;小苞片分离,卵状矩圆形、宽卵形、倒卵形至近圆形,长约1mm,为萼筒的1/3~2/3;花两性,两侧对称;相邻两萼筒分离,长2~2.5mm,常无毛而具腺,萼齿5,圆卵形、半圆形或圆形,顶端圆或钝;花

冠先白色后变黄色,长 0.8~2cm,外面疏生短糙毛,唇形,上唇4裂,唇瓣长 2~3 倍于筒,筒内有短柔毛,基部有 1 深囊或有时囊不明显;雄蕊5,与花柱均短于花冠,花丝中部以下有密毛,药隔上半部有短柔伏毛;子房下位,2~3(~5)室,花柱全被短柔毛。浆果,红色,圆形,直径约 5mm。花期 5~6 月,果期 7~9 月。

[分布] 产华亭、庄浪(通化)等地。生海拔 600~3000m 的沟谷、林下或林缘灌丛中。

[采集加工] 5~6 月,于晴天早晨露水干后摘取花蕾,除去杂质,鲜用,阴干或晒干。

[资源利用] 有资源。自采自用。

[性味功效] 苦,凉。清热解毒,散痈消肿。

[功能主治] 用于疔疮痈肿。

煎服,6~12g;或鲜品绞汁饮。外用适量,鲜品捣敷。

金老梅

[来源] 蔷薇科委陵菜属植物金露梅 *Potentilla fruticosa* L. 的叶(图282)。

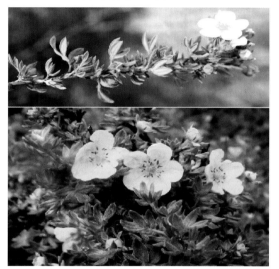

图 282　金露梅

[原植物] 灌木,高 0.5~2m,多分枝,树皮纵向剥落;小枝红褐色,幼时被长柔毛。羽状复叶有小叶 2 对,稀 3 小叶,上面 1 对小叶基部下延与叶轴汇合;叶柄被绢毛或疏柔毛;小叶片长圆形、倒卵状长圆形或卵状披针形,长 0.7~2cm,宽 0.4~ 1cm,全缘,边缘平坦,顶端急尖或圆钝,基部楔形,两面绿色,疏被绢毛或柔毛或脱落近于无毛;托叶薄膜质,宽大,外面被长毛或脱落。单花或数朵生于枝顶,花梗密被长柔毛或绢毛;花直径 2.2~3cm;萼片卵圆形,顶端急尖至短渐尖,副萼片披针形至倒卵状披针形,顶端渐尖至急尖,与萼片近等长,外面被毛;花黄色,宽倒卵形,顶端圆钝,比萼片长;雄蕊多数,着生于凸起的花托上,彼此分离;花柱近基生,棒形,基部稍细,顶部缢缩,柱头扩大。瘦果近卵形,褐棕色,长 1.5mm,外被长柔毛。花果期 6~9 月。

[分布] 产庄浪(永宁)等地区。生海拔 1000~4000m 的山坡草地、砾石坡、灌丛及林缘。

[采集加工] 夏季采收,晒干。

[资源利用] 有资源。自采自用。

[性味功效] 微甘,平。清泄暑热,开胃消食,调经。

[功能主治] 用于暑热眩晕,胃气不和,食滞纳呆,月经不调。

煎服,6~9g;或代茶饮。

金色狗尾草

[异名] 金狗尾,狗尾巴。

[来源] 禾本科狗尾草属植物金色狗尾草 *Setaria glauca*(L.)Beauv. 的全草(图283)。

[原植物] 一年生,单生或丛生。秆直立或基部倾斜膝曲,近地面节可生根,高 20~90cm,光滑无毛,仅花序下面稍粗糙。叶鞘下部扁压具脊,上部圆形,光滑无毛,边缘薄膜质,光滑无纤毛;叶舌具 1 圈长约 1mm 的纤毛,叶片线状披针形或狭披针形,长 5~40cm,宽 2~10mm,先端长渐尖,基部钝圆,上面粗糙,下面光滑,近基部疏生长柔毛。圆锥花序紧密呈圆柱状或狭圆锥状,长 3~17cm,宽 4~8mm(刚毛除外),直立,主轴具短细柔毛,刚毛

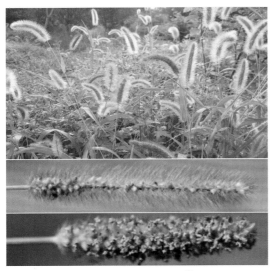

图 283　金色狗尾草

金黄色或稍带褐色,粗糙,长 4~8mm,先端尖,通常在 1 簇中仅具 1 个发育的小穗,第一颖宽卵形或卵形,长为小穗的 1/3~1/2,先端尖,具 3 脉;第二颖宽卵形,长为小穗的 1/2~2/3,先端稍钝,具 5~7

脉,第一小花雄性或中性,第一外稃与小穗等长或微短,具 5 脉,其内稃膜质,等长且等宽于第二小花,具 2 脉,通常含 3 枚雄蕊或无;第二小花两性,外稃革质,等长于第一外稃。先端尖,成熟时,背部极隆起,具明显的横皱纹;鳞被楔形;花柱基部联合;叶上表皮脉间均为无波纹的或微波纹的、有角棱的壁薄的长细胞,下表皮脉间均为有波纹的、壁较厚的长细胞,并有短细胞。花果期 6~10 月。

[分布]　产本市大部分地区。生海拔 2600m 以下的林缘、山坡、路旁、荒地,亦为田间杂草。

[采集加工]　夏、秋采收,除去杂质,洗净,晒干。

[资源利用]　资源较丰富。未利用。

[性味功效]　甘,平。清热,明目,止痢。

[功能主治]　用于目赤肿痛,赤白痢疾,眼睑炎。

煎服,9~15g。

金丝梅

[来源]　藤黄科金丝桃属植物金丝梅 *Hypericum patulum* Thunb. ex Murray 的地上部分或根(图 284)。

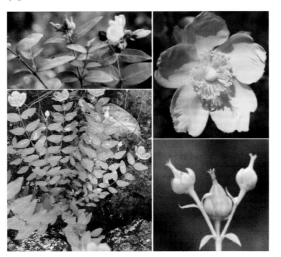

图 284　金丝梅

[原植物]　灌木,高 0.3~1.5(~3)m,丛状,具开张的枝条,有时略多叶。茎淡红至橙色,幼时具 4 纵线棱或 4 棱形,很快具 2 纵线棱,有时最后呈圆柱形;节间长 0.8~4cm,短于或稀有长于叶;皮层灰褐色。叶具柄,叶柄长 0.5~2mm;叶片披针

形或长圆状披针形至卵形或长圆状卵形,长 1.5~6cm,宽 0.5~3cm,先端钝形至圆形,常具小尖突,基部狭或宽楔形至短渐狭,边缘平坦,不增厚,坚纸质,上面绿色,下面较为苍白色,主侧脉 3 对,中脉在上方分枝,第三级脉网稀疏而几不可见,腹腺体多少密集,叶片腺体短线形和点状。花序具 1~15 花,自茎顶端第 1~2 节生出,伞房状,有时顶端第一节间短,有时在茎中部有一些具 1~3 花的小枝;花梗长 2~4(~7)mm;苞片狭椭圆形至狭长圆形,凋落。花直径 2.5~4cm,多少呈杯状;花蕾宽卵珠形,先端钝形。萼片离生,在花蕾及果时直立,宽卵形或宽椭圆形或近圆形至长圆状椭圆形或倒卵状匙形,近等大或不等大,长 5~10mm,宽 3.5~7mm,先端钝形至圆形或微凹而常有小尖突,边缘有细的啮蚀状小齿至具小缘毛,膜质,常带淡红色,中脉通常分明,小脉不明显或略明显,有多数腺条纹。花瓣金黄色,无红晕,多少内弯,长圆状倒卵形至宽倒卵形,长 1.2~1.8cm,宽 1~1.4cm,长为萼片 1.5~2.5 倍,边缘全缘或略为啮蚀状小齿,有 1 行近边缘生的腺点,有侧生的小尖突,小尖突先端

多少圆形至消失。雄蕊 5 束,每束有雄蕊 50 ~ 70 枚,最长者长 7 ~ 12mm,长为花瓣的 2/5 ~ 1/2,花药亮黄色。子房多少呈宽卵珠形,长 5 ~ 6mm,宽 3.5 ~ 4mm;花柱长 4 ~ 5.5mm,长约为子房 4/5 至几与子房相等,多少直立,向顶端外弯;柱头不或几不呈头状。蒴果宽卵珠形,长 0.9 ~ 1.1cm,宽 0.8 ~ 1cm。种子深褐色,多少呈圆柱形,长 1 ~ 1.2mm,无或几无龙骨状突起,有浅的线状蜂窝纹。花期 6 ~ 7 月,果期 8 ~ 10 月。

[分布] 产华亭、平凉等地。生海拔 1600 ~ 2800m 的山坡草地、林下或灌丛中。

[性味功效] 苦,凉。清热利湿解毒,疏肝通络,祛瘀止痛。

[功能主治] (1)风热感冒,可用金丝梅根,水煎服;咳嗽,枝叶与生姜捣烂,开水冲服。

(2)喉蛾,金丝梅枝叶、沙参等煎服;扁桃体炎,可与板蓝根等量,同煎服。

(3)膀胱疝气,左右偏坠,可单用,水、酒煎服。

(4)其他,可用于湿热淋证,筋骨疼痛,跌打损伤,肝炎等。

煎服,6 ~ 15g。外用适量,捣敷;或研末撒。

金丝桃

[异名] 金丝海棠,金丝莲。

[来源] 藤黄科金丝桃属植物金丝桃 *Hypericum monogynum* L. 的地上部分或根(图 285)。

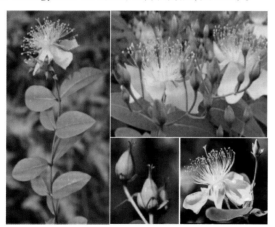

图 285　金丝桃

[原植物] 灌木,高 0.5 ~ 1.3m,丛状或通常有疏生的开张枝条。茎红色,幼时具 2(4)纵线棱及两侧压扁,很快为圆柱形;皮层橙褐色。叶对生,无柄或具短柄,柄长达 1.5mm;叶片倒披针形或椭圆形至长圆形,或较稀为披针形至卵状三角形或卵形,长 2 ~ 11.2cm,宽 1 ~ 4.1cm,先端锐尖至圆形,通常具细小尖突,基部楔形至圆形或上部者有时截形至心形,边缘平坦,坚纸质,上面绿色,下面淡绿但不呈灰白色,主侧脉 4 ~ 6 对,分枝,常与中脉分枝不分明,第三级脉网密集,不明显,腹腺体无,叶片腺体小而点状。花序具 1 ~ 15(~ 30)花,自茎端第 1 节生出,疏松的近伞房状,有时亦自茎端 1 ~ 3 节生出,稀有 1 ~ 2 对次生分枝;花梗长 0.8 ~ 2.8(~ 5)cm;苞片小,线状披针形,早落。花直径 3 ~ 6.5cm,星状;花蕾卵珠形,先端近锐尖至钝形。萼片宽或狭椭圆形或长圆形至披针形或倒披针形,先端锐尖至圆形,边缘全缘,中脉分明,细脉不明显,有或多或少的腺体,在基部的线形至条纹状,向顶端的点状。花瓣金黄色至柠檬黄色,无红晕,开张,三角状倒卵形,长 2 ~ 3.4cm,宽 1 ~ 2cm,长为萼片的 2.5 ~ 4.5 倍,边缘全缘,无腺体,有侧生的小尖突,小尖突先端锐尖至圆形或消失。雄蕊 5 束,每束有雄蕊 25 ~ 35 枚,最长者长 1.8 ~ 3.2cm,与花瓣几等长,花药黄至暗橙色。子房卵珠形或卵珠状圆锥形至近球形,长 2.5 ~ 5mm,宽 2.5 ~ 3mm;花柱长 1.2 ~ 2cm,长为子房的 3.5 ~ 5 倍,合生几达顶端然后向外弯或极偶有合生至全长之半;柱头小。蒴果宽卵珠形或稀为卵珠状圆锥形至近球形,长 6 ~ 10mm,宽 4 ~ 7mm。种子深红褐色,圆柱形,长约 2mm,有狭的龙骨状突起,有浅的线状网纹至线状蜂窝纹。花期 5 ~ 8 月,果期 8 ~ 9 月。

[分布] 产本市华亭等地。生海拔 600 ~ 1500m 的山坡、路旁、沟边或灌丛中。

[采集加工] 四季可采,洗净,晒干。

[资源利用] 有资源。自采自用。

[性味功效] 苦,凉。清热解毒,散瘀止痛,祛风湿。

[功能主治] (1)跌打损伤,脚痛,可用金丝

桃根、土牛膝、栀子、香附、接骨木,捣烂外敷。

(2)黄疸型肝炎,肝脾肿大,金丝桃根、地耳、虎杖,水煎服。

(3)热疮肿痛,金丝桃叶、花,捣烂外敷。

(4)其他,可用于风湿腰痛、蛇咬、蜂蜇伤,急性咽喉炎,结膜炎等。

煎服,9~15g。外用适量,鲜品捣敷。

金翼黄芪

[异名] 黄耆(《神农本草经》),绵黄耆(《本草图经》),小黄芪(天水)。

[来源] 豆科黄芪属植物金翼黄芪 *Astragalus chrysopterus* Bunge 的根(图286)。

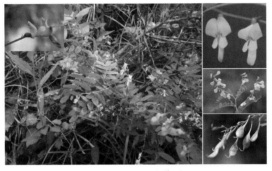

图286 金翼黄芪

[原植物] 多年生草本,高 30~70cm。根状茎粗壮,黄褐色。茎细弱,具条棱,多少被伏贴的柔毛。奇数羽状复叶具 12~19 片小叶,小叶宽卵形或长圆形,长 7~20mm,宽 3~8mm,顶端钝圆或微凹,具小凸尖,基部楔形,表面无毛,背面粉绿色,疏被白色伏贴柔毛;托叶狭披针形,背面疏被柔毛。总状花序具 3~13 花,腋生;总花梗较叶长,苞片小,披针形,背面被白色柔毛;花两性,两侧对称;花萼钟状,被稀柔毛,齿狭披针形,长约为萼筒的1/2;花冠蝶形,黄色,旗瓣倒卵形,先端微凹,基部渐狭成瓣柄,翼瓣与旗瓣近等长,瓣片长圆形,具与瓣柄近等长的耳,龙骨瓣明显较翼瓣长;二体雄蕊;子房上位,无毛,具长柄。荚果倒卵形,先端有尖喙,无毛,有网纹。果颈远长于荚果。种子 2~4 粒。花果期 6~8 月。

[分布] 产庄浪(通边)、华亭等地。生海拔1600~3700m 的山坡灌丛、林中及沟谷中。

[采集加工] 春、秋采挖,切下芦头,抖净泥土,晒至半干,堆积 1~2 日发汗,以使糖化,再晒,反复堆晒,直至全干,剪去侧根及须根,扎成小捆。用时洗净,润透切厚片,干燥。生用或制后用。

[炮制] 炒金翼黄芪:取净金翼黄芪片置锅内,用文火炒至深黄色微有焦斑,取出放凉。多用于食少便溏,脾虚腹胀。

炙金翼黄芪:取炼蜜(金翼黄芪片 100kg,炼蜜25kg)加适量开水稀释后,加干净黄芪片拌匀,稍闷置锅内,用文火炒至深黄色,不粘手为度,取出,摊开放凉。多用于肺虚气短,气虚血弱,气虚便秘。

酒金翼黄芪:取净金翼黄芪片,加米酒(金翼黄芪片 100kg,米酒 12.4kg)拌匀,放 1 小时后,用文火炒黄,取出放凉。适用于气虚肺寒及气虚下陷。

盐金翼黄芪:取净金翼黄芪片,用盐水(金翼黄芪片 100kg,食盐 2kg)拌匀,闷润至盐水被吸尽时,置锅内,用文火炒干,取出放凉。多用于肾虚不固的遗精滑泄,尿频,遗尿。

生金翼黄芪:长于固表止汗,托疮生肌,利水消肿。

[资源利用] 有资源。自产自销。

[性味功效] 甘,温。益气升阳,固表止汗,利水消肿,托毒生肌。

[功能主治] (1)脾胃气虚,动则汗出,可配人参、白术、茯苓、橘红、砂仁、炙甘草、生姜、大枣,有痰加半夏,为末,和丸服,如《杂病源流犀烛》补气运脾丸;脾虚食少,失眠健忘,或盗汗、漏下,炒黄芪、人参、炒白术、茯苓、龙眼肉、当归、远志、炒酸枣仁各 2 份,木香、炙甘草各 1 份,加姜、枣煎服,如《校注妇人良方》归脾汤。

(2)阳气下陷不行,闭目周身麻木,开目麻木渐退,昼轻夜重,生甘草、酒黄柏、茯苓、泽泻、升麻、柴胡各 2 份,苍术、草豆蔻各 3 份,陈皮、当归身、白术各 4 份,白芍、人参各 6 份,佛耳草(鼠曲草)、炙甘草各 8 份,黄芪 10 份,为粗末,每煎15g,饭前服,如《兰室秘藏》补气升阳和中汤。

(3)气虚下陷,血崩、血脱危证,炙黄芪、人参各

6 份,炙甘草、炒白术各 2 ～ 4 份,炒升麻 1 ～ 1.5 份,水煎温服,如《景岳全书》举元煎;产妇脱肛,黄芪、人参、酒当归各 10 份,土炒白术 5 份,酒川芎 3 份,升麻 0.1 份,水煎服,如《傅青主女科》补气升肠汤。

　　(4)痈疽已成,不得内消,黄芪、人参、川芎、白芍、白术、茯苓、当归、金银花各 2 份,白芷、甘草、桔梗、皂角刺各 1 份,水煎,饭前服,如《外科正宗》托里消毒散;脑疽,气血两虚,将溃之时,紫陷无脓,黄芪 6 份,人参、土炒白术、山甲珠、白芷各 2 份,当归

4 份,皂角刺 3 份,升麻、甘草节、炒青皮各 1 份,水煎,兑酒服,如《医宗金鉴》托里透脓汤;痈疽脓泄,溃不收口,黄芪、人参、生姜、茯苓、牡蛎各 3 份,甘草 2 份,五味子 1 份,水煎服,如《四圣心源》黄芪人参牡蛎汤。

　　煎服,9 ～ 15g,大剂量 30 ～ 60g;或入丸、散、膏剂服。

　　表实邪盛,气滞湿阻,食积停滞,痈疽初起或溃后热毒尚盛等实证及阴虚阳亢者均慎服。

金银花

　　[异名]　忍冬花(《新修本草》),银花,双花,二花。

　　[来源]　忍冬科忍冬属植物忍冬 *Lonicera japonica* Thunb. 的花蕾(图 287)。

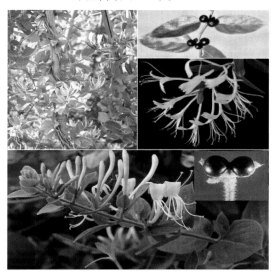

图 287　忍冬

　　[原植物]　半常绿藤本。幼枝暗红褐色,密被硬直糙毛、腺毛和柔毛,下部常无毛。叶纸质,卵形或长圆状卵形,有时卵状披针形,稀圆卵状或倒卵形,极少有 1 至数个钝缺刻,长 3 ～ 5cm,基部圆或近心形,有糙缘毛,下面淡绿色,小枝上部叶两面均密被糙毛,下部叶常无毛,下面多少带青灰色;叶柄长 4 ～ 8mm,密被柔毛。总花梗常单生小枝上部叶腋,与叶柄等长或较短,下方者长 2 ～ 4cm,密被柔毛,兼有腺毛;苞片卵形或椭圆形,长 2 ～ 3cm,两面均有柔毛或近无毛。小苞片先端圆或平截,长约

1mm,有糙毛和腺毛;萼筒长约 2mm,无毛,萼齿卵状三角形或长三角形,有长毛,外面和边缘有密毛;花冠白色,后黄色,长(2 ～)3 ～ 4.5(～6)cm,唇形,冠筒稍长于唇瓣,被倒生糙毛和长腺毛,上唇裂片先端钝形,下唇带状反曲;雄蕊和花柱高出花冠。果圆形,径 6 ～ 7mm,熟时蓝黑色。花期 4 ～ 6 月(秋季常开花),果期 10 ～ 11 月。

　　[分布]　本市有少量栽培。生海拔 600 ～ 1500m 的山坡、灌丛或疏林中、山坡路旁及村庄篱笆边。

　　[采集加工]　夏季花开前采集花蕾或初开的花,干燥。生用或炒用。

　　[炮制]　银花炭:取净金银花置锅内,用武火炒至焦褐色,喷淋清水,取出晒干。

　　[资源利用]　资源较丰富。自产自销。

　　[性味功效]　甘,寒。清热解毒,疏散风热。

　　[功能主治]　(1)风温初起,发热,微恶风寒,常配连翘、薄荷、桔梗、牛蒡子、竹叶、生甘草、荆芥穗、淡豆豉,如银翘散;邪热入营,身热夜甚,心烦躁扰,可与生地黄、丹参、玄参、麦冬、黄连、竹叶、连翘、犀角同用,如清营汤。

　　(2)痈肿疔疮,单用本品煎服;亦可与赤芍、浙贝、皂角刺、穿山甲等配伍。

　　(3)热毒血痢,单用浓煎;或与黄连、黄芩、白头翁等同用。

　　煎服,9 ～ 15g,或入丸、散服。外用适量,捣敷。脾胃虚寒及疮疡属阴证者慎服。

附：忍冬藤 (《本草经集注》)

[异名] 通灵草 (《造化指南》),金银藤 (《乾坤秘韫》)。

[来源] 忍冬科忍冬属植物忍冬 *Lonicera japonica* Thunb. 的茎枝。

[采集加工] 秋、冬采割,晒干。切段生用。

[资源利用] 资源较丰富。自产自销。

[性味功效] 甘,寒。清热解毒,疏风通络。

[功能主治] (1) 外感发热口渴,肢体酸痛,单味煎汤,代茶频饮;或与连翘、荆芥、薄荷等同用。

(2) 痈疽肿痛,憎寒壮热,可与黄芪、当归、甘草同用,如《太平惠民和剂局方》神效托里散;或与甘草同煎服。

(3) 热毒血痢,忍冬藤,浓煎饮;或配地榆、赤芍、黄连等。

(4) 风湿性关节炎,可同豨莶草、鸡血藤、老鹳草、白薇等药,同煎服。

煎服,3～30g;或入丸、散,或浸酒服。外用适量,煎水熏洗;或熬膏贴;或研末调敷。脾胃虚寒者慎服。

金樱子

[异名] 糖莺子。

[来源] 蔷薇科蔷薇属植物金樱子 *Rosa laevigata* Michx. 的果实 (图288)。

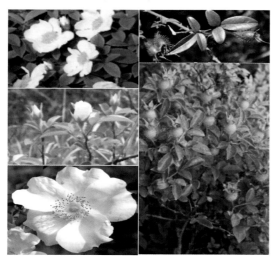

图288 金樱子

[原植物] 常绿攀援灌木,高可达5m;小枝粗壮,散生扁弯皮刺,无毛,幼时被腺毛,老时逐渐脱落减少。小叶革质,通常3,稀5,连叶柄长5～10cm;小叶片椭圆状卵形、倒卵形或披针状卵形,长2～6cm,宽1.2～3.5cm,先端急尖或圆钝,稀尾状渐尖,边缘有锐锯齿,上面亮绿色,无毛,下面黄绿色,幼时沿中肋有腺毛,老时逐渐脱落无毛;小叶柄和叶轴有皮刺和腺毛;托叶离生或基部与叶柄合生,披针形,边缘有细齿,齿尖有腺体,早落。花单生于叶腋,直径5～7cm;花梗长1.8～2.5cm,偶有3cm者,花梗和萼筒密被腺毛,随果实成长变为针

刺;萼片卵状披针形,先端呈叶状,边缘羽状浅裂或全缘,常有刺毛和腺毛,内面密被柔毛,比花瓣稍短;花瓣白色,宽倒卵形,先端微凹;雄蕊多数;心皮多数,花柱离生,有毛,比雄蕊短很多。果梨形、倒卵形,稀近球形,紫褐色,外面密被刺毛,果梗长约3cm,萼片宿存。花期4～6月,果期7～11月。

[分布] 本市各地有栽培。

[采集加工] 10～11月,果实红熟时采摘,晾晒后放大桶内搅拌,摘去毛刺,再晒至全干。用时除去杂质,洗净略浸,闷透纵切成两瓣,除去毛、核,干燥,称"金樱子肉"。生用或制后用。

[资源利用] 有资源。自产自销。

[性味功效] 酸、涩,平。固精,缩尿,涩肠,止带。

[功能主治] (1) 精滑梦遗,小便后遗沥,金樱子、芡实各2份,白莲花蕊、煅龙骨各1份,共为研细,糊丸梧子大,空腹,盐汤下70丸,如《古今医统大全》金樱子丸。

(2) 尿频遗尿,单用金樱子,煎服;或配桑螵蛸、莲须、山药,水煎服。

(3) 脾泄下利,金樱子肉,水煎浓缩,每用温酒调服1匙,如《寿亲养老新书》金樱子煎;或与党参同煎服。

(4) 久泄,带下,常配党参、山药、茯苓、白术、芡实、莲肉等益气补脾之品;泻痢日久,滑脱不尽,与罂粟壳同用,以增强涩肠止泻的作用。

(5) 其他,可用于白浊,崩漏,脱肛,子宫下垂。

煎服,9～15g;入丸、散或熬膏敷。

注 金樱子根:酸、涩、平。收敛固涩,止血敛疮,祛风活血,止痛,杀虫。用于遗精,遗尿,泄泻,咯血,便血,崩漏,带下,脱肛,风湿痹痛,跌打损伤,疮疡,烫伤,牙痛,胃痛,诸骨鲠喉,痢疾,蛔虫病,子宫脱垂,乳糜尿。煎服,15～60g;外用适量,煎水洗,或捣敷。

金樱子叶:苦,凉。清热解毒,活血止血;止带。用于痈肿疔毒,烫伤,闭经,崩漏,带下,痢疾,创伤出血。煎服,6～9g;外用适量,研末撒或捣敷。

金樱子花:酸、涩、平。涩肠,固精,缩尿,止带,杀虫。用于久泻,久痢,遗精,尿频,遗尿,带下,须发早白,绦虫病,蛔虫病,蛲虫病。煎服,3～9g。

金盏菊

[来源] 菊科金盏菊属植物金盏花 Calendula officinalis L. 的地上部分(图289)。

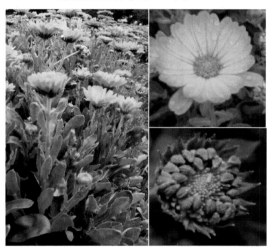

图289 金盏花

[原植物] 一年生草本。茎常自基部分枝,绿色或多少被腺状柔毛。基生叶长圆状倒卵形或匙形,长15～20cm,全缘或具疏细齿,具柄;茎生叶长圆状披针形或长圆状倒卵形,长5～15cm,先端钝,稀尖,边缘波状具不明显细齿,基部多少抱茎,无柄。头状花序单生茎枝顶端,径4～5cm;总苞片1～2层,外层稍长于内层,披针形或长圆状披针形,先端渐尖。小花黄或橙黄色,长于总苞2倍,舌片宽4～5mm;管状花檐部具三角状披针形裂片。瘦果全部弯曲,淡黄或淡褐色,外层瘦果多内弯,外面常具小针刺,顶端具喙,两侧具翅,脊部具规则横折皱。花期4～9月,果期6～10月。

[分布] 本市大部分地区有栽培。

[采集加工] 春、夏采收,除去杂质,鲜用或切段晒干。

[资源利用] 栽培花卉。未利用。

[性味功效] 苦,寒。清热解毒,活血调经。

[功能主治] (1)中耳炎,可用鲜叶取汁,滴耳。

(2)月经不调,金盏菊单用,水煎服。

金盏银盘

[异名] 铁笤帚(《百草镜》),千条针(《本草纲目拾遗》)。

[来源] 菊科鬼针草属植物金盏银盘 Bidens biternata (Lour.) Merr. et Sherff 的地上部分(图290)。

[原植物] 一年生草本。茎直立,高30～150cm,略具四棱,无毛或被稀疏卷曲短柔毛,基部直径1～9mm。叶为一回羽状复叶,顶生小叶卵形至长圆状卵形或卵状披针形,长2～7cm,宽1～2.5cm,先端渐尖,基部楔形,边缘具稍密且近于均

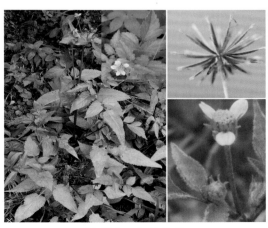

图290 金盏银盘

匀的锯齿，有时一侧深裂为 1 小裂片，两面均被柔毛，侧生小叶 1 ~ 2 对，卵形或卵状长圆形，近顶部的 1 对稍小，通常不分裂，基部下延，无柄或具短柄，下部的 1 对约与顶生小叶相等，具明显的柄，三出复叶状分裂或仅一侧具 1 裂片，裂片椭圆形，边缘有锯齿；总叶柄长 1.5 ~ 5cm，无毛或被疏柔毛。头状花序直径 7 ~ 10mm，花序梗长 1.5 ~ 5.5cm，果时长 4.5 ~ 11cm。总苞基部有短柔毛，外层苞片 8 ~ 10 枚，草质，条形，长 3 ~ 6.5mm，先端锐尖，背面密被短柔毛，内层苞片长椭圆形或长圆状披针形，长 5 ~ 6mm，背面褐色，有深色纵条纹，被短柔毛。舌状花通常 3 ~ 5 朵，不育，舌片淡黄色，长椭圆形，长约 4mm，宽 2.5 ~ 3mm，先端 3 齿裂，或有时无舌状花；盘花筒状，长 4 ~ 5.5mm，冠檐 5 齿裂。瘦果条形，黑色，长 9 ~ 19mm，宽 1mm，具四棱，两端稍狭，多少被小刚毛，顶端芒刺 3 ~ 4 枚，长 3 ~ 4mm，具倒刺毛。子房下位。花果期 7 ~ 10 月。

［分布］ 产平凉、华亭、泾川、灵台等地。生海拔 700 ~ 1300m 的山坡路旁。

［采集加工］ 春、夏采收，除去杂质，鲜用或晒干。

［资源利用］ 有资源。未利用。

［性味功效］ 甘、微苦，凉。清热解毒，凉血止血。

［功能主治］ （1）黄疸，金盏银盘单用，白酒煎服。

（2）风痹，鹤膝风，可配苍耳草、龙芽草、白毛藤、地苏木，酒煎服，如《本草纲目拾遗》用方。

（3）其他，可用于风热感冒，吐血，湿热泻痢，痈肿疮毒，疥癞，跌打损伤。

煎服，9 ~ 30g；或浸酒服。外用适量，煎水洗，或捣敷。

金针菜（《滇南本草》）

［异名］ 黄草花（《圣济总录》），川草花（《救荒本草》），鹿葱花（《本草纲目》），黄花，金针。

［来源］ 百合科萱草属植物萱草 Hemerocallis fulva（L.）L.、黄花菜 Hemerocallis citrina Baroni、小黄花菜 Hemerocallis minor Mill. 的花蕾（图 291）。

［原植物］ （1）萱草：多年生草本，具很短的根状茎。根通常多少肉质，中下部有时有纺锤状膨大。叶基生，2 列，带状。花葶从叶丛中央抽出，顶端具总状或假二歧状的圆锥花序，较少花序缩短或只具单花；苞片存在，花梗一般较短；花橘黄色，直立或平展，近漏斗状，下部具花被管；花被管较粗短，长 2 ~ 3cm；花被裂片 6，明显长于花被管，内 3 片常比外 3 片宽大，内花被裂片宽 2 ~ 3cm；雄蕊 6，着生于花被管上端；花药背着或基着；子房 3 室，每室具多数胚珠；花柱细长，柱头小。蒴果钝三棱状椭圆形或倒卵形，表面常略具横皱纹，室背开裂。种子黑色，十几个，有棱角。花果期为 5 ~ 7 月。

（2）黄花菜：植株一般较高大；根近肉质，中下部常有纺锤状膨大。叶 7 ~ 20 枚，长 50 ~ 130cm，宽 6 ~ 25mm。花葶长短不一，一般稍长于叶，基部三棱形，上部多少圆柱形，有分枝；苞片披针形，下

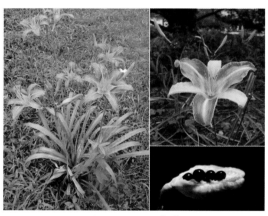

图 291 - 1 萱草

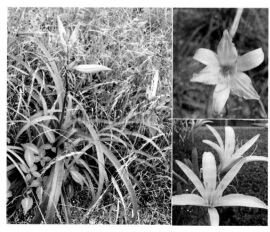

图 291 - 2 黄花菜

面的长可达 3～10cm,自下向上渐短,宽 3～6mm;花梗较短,通常长不到 1cm;花多朵,最多可达 100 朵以上;花被淡黄色,有时在花蕾时顶端带黑紫色;花被管长 3～5cm,花被裂片长(6～)7～12cm,内 3 片宽 2～3cm。蒴果钝三棱状椭圆形,长 3～5cm。种子 20 多个,黑色,有棱,从开花到种子成熟需 40～60 日,花果期 5～9 月。

(3)小黄花菜:多年生草本,具很短的根状茎。根一般较细,绳索状,粗 1.5～4mm,不膨大。叶基生,2 列,带状,叶长 20～60cm,宽 3～14mm。花葶从叶丛中央抽出,稍短于叶或与叶近等长,顶端具 1～2 花,少数具 3 花;花梗很短,苞片近披针形,长 8～25mm,宽 3～5mm;花淡黄色,直立或平展,近漏斗状,下部具花被管;花被管通常长 1～2.5cm,极少近 3cm;花被裂片 6,长 4.5～6cm,明显长于花被管,内 3 片宽 1.5～2.3cm,常比外 3 片宽大;雄蕊 6 着生于花被管上端;花药背着或近基着;子房 3 室,每室具多数胚珠;花柱细长,柱头小。蒴果椭圆形或矩圆形,长 2～2.5cm,宽 2～2.2cm。花果期 5～9 月。

[分布](1)萱草:产华亭、庄浪通边、平凉等地。生海拔 2000m 以下的山坡、山谷、荒地或林缘。

(2)黄花菜:本市各地有栽培。

(3)小黄花菜:产灵台、泾川等地。生海拔 2300m 以下的草地、山坡或林下。

[采集加工] 5～8 月花将开放时采摘,蒸后晒干。

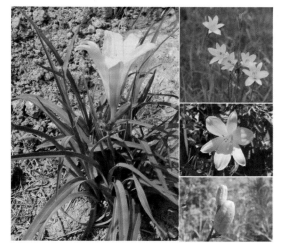

图 291-3　小黄花菜

[资源利用] 资源较丰富。自产自销。

[性味功效] 甘,凉。清热利湿,宽胸解郁,凉血解毒。

[功能主治](1)忧愁太过,忽忽不乐,洒淅寒热,痰气不清,可配桂枝、白芍、甘草、郁金、陈皮、贝母、半夏、茯神、合欢花、柏子仁,煎水代茶,如《医醇賸义》萱草忘忧汤。

(2)乳痈,金针菜、皂荚子、射干等量,共炙研末,砂仁汤下,如《鲟溪单方选》载方。

(3)其他,可用于小便短赤,黄疸,痔疮便血。

煎服,15～30g。外用适量,捣敷;或研末调蜜涂敷。

附:萱草根(《本草拾遗》)

[异名] 黄花菜根。

[来源] 百合科萱草属植物萱草、黄花菜、小黄花菜的根。

[采集加工] 夏、秋采挖,除去残茎、须根,洗净,晒干。

[资源利用] 资源较丰富。未利用。

[性味功效] 甘,凉,有毒。清热利湿,凉血止血,解毒消肿。

[功能主治](1)大便后血,可与生姜油炒,酒冲服;大肠下血,可配茶花、地榆、象牙末,水煎服,如《圣济总录》《滇南本草》载方。

(2)心痛诸药不效,可用萱草,用醋磨汁,温服,如《古今医统大全》载方。

(3)腰痛,可同猪肾煎服,如《滇南本草》载方。

煎服,3～6g。外用适量,捣敷。内服宜慎。不可久服、过量,以免中毒。

锦　葵

[来源] 锦葵科锦葵属植物锦葵 *Malva sinensis* Cavan. 的花、叶和茎(图 292)。

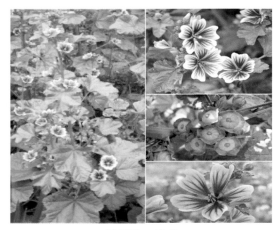

图 292　锦葵

[原植物]　二年生或多年生直立草本,高 50 ~ 90cm,分枝多,疏被粗毛。叶圆心形或肾形,具 5 ~ 7 圆齿状钝裂片,长 5 ~ 12cm,宽几相等,基部近心形至圆形,边缘具圆锯齿,两面均无毛或仅脉上疏被短糙伏毛;叶柄长 4 ~ 8cm,近无毛,但上面槽内被长硬毛;托叶偏斜,卵形,具锯齿,先端渐尖。花 3 ~ 11 朵簇生,花梗长 1 ~ 2cm,无毛或疏被粗毛;小苞片 3,长圆形,长 3 ~ 4mm,宽 1 ~ 2mm,先端圆形,疏被柔毛;萼状,长 6 ~ 7mm,萼裂片 5,宽三角形,两面均被星状疏柔毛;花紫红色或白色,直径 3.5 ~ 4cm,花瓣 5,匙形,长 2cm,先端微缺,爪具髯毛;雄蕊柱长 8 ~ 10mm,被刺毛,花丝无毛;花柱分枝 9 ~ 11,被微细毛。果扁圆形,径 5 ~ 7mm,分果片 9 ~ 11,肾形,被柔毛;种子黑褐色,肾形,长 2mm。花期 5 ~ 10 月。

[分布]　本市大部分地区有栽培。

[采集加工]　夏、秋采收,除去杂质,晒干。用时茎叶切碎。

[资源利用]　有资源。自采自用。

[性味功效]　咸,寒。利尿通便,清热解毒。

[功能主治]　用于大小便不畅,带下,咽喉肿痛,淋巴结炎。

煎服,3 ~ 9g;研末服,1 ~ 3g。

景天三七

[异名]　土三七(《植物名实图考》)。

[来源]　景天科景天属植物费菜 *Sedum aizoon* L. 或狭叶费菜 *Sedum aizoon* L. var. *aizoon* f. *angustifolium* Franch. 的根或地上部分(图 293)。

[原植物]　(1)费菜:多年生草本。根状茎短,粗茎高 20 ~ 50cm,有 1 ~ 3 条茎,直立,无毛,不分枝。叶互生,狭披针形、椭圆状披针形至卵状倒披针形,长 3.5 ~ 8cm,宽 1.2 ~ 2cm,先端渐尖,基部楔形,边缘有不整齐的锯齿;叶坚实,近革质。聚伞花序有多花,水平分枝,平展,下托以苞叶。萼片5,线形,肉质,不等长,长 3 ~ 5mm,先端钝;花瓣5,黄色,长圆形至椭圆状披针形,长 6 ~ 10mm,有短尖;雄蕊10,较花瓣短;鳞片5,近正方形,长 0.3mm,心皮5,卵状长圆形,基部合生,腹面凸出,花柱长钻形。蓇葖星芒状排列,长 7mm;种子椭圆形,长约 1mm。花期 6 ~ 7 月,果期 8 ~ 9 月。

(2)狭叶费菜:本变种与费菜的区别为叶狭长圆状楔形或几为条形,宽不及 5mm。花期 6 ~ 7 月,果期 8 月。

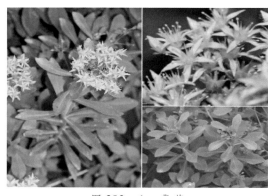

图 293 - 1　费菜

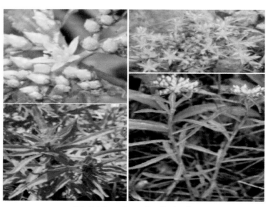

图 293 - 2　狭叶费菜

[分布]　本市各地区产。生海拔 600～2600m 的山谷、山坡、山地草丛中。

[采集加工]　春、秋采挖根,洗净晒干;地上部分随用随采,或秋季采后晒干。用时切段。

[资源利用]　有资源。自采自用。

[性味功效]　甘、酸,平。散瘀止血,宁心安神,解毒。

[功能主治]　(1)吐血,咯血,衄血,鲜品大剂量煎服,或捣汁饮;尿血,费菜少加红糖为引,水煎服;创伤出血,本品研末,外敷伤处。

(2)跌打损伤,可与土大黄、水苦荬,水煎,冲红糖服。

(3)虚弱神衰,或久嗽,可用嫩费菜头,纳入嫩母鸡腹中,煮熟,食鸡,如《文堂集验方》用方。

(4)其他,可用于便血,崩漏,紫斑,心悸,失眠,烫火伤,毒虫蜇伤等。

煎服,15～30g;或鲜品 30～60g,绞汁饮。外用适量,研末撒;或鲜品捣敷。脾胃虚寒者忌服。

九节菖蒲

[异名]　小菖蒲。

[来源]　毛茛科银莲花属植物阿尔泰银莲花 *Anemone altaica* Fisch. ex C. A. May. 的根状茎(图 294)。

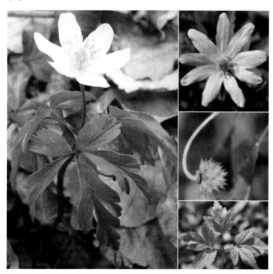

图 294　阿尔泰银莲花

[原植物]　植株高达 23cm。根茎径 4mm,节间长 3～5mm。基生叶 1 或无,具长柄;叶宽卵形,长 2～4cm,宽达 7cm,3 全裂,中裂片 3 裂,具缺刻状牙齿,侧裂片不等 2 全裂,两面近无毛。花葶近无毛,单花顶生。苞片 3,具柄,近五角形,宽 2.5～7.5cm,3 全裂,中裂片 3 浅裂,侧裂片不等 2 裂。萼片 8～10,白色,倒卵状长圆形或长圆形,长 1.5～2cm;花丝丝状,花药长圆形;心皮 20～30,子房密被柔毛,花柱短。瘦果卵球形,长 4mm。花期 3～5 月。

[分布]　产华亭、平凉、崇信等地。生海拔 1000～2400m 的山坡林下、灌丛或沟边阴湿处。

[采集加工]　5～9 月采挖,除去茎叶及须根,洗净,晒干。

[资源利用]　资源较丰富。自产自销。

[性味功效]　辛,温。化痰开窍,安神和胃。

[功能主治]　(1)痰迷心窍,所致癫痫,可与远志、半夏、竹茹、黄连等同用,以祛痰开窍清心。

(2)心悸,健忘,多梦,可配远志、龙骨、龟板等,以养血补心,安神定志。

(3)湿浊中阻,胸腹胀闷疼痛,多配香附、吴茱萸等药,以行气宣湿止痛;渐致泄泻,可配党参、莲子、白术、薏苡仁等,以健脾利湿止泻。

煎服,1.5～6g;或入丸、散服。外用适量,煎水洗;或鲜品捣敷;或研末调敷。阴虚阳亢,烦躁汗多,精滑者慎服。

韭　子

[异名]　韭菜子(《滇南本草》),韭菜仁(《岭南采药录》)。

[来源]　百合科葱属植物韭 *Allium tuberosum* Rottl. ex Spreng. 的种子(图 295)。

[原植物]　鳞茎簇生,圆柱状,外皮暗黄或黄褐色,网状或近网状。叶线形,扁平,实心,短于花

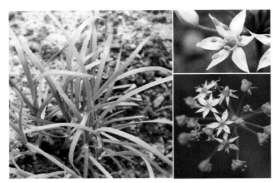

图 295　韭

莛,宽 1.5 ~ 8mm,叶缘光滑。花莛圆柱状,常具 2 纵棱,高达 60cm,下部被叶鞘;总苞单侧开裂,或 2 ~ 3 裂,宿存;伞形花序半球状或近球状,多花疏散。花梗近等长,长为花被片 2 ~ 4 倍,具小苞片,数枚花梗基部为一苞片所包;花白色,花被片中脉绿或黄绿色,内轮长圆状倒卵形,稀长圆状卵形,长 4 ~ 7(~ 8)mm,外轮常稍窄,长圆状卵形或长圆状披针形,长 4 ~ 7(~ 8)mm;花丝等长,长为花被片 2/3 ~ 4/5,基部合生并与花被片贴生,窄三角形,内轮基部稍宽;子房倒圆锥状球形,具疣状突起,基部无凹陷蜜穴。花果期 7 ~ 9 月。

[分布]　本市各地广泛栽培。

[采集加工]　秋季果实成熟时采收果序,晒干,搓出种子,除去杂质。生用或制后用,用时打碎。

[炮制]　盐水炒韭子:取净韭子置锅内,用文火炒至有爆裂声时,边炒边喷洒盐水(韭子 100kg,盐 2kg),再炒干。

[资源利用]　栽培品。自产自销。

[性味功效]　辛、甘,温。温补肝肾,壮阳固精。

[功能主治]　(1)肾阳虚衰,阳痿,腰膝酸软疼痛,可单用,或与菟丝子、补骨脂、淫羊藿等补肾壮阳药同用。

(2)肾气不固,遗精,可配龙骨、赤石脂,煎服,如《小品方》韭子汤;或与龙骨、菟丝子、鹿角霜同用,如《丹台玉案》四妙丸;虚劳尿精,韭子、稻米,煮粥服,如《千金要方》载方。

(3)真气不固,小便滑数,常配炒大茴香、炒补骨脂、龙骨、益智仁、鹿角霜,为细末,青盐、鹿角胶,同煮酒糊为丸,梧子大,食前温酒送服,如《魏氏家藏方》用方。

(4)阴疝,痛不可忍,炒韭子、川芎各等份,为末,蜜丸梧子大,食前温酒下,如《圣济总录》应痛丸;白浊茎痛,韭子、车前子,白酒煎,露一宿,食前热服,如《同寿录》载方。

煎服,6 ~ 12g;或入丸、散服。阴虚火旺者忌服。

注　韭根:辛,温。温中,行气,散瘀,解毒。用于里寒腹痛,食积腹胀,胸痹疼痛,赤白带下,衄血,吐血,漆疮,疮癣,跌打损伤。煎服,鲜品 30 ~ 60g,或捣汁饮;外用适量,鲜品捣敷,或干品研末调敷。阴虚内热者慎服。

韭菜(叶):辛,温。补肾,温中,行气,散瘀,解毒。用于肾虚阳痿,里寒腹痛,噎膈反胃,胸痹疼痛,衄血,吐血,尿血,痢疾,痔疮,漆疮,跌打损伤。煎服,60 ~ 120g,鲜品捣汁饮;或煮粥、炒熟食;外用适量,煎水熏洗或捣敷。阴虚内热及目疾者慎服。

桔　梗

[异名]　荠苨(《名医别录》),苦桔梗(《本草纲目》)。

[来源]　桔梗科桔梗属植物桔梗 *Platycodon grandiflorus* (Jacq.) A. DC. 的根(图 296)。

[原植物]　多年生草本,有白色乳汁。根胡萝卜状。茎直立,高 0.2 ~ 1.2m,通常无毛,稀密被短毛,不分枝,极少上部分枝。叶轮生、部分轮生至全部互生,卵形、卵状椭圆形或披针形,长 2 ~ 7cm,基部宽楔形或圆钝,先端急尖,上面无毛而绿色,下面常无毛而有白粉,有时脉上有短毛或瘤突状毛,边缘具细锯齿,无柄或有极短的柄。花单朵顶生,或数朵集成假总状花序,或有花序分枝而集成圆锥花序;花萼筒部半圆球状或圆球形倒锥形,被白粉,5 裂,裂片三角形或窄三角形,有时齿状;花冠漏斗状钟形,长 1.5 ~ 4cm,蓝或紫色,5 裂;雄蕊 5,离生,花丝基部扩大成片状,且在扩大部分有毛;无花盘;

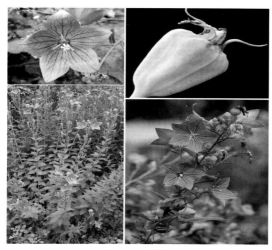

图296　桔梗

子房半下位,5室,柱头5裂,裂片狭窄,常为线形。蒴果球状、球状倒圆锥形或倒卵圆形,长1~2.5cm,在顶端(花萼裂片和花冠着生位置之上)室背5裂,裂带着隔膜。种子多数,熟后黑色,一端斜截,一端急尖,侧面有1条棱。花期7~9月。

[分布]　本市有少量栽培。

[采集加工]　夏、秋采挖,除去茎叶,洗净,趁鲜刮外皮、须根,或不去外皮,干燥。用时除去杂质,洗净润透,切厚片,干燥。生用或制后用。

[炮制]　炒桔梗:取净桔梗片,置锅内,用文火炒至表面微黄色,取出放凉。

蜜桔梗:取炼蜜(桔梗100kg,炼蜜24kg)用适量开水稀释后,置锅内,倒入净桔梗片拌匀,闷透,用文火炒至表面呈黄色,不粘手为度,取出放凉。

[资源利用]　野生少。多栽培。自产自销。

[性味功效]　苦、辛,平。宣肺,祛痰,利咽,排脓。

[功能主治]　(1)外感风寒,咳嗽痰稀,常配苏叶、半夏、茯苓、杏仁、前胡、枳壳、生姜、陈皮、炙甘草等,以温散风寒,宣肺化痰,如杏苏散;外感风热,咳嗽微渴,常与桑叶、菊花、杏仁、连翘、薄荷、芦根、甘草同用,以疏风清热,宣肺止咳,如桑菊饮。

(2)火郁于肺,咳嗽有声无痰,可配香附、栀子、黄芩、前胡、贝母、知母,水煎服,如《杂病源流犀烛》桔梗汤;心气不足,喘嗽痰多,炒桔梗、炒甘草、炒黄芪、人参、麦冬各3份,青皮1份,煎服,如《校注妇人良方》桔梗饮子。

(3)咳嗽吐脓,痰中带血,将成肺痈,可与阿胶、金银花、麦冬、百合、夏枯草、连翘、贝母、红藤、枳壳、杏仁、甘草同煎服,如《景岳全书》桔梗杏仁煎;肺痈,咳嗽脓血,溲赤心烦,则与贝母、酒当归、瓜蒌仁、炒枳壳、炒薏苡仁、炙桑白皮、防己、炒杏仁、百合、黄芪、甘草同用,或加大黄、木通,为粗末,加生姜片煎服,如济生桔梗汤。

(4)外邪壅肺,咽喉肿痛,可配甘草、荆芥、炒牛蒡子、贝母、薄荷,水煎服,如《疡医大全》加味甘桔汤;热毒较盛,堵塞咽喉,为结喉痈者,可与生地黄、玄参、牛蒡子、防风、连翘、金银花、蒲公英、穿山甲、牡丹皮、甘草,同煎服,如《外科真诠》加味甘桔汤。

(5)其他,可用于肺实(风寒、痰热壅肺)及肺虚(肺燥伤津、肺肾阴虚)之失声。

煎服,3~9g;或入丸、散服。不可过量。

阴虚久咳及咯血者忌服;胃溃疡者慎服。个别患者服后,可导致心房纤颤的不良反应。

菊芋

[异名]　洋姜。

[来源]　菊科向日葵属植物菊芋 *Helianthus tuberosus* L.的块茎或茎叶(图297)。

[原植物]　多年生草本;有块状地下茎及纤维状根。茎高达3m,有分枝,被白色糙毛或刚毛。叶对生,卵圆形或卵状椭圆形,长10~16cm,有粗锯齿,离基三出脉,上面被白色粗毛,下面被柔毛,叶脉有硬毛,有长柄;上部叶长椭圆形或宽披针形,基部下延成短翅状。头状花序单生枝端,有1~2线

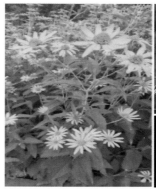
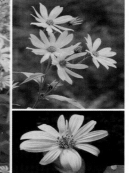

图297　菊芋

状披针形苞片,直立,径 2 ~ 5cm;总苞片多层,披针形,长 1.4 ~ 1.7cm,背面被伏毛。舌状花 12 ~ 20,舌片黄色,长椭圆形,长 1.7 ~ 3cm;管状花花冠黄色,长 6mm。瘦果小,楔形,上端有 2 ~ 4 有毛的锥状扁芒。花期 8 ~ 9 月。

[分布] 本市大部分地区有栽培。

[采集加工] 秋季采挖块根,洗净;夏、秋采收茎叶,除去杂质。鲜用或晒干。用时根切片,茎叶切碎。

[资源利用] 栽培品。未利用。

[性味功效] 甘、微苦,凉。清热凉血,消肿。

[功能主治] (1)肠热泻血,鲜菊芋块根,生嚼服。

(2)跌打肿痛,可用鲜茎叶,捣烂外敷。

煎服,9 ~ 15g;或鲜块根 1 个,生嚼服。外用适量,鲜茎叶捣敷。

卷 柏(《神农本草经》)

[异名] 回阳草(《滇南本草》),长生不死草(《本草纲目》),还魂草(《分类草药性》)。

[来源] 卷柏科卷柏属植物卷柏 *Selaginella tamariscina* (P. Beauv.) Spring 的全草(图 298)。

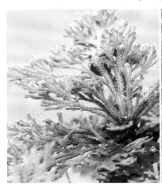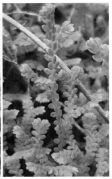

图 298 卷柏

[原植物] 多年生常绿草本,土生或石生,复苏植物,呈垫状。根托只生于茎的基部,长 0.5 ~ 3cm,直径 0.3 ~ 1.8mm,根多分叉,密被毛,和茎及分枝密集形成树状主干,有时高达数十厘米。主茎自中部开始羽状分枝或不等二叉分枝,不呈"之"字形,无关节,禾秆色或棕色,不分枝的主茎高 10 ~ 20(~ 35)cm,茎卵圆柱状,不具沟槽,光滑,维管束 1 条;侧枝 2 ~ 5 对,二回至三回羽状分枝,小枝稀疏,规则,分枝无毛,背腹压扁,末回分枝连叶宽 1.4 ~ 3.3mm。叶全部交互排列,二形,叶质厚,表面光滑,边缘不为全缘,具白边,主茎上的叶较小枝上的略大,覆瓦状排列,绿色或棕色,边缘有细齿。分枝上的腋叶对称,卵形,卵状三角形或椭圆形,(0.8 ~ 2.6)mm×(0.4 ~ 1.3mm),边缘有细齿,黑褐色。中叶不对称,小枝上的椭圆形,(1.5 ~ 2.5)mm×(0.3 ~ 0.9)mm,覆瓦状排列,背部不呈龙骨状,先端具芒,外展或与轴平行,基部平截,边缘有细齿(基部有短睫毛),不外卷,不内卷。侧叶不对称,小枝上的侧叶卵形到三角形或距圆状卵形,略斜升,相互重叠,(1.5 ~ 2.5)mm×(0.5 ~ 1.2)mm,先端具芒,基部上侧扩大,加宽,覆盖小枝,基部上侧边缘不为全缘,呈撕裂状或具细齿,下侧边近全缘,基部有细齿或具睫毛,反卷。孢子叶穗紧密,四棱柱形,单生于小枝末端,(12 ~ 15)mm×(1.2 ~ 2.6)mm;孢子叶一形,卵状三角形,边缘有细齿,具白边(膜质透明),先端有尖头或具芒;大孢子叶在孢子叶穗上下两面不规则排列。大孢子浅黄色;小孢子橘黄色。

[分布] 产庄浪、华亭、平凉、静宁等地区。生海拔 600 ~ 1800m 的干旱岩面、石缝中。广布全国各地。

[采集加工] 全年可采,以秋季较佳,除去须根及泥沙,晒干。切段生用或炒炭。

[炮制] 卷柏炭:取净卷柏段,置热锅内,用武火炒至表面焦黑色,喷淋清水少许,熄灭火星,取出晾干。

[资源利用] 有资源。自产自销。

[性味功效] 辛,平。生用活血通经,炒炭用化瘀止血。

[功能主治] (1)妇女血滞经闭,常配川芎、当归、桃仁、红花等,以增强通经之效;经血微少,渐至闭经,可与熟地黄、柏子仁、续断、泽兰、牛膝同用,以养血通经,如《鸡峰普济方》柏子仁丸。

(2)癥瘕结块,常与当归、川芎、三棱、莪术等同用,以破瘀消癥;跌打肿痛,可配乳香、没药等,以活血化瘀，消肿止痛。

（3）血热妄行，吐血衄血，可配生地黄、牡丹皮、赤芍等，以凉血止血。肠热便血，可与地榆、槐花等药同用，以清下焦之热而止血便；尿血，则配白茅根、小蓟、血余炭等，以清热利尿止血。

煎服，6～9g；或入丸、散服。外用适量，研末敷。孕妇忌服。

卷茎蓼

[异名]　卷旋蓼，荞麦蓼。

[来源]　蓼科何首乌属植物卷茎蓼 *Fallopia convolvulus*（Linnaeus）A. Löve 的全草（图299）。

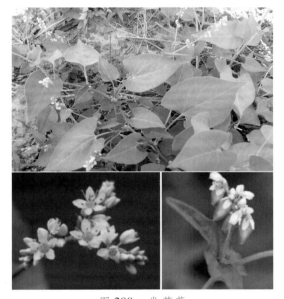

图299　卷茎蓼

[原植物]　一年生缠绕草本。主根较细，质硬，有须根。茎长 1～1.5m，具纵棱，自基部分枝，具小突起。叶纸质，互生，叶卵形或心形，长2～6cm，宽 1.5～4cm，顶端渐尖，基部心形，两面无毛，下面沿叶脉具小突起，边缘全缘，具小突起；叶柄长 1.5～5cm，沿棱具小突起；托叶鞘膜质，长 3～4mm，偏斜，无缘毛。花序总状，腋生或顶生，花稀疏，下部间断，有时成花簇，生于叶腋；苞片长卵形，顶端尖，每苞具 2～4 花；花梗细弱，比苞片长，中上部具关节；花被 5 深裂，淡绿色，边缘白色，花被片长椭圆形，外面 3 片背部具龙骨状突起或狭翅，被小突起；果时稍增大，雄蕊 8，比花被短；花柱 3，极短，柱头头状。瘦果椭圆形，具 3 棱，长 3～3.5mm，黑色，密被小颗粒，无光泽，包于宿存花被内。花期5～8 月，果期 6～9 月。

[分布]　本市各地区均产。生海拔 600～3500m 的山坡草地、山谷灌丛、沟边湿地。

[采集加工]　夏、秋采收，除去杂质，洗净，晒干。

[资源利用]　有资源。未利用。

[性味功效]　辛，温。健脾消食。

[功能主治]　用于消化不良，腹泻。

煎服，6～12g。

绢毛山梅花（《湖北植物志》）

[异名]　白花杆根皮，建德山梅花（《中国树木分类学》），毛萼山梅花（《经济植物手册》），土常山、探花（湖南）。

[来源]　虎耳草科山梅花属植物绢毛山梅花 *Philadelphus sericanthus* Koehne 的根皮（图300）。

[原植物]　灌木，高 1～3m；二年生小枝黄褐色，表皮纵裂，片状脱落，当年生小枝褐色，无毛或疏被毛。叶纸质，椭圆形或椭圆状披针形，长 3～11cm，宽 1.5～5cm，先端渐尖，基部楔形或阔楔形，边缘具锯齿，齿端具角质小圆点，上面疏被糙伏毛，下面仅沿主脉和脉腋被长硬毛；叶脉稍离基 3～5 条；叶柄长 8～12mm，疏被毛。总状花序有花 7～15（～30）朵，下面 1～3 对分枝，顶端具 3～5 花成聚伞状排列；花序轴长 5～15cm，疏被毛；花梗长 6～14mm，被糙伏毛；花萼褐色，外面疏被糙伏毛，裂片卵形，长 6～7mm，宽约 3mm，先端渐尖，尖头长约 1.5mm；花冠盘状，直径 2.5～3cm；花瓣白色，倒卵形或长圆形，长 1.2～1.5cm，宽 8～10mm，外面基部常疏被毛，顶端圆形，有时不规则齿缺；雄蕊 30～35，最长的长达 7mm，花药长圆形，长约 1.5mm；

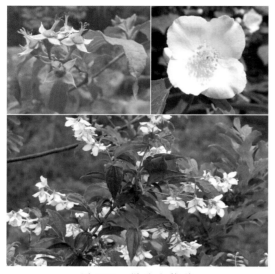

图300 绢毛山梅花

花盘和花柱均无毛或稀疏被白色刚毛;花柱长约

6mm,上部稍分裂,柱头浆形或匙形,长1.5~2mm。蒴果倒卵形,长约7mm,直径约5mm;种子长3~3.5mm,具短尾。花期5~6月,果期8~9月。

[分布] 产华亭、泾川、灵台等地。生海拔1600~2300m的山坡、灌丛中。

[采集加工] 夏、秋采挖,洗净,剥取根皮,鲜用或晒干。

[资源利用] 有资源。未利用。

[性味功效] 苦,平。活血,止痛,截疟。

[功能主治] (1)头痛,鲜绢毛山梅花,加白糖捣烂,敷贴患处。

(2)其他,可用于扭挫伤,腰肋疼痛,胃脘痛,疟疾。

煎服,9~24g;或炖肉服食。外用适量,捣敷。

蕨 菜

[异名] 蕨萁(《本草纲目》),蕨鸡根(《分类草药性》),蕨娃扇。

[来源] 蕨科蕨属植物蕨 *Pteridium aquilinum* (L.) Kuhn var. *Latiusculum* (Desv.) Underw. ex Heller 的嫩叶(图301)。

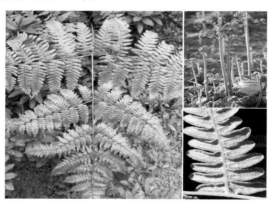

图301 蕨

[原植物] 多年生草本,高达1m或更高。根状茎长而横走,黑色,密被锈黄色短毛,以后脱落叶疏生,柄长40~50cm,深禾秆色,基部密被锈黄色短毛,向上光滑;叶片卵形至卵状三角形,长35~50cm,宽30~40cm,三回羽状;羽片约10对,基部1对最大,卵状三角形,长20~30cm,宽20~25cm,二回羽状;末回小羽片互生,小羽轴下侧的较上侧的稍大,长圆形至短披针形,钝头,基部截形,全缘

或有时羽裂;叶脉羽状,侧脉二叉至三叉,下面隆起;叶近革质,两面近光滑或沿各回羽轴及叶脉下面有灰色短毛疏毛。孢子囊群线形,沿叶边边脉着生,连续或间断;囊群盖近纸质,线形,有内外两层,外层由变质的叶边反折而成的膜质状假盖,内层为真盖并着生于囊托之下,常发育不全或近退化;孢子囊环带约由13个增厚细胞组成;孢子四面型,表面有细微突起。

[分布] 产庄浪、华亭、平凉、静宁、泾川、灵台等地区。生海拔600~1800m的山地阳坡或林缘阳光充足之处。全国各地均有分布。

[采集加工] 春、夏采收,除去杂质,鲜用或晒干。

[资源利用] 资源较丰富。自采自用。

[性味功效] 甘,寒。清热利湿,降气化痰,止血。

[功能主治] (1)产后痢疾,蕨菜阴干,研细,空腹,米汤调服,如《圣济总录》春蕨散。

(2)关节热痛,高血压失眠,均可单用本品,煎服。

(3)其他,可用于噎膈,黄疸,带下,肠风便血,肺结核咯血等。

煎服,9~15g。外用适量,研末撒;或鲜品捣敷。

蕨 麻

[异名] 延寿果、鹿跑草(《本草纲目拾遗》)。

[来源] 蔷薇科委陵菜属植物蕨麻 Potentilla anserinea L. 的块根(图302)。

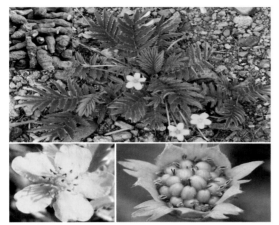

图302 蕨麻

[原植物] 多年生草本。根向下延长,有时在根的下部长成纺锤形或椭圆形块根。茎匍匐,在节处生根,常着地长出新植株,外被伏生或半开展疏柔毛或脱落几无毛。基生叶为间断羽状复叶,有小叶6~11对,连叶柄长2~20cm,叶柄被伏生或半开展疏柔毛,有时脱落几无毛。小叶对生或互生,无柄或顶生小叶有短柄,最上面1对小叶基部下延与叶轴汇合,基部小叶渐小呈附片状;小叶片通常椭圆形,倒卵椭圆形或长椭圆形,长1~2.5cm,宽0.5~1cm,顶端圆钝,基部楔形或阔楔形,边缘有多数尖锐锯齿或呈裂片状,上面绿色,被疏柔毛或脱落几无毛,下面密被紧贴银白色绢毛,叶脉明显或不明显,茎生叶与基生相似,唯小叶对数较少;基生叶和下部茎生叶托叶膜质,褐色,和叶柄连成鞘状,外面被疏柔毛或脱落几无毛,上部茎生叶托叶草质,多分裂。单花腋生;花梗长2.5~8cm,被疏柔毛;花直径1.5~2cm;萼片三角卵形,顶端急尖或渐尖,副萼片椭圆形或椭圆披针形,常2~3裂,稀不裂,与副萼片近等长或稍短;花瓣5,黄色,倒卵形、顶端圆形,比萼片长1倍;花柱侧生,小枝状,柱头稍扩大。瘦果多数,着生在干燥的花托上,萼片宿存。种子1粒,种皮膜质。花果期5~8月。

[分布] 产华亭、平凉、泾川、灵台等地。生海拔600~3600m的山坡、草地、河岸、路旁及草甸。

[性味功效] 甘,平。补气血,健脾胃,生津止渴。

[功能主治] (1)脾虚浮肿,蕨麻、大米各等份,煮粥服食。

(2)其他,可用于脾虚泄泻,风湿痹痛,贫血,营养不良。

煎服,15~30g。

注 蕨麻草(地上部分):甘、苦,凉。凉血止血,利湿解毒。用于各种血症,泄泻,痢疾,疮痈疖肿,烫火伤。煎服,15~30g;外用适量,研末调敷。

看麦娘

[异名] 路边谷,棒槌草。

[来源] 禾本科看麦娘属植物看麦娘 Alopecurus aequalis Sobol. 的全草(图303)。

[原植物] 一年生草本。秆少数丛生,高15~45cm,光滑。叶鞘无毛,短于节间,叶舌长2~6mm,膜质;叶片长3~11cm,宽1~6mm,上面脉疏被微刺毛,下面粗糙。圆锥花序灰绿色,细条状圆柱形,长2~7cm,宽3~5mm。小穗椭圆形或卵状长圆形,长2~3mm;颖近基部连合,脊被纤毛,侧脉下部被毛。外稃膜质,等于或稍长于颖,先端钝,芒自稃体下部1/4处伸出,长1.5~3.5mm,内藏或稍

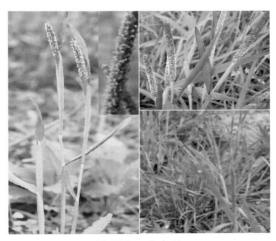

图303 看麦娘

外露;花药橙黄色,长 0.5 ~ 0.8mm。颖果长约 1mm。花果期 4 ~ 9 月。

[分布] 产庄浪等地。

[采集加工] 春、秋采收,除去杂质,洗净,鲜用或晒干。用时切碎。

[资源利用] 有资源。未利用。

[性味功效] 淡,凉。清热解毒,利湿止泻。

[功能主治] (1)水痘,看麦娘、芫荽、野紫苏,水煎服。

(2)黄疸型肝炎,可与虎杖同煎服。

(3)水肿,单用本品,大剂量煎服。

(4)其他,可用于赤眼,泄泻,毒蛇咬伤。

煎服,30 ~ 50g。外用适量,煎水洗;或鲜品捣敷。

咳嗽草

[来源] 唇形科香薷属植物密花香薷 Elsholtzia densa Benth.、萼果香薷 Elsholtzia densa Benth. var. calycocarpa (Diels) C. Y. Wu et S. C. Huang 或细穗香薷 Elsholtzia densa Benth. var. ianthina (Maxim. ex Kanitz) C. Y. Wu et S. C. Huang 的全草(图 304)。

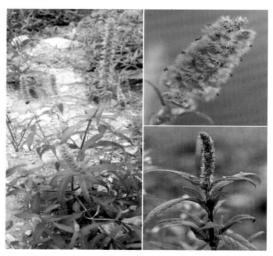

图 304 密花香薷

[原植物] (1)密花香薷:一年生草本,高 20 ~ 60cm,密生须根。茎直立,多从基部具细长的分枝,被短柔毛四棱形,具槽。单叶对生,叶片长圆形,披针形或狭椭圆形,长 2 ~ 10cm,宽 1 ~ 2.5cm,先端渐尖或长渐尖,基部楔形或有时近圆形,边缘从基部以上具粗锯齿,两面均被短柔毛,背面有淡黄色的腺点,叶草质,侧脉 6 ~ 9 对,与中脉在上面凹陷而下面凸起;叶柄长 0.3 ~ 1.3cm,背腹扁平,被短柔毛。轮伞花序在茎端集成圆柱状假穗状花序,长 1 ~ 7cm,密被紫色串珠状长柔毛;苞片倒卵形,先端钝,密被串珠状长毛;花两性,两侧对称;花萼钟形,先端 5 裂,裂片近三角形,下唇 2 裂片较

短,外面及边缘密被紫色串珠状长毛,果时膨大;花冠淡紫色,二唇形,外面及边缘密被紫色串珠状长毛,内面有毛环,上唇直立,先端微凹,下唇 3 裂,中裂片较大;雄蕊 4,2 强,伸出花冠筒,花药圆形,花丝无毛;子房上位,花柱无毛,柱头 2 等裂;花盘 4 裂,前方指状。小坚果只有两个发育成熟,褐色,长圆形,具小疣状突起。花期 7 ~ 8 月,果期 9 ~ 10 月。

(2)萼果香薷(变种):本变种与正种(原变种)区别在于植株矮小,扭曲,红色,基部多分枝,枝平出上升;叶较小而狭,但非披针形。

(3)细穗香薷(变种):本变种与正种(原变种)区别在于植株高大;叶较狭,披针形;花序一般较细长。

[分布] (1)密花香薷:本市各地区均产。生海拔 1800 ~ 4100m 的林缘、高山草甸、林下、河边及山坡荒地。

(2)萼果香薷:本市各地区均产。生海拔 2200 ~ 3500m 的山坡荒地、田边。

(3)细穗香薷:本市各地区均产。生海拔 1000 ~ 3000m 的山坡及荒地。

[采集加工] 7 ~ 9 月采收,除去杂质,鲜用或阴干。用时切碎。

[资源利用] 有资源。自采自用。

[性味功效] 辛,微温。发汗解表,化湿和中。

[功能主治] (1)外感暑湿,咳嗽草、藿香各等量,水煎服;伤暑呕吐,胃痛,可与扁豆、厚朴,同煎服。

(2)食欲不振,本品研末,冲服。

(3)伤暑吐泻,可配紫苏、藿香、木瓜、炙甘草,

水煎服。

（4）其他，可用于水肿，痈疮肿毒，蛲虫病，滴虫性阴道炎等。

孔雀草

[异名] 臭芙蓉（《植物名实图考》），金菊，小万寿菊，红黄草，西番菊，臭菊花，缎子花（云南）。

[来源] 菊科万寿菊属植物孔雀草 *Tagetes patula* L. 的花序（图305）。

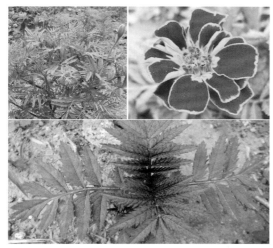

图305 孔雀草

[原植物] 一年生草本，高30～100cm，茎直立，通常近基部分枝，分枝斜开展。叶羽状分裂，长2～9cm，宽1.5～3cm，裂片线状披针形，边缘有锯齿，齿端常有长细芒，齿的基部通常有1个腺体。头状花序单生，径3.5～4cm，花序梗长5～6.5cm，顶端稍增粗；总苞长1.5cm，宽0.7cm，长椭圆形，上端具锐齿，有腺点；舌状花金黄色或橙色，带有红色斑；舌片近圆形长8～10mm，宽6～7mm，顶端微凹；管状花花冠黄色，长10～14mm，与冠毛等长，具5齿裂。瘦果线形，基部缩小，长8～12mm，黑色，被短柔毛，冠毛鳞片状，其中1～2个长芒状，2～3个短而钝。花期7～9月。

[分布] 本市各地庭院有栽培。我国各地均有栽培。原产墨西哥。

[采集加工] 夏、秋采摘，鲜用或晒干。

[资源利用] 栽培品。未利用。

[性味功效] 苦、微辛，凉。清热解毒，化痰止咳。

[功能主治] （1）气管炎，鲜万寿菊、紫菀等，水煎服。

（2）百日咳，万寿菊煎水，兑红糖服。

（3）腮腺炎，乳腺炎，万寿菊、重楼、金银花，共研末，醋调外敷患部。

（4）牙痛，目赤肿痛，单用，水煎服。

煎服，3～15g。外用适量，煎水熏洗；或研粉调敷；或鲜品捣敷。

煎服，3～9g；或研末服。外用适量，研末调敷；或鲜品捣敷。表虚多汗者慎服。

苦地丁

[来源] 罂粟科紫堇属植物地丁草 *Corydalis bungeana* Turcz. 的全草（图306）。

[原植物] 二年生灰绿色草本，高10～50cm，具主根。茎自基部铺散分枝，灰绿色，具棱。基生叶多数，长4～8cm，叶柄约与叶片等长，基部多少具鞘，边缘膜质；叶片上面绿色，下面苍白色，二回至三回羽状全裂，一回羽片3～5对，具短柄，二回羽片2～3对，顶端分裂成短小的裂片，裂片顶端圆钝。茎生叶与基生叶同形。总状花序长1～6cm，多花，先密集，后疏离，果期伸长。苞片叶状，具柄至近无柄，明显长于长梗。花梗短，长2～5mm。萼片宽卵圆形至三角形，长0.7～1.5mm，具齿，常早落。花粉红色至淡紫色，平展。外花瓣顶端多少下凹，具浅鸡冠状突起，边缘具浅圆齿。上花瓣长1.1～1.4cm；距长4～5mm，稍向上斜伸，末端多少囊状膨大；蜜腺体约占距长的2/3，末端稍增粗。下花瓣稍向前伸出；爪向后渐狭，稍长于瓣片。内花瓣顶端深紫色。柱头小，圆肾形，顶端稍下凹，两侧基部稍下延，无乳突而具膜质的边缘。蒴果椭圆形，下垂，长1.5～2cm，宽4～5mm，具2列种子。种

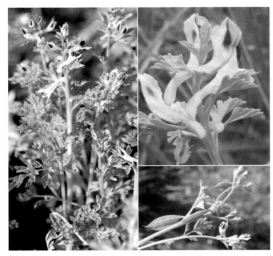

图 306 地丁草

子直径 2 ~ 2.5mm, 边缘具 4 ~ 5 列小凹点; 种阜鳞片状, 长 1.5 ~ 1.8cm, 远离。

[分布] 产平凉、华亭等地。生海拔 800 ~ 1500m 的荒地或疏林下。

[采集加工] 夏季采收, 除去泥沙及杂质, 晒干。切段, 生用。

[资源利用] 有资源。自采自用。

[性味功效] 苦, 寒, 小毒。清热解毒, 凉血消肿。

[功能主治] (1) 痈肿疮毒, 可用鲜品与葱白、蜂蜜捣敷; 亦可配金银花、蒲公英、野菊花等, 水煎服。

(2) 目赤肿痛, 常与菊花、蝉蜕、决明子等配用。

(3) 黄疸, 可单品煎服; 亦可与茵陈同用。

(4) 现代临床, 用苦地丁制成注射液, 肌内注射, 治疗流感, 上感, 支气管炎, 支气管肺炎, 扁桃体炎, 急性肾炎, 急慢性肾盂肾炎等。

煎服, 6 ~ 12g。外用适量, 捣敷或煎汤洗。

苦碟子

[异名] 抱茎苦荬菜。

[来源] 菊科小苦荬属植物抱茎小苦荬 *Ixeridium sonchifolium* (Maxim.) C. Shih 的全草(图 307)。

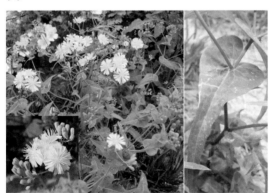

图 307 抱茎小苦荬

[原植物] 多年生草本, 高 15 ~ 60cm。根垂直直伸, 不分枝或分枝。根状茎极短。茎单生, 直立, 基部直径 1 ~ 4mm, 上部伞房花序状或伞房圆锥花序状分枝, 全部茎枝无毛。基生叶莲座状, 匙形、长倒披针形或长椭圆形, 包括基部渐狭的宽翼柄长 3 ~ 15cm, 宽 1 ~ 3cm, 或不分裂, 边缘有锯齿, 顶端圆形或急尖, 或大头羽状深裂, 顶裂片大, 近圆形、椭圆形或卵状椭圆形, 顶端圆形或急尖, 边缘有锯齿, 侧裂片 3 ~ 7 对, 半椭圆形、三角形或线形, 边缘有小锯齿; 中下部茎生叶长椭圆形、匙状椭圆形、倒披针形或披针形, 与基生叶等大或较小, 羽状浅裂或半裂, 极少大头羽状分裂, 向基部扩大, 心形或耳状抱茎; 上部茎生叶及接花序分枝处的叶心状披针形, 边缘全缘, 极少有锯齿或尖锯齿, 顶端渐尖, 向基部心形或圆耳状扩大抱茎; 全部叶两面无毛。头状花序多数或少数, 在茎枝顶端排成伞房花序或伞房圆锥花序, 含舌状小花约 17 枚。总苞圆柱形, 长 5 ~ 6mm; 总苞片 3 层, 外层及最外层短, 卵形或长卵形, 长 1 ~ 3mm, 宽 0.3 ~ 0.5mm, 顶端急尖, 内层长披针形, 长 5 ~ 6mm, 宽 1mm, 顶端急尖, 全部总苞片外面无毛。舌状小花黄色。瘦果黑色, 纺锤形, 长 2mm, 宽 0.5mm, 有 10 条高起的钝肋, 上部沿肋有上指的小刺毛, 向上渐尖成细喙, 喙细丝状, 长 0.8mm。冠毛白色, 微糙毛状, 长 3mm。花果期 3 ~ 5 月。

[分布] 产泾川、灵台、平凉、华亭等地。生海拔 600 ~ 2800m 的山坡、路旁、荒地。

［采集加工］ 5～7月采收,除去杂质,洗净,鲜用或晒干。

［资源利用］ 有资源。自采自用。

［性味功效］ 苦、辛,寒。清热解毒,消肿止痛。

［功能主治］ (1)咽喉肿痛,可配麦冬、甘草、薄荷等,水煎服。

(2)肠痈,苦碟子、薏苡仁、附子,同煎服。

(3)其他,可用于头痛,牙痛,痈肿疮疖,跌打肿痛,手术后疼痛,肺脓肿,肠炎。

煎服,9～15g;或研末服。外用适量,水煎熏洗;或研末调敷;或捣敷。

苦 芙 (《本草经集注》)

［异名］ 苦板(《本草纲目》),蒙山莴苣。

［来源］ 菊科乳苣属植物乳苣 *Mulgedium tataricum* (L.) DC. 的全草(图308)。

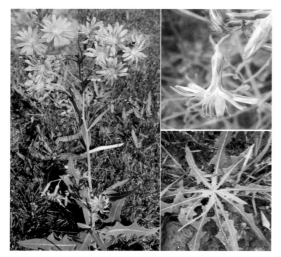

图308 乳苣

［原植物］ 多年生草本,高20～60(～100)cm。根状茎长,直伸。茎直立,有分枝,具沟纹,全部茎枝光滑无毛。叶质厚,灰绿色,互生,长圆形或披针形,长7～17cm,宽0.8～4cm,先端急尖,倒向羽状或羽状深裂,侧裂片三角形至披针形,边缘全缘或有稀疏的小尖头或边缘多锯齿,两面无毛,基部渐狭呈柄;茎上部叶较小。头状花序多数,在茎枝顶端排成狭或宽圆锥花序;总苞圆柱状或楔形,长12～17mm,直径约5mm;总苞片3～4层,中外层较小,卵形至披针形,长3～8mm,宽1.5～2mm,内层披针状椭圆形或披针形,长17mm,宽2mm,全部苞片外面光滑无毛,常带紫红色,先端渐尖或钝。舌状小花紫蓝色或紫色,舌片长约9mm,管部长约7mm,有白色短柔毛;雄蕊5,花药基部箭形;子房下位,花柱分枝细。果实长圆状披针形,稍压扁,灰黑色,长5mm,宽约1mm,每面有5～7条高起的纵肋,中肋稍粗厚,先端渐尖成长1mm的喙。冠毛白色,2层,纤细,长约1cm,微锯齿状。花果期5～9月。

［分布］ 产灵台、平凉、庄浪、静宁、泾川等地。生海拔1600～2800m的河滩、草甸、田边、砾石地、沙丘、山坡荒地。

［采集加工］ 夏、秋采挖,除去杂质、泥沙,晒干。

［资源利用］ 有资源。未利用。

［性味功效］ 苦,微寒。清热解毒,凉血止血。

［功能主治］ 用于暑热烦闷,漆疮,丹毒,痈肿,痔疮,跌打肿痛,外伤出血。

煎服,15～30g。外用适量,煎水洗;或捣敷。不宜多食。

苦 瓜 (《滇南本草》)

［来源］ 葫芦科苦瓜属植物苦瓜 *Momordica charantia* L. 的果实(图309)。

［原植物］ 一年生攀援状柔弱草本,多分枝;茎、枝被柔毛。卷须纤细,长达20cm,具微柔毛,不分歧。叶柄细,初时被白色柔毛,后变近无毛,长4～6cm;叶片轮廓卵状肾形或近圆形,膜质,长、宽均4～12cm,上面绿色,背面淡绿色,脉上密被明显的微柔毛,其余毛较稀疏,5～7深裂,裂片卵状长

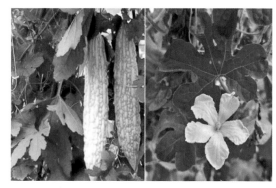

图 309 苦瓜

圆形,边缘具粗齿或有不规则小裂片,先端多半钝圆形稀急尖,基部弯缺半圆形,叶脉掌状。雌雄同株。雄花,单生叶腋,花梗纤细,被微柔毛,长 3~7cm,中部或下部具 1 苞片;苞片绿色,肾形或圆形,全缘,稍有缘毛,两面被疏柔毛,长、宽均 5~15mm;花萼裂片卵状披针形,被白色柔毛,长 4~6mm,宽 2~3mm,急尖;花冠黄色,裂片倒卵形,先端钝,急尖或微凹,长 1.5~2cm,宽 0.8~1.2cm,被柔毛;雄蕊 3,离生,药室二回折曲。雌花,单生,花梗被微柔毛,长 10~12cm,基部常具 1 苞片;子房

纺锤形,密生瘤状突起,柱头 3,膨大,2 裂。果实纺锤形或圆柱形,多瘤皱,长 10~20cm,成熟后橙黄色,由顶端 3 瓣裂。种子多数,长圆形,具红色假种皮,两端各具 3 小齿,两面有刻纹,长 1.5~2cm,宽 1~1.5cm。花果期 5~10 月。

[分布] 本市部分地区有栽培。我国南北各地普遍种植。

[采集加工] 秋季采收,鲜用或切片晒干。

[资源利用] 栽培品。自采自用。

[性味功效] 苦,寒。祛暑清热,明目,解毒。

[功能主治] (1)中暑暑热,将苦瓜截断去瓤,纳好茶叶再合起,悬挂阴干。煎服,或切片泡开水代茶饮。

(2)烦渴引饮,痢疾,均可用鲜苦瓜绞汁,调蜜服。

(3)痈肿,鲜品捣烂,敷患处。

煎服,6~15g,鲜品 30~60g;或煅存性,研末服。外用适量,鲜品捣敷;或取汁涂。脾胃虚寒者慎服。

苦荬菜

[异名] 苦荬(《嘉祐本草》),苦丁菜。

[来源] 菊科假还阳参属植物黄瓜菜 *Paraixeris denticulata* (Houtt.) Nakai 的全草(图 310)。

[原植物] 一年生或二年生草本,高 30~120cm。根垂直直伸,生多数须根。茎单生,直立,基部直径达 8mm,上部或中部伞房花序状分枝,全部茎枝无毛。基生叶及下部茎叶花期枯萎脱落;中下部茎叶卵形,琴状卵形、椭圆形、长椭圆形或披针形,不分裂,长 3~10cm,宽 1~5cm,顶端急尖或钝,有宽翼柄,基部圆形,耳部圆耳状扩大抱茎,或无柄,向基部稍收窄而基部突然扩大圆耳状抱茎,或向基部渐窄成长或短的不明显叶柄,基部稍扩大,耳状抱茎,边缘大锯齿或重锯齿或全缘;上部及最上部茎叶与中下部茎叶同形,但渐小,边缘大锯齿或重锯齿或全缘,无柄,向基部渐宽,基部耳状扩大抱茎,全部叶两面无毛。头状花序多数,在茎枝顶端排成伞房花序或伞房圆锥状花序,含 15 枚舌状小花。总苞圆柱状,长 7~9mm;总苞片 2 层,外

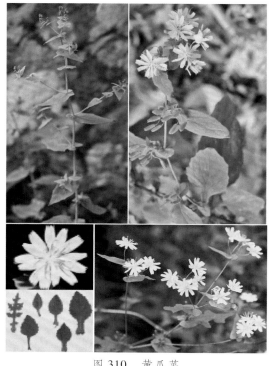

图 310 黄瓜菜

层极小,卵形,长宽不足0.5mm,顶端急尖,内层长、披针形或长椭圆形,长7～9mm,宽1～1.4mm,顶端钝,有时在外面顶端之下有角状突起,背面沿中脉海绵状加厚,全部总苞片外面无毛。舌状小花黄色。瘦果长椭圆形,压扁,黑色或黑褐色,长2.1mm,有10～11条高起的钝肋,上部沿脉有小刺毛,向上渐尖成粗喙,喙长0.4mm。冠毛白色,糙毛状,长3.5mm。花果期5～11月。

　　[分布]　产本市各地。生海拔600～2700m

的山坡、路边、田边或林缘。

　　[采集加工]　春季采收,除去杂质,鲜用或晒干。

　　[资源利用]　资源较丰富。自采自用。

　　[性味功效]　苦,寒。清热解毒,消肿止痛。

　　[功能主治]　用于咽喉肿痛,黄疸,痢疾,淋症,湿热带下,痈肿疮毒,跌打损伤。

　　煎服,9～15g。外用适量,煎水洗或漱口;或研末调搽;或鲜品捣汁涂。

苦　荞

　　[异名]　苦荞头。

　　[来源]　蓼科荞麦属植物苦荞麦 *Fagopyrum tataricum*(L.)Gaertn.的根及根状茎(图311)。

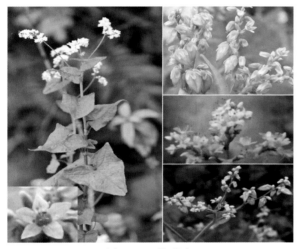

图311　苦荞麦

　　[原植物]　一年生草本。茎直立,高30～70cm,分枝,绿色或微呈紫色,有细纵棱,一侧具乳头状突起,叶宽三角形,长2～7cm,两面沿叶脉具乳头状突起,下部叶具长叶柄,上部叶较小具短柄;

托叶鞘偏斜,膜质,黄褐色,长约5mm。花序总状,顶生或腋生,花排列稀疏;苞片卵形,长2～3mm,每苞内具2～4花,花梗中部具关节;花被5深裂,白色或淡红色,花被片椭圆形,长约2mm;雄蕊8,比花被短;花柱3,短,柱头头状。瘦果长卵形,长5～6mm,具3棱及3条纵沟,上部棱角锐利,下部圆钝有时具波状齿,黑褐色,无光泽,比宿存花被长。花期6～9月,果期8～10月。

　　[分布]　本市各地区有栽培。有时为野生。

　　[采集加工]　秋季采收,截去茎秆。洗净,晒干。

　　[资源利用]　栽培品。自采自用。

　　[性味功效]　苦、甘,平,小毒。健脾行滞,理气止痛,解毒消肿。

　　[功能主治]　用于胃脘胀痛,食欲不振,痢疾,腰腿痛,跌打损伤,痈肿疮毒,狂犬咬伤。

　　煎服,6～12g;研末或浸酒服。外用适量,捣敷。不宜多服。脾胃虚弱者慎服。

苦　参

　　[异名]　地槐(《名医别录》),草槐。

　　[来源]　豆科槐属植物苦参 *Sophora flavescens* Alt.或毛苦参 *Sophora flavescens* Alt. var. *kronei*(Hance)C. Y. Ma.的根(图312)。

　　[原植物]　(1)苦参:草本或亚灌木,稀呈灌木状,通常高1m左右,稀达2m。茎具纹棱,幼时疏

被柔毛,后无毛。羽状复叶长达25cm;托叶披针状线形,渐尖,长6～8mm;小叶6～12对,互生或近对生,纸质,形状多变,椭圆形、卵形、披针形至披针状线形,长3～4(～6)cm,宽(0.5～)1.2～2cm,先端钝或急尖,基部宽楔开或浅心形,上面无毛,下面疏被灰白色短柔毛或近无毛。中脉下面隆起。总状

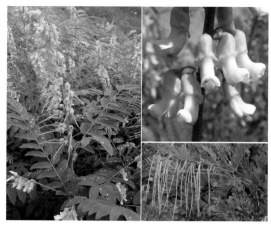

图 312　苦参

花序顶生，长 15～25cm；花多数，疏或稍密；花梗纤细，长约 7mm；苞片线形，长约 2.5mm；花萼钟状，明显歪斜，具不明显波状齿，完全发育后近截平，长约 5mm，宽约 6mm，疏被短柔毛；花冠比花萼长 1 倍，白色或淡黄白色，旗瓣倒卵状匙形，长 14～15mm，宽 6～7mm，先端圆形或微缺，基部渐狭成柄，柄宽 3mm，翼瓣单侧生，强烈皱褶几达瓣片的顶部，柄与瓣片近等长，长约 13mm，龙骨瓣与翼瓣相似，稍宽，宽约 4mm，雄蕊 10，分离或近基部稍连合；子房近无柄，被淡黄白色柔毛，花柱稍弯曲，胚珠多数。荚果长 5～10cm，种子间稍缢缩，呈不明显串珠状，稍四棱形，疏被短柔毛或近无毛，成熟后开裂成 4 瓣，有种子 1～5 粒；种子长卵形，稍压扁，深红褐色或紫褐色。花期 6～8 月，果期 7～10 月。

（2）毛苦参：本变种与原变种不同为小枝、叶、小叶柄密被灰褐色或锈色柔毛；荚果成熟时，毛被

仍十分明显，易于区别。

[分布]　产华亭、平凉、灵台等地区。生海拔 1500m 以下的山坡、沙地、草坡、灌木、林中、河滩、沟沿及荒漠地区。

[采集加工]　春、秋采挖，以秋采者为佳，去掉根头及小支根，洗净，干燥，或趁鲜切片，干燥。生用。

[资源利用]　有资源。自产自销。

[性味功效]　苦，寒。清热燥湿，祛风杀虫，利尿。

[功能主治]　（1）湿热下痢，可单用取效，或与木香同用，如《沈氏尊生方》香参丸；湿热蕴结膀胱，小便不利，水肿，可单用本品，或配车前子、滑石、泽泻等清利膀胱湿热药。

（2）痔漏出血，肠风下血，可与生地黄同用，如《外科大成》苦参地黄丸；湿热带下，色黄气臭，可配黄柏、椿根皮煎服，或再加蛇床子煎汤外洗，如《经验方》蛇床子散。

（3）湿热黄疸，可配茵陈、栀子、大黄等利湿退黄药；谷疸，食毕头旋，心怫郁不安，可用苦参、龙胆草为末，牛胆为丸，生姜汁冲服，如《肘后备急方》载方。

（4）疥疮，皮肤瘙痒，可配荆芥、防风等煎服，如《太平惠民和剂局方》苦参丸；亦可与蛇床子、白矾、荆芥穗同煎洗，如《济生方》苦参汤。

煎服，3～9g；或入丸、散服。外用适量，煎水熏洗；或研末敷；或浸酒搽。脾胃虚寒者忌服。传统认为本品反藜芦。

宽叶羌活

[来源]　伞形科羌活属植物宽叶羌活 Notopterygium forbesii de Boiss. 的根及根茎（图 313）。

[原植物]　多年生草本，高 80～180cm。有发达的根茎，基部多残留叶鞘。茎直立，少分枝，圆柱形，中空，有纵直细条纹，带紫色。基生叶及茎下部叶有柄，柄长 1～22cm，下部有抱茎的叶鞘；叶大，三出式二回至三回羽状复叶，一回羽片 2～3 对，有短柄或近无柄，末回裂片无柄或有短柄，长圆状卵形至卵状披针形，长 3～8cm，宽 1～3cm，顶端钝或渐尖，基部略带楔形，边缘有粗锯齿，脉上及叶缘有

微毛；茎上部叶少数，叶片简化，仅有 3 小叶，叶鞘发达，膜质。复伞形花序顶生和腋生，直径 5～14cm，花序梗长 5～25cm；总苞片 1～3，线状披针形，长约 5mm，早落；伞辐 10～17（～23），长 3～12cm；小伞形花序直径 1～3cm，有多数花；小总苞片 4～5，线形，长 3～4mm；花柄长 0.5～1cm；萼齿卵状三角形；花瓣淡黄色，倒卵形，长 1～1.5mm，顶端渐尖或钝，内折；雄蕊的花丝内弯，花药椭圆形，黄色，长约 1mm；花柱 2，短，花柱基隆起，略呈平压状。分生果近圆形，长 5mm，宽 4mm，背腹稍压扁，

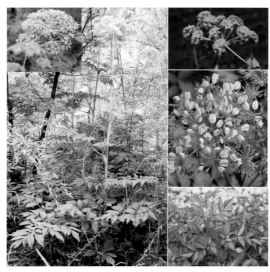

图313 宽叶羌活

背棱、中棱及侧棱均扩展成翅,但发展不均匀,翅宽约1mm;油管明显,每棱槽3~4,合生面4;胚乳内凹。花期7月,果期8~9月。

[分布] 产华亭(苍沟、燕麦河、苍沟燕窝脑)等地,生海拔2500~4000m的高山、林缘及灌木丛内。

[资源利用] 有资源。自产自销。

[采集加工] 春、秋采挖,以秋季为佳,除去泥沙及须根,晒干。用时洗净,润透切厚片,晒干。

[性味功效] 辛、苦,温。解表散寒,祛风除湿,通痹止痛。

[功能主治] (1)外感风寒,恶寒发热,头痛身疼,常配防风、白芷、细辛、苍术、川芎、生地黄、黄芩、甘草,如九味羌活汤;外感风寒,兼有胁痛,可与柴胡、枳壳、桔梗、青皮、苏梗、防风同用,如《症因脉治》柴胡羌活汤;外感寒湿,头痛身重,常与独活、藁本、防风、炙甘草、川芎、蔓荆子为伍,如羌活胜湿汤。

(2)风寒湿痹,肢麻烦疼,项背拘急,可配姜黄、当归、黄芪、赤芍、防风、炙甘草,如蠲痹汤;风湿,手指关节肿痛,屈伸不利,主用羌活,配以升麻、独活、当归、茯苓、泽泻、苍术、防风、威灵仙、白术,如《卫生宝鉴》大羌活汤。

(3)疮疡初期,兼有恶寒发热无汗,可与荆芥、防风、川芎、桔梗、人参、独活、前胡、柴胡、枳壳、茯苓、甘草同用,如《外科理例》荆防败毒散;风热瘰疬,可同僵蚕共为末,蜜酒调服,如《圣济总录》内消羌活散。

煎服,3~9g;或入丸、散服。气血亏虚者慎服。

款冬花

[异名] 冬花(《万氏家抄方》)。

[来源] 菊科款冬属植物款冬 *Tussilago farfara* L. 的花蕾(图314)。

[原植物] 多年生草本。根状茎横生地下,褐色。早春花叶抽出数个花葶,高5~10cm,密被白色茸毛,有鳞片状,互生的苞叶,苞叶淡紫色。头状花序单生顶端,直径2.5~3cm,初时直立,花后下垂;总苞片1~2层,总苞钟状,结果时长15~18mm,总苞片线形,顶端钝,常带紫色,被白色柔毛及脱毛,有时具黑色腺毛;边缘有多层雌花,花冠舌状,黄色,子房下位;柱头2裂;中央的两性花少数,花冠管状,顶端5裂;花药基部尾状;柱头头状,通常不结实。瘦果圆柱形,长3~4mm;冠毛白色,长10~15mm。后生出基生叶阔心形,具长叶柄,叶片长3~12cm,宽4~14cm,边缘有波状,顶端增厚的疏齿,掌状网脉,下面被密白色茸毛;叶柄长5~

15cm,被白色绵毛。

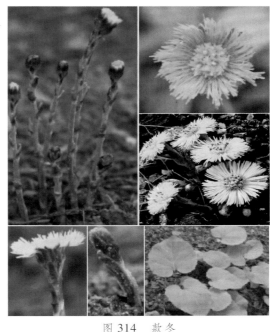

图314 款冬

［分布］产静宁、庄浪、平凉、华亭、等地区。生海拔 700～2400m 的山谷、沟旁、河边、山坡上。

［采集加工］多于 12 月或地冻前当花尚未出土时来挖，除去花梗及泥沙，阴干。用时除去杂质及残梗。生用或制后用。

［炮制］炒款冬花：取净款冬花置锅内，用文火炒至微焦，取出放凉。

蜜款冬花：取炼蜜（款冬花 100kg，炼蜜 25kg）用适量开水稀释后，加入净款冬花拌匀，闷透置锅内。用文火炒至不粘手为度，取出摊开，放凉。蜜炙款冬花偏于润肺止咳。

［资源利用］资源较丰富。自产自销。

［性味功效］辛、微苦，温。润肺下气，止咳化痰。

［功能主治］（1）风寒咳喘，胸闷痰盛，咽痛喉呷，鼻塞流涕，款冬花、知母、桑叶各 1 份，姜半夏、阿胶珠、炒杏仁、炒贝母各 2 份，麻黄 4 份，为粗末，每 6g 加生姜 3 片，水煎服，如《太平惠民和剂局方》款冬花散；暴发咳嗽，可配桑白皮、贝母、五味子、炙甘草、知母、炒杏仁，水煎服，如《圣济总录》款冬花汤。

（2）久咳不瘥，可单用蜜炙，或与阿胶珠、天南星、恶实、甘草同煎服，如《圣济总录》款冬花散；肺虚咳嗽，款冬花、人参、白术、炙甘草、炮姜、钟乳粉各等份，为细末，蜜丸，食前米饮下，如《传信适用方》款冬花膏。

（3）肺痈胸满，咽干而渴，时唾腥臭，状如米粥，款冬花 3 份，炙甘草 1 份，桔梗 4 份，薏苡仁 2 份，水煎服，如《疮疡经验全书》款冬花汤；喘嗽不已，或痰中带血，可与百合（蒸，焙）各等份，为细末，蜜丸龙眼大，食后、临卧细嚼 1 丸，姜汤咽下，或含化，如《济生方》百花膏。

（4）少儿咳嗽，昼差夜甚，款冬花、紫菀各 3 份，伏龙肝、桂心各少许，捣筛，蜜丸枣核大，涂乳头，令儿饮之，如《外台秘要》引用方四物款冬丸。

煎服，5～9g；或熬膏，或入丸、散服。外用适量，研末调敷。阴虚者慎服。

葵 花

［异名］迎阳花（《群芳谱》），一丈菊（《植物名实图考》），向阳花，葵子。

［来源］菊科向日葵属植物向日葵 Helianthus annuus L. 的种子（图 315）。

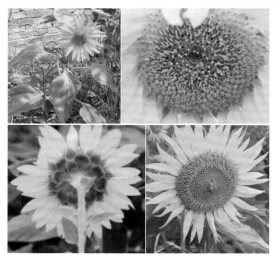

图 315 向日葵

［原植物］一年生高大草本。茎直立，高 1～3m，粗壮，被白色粗硬毛，不分枝或有时上部分枝。叶互生，心状卵圆形或卵圆形，顶端急尖或渐尖，有三基出脉，边缘有粗锯齿，两面被短糙毛，有长柄。头状花序极大，径 10～30cm，单生于茎端或枝端，常下倾。总苞片多层，叶质，覆瓦状排列，卵形至卵状披针形，顶端尾状渐尖，被长硬毛或纤毛。花托平或稍凸、有半膜质托片。舌状花多数，黄色、舌片开展，长圆状卵形或长圆形，不结实。管状花极多数，棕色或紫色，有披针形裂片，结果实。瘦果倒卵形或卵状长圆形，稍扁压，长 10～15mm，有细肋，常被白色短柔毛，上端有 2 个膜片状早落的冠毛。花期 7～9 月，果期 8～9 月。

［分布］本市各地区普遍栽培。

［采集加工］秋季果实成熟后，割取花盘，晒干，打下果实，再晒干。

［资源利用］资源丰富。自产自销。

［性味功效］甘，平。透疹，止痢，透痈脓。

［功能主治］（1）小儿麻疹不透，向日葵子捣碎，开水冲服。

（2）血痢，单用冲开水炖 1 小时，加冰糖服。

（3）慢性骨髓炎，本品生、熟各半，研粉调蜂蜜外敷。

煎服，15 ～ 30g；捣碎或开水炖服。外用适量，捣敷或榨油涂。

附：向日葵根（《岭南采药录》）

［异名］　葵花根，向阳花根。

［来源］　菊科向日葵属植物向日葵 *Helianthus annuus* L. 的根。

［性味功效］　甘、淡，微寒。清热利湿，行气止痛。

［功能主治］　（1）淋病涩痛，向日葵根，水煎数沸（不宜久煎），温服；疝气，鲜根，加红糖煎服。

（2）胃痛，可配小茴香，水煎服；胃胀胸痛，可与芫荽子、小茴香同煎服。

（3）白带，可同苍耳根，酒炒，水煎服。

（4）腿脚转筋，鲜向日葵根、伸筋草，炖猪蹄服食。

煎服，9 ～ 15g，大剂量 30 ～ 60g；或研末服。外用适量，捣敷。

注　向日葵花：微甘，平。祛风，平肝，利湿。用于头晕，耳鸣，小便淋沥。煎服，15 ～ 30g。

向日葵花盘：甘，寒。清热，平肝，止痛，止血。用于头痛眩晕，耳鸣，脘腹痛，痛经，疮疹，高血压，子宫出血。煎服，15 ～ 60g；外用适量，研粉敷或鲜品捣敷。

向日葵叶：苦，凉。降压，截疟，解毒。用于高血压，疟疾，疔疮。煎服，25 ～ 30g，鲜品加倍；外用适量，捣敷。

向日葵茎髓：甘，平。清热利湿，止咳。用于淋浊，白带，风疹，百日咳，乳糜尿。煎服，9 ～ 15g。

辣　椒

［异名］　番椒（《群芳谱》），辣茄，辣子，秦椒。

［来源］　茄科辣椒属植物辣椒 *Capsicum annuum* L. 的果实（图 316）。

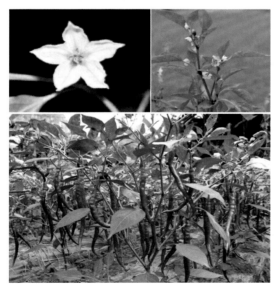

图 316　辣椒

［原植物］　一年生或有限多年生植物；高 40 ～ 80cm。茎近无毛或微生柔毛，分枝稍"之"字形折曲。叶互生，枝顶端节不伸长而成双生或簇生状，矩圆状卵形、卵形或卵状披针形，长 4 ～ 13cm，宽 1.5 ～ 4cm，全缘，顶端短渐尖或急尖，基部狭楔形；叶柄长 4 ～ 7cm。花单生，俯垂；花萼杯状，不显著 5 齿；花冠白色，裂片卵形；花药灰紫色。果梗较粗壮，俯垂；果实长指状，顶端渐尖且常弯曲，未成熟时绿色，成熟后成红色、橙色或紫红色，味辣。种子扁肾形，长 3 ～ 5mm，淡黄色。花果期 5 ～ 11 月。

［分布］　本市各地栽培。

［采集加工］　青辣椒在果实充分肥大，皮色转浓，果皮坚实而有光泽时采摘，多鲜用或制作腌制品；红辣椒待果实成熟后一次采收，晒干，加工成干制品或酱制品。

［资源利用］　栽培菜蔬。中医配方少用。

［性味功效］　辛，热。温中散寒，下气消食。

［功能主治］　（1）冻疮未溃，可剥鲜辣椒皮，贴患处；或干品放在麻油中煎成辣油，涂患处；预防冻疮，可制成 20% 辣椒软膏，擦于耳轮、手背、足跟等冻疮好发部位。

（2）风湿性关节炎,花椒煎水,放大干红辣椒煮软,取出撕开,贴患处,再用热水敷。

（3）其他,可用于胃寒气滞,脘腹胀痛,呕吐,泻痢等。

入丸、散服,1～3g。外用适量,煎水熏洗或捣敷。

注 辣椒根:辛、甘、热。散寒除湿,活血消肿。用于手足无力,肾囊肿胀,冻疮。煎服,9～15g;外用适量,煎水洗。

莱菔子

[异名] 萝卜子,芦菔子。

[来源] 十字花科萝卜属植物萝卜 *Raphanus sativus* L. 的种子（图317）。

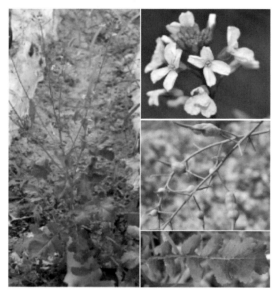

图317 萝卜

[原植物] 二年生或一年生草本,高20～100cm;直根肉质,长圆形、球形或圆锥形,外皮绿色、白色或红色;茎有分枝,无毛,稍具粉霜。基生叶和下部茎生叶大头羽状半裂,长8～30cm,宽3～5cm,顶裂片卵形,侧裂片4～6对,长圆形,有钝齿,疏生粗毛,上部叶长圆形,有锯齿或近全缘。总状花序顶生及腋生;花白色或粉红色,直径1.5～2cm;花梗长5～15mm;萼片长圆形,长5～7mm;花瓣倒卵形,长1～1.5cm,具紫纹,下部有长5mm的爪。长角果圆柱形,长3～6cm,宽10～12mm,在相当种子间处缢缩,并形成海绵质横隔;顶端喙长1～1.5cm;果梗长1～1.5cm。种子1～6个,卵形,微扁,长约3mm,红棕色,有细网纹。花期4～5月,果期5～6月。

[分布] 本市各地普遍栽培。

[采集加工] 夏季果实成熟时采割植株,晒干,搓出种子,除去杂质,再晒干。生用或炒后用,用时打碎。

[炮制] 炒莱菔子:取净莱菔子置锅内,用文火炒至微鼓起。有香气逸出时,取出放凉。

[资源利用] 栽培品。自产自销。

[性味功效] 辛、甘、平。消食导滞,降气化痰。

[功能主治]（1）食积停滞,脘腹胀满,或嗳腐吞酸,常配山楂、神曲、半夏、茯苓、陈皮、连翘,为丸或煎服,如《丹溪心法》保和丸;小儿伤食腹胀,炒莱菔子、莪术各2份,胡椒1份,为细末,面糊为丸黄米大,萝卜汤下,如《百一选方》褐丸子。

（2）高年咳嗽,气逆痰痞,常与紫苏子、白芥子同用,煎服,如《韩氏医通》三子养亲汤;咳嗽痰喘,可配白果、熟地黄、陈皮、杏仁,水煎服。

（3）痢疾有积,后重,莱菔子、白芍药、大黄、木香,水煎服,如《医学正宗》用方;风秘气秘,炒莱菔子擂水,和皂荚末服,如《寿域神方》载方。

煎服,6～9g;或入丸、散服。无食积痰滞及中气虚弱者慎服。

附：地骷髅（《本草纲目拾遗》）

[来源] 十字花科萝卜属植物萝卜 *Raphanus sativus* L. 开花结实后的老根。

[采集加工] 待种子成熟后,连根拔起,剪去地上部分,洗净,晒干。用时除去杂质,润透,切厚

片,晒干。

[资源利用]　有资源。自采自用。

[性味功效]　甘、微辛,平。行气消积,化痰,解渴,利水消肿。

[功能主治]　(1)痞块,陈木瓜、地骷髅,煎汁不时服下,如《本草纲目拾遗》引用方;食积气滞,腹胀,可与神曲、枳壳、砂仁等药同用。

(2)鼓胀气喘,胸膈饱闷,小儿疳疾结热,脱力黄,人中白(煅,醋淬)、神曲、白萝卜子、地骷髅、砂仁、香橼,共为末,蜜丸梧子大,灯心草汤或酒下,如《本草纲目拾遗》引《海昌方》万应丹。

(3)小便不利,水肿胀满,可配陈皮、大腹皮、茯苓等,水煎服;通身肿,可与浮小麦,同煎服,如《普济方》载方。

煎服,9~30g;或入丸、散服。

注　萝卜:生者辛、甘,凉;熟者甘,平,消食,下气,化痰,止血,解渴,利尿。用于消化不良,食积腹胀,吞酸吐食,腹泻,痢疾,便秘,痰热咳嗽,咽喉不利,咯血、吐血、衄血、便血,消渴,淋浊。生食、捣汁饮,30~100g;或煎汤、煮食。脾胃虚寒者不宜生食。

萝卜叶:辛、苦,平。消食理气,清肺利咽,散瘀消肿。用于食积气滞,脘腹痞满,呃逆,吐酸,泄泻,痢疾,咳痰,音哑,咽喉肿痛,乳房肿块,乳汁不通,损伤瘀肿。煎服,9~15g;研末服或鲜品捣汁饮;外用适量,研末调敷;或鲜品捣敷。气虚者慎服。

癞　树

[来源]　山茱萸科梾木属植物毛梾 *Swida walteri* (Wanger.) Sojak 的枝叶(图318)。

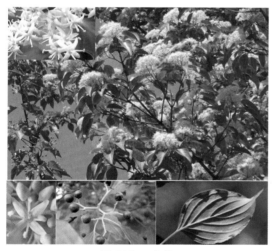

图318　毛梾

[原植物]　落叶乔木,高6~15m。树皮黑褐色,常纵裂成长条或横裂成块状,幼枝对生,略有棱角,密被灰白色贴生短柔毛,老后无毛。叶对生;叶柄常达3cm;叶片椭圆形至长椭圆形,长4~12cm,宽2~5cm,先端渐尖,基部楔形,表面具贴伏的柔毛,背面密生贴伏的短柔毛,全缘,侧脉4~5对。伞房状聚伞花序顶生,长约5cm,宽7~9cm;花白色,有香味,直径约1cm;花萼裂片4,齿状三角形;花瓣4,长圆状披针形,长4.5~5mm,下部有贴生短柔毛;雄蕊4,无毛,花丝条形,花药淡黄色,"丁"字形着生;子房下位,花托倒卵形,密被灰色短柔毛,花柱棍棒形,柱头头状。核果球形,直径约7mm,成熟时黑色。花期5月,果期9月。

[分布]　产庄浪(通化)、华亭等地。生海拔600~2400m的山坡、灌木林或山谷疏林中。

[采集加工]　春、夏采收,除去杂质,鲜用或晒干。用时切碎。

[资源利用]　有资源。未利用。

[功效]　解毒敛疮。

[功能主治]　用于漆疮。外用适量,煎汤洗;研末撒;或鲜品捣涂。

蓝花葱

[异名]　白狼葱。

[来源]　百合科葱属植物天蓝韭 *Allium cya-neum* Regel 的全草(图319)。

[原植物]　多年生草本。茎数枚聚生,圆柱状,细长,粗2~6mm;鳞茎外皮暗褐色,老时破裂成纤维状,常呈不明显的网状。叶半圆柱,上面具沟

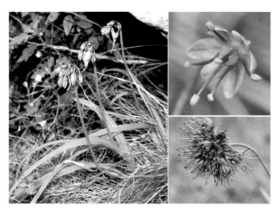

图 319　天蓝韭

槽,比花葶短或超过花萼,宽 1.5～2.5mm。花葶圆柱状,高 10～30cm,常在下部被叶鞘;伞形花序近扫帚状,有时半球状,少花或多花,常疏散,开放前为一闭合的总苞所包,开放时总苞单侧开裂或 2 裂,比花序短;小花梗与花被片等长或长为其 2 倍,稀更长,基部无小苞片;花两性;花被片 6,排成 2 轮,分离或基部靠合成管状,天蓝色,卵形或矩圆状卵形,长 4～6.5mm,宽 2～3mm,稀更长或更宽,内轮的稍长;雄蕊 6 枚,排成 2 轮;花丝等长,从比花被片长 1/3 直到比其长 1 倍,常为花被片长度的

1.5 倍,仅基部合生并与花被片贴生,内轮的基部扩大,无齿或每侧各具 1 齿,外轮的锥形;子房近球状,3 室,每室 1 至数枚胚珠,腹缝线基部具有帘的凹陷蜜穴;花柱单一,伸出花被外;柱头全缘或 3 裂。蒴果室背开裂。种子黑色,多棱形或近球状。花果期 8～10 月。

[分布] 产华亭(玄峰)、平凉(麻武山)、庄浪等地。生海拔 2000～4000m 的山坡、草地、林下或林缘。

[采集加工] 夏季花将开时采收,除去杂质、泥沙,晾干。用时切段。

[资源利用] 有资源。自采自用。

[性味功效] 辛,温。散风寒,通阳气。

[功能主治] (1)阴寒腹痛,肢冷脉微,蓝花葱、干姜、炮附子,开水煎服。

(2)跌打损伤,鲜品与松香共捣成膏,炒热敷患处。

(3)其他,可用于风寒感冒,脾肾阳虚之小便不通等。

煎服,9～15g。外用适量,捣敷。

狼把草(《本草拾遗》)

[异名] 乌阶(《尔雅》),郎耶草(《本草拾遗》)。

[来源] 菊科鬼针草属植物狼把草 Bidens tripartita L. 的地上部分(图 320)。

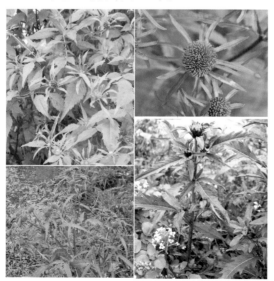

图 320　狼把草

[原植物] 一年生草本,高 30～150cm。茎直立,圆柱形或具钝棱而稍呈四方形,上部分枝或有时自基部分枝,无毛,节上易生根。叶对生,叶柄长 8～25mm 或更长,具狭翅;下部叶较小,花期枯萎;中部叶通常 3～5 羽状深裂,中裂片较大,长椭圆披针形,长 3～8(～11)cm,宽 6～20mm,侧裂片小,披针形或椭圆状披针形,先端钝,基部楔形,边缘具锯齿或疏钝齿,两面近无毛或下面被极稀短硬毛,脉明显;上部叶较小,不裂或 3 裂。头状花序盘状,单生枝端,花序梗粗壮,长 1～10cm;总苞盘状,长约 1cm,宽 1～2.2cm;总苞片 2 层,外层 5～9(10～16),叶状,倒披针形或匙形,长 7～4mm,宽 3～12mm,具缘毛,具少数粗齿,内层的长椭圆形,长 6～9mm,宽 2～3.5mm,褐色条纹,先端尖;托片狭披针形,约与果实等长,花全为管状花,花冠长 3～4mm,檐部 4 齿裂,稀 3 或 5 齿裂。冠毛芒状,2 个,两侧具倒钩刺;子房下位。果实扁,楔形或倒卵状

楔形,长 6 ~ 11mm,宽 2 ~ 3mm,边缘有倒刺毛。花果期 8 ~ 10 月。

[分布] 产庄浪(韩店)、华亭、平凉等地。生海拔 2100m 以下的水边湿地、路边、田边等处。

[采集加工] 8 ~ 9 月采割,除去杂质,鲜用或晒干。切段用。

[资源利用] 资源较丰富。自采自用。

[性味功效] 甘、微苦,凉。清热解毒,利湿,通经。

[功能主治] (1)风热感冒,狼把草,水煎服;风寒感冒,可加姜、葱,同煎服。

(2)咽喉炎,扁桃体炎,单用鲜品,或加鲜马兰根,水煎服。

(3)痈疮肿毒,鲜狼把草,捣烂敷患处;湿疹,本品研细,醋调搽患处。

(4)体虚乏力,盗汗,可配仙鹤草、麦冬、五味子,水煎服。

(5)其他,可用于肺热咳嗽,咯血,黄疸,赤白痢疾,月经不调,闭经,瘰疬,毒蛇咬伤等。

煎服,9 ~ 30g,鲜品加倍;或捣汁饮。外用适量,研末撒或调敷;或鲜品捣敷。

狼紫草

[异名] 野旱烟,塔希那干那(内蒙古)。

[来源] 紫草科狼紫草属植物狼紫草 *Lycopsis orientalis* L. 的叶(图 321)。

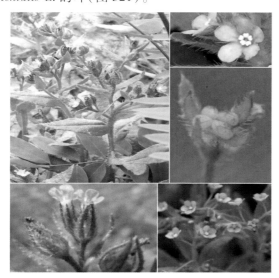

图 321 狼紫草

[原植物] 一年生草本。茎高 10 ~ 40cm,常自下部分枝,有开展的稀疏长硬毛。基生叶和茎下部叶有柄,其余无柄,倒披针形至线状长圆形,长 4 ~ 14cm,宽 1.2 ~ 3cm,两面疏生硬毛,边缘有微波

状小牙齿。花序花期短,花后逐渐伸长达 25cm;苞片比叶小,卵形至线状披针形;花梗长约 2mm,果期伸长可达 1.5cm;花萼长约 7mm,5 裂至基部,有半贴伏的硬毛,裂片钻形,稍不等长,果期增大,星状开展;花冠蓝紫色,有时紫红色,长约 7mm,无毛,筒下部稍膝曲,裂片开展,宽度稍大于长度,附属物疣状至鳞片状,密生短毛;雄蕊着生花冠筒中部之下,花丝极短,花药长约 1mm;花柱长约 2.5mm,柱头球形,2 裂。小坚果肾形,淡褐色,长 3 ~ 3.5mm,宽约 2mm,表面有网状皱纹和小疣点,着生面碗状,边缘无齿。种子褐色,子叶狭长卵形,肥厚,胚根在上方。

[分布] 产平凉、华亭等地区。生海拔 1100 ~ 2400m 的山坡、河滩、田边。

[采集加工] 夏季采收,除去杂质,洗净,鲜用。

[资源利用] 有资源。未利用。

[性味功效] 辛、苦,平。消肿解毒。

[功能主治] 用于疮肿。外用,鲜品适量,捣烂敷。

老虎姜

[异名] 卷叶黄精(《中药志》),滇钩吻(《植物名实图考》)。

[来源] 百合科黄精属植物卷叶黄精 *Polygo-*

natum cirrhifolium (Wall.) Poyle 的根状茎(图 322)。

[原植物] 根状茎肥厚,圆柱状,直径 1 ~ 1.5cm,

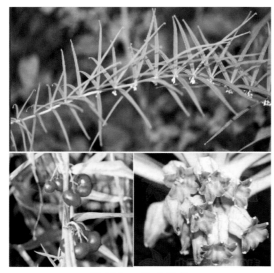

图 322　卷叶黄精

或根状茎连珠状,结节直径 1 ~ 2cm。茎高 30 ~ 90cm。叶通常每 3 ~ 6 枚轮生,很少下部有少数散生的,细条形至条状披针形,少有矩圆状披针形,长 4 ~ 9 (~ 12) cm,宽 2 ~ 8 (~ 15) mm,先端拳卷或弯曲成钩状,边常外卷。花序轮生,通常具 2 花,总花梗长 3 ~ 10mm,花梗长 3 ~ 8mm,俯垂;苞片透明膜质,无脉,长 1 ~ 2mm,位于花梗上或基部,或苞片不存在;花被淡紫色,全长 8 ~ 11mm,花被筒中部稍缢狭,裂片长约 2mm;花丝长约 0.8mm,花药长 2 ~ 2.5mm;子房长约 2.5mm,花柱长约 2mm。浆果红色或紫红色,直径 8 ~ 9mm,具 4 ~ 9 颗种子。花期 5 ~ 7 月,果期 9 ~ 10 月。

[分布] 产华亭,平凉等地区。生海拔 2000 ~ 4000m 的林下、山坡和草地。

[采集加工] 春、秋采挖,除去茎叶及须根,洗净,切片晒干。

[资源利用] 有资源。自采自用。

[性味功效] 甘、辛,平。养阴润肺,健脾益气,祛痰,止血,消肿解毒。

[功能主治] 用于虚劳咳嗽,头昏,食少,遗精,盗汗,崩漏带下,产后体虚,吐血,衄血,外伤出血,咽喉肿痛,疮肿,瘰疬。

煎服,6 ~ 15g;研末或浸酒服。外用适量,捣敷;或磨汁涂。

注 本品味苦者不作老虎姜入药。

老牛揣

[来源] 鸢尾科鸢尾属植物细叶鸢尾 *Iris tenuifolia* Pall. 的根及根状茎(图 323)。

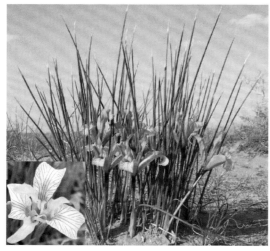

图 323　细叶鸢尾

[原植物] 多年生密丛草本,植株基部存留有红褐色或黄棕色折断的老叶叶鞘,根状茎块状,短而硬,木质,黑褐色;根坚硬,细长,分枝少。叶质地坚韧,丝状或狭条形,长 20 ~ 60cm,宽 1.5 ~ 2mm,扭曲,无明显的中脉。花茎长度随埋砂深度而变化,通常甚短,不伸出地面;苞片 4 枚,披针形,长 5 ~ 10cm,宽 8 ~ 10mm,顶端长渐尖或尾状尖,边缘膜质,中肋明显,内包含有 2 ~ 3 朵花;花蓝紫色,直径约 7cm;花梗细,长 3 ~ 4mm;花被管长 4.5 ~ 6cm,外花被裂片匙形,长 4.5 ~ 5cm,宽约 1.5cm,爪部较长,中央下陷呈沟状,中脉上无附属物,但常生有纤毛,内花被裂片倒披针形,长约 5cm,宽约 5mm,直立;雄蕊长约 3cm,花丝与花药近等长;花柱分枝长约 4cm,宽 4 ~ 5mm,顶端裂片狭三角形,子房细圆柱形,长 0.7 ~ 1.2cm,直径约 2mm。蒴果倒卵形,长 3.2 ~ 4.5cm,直径 1.2 ~ 1.8cm,顶端有短喙,成熟时沿室背自上而下开裂。花期 4 ~ 5 月,果期 8 ~ 9 月。

[分布] 本市各地区均产。生固定沙丘或砂质地。

[采集加工] 夏、秋采挖,洗净,切段晒干。

[资源利用] 有资源。自采自用。

［性味功效］甘、微苦、凉。养血安胎,止血。

［功能主治］用于胎动不安,胎漏。

煎服,6～15g。

类叶牡丹

［异名］红毛七、红毛三七、牛毛七、类叶牡丹、葳严仙。

［来源］小檗科红毛七属植物红毛七 *Caulophyllum robustum* Maxim. 的根及根状茎(图324)。

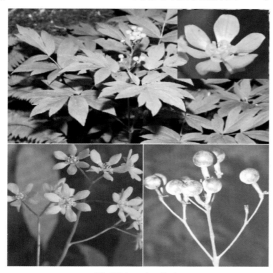

图324　红毛七

［原植物］多年生草本,植株高达80cm。根状茎粗短。茎生2叶,互生,二回至三回三出复叶,下部叶具长柄;小叶卵形,长圆形或阔披针形,长4～8cm,宽1.5～5cm,先端渐尖,基部宽楔形,全缘,有时2～3裂,上面绿色,背面淡绿色或带灰白色,两面无毛;顶生小叶具柄,侧生小叶近无柄。圆锥花序顶生;花淡黄色,直径7～8mm;苞片3～6;萼片6,倒卵形,花瓣状,长5～6mm,宽2.5～3mm,先端圆形;花瓣6,远较萼片小,蜜腺状,扇形,基部缢缩呈爪;雄蕊6,长约2mm,花丝稍长于花药;雌蕊单一,子房1室,具2枚基生胚珠,花后子房开裂,露出2枚球形种子。果熟时柄增粗,长7～8mm。种子浆果状,直径6～8mm,微被白粉,熟后蓝黑色,外被肉质假种皮。花期5～6月,果期7～9月。

［分布］产华亭、平凉等地。生海拔950～3000m的山坡、林下或山沟阴湿处。

［采集加工］秋季采挖,洗净,晒干。生用。

［资源利用］资源较丰富。自采自用。

［性味功效］苦、辛,温。活血散瘀,祛风除湿,行气止痛。

［功能主治］(1)风湿疼痛,跌打损伤,红毛七浸酒,随量饮。

(2)经期少腹结痛,可配小茴香、当归、川芎等,水煎服,黄酒为引。

(3)扁桃体炎,红毛七与八爪龙,水煎,含咽。

煎服,3～15g;或浸酒,或研末服。孕妇忌服。

离舌橐吾

［异名］土紫苑。

［来源］菊科橐吾属植物离舌橐吾 *Ligularia veitchiana* (Hemsl.) Greenm. 的根(图325)。

［原植物］多年生草本,高0.6～2m。根肉质,多数。茎直立,具纵棱,中空,下部通常光滑,上部及花序轴多少被蛛丝状毛,基部直径5～6mm,被多数残存叶柄纤维包围。叶肾形或圆肾形,长6～18cm,宽10～20(～26)cm,先端圆形或钝,边缘有整齐的尖齿,基部弯缺宽心形两侧部分圆形,上面绿色,光滑,下面淡绿色,被稀疏蛛丝状毛,叶脉掌状;基生叶与丛生叶具长柄,长达40cm,具狭翅或几无翅,基部具狭鞘,茎生叶柄短至无柄。头状花序辐射状在茎端排列成疏散的总状;总花序轴长约为植株总高度的1/3,被黄褐色有节柔毛及多少被蛛丝状毛,苞叶卵形,长2～6cm,宽约1cm,着生在花序梗的基部或有时在近中部;花序梗长1～2cm,其顶部即总苞基部常着生1～2片披针形或长卵形的苞片;总苞狭钟状,长8～15mm,宽5～8mm;总苞片7～9,2层,长圆形,先端急尖,边缘宽膜质,具少数缘毛,背部无毛或有少量褐色有节柔毛。舌状

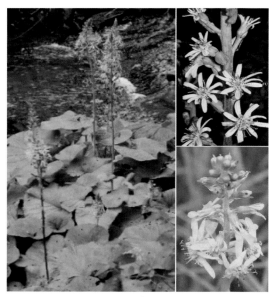

图 325 离舌橐吾

花 5~10，黄色，舌片狭倒披针形，长 13~22mm，宽约 2mm，先端圆形，管部长 5~11mm；管状花多数，长 9~15mm，管部长 5~8mm，檐部裂片先端被密的乳突；冠毛黄褐色或污白色，与管部等长或长为管部的 1/2；子房下位。果实圆柱形，光滑。花果期 7~9 月。

[分布] 产庄浪、华亭等地。生海拔 1000~3000m 的草坡、水边、林下湿地。

[采集加工] 春、秋采挖，除去茎叶及泥土，晒干。

[资源利用] 资源较丰富。自采自用。

[性味功效] 苦，温。温肺，下气，消痰，止咳。

[功能主治] （1）久咳，可配款冬花、百部、生姜、乌梅等，水煎服。

（2）妊娠咳嗽不止，可与桔梗、甘草、竹茹、桑白皮、杏仁、天冬等同用，煎服。

（3）其他，可用于虚劳咳吐脓血，喉痹，小便不利。煎服，6~9g；或入丸、散服。有实热者忌服。

犁头草

[来源] 堇菜科堇菜属植物长萼堇菜 *Viola inconspicua* Blume 的全草（图 326）。

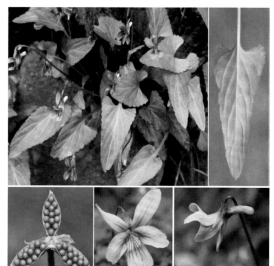

图 326 长萼堇菜

[原植物] 多年生草本，无地上茎。根状茎垂直或斜生，较粗壮，长 1~2cm，粗 2~8mm，节密生，通常被残留的褐色托叶所包被。叶均基生，呈莲座状；叶片三角形、三角状卵形或戟形，长 1.5~7cm，宽 1~3.5cm，最宽处在叶的基部，中部向上渐变狭，先端渐尖或尖，基部宽心形，弯缺呈宽半圆形，两侧垂片发达，通常平展，稍下延于叶柄成狭翅，边缘具圆锯齿，两面通常无毛，少有在下面的叶脉及近基部的叶缘上有短毛，上面密生乳头状小白点，但在较老的叶上则变成暗绿色；叶柄无毛，长 2~7cm；托叶 3/4 与叶柄合生，分离部分披针形，长 3~5mm，先端渐尖，边缘疏生流苏状短齿，稀全缘，通常有褐色锈点。花淡紫色，有暗色条纹；花梗细弱，通常与叶片等长或稍高出于叶，无毛或上部被柔毛，中部稍上处有 2 枚线形小苞片；萼片卵状披针形或披针形，长 4~7mm，顶端渐尖，基部附属物伸长，长 2~3mm，末端具缺刻状浅齿，具狭膜质缘，无毛或具纤毛；花瓣长圆状倒卵形，长 7~9mm，侧方花瓣里面基部有须毛，下方花瓣连距长 10~12mm；距管状，长 2.5~3mm，直，末端钝；下方雄蕊背部的距角状，长约 2.5mm，顶端尖，基部宽；子房球形，无毛，花柱棍棒状，长约 2mm，基部稍膝曲，顶端平，两侧具较宽的缘边，前方具明显的短喙，喙端具向上开口的柱头孔。蒴果长圆形，长 8~10mm，无毛。种子卵球形，长 1~1.5mm，直径 0.8mm，深绿色。花果期 3~11 月。

[分布] 产华亭、灵台等地。生于林缘、山坡

草地、田边及溪旁等处。

[采集加工] 5~9月果实成熟时采收,除去杂质,洗净晒干。用时切段。

[资源利用] 资源较丰富。自产自销。

[性味功效] 苦、辛,寒。清热解毒,凉血消肿,利湿,化痰。

[功能主治] (1)痈疽疔疮,无名肿毒,鲜犁头草加白糖少许,捣烂外敷;或与野菊花叶,共捣烂,敷患处。

(2)跌打损伤,鲜品,加甜酒、白糖少许,捣烂外敷。

(3)热咳嗽,可配枇杷叶、陈皮、白茅根,水煎服;食积饱,本品用清米水,煎服;遗精,可与棕榈根、车前子,同煎服。

(4)其他,可用于咽喉肿痛,湿热黄疸,目赤、云翳,产后淤血腹痛,蛇虫咬伤。

煎服,9~15g,鲜品30~60g;或热汁服。外用适量,捣敷。

藜

[异名] 莱(《诗经》),落藜、肥脂菜(《本草纲目》),灰灰菜,灰条。

[来源] 藜科藜属植物藜 *Chenopodium album* L. 的幼嫩茎叶(图 327)。

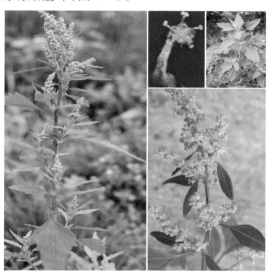

图 327 藜

[原植物] 一年生草本,高 30~150cm。茎直立,粗壮,具条棱及绿色或紫红色色条,多分枝;枝条斜升或开展。叶片菱状卵形至宽披针形,长 3~6cm,宽 2.5~5cm,先端急尖或微钝,基部楔形至宽楔形,上面通常无粉,有时嫩叶的上面有紫红色粉,下面多少有粉,边缘具不整齐锯齿;叶柄与叶片近等长,或为叶片长度的 1/2。花两性,花簇于枝上部排列成或大或小的穗状圆锥状或圆锥状花序;花被裂片 5,宽卵形至椭圆形,背面具纵隆脊,有粉,先端或微凹,边缘膜质;雄蕊 5,花药伸出花被,柱头 2。果皮与种子贴生。种子横生,双凸镜状,直径 1.2~1.5mm,边缘钝,黑色,有光泽,表面具浅沟纹;胚环形。花果期 5~10 月。

[分布] 本市各地均产。生海拔 600~2900m 的路旁、田边及宅旁杂草地。

[采集加工] 春、夏采收,除去杂质,鲜用或晒干。

[资源利用] 资源丰富。未利用。

[性味功效] 甘,平,小毒。清热祛湿,解毒消肿,杀虫止痒。

[功能主治] (1)痢疾腹泻,单用本品,煎服;产后瘀血腹痛,鲜藜,水煎服。

(2)疝气肿痛,连小腹如刺,本品煎浓汁服,如《小儿卫生总微论方》用方。

(3)疣赘,黑子,藜茎灰、蒿灰、荻灰各等份,水和蒸取汁,煎膏,点患处,如《本草纲目》用方;湿毒,周身发痒,可配野菊花等量,煎汤熏洗。

(4)其他,可用于发热,咳嗽,疥癣,白癜风,疮疡肿毒,毒虫咬伤,龋齿。

煎服,15~30g。外用适量,煎水漱口或熏洗;或捣涂。

注 藜实:苦、微甘,寒,小毒。清热祛湿,杀虫止痒。用于小便不利,水肿,湿疮,头疮,耳聋。煎服,9~15g,外用适量,煎水洗,或烧灰调敷。

藜 芦（《神农本草经》）

[异名] 梨卢（《本草经集注》），葱管芦（《本草纲目》），棕包头，一马光。

[来源] 百合科藜属植物藜芦 Veratrum nigrum L. 的根及根状茎（图328）。

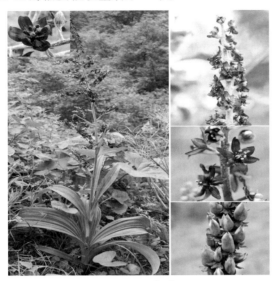

图 328　藜芦

[原植物] 多年生草本，高50～100cm。根状茎粗短，具多数稍肉质、成束的须根，须根表面常有横皱纹。茎直立，圆柱形，从基部至上部具叶，上部具毛，基部为叶鞘所包固，叶稍枯死后许多成为棕褐色网状纤维残留物。叶互生，椭圆形、宽卵状椭圆形或卵状披针形，大小常有变化，通常长22～25cm，宽约10cm，薄革质，先端锐尖或渐尖，基部无柄或生于茎上部的具短柄，两面无毛。圆锥花序密生黑紫色花；侧生总状花序近直立伸展，长4～22cm，通常具雄花；顶生总状花序常较侧生花序长2倍以上，几乎全部着生两性花；总轴和枝轴密生白色绵状毛；小苞片披针形，边缘和背面有毛；生于侧生花序上的花梗长约5mm，约等长于小苞片，密生绵状毛；花被片6，离生，内轮较外轮长而狭，宿存，开展或在两性花中略反折，矩圆形，长5～8mm，宽约3mm，先端钝或浑圆，基部略收狭，全缘；雄蕊6，长为花被片的一半，着生于花被片的基部；花丝丝状；花药近肾形，背着，汇合成一室，横向开裂，易脱落；子房上位，3室，每室有多数胚珠，花柱3，较短，多少外弯，宿存，柱头小位于花柱顶端与内侧。蒴果椭圆形或卵形，长1.5～2cm，宽1～1.3m，多少具3钝棱，直立或下垂，室间开裂，每室有多数种子，种子扁平，种皮薄，周具膜质翅。花果期7～9月。

[分布] 产平凉（崆峒后山）等地。生海拔1200～3000m的山坡林下或草丛中。

[采集加工] 5～6月末抽花葶前采挖，除去叶苗，晒干或烘干。

[资源利用] 有资源。自产自销。

[性味功效] 辛、苦，寒，有毒。涌吐风痰，杀虫。

[功能主治] （1）中风闭证，脉滑实，或有浊痰塞胸中，上逆时发，或误食毒物，停于上脘，防风、炒瓜蒂各3份，藜芦1份，研细，每用约15g，以韭汁煎去渣，徐徐温服，以吐为度，如《儒门事亲》三圣散。

（2）老疟久而不断，藜芦、炙皂荚各等份，巴豆适量（熬令黄），捣细，蜜丸如小豆，空腹、未发时、临发时各服1丸，勿饮食，如《肘后备急方》用方。

（3）头痛鼻塞，脑闷，藜芦5份，黄连约1份，研细，每用少许，吸入鼻中，如《圣济总录》通顶散；头痛不可忍，藜芦1茎，暴干，捣罗为散，入麝香麻子许，研匀吹鼻中，如《圣济总录》吹鼻麝香散。

（4）疥癣，本品为末，清油调敷，如《斗门方》用方；反花疮，藜芦末，猪脂调涂，如《圣济总录》载方。

（5）其他，可用于杀虮虱及血吸虫病。

内服，入丸、散，0.3～0.6g。外用适量，研末，油或水调涂。

体虚气弱者及孕妇忌服。反细辛、芍药、人参、沙参、丹参、玄参、苦参。服后吐不止，可饮葱汤解。

李　子

[异名]　李实(《名医别录》)。

[来源]　蔷薇科李属植物李 *Prunus salicina* Lindl. 的果实(图329)。

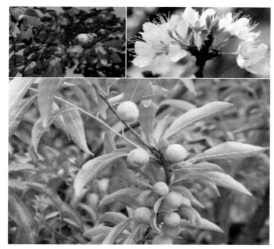

图329　李

[原植物]　落叶乔木,高9～12m;树冠广圆形,树皮灰褐色,起伏不平;老枝紫褐色或红褐色,无毛;小枝黄红色,无毛;冬芽卵圆形,红紫色,有数枚覆瓦状排列鳞片,通常无毛,稀鳞片边缘有极稀疏毛。叶片长圆倒卵形、长椭圆形,稀长圆卵形,长6～8(～12)cm,宽3～5cm,先端渐尖、急尖或短尾尖,基部楔形,边缘有圆钝重锯齿,常混有单锯齿,幼时齿尖带腺,上面深绿色,有光泽,侧脉6～10对,不达到叶片边缘,与主脉成45°角,两面均无毛,有时下面沿主脉有稀疏柔毛或脉腋有髯毛;托叶膜质,线形,先端渐尖,边缘有腺,早落;叶柄长1～2cm,通常无毛,顶端有2个腺体或无,有时在叶片基部边缘有腺体。花通常3朵并生;花梗1～2cm,通常无毛;花直径1.5～2.2cm;萼筒钟状;萼片长圆卵形,长约5mm,先端急尖或圆钝,边有疏齿,与萼筒近等长,萼筒和萼片外面均无毛,内面在萼筒基部被疏柔毛;花瓣白色,长圆倒卵形,先端啮蚀状,基部楔形,有明显带紫色脉纹,具短爪,着生在萼筒边缘,比萼筒长2～3倍;雄蕊多数,花丝长短不等,排成不规则2轮,比花瓣短;雌蕊1,柱头盘状,花柱比雄蕊稍长。核果球形、卵球形或近圆锥形,直径3.5～5cm,栽培品种可达7cm,黄色或红色,有时为绿色或紫色,梗凹陷入,顶端微尖,基部有纵沟,外被蜡粉;核卵圆形或长圆形,有皱纹。花期4月,果期7～8月。

[分布]　本市有栽培。

[采集加工]　7～8月果实成熟时采收,鲜用或制干。

[资源利用]　栽培品,中医配方少用。自产自销。

[性味功效]　甘、酸,平。清热,生津,消积。

[功能主治]　(1)骨蒸劳热,或消渴引饮,鲜李子捣绞汁,冷服。

(2)胃痛呕恶,干品与厚朴、鲜鱼腥草根同煎,冲红糖服。

煎服,9～15g;鲜品生食,90～300g。不宜多食,脾胃虚弱者慎服。

附：李核仁(《吴普本草》)

[异名]　李仁,李子仁。

[来源]　蔷薇科李属植物李 *Prunus salicina* Lindl. 的种仁。

[采集加工]　7～8月果实成熟时采摘,除去果肉收集果核,洗净,破壳取仁,晒干。

[资源利用]　有资源。自采自用。

[性味功效]　苦,平。祛痰,利水,润肠。

[功能主治]　(1)臌胀,李核仁研,和面做饼,空腹,食之,如《食疗本草》方。

(2)面黯子,本品去皮研细,鸡蛋清调如糊状,每晚清水洗面后涂之,如《海上集验方》载方。

(3)其他,可用于脚气,肠燥便秘,跌打瘀痛。

煎服,3～9g。外用适量,研末调敷。

连 翘（《神农本草经》）

［异名］ 连（《尔雅》），大翘子（《唐本草》）。

［来源］ 木犀科连翘属植物连翘 Forsythia suspensa（Thunb.）Vahl 的果实（图330）。

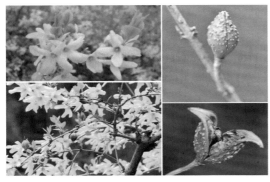

图330 连翘

［原植物］ 落叶灌木。枝开展或下垂，棕色、棕褐色或淡黄褐色，小枝土黄色或灰褐色，略呈四棱形，疏生皮孔，节间中空，节部具实心髓。叶通常为单叶，或3裂至三出复叶，叶片卵形、宽卵形或椭圆状卵形至椭圆形，长2～10cm，宽1.5～5cm，先端锐尖，基部圆形、宽楔形至楔形，叶缘除基部外具锐锯齿或粗锯齿，上面深绿色，下面淡黄绿色，两面无毛；叶柄长0.8～1.5cm，无毛。花通常单生或2至数朵着生于叶腋，先于叶开放；花梗长5～6mm；花萼绿色，裂片长圆形或长圆状椭圆形，长（5～）6～7mm，先端钝或锐尖，边缘具睫毛，与花冠管近等长；花冠黄色，裂片倒卵状长圆形或长圆形，长1.2～2cm，宽6～10mm；在雌蕊长5～7mm花中，雄蕊长3～5mm，在雄蕊长6～7mm的花中，雌蕊长约3mm。果卵球形、卵状椭圆形或长椭圆形，长1.2～

2.5cm，宽0.6～1.2cm，先端喙状渐尖，表面疏生皮孔；果梗长0.7～1.5cm。花期3～4月，果期7～9月。

［分布］ 本市各地广为栽培。

［采集加工］ 秋季果实初熟尚带绿色时采收，除去杂质，蒸熟晒干，为"青翘"；果实成形熟发黄而裂开后，采收晒干，除去杂质，为"老翘"。生用。

［资源利用］ 栽培品。自产自销。

［性味功效］ 苦，微寒。清热解毒，消肿散结，疏散风热。

［功能主治］ （1）外感风热，温病初起，头痛咽痛，常与银花、桔梗、薄荷、牛蒡子、甘草、豆豉、竹叶同用，如银翘散；表邪未解，里热已盛，可加石膏、知母、蝉蜕，以清里热，如《衷中参西录》寒解汤。

（2）痈肿初起，红肿未溃，常配蒲公英、皂角刺、穿山甲等，如《外科真诠》加减消毒饮；痈肿疮毒，疼痛烦渴，多与银花、大黄、栀子、黄芪等同用，如连翘托里散；疮疡溃烂，红肿脓出不愈，可配金银花、牡丹皮、天花粉、木瓜、桃仁、牛膝、薏苡仁、甘草、僵蚕，如《疡医大全》连翘解毒汤。

（3）风热瘀毒，凛病结聚，常配柴胡、黄芩、花粉、黄芪、当归、黄连、甘草、炒牛蒡子、红花，如《兰室秘藏》消肿汤；乳痈肿块疼痛，可配芒硝、芍药、大黄、黄芩、柴胡等，如《千金要方》连翘汤。

煎服，6～15g；或入丸、散服。脾胃虚寒，气虚者慎服。

列 当（《开宝本草》）

［异名］ 草苁蓉（《新修本草》），狗胡萝卜。

［来源］ 列当科列当属植物列当 Orobanche coerulescens Steph. 的全草（图331）。

［原植物］ 多年生寄生草本，高12～35cm，全株被蛛丝状绵毛并混生绵毛。根状茎肥厚，茎单一，圆柱形，粗5～10mm。叶鳞片状，互生，卵状披针形，长0.8～1.5cm，黄褐色。穗状花序顶生，长5～10cm，密被蛛丝状毛，并混生绵毛；苞片卵状披

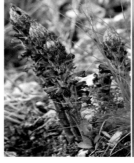
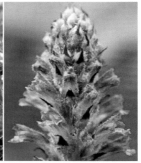

图331 列当

针形,先端尾尖,稍短于花冠;花萼2深裂至基部,每裂片2浅尖裂;花冠2唇形,蓝紫色或淡紫色,稀淡黄色,长约2cm,管部稍向前弯曲,上部宽,先端微凹,下唇3裂,裂片近圆形,中裂片较大;雄蕊4,2强,花药裂缝边缘有长柔毛;子房上位,侧膜胎座,花柱伸出花冠外。蒴果卵状椭圆形,长约1cm,2裂。种子黑色。花期6~8月,果期8~9月。

[分布] 产平凉(甘沟山)等地。生海拔1100~4000m的固定、半固定沙丘、向阳山坡及草地上。

[采集加工] 春、夏采收,除去杂质,洗净,晒至七八成干,扎成小把,再晒至全干。

[资源利用] 资源少。自采自用。

[性味功效] 甘,温。补肾壮阳,强筋骨,润肠。

[功能主治] (1)肾虚阳痿,单用泡酒,随量饮;或配肉苁蓉、枸杞子、菟丝子、山药等,水煎服。

(2)体虚腰酸腿软,可配首乌、续断、桑寄生等补肝肾之品,煎服。

(3)大便干燥,可与火麻仁等润肠通便药同煎服。

煎服,3~9g;或浸酒服。外用适量,煎汤洗。阴虚火旺者慎服。

裂叶堇菜

[来源] 堇菜科堇菜属植物裂叶堇菜 *Viola dissecta* Ledeb. 的全草(图332)。

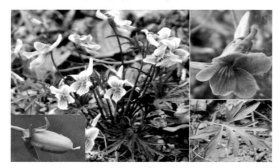

图332　裂叶堇菜

[原植物] 多年生草本,无地上茎,植株高度变化大,花期高3~17cm,果期高4~34cm。根状茎垂直,缩短,长5~12mm,粗3~8mm,节密,常自下部发出数条较肥厚的淡黄色根。基生叶叶片轮廓呈圆形、肾形或宽卵形,长1.2~9cm,宽1.5~10cm,通常3,稀5全裂,两侧裂片具短柄,常2深裂,中裂片3深裂,裂片线形、长圆形或狭卵状披针形,宽0.2~3cm,边缘全缘或疏生不整齐缺刻状钝齿,抑或近羽状浅裂,最终裂片全缘,通常有细缘毛,幼叶两面被白色短柔毛,后变无毛或仅上面疏生短柔毛,下面叶脉明显隆起并被短柔毛或无毛;叶柄长度、毛被物等常因植株个体不同变化较大,长1.5~24cm,幼叶之柄常被短柔毛,后变秃净无毛;托叶近膜质,苍白色至淡绿色,约2/3以上与叶柄合生,离生部分狭披针形,先端渐尖,边缘疏生细齿。花较大,淡紫色至紫堇色;花梗通常与叶等长

或稍超出于叶,果期通常比叶短,有毛或无毛;在花梗中部以下有2枚线形小苞片;萼片卵形,长圆状卵形或披针形,长4~7mm,先端稍尖,边缘狭膜质,具3脉,基部附属物短,长1~1.5mm,末端截形,全缘或具1~2个细齿;上方花瓣长倒卵形,长8~13mm,宽6~9mm,上部微向上反曲,侧方花瓣长圆状倒卵形,长7~10mm,宽约6mm,里面基部有长须毛或疏生须毛,下方花瓣连距长1.4~2.2cm;距明显,圆筒形,长4~8mm,粗2~3mm,末端钝而稍膨胀;花药长1.5~2mm,药隔顶端附属物长1.5~2mm,下方雄蕊之距细长,长3mm,粗0.5~0.7mm;子房卵球形,长约1.8mm,无毛,花柱棍棒状,长2~2.5mm,基部稍细并微向前方膝曲,柱头两侧及后方具稍增厚而直展的缘边,前方具短喙,喙端具明显的柱头孔。蒴果长圆形或椭圆形,长7~18mm,先端尖,果皮坚、硬,无毛。花期4~9月,果期5~10月。

[分布] 本市各地区均产。生田间、荒地、山坡草丛、林缘或灌丛中。

[采集加工] 夏、秋采收,除去杂质,鲜用或洗净晒干。用时切段。

[资源利用] 资源较丰富。自产自销。

[性味功效] 苦、辛,寒。清热解毒,消肿。

[功能主治] (1)疔疮肿毒,鲜裂叶堇菜,捣烂敷患处;另水煎内服。

(2)跌打损伤,鲜叶绞汁,加红糖兑酒服;或配

大血藤、泽兰根、见血飞、铁筷子(蜡梅)等,泡酒服。

(3)刀伤出血,鲜裂叶堇菜,洗净,捣烂敷伤处。

(4)其他,可用于肺痈,外感咳嗽等。

煎服,9~15g,鲜品15~30g;或浸酒服,外用适量,捣敷。虚寒疮及疮已溃者忌用。

裂叶荆芥

[异名] 假苏(《神农本草经》),姜芥(《名医别录》)。

[来源] 唇形科裂叶荆芥属植物裂叶荆芥 Nepeta tenuifolia Bentham 的茎叶或花穗(图333)。

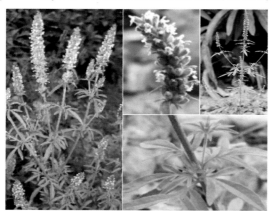

图333 裂叶荆芥

[原植物] 一年生草本。茎高0.3~1m,四棱形,多分枝,被灰白色疏短柔毛,茎下部的节及小枝基部通常微红色。叶通常为指状3裂,大小不等,长1~3.5cm,宽1.5~2.5cm,先端锐尖,基部楔状渐狭并下延至叶柄,裂片披针形,宽1.5~4mm,中间的较大,两侧的较小,全缘,草质,上面暗橄榄绿色,被微柔毛,下面带灰绿色,被短柔毛,脉上及边缘较密,有腺点;叶柄长2~10mm。花序为多数轮伞花序组成的顶生穗状花序,长2~13cm,通常生于主茎上的较长大而多花,生于侧枝上的较小而疏花,但均为间断的;苞片叶状,下部的较大,与叶同形,上部的渐变小,乃至与花等长,小苞片线形,极小。花萼管状钟形,长约3mm,径1.2mm,被灰色疏柔毛,具15脉,齿5,三角状披针形或披针形,先端渐尖,长约0.7mm,后面的较前面的为长。花冠青紫色,长约4.5mm,外被疏柔毛,内面无毛,冠筒向上扩展,冠檐二唇形,上唇先端2浅裂,下唇3裂,中裂片最大。雄蕊4,后对较长,均内藏,花药蓝色。花柱先端近相等2裂。小坚果长圆状三棱形,长约1.5mm,径约0.7mm,褐色,有小点。花期7~

9月,果期在9月以后。

[分布] 产华亭等地。生海拔600~2700m的山坡、林缘、路边或山谷。

[采集加工] 夏、秋花开到顶、穗绿时采割地上部分,除去杂质,晒干。或先摘下花穗,再割取茎枝,分别晒干。用时喷淋清水,润透切段,晒干。生用或制后用。

[炮制] 炒荆芥:取净荆芥段置锅内,用文火加热,炒至微黄色,取出放凉。

荆芥炭:取净荆芥段置锅内,用武火加热,炒至表面黑褐色,内部焦褐色时,喷淋清水少许,灭尽火星,取出,晾干凉透。荆芥炭有止血功能,用于便血,崩漏。

芥穗炭:取净荆芥穗置锅内,用武火加热,炒至表面焦黑色,内部焦褐色时,喷淋清水少许,灭尽火星,取出,晾干凉透。芥穗炭用于止血。

[资源利用] 野生及栽培。自产自销。

[性味功效] 辛、微苦,微温。解表散风,透疹,止血。

[功能主治] (1)风寒感冒,发热恶寒,头痛,多与防风、羌活、独活、白芍、柴胡、前胡、枳壳、桔梗、茯苓、人参、甘草同用,各等量,煎服,如《摄生众妙方》荆防败毒散;风热感冒,发热头痛,咳嗽咽痛,多配连翘、银花、桔梗、薄荷、牛蒡子、淡豆豉、生甘草、竹叶,共为散,鲜苇根煎服,如《温病条辨》银翘散。

(2)小儿风疹,可配薄荷、蝉蜕、桑叶、菊花、连翘、银花、赤芍、牛蒡子、紫花地丁,如透疹凉解汤;风疹,疮疥瘙痒,可与防风、蝉蜕、当归、生地黄、苦参、知母、苍术、牛蒡子、生石膏、胡麻仁、木通、甘草同用,如《外科正宗》消风散。

(3)产后血晕,甚则口噤神昏,荆芥、川芎、泽兰叶、人参,为末,酒汤各半调服,如《妇人良方》销魂散;呕血不止,荆芥穗、栀子仁、黄芩、蒲黄等份,为粗末,不时煎服,如《金匮翼》荆芥饮。

（4）风热上攻,耳肿疼痛,可配连翘、防风、当归、川芎、白芍、柴胡、黄芩、枳壳、栀子、白芷、桔梗、甘草,水煎服,如《杂病源流犀烛》荆芥连翘汤;鼻渊,可与柴胡、川芎、当归、生地黄、白芍、白芷、防风、薄荷、栀子、黄芩、桔梗、连翘同用,各 2 份,甘草

1 份,为粗末,煎服,如《增补万病回春》荆芥连翘汤。

煎服,3 ~ 9g;或入丸、散服。外用适量,煎水熏洗。祛风解表生用,止血炒炭用。表虚自汗,阴虚头痛者忌服。

林泽兰（《中国药用植物志》）

[异名] 尖佩兰。

[来源] 菊科泽兰属植物林泽兰 *Eupatorium lindleyanum* DC. 的地上部分(图 334)。

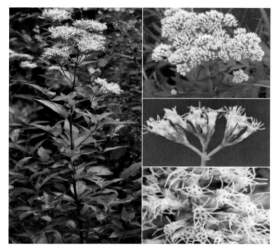

图 334 林泽兰

[原植物] 多年生草本,高 30 ~ 150cm。根茎短,有多数细根。茎直立,下部及中部红色或淡紫红色,基部径达 2cm,常自基部分枝或不分枝而上部仅有伞房状花序分枝;全部茎枝被稠密的白色长或短柔毛。下部茎叶花期脱落;中部茎叶长椭圆状披针形或线状披针形,长 3 ~ 12cm,宽 0.5 ~ 3cm,不分裂或 3 全裂,质厚,基部楔形,顶端急尖,三出基脉,两面粗糙,被白色长或短粗毛及黄色腺点,上面及沿脉的毛密;自中部向上与向下的叶渐小,与

中部茎叶同形同质;全部茎叶基出三脉,边缘有深或浅犬齿,无柄或几乎无柄。头状花序多数在茎顶或枝端排成紧密的伞房花序,花序径 2.5 ~ 6cm,或排成大型的复伞房花序,花序径达 20cm;花序枝及花梗紫红色或绿色,被白色密集的短柔毛。总苞钟状,含 5 个小花;总苞片覆瓦状排列,约 3 层;外层苞片短,长 1 ~ 2mm,披针形或宽披针形,中层及内层苞片渐长,长 5 ~ 6mm,长椭圆形或长椭圆状披针形;全部苞片绿色或紫红色,顶端急尖。花白色、粉红色或淡紫红色,花冠长 4.5mm,外面散生黄色腺点。瘦果黑褐色,长 3mm,椭圆状,5 棱,散生黄色腺点;冠毛白色,与花冠等长或稍长。花果期 5 ~ 12 月。

[分布] 产灵台、平凉、华亭等地。生海拔 1200 ~ 1800m 的山坡林下、河滩、路旁。

[采集加工] 秋季花初开时采割,除去杂质,晒干。

[资源利用] 有资源。自采自用。

[性味功效] 苦,平。清肺化痰,止咳平喘,降血压。

[功能主治] （1）慢性支气管炎,林泽兰煎服;或配苏子、旋覆花等,水煎服。

（2）其他,可用于喘咳痰多,高血压。

煎服,9 ~ 30g。

鳞叶龙胆

[异名] 石龙胆(《本草汇言》),片龙胆,岩龙胆,小龙胆。

[来源] 龙胆科龙胆属植物鳞叶龙胆 *Gentiana squarrosa* Ledeb. 的全草(图 335)。

[原植物] 一年生草本,高 2 ~ 8cm。茎黄绿

色或紫红色,密被黄绿色有时夹杂有紫色乳突,自基部起多分枝,枝铺散,斜升。叶先端钝圆或急尖,具短小尖头,基部渐狭,边缘厚软骨质,密生细乳突,两面光滑,中脉白色软骨质,在下面突起,密生细乳突,叶柄白色膜质,边缘具短睫毛,背面具细乳

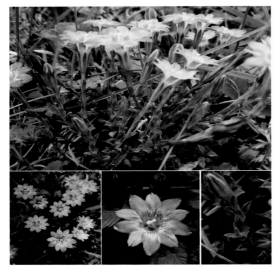

图335 鳞叶龙胆

突,仅连合成长0.5～1mm的短筒;基生叶大,在花期枯萎,宿存,卵形、卵圆形或卵状椭圆形,长6～10mm,宽5～9mm;茎生叶小,外反,密集或疏离,长于或短于节间,倒卵状匙形或匙形,长4～7mm,宽1.7～3mm。花多数,单生于小枝顶端;花梗黄绿色或紫红色,密被黄绿色乳突、有时夹杂有紫色乳突,长2～8mm,藏于或大部分藏于最上部叶中;花萼倒锥状筒形,长5～8mm,外面具细乳突,萼筒常具白色膜质和绿色叶质相间的宽条纹,裂片外反,绿色,叶状,整齐,卵圆形或卵形,长1.5～2mm,先端钝圆或钝,具短小尖头,基部圆形,突然收缩成爪,边缘厚软骨质,密生细乳突,两面光滑,中脉白色厚软骨质,在下面突起,并向萼筒下延成短脊或否,密生细

乳突,弯缺宽,截形;花冠蓝色,筒状漏斗形,长7～10mm,裂片卵状三角形,长1.5～2mm,先端钝,无小尖头,褶卵形,长1～1.2mm,先端钝,全缘或边缘有细齿;雄蕊着生于冠筒中部,整齐,花丝丝状,长2～2.5mm,花药矩圆形,长0.7～1mm;子房宽椭圆形,长2～3.5mm,先端钝圆,基部渐狭成柄,柄粗,长0.5～1mm,花柱柱状,连柱头长1～1.5mm,柱头2裂,外反,半圆形或宽矩圆形。蒴果外露,倒卵状矩圆形,长3.5～5.5mm,先端圆形,有宽翅,两侧边缘有狭翅,基部渐狭成柄,柄粗壮,直立,长至8mm;种子黑褐色,椭圆形或矩圆形,长0.8～1mm,表面有白色光亮的细网纹。花果期4～9月。

[采集加工] 春末、夏初花开时采挖,除去杂质,洗净,鲜用或晾干。用时切段。

[资源利用] 有资源。自采自用。

[性味功效] 苦、辛,寒。解毒消肿,清热利湿。

[功能主治] (1)痈疮肿毒,鳞叶龙胆、野菊花、甘草,水煎服;肠痈,可与草红藤、鬼针草等,同煎服。

(2)黄疸,可配地耳草等,煎服。

(3)湿热带下,可同苍术、黄柏等,水煎服。

(4)其他,可用于痃,无名脚毒,蛇咬伤,目赤肿痛等。

煎服,9～15g,鲜品加倍。外用适量,研末撒;或鲜品捣敷。

铃茵陈

[异名] 金钟茵陈(《滇南本草》),黄花茵陈(《植物名实图考》),鬼麻油,北刘寄奴。

[来源] 玄参科阴行草属植物阴行草 *Siphonostegia chinensis* Benth. 的全草(图336)。

[原植物] 一年生草本,直立,高30～60cm,有时可达80cm,干时变为黑色,密被锈色短毛。主根不发达或稍稍伸长,木质,直径约2mm,有的增粗,直径可达4mm,很快即分为多数粗细不等的侧根而消失,侧根长3～7cm,纤维状,常水平开展,须根多数,散生。茎多单条,中空,基部常有少数宿存膜质鳞片,下部常不分枝,而上部多分枝;枝对生,

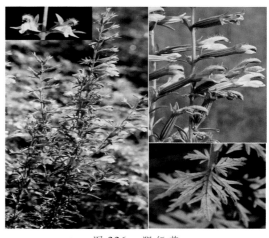

图336 阴行草

1～6 对,细长,坚挺,多少以 45°角叉分,稍具棱角,密被无腺短毛。叶对生,全部为茎出,下部者常早枯,上部者茂密,相距很近,仅 1～2cm,无柄或有短柄,柄长可达 1cm,叶片基部下延,扁平,密被短毛;叶片厚纸质,广卵形,长约 8～55mm,宽 4～60mm,两面皆密被短毛,中肋在上面微凹入,背面明显凸出,缘作疏远的二回羽状全裂,裂片仅约 3 对,仅下方两枚羽状开裂,小裂片 1～3 枚,外侧者较长,内侧裂片较短或无,线形或线状披针形,宽 1～2mm,锐尖头,全缘。花对生于茎枝上部,或有时假对生,构成疏稀的总状花序;苞片叶状,较萼短,羽状深裂或全裂,密被短毛;花梗短,长 1～2mm,纤细,密被短毛,有 1 对小苞片,线形,长约 10mm;花萼管部很长,顶端稍缩紧,长 10～15mm,厚膜质,密被短毛,10 条主脉质地厚而粗壮,显著凸出,使处于其间的膜质部分凹下成沟,无网纹,齿 5 枚,绿色,质地较厚,密被短毛,长为萼管的 1/4～1/3,线状披针形或卵状长圆形,近于相等,全缘,或偶有 1～2 锯齿;花冠上唇红紫色,下唇黄色,长 22～25mm,外面密被长纤毛,内面被短毛,花管伸直,纤细,长 12～14mm,顶端略膨大,稍伸出于萼管外,上唇镰状弓曲,顶端截形,额稍圆,前方突然向下前方作斜截形,有时略作啮痕状,其上角有 1 对短齿,背部密被特长的纤毛,毛长 1～2mm;下唇约与上唇等长或稍长,顶端 3 裂,裂片卵形,端均具小凸尖,中裂与侧裂等长而较短,向前凸出,褶襞的前部高凸并作袋状伸长,向前伸出与侧裂等长,向后方渐低而终止于管喉,不被长纤毛,沿褶缝边缘质地较薄,并有啮痕状齿;雄蕊 2 强,着生于花管的中上部,前方 1 对花丝较短,着生的部位较高,2 对花丝下部被短纤毛,花药 2 室,长椭圆形,背着,纵裂,开裂后常成新月形弯曲;子房长卵形,长约 4mm,柱头头状,常伸出于盔外。蒴果被包于宿存的萼内,约与萼管等长,披针状长圆形,长约 15mm,直径约 2.5mm,顶端稍偏斜,有短尖头,黑褐色,稍具光泽,并有 10 条不十分明显的纵沟纹;种子多数,黑色,长卵圆形,长约 0.8mm,具微高的纵横凸起,横的 8～12 条,纵的约 8 条,将种皮隔成许多横长的网眼,纵凸中有 5 条凸起较高成窄翅,一面有 1 条龙骨状宽厚而肉质半透明之翅,其顶端稍外卷。花期 6～8 月。

[分布] 产泾川(官山)、庄浪、灵台、平凉、华亭等地。生山坡、草地、湿草甸中。

[采集加工] 8～9 月采收,除去杂质,晒干。切段用。

[资源利用] 有资源。自采自用。

[性味功效] 苦,凉。清热利湿,活血祛瘀。

[功能主治] (1)湿热黄疸,小便不利,单用本品,煎服。

(2)跌打损伤,瘀血作痛,铃茵陈研末,浸酒服。

(3)其他,可用于水肿腹胀,血痢,血淋,白带过多,月经不调,癥瘕积聚,产后瘀血腹痛等。

煎服,9～15g;或研末服。

柳穿鱼

[来源] 玄参科柳穿鱼属植物柳穿鱼 *Linaria vulgaris* Mill. subsp. *Chinensis*(Buhge ex Debeaux)D. Y. Hong 的全草(图 337)。

[原植物] 多年生草本,植株高 20～80cm,茎叶无毛。茎直立,常在上部分枝。叶通常多数而互生,少下部的轮生,上部的互生,更少全部叶都成 4 枚轮生的,条形,常单脉,少 3 脉,长 2～6cm,宽 2～4(～10)mm。总状花序,花期短而花密集,果期伸长而果疏离,花序轴及花梗无毛或有少数短腺毛;苞片条形至狭披针形,超过花梗;花梗长 2～8mm;花

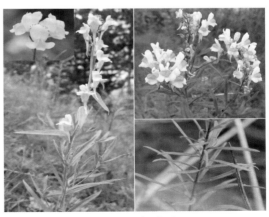

图 337　柳穿鱼

萼裂片披针形,长约4mm,宽1~1.5mm,外面无毛,内面多少被腺毛;花冠黄色,除去距长10~15mm,上唇长于下唇,裂片长2mm,卵形,下唇侧裂片卵圆形,宽3~4mm,中裂片舌状,距稍弯曲,长10~15mm。蒴果卵球状,长约8mm。种子盘状,边缘有宽翅,成熟时中央常有瘤状突起。花期6~9月。

[分布] 产平凉、华亭、庄浪、静宁等地区。生海拔1700~2400m的山坡、路旁及田边草地或多砂的草原中。

[采集加工] 夏季花盛开时采收,除去杂质、泥沙,阴干。切碎用。

[资源利用] 有资源。未利用。

[性味功效] 甘、微苦,寒。清热解毒,散瘀消肿。

[功能主治] (1)烫火伤,柳穿鱼、地榆炭、大黄、冰片(少许),共研细末,油调外涂。

(2)流行性感冒,可配草乌、麦冬、缬草、多味棘豆、黑云香、牛黄(少许),研细粉,冲服。

(3)其他,可用于黄疸、痔疮、便秘、皮肤病等。

煎服,9~15g;或研末服。外用适量,研末调敷;或煎水熏洗。

柳 兰

[来源] 柳叶菜科柳叶菜属植物柳兰 *Epilobium angustifolium* L. 的地上部分(图338)。

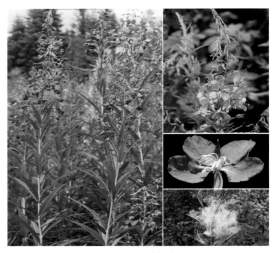

图338 柳兰

[原植物] 多年粗壮草本,直立,丛生;根状茎广泛匍匐于表土层,长达2m,粗达2cm,木质化,自茎基部生出强壮的越冬根出条。茎高20~130cm,粗2~10mm,不分枝或上部分枝,圆柱状,无毛,下部多少木质化,表皮撕裂状脱落。叶螺旋状互生,稀近基部对生,无柄,茎下部的近膜质,披针状长圆形至倒卵形,长0.5~2cm,常枯萎,褐色,中上部的叶近革质,线状披针形或狭披针形,长(3~)7~14(~19)cm,宽(0.3~)0.7~1.3(~2.5)cm,先端渐狭,基部钝圆或有时宽楔形,上面绿色或淡绿,两面无毛,边缘近全缘或稀疏浅小齿,稍微反卷,侧脉常不明显,每侧10~25条,近平展或稍上斜出至近边缘处网结。花序总状,直立,长5~40cm,无毛;苞片下部的叶状,长2~4cm,上部的很小,三角状披针形,长不及1cm。花在芽时下垂,到开放时直立展开;花蕾倒卵状,长6~12mm,径4~6mm;子房淡红色或紫红色,长0.6~2cm,被贴生灰白色柔毛;花梗长0.5~1.8cm;花管缺,花盘深0.5~1mm,径2~4mm;萼片紫红色,长圆状披针形,长6~15mm,宽1.5~2.5mm,先端渐狭渐尖,被灰白柔毛;粉红至紫红色,稀白色,稍不等大,上面2枚较长大,倒卵形或狭倒卵形,长9~15(~19)mm,宽3~9(~11)mm,全缘或先端具浅凹缺;花药长圆形,长2~2.5mm,初期红色,开裂时变紫红色,产生带蓝色的花粉,花粉粒常3孔,径平均67.7μm,花丝长7~14mm;花柱8~14mm,开放时强烈反折,后恢复直立,下部被长柔毛;柱头白色,深4裂,裂片长圆状披针形,长3~6mm,宽0.6~1mm,上面密生小乳突。蒴果长4~8cm,密被贴生的白灰色柔毛;果梗长0.5~1.9cm。种子狭倒卵状,长0.9~1mm,径0.35~0.45mm,先端短渐尖,具短喙,褐色,表面近光滑但具不规则的细网纹;种缨丰富长10~17mm,灰白色,不易脱落。花期6~9月,果期8~10月。

[分布] 本市大部分地区均产。生海拔1500m以上的高山草地,有时能单独构成群落。

[采集加工] 夏、秋采收,除去杂质,鲜用或晒干。用时切段。

［资源利用］有资源。未利用。

［性味功效］苦，平。利水渗湿，理气消胀，活血调经。

［功能主治］用于水肿，泄泻，食积胀满，月经不调，乳汁不通，阴囊肿大，疮疹痒痛。

煎服，15～30g。外用适量，捣敷。

柳叶菜（《救荒本草》）

［异名］水接骨丹。

［来源］柳叶菜科柳叶菜属植物柳叶菜 *Epilobium hirsutum* L. 的地上部分（图339）。

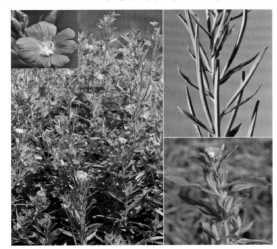

图339 柳叶菜

［原植物］多年生草本，高50～100cm。茎直立，上部分枝，密被白色长柔毛及短腺毛。中部与下部叶对生，上部叶互生，长圆形至椭圆状披针形，长3～10cm，宽0.5～1.5cm，先端尖，基部渐狭，无柄，微抱茎，边缘具细锯齿，两面被长柔毛。总状花序；苞片叶状；花萼与花冠基部合生为花管，长约2mm；萼片4，长圆状条形，长0.6～1.2cm，背面隆起成龙骨状，被毛；花瓣4，玫瑰红色、粉红色或紫红色，宽倒心形，长0.9～2cm，宽0.7～1.5cm，先端凹缺；雄蕊8，排成2轮，花药乳黄色，长圆形，长1.5～2.5mm，花丝外轮的长5～10mm，内轮的长3～6mm；子房下位，灰绿色至紫色，长2～5cm，密被长柔毛与短腺毛，花柱长5～12mm，柱头白色，4深裂。蒴果圆柱形，长2.5～9cm，被毛；果梗长0.5～2cm。种子多数，倒卵形长0.8～1.2mm，深褐色，顶端有很短的喙，种缨长7～10mm，黄褐色或灰白色，易脱落。花期6～8月，果期7～9月。

［分布］产华亭、庄浪、平凉（峡中）等地。生海拔800～2800m的山坡、灌丛、沟谷及路旁。

［采集加工］四季可采，除去杂质，切段，鲜用或晒干。

［资源利用］资源较丰富。自采自用。

［性味功效］苦、淡，寒。清热解毒，利湿止泻，理气活血，消食。

［功能主治］（1）湿热水泻，单味煎服；食积腹胀，胃痛，可配厚朴、香附、神曲、山楂等，水煎服。

（2）月经不调，柳叶菜，水煎，兑红糖服；兼白带过多，可与丹参等药同用，水煎服。

（3）疔疮疥，鲜柳叶菜，捣烂，敷患处。

（4）其他，可用于牙痛，经闭，跌打损伤，烫火伤等。

煎服，6～15g；或鲜品捣汁饮。外用适量，捣敷，或捣汁涂。

柳叶亚菊

［异名］柳叶菊亚蒿。

［来源］菊科亚菊属植物柳叶亚菊 *Ajania salicifolia* (Mattf.) Poljak. 的地上部分（图340）。

［原植物］半灌木，高30～100cm。从基部分枝。老枝灰褐色，由枝端莲座状叶丛中发出不育短枝或长20～30cm的花枝。花枝紫红色，被白色绢毛。叶具短柄；叶片条形或披针形，长5～10cm，宽3～10mm，先端渐尖，基部渐狭，全缘，上面深绿色，无毛，下面灰白色，被密绢毛，叶脉羽状；上部叶渐小。头状花序在枝端密集成球形的复伞房花序；总苞钟形，直径4～6mm；总苞片4层，不等长，外层卵形，长约2mm，中、内层的卵形、卵状椭圆形、条状披针形长3～4mm，仅外层外面被稀绢毛。全部苞片边缘棕褐色宽膜质。边缘雌花6个，花冠细管状，

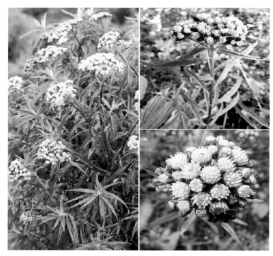

图 340 柳叶亚菊

长 2mm；中央花两性，管状，长约 3.5mm，黄色，花冠外面有腺点；子房下位。果实长圆形，长 1.5 ~ 2mm，褐色，有脉纹。花果期 7 ~ 9 月。

[分布] 产静宁、庄浪（永宁）、平凉、华亭等地。生海拔 1900 ~ 3000m 的山坡灌丛中或草地、山谷。

[采集加工] 夏季采收，除去杂质，阴干或晒干。用时切碎。

[资源利用] 有资源。自采自用。

[性味功效] 苦、辛，平。清肺热，止咳。

[功能主治] 肺热咳嗽，本品研末，冲服。

煎服，3 ~ 6g；或研末服。

柳 枝（《本草拾遗》）

[异名] 水柳，垂枝柳，清明柳。

[来源] 杨柳科柳属植物垂柳 *Salix babylonica* L. 的枝条（图 341）。

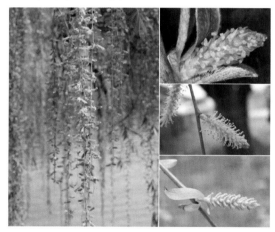

图 341 垂柳

[原植物] 落叶乔木，高达 12 ~ 18m。树冠开展而疏散；树皮灰黑色，不规则开裂。枝细，下垂，淡褐色、淡褐黄色或带紫色，无毛。芽条形，先端急尖。叶狭披针形或条状披针形，长 9 ~ 16cm，宽 0.5 ~ 1.5cm，先端长渐尖，基部楔形两面无毛或微有毛，上面绿色，下面色较淡锯齿缘；叶柄长（3 ~）5 ~ 10mm，有短柔毛；托叶仅生在萌发枝上，斜披针形或卵圆形，边缘有齿牙。花单性，雌雄异株；花序先叶开放，或与叶同时开放；雄花序长 1.5 ~ 2（~3）cm，有短梗，轴有毛；雄蕊 2，花丝与苞片近等长或较长，基部有长毛，花药红黄色；苞片披针形，

外面有毛；腺体 2；雌花序长达 2 ~ 3（~5）cm，有梗，基部有 3 ~ 4 小叶，轴有毛；子房椭圆形无毛或下部稍有毛，无柄或近无柄，花柱短，柱头 2 ~ 4 深裂；苞片披针形，长 1.8 ~ 2（~2.5）mm，外面有毛；腺体 1。蒴果长 3 ~ 4mm，带绿黄褐色，2 瓣裂。种子小，多暗褐色。花期 3 ~ 4 月，果期 4 ~ 5 月。

[分布] 本市各地有栽培。长江流域及黄河流域有分布。

[采集加工] 春季采收，除去杂质，鲜用或晒干。用时稍润，切厚片。

[资源利用] 资源较丰富。自采自用。

[性味功效] 苦，寒。祛风利湿，解毒消肿。

[功能主治]（1）小便淋浊，柳枝与甘草，水煎服。

（2）黄疸，柳枝，煮取浓汁服，如《外台秘要》引崔氏方。

（3）牙龈肿痛，可配槐白皮、桑白皮、白杨皮各等份，水煎，入盐少许，搅匀，热含冷吐，如《太平圣惠方》柳枝汤。

煎服，15 ~ 30g。外用适量，煎水含漱；或熏洗。

注 柳白皮（树皮或根皮）：苦，寒。祛风利湿，消肿止痛。用于风湿痹痛，风肿瘙痒，黄疸，淋浊，白带，乳痈，疔疮，牙痛，烫火伤。煎服，15 ~ 30g；外用适量，煎水熏洗或酒煮温熨。

六月寒

[异名] 臭前胡,六月雪。

[来源] 伞形科茴芹属植物异叶茴芹 *Pimpinella diversifolia* DC. 的全草(图342)。

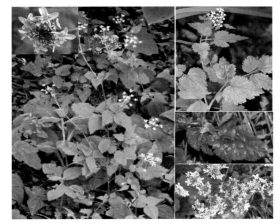

图342 异叶茴芹

[原植物] 多年生草本,高0.3~2m,通常为须根,稀为圆锥状根。茎直立,有条纹,被柔毛,中上部分枝。叶异形,基生叶有长柄,包括叶鞘长2~13cm;叶片三出分裂,裂片卵圆形,两侧的裂片基部偏斜,顶端裂片基部心形或楔形,长1.5~4cm,宽1~3cm,稀不分裂或羽状分裂,纸质;茎中下部叶片三出分裂或羽状分裂;茎上部叶较小,有短柄或无柄,具叶鞘,叶片羽状分裂或3裂,裂片披针形,全部裂片边缘有锯齿。复伞形花序顶生或侧生,通常无总苞片,稀1~5,披针形;伞辐6~15(30),长1~4cm;小总苞片1~8,短于花柄;小伞形花序有花6~20,花两性,花柄不等长;无萼齿;花瓣倒卵形,白色,基部楔形,顶端凹陷,小舌片内折,背面有毛;子房下位,花柱基圆锥形,花柱长为花柱基的2~3倍,幼果期直立,以后向两侧弯曲。幼果卵形,有毛,成熟的果实卵球形,基部心形,近于无毛,果棱条形;每棱槽内油管2~3,合生面油管4~6。胚乳腹面平直;心皮柄2裂至中部或基部。花果期5~10月。

[分布] 产华亭、庄浪(通边)、平凉、灵台、泾川等地。生海拔1000~3300m的山坡草丛中、沟边或林下。

[采集加工] 夏、秋采收,除去泥土、杂质,鲜用或晒干。

[资源利用] 资源较丰富,自采自用。

[性味功效] 辛、苦、微甘,微温。散风宣肺,理气止痛,消积健脾,活血通经,除湿解毒。

[功能主治] (1)感冒咳嗽,六月寒根,水煎服;或与柴胡、陈皮、紫苏、生姜等,同煎服。

(2)消化不良,泄泻,六月寒根,水煎服;胃气痛,可与木香、远志苗等,研末冲服。

(3)疮毒发热,六月寒,水煎服;乳腺炎,可与蒲公英同煎,调红糖服;腮腺炎,可配夏枯草、车前草、板蓝根等,煎服;胆囊炎,鲜六月寒全草、鸡矢藤、龙胆草,水煎服。

(4)跌打损伤,鲜六月寒,水煎,兑黄酒服;另用鲜全草,加白糖、烧酒,捣烂敷患处。

煎服,6~15g;或研末,或浸酒,或绞汁服。外用适量,捣敷;或煎汤洗;或绞汁涂。孕妇慎服。

龙 葵

[异名] 苦葵、天茄子(《本草图经》),天茄苗儿(《救荒本草》),水茄(《本草纲目》),天泡草(《植物名实图考》)。

[来源] 茄科茄属植物龙葵 *Solanum nigrum* L. 的地上部分(图343)。

[原植物] 一年生直立草本,高0.25~1m,茎无棱或棱不明显,绿色或紫色,近无毛或被微柔毛。叶卵形,长2.5~10cm,宽1.5~5.5cm,先端短尖,基部楔形至阔楔形而下延至叶柄,全缘或每边具不规则的波状粗齿,光滑或两面均被稀疏短柔毛,叶脉每边5~6条,叶柄长1~2cm。蝎尾状花序腋外生,由3~6(~10)花组成,总花梗长1~2.5cm,花梗长约5mm,近无毛或具短柔毛;萼小,浅杯状,直径1.5~2mm,齿卵圆形,先端圆,基部两齿间连接处成角度;花冠白色,筒部隐于萼内,长不及1mm,冠檐长约2.5mm,5深裂,裂片卵圆形,长约2mm;

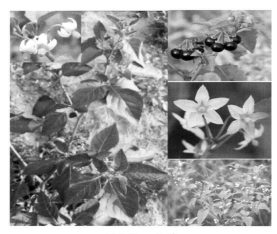

图 343　龙葵

花丝短,花药黄色,长约 1.2mm,约为花丝长度的 4 倍,顶孔向内;子房卵形,直径约 0.5mm,花柱长约 1.5mm,中部以下被白色绒毛,柱头小,头状。浆果球形,直径约 8mm,熟时黑色。种子多数,近卵形,直径 1.5～2mm,两侧压扁。

[分布] 本市各地均产。生田边、荒地及村庄附近。

[采集加工] 夏、秋采收,除去杂质,鲜用或晒干。

[资源利用] 资源较丰富。自采自用。

[性味功效] 苦,寒。清热解毒,活血消肿。

[功能主治] (1)咽痛咳嗽,可与桔梗、甘草等同用。

(2)痈肿疔毒,可单用煎服;另取鲜品捣烂外敷。

(3)吐血不止,可配人参少许,捣罗为散,不拘时服,如《圣济总录》人参散;血崩,龙葵、费菜(土三七),水煎服。

(4)其他,可用于湿热带下,跌打损伤,毒蛇咬伤,慢性气管炎,肾炎水肿等。

煎服,9～30g。外用适量,捣敷或煎水洗。

漏　芦

[异名] 野兰(《神农本草经》),鬼油麻(《日华子本草》),祁州漏芦,独花山牛蒡。

[来源] 菊科漏芦属植物漏芦 Rhaponticum uniflora(L.)DC. 的根(图 344)。

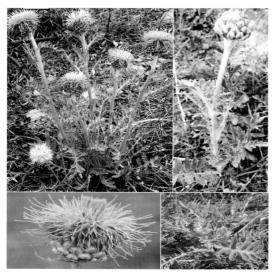

图 344　漏芦

[原植物] 多年生草本,高(6～)30～100cm。根状茎粗厚。根直伸,直径 1～3cm。茎直立,不分枝,簇生或单生,灰白色,被绵毛,基部直径 0.5～1cm,被褐色残存的叶柄。基生叶及下部茎叶全形椭圆形,长椭圆形,倒披针形,长 10～24cm,宽 4～9cm,羽状深裂或几全裂,有长叶柄,叶柄长 6～20cm。侧裂片 5～12 对,椭圆形或倒披针形,边缘有锯齿或锯齿稍大而使叶呈现二回羽状分裂状态,或边缘少锯齿或无锯齿,中部侧裂片稍大,向上或向下的侧裂片渐小,最下部的侧裂片小耳状,顶裂片长椭圆形或几匙形,边缘有锯齿。中上部茎叶渐小,与基生叶及下部茎叶同形并等样分裂,无柄或有短柄。全部叶质地柔软,两面灰白色,被稠密的或稀疏的蛛丝毛及多细胞糙毛和黄色小腺点。叶柄灰白色,被稠密的蛛丝状绵毛。头状花序单生茎顶,花序梗粗壮,裸露或有少数钻形小叶。总苞半球形,大直径 3.5～6cm。总苞片约 9 层,覆瓦状排列,向内层渐长,外层不包括顶端膜质附属长三角形,长 4mm,宽 2mm;中层不包括顶端膜质附属物椭圆形至披针形;内层及最内层不包括顶端附属物披针形,长约 2.5cm,宽约 5mm。全部苞片顶端有膜质附属物,附属物宽卵形或几圆形,长达 1cm,宽达 1.5cm,浅褐色。全部小花两性,管状,花冠紫红色,长 3.1cm,细管部长 1.5cm,花冠裂片长 8mm。瘦果 3～4 棱,楔状,长 4mm,宽 2.5mm,顶端有果

缘,果缘边缘细尖齿,侧生着生面。冠毛褐色,多层,不等长,向内层渐长,长达 1.8cm,基部连合成环,整体脱落;冠毛刚毛糙毛状。花果期 4~9 月。

[分布] 产庄浪、平凉、灵台、静宁等地区。生海拔 600~2400m 的干山坡、草地、路旁。

[采集加工] 春、秋采挖,除去茎叶、须根及泥沙,晒干。用时洗净,润透切厚片,晒干。生用。

[资源利用] 有资源。自产自销。

[性味功效] 苦,寒。清热解毒,活血通乳,舒筋活络。

[功能主治] (1)痈疽疔毒,红肿热痛,漏芦、连翘、白蔹、芒硝、甘草各 1 份,大黄 4 份,升麻、枳实、麻黄、黄芩各 1.5 份,为粗末,煎服,如《千金要方》漏芦汤。

(2)产后缺乳,可配王不留行、路路通、通草等,水煎服;乳内胀痛,乳汁不行,漏芦 5 份,瓜蒌约 10 份(烧存性),炙蛇蜕约 1 份,为细散,温酒调服,不拘时,如《太平惠民和剂局方》漏芦散。

(3)历节风,筋脉拘挛,骨节疼痛,漏芦(去芦头、麸炒)、地龙(土炒)各等份,捣罗为散,生姜汁、蜂蜜,同煎三五沸,入好酒调服,不拘时,如《圣济总录》古圣散。

(4)其他,可用于目赤肿痛,痔瘘,疥癣痒疹,蛔虫腹痛,闪腰岔气,跌打损伤,痢疾,腮腺炎,淋巴结结核。

煎服,9~15g;或入散剂服。外用适量,研末醋调敷;或鲜品捣敷。疮疡阴证者及孕妇忌服。

芦　根

[异名] 苇根(《温病条辨》),苇子根。

[来源] 禾本科芦苇属植物芦苇 *Phragmites australis* (Cav.) Trin. ex Steud. 的根状茎(图 345)。

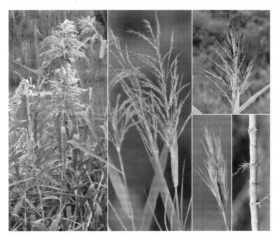

图 345　芦苇

[原植物] 多年生草本,根状茎十分发达。秆直立,高 1~3(~8)m,直径 1~4cm,具 20 多节,基部和上部的间节较短,最长间节位于下部第 4~6 节,长 20~25(~40)cm,节下被腊粉。叶鞘下部者短于上部者,长于其间节;叶舌边缘密生 1 圈长约 1mm 的短纤毛,两侧缘毛长 3~5mm,易脱落;叶片披针状线形,长 30cm,宽 2cm,无毛,顶端长渐尖成丝形。圆锥花序大型,长 20~40cm,宽约 10cm,分枝多数,长 5~20cm,着生稠密下垂的小穗;小穗柄长 2~4mm,无毛;小穗长约 12mm,含 4 花;颖具 3脉,第一颖长 4mm;第二颖长约 7mm;第一不孕外稃雄性,长约 12mm,第二外稃长 11mm,具 3 脉,顶端长渐尖,基盘延长,两侧密生等长于外稃的丝状柔毛,与无毛的小穗轴相连接处具明显关节,成熟后易自关节上脱落;内稃长约 3mm,两脊粗糙;雄蕊 3,花药长 1.5~2mm,黄色;颖果长约 1.5mm。

[分布] 产全省大部分地区。生海拔 800~3200m 的沼泽草甸、池塘、河边、湖泊、盐碱地、沙丘。分布全国各地。

[采集加工] 全年均可采挖,洗净,除去芽、须根及膜状叶,鲜用或晒干。切段,生用。

[资源利用] 资源丰富。自产自销。

[性味功效] 甘,寒。清热生津,除烦止呕,利尿,透疹。

[功能主治] (1)热病烦渴,可与石膏、天花粉、麦冬等同用,以养阴生津,止渴除烦;胃热呕逆,可单用煎服,或配竹茹、生姜、粳米,煎服,如《千金方》芦根饮子。

(2)肺热咳嗽,咯吐黄痰,可配瓜蒌、贝母、黄芩等药;外感风热,咳嗽微渴,多与桑叶、菊花、桔梗、杏仁、连翘、甘草、薄荷同用,如桑菊饮;肺痈吐脓,胸中隐痛,常配薏苡仁、冬瓜仁、桃仁,如《千金方》苇茎汤。

（3）小便短赤，热淋涩痛，常与白茅根、车前子、败酱草等同用，以清热解毒，利水通淋。

（4）小儿麻疹初期，痘出不畅，可配蝉蜕、薄荷等，以疏风清热，宣毒透疹。

煎服，15～30g，鲜品加倍。外用适量，煎汤洗。脾胃虚寒者慎服。

附：芦叶（《唐本草》）

［异名］芦箬（《本经逢原》）。

［来源］禾本科芦苇属植物芦苇 Phragmites australis（Cav.）Trin. ex Steud. 的叶。

［采集加工］春、夏、秋均可采收，晒干，切段。

［资源利用］资源丰富。自产自销。

［性味功效］甘，寒。清热辟秽，止血，解毒。

［功能主治］（1）霍乱吐泻，烦渴心躁，可与糯米、竹茹、生姜汁等同用。

（2）发背溃烂，陈芦叶为末，以葱、椒汤洗净患处，敷之。

煎服，30～60g；或烧存性，研末服。外用适量，研末敷或烧灰淋汁熬膏敷。

陆　英

［异名］接骨草（《本草纲目》）。

［来源］忍冬科接骨木属植物陆英 Sambucus chinensis Lindl. 的茎或叶（图346）。

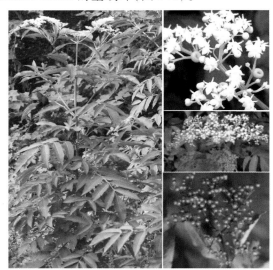

图 346　陆英

［原植物］高大草本或半灌木，高1～2m；茎有棱条，髓部白色。羽状复叶的托叶叶状或有时退化成蓝色的腺体；小叶2～3对，互生或对生，狭卵形，长6～13cm，宽2～3cm，嫩时上面被疏长柔毛，先端长渐尖，基部钝圆，两侧不等，边缘具细锯齿，近基部或中部以下边缘常有1或数枚腺齿；顶生小叶卵形或倒卵形，基部楔形，有时与第1对小叶相连，小叶无托叶，基部1对小叶有时有短柄。复伞形花序顶生，大而疏散，总花梗基部托以叶状总苞片，分枝三出至五出，纤细，被黄色疏柔毛；杯形不孕性花不脱落，可孕性花小；萼筒杯状，萼齿三角形；花冠白色，仅基部联合，花药黄色或紫色；子房3室，花柱极短或几无，柱头3裂。果实红色，近圆形，直径3～4mm；核2～3粒，卵形，长2.5mm，表面有小疣状突起。花期4～5月，果期8～9月。

［分布］产平凉、华亭等地。生海拔900～2600m的山坡、林下、沟边和草丛中。

［采集加工］夏、秋采收，切段，鲜用或晒干。

［资源利用］资源丰富。自采自用。

［性味功效］甘、微苦，平。祛风，利湿，舒筋，活血。

［功能主治］（1）风湿疼痛，陆英茎枝，水煎服；产后恶露不行，可单用茎枝煎服。

（2）跌打损伤，可用陆英叶捣烂，外敷；或叶及嫩枝加山栀子，用酒适量捣烂外敷或配当归、白芍、川芎、乳香，研末蜜丸，黄酒送服。

（3）痈毒红肿，鲜叶捣烂，稍加鸡蛋清调敷；疥癣、癣疮，陆英叶阴干为末，香油调涂。

（4）肾炎水肿，茎叶煎服。

煎服，9～15g，鲜品30～60g。外用适量，捣敷；或煎水洗；或研末调敷。孕妇忌服。

鹿蹄草（《本草纲目》）

[异名] 鹿衔草（《滇南本草》），破血丹（《植物名实图考》）。

[来源] 鹿蹄草科鹿蹄草属植物鹿蹄草 *Pyrola calliantha* H. Andr. 或紫背鹿蹄草 *Pyrola atropurpurea* Franch. 的全草（图 347）。

[原植物]（1）鹿蹄草：常绿草本状小半灌木，高 10～30m。根状茎细长，横生。叶 4～7 枚，基生，革质，椭圆形或圆卵形，长 2.5～5.2cm，宽 1.7～3.5cm，先端钝，基部宽楔形，全缘或有疏齿，上面绿色，下面常有白霜，叶柄长 2～5.5cm。花有 1～4 枚片状叶，卵状披针形或披针形，长 7.5～8m，基部稍抱花葶。总状花序长 12～16cm，9～13 花密生；花倾斜，稍下垂，花冠广开，直径 1.5～2cm，两性，辐射对称；花梗长 5～8cm，腋间有长舌形苞片，长 6～7.5mm；花萼 5 全裂，裂片舌形，长 3～7.5mm；花瓣 5，白色，倒卵状椭圆形或倒卵形，长 6～10mm，宽 5～8mm；花冠广开，直径达 1.5～2cm；雄蕊 10，花丝无毛，花药黄色，有小角；子房上位，中轴胎座，5 室，花柱长 6～10mm，常带淡红色，柱头 5 裂。蒴果扁球形，直径 7.5～9mm，5 裂。花期 6～8 月，果期 8～9 月。

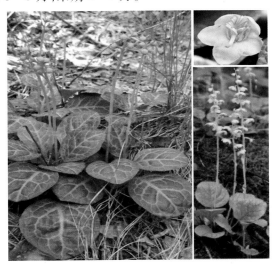

图 347-1　鹿蹄草

（2）紫背鹿蹄草：常绿草本状小半灌木，高 7～18cm。根状茎细长，横生，有分枝。叶 2～4 枚，基生，近纸质，肾圆形或心状宽卵形，长 1～3cm，宽 1～3cm，先端圆钝，基部心形，边缘有疏圆齿，上面绿色，下面带红紫色，叶柄长 2～4cm。花细长，具棱，无鳞片状叶或偶有 1～2 枚绿褐色膜质鳞片状叶，基部稍抱花；总状花序长 2～5cm，含 2～4 花，花倾斜，稍下垂，花冠碗形，直径 0.8～1.5cm；花两性，辐射对称；花梗长 3～5mm，腋间有膜质苞片；萼片 5，常带紫红色，三角状卵形或近三角形，长 1～1.5mm，边缘不整齐的钝齿；花瓣 5，白色，长圆状倒卵形，长 5～7mm，宽 3～5mm；雄 10，花丝无毛，花药黄色，具小角；子房上位，中轴胎座，5 室，花柱长 9～10mm，常带淡红色，柱头 5 裂。蒴果扁球形，直径 7.5～9mm，5 瓣裂。花期 6～8 月，果期 8～9 月。

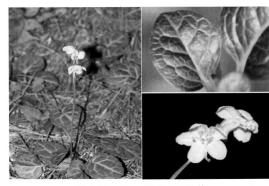

图 347-2　紫背鹿蹄草

[分布]（1）鹿蹄草：产华亭、庄浪（通边）等地。生海拔 800～2400m 的山地针叶林、针阔叶混交林或阔叶林下。

（2）紫背鹿蹄草：产华亭等地。生海拔 1800～3500m 的山地针叶林、阔叶林下。

[采集加工] 四季可采，除去杂质，先晒至叶片卷缩，堆起发汗，待叶两面呈紫红色时，再晒至足干。用时切丝。

[资源利用] 有资源。自产自销。

[性味功效] 甘、苦，平。补肾强骨，祛风除湿，止咳，止血。

[功能主治]（1）肾虚腰痛，阳痿，可用鹿蹄草、猪蹄，炖食；或与杜仲、牛膝、菟丝子等补肾药同用；肾虚五淋白浊，可单用本品，大剂量煎服。

（2）风湿关节疼痛，可配白术、泽泻，水煎服；或与老鹳草、独活等祛风湿药相配。

（3）肺结核咯血，可与白及，同煎服；崩漏，可配棕榈炭、地榆炭等止血药，煎服。

（4）外伤出血，鹿蹄草研粉，调敷；或鲜品捣敷。

煎服，15～30g，大剂量可用至60g；或研末服。

鹿 药

［异名］ 偏头七，白窝儿七。

［来源］ 百合科舞鹤草属植物鹿药 *Smilacina japonica* A. Gray 的根及根状茎（图348）。

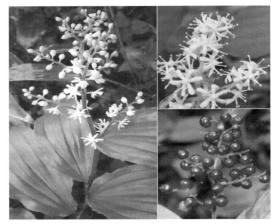

图348　鹿药

［原植物］ 植株高30～60cm；根状茎横走，多少圆柱状，粗6～10mm，有时具膨大结节。茎中部以上或仅上部具粗伏毛，具4～9叶。叶纸质，卵状椭圆形、椭圆形或矩圆形，长6～13（～15）cm，宽3～7cm，先端近短渐尖，两面疏生粗毛或近无毛，具短柄。圆锥花序长3～6cm，有毛，具10～20朵花；花单生，白色；花梗长2～6mm；花被片分离或仅基部稍合生，矩圆形或矩圆状倒卵形，长约3mm；雄蕊长2～2.5mm，基部贴生于花被片上，花药小；花柱长0.5～1mm，与子房近等长，柱头几不裂。浆果近球形，直径5～6mm，熟时红色，具1～2颗种子。花期5～6月，果期8～9月。

［分布］ 产庄浪、华亭、平凉等地。生海拔900～1950m的林下阴湿处或岩缝中。

［采集加工］ 春、秋采挖，洗净，鲜用或晒干。

［资源利用］ 有资源。自采自用。

［性味功效］ 甘、苦，温。补肾壮阳，活血祛瘀，祛风止痛。

［功能主治］ （1）阳痿，劳伤，鹿药单用，浸酒服。

（2）头痛，偏头痛，可配当归、川芎、升麻、连翘，水煎，食后服。

（3）跌打损伤，无名肿毒，可单用鲜品，捣烂敷患处。

（4）其他，可用于月经不调，风湿痹痛等。

煎服，6～15g；或浸酒服。外用适量，鲜品捣敷。

路路通（《本草纲目拾遗》）

［异名］ 枫香（《本草经集注》），香枫（《本草纲目》），三角枫（《岭南采药录》）。

［来源］ 金缕梅科枫香树属植物枫香树 *liquidambar formosana* Hance 的成熟果序（图349）。

［原植物］ 落叶乔木，高达30m，胸径最大可达1m，树皮灰褐色，方块状剥落，小枝干后灰色，被柔毛，略有皮孔；芽体卵形，长约1cm，略被微毛，鳞状苞片敷有树脂，干后棕黑色，有光泽。叶薄革质，阔卵形，掌状3裂，中央裂片较长，先端尾状渐尖；两侧裂片平展；基部心形；上面绿色，干后灰绿色，不发亮；下面有短柔毛，或变秃净仅在脉腋间有毛；掌状脉3～5条，在上下两面均显著，网脉明显可见；边缘有锯齿，齿尖有腺状突；叶柄长达11cm，常有短柔毛；托叶线形，游离，或略与叶柄连生，长1～1.4cm，红褐色，被毛，早落。雄性短穗状花序常多个排成总状，雄蕊多数，花丝不等长，花药比花丝略短。雌性头状花序有花24～43朵，花序柄长3～6cm，偶有皮孔，无腺体，萼齿4～7个，针形，长4～8mm，子房下半部藏在头状花序轴内，上半部游离，有柔毛，花柱长6～10mm，先端常卷曲。头状果序

外用适量，煎水洗或研末敷；或鲜品捣敷。孕妇慎服。

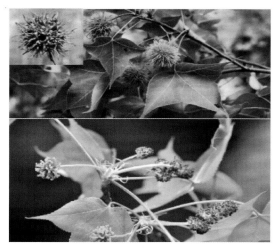

图 349　枫香树

圆球形,木质,直径 3～4cm;蒴果下半部藏于花序轴内,有宿存花柱及针刺状萼齿。种子多数,褐色,多角形或有窄翅。

[分布]　本市区有栽培。

[采集加工]　冬季果实成熟后采收,除去杂质,晒干。生用或炒后用。

[炮制]　炒路路通:取净路路通置锅内,用文火炒至微带焦黄色,有香气逸出时,取出放凉。搓刺尖,簸净。

[资源利用]　有资源。自产自销。

[性味功效]　苦,平。祛风除湿,通经活络,利水。

[功能主治]　(1)风湿痹痛,肢体麻木,可与伸筋草、络石藤、海风藤、鸡血藤、桂枝等药同用,煎服。

(2)肝失疏泄,少腹疼痛,可配延胡索、金铃子、柴胡、芍药等,以疏肝行气,和络止痛。

(3)鼓胀水肿,小便不利,可与蝼蛄、丝瓜络、通草、香橼等药同用,以利水行气,通络消肿,如《瘦吟医赘》用方。

(4)乳汁不通,乳房胀痛,常配王不留行、穿山甲、漏芦等,水煎服。

煎服,3～9g。外用适量,研末敷。孕妇慎服。

路旁菊

[来源]　菊科狗娃花属植物圆齿狗娃花 *Heteropappus crenatifolius*(Hand. – Mazz.)Griers. 的全草(图 350)。

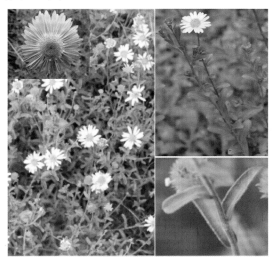

图 350　圆齿狗娃花

[原植物]　一年生或二年生草本,有直根。茎高 10～60cm,直立,单生,上部或从下部起有分枝,多少密生开展的长毛,上部常有腺,全部有疏生的叶。基部叶在花期枯萎,莲座状;下部叶倒披针形、矩圆形或匙形,长 2～10cm,宽 0.5～1.6cm,渐尖成细或有翅的长柄,全缘或有圆齿或密齿,顶端钝或近圆形;中部叶较小,基部稍狭或近圆形,常全缘,无柄;上部叶小,常条形;全部叶两面被伏粗毛,且常有腺,中脉在下面凸起且有时被较长的毛。头状花序径 2～2.5cm;总苞半球形,径 1～1.5cm;总苞片 2～3 层,近等长,条形或条状披针形,长 5～8mm,宽 0.6～1.5mm,外层草质,渐尖,深绿色或带紫色,被密腺及细毛,内层边缘膜质。舌状花 35～40 个,管部长 1.2～1.8mm;舌片蓝紫色或红白色,长 8～12mm,宽 1.6～2.4mm。管状花长 4.2mm,管部长 1.4～1.6mm;裂片不等长,长 0.8～1.2mm,有短微毛。冠毛黄色或近褐色,较管状花花冠稍短或近等长,有不等长的微糙毛;舌状花冠毛常较少,或极短,或不存在。瘦果倒卵形,长 2～2.8mm,稍扁,淡褐色,有黑色条纹,上部有腺,全部被疏绢毛。花果期 5～10 月。

[分布]　产本市各地。生海拔 1900～3000m的山坡、林缘、山谷沟岸石砾地、河滩。

［采集加工］ 夏、秋采收,除去杂质,鲜用或晒干。用时切段。

［资源利用］ 有资源。自采自用。

［性味功效］ 苦,寒。清热解毒,止咳。

［功能主治］ (1)感冒咳嗽,咽痛,路旁菊单用,水煎服。

(2)蛇咬伤,鲜品捣烂敷患处。

煎服,9～12g。外用适量,鲜品捣敷。

卵盘鹤虱

［异名］ 然然刺,野胡萝,中间鹤虱,蒙古鹤虱。

［来源］ 紫草科鹤虱属植物卵盘鹤虱 *Lappula redowskii* (Hornem.) Greene 的果实(图351)。

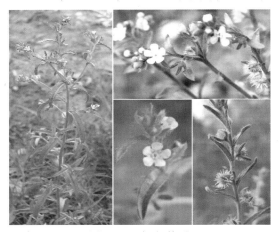

图 351 卵盘鹤虱

［原植物］ 一年生草本。主根单一,粗壮,圆锥形,长约7cm。茎高达60cm,直立,通常单生,中部以上多分枝,小枝斜升,密被灰色糙毛。茎生叶较密,线形或狭披针形,长2～5cm,宽2～4mm,扁平或沿中肋纵向对褶,直立,先端钝,两面有具基盘的长硬毛,但上面毛较稀疏。花序生于茎或小枝顶端,果期伸长,长5～20cm;苞片下部者叶状,上部者渐小,呈线形,比果实稍长;花梗直立,花后稍伸长,下部者长2～3mm,上部者较短;花萼5深裂,裂片线形,长约3mm,果期增大,长达5mm,星状开展;花冠蓝紫色至淡蓝色,钟状,长3～3.5mm,较花萼稍长,筒部短,长约1mm,檐部直径约3mm,裂片长圆形,喉部缢缩,附属物生花冠筒中部以上。果实宽卵形或近球状,长约3mm;小坚果宽卵形,长2.5～3mm,具颗粒状突起,边缘具1行锚状刺,刺长1～1.5mm,平展,基部略增宽相互邻接或离生,小坚果腹面常具皱褶;花柱短,长仅0.5mm,隐藏于小坚果间。花果期5～8月。

［分布］ 产静宁、庄浪、平凉等地。生海拔1100～2800m的山坡、草地、田间及干旱沙荒地。

［采集加工］ 秋季果实成熟时采收,晒干,打下果实,除去皮屑、杂质。生用。

［资源利用］ 有资源。自产自销。

［性味功效］ 苦、辛,平,小毒。杀虫消积。

［功能主治］ (1)蛔虫病,绦虫病,本品单用;或配槟榔、苦楝皮,水煎服。

(2)虫积腹痛,攻冲难忍,可与炒铅粉、槟榔、苦楝根(去浮皮)各10份,枯矾4份,为细末。面糊为丸,麻子大,米饮送服,如《太平惠民和剂局方》化虫丸。

(3)肠胃诸虫,鹤虱、炒铅粉、苦楝根、槟榔各4份,芜荑、使君子各2份,枯矾1份,研细,酒煮面糊为丸,服之,如《医方集解》化虫丸。

煎服,9～15g;或入丸、散服。

骆驼蓬

［异名］ 臭蓬。

［来源］ 蒺藜科骆驼蓬属植物多裂骆驼蓬 *Peganum multisectum* (Maxim.) Bobr. 的全草或种子(图352)。

［原植物］ 多年生草本,高30～70cm,无毛。根多数,粗达2cm。茎直立或开展,由基部多分枝。叶互生,卵形,全裂为3～5条形或披针状条形裂片,裂片长1～3.5cm,宽1.5～3mm。花单生枝端,与叶对生;萼片5,裂片条形,长1.5～2cm,有时仅顶端分裂;花瓣黄白色,倒卵状矩圆形,长1.5～2cm,宽6～9mm;雄蕊15,花丝近基部宽展;子房3室,花柱3。蒴果近球形,种子三棱形,稍弯,黑褐

色,表面被小瘤状突起。花期 5～6 月,果期 7～9 月。

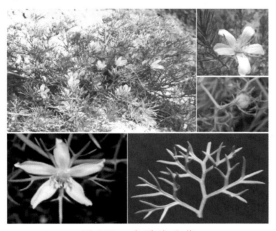

图 352　多裂骆驼蓬

[分布]　产本市各地。生海拔 1100～3200m 的山坡、荒地。

[采集加工]　夏、秋采收全草,除去杂质,鲜用或切段晒干;秋季采果,晒干。

[资源利用]　资源较丰富。自采自用。

[性味功效]　全草:辛、苦,平,有毒。止咳平喘,祛风湿,消肿毒。种子:苦,温。止咳平喘,祛风湿,解郁。

[功能主治]　全草:(1)咳嗽气喘,月经不调,骆驼蓬煎服。

(2)无名肿毒,本品适量,水煎洗患处。

(3)其他,可用于风湿痹痛,皮肤瘙痒。

煎服,3～6g。外用适量,煎水洗;或鲜品捣烂敷。

种子:用于咳嗽气喘,小便不利,关节酸痛,四肢麻木,精神郁闷,癫痫。煎服,1.5～3g;研末服,0.6～1.2g。外用适量,榨油涂。

落新妇

[异名]　小升麻(《本草拾遗》)。

[来源]　虎耳草科落新妇属植物落新妇 Astilbe chinensis (Maxim.) Franch. et Savat. 的根状茎(图 353)。

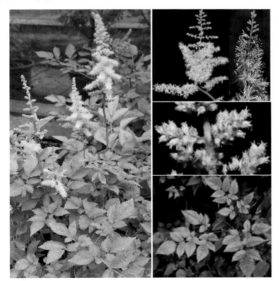

图 353　落新妇

[原植物]　多年生草本,高 50～100cm。根状茎暗褐色,粗壮,须根多数。茎无毛。基生叶为二回至三回三出羽状复叶;顶生小叶片菱状椭圆形,侧生小叶片卵形至椭圆形,长 1.8～8cm,宽 1.1～4cm,先端短渐尖至急尖,边缘有重锯齿,基部楔形、浅心形至圆形,腹面沿脉生硬毛,背面沿脉疏生硬毛和小腺毛;叶轴仅于叶腋部具褐色柔毛;茎生叶 2～3,较小。圆锥花序长 8～37cm,宽 3～4(～12)cm;下部第一回分枝长 4～11.5cm,通常与花序轴成 15°～30°角斜上;花序轴密被褐色卷曲长柔毛;苞片卵形,几无花梗;花密集;萼片 5,卵形,长 1～1.5mm,宽约 0.7mm,两面无毛,边缘中部以上生微腺毛;花瓣 5,淡紫色至紫红色,线形,长 4.5～5mm,宽 0.5～1mm,单脉;雄蕊 10,长 2～2.5mm;心皮 2,仅基部合生,长约 1.6mm。蒴果长约 3mm;种子褐色,长约 1.5mm。花果期 6～9 月。

[分布]　产平凉、华亭等地区。生海拔 800～2800m 的林下、林缘、山谷溪边或草间。

[采集加工]　夏、秋采挖,除去杂质,洗净,鲜用或晒干。

[资源利用]　有资源。自采自用。

[性味功效]　辛、苦,温。活血止痛,祛风除湿,强筋健骨,解毒。

[功能主治]　(1)跌打损伤,可配红花、当归、陈皮等,水煎,兑黄酒服。

(2)风湿疼痛,可与及己等,水煎,兑黄酒服;劳伤,筋骨酸痛,红升麻鲜根,切薄片,兑黄酒,蒸熟取汁服。

（3）胃痛，肠炎，红升麻、青木香，煎服。

（4）毒蛇咬伤，红升麻（红花落新妇）去栓皮根，水煎服，渣加白糖捣烂外敷。

煎服，3～15g，鲜者加倍；或鲜品捣汁兑酒服。

外用适量，捣敷。

注 落新妇（地上部分）：苦，凉。祛风，清热止咳。用于风热感冒，头身疼痛，咳嗽。煎服，6～9g；或浸酒服。

绿 豆

[异名] 青小豆（《太平圣惠方》）。

[来源] 豆科豇豆属植物绿豆 Vigna radiata (Linn.) Wilczek 的种子（图354）。

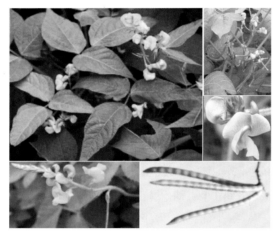

图 354 绿豆

[原植物] 一年生直立草本，高 20～60cm。茎被褐色长硬毛。羽状复叶具 3 小叶；托叶盾状着生，卵形，长 0.8～1.2cm，具缘毛；小托叶显著，披针形；小叶卵形，长 5～16cm，宽 3～12cm，侧生的多少偏斜，全缘，先端渐尖，基部阔楔形或浑圆，两面多少被疏长毛，基部 3 脉明显；叶柄长 5～21cm；叶轴长 1.5～4cm；小叶柄长 3～6mm。总状花序腋生，有花 4 至数朵，最多可达 25 朵；总花梗长 2.5～9.5cm；花梗长 2～3mm；小苞片线状披针形或长圆形，长 4～7mm，有线条，近宿存；萼管无毛，长 3～4mm，裂片狭三角形，长 1.5～4mm，具缘毛，上方的 1 对合生成一先端 2 裂的裂片；旗瓣近方形，长 1.2cm，宽 1.6cm，外面黄绿色，里面有时粉红，顶端微凹，内弯，无毛；翼瓣卵形，黄色；龙骨瓣镰刀状，绿色而染粉红，右侧有显著的囊。荚果线状圆柱形，平展，长 4～9cm，宽 5～6mm，被淡褐色、散生的长硬毛，种子间多少收缩；种子 8～14 颗，淡绿色或黄褐色，短圆柱形，长 2.5～4mm，宽 2.5～3mm，种脐白色而不凹陷。花期初夏，果期 6～8 月。

[分布] 本市部分地方有栽培。全国各地多有栽培。

[采集加工] 秋季种子成熟时采收，割取植株，晒干，打下种子，簸净杂质。生用。

[资源利用] 栽培农作物。自产自销。

[性味功效] 甘，寒。清热，消暑，利水，解毒。

[功能主治]（1）暑热烦渴，本品大火略煮，令色绿，冷饮，如《遵生八笺》绿豆汤；或与薏苡仁，同煎服；感冒发热，绿豆、葱白（带须），水煎服。

（2）多食易饥，近似中消，可配陈皮、小麦各等份，炒熟为末，开水调服，如《寿世青编》豆麦汤；霍乱吐泻，诸药不纳，可与胡椒各等份，研细，煎服，如《经验秘方》用方。

（3）虚肿，陈皮、良姜，煎汤候冷，调绿豆末略煨，空腹服，如《普济方》载方；小便不通，淋沥，冬麻子 3 份，捣碎，水浸绞汁，煮陈皮 1 份，绿豆 5 份，令豆熟，食豆饮汁，如《太平圣惠方》用方。

（4）误服热毒之剂，烦躁闷乱，或吐，或渴甚，绿豆粉 2 份，黄连、葛根、甘草各 1 份，为细末，豆豉煎汤，调服，如《证治准绳》绿豆饮。

（5）雀斑，酒刺，白屑风，皮肤作痒，绿豆 5 份，滑石、白玉、白附子各 1 份，研细，早晚洗面后，水调涂患处，如《外科正宗》玉肌散。

煎服，15～30g，大剂量可用至 120g；或研末服；或生绞汁服。外用适量，研末调敷。

注 绿豆皮（种皮）：甘，寒。清暑止渴，利尿解毒，退目翳。用于暑热烦渴，泄泻，痢疾，水肿，痈肿，丹毒，目翳。煎服，9～30g。

绿豆叶：苦，寒。和胃，解毒。用于霍乱吐泻，斑疹，疔疮，疥癣，药毒，火毒。鲜品汁饮；外用适量，捣烂布包擦。

绿兰花

[来源] 玄参科通泉草属植物通泉草 *Mazus japonicus*（Thunb.）O. Kuntze 的全草（图355）。

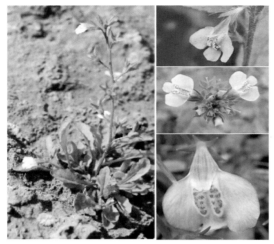

图355 通泉草

[原植物] 一年生草本，无毛或疏生短柔毛。茎高5～30cm，直立或倾斜，不具匍匐茎，通常自基部多分枝。叶对生或互生，倒卵形至匙形，长2～6cm，基部楔形，下延成带翅的叶柄，边缘具不规则粗齿。总状花序顶生，比带叶的茎段长，有时茎仅生1～2片叶即生花；花梗果期长达10mm，上部者较短；花萼花期长约6mm，果期多少增大，有时长达10mm，直径可达15～20mm；花冠紫色或蓝色，长约10m，上唇短直，2裂，裂片尖，下唇3裂，中裂片倒卵圆形，平头；子房上位。蒴果球形，与萼筒平。花果期5～8月。

[分布] 产灵台、泾川、华亭、平凉等地。生海拔2500m以下的湿润草坡、沟边、路旁及林缘。

[采集加工] 春、夏、秋均可采收，除去杂质，洗净，鲜用或晒干。用时切段。

[资源利用] 有资源。未利用。

[性味功效] 苦、微甘，凉。清热解毒，利湿通淋，健脾消积。

[功能主治]（1）脓疱疮，绿兰花研末，菜油调搽患处；乳痈，可配蒲公英、橘叶、生甘草，水煎服。

（2）尿路感染，可同车前草、金银花、萹蓄、瞿麦等，煎服；黄疸型肝炎，鲜品与茵陈、蒲公英、赤小豆、败酱草，同煎服。

（3）疳积，绿兰花、荜草各等份，水煎服。

（4）其他，可用于疔毒、烫火伤、腹水等。

煎服，9～15g。外用适量，鲜品捣敷。

绿葡萄

[异名] 无爪龙（《滇南本草》），蛇葡萄，见肿消，红母猪藤。

[来源] 葡萄科蛇葡萄属植物三裂蛇葡萄 *Ampelopsis delavayana* Planch. 或毛三裂蛇葡萄 *Ampelopsis delavayana* Planch. var. *setulosa*（Diels et Gilg）C. L. Li 的根或茎藤（图356）。

[原植物]（1）三裂蛇葡萄：木质藤本，小枝圆柱形，有纵棱纹，疏生短柔毛，以后脱落。卷须二叉至三叉分枝，相隔2节间断与叶对生。叶为3小叶，中央小叶披针形或椭圆披针形，长5～13cm，宽2～4cm，顶端渐尖，基部近圆形，侧生小叶卵椭圆形或卵披针形，长4.5～11.5cm，宽2～4cm，基部不对称，近截形，边缘有粗锯齿，齿端通常尖细，上面绿色，嫩时被稀疏柔毛，以后脱落几无毛，下面浅绿色，侧脉5～7对，网脉两面均不明显；叶柄长3～10cm，中央小叶有柄或无柄，侧生小叶无柄，被稀疏柔毛。多歧聚伞花序与叶对生，花序梗长2～4cm，被短柔毛；花梗长1～2.5mm，伏生短柔毛；花

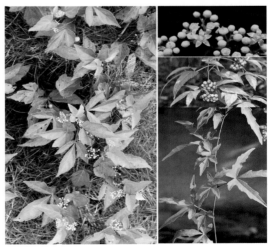

图356 三裂蛇葡萄

蕾卵形,高 1.5～2.5mm,顶端圆形;萼碟形,边缘呈波状浅裂,无毛;花瓣 5,卵椭圆形,高 1.3～2.3mm,外面无毛,雄蕊 5,花药卵圆形,长宽近相等,花盘明显,5 浅裂;子房下部与花盘合生,花柱明显,柱头不明显扩大。果实近球形,直径 0.8cm,有种子 2～3 颗;种子倒卵圆形,顶端近圆形,基部有短喙,种脐在种子背面中部向上渐狭呈卵椭圆形,顶端种脊突出,腹部中棱脊突出,两侧洼穴呈沟状楔形,上部宽,斜向上展达种子中部以上。花期 6～8 月,果期 9～11 月。

(2)毛三裂蛇葡萄(变种):本变种与正种(原变种)不同在于小枝、叶柄和花序密被锈色短柔毛。花期 6～7 月,果期 9～11 月。

[分布] (1)三裂蛇葡萄:产华亭、庄浪、平凉等地。生海拔 600～2200m 的山谷林中、山坡丛或林中。

(2)毛三裂蛇葡萄(变种):产华亭、庄浪、平凉等地。生海拔 600～2200m 的山坡林中。

[采集加工] 夏、秋采割茎藤,除去小枝叶;秋季采挖根,洗净。分别切片,晒干或烘干。

[资源利用] 有资源。自采自用。

[性味功效] 辛、淡、涩,平。清热利湿,活血通络,止血生肌,解毒消肿。

[功能主治] (1)偏坠,疝气疼痛,绿葡萄茎藤、小茴香、吴茱萸,水煎,兑水酒少许服;疝气,可再加橘核、荔枝核,水煎兑水酒服,如《滇南本草》载方。

(2)跌打肿痛,风湿疼痛,绿葡萄根,浸酒服;或本品酒炒,煎服;外伤出血,根皮研末微敷创口。

(3)疮疖,本品根白皮(根剥去粗皮,抽掉木心,晒干)、虎杖,研细过筛,凡士林调涂;水火烫伤,根研粉,鸡蛋清调敷;或鲜根捣烂,麻油调敷。

(4)其他,可用于淋症,白浊,乳汁不利。

煎服,9～15g;或浸酒服。外用适量,研粉调敷;或鲜品捣敷。

葎　草

[异名] 来莓草(《开宝本草》),涩萝蔓(《救荒本草》),麻葛蔓,拉拉秧。

[来源] 桑科葎草属植物葎草 Humulus scandens (Lour.) Merr. 的地上部分(图 357)。

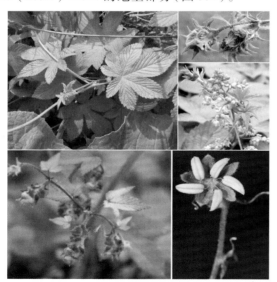

图 357　葎草

[原植物] 缠绕草本,茎、枝、叶柄均具倒钩刺。叶纸质,肾状五角形,掌状 5～7 深裂,稀为 3 裂,长、宽均 7～10cm,基部心脏形,表面粗糙,疏生糙伏毛,背面有柔毛和黄色腺体,裂片卵状三角形,边缘具锯齿;叶柄长 5～10cm。雄花小,黄绿色,圆锥花序,长 15～25cm;雌花序球果状,径约 5mm,苞片纸质,三角形,顶端渐尖,具白色绒毛;子房为苞片包围,柱头 2,伸出苞片外。瘦果成熟时露出苞片外。花期春、夏季,果期秋季。

[分布] 产平凉等地。喜光照,生海拔 600～1500m 的沟边、路旁、荒地及林缘。

[采集加工] 9～10 月,选晴天采割,除去杂质,晒干。用时切碎。

[资源利用] 资源较丰富。自采自用。

[性味功效] 甘、苦,寒。清热解毒,利水通淋。

[功能主治] (1)石淋,鲜葎草叶,捣烂,绞汁饮;膏淋,鲜茎叶洗净捣烂,绞取汁,用醋和匀服,如《普济方》用方、《圣济总录》葎草饮。

(2)疮痈湿疹,单用鲜品,捣烂外敷;皮肤瘙痒,可配苍耳草、黄柏,煎水洗患处。

（3）其他，可用于肺热咳嗽，肺痈，虚热烦渴，水肿，小便不利，湿热泻痢等。

煎服，9~15g，鲜品 30~60g，或取汁饮。外用适量，煎水熏洗；或鲜品捣敷。

麻 黄（《神农本草经》）

[异名] 龙沙（《神农本草经》）。

[来源] 麻黄科麻黄属植物草麻黄 *Ephedra sinica* Stapf、中麻黄 *Ephedra intermedia* Schrenk ex Mey. 的地上茎枝（图358）。

[原植物] （1）草麻黄：草本状灌木，高20~40cm；木质茎短或成匍匐状，小枝直伸或微曲，表面细纵槽纹常不明显，节间长 2.5~5.5cm，多为3~4cm，径约2mm。叶2裂，鞘占全长 1/3~2/3，裂片锐三角形，先端急尖。雄球花多成复穗状，常具总梗，苞片通常4对，雄蕊7~8，花丝合生，稀先端稍分离；雌球花单生，在幼枝上顶生，在老枝上腋生，常在成熟过程中基部有梗抽出，使雌球花呈侧枝顶生状，卵圆形或矩圆状卵圆形，苞片4对，下部3对合生部分占 1/4~1/3，最上1对合生部分达1/2以上；雌花2，胚珠的珠被管长1mm或稍长，直立或先端微弯，管口隙裂窄长，占全长的 1/4~1/2，裂口边缘不整齐，常被少数毛茸。雌球花成熟时肉质红色，矩圆状卵圆形或近于圆球形，长约8mm，径6~7mm；种子通常2粒，包于苞片内，不露出或与苞片等长，黑红色或灰褐色，三角状卵圆形或宽卵圆形，长5~6mm，径 2.5~3.5mm，表面具细皱纹，种脐明显，半圆形。花期5~6月，种子8~9月成熟。

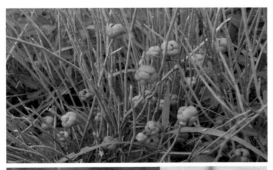

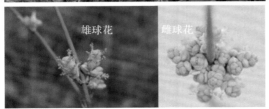

图 358-1　草麻黄

（2）中麻黄：灌木，高 20~100cm；茎直立或匍匐斜上，粗壮，基部分枝多；绿色小枝常被白粉呈灰绿色，径 1~2mm，节间通常长 3~6cm，纵槽纹较细浅。叶3裂及2裂混见，下部约2/3合生成鞘状，上部裂片钝三角形或窄三角披针形。雄球花通常无梗，数个密集于节上成团状，稀2~3个对生或轮生于节上，具5~7对交叉对生或5~7轮（每轮3片）苞片，雄花有5~8枚雄蕊，花丝全部合生，花药无梗；雌球花2~3成簇，对生或轮生于节上，无梗或有短梗，苞片3~5轮（每轮3片）或3~5对交叉对生，通常仅基部合生，边缘常有明显膜质窄边，最上一轮苞片有2~3雌花；雌花的珠被管长达3mm，常成螺旋状弯曲。雌球花成熟时肉质红色，椭圆形、卵圆形或矩圆状卵圆形，长 6~10mm，径5~8mm；种子包于肉质红色的苞片内，不外露，3粒或2粒，形状变异颇大，常呈卵圆形或长卵圆形，长5~6mm，径约3mm。花期5~6月，种子7~8月成熟。

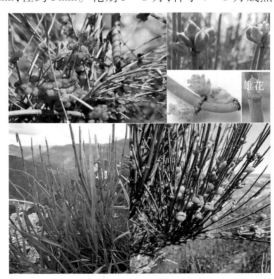

图 358-2　中麻黄

[分布] （1）草麻黄：本市各地均产。生干燥的山坡、荒地、河床及草原等处。

（2）中麻黄：本市大部分地区均产。生海拔900~2800m的干旱荒漠、沙滩地区及干旱的山坡或草地。

[采集加工] 秋季采割绿色的草质茎,晒干。切段生用或制后用。

[炮制] 蜜麻黄:取炼蜜(麻黄100kg,炼蜜20kg)用开水稀释后,加入净麻黄段拌匀,闷透置锅内,用文火炒至不粘手为度,取出放凉。蜜麻黄发散力较弱,长于止咳平喘,多用于表证较轻而喘咳重的患者。

麻黄绒:取净麻黄段,碾成绒,筛去粗末。麻黄绒作用缓和,适于老人、幼儿及体虚者患风寒感冒或咳喘时用。

[资源利用] 资源较丰富。自产自销。

[性味功效] 辛、微苦、温。发汗解表,宣肺平喘,利水消肿。

[功能主治] (1)外感风寒,恶寒发热,头痛身疼,无汗而喘,常配桂枝、杏仁、炙甘草,水煎服,如《伤寒论》麻黄汤;伤后感寒,麻黄、桂枝、红花、白芷、细辛、桃仁、赤芍、甘草,加姜葱,煎服,如《伤科补要》麻桂温经汤。

(2)风寒喘逆,未化热者,可配杏仁、枳壳、桔梗、苏子、橘红、甘草,水煎服,如《症因脉治》麻黄定喘汤;风邪化热,遏于肺,汗出而喘,可与杏仁、炙甘草、生石膏同用,煎服,以宣泄肺热,清肺平喘,如《伤寒论》麻杏石甘汤。

(3)发热恶寒,头痛无汗,脉浮紧而咳嗽,常与桔梗、前胡、黄芩、陈皮、半夏、杏仁、细辛、防风、甘草同用,水煎服,如《医学入门》麻黄杏仁饮;伤寒咳嗽,肺无郁热,麻黄、杏仁、桔梗、甘草,煎服,肺热加生石膏,头痛身疼加羌活、防风,如《症因脉治》麻黄杏仁汤。

(4)风水恶风,一身悉肿,可与生石膏、生姜、甘草、大枣,同煎服,如《金匮要略》越婢汤;一身尽肿,小便不利,可配附片、茯苓皮、大腹皮、细辛、陈皮、五加皮、生姜皮,水煎服,以温下发汗利水,如《重订通俗伤寒论》麻附五皮饮。

煎服,2~9g;或入丸、散服。外用适量,研末鼻或外敷。生用发汗,利水。体虚自汗、盗汗及虚喘者忌服。

附:麻黄根(《本草经集注》)

[来源] 麻黄科麻黄属植物草麻黄或中麻黄的根及根状茎。

[采集加工] 秋末采挖,除去茎苗、须根及泥沙,晒干。用时洗净,润透切厚片,干燥。

[资源利用] 有资源。自产自销。

[性味功效] 甘、微涩、平。止汗。

[功能主治] (1)虚汗无度,麻黄根、黄芪各等份,研细,面糊丸梧子大,每用浮麦汤下百丸,以止为度,如《谈野翁试验方》用方;或与炮附子、煅牡蛎各等份,研细粉,以白米粉和匀,扑汗处,如《圣济总录》麻黄根散。

(2)产后虚汗不止,可与当归、黄芪各等份,为粗末,煎服,如《证治准绳》麻黄根散;或配人参、当归、炙黄芪、炒白术、桂枝、炙甘草、生牡蛎、浮小麦,水煎服,如《傅青主女科》麻黄根汤。

(3)虚劳盗汗不止,可配煅牡蛎、黄芪各等份为末,葱白煎汤送服,如《圣济总录》麻黄根汤;盗汗,麻黄根3份,故扇(烧屑)1份,为散,乳送服,如《医心方》引用方麻黄散。

煎服,3~9g;或入丸、散服。外用适量,研粉扑。有表邪者忌服。

麻叶荨麻

[异名] 蝎子草。

[来源] 荨麻科荨麻属植物麻叶荨麻 *Urtica cannabina* L. 的地上部分(图359)。

[原植物] 多年生草本,横走的根状茎木质化。茎高50~150cm,下部粗达1cm,四棱形,常近于无刺毛,有时疏生、稀稍密生刺毛和具稍密的微柔毛,具少数分枝。叶片轮廓五角形,掌状3全裂、稀深裂,一回裂片再羽状深裂,自下而上变小,在其上部呈裂齿状,二回裂片常有数目不等的裂齿或浅锯齿,侧生的一回裂片的外缘最下1枚二回裂片常

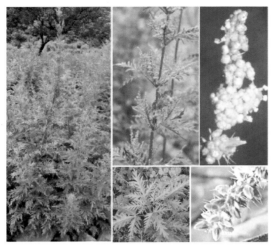

图 359 麻叶荨麻

2～3mm,熟时变灰褐色,表面有明显或不明显的褐红色点;宿存花被片 4,在下部 1/3 合生,近膜质,内面 2 枚椭圆状卵形,先端钝圆,长 2～4mm,外面生刺毛 1～4 根和细糙毛,外面的 2 枚卵形或 1 枚长圆状卵形,较内面的短 3～4 倍,外面常有 1 根刺毛。花期 7～8 月,果期 8～10 月。

[分布] 本市各地均产。生海拔 800～2800m 的林缘、灌丛草地或路边。

[采集加工] 夏、秋采收,除去杂质,切段晒干。亦可鲜用。

[资源利用] 资源丰富。自采自用。

[性味功效] 苦、辛,温,有毒。祛风通络,平肝定惊,消积通便,解毒。

[功能主治] 用于风湿痹痛,产后抽风,小儿惊风,食积不化,大便不通,跌打损伤,虫蛇咬伤,高血压,荨麻疹。

煎服,5～9g。外用适量,捣汁擦;或捣烂外敷;或煎水洗。内服不宜过量。脾胃虚弱者慎服。

注 荨麻根:苦、辛,温,小毒。祛风,活血,止痛。用于风湿疼痛,湿疹,高血压,荨麻疹。煎服,15～20g,或浸酒服;外用适量,煎水洗。本品有毒,过量服用可致剧烈呕吐,腹痛,头晕,心悸,以致虚脱。

较大而平展,上面常只疏生细糙毛,后渐变无毛,下面有短柔毛和在脉上疏生刺毛,钟乳体细点状,在上面密布;叶柄长 2～8cm,生刺毛或微柔毛;托叶每节 4 枚,离生,条形长 5～15mm,两面被微柔毛。花雌雄同株,雄花序圆锥状,生下部叶腋,长 5～8cm,斜展,生最上部叶腋的雄花序中常混生雌花;雌花序生上部叶腋,常穗状,有时在下部有少数分枝,长 2～7cm,序轴粗硬,直立或斜展。雄花具短梗,在芽时直径 1.2～1.5mm;花被片 4,合生至中部,裂片卵形,外面被微柔毛;退化雌蕊近碗状,长约 0.2mm,近无柄,淡黄色或白色,透明;雌花序有极短的梗。瘦果狭卵形,顶端锐尖,稍扁,长

马鞭草

[异名] 马鞭稍。

[来源] 马鞭草科马鞭草属植物马鞭草 *Verbena officinalis* L. 的地上部分(图 360)。

[原植物] 多年生草本,高 30～120cm。茎四方形,近基部可为圆形,节和棱上有硬毛。叶片卵圆形至倒卵形或长圆状披针形,长 2～8cm,宽 1～5cm,基生叶的边缘通常有粗锯齿和缺刻,茎生叶多数 3 深裂,裂片边缘有不整齐锯齿,两面均有硬毛,背面脉上尤多。穗状花序顶生和腋生,细弱,结果时长达 25cm;花小,无柄,最初密集,结果时疏离;苞片稍短于花萼,具硬毛;花萼长约 2mm,有硬毛,有 5 脉,脉间凹穴处质薄而色淡;花冠淡紫至蓝色,长 4～8mm,外面有微毛,裂片 5;雄蕊 4,着生于

花冠管的中部,花丝短;子房无毛。果长圆形,长约 2mm,外果皮薄,成熟时 4 瓣裂。花期 6～8 月,果

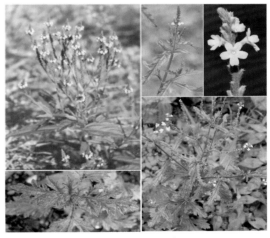

图 360 马鞭草

期 7 ~ 10 月。

［分布］ 产平凉、华亭等地。生海拔 2400m 以下的山坡、路旁及水边。

［采集加工］ 夏、秋花开时采割，除去杂质，洗净，鲜用或晒干。

［资源利用］ 有资源。自产自销。

［性味功效］ 苦、辛，微寒。清热解毒，活血散瘀，利水消肿，截疟。

［功能主治］ （1）热毒壅盛，咽喉肿痛，可用鲜品捣汁含咽；亦可与射干、马勃、甘草同用，以解毒利咽消肿；胃火上冲，牙龈肿痛，可配石膏、知母、白芷等，以清热泻火止痛。

（2）血滞经闭，常与当归、桃仁、红花等同用，以活血通经；气滞血瘀，经来腹痛，可配益母草、香附、延胡索等，以行气活血止痛，癥瘕积聚，可与三棱、莪术、当归等药同用，以化痰破癥散积。

（3）白喉，急性扁桃体炎，传染性肝炎，疱疹性口腔炎，均可用马鞭草煎剂，口服；真菌性阴道炎，用马鞭草煎汤，坐浴。

（4）其他，可用于黄疸、痢疾、水肿、疟疾、疮疖肿毒、跌打损伤等。

煎服，15 ~ 30g，鲜品 30 ~ 60g；或入丸、散服。外用适量，捣敷；或煎水洗。孕妇慎用。

马齿苋

［异名］ 马齿草（《雷公炮炙论》），长命菜（《本草纲目》），马苋，马齿菜，马耳菜。

［来源］ 马齿苋科马齿苋属植物马齿苋 *Portulaca oleracea* L. 的地上部分（图 361）。

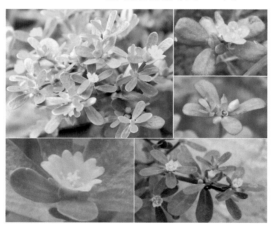

图 361　马齿苋

［原植物］ 一年生草本，全株无毛。茎平卧或斜倚，伏地铺散，多分枝，圆柱形，长 10 ~ 15cm，淡绿色或带暗红色。叶互生，有时近对生，叶片扁平，肥厚，倒卵形，似马齿状，长 1 ~ 3cm，宽 0.6 ~ 1.5cm，顶端圆钝或平截，有时微凹，基部楔形，全缘，上面暗绿色，下面淡绿色或带暗红色，中脉微隆起；叶柄粗短。花无梗，直径 4 ~ 5mm，常 3 ~ 5 朵簇生枝端，午时盛开；苞片 2 ~ 6，叶状，膜质，近轮生；萼片 2，对生，绿色，盔形，左右压扁，长约 4mm，顶端急尖，背部具龙骨状凸起，基部合生；花瓣 5，稀

4，黄色，倒卵形，长 3 ~ 5mm，顶端微凹，基部合生；雄蕊通常 8，或更多，长约 12mm，花药黄色；子房无毛，花柱比雄蕊稍长，柱头 4 ~ 6 裂，线形。蒴果卵球形，长约 5mm，盖裂；种子细小，多数，偏斜球形，黑褐色，有光泽，直径不及 1mm，具小疣状凸起。花期 5 ~ 8 月，果期 6 ~ 9 月。

［分布］ 本市各地均产。生海拔 2000m 以下的农田、路边，为田间常见杂草。

［采集加工］ 夏、秋采收，除去残根及杂质，洗净，略蒸或烫后晒干。亦可鲜用。

［资源利用］ 资源丰富。自产自销。

［性味功效］ 酸，寒。清热解毒，凉血止痢，除湿通淋。

［功能主治］ （1）热毒下痢，里急后重，常与黄芩、黄连、车前草同用；纯下血痢，可配白头翁、黄连、秦皮等。

（2）赤白带下，与椿白皮、乌贼骨等同用；小便热淋，可鲜品取汁服之。

（3）百日咳，荨麻疹，可用本品水煎浓缩液，口服；带状疱疹，马齿苋、大青叶、蒲公英同煎服。

（4）其他，可用于崩漏、痔血、痈肿疮疔、丹毒、瘰疬、湿癣、白秃等。

煎服，9 ~ 15g，鲜品 30 ~ 60g；或绞汁服。外用适量，捣敷或煎水洗。脾虚便溏者及孕妇慎服。

马兜铃（《雷公炮炙论》）

［异名］ 兜铃（《新修本草》），马兜零（《蜀本草》）。

［来源］ 马兜铃科马兜铃属植物北马兜铃 *Aristolochia contorta* Bunge. 的果实（图362）。

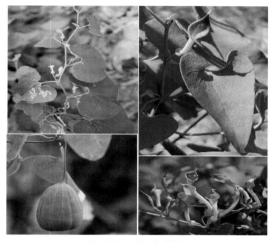

图362 北马兜铃

［原植物］ 草质藤本，茎长达2m以上，无毛，干后有纵槽纹。叶纸质，卵状心形或三角状心形，长3～13cm，宽3～10cm，顶端短尖或钝，基部心形，两侧裂片圆形，下垂或扩展，长约1.5cm，边全缘，上面绿色，下面浅绿色，两面均无毛；基出脉5～7条，邻近中脉的两侧脉平行向上，略叉开，各级叶脉在两面均明显且稍凸起；叶柄柔弱，长2～7cm。总状花序有花2～8朵或有时仅1朵生于叶腋；花序梗和花序轴极短或近无；花梗长1～2cm，无毛，基部有小苞片；小苞片卵形，长约1.5cm，宽约1cm，具长柄；花被长2～3cm，基部膨大呈球形，直径达6mm，向上收狭呈一长管，管长约1.4cm，绿色，外面无毛，内面具腺体状毛，管口扩大呈漏斗状；檐部一侧极短，有时边缘下翻或稍2裂，另一侧渐扩大成舌片；舌片卵状披针形，顶端长渐尖具延伸成1～3cm线形而弯扭的尾尖，黄绿色，常具紫色纵脉和网纹；花药长圆形，贴生于合蕊柱近基部，并

单个与其裂片对生；子房圆柱形，长6～8mm，6棱；合蕊柱顶端6裂，裂片渐尖，向下延伸成波状圆环。蒴果宽倒卵形或椭圆状倒卵形，长3～6.5cm，直径2.5～4cm，顶端圆形而微凹，6棱，平滑无毛，成熟时黄绿色，由基部向上6瓣开裂；果梗下垂，长2.5cm，随果开裂；种子三角状心形，灰褐色，长、宽均3～5mm，扁平，具小疣点，具宽2～4mm浅褐色膜质翅。花期5～7月，果期8～10月。

［分布］ 产灵台（百里）等地。生海拔600～1500m的山坡路旁、沟谷林缘或灌丛中。

［采集加工］ 秋季果实由绿变黄时采摘，干燥，搓碎。生用、炒用或蜜炙用。

［炮制］ 炒马兜铃：取净马兜铃碎片置锅内，用文火炒至表面棕黄色偶有焦斑时，取出放凉。

蜜马兜铃：取炼蜜（马兜铃100kg，炼蜜25kg）开水稀释后，加入净马兜铃碎片拌匀，稍闷，置锅内，用文火炒至不粘手时，取出放凉。

［资源利用］ 有资源。自产自销。

［性味功效］ 苦、微辛，寒。清肺降气，止咳平喘，清泄大肠。

［功能主治］ （1）肺热咳喘，痰多，常配桑白皮、黄芩、贝母、杏仁等，以泻肺清热，化痰降气；咳嗽气急，可与甘草、麻黄、五味子同用，如《普济方》马兜铃汤。

（2）肺虚有热，咳喘不止，咽干痰少，可配阿胶、牛蒡子、甘草、杏仁、糯米等，以养阴补肺，止咳定喘，如《小儿药证直诀》阿胶散。

（3）风热音哑，常与薄荷、蝉蜕等药同用。

（4）其他，可用于肠热痔血，痔疮肿痛，水肿。

煎服，3～6g；或入丸、散服。外用适量，煎水熏洗。止咳清热多炙用，外用熏洗宜生用。内服过量，可致呕吐。虚寒喘咳及脾虚便泄者忌服。

附1：青木香（《本草蒙筌》）

［异名］ 马兜铃根、兜铃根（《肘后备急方》），独行根（《新修本草》），青藤香（《草本便方》）。

［来源］ 马兜铃科马兜铃属植物马兜铃的根。

［原植物］ 见"马兜铃"条。

［采集加工］ 春、秋采挖，除去须根、泥沙，晾干。切厚片，生用。

[资源利用] 有资源。自产自销。

[性味功效] 辛、苦,寒,小毒。行气止痛,解毒消肿,平抑肝阳。

[功能主治] (1)肝胃气滞,胸胁脘腹疼痛,可配香附、川楝子、延胡索等药。

(2)湿热下痢,可与黄连、槟榔等清热导滞药同用。

(3)咽喉肿痛,马兜铃根、甘草,共捣粗末,水煎,不时温服,如《太平圣惠方》载方。

(4)其他,可用于咳嗽痰喘,痈肿疔疮,疝气痛,高血压,肠炎,湿疹,皮肤瘙痒。

煎服,3~6g;研末服,1.5~2g。外用适量,研末调敷;或磨汁涂服用过量,可引起恶心、呕吐、胸闷、腹胀、口苦、咽干等。脾胃虚寒者慎服。

附2:天仙藤(《本草图经》)

[异名] 兜铃苗(《太平圣惠方》),马兜铃藤(《普济方》),青木香藤(《广嗣纪要》)。

[来源] 马兜铃科马兜铃属植物马兜铃或北马兜铃的茎叶。

[原植物] 见"马兜铃"条。

[采集加工] 秋季未落叶时采割,除去杂质,晒干。切段生用。

[资源利用] 有资源。自产自销。

[性味功效] 苦,温。行气活血,利水消肿。

[功能主治] (1)风湿痹痛,可与防风、威灵仙、海桐皮等同用;风痹,痰注,肩臂疼痛,常以天仙藤配姜黄、羌活等,以行气活血,祛风止痛。

(2)妊娠水肿,可配香附、陈皮、甘草、台乌为末,生姜、木瓜、苏叶水煎,空腹,冲服,如《妇人良方》载方;产后腹痛,血气痛,可单用炒研细,炒生姜煎水或酒调服,如《妇人良方》天仙藤散。

(3)其他,可用于胃脘痛,疝气痛,痔疮肿痛,蛇虫咬伤。

煎服,6~9g。外用适量,煎水洗;或捣敷。体虚者慎服。

马 兰

[异名] 紫菊(《本草拾遗》),马兰头(《救荒本草》)。

[来源] 菊科马兰属植物马兰 Kalimeris indica (L.) Sch. Bip. 的地上部分或根(图363)。

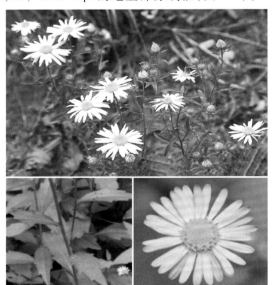

图363 马兰

[原植物] 根状茎有匍枝,有时具直根。茎直立,高30~70cm,上部有短毛,上部或从下部起有分枝。基部叶在花期枯萎;茎部叶倒披针形或倒卵状矩圆形,长3~6cm,稀达10cm,宽0.8~2cm,稀达5cm,顶端钝或尖,基部渐狭成具翅的长柄,边缘从中部以上具有小尖头的钝或尖齿或有羽状裂片,上部叶小,全缘,基部急狭无柄,全部叶稍薄质,两面或上面有疏微毛或近无毛,边缘及下面沿脉有短粗毛,中脉在下面凸起。头状花序单生于枝端并排列成疏伞房状。总苞半球形,径6~9mm,长4~5mm;总苞片2~3层,覆瓦状排列;外层倒披针形,长2mm,内层倒披针状矩圆形,长达4mm,顶端钝或稍尖,上部草质,有疏短毛,边缘膜质,有缘毛。花托圆锥形。舌状花1层,15~20个,管部长1.5~1.7mm;舌片浅紫色,长达10mm,宽1.5~2mm;管状花长3.5mm,管部长1.5mm,被短密毛。瘦果倒卵状矩圆形,极扁,长1.5~2mm,宽1mm,褐色,边缘浅色而有厚肋,上部被腺及短柔毛。冠

毛长0.1~0.8mm,弱而易脱落,不等长。花期5~9月,果期8~10月。

[分布]　产平凉崆峒山、华亭等地。

[性味功效]　辛,凉。清热解毒,利湿,消食积,凉血止血。

[功能主治]　用于风热感冒,咳嗽,咽喉肿痛,水肿,疮疖肿毒,外伤出血,痢疾,肠炎。

煎服,9~15g。

马　蔺（《新修本草》）

[异名]　马帚（《尔雅》）,剧草（《神农本草经》）,铁扫帚（《救荒本草》）,马莲。

[来源]　鸢尾科鸢尾属植物马蔺 *Iris lactea* Pall. var. *chinensis*（Flsch.）Koidz. 的地上部分（图364）。

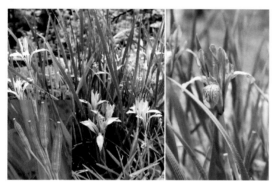

图364　马蔺

[原植物]　多年生草本。根状茎粗壮,木质,斜伸,外包有大量致密的红紫色折断的老叶残留叶鞘及毛发状的纤维;须根粗而长,黄白色,少分枝。叶基生,相互套叠,排成2列,坚韧,灰绿色,条形或狭剑形,长约50cm,宽4~6mm,顶端渐尖,基部鞘状,带紫红色,无明显的中脉。花茎自叶丛中抽出,光滑,高3~10cm;苞片3~5枚,草质,绿色,边缘白色,披针形,长4.5~10cm,宽0.8~1.6cm,顶端渐尖或长渐尖,内包含有2~4朵花;花浅蓝色、蓝色或蓝紫色,花被上有较深色的条纹,直径5~6cm;花梗长4~7cm;花被管甚短,长约3mm,外花被裂片倒披针形,长4.5~6.5cm,宽0.8~1.2cm,顶端钝或急尖,爪部楔形,内花被片狭倒披针形,长4.2~4.5cm,宽5~7mm,爪部狭楔形;雄蕊长2.5~3.2cm,花药黄色,花丝白色;子房纺锤形,长3~4.5cm。蒴果长椭圆状柱形,长4~6cm,直径1~1.4cm,有6条明显的肋,顶端有短喙。种子为不规则的多面体,棕褐色,略有光泽。花期5~6月,果期6~9月。

[分布]　产本市各地区。生荒地、路旁、山坡草地,尤以过度放牧的盐碱化草场上生长较多。

[采集加工]　夏、秋采收,除去杂质,鲜用或扎把晒干。

[资源利用]　有资源。自采自用。

[性味功效]　苦、微甘,微寒。清热解毒,利尿通淋,活血消肿。

[功能主治]　（1）喉痹咽塞,喘息不通,马蔺叶,水煎频服。

（2）腰腿关节疼痛,马蔺全草,熬水熏洗患处,令出汗。

煎服,3~9g。外用适量,煎汤熏洗。

注 马蔺子:甘,平。清热利湿,解毒,杀虫,止血定痛。用于黄疸,淋浊,小便不利,肠痈,虫积,疟疾,风湿痛,喉痹,牙痛,吐血,衄血,便血,崩漏,疮肿,疝气,痔疮,烫伤,蛇咬伤。煎服,3~9g;或入丸、散服;外用适量,研末调敷或捣敷。

马铃薯

[异名]　洋芋,土豆。

[来源]　茄科茄属植物马铃薯 *Solanum tuberosum* L. 的块茎（图365）。

[原植物]　草本,高30~80cm,无毛或被疏柔毛。地下茎块状,扁圆形或长圆形,直径3~10cm,外皮白色,淡红色或紫色。叶为奇数不相等的羽状复叶,小叶常大小相间,长10~20cm;叶柄长2.5~5cm;小叶,6~8对,卵形至长圆形,最大者长可达6cm,宽达3.2cm,最小者长宽均不及1cm,先端尖,基部稍不相等,全缘,两面均被白色疏柔毛,侧脉每

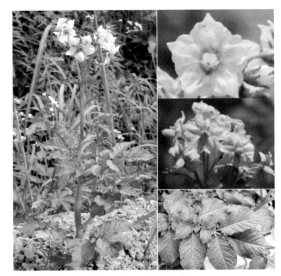

图 365　马铃薯

边 6 ～ 7 条,先端略弯,小叶柄长 1 ～ 8mm。伞房花序顶生,后侧生,花白色或蓝紫色;萼钟形,直径约 1cm,外面被疏柔毛,5 裂,裂片披针形,先端长渐尖;花冠辐状,直径 2.5 ～ 3cm,花冠筒隐于萼内,长约 2mm,冠檐长约 1.5cm,裂片 5,三角形,长约 5mm;雄蕊长约 6mm,花药长为花丝长度的 5 倍;子房卵圆形,无毛,花柱长约 8mm,柱头头状。浆果圆球状,光滑,直径约 1.5cm。花期夏季。

　　[分布]　本市各地有栽培。原产热带美洲。

　　[采集加工]　夏、秋采挖,洗净,鲜用或切片晒干。

　　[资源利用]　栽培品。中医配方少用,自产自销。

　　[性味功效]　甘,平。和胃健中,解毒消肿。

　　[功能主治]　(1)胃及十二指肠溃疡疼痛,鲜马铃薯(未发芽),洗净,捣烂取汁,每早空腹服 1 ～ 2 匙,酌加蜂蜜,连服 2 ～ 3 周。

　　(2)腮腺炎,马铃薯以醋磨汁,搽患处,随干随搽。

　　(3)皮肤湿疹,鲜品切碎捣如泥,包敷患处,每昼夜换 4 ～ 6 次。

　　(4)烫伤,马铃薯,磨汁涂伤处。内服,适量煮食或煎汤。外用适量,磨汁涂。

马　唐

　　[异名]　羊麻、羊粟(《名医别录》),马饭(《本草拾遗》)。

　　[来源]　禾本科马唐属植物马唐 *Digitaria sanguinalis* (L.) Scop. 的地上部分(图 366)。

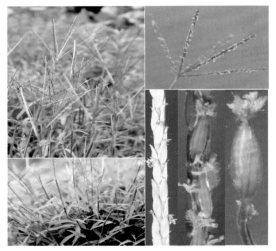

图 366　马唐

　　[原植物]　一年生草本。秆直立或下部倾斜,膝曲上升,高 10 ～ 80cm,直径 2 ～ 3mm,无毛或节生柔毛。叶鞘短于节间,无毛或散生疣基柔毛;叶舌长 1 ～ 3mm;叶片线状披针形,长 5 ～ 15cm,宽 4 ～ 12mm,基部圆形,边缘较厚,微粗糙,具柔毛或无毛。总状花序长 5 ～ 18cm,4 ～ 12 枚成指状着生于长 1 ～ 2cm 的主轴上;穗轴直伸或开展,两侧具宽翼,边缘粗糙;小穗椭圆状披针形,长 3 ～ 3.5mm;第一颖小,短三角形,无脉;第二颖具 3 脉,披针形,长为小穗的 1/2 左右,脉间及边缘大多具柔毛;第一外稃等长于小穗,具 7 脉,中脉平滑,两侧的脉间距离较宽,无毛,边脉上具小刺状粗糙,脉间及边缘生柔毛;第二外稃近草质,灰绿色,顶端渐尖,等长于第一外稃;花药长约 1mm。花果期 6 ～ 9 月。

　　[分布]　产本市各地区。生海拔 1400 ～ 1800m 的路旁、田野、草丛、水沟边。

　　[采集加工]　夏、秋采割,除去杂质,晒干。

　　[资源利用]　资源较丰富。未利用。

　　[性味功效]　甘,寒。调中,明目,润肺。

　　[功能主治]　用于热伤胃阴,口渴咽干,目赤肿痛,燥热干咳。

　　煎服,9 ～ 15g。

马尾连（《本草纲目拾遗》）

[异名]　马尾黄连。

[来源]　毛茛科唐松草属植物贝加尔唐松草 *Thalictrum baicalense* Turcz.、腺毛唐松草 *Thalictrum foetidum* L.、东亚唐松草 *Thalictrum minus* L. var. *hypoleucum*（Sieb. et Zucc.）Miq.、瓣蕊唐松草 *Thalictrum petaloideum* L.、长喙唐松草 *Thalictrum macrorhynchum* Franch、绢毛唐松草 *Thalictrum brevisericeum* W. T. Wang et S. H. Wang、粗壮唐松草 *Thalictrum robustum* Maxim. H 等多种植物的根及根状茎（图367）。

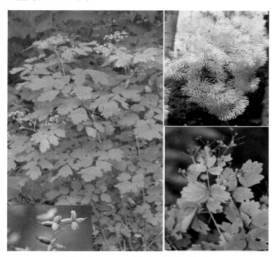

图 367 – 1　贝加尔唐松草

[原植物]　（1）贝加尔唐松草（《东北植物检索表》）、马尾黄连（四川）：植株全部无毛。茎高45～80cm，不分枝或分枝。茎中部叶有短柄，为三回三出复叶；叶片长 9～16cm；小叶草质，顶生小叶宽菱形、扁菱形或菱状宽倒卵形，长 1.8～4.5cm，宽 2～5cm，基部宽楔形或近圆形，3 浅裂，裂片有圆齿，脉在背面隆起，脉网稍明显，小叶柄长 0.2～3cm；叶柄长 1～2.5cm，基部有狭鞘；托叶狭，膜质。花序圆锥状，长 2.5～4.5cm；花梗细，长 4～9mm；萼片 4，绿白色，早落，椭圆形，长约 2mm；雄蕊（10～）15～20，长 3.5～4mm，花药长圆形，长约 0.8mm，花丝上部狭倒披针形，与花药近等宽，下部丝形；心皮 3～7，花柱直，长约 0.5mm，柱头生花柱顶端腹面，椭圆形，长 0.2～0.3mm。瘦果卵球形或宽椭圆球形，稍扁，长约 3mm，有 8 条纵肋，心皮柄长约 0.2mm。花期 5～6 月。

（2）腺毛唐松草：根状茎短，须根密集。茎高15～100cm，无毛或幼时有短柔毛，后变无毛，上部分枝或不分枝。基生叶和茎下部叶在开花时枯萎或不发育。茎中部叶有短柄，为三回近羽状复叶；叶片长 5.5～12cm；小叶草质，顶生小叶菱状宽卵形或卵形，长 4～15mm，宽 3.5～15mm，顶端急尖或钝，基部圆楔形或圆形，有时浅心形，3 浅裂，裂片全缘或有疏齿，表面脉稍凹陷，背面脉稍隆起，沿脉网有短柔毛和腺毛，偶尔无毛；叶柄短，有鞘，托叶膜质，褐色。圆锥花序有少数或多数花；花梗细，长 5～12mm，通常有白色短柔毛和极短的腺毛；萼片 5，淡黄绿色，卵形，长 2.5～4mm，宽约 1.5mm，外面常有疏柔毛；花药狭长圆形，长 2.5～3.5mm，顶端有短尖，花丝上部狭线形，下部丝形；心皮 4～8，子房常有疏柔毛，无柄，柱头三角状箭头形。瘦果半倒卵形，扁平，长 3～5mm，有短柔毛，有 8 条纵肋，宿存柱头长约 1mm。花期 5～7 月。

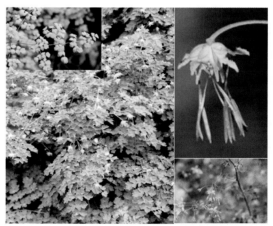

图 367 – 2　腺毛唐松草

（3）东亚唐松草：植株全部无毛。茎下部叶有稍长柄或短柄，茎中部叶有短柄或近无柄，为四回三出羽状复叶；叶片长达 20cm；小叶纸质或薄革质，顶生小叶楔状倒卵形、宽倒卵形、近圆形或狭菱形，长 0.7～1.5cm，宽 0.4～1.3cm，基部楔形至圆形，3 浅裂或有疏牙齿，偶尔不裂，背面淡绿色，脉不明显隆起或只中脉稍隆起，脉网不明显；叶柄长达 4cm，基部有狭鞘。圆锥花序长达 30cm；花梗长 3～8mm；萼片 4，淡黄绿色，脱落，狭椭圆形，长约 3.5mm；雄蕊多数，长约 6mm，花药狭长圆形，长约

2mm,顶端有短尖头,花丝丝形;心皮3~5,无柄,柱头正三角状箭头形。瘦果狭椭圆球形,稍扁,长约3.5mm,有8条纵肋。花期6~7月。

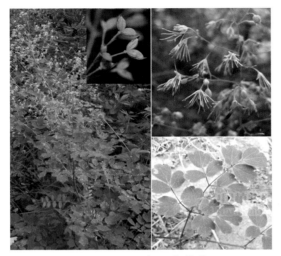

图367-3 东亚唐松草

(4)瓣蕊唐松草:植株全部无毛。茎高20~80cm,上部分枝。基生叶数个,有短或稍长柄,为三回至四回三出或羽状复叶;叶片长5~15cm;小叶草质,形状变异很大,顶生小叶倒卵形、宽倒卵形。菱形或近圆形,长3~12mm,宽2~15mm,先端钝,基部圆楔形或楔形,3浅裂至3深裂,裂片全缘,叶脉平,脉网不明显,小叶柄长5~7mm;叶柄长达10cm,基部有鞘。花序伞房状,有少数或多数花;花梗长0.5~2.5cm;萼片4,白色,早落,卵形,长3~5mm;雄蕊多数,长5~12mm,花药狭长圆形,

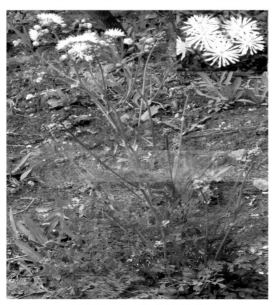

图367-4 瓣蕊唐松草

长0.7~1.5mm,顶端钝,花丝上部倒披针形,比花药宽;心皮4~13,无柄,花柱短,腹面密生柱头组织。瘦果卵形,长4~6mm,有8条纵肋,宿存花柱长约1mm。花期6~7月。

(5)长喙唐松草:植株全部无毛。根状茎粗壮,下部密生粗须根。茎高45~65cm,分枝。基生叶和茎下部叶有较长柄,上部叶有短柄,为二回至三回三出复叶;叶片长9.5~13cm,宽达15cm;小叶草质,顶生小叶圆菱形或宽倒卵形,偶尔椭圆形,长(1.4~)2~4cm,宽(1.2~)2.5~4cm,顶端圆形,基部圆形或浅心形,3浅裂,有圆牙齿,表面脉平,背面脉平或中脉稍隆起,脉网不明显,小叶柄细,长0.9~1.6cm;叶柄长达8cm,基部稍增宽成鞘,托叶薄膜质,全缘。圆锥状花序有稀疏分枝;花梗长1.2~3.2cm;萼片白色,椭圆形,长约3.5mm,早落;雄蕊长约4mm,花药长椭圆形,长0.8~1mm,花丝比花药稍宽或等宽,上部狭倒披针形;心皮10~20,有短柄,花柱与子房近等长,拳卷。瘦果狭卵球形,长7~9mm,基部突变成短柄(长约0.8mm),有8条纵肋,宿存花柱长约2.2mm,拳卷。花期6月。

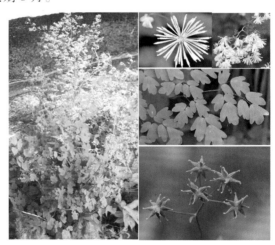

图367-5 长喙唐松草

(6)绢毛唐松草:茎高30~77cm,被短柔毛,有细纵槽,分枝。基生叶在开花时枯萎。茎中部叶有稍长或短柄,为三回三出复叶;叶片长12~18cm;小叶坚纸质,顶生小叶近圆形或菱状倒卵形,长和宽均为2~3cm,顶端圆或钝,有短尖,基部圆形、宽楔形或浅心形,3浅裂,边缘有钝粗齿,背面叶脉隆起,沿明显的脉网疏或密被短柔毛,小叶柄密被短

柔毛;叶柄长 3.5~6.5cm,疏被短柔毛,基部有狭鞘,托叶半圆形,边缘多少流苏状。花序圆锥状,长 12~25cm,不等二叉状分枝;轴和花梗均有短柔毛;苞片钻状线形,长 1.5~2mm,被短柔毛;花梗长 3~4mm;萼片 5,淡紫色,椭圆状倒卵形,长约 2.5mm,宽约 1.5mm,外面被短柔毛,早落;雄蕊多数,长 2.5~5mm,花药长圆形,长 1~1.2mm,顶端钝,花丝比花药稍窄,倒披针状线形;心皮 8~16,无毛。瘦果纺锤形,长约 4mm,有 6 条纵肋,无柄,花柱拳卷。花期 6 月。

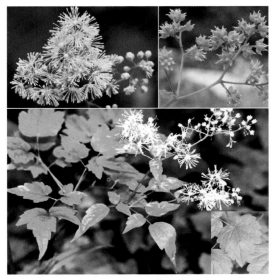

图 367-7 粗壮唐松草

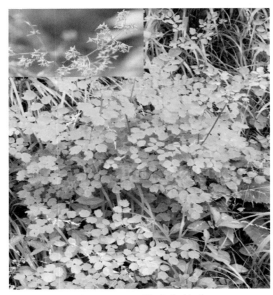

图 367-6 绢毛唐松草

(7)粗壮唐松草:茎高(50~)80~150cm,有稀疏短柔毛或无毛,上部分枝。基生叶和茎下部叶在开花时枯萎。茎中部叶为二回至三回三出复叶;叶片长达 25cm;小叶纸质或草质,顶生小叶卵形,长(3~)6~8.5cm,宽(1.3~)3~5cm,顶端短渐尖,或急尖,基部浅心形或圆形,3 浅裂,边缘有不等的粗齿,背面稍密被短柔毛,脉在背面隆起,脉网明显,小叶柄长 0.6~2cm;叶柄长 3~7cm;托叶膜质,上部不规则分裂。花序圆锥状,有多数花;花梗长 1.5~3mm,有短柔毛;萼片 4,早落,椭圆形,长约 3mm;雄蕊多数,花药狭长圆形,长约 1mm,顶端微钝,花丝比花药稍窄,线状倒披针形,下部丝形;心皮 6~16,无毛或近无毛,花柱拳卷。瘦果无柄,长圆形,长 1.5~3mm,有 7~8 条纵肋,宿存花柱长 0.6~0.8mm。花期 6~7 月。

[分布](1)贝加尔唐松草:产平凉(麻武)等

地。生海拔 1600~2800m 的山坡草地、林下或灌丛中。

(2)腺毛唐松草:产平凉(崆峒山后沟)等地。生海拔 1800~4100m 的山地草坡或高山石砾处。

(3)东亚唐松草:产平凉(太统山、麻武掌沟弯)、华亭(燕麦河、玄峰山、苍沟)等地。生海拔 900~3000m 的丘陵、山谷沟边或林缘。

(4)瓣蕊唐松草:产华亭、平凉、庄浪等地。生海拔 1600~2800m 的山坡草地、林下或灌丛中。

(5)长喙唐松草:产平凉(崆峒山五沟)等地。生海拔 1600~2500m 的山地林中或山谷灌丛中。

(6)绢毛唐松草:产平凉(崆峒山)等地。生海拔 950~2400m 的山地林边。

(7)粗壮唐松草:产庄浪、华亭、平凉(崆峒山)等地。生海拔 940~2100m 的山地林中。

[采集加工] 9~11 月至次年 1~2 月采挖,抖去泥沙,剪去茎苗,晒至八成干,搓去外层栓皮,再晒干。生用。

[资源利用] 资源较丰富。民间多做黄连代用品,自采自用。

[性味功效] 苦,寒。清热燥湿,泻火解毒。

[功能主治](1)湿热下痢,马尾连与马齿苋或木香、薤白等同煎服。

(2)目赤肿痛,口舌生疮,咽喉肿痛,多与黄芩、黄柏、栀子、牛蒡子等配伍。

(3)痈疮肿毒,可配蒲公英、甘草等,水煎服;

或本品研细粉外撒或制成软膏外敷。

（4）湿热黄疸，肝炎，可与虎杖、金钱草、栀子、车前草等同用。

煎服，3～9g，外用适量，煎水熏洗，或研末调涂。脾胃虚寒者慎服。

马缨子

[异名] 藏茴香。

[来源] 伞形科葛缕子属植物葛缕子 *Carum carvi* L. 的果实或根（图 368）。

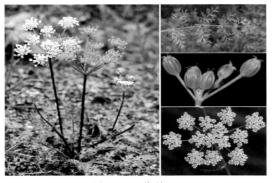

图 368　葛缕子

[原植物] 多年生草本，高 30～70cm，根圆柱形，长 4～25cm，径 5～10mm，表皮棕褐色。茎通常单生，稀 2～8。基生叶及茎下部叶的叶柄与叶片近等长，或略短于叶片，叶片轮廓长圆状披针形，长 5～10cm，宽 2～3cm，二回至三回羽状分裂，末回裂片线形或线状披针形，长 3～5mm，宽约 1mm，茎中、上部叶与基生叶同形，较小，无柄或有短柄。无总苞片，稀 1～3，线形；伞辐 5～10，极不等长，长 1～4cm，无小总苞或偶有 1～3 片，线形；小伞形花序有花 5～15，花杂性，无萼齿，花瓣白色，或带淡红色，花柄不等长，花柱长约为花柱基的 2 倍。果实长卵形，长 4～5mm，宽约 2mm，成熟后黄褐色，果棱明显，每棱槽内油管 1，合生面油管 2。花果期 5～8 月。

[分布] 本市各地区均产。生海拔 1800～3350m 的河滩草丛中、林下或高山草甸。

[采集加工] 7～8 月割取果实，将成熟的植株晒干，打下种子，除去杂质，生用。根在春、秋采挖，除去泥土，除去杂质，晒干。

[资源利用] 有资源。自采自用。

[性味功效] 辛、甘、温。理气开胃，散寒止痛。

[功能主治] 用于脘腹冷痛，呕逆，纳呆，疝气痛。

煎服，3～6g。阴虚火旺者慎服。

麦瓶草

[异名] 净瓶（《植物名实图考》），麦瓶，米瓦罐。

[来源] 石竹科蝇子草属植物麦瓶草 *Silene conoidea* L. 的全草（图 369）。

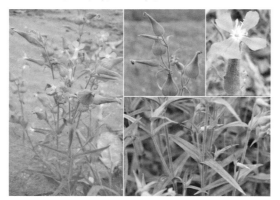

图 369　麦瓶草

[原植物] 一年生草本，高 25～60cm，全株被短腺毛。根为主根系，稍木质。茎单生，直立，不分枝。基生叶片匙形，茎生叶叶片长圆形或披针形，长 5～8cm，宽 5～10mm，基部楔形，顶端渐尖，两面被短柔毛，边缘具缘毛，中脉明显。二歧聚伞花序具数花；花直立，直径约 20mm；花萼圆锥形，长 20～30mm，直径 3～4.5mm，绿色，基部脐形，果期膨大，长达 35mm，下部宽卵状，直径 6.5～10mm，纵脉 30 条，沿脉被短腺毛，萼齿狭披针形，长为花萼 1/3 或更长，边缘下部狭膜质，具缘毛；雌雄蕊柄几无；花瓣淡红色，长 25～35mm，爪不露出花萼，狭披针形，长 20～25mm，无毛，耳三角形，瓣片倒卵形，长约 8mm，全缘或微凹缺，有时微啮蚀状；副花

冠片狭披针形，长 2 ～ 2.5mm，白色，顶端具数浅齿；雄蕊微外露或不外露，花丝具稀疏短毛；花柱微外露。蒴果梨状，长约 15mm，直径 6 ～ 8mm；种子肾形，长约 1.5mm，暗褐色。花期 5 ～ 6 月，果期 6 ～ 7 月。

［分布］　本市各地区均产。生海拔 600 ～ 2700m 的麦田及路边草地中。

［采集加工］　春、夏采收，除去杂质，洗净，晒干。

［资源利用］　有资源。自采自用。

［性味功效］　甘、微苦。凉。养阴，清热，止血，调经。

［功能主治］　（1）劳伤吐血，本品与大枣、醪糟煮服；肺脓疡咯血、咳脓痰，麦瓶草、大枣，水煎服。

（2）鼻衄，吐血，单味研末，温开水冲服。

（3）尿血，可配茵陈、瞿麦等量，水煎服。

（4）妇女干血涝，内热骨蒸，麦瓶草炖子母鸡吃。

煎服，9 ～ 15g，大剂量 30 ～ 60g，或炖肉、鸡服食。

曼陀罗

［异名］　野芝麻，刺疙瘩。

［来源］　茄科曼陀罗属植物曼陀罗 *Datura stramonium* L. 的花或种子（图 370）。

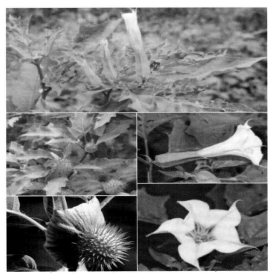

图 370　曼陀罗

［原植物］　草本或半灌木状，高 0.5 ～ 1.5m，全体近于平滑或在幼嫩部分被短柔毛。茎粗壮，圆柱状，淡绿色或带紫色，下部木质化。叶广卵形，顶端渐尖，基部不对称楔形，边缘有不规则波状浅裂，裂片顶端急尖，有时亦有波状牙齿，侧脉每边 3 ～ 5 条，直达裂片顶端，长 8 ～ 17cm，宽 4 ～ 12cm；叶柄长 3 ～ 5cm。花单生于枝杈间或叶腋，直立，有短梗；花萼筒状，长 4 ～ 5cm，筒部有 5 棱角，两棱间稍向内陷，基部稍膨大，顶端紧围花冠筒，5 浅裂，裂片三角形，花后自近基部断裂，宿存部分随果实而增大并向外反折；花冠漏斗状，下半部带绿色，上部白色或淡紫色，檐部 5 浅裂，裂片有短尖头，长 6 ～ 10cm，檐部直径 3 ～ 5cm；雄蕊不伸出花冠，花丝长约 3cm，花药长约 4mm；子房密生柔针毛，花柱长约 6cm。蒴果直立生，卵状，长 3 ～ 4.5cm，直径 2 ～ 4cm，表面生有坚硬针刺或有时无刺而近平滑，成熟后淡黄色，规则 4 瓣裂。种子卵圆形，稍扁，长约 4mm，黑色。花期 6 ～ 10 月，果期 7 ～ 11 月。

［分布］产本市各地区。生住宅旁、路边或草地上。

［采集加工］　夏、秋花初开时采摘，晒干或低温干燥，称“洋金花”；果实成熟时采摘，晒干后取出种子，名“曼陀罗子”“风茄子”“天茄子”。多生用。

［资源利用］　有资源。自产自销。

［性味功效］　辛，温，有毒。平喘止咳，解痉止搐，镇痛。

［功能主治］　（1）慢性支气管炎，曼陀罗花 1 份，金银花、远志、甘草各 5 份，研细，炼蜜为丸服，如《全国中草药汇编》用方。

（2）阳厥气逆，多怒而狂，曼陀罗花 1 份，水飞朱砂 2 份，为细末，温酒调服，令醉卧，勿惊扰，如《证治准绳》祛风一醉散。

煎服，花 0.3 ～ 0.5g，子 0.1 ～ 0.3g，宜入丸、散服。外用适量，煎水洗；或研末调敷。

痰热喘咳、青光眼、高血压、心脏病及肝、肾功能不全者和孕妇忌服。内服宜慎,不可量大,以免中毒。

[注] 曼陀罗叶:苦、辛,温,有毒。镇咳平喘,止痛拔脓。用于喘咳,痹痛,脚气,脱肛,痈疽疮疖。煎服,0.3~0.6g,或浸酒服;外用适量,煎水洗或鲜品捣汁涂。

曼陀罗根:辛、苦,温,有毒。镇咳,止痛,拔脓。用于喘咳,风湿痹痛,疥癣,恶疮,狂犬咬伤。煎服,0.9~1.5g。外用适量,煎水熏洗或研末调涂。

芒 茎(《本草拾遗》)

[异名] 芭茅(《本草纲目》)。

[来源] 禾本科芒属植物芒 *Miscanthus sinensis* Anderss. 的茎(图371)。

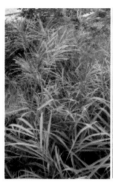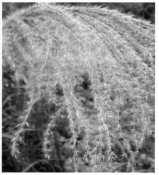

图371 芒

[原植物] 多年生苇状草本。秆高1~2m,无毛或在花序以下疏生柔毛。叶鞘无毛,长于其节间;叶舌膜质,长1~3mm,顶端及其后面具纤毛;叶片线形,长20~50cm,宽6~10mm,下面疏生柔毛及被白粉,边缘粗糙。圆锥花序直立,长15~40cm,主轴无毛,延伸至花序的中部以下,节与分枝腋间具柔毛;分枝较粗硬,直立,不再分枝或基部分枝具第二次分枝,长10~30cm;小枝节间三棱形,边缘微粗糙,短柄长2mm,长柄长4~6mm;小穗披针形,长4.5~5mm,黄色有光泽,基盘具等长于小穗的白色或淡黄色的丝状毛;第一颖顶具3~4脉,边脉上部粗糙,顶端渐尖,背部无毛;第二颖常具1脉,粗糙,上部内折之边缘具纤毛;第一外稃长圆形,膜质,长约4mm,边缘具纤毛;第二外稃明显短于第一外稃,先端2裂,裂片间具1芒,芒长9~10mm,棕色,膝曲,芒柱稍扭曲,长约2mm,第二内稃长约为其外稃的1/2;雄蕊3枚,花药长2~2.5mm,稃褐色,先雌蕊而成熟;柱头羽状,长约2mm,紫褐色,从小穗中部之两侧伸出。颖果长圆形,暗紫色。花果期7~12月。

[分布] 产本市各地。生海拔1800m以下的山地、河边湿地。

[采集加工] 夏、秋采割,除去杂质,洗净,鲜用或切段晒干。

[资源利用] 有资源。未利用。

[性味功效] 甘,平。清热利尿,解毒,散血。

[功能主治] 用于小便不利,虫兽咬伤。煎服,3~6g。

牻牛儿苗

[来源] 牻牛儿苗科牻牛儿苗属植物牻牛儿苗 *Erodium stephanianum* Willd. 的地上部分或全草(图372)。

[原植物] 多年生草本,高通常15~50cm,根为直根,较粗壮,少分枝。茎多数,仰卧或蔓生,具节,被柔毛。叶对生;托叶三角状披针形,分离,被疏柔毛,边缘具缘毛;基生叶和茎下部叶具长柄,柄长为叶片的1.5~2倍,被开展的长柔毛和倒向短柔毛;叶片轮廓卵形或三角状卵形,基部心形,长5~10cm,宽3~5cm,二回羽状深裂,小裂片卵状条形,全缘或具疏齿,表面被疏伏毛,背面被疏柔毛,沿脉被毛较密。伞形花序腋生,明显长于叶;总花梗被开展长柔毛和倒向短柔毛,每梗具2~5花;苞片狭披针形,分离;花梗与总花梗相似,等于或稍长于花,花期直立,果期开展,上部向上弯曲;萼片矩圆状卵形,长6~8mm,宽2~3mm,先端具长芒,被长糙毛,花瓣紫红色,倒卵形,等于或稍长于萼片,先端圆形或微凹;雄蕊稍长于萼片,花丝紫色,中部

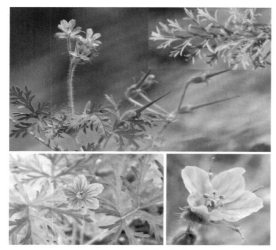

图 372　牻牛儿苗

以下扩展,被柔毛;雌蕊被糙毛,花柱紫红色。蒴果长约4cm,密被短糙毛。种子褐色,具斑点。花期6~8月,果期8~9月。

[分布]　本市各地均产。生海拔 1000~2800m 的山坡草地、河滩、路边。

[采集加工]　夏、秋果实近成熟时采收,除去杂质,捆成把,晒干。切段,生用。

[资源利用]　资源较丰富。自产自销。

[性味功效]　苦、微辛,平。祛风通络,活血,清热利湿。

[功能主治]　(1)风湿痹痛,肢体麻木酸楚,常配桂枝、当归、红花、芍药等,以桂风通络,活血止痛;或与丁公藤、豨莶草、桑枝等,泡酒服。

(2)跌打损伤,可单品捣烂,加酒炒热外敷;或配当归、红花等煎服。

(3)湿热泻痢,可单品煎服;或与凤尾草同用;或配黄连、马齿苋等药。

煎服,9~15g;或浸酒,或熬膏服。外用适量,捣烂炒热加酒外敷或制成软膏涂敷。

猫毛草

[异名]　金丝草。

[来源]　禾本科臭草属植物臭草 Melica scabrosa Trin. 的全草(图 373)。

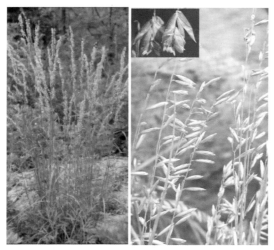

图 373　臭草

[原植物]　多年生。须根细弱,较稠密。秆丛生,直立或基部膝曲,高 20~90cm,径 1~3mm,基部密生分蘖。叶鞘闭合近鞘口,常撕裂,光滑或微粗糙,下部者长于而上部者短于节间;叶舌透明膜质,长 1~3mm,顶端撕裂而两侧下延;叶片质较薄,扁平,干时常卷折,长 6~15cm,宽 2~7mm,两面粗糙或上面疏被柔毛。圆锥花序狭窄,长 8~22cm,宽 1~2cm;分枝直立或斜向上升,主枝长达 5cm;小穗柄短,纤细,上部弯曲,被微毛;小穗淡绿色或乳白色,长 5~8mm,含孕性小花 2~4(~6)枚,顶端由数个不育外稃集成小球形;小穗轴节间长约 1mm,光滑,颖膜质,狭披针形,两颖几等长,长 4~8mm,具 3~5 脉,背面中脉常生微小纤毛;外稃草质,顶端尖或钝且为膜质,具 7 条隆起的脉,背面颗粒状粗糙,第一外稃长 5~8mm;内稃短于外稃或相等,倒卵形,顶端钝,具 2 脊,脊上被微小纤毛;雄蕊 3,花药长约 1.3mm。颖果褐色,纺锤形,有光泽,长约 1.5mm。花果期 5~8 月。

[分布]　产本市各地区。生海拔 1000~2500m 的山坡、路旁、林缘。

[采集加工]　夏季采收,除去杂质,洗净,晒干。用时切段。

[资源利用]　有资源。自采自用。

[性味功效]　甘,凉。利水通淋,清热退黄。

[功能主治]　用于感冒发热,黄疸型肝炎,尿路感染,肾炎水肿,糖尿病。

煎服,30~60g。

毛白杨

[异名] 大叶杨,响杨,白杨。

[来源] 杨柳科杨属植物毛白杨 *Populus tomentosa* Carr. 的树皮及嫩枝(图374)。

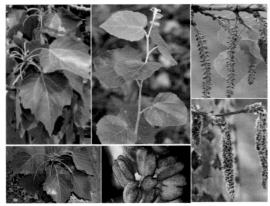

图 374 毛白杨

[原植物] 落叶乔木,高可达30m。树皮幼时暗灰色,壮时灰绿色,渐变为灰白色,老时基部黑灰色,纵裂,粗糙,干直或微弯,皮孔菱形散生,或2~4连生;树冠圆锥形至卵圆形或圆形;侧枝开展,雄株斜上,老枝下垂;小枝(嫩枝)初被灰毡毛,后光滑;芽卵形,花芽卵圆形或近球形,微被毡毛。长枝叶阔卵形或三角状卵形,长10~15cm,宽8~13cm,先端短渐尖,基部心形或截形,边缘深齿牙缘或波状齿牙缘,上面暗绿色,光滑,下面密生毡毛,后渐脱落;叶柄上部侧扁,长3~7cm,顶端通常有2(3~4)腺点;短枝叶通常较小,长7~11cm,宽6.5~10.5cm(有时长达18cm,宽15cm),卵形或三角状卵形,先端渐尖,上面暗绿色有金属光泽,下面光滑,具深波状齿牙缘;叶柄稍短于叶片,侧扁,先端无腺点。花单性,雌雄异株;雄花序长10~14(~20)cm,雄花苞片约具10个尖头,密生长毛,雄蕊6~12,花药红色;雌花序长4~7cm,苞片褐色,尖裂,沿边缘有长毛;子房上位,长椭圆形,柱头2裂,粉红色。果序长达14cm;蒴果圆锥形或长卵形,2瓣裂。种子小,多数,子叶椭圆形。花期3~4月,果期4~5月。

[分布] 产庄浪、华亭、平凉、灵台等地。生海拔1500m以下的地带。

[采集加工] 秋、冬结合修枝或伐木,剪取嫩枝,剥取树皮并刮去粗皮,鲜用或晒干。

[资源利用] 资源丰富。自采自用。

[性味功效] 苦、甘,寒。清热利湿,化痰止咳。

[功能主治] (1)急性黄疸型肝炎,混热型,用毛白杨枝,配丹参、茵陈、白茅根、车前子,水煎服;气滞型,配丹参、茵陈、柴胡、青皮、香附,煎服;阴虚阳亢型,可与丹参、茵陈、鳖甲、生地黄、牡蛎等同用。

(2)慢性气管炎,可用毛白杨树皮与鲜蛤蟆草制成煎剂,口服;小儿支气管肺炎,毛白杨枝,水煎频服。

(3)痈疖红肿,毛白杨树皮水煎外洗,或捣烂外敷。

(4)蛔虫症,毛白杨根皮,捣烂敷脐部。

煎服,9~15g。外用适量,捣敷。

附:杨树花

[来源] 杨柳科杨属植物毛白杨的雄花序。

[原植物] 见"毛白杨"条。

[采集加工] 春季现蕾开花时,分批摘取雄花序,鲜用或晒干。

[资源利用] 资源较丰富。自采自用。

[性味功效] 苦,寒。清热解毒,化湿止痢。

[功能主治] (1)泄泻,可用杨树花水煎,放红糖少许,内服。

(2)小儿秃疮初起,杨树花水煎,再文火熬成膏,搽患处。

(3)细菌性痢疾,可用杨树花水煎,加红糖,早晚分服。

煎服,9~15g。脾胃虚寒者慎服。

毛 茛（《本草拾遗》）

[异名] 毛堇（《本草纲目》），老虎爪草。

[来源] 毛茛科毛茛属植物毛茛 *Ranunculus japonicus* Thunb. 的全草或根（图375）。

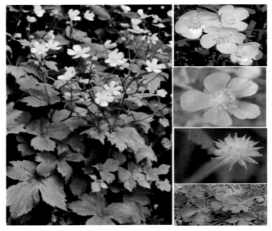

图375 毛茛

[原植物] 多年生草本。须根多数簇生。茎直立，高30～70cm，中空，有槽，具分枝，生开展或贴伏的柔毛。基生叶多数；叶片圆心形或五角形，长、宽均3～10cm，基部心形或截形，通常3深裂不达基部，中裂片倒卵状楔形或宽卵圆形或菱形，3浅裂，边缘有粗齿或缺刻，侧裂片不等地2裂，两面贴生柔毛，下面或幼时的毛较密；叶柄长达15cm，生开展柔毛。下部叶与基生叶相似，渐向上叶柄变短，叶片较小，3深裂，裂片披针形，有尖齿牙或再分裂；最上部叶线形，全缘，无柄。聚伞花序有多数花，疏散；花直径1.5～2.2cm；花梗长达8cm，贴生柔毛；萼片椭圆形，长4～6mm，生白柔毛；花瓣5，倒卵状圆形，长6～11mm，宽4～8mm，基部有长约0.5mm的爪，蜜槽鳞片长1～2mm；花药长约1.5mm；花托短小，无毛。聚合果近球形，直径6～8mm；瘦果扁平，长2～2.5mm，上部最宽处与长近相等，为厚的5倍以上，边缘有宽约0.2mm的棱，无毛，喙短直或外弯，长约0.5mm。花期4～8月，果期6～9月。

[分布] 产本市各地区。生海拔600～2500m的沟边、池沼及林缘路边的阴湿草地上。

[采集加工] 夏、秋采收地上部分，秋季挖根，除去杂质及泥土，鲜用或阴干。

[资源利用] 资源丰富。自采自用。

[性味功效] 辛，温，有毒。退黄，定喘，截疟，镇痛，消翳。

[功能主治]（1）黄疸，风火赤眼，用鲜毛茛洗净捣烂，贴于寸口或内关穴上（也可下垫薄鲜姜片），皮肤感灼热起泡时即除去。

（2）哮喘，鲜品洗净捣烂，贴于大椎穴上，皮肤感灼热起泡时即除去。

（3）疟疾，用鲜草捣烂，敷寸口太渊穴上，用布包好，1小时后，皮肤起泡去药，用针挑破水泡，以清洁纱布覆之。

（4）眼生翳膜，可用鲜根揉碎，纱布包裹，塞鼻孔内，左眼塞右鼻孔，右眼塞左鼻孔。

外用，适量捣敷患处或穴位，使局部发赤起泡时除去；或煎水洗。

毛果堇菜

[来源] 堇菜科堇菜属植物毛果堇菜 *Viola collina* Besser 的全草（图376）。

[原植物] 多年生草本，花期高4～9cm，果期高可达20cm。根状茎粗而肥厚，具结节，黄褐色，垂直或斜生；根多条，淡褐色。叶基生呈莲座状；叶柄具狭翅，有毛，花期长2～5cm，果期长达19cm；托叶膜质，披针形，边缘具较稀疏的流苏状细齿；叶片心形或近圆形，长2～5cm，宽1.5～4.5cm，先端钝、锐尖，基部心形，边缘具浅而钝的锯齿，两面密

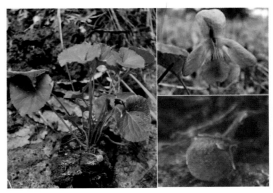

图376 毛果堇菜

被白色短柔毛,果期叶片显著增大,长可达 8cm,宽约 6cm。花两性,淡紫色,长约 1.4cm,具长梗;萼 5,长圆状披针形或披针形,长 5~6mm,具缘毛和腺体,基部有短而钝的附属物;花瓣 5,基部微带白色,上方及侧方花瓣先端钝圆,侧方花瓣内有须毛或近无毛,下方花瓣的距白色,雄蕊 5,花丝极短;子房上位,被毛,花柱基部膝曲,向上渐增粗。蒴果球形,密被白色柔毛,成熟时果柄向下弯曲接近地面;种子白色。花果期 5~8 月。

[分布] 产庄浪(通边)、华亭等地。生林下或林缘、灌丛、草坡及地边较阴湿处。

[采集加工] 夏、秋采收,除去杂质,洗净,鲜用或晒干。

[资源利用] 有资源。自采自用。

[性味功效] 苦、辛,寒。清热解毒,散瘀消肿。

[功能主治] (1)疔疮肿毒,鲜毛果堇菜,捣烂敷患处;另水煎内服。

(2)跌打损伤,鲜叶绞汁,加红糖兑酒服;或配大血藤、泽兰根、见血飞、铁筷子(蜡梅)等,泡酒服。

(3)刀伤出血,鲜毛果堇菜,洗净,捣烂敷伤处。

(4)其他,可用于肺痈,外感咳嗽等。

煎服,9~15g,鲜品 15~30g;或浸酒服。外用适量,捣敷。虚寒疮疡及疮疡已溃者忌用。

毛连菜

[来源] 菊科毛连菜属植物毛连菜 *Picris hieracioides* L. 的花序(图 377)。

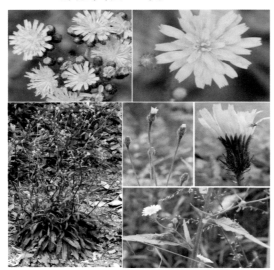

图 377 毛连菜

[原植物] 二年生草本,高 16~120cm。根垂直直伸,粗壮。茎直立,上部伞房状或伞房圆状分枝,有纵沟纹,被稠密或稀疏的亮色分叉的钩状硬毛。基生叶花期枯萎脱落;下部茎叶长椭圆形或宽披针形,长 8~34cm,宽 0.5~6cm,先端渐尖或急尖或钝,边缘全缘或有尖锯齿或大而钝的锯齿,基部渐狭成长或短翼柄;中部和上部茎叶披针形或线形,较下部茎叶小,无柄,基部半抱茎;最上部茎小,全缘;全部茎叶两面特别是沿脉被亮色的钩状分叉的硬毛。头状花序较多数,在茎枝顶端排成伞房花序或伞房圆锥花序,花序梗细长。总苞圆柱状钟形,长达 1.2cm;总苞片 3 层,外层线形,短,长 2~4mm,宽不足 1mm,顶端急尖,内层长,线状披针形,长 10~12mm,宽约 2mm,边缘白色膜质,先端渐尖;全部总苞片外面被硬毛和短柔毛。舌状小花黄色,冠筒被白色短柔毛。瘦果纺锤形,长约 3mm,棕褐色,有纵肋,肋上有横皱纹。冠毛白色,外层极短,糙毛状,内层长,羽毛状,长约 6mm。花果期 6~9 月。

[分布] 产本市各地区。生海拔 700~3300m 的山坡草地、田间、路旁。

[采集加工] 夏季花开时采收,除去杂质,洗净,晒干。

[资源利用] 资源较丰富。未利用。

[性味功效] 苦、咸,微温。理肺止咳,化痰平喘,宽胸。

[功能主治] 用于咳嗽痰多,咳喘,嗳气,胸腹闷胀。

煎服,3~9g。

毛蕊老鹳草

[异名] 红梅花。

[来源] 牻牛儿苗科牻牛儿苗属植物毛蕊老鹳草 *Geranium platyanthum* Duthie 带果实的地上部分或全草（图378）。

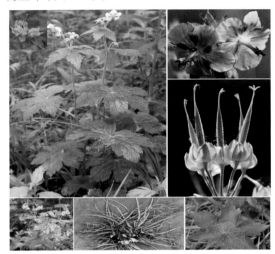

图378 毛蕊老鹳草

[原植物] 多年生草本，高30～80cm。根茎短粗，直生或斜生，上部围残存基生托叶，下部具束生纤维状肥厚块根或肉质细长块根。茎直立，单一，假二叉状分枝或不分枝，被开展的长糙毛和腺毛或下部无明显腺毛。叶基生和茎上互生；托叶三角状披针形，长8～12mm，宽3～4mm，外被疏糙毛；基生叶和茎下部叶具长柄，柄长为叶片的2～3倍，密被糙毛，向上叶柄渐短；叶片五角状肾圆形，长5～8cm，宽8～15cm，掌状5裂达叶片中部或稍过之，裂片菱状卵形或楔状倒卵形，下部全缘，上部边缘具不规则牙齿状缺刻，齿端急尖，具不明显短尖头，表面被疏糙伏毛，背面主要沿脉被糙毛。花序通常为伞形聚伞花序，顶生或有时腋生，长于叶，

被开展的糙毛和腺毛，总花梗具2～4花；苞片钻状，长2～3mm，宽近1mm；花梗与总花梗相似，长为花的1.5～2倍，稍下弯，果期劲直；萼片长卵形或椭圆状卵形，长8～10mm，宽3～4mm，先端具短尖头，外被糙毛和开展腺毛；花瓣淡紫红色，宽倒卵形或近圆形，经常向上反折，长10～14mm，宽8～10mm，具深紫色脉纹，先端呈浅波状，基部具短爪和白色糙毛；雄蕊长为萼片的1.5倍，花丝淡紫色，下部扩展和边缘被糙毛，花药紫红色，雌蕊稍短于雄蕊，被糙毛，花柱上部紫红色，花柱分枝长3～4mm。蒴果长约3cm，被开展的短糙毛和腺毛。种子肾圆形，灰褐色，长约2mm，宽约1.5mm。花期6～7月，果期8～9月。

[分布] 本市大部分地方均产。生海拔1000～1800m的林下、灌丛及草甸。

[采集加工] 夏、秋果实近成熟时采收，除去杂质，捆成把，晒干。切段，生用。

[资源利用] 资源较丰富。自产自销。

[性味功效] 苦、微辛，平。祛风通络，活血，清热利湿。

[功能主治] （1）风湿痹痛，肢体麻木酸楚，常配桂枝、当归、红花、芍药等，以祛风通络，活血止痛；或与丁公藤、豨莶草、桑枝等，泡酒服。

（2）跌打损伤，可单品捣烂，加酒炒热外敷；或配当归、红花等煎服。

（3）湿热泻痢，可单品煎服；或与凤尾草同用；或配黄连、马齿苋等药。

煎服，9～15g；或浸酒，或熬膏服。外用适量，捣烂炒热加酒外敷或制成软膏涂敷。

毛山荆子

[来源] 蔷薇科苹果属植物毛山荆子 *Malus mandshurica* (Maxim.) Kom. ex Juz. 的果实、叶或花（图379）。

[原植物] 乔木，高达15m；小枝细弱，圆柱形；幼嫩时密被短柔毛，老时逐渐脱落，紫褐色或暗褐色；冬芽卵形，先端渐尖，无毛或仅在鳞片边缘微

有短柔毛，红褐色。叶片卵形、椭圆形至倒卵形，长5～8cm，宽3～4cm，先端急尖或渐尖，基部楔形或近圆形，边缘有细锯齿，基部锯齿浅钝近于全缘，下面中脉及侧脉上具短柔毛或近于无毛；叶柄长3～4cm，具稀疏短柔毛；托叶叶质至膜质，线状披针形，长5～7mm，先端渐尖，边缘有稀疏腺齿，内面有

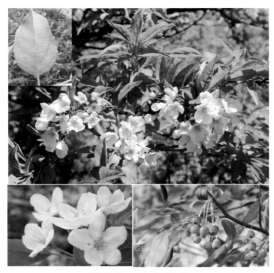

图 379 毛山荆子

早脱落;花直径 3 ~ 3.5cm;萼筒外面有疏生短柔毛;萼片披针形,先端渐尖,全缘,长 5 ~ 7mm,内面被绒毛,比萼筒稍长;花瓣长倒卵形,长 1.5 ~ 2cm,基部有短爪,白色;雄蕊 30,花丝长短不齐,约等于花瓣之半或稍长;花柱 4,稀 5,基部具绒毛,较雄蕊稍长。果实椭圆形或倒卵形,直径 8 ~ 12mm,红色,萼片脱落;果梗长 3 ~ 5cm。花期 5 ~ 6 月,果期 8 ~ 9 月。

[分布] 产平凉、华亭等地。生海拔 800 ~ 2000m 的山坡或山谷杂木林中。

[采集加工] 夏、秋采摘,晒干。

[资源利用] 有资源。未利用。

[性味功效] 酸、甘、淡,凉。和胃止呕,缓急止痛,止泻。

[功能主治] 用于呕吐,泄泻,挛急疼痛。

煎服,9 ~ 15g

疏生短柔毛,早落。伞形花序,具花 3 ~ 6 朵,无总梗,集生在小枝顶端,直径 6 ~ 8cm;花梗长 3 ~ 5cm,有疏生短柔毛;苞片小,膜质,线状披针形,很

毛野豌豆

[异名] 毛型野豌豆,毛茸苕子,冬巢菜。

[来源] 豆科野豌豆属植物长柔毛野豌豆 *Vicia villosa* Roth 的种子(图 380)。

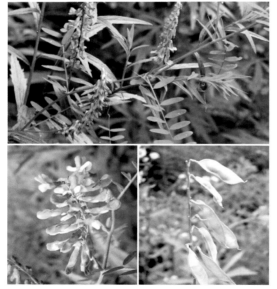

图 380 长柔毛野豌豆

[原植物] 一年生草本,攀援或蔓生,植株被长柔毛,长 30 ~ 150cm,茎柔软,有棱,多分枝。偶数羽状复叶,叶轴顶端卷须有 2 ~ 3 分支;托叶披针

形或 2 深裂,呈半边箭头形;小叶通常 5 ~ 10 对,长圆形、披针形至线形,长 1 ~ 3cm,宽 0.3 ~ 0.7cm,先端渐尖,具短尖头,基部楔形,叶脉不甚明显。总状花序腋生,与叶近等长或略长于叶;具花 10 ~ 20 朵,一面向着生于总花序轴上部;花萼斜钟形,长约 0.7cm,萼齿 5,近锥形,长约 0.4cm,下面的 3 枚较长;花冠紫色、淡紫色或紫蓝色,旗瓣长圆形,中部缢缩,长约 0.5cm,先端微凹;翼瓣短于旗瓣;龙骨瓣短于翼瓣。荚果长圆状菱形,长 2.5 ~ 4cm,宽 0.7 ~ 1.2cm,侧扁,先端具喙。种子 2 ~ 8,球形,直径约 0.3cm,表皮黄褐色至黑褐色,种脐长相等于种子圆周 1/7。花果期 4 ~ 10 月。

[分布] 本市大部分地区均产。

[采集加工] 夏季果实成熟时采收,打下种子,晒干。

[资源利用] 有资源。未利用。

[功效] 调经通乳,消肿止痛。

[功能主治] 用于月经不调,经闭,水肿,产后乳少。

煎服,9 ~ 15g。

毛叶木瓜

[异名] 木桃(《诗经》),木瓜海棠(《群芳谱》)。

[来源] 蔷薇科木瓜属植物毛叶木瓜 *Chaenomeles cathayensis* (Hemsl.) Schneid. 的果实(图381)。

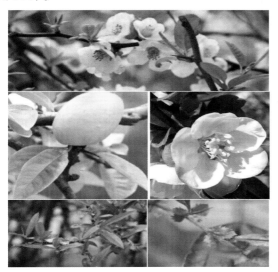

图 381 毛叶木瓜

[原植物] 落叶灌木至小乔木,高 2~6m;枝条直立,具短枝刺;小枝圆柱形,微屈曲,无毛,紫褐色,有疏生浅褐色皮孔;冬芽三角卵形,先端急尖,无毛,紫褐色。叶片椭圆形、披针形至倒卵披针形,长 5~11cm,宽 2~4cm,先端急尖或渐尖,基部楔形至宽楔形,边缘有芒状细尖锯齿,上半部有时形成重锯齿,下半部锯齿较稀,有时近全缘,幼时上面无毛,下面密被褐色绒毛,以后脱落近于无毛;叶柄长约1cm,有毛或无毛;托叶草质,肾形、耳形或半圆形,边缘有芒状细锯齿,下面被褐色绒毛。花先叶开放,2~3 朵簇生于二年生枝上,花梗短粗或近于无梗;花直径 2~4cm;萼筒钟状,外面无毛或稍有短柔毛;萼片直立,卵圆形至椭圆形,长 3~5mm,宽 3~4mm,先端圆钝至截形,全缘或有浅齿及黄褐色睫毛;花瓣倒卵形或近圆形,长 10~15mm,宽 8~15mm,淡红色或白色;雄蕊 45~50,长约花瓣之半;花柱 5,基部合生,下半部被柔毛或绵毛,柱头头状。果实卵球形或近圆柱形,先端有突起,长 8~12cm,宽 6~7cm,黄色有红晕,味芳香。花期 3~5月,果期 9~10月。

[分布] 本市各地区多有栽培。

[采集加工] 夏、秋果实黄时采摘,置沸水中烫至外皮灰白色,对半纵剖,晒干。切薄片,生用或炒用。

[炮制] 炒木瓜:取净木瓜片,用小火炒至微焦,取出放凉。

[资源利用] 栽培品。自产自销。

果实入药可作木瓜的代用品。各地习见栽培,耐寒力不及木瓜和皱皮木瓜。

毛榛

[来源] 桦木科榛属植物毛榛 *Corylus mandshurica* Maxim. 的种仁(图382)。

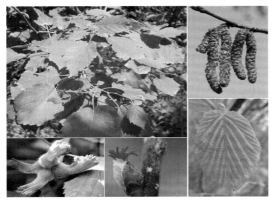

图 382 毛榛

[原植物] 灌木,高 3.1~4m;树皮暗灰色或灰褐色;枝条灰褐色,无毛;小枝黄褐色,被长柔毛,下部的毛较密。叶宽卵形、矩圆形或倒卵状矩圆形,长 6~12cm,宽 4~9cm,顶端骤尖或尾状,基部心形,边缘具不规则的粗锯齿,中部以上具浅裂或缺刻,上面疏被毛或几无毛,下面疏被短柔毛,沿脉的毛较密,侧脉约 7 对;叶柄细瘦,长 1~3cm,疏被长柔毛及短柔毛。雄花序 2~4 枚排成总状;苞鳞密被白色短柔毛。果单生或 2~6 枚簇生,长 3~6cm;果苞管状,在坚果上部缢缩,较果长 2~3 倍,外面密被黄色刚毛兼有白色短柔毛,上部浅裂,裂片披针形;序梗粗壮,长 1.5~2cm,密被黄色短柔

毛。坚果几球形,长约 1.5cm,顶端具小突尖,外面密被白色绒毛。

[分布] 产平凉、华亭等地区。生海拔 1100 ~ 2500m 的山坡灌丛中或林下。

[采集加工] 秋季果实成熟后及时采收,晒干后除去总苞及果壳,取种仁。

[资源利用] 有资源。自采自用。

[性味功效] 甘,平。健脾和胃,润肺止咳。

[功能主治] (1)病后体弱,食少乏力,可配山药、党参、陈皮等,水煎服。

(2)脾虚泄泻,本品炒焦黄,研细,食前以红枣煎汤调服;食欲不振,本品研细,用陈皮煎汤送服。

(3)支气管炎,可配榛子、桔梗、前胡等,煎服。

煎服,30 ~ 60g;或研末冲服。

茅　莓

[异名] 莓子蔓,红梅消。

[来源] 蔷薇科悬钩子属植物茅莓 *Rubus parvifolius* Linn. 全株(图 383)。

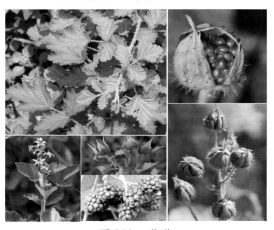

图 383　茅莓

[原植物] 灌木,高 1 ~ 2m;枝呈弓形弯曲,被柔毛和稀疏钩状皮刺;小叶 3 枚,在新枝上偶有 5 枚,菱状圆形或倒卵形,长 2.5 ~ 6cm,宽 2 ~ 6cm,顶端圆钝或急尖,基部圆形或宽楔形,上面伏生疏柔毛,下面密被灰白色绒毛,边缘有不整齐粗锯齿或缺刻状粗重锯齿,常具浅裂片;叶柄长 2.5 ~ 5cm,顶生小叶柄长 1 ~ 2cm,均被柔毛和稀疏小皮刺;托叶线形,长 5 ~ 7mm,具柔毛。伞房花序顶生或腋生,稀顶生花序成短总状,具花数朵至多朵,被柔毛和细刺;花梗长 0.5 ~ 1.5cm,具柔毛和稀疏小皮刺;苞片线形,有柔毛;花直径约 1cm;花萼外面密被柔毛和疏密不等的针刺;萼片卵状披针形或披针形,顶端渐尖,有时条裂,在花果时均直立开展;花瓣卵圆形或长圆形,粉红至紫红色,基部具爪;雄蕊花丝白色,稍短于花瓣;子房具柔毛。果实卵球形,直径 1 ~ 1.5cm,红色,无毛或具稀疏柔毛;核有浅皱纹。花期 5 ~ 6 月,果期 7 ~ 8 月。

[分布] 产本市部分地方。生海拔 600 ~ 2500m 的向阳山坡林下或山谷路旁。

[采集加工] 7 ~ 8 月采挖,除去杂质,扎小把,晒干。

[资源利用] 有资源。自采自用。

[性味功效] 苦、涩,凉。清热解毒,散瘀止血,杀虫疗疮。

[功能主治] (1)皮炎,湿疹,单味煎水熏洗。

(2)痢疾,本品水煎,去渣,酌加糖调服。

(3)外伤出血,用叶研末,撒敷伤口,包扎。

(4)其他,可用于风热感冒,咳嗽痰血,产后腹痛,疥疮。

煎服,9 ~ 15g;或浸酒服。外用适量,煎水熏洗;或捣敷;或研末撒。

玫 瑰 花

[来源] 蔷薇科蔷薇属植物玫瑰 *Rosa rugosa* Thunb. 的花(图 384)。

[原植物] 直立灌木,高可达 2m;茎粗壮,丛生;小枝密被绒毛,并有针刺和腺毛,有直立或弯曲、淡黄色的皮刺,皮刺外被绒毛。小叶 5 ~ 9,连叶柄长 5 ~ 13cm;小叶片椭圆形或椭圆状倒卵形,长 1.5 ~ 4.5cm,宽 1 ~ 2.5cm,先端急尖或圆钝,基部圆形或宽楔形,边缘有尖锐锯齿,上面深绿色,无

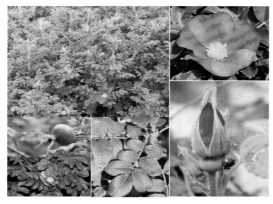

图 384 玫瑰

毛,叶脉下陷,有褶皱,下面灰绿色,中脉突起,网脉明显,密被绒毛和腺毛,有时腺毛不明显;叶柄和叶轴密被绒毛和腺毛;托叶大部贴生于叶柄,离生部分卵形,边缘有带腺锯齿,下面被绒毛。花单生于叶腋,或数朵簇生,苞片卵形,边缘有腺毛,外被绒毛;花梗长 5～25mm,密被绒毛和腺毛;花直径 4～5.5cm;萼片卵状披针形,先端尾状渐尖,常有羽状裂片而扩展成叶状,上面有稀疏柔毛,下面密被柔毛和腺毛;花瓣倒卵形,重瓣至半重瓣,芳香,紫红色至白色;花柱离生,被毛,稍伸出萼筒口外,比雄蕊短很多。果扁球形,直径 2～2.5cm,砖红色,肉质,平滑,萼片宿存。花期 5～6 月,果期 8～9 月。

[分布] 本市各地栽培。

[采集加工] 春末夏初分批采摘花蕾或初开的花,及时低温烘干或阴干。生用。

[资源利用] 资源丰富,利用。

[性味功效] 甘、微苦,温。理气解郁,活血止痛。

[功能主治] (1)肝气郁结,胸胁胀满疼痛,可与香附、青皮、郁金等疏肝理气药同用;兼乳胀痛或结块,可配川楝子、橘叶、王不留行等行气散结药。

(2)肝胃不和,脘腹胀痛或泛恶,多与佛手、木香、香附、川楝子等疏肝和胃药同用。

(3)气滞血瘀,月经不调,可配月季花、益母草、丹参、当归等活血调经药;跌打瘀肿可单用鲜品捣敷、浸酒饮;或与乳香、没药、当归等活血行瘀药同用。

(4)疮疡肿毒,可单味调酒服,或配紫花地丁、蒲公英、金银花等清热解毒药。

煎服,3～9g;浸酒或泡茶饮。阴虚血热者忌服。

梅花草

[来源] 虎耳草科梅花草属植物梅花草 Parnassia palustris L. 的全草(图 385)。

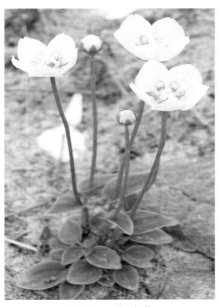

图 385 梅花草

[原植物] 多年生草本,高 12～20(～30)cm。根状茎短粗,偶有稍长者,其下长出多数细长纤维状和须状根,其上有残存褐色膜质鳞片。基生叶 3 至多数,具柄;叶片卵形至长卵形,偶有三角状卵形,长 1.5～3cm,宽 1～2.5cm,先端圆钝或渐尖,常带短头,基部近心形,边全缘,薄而微向外反卷,上面深绿色,下面淡绿色,常被紫色长圆形斑点,脉近基部 5～7 条,呈弧形,下面更明显;叶柄长 3～6(～8)cm,两侧有窄翼,具长条形紫色斑点;托叶膜质,大部贴生于叶柄,边有褐色流苏状毛,早落。茎 2～4 条,通常近中部具 1 茎生叶,茎生叶与基生叶同形,其基部常有铁锈色的附属物,无柄半抱茎。花单生于茎顶,直径 2.2～3(～3.5)cm;萼片椭圆形或长圆形,先端钝,全缘,具 7～9 条脉,密被紫褐色小斑点;花瓣白色,宽卵形或倒卵形,长 1～1.5

(~1.8)cm,宽7~10(~13)mm,先端圆钝或短渐尖,基部有宽而短爪,全缘,有显著自基部发出7~13条脉,常有紫色斑点;雄蕊5,花丝扁平,长短不等,长者达7mm,短者则2.5mm,向基部逐渐加宽,花药椭圆形,长约3mm;退化雄蕊5,长可达1cm,呈分枝状,有明显主干,干长约2.5mm,分枝长短不等,中间长者比主干长3~4倍,两侧者则短,通常(7~)9~11(~13)枝,每枝顶端有球形腺体;子房上位,卵球形,花柱极短,柱头4裂。蒴果卵球形,干后有紫褐色斑点,呈4瓣开裂;种子多数,长圆形,褐色,有光泽。花期7~9月,果期10月。

[分布] 产平凉、灵台、庄浪等地。生海拔1000~2500m的山坡林下或沟谷阴湿处及水旁。

美人蕉

[异名] 小芭蕉头。

[来源] 美人蕉科美人蕉属植物美人蕉 Canna indica L. 的根状茎、花(图386)。

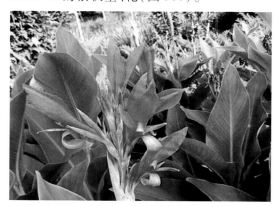

图386 美人蕉

[原植物] 植株全部绿色,高可达1.5m。叶片卵状长圆形,长10~30cm,宽达10cm。总状花序疏生;略超出于叶片之上;花红色,单生;苞片卵形,绿色,长约1.2cm;萼片3,披针形,长约1cm,绿色而有时染红;花冠管长不及1cm,花冠裂片披针形,长3~3.5cm,绿色或红色;外轮退化雄蕊2~3枚,鲜红色,其中2枚倒披针形,长3.5~4cm,宽5~7mm,另一枚如存在则特别小,长1.5cm,宽仅1mm;唇瓣披针形,长3cm,弯曲;发育雄蕊长

2.5cm,花药室长6mm;花柱扁平,长3cm,一半和发育雄蕊的花丝连合。蒴果绿色,长卵形,有软刺,长1.2~1.8cm。花果期3~12月。

[采集加工] 夏季开花时采收,除去杂质,洗净晾干。

[资源利用] 有资源。未利用。

[性味功效] 苦,凉。清热凉血,解毒消肿,止咳化痰。

[功能主治] (1)黄疸型肝炎,梅花草、秦艽、黄柏、红花、五灵脂、木香,共研细末,白糖水送服。

(2)急性细菌性痢疾,单用本品,较大剂量煎服。

(3)其他,可用于咽喉肿痛,疮痈肿毒,咳嗽痰多,百日咳。

煎服,3~9g;研末服,每次1~3g。

[分布] 本市各地有栽培。原产印度。我国南北各地有栽培。

[采集加工] 根状茎,四季可采,洗净切片,鲜用或晒干;花,花开时采收,阴干。

[资源利用] 栽培花卉。未利用。

[性味功效] 根状茎:甘、微苦、涩,凉。清热解毒,调经,利水。花:甘、淡,凉。凉血止血。

[功能主治] 根状茎:(1)湿热白带,美人蕉根状茎、炒贯众,水煎服。

(2)脾虚崩漏,可与金樱子根,炖鸡服。

(3)跌打损伤,疮疡肿毒,本品鲜用适量,捣烂敷患处;或配醪糟,共捣烂敷患处。

煎服,6~15g,鲜品30~60g。外用适量。鲜品捣敷。

花:(1)吐血,鼻衄,美人蕉花、白茅根,水煎服。

(2)外伤出血,用花煎服。

煎服,6~15g。

猛子刺

[来源] 蔷薇科悬钩子属植物黄果悬钩子 *Rubus xanthocarpus* Bureau et Franch. 的茎叶(图387)。

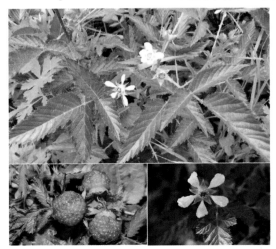

图387 黄果悬钩子

[原植物] 落叶低矮半灌木,高15~50cm;根状茎匍匐,木质;地上茎草质,分枝或不分枝,通常直立,有钝棱,幼时密被柔毛,老时几无毛,疏生较长直立针刺。小叶3枚,有时5枚,长圆形或椭圆状披针形,稀卵状披针形,顶生小叶片长5~10cm,宽1.5~3cm,基部常有2浅裂片,侧生小叶长宽约为顶生小叶之半,长2~5cm,宽1~2cm,顶端急尖至圆钝,基部宽楔形至近圆形,老时两面无毛或仅沿叶脉有柔毛,下面沿脉有细刺,边缘具不整齐锯齿;叶柄长(2~)3~8cm,顶生小叶柄长1~2.5cm,侧生小叶几无柄,均被疏柔毛和直立针刺;托叶基部与叶柄合生,披针形或线状披针形,长达

1.5cm,全缘或边缘浅条裂。花1~4朵成伞房状,顶生或腋生,稀单生;花梗长1~2.5cm,有柔毛和疏生针刺;花直径1~2.5cm;花萼外被较密直立针刺和柔毛;萼片长卵圆形至卵状披针形,顶端尾状或钻状渐尖,里面有绒毛状毛;花瓣倒卵圆形至匙形,白色,长1~1.3cm,常较萼片长,基部有长爪,被细柔毛;雄蕊多数,短于花瓣,花丝宽扁;雌蕊多数,子房近顶端有柔毛。果实扁球形,直径1~1.2cm,橘黄色,无毛;核具皱纹。花期5~6月,果期8月。

[分布] 产灵台、平凉、华亭等地。生海拔600~2800m的山坡路旁或林缘。

[采集加工] 夏、秋采收,除去杂质,鲜用或晒干。用时切段。

[资源利用] 有资源。自采自用。

[性味功效] 苦、酸,微寒。清湿热,止血,祛虫。

[功能主治] (1)痢疾,猛子刺、仙鹤草,水煎服。

(2)黄水疮,可配枯矾、雄黄,共研细,麻油调涂。

(3)鼻衄不止,可与生石膏,同煎服。

煎服,9~15g。外用适量,煎水熏洗;或捣敷。

注 猛子刺根:酸,微寒。清热解毒。用于风火赤眼,疮病肿毒。外用适量,煎水熏洗,或捣敷。

糜 子

[异名] 稷米(《名医别录》),穄米(《补缺肘后方》),糜子米(《饮膳正要》),稷(《本草纲目》),糜。

[来源] 禾本科黍属植物稷 *Panicum miliaceum* L. 的种子(图388)。

[原植物] 一年生栽培草本。秆粗壮,直立,高40~120cm,单生或少数丛生,有时有分枝,节密被髭毛,节下被疣基毛。叶鞘松弛,被疣基毛;叶舌膜质,长约1mm,顶端具长约2mm的睫毛;叶片线

形或线状披针形,长10~30cm,宽5~20mm,两面具疣基的长柔毛或无毛,顶端渐尖,基部近圆形,边缘常粗糙。圆锥花序开展或较紧密,成熟时下垂,长10~30cm,分枝粗或纤细,具棱槽,边缘具糙刺毛,下部裸露,上部密生小枝与小穗;小穗卵状椭圆形,长4~5mm;颖纸质,无毛,第一颖正三角形,长约为小穗的1/2~2/3,顶端尖或锥尖,通常具5~7脉;第二颖与小穗等长,通常具11脉,其脉顶端渐汇合呈喙状;第一外稃形似第二颖,具11~13脉;

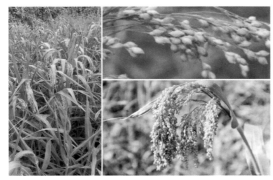

图 388 稷

内稃透明膜质,短小,长 1.5～2mm,顶端微凹或深 2 裂;第二小花长约 3mm,成熟后因品种不同,而有黄、乳白、褐、红和黑等色;第二外稃背部圆形,平滑,具 7 脉,内稃具 2 脉;鳞被较发育,长 0.4～0.5mm,宽约 0.7mm,多脉,并由 1 级脉分出次级脉。胚乳长为谷粒的 1/2,种脐点状,黑色。花果期 7～10 月。

本种为人类最早的栽培谷物之一,谷粒富含淀粉,供食用或酿酒,秆叶可为牲畜饲料。由于长期栽培选育,品种繁多,大体分为黏或不黏两类,《本草纲目》称黏者为黍,不黏者为稷;民间又将黏的称黍,不黏的称穈。

[分布] 本市各地有栽培。

[采集加工] 秋季采收,碾去壳,扬净。

[资源利用] 粮食作物。自采自用。

[性味功效] 甘,微温。益气补中,除烦止渴,解毒。

[功能主治] (1)小儿下痢,日夜数十度,困乏无力,黍米煮粥,临熟下鸡子 1 枚、醋少许,搅匀令熟,食之,如《食医心镜》黍米粥。

(2)小儿鹅口,不能饮乳,黍米汁涂之,如《千金要方》用方。

(3)其他,可用于烦渴、吐逆、咳嗽、胃脘痛、疮痛、烫伤。

煎服,30～60g;煮粥食或淘取泔汁饮。外用适量,研末调敷。不宜多食。

绵枣儿(《救荒本草》)

[异名] 石枣儿(《救荒本草》),天蒜(《生草药性备要》),小老鸦蒜。

[来源] 百合科绵枣儿属植物绵枣儿 *Scilla scilloides*(Lindl.)Druce 的鳞茎或全草(图 389)。

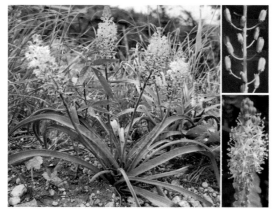

图 389 绵枣儿

[原植物] 鳞茎卵形或近球形,高 2～5cm,宽 1～3cm,鳞茎皮黑褐色。基生叶通常 2～5 枚,狭带状,长 15～40cm,宽 2～9mm,柔软。花葶通常比叶长;总状花序长 2～20cm,具多数花;花紫红色、粉红色至白色,小,直径 4～5mm,在花梗顶端脱落;花梗长 5～12mm,基部有 1～2 枚较小的、狭披针形苞片;花被片近椭圆形、倒卵形或狭椭圆形,长 2.5～4mm,宽约 1.2mm,基部稍合生而成盘状,先端钝而且增厚;雄蕊生于花被片基部,稍短于花被片;花丝近披针形,边缘和背面常多少具小乳突,基部稍合生,中部以上骤然变窄,变窄部分长约 1mm;子房长 1.5～2mm,基部有短柄,表面多少有小乳突,3 室,每室 1 个胚珠;花柱长约为子房的 1/2～2/3。果近倒卵形,长 3～6mm,宽 2～4mm。种子 1～3 颗,黑色,矩圆状狭倒卵形,长 2.5～5mm。花果期 7～11 月。

[分布] 产静宁、庄浪、平凉、华亭等地。生海拔 2600m 以下的山坡、草地、路旁或林缘。

[采集加工] 6～7 月采挖,除去杂质,洗净,鲜用或晒干。用时切片或切段。

[资源利用] 有资源。自采自用。

[性味功效] 苦、甘,寒,小毒。活血止痛,解毒消肿,利水。

[功能主治] 用于跌打损伤,筋骨疼痛,疮痛

肿痛,乳痈。

　　煎服,3～9g。外用适量,鲜品捣敷。孕妇

忌服。

棉团铁线莲

　　[异名]　威灵仙。

　　[来源]　毛茛科铁线莲属植物棉团铁线莲 *Clematis hexapetala* Pall. 的根及根状茎(图390)。

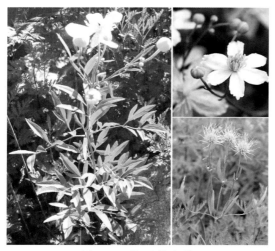

图390　棉团铁线莲

　　[原植物]　直立草本,高30～100cm。老枝圆柱形,有纵沟;茎疏生柔毛,后变无毛。叶片近革质绿色,干后常变黑色,单叶至复叶,一回至二回羽状深裂,裂片线状披针形,长椭圆状披针形至椭圆形,或线形,长1.5～10cm,宽0.1～2cm,顶端锐尖或凸尖,有时钝,全缘,两面或沿叶脉疏生长柔毛或近无毛,网脉突出。花序顶生,聚伞花序或为总状、圆锥状聚伞花序,有时花单生,花直径2.5～5cm;萼片4～8,通常6,白色,长椭圆形或狭倒卵形,长1～2.5cm,宽0.3～1(～1.5)cm,外面密生绵毛,花蕾时像棉花球,内面无毛;雄蕊无毛。瘦果倒卵形,扁平,密生柔毛,宿存花柱长1.5～3cm,有灰白色长柔毛。花期6～8月,果期7～10月。

　　[分布]　产泾川、灵台等地。生海拔1000～1600m的干山坡、山坡草地或固定的沙丘上。

　　[采集加工]　秋季采挖,除去茎叶,洗净,晒干,或切片晒干。生用或酒制用。

　　[炮制]　酒威灵仙:取威灵仙片,黄酒(威灵仙100kg,黄酒10kg)闷透,置锅内,用文火炒干,取出放凉。以增强祛风通络作用。

　　[性味功效]　辛、咸、微苦,温,小毒。祛风除湿,通络止痛。

　　[功能主治]　(1)手足麻痹,时发疼痛,或跌扑损伤,痛不可忍,或瘫痪,炒威灵仙5份,生川乌、五灵脂各4份,为末,醋糊丸,梧子大,每周盐汤送服7丸,忌茶,如《普济方》用方;疝气,腰痛风冷,手足顽麻,威灵仙2份,当归、肉桂各1份,为末,酒糊丸,梧子大,空腹,茴香煎汤送服20～30丸,如《卫生易简方》载方。

　　(2)痞积,可配楮桃儿各等份,为细末,温酒调服,如《普济方》化铁丸;停痰宿饮,喘咳呕逆,食不下,炒威灵仙、姜半夏各等份,为末,用皂角水熬膏,丸绿豆大,姜汤送服,忌茶、面,如《本草纲目》载方。

　　(3)五痔肿痛,下血不止,或大便风闭不通,威灵仙10份,木香1份,为末,蜜丸梧子大,荆芥汤送服50丸,不拘时,如《普济方》能消丸;肠风病甚不痊,威灵仙、鸡冠花各等份,为粗末,米醋煮干,再炒,为末,鸡子清和做小饼,炙干,研细,空腹,米饮调服,如《圣济总录》灵仙散。

　　(4)其他,可用于脚气肿痛,疟疾,骨鲠咽喉,牙痛,尿路结石。

　　煎服,6～9g,治骨鲠咽喉可用至30g;或入丸、散,或浸酒服。外用适量,煎水熏洗,或捣敷。气血亏虚者及孕妇慎服。

　　注　威灵仙叶:辛、苦,平。利咽,解毒,活血消肿。用于咽喉肿痛,喉痹,喉蛾,鹤膝风,跌打损伤,睑腺炎,结膜炎。煎服,15～30g;或浸酒服。

　　作农药,对马铃薯疫病和红蜘蛛有良好防治作用(《东北草本植物志》)。

面蛋蛋

[异名] 天王七,白果七。

[来源] 忍冬科莛子藨属植物莛子藨 Triosteum pinnatifidum Maxim. 的根(图391)。

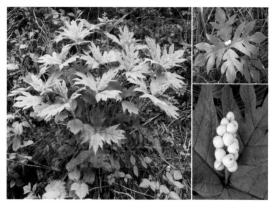

图391 莛子藨

[原植物] 多年生直立草本,高 40～60cm。具地下根状茎。茎开花时顶部生分枝 1 对,具条纹,被白色刚毛及腺毛,中空,具白色的髓部。单叶对生,羽状深裂,基部楔形至宽楔形,近无柄,轮廓倒卵形至倒卵状椭圆形,长 8～20cm,宽 6～18cm,裂片 1～3 对,无锯齿,顶端渐尖,上面浅绿色,散生刚毛,沿脉及边缘毛较密,背面黄白色;茎基部的初生叶有时不分裂。聚伞花序对生,各具 3 朵花,无总花梗,有时花序下具卵形全缘的苞片,在茎或分枝顶端集合成短穗状花序;花两性,两侧对称;筒被刚毛及腺毛,萼檐 5 裂,裂片三角形,长 3mm,宿存;花冠黄绿色,狭钟状,长 1cm,筒基部弯曲,一侧膨大成浅囊,被腺毛,裂片 5 枚,不等,圆而短,内面有紫色斑点,覆瓦状排列,二唇形,上唇 4 裂,下唇单一;雄蕊 5 枚,着生于花冠筒中部以下,花丝短,花药矩圆形,内向,内藏;子房下位,3～5 室,每室具 1 枚悬垂的胚珠,花柱丝状,基部被长柔毛,柱头楔状头形,5～3 裂。浆果状核果卵圆形,肉质,具 3 条槽,长 1mm,冠以宿存的萼齿;核 3 枚,骨质,扁,亮黑色。种子 2～3 粒,凸平,腹面具 2 条槽。花期 5～6月,果熟期 8～9 月。

[分布] 产华亭、庄浪(通边)、平凉等地。生海拔 1800～2900m 的山坡暗针叶林下和沟边向阳处。

[采集加工] 秋、冬采挖,洗净,鲜用或切片晒干。

[资源利用] 有资源。未利用。

[性味功效] 苦,平。祛风除湿,行气活血,消食。

[功能主治] 用于风湿腰腿痛,劳伤,跌打损伤,月经不调,食积。

煎服,6～9g。

注 面蛋蛋叶:苦、涩、平。止血生肌。用于刀伤出血。外用适量,鲜品捣敷。

面蛋蛋果:苦、涩、平。调经止带。用于月经不调,白带过多。煎服,12～15g;或用甜酒煮服。

牡 丹

[异名] 牡丹根皮(《本草纲目》),牡丹皮。

[来源] 毛茛科芍药属植物牡丹 Paeonia suffruticosa Andr. 的根皮(图392)。

[原植物] 落叶灌木。茎高达 2m;分枝短而粗。叶通常为二回三出复叶,偶尔近枝顶的叶为 3 小叶;顶生小叶宽卵形,长 7～8cm,宽 5.5～7cm,3 裂至中部,裂片不裂或 2～3 浅裂,表面绿色,无毛,背面淡绿色,有时具白粉,沿叶脉疏生短柔毛或近无毛,小叶柄长 1.2～3cm;侧生小叶狭卵形或长圆状卵形,长 4.5～6.5cm,宽 2.5～4cm,不等 2 裂至

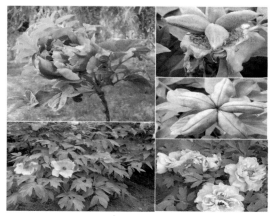

图392 牡丹

3 浅裂或不裂,近无柄;叶柄长 5 ~ 11cm,和叶轴均无毛。花单生枝顶,直径 10 ~ 17cm;花梗长 4 ~ 6cm;苞片 5,长椭圆形,大小不等;萼片 5,绿色,宽卵形,大小不等;花瓣 5,或为重瓣,玫瑰色、红紫色、粉红色至白色,通常变异很大,倒卵形,长 5 ~ 8cm,宽 4.2 ~ 6cm,顶端呈不规则的波状;雄蕊长 1 ~ 1.7cm,花丝紫红色、粉红色,上部白色,长约 1.3cm,花药长圆形,长 4mm;花盘革质,杯状,紫红色,顶端有数个锐齿或裂片,完全包住心皮,在心皮成熟时开裂;心皮 5,稀更多,密生柔毛。蓇葖长圆形,密生黄褐色硬毛。花期 5 月,果期 6 月。

[分布] 本市有栽培。

[采集加工] 秋季采挖,除去细根,剥取根皮,晒干。用时迅速洗净,润后切薄片,晒干。生用或炒用。

[炮制] 炒牡丹皮:取净牡丹皮片,置热锅中,用文火炒至略有黄色焦斑时,取出放凉。

[资源利用] 有资源。自产自销。

[性味功效] 苦、辛,微寒。清热凉血,活血化瘀。

[功能主治] (1)热入营血,发斑吐衄,常配生地黄、赤芍等,如犀角地黄汤;温病后期,阴伤邪伏,夜热早凉,可与青蒿、鳖甲、生地黄、知母同用,如青蒿鳖甲汤。

(2)血滞经闭,小腹宿有癥块,可配桂枝、茯苓、桃仁、赤芍,如桂枝茯苓丸;瘀积癥块,痛不移

处,卧则腹坠,可与五灵脂、当归、红花、川芎、桃仁、赤芍、台乌、玄胡、甘草、香附、枳壳同用,如膈下逐瘀汤。

(3)肝郁积热,胁痛,耳聋口苦,可配栀子、龙胆草、柴胡等,如《医醇賸义》加味丹栀汤;肝脾血虚,发热或潮热,可与栀子、柴胡、白芍、当归、白术、茯苓、甘草、薄荷、生姜同用,如加味逍遥散。

(4)其他,可用于实火牙痛,龈肿口臭,肠痈,痈肿疮毒,跌扑损伤,风湿痹痛,高血压,过敏性鼻炎等。

煎服,6 ~ 12g;或入丸、散服。血虚有寒,月经过多者及孕妇慎服。

注 矮牡丹(变种)*Paeonia suffruticosa* Andr. var. *spontanea* Rehd. 与牡丹的区别:叶背面和叶轴均生短柔毛,顶生小叶宽卵圆形或近圆形,长 4 ~ 6cm,宽 3.5 ~ 4.5cm,3 裂至中部,裂片再浅裂。

紫斑牡丹(变种)*Paeonia rockii* (S. G. Haw & Lauener) T. Hang & J. J. Li 与牡丹的区别:花瓣内面基部具深紫色斑块。叶为二回至三回羽状复叶,小叶不分裂,稀不等,2 ~ 4 浅裂。花大,花瓣白色。

分布于四川北部、甘肃南部、陕西南部(太白山区)。生海拔 1100 ~ 2800m 的山坡林下灌丛中。在甘肃、青海等地有栽培。本市华亭、崆峒山、麻武等地有分布。

根皮供药用,称"牡丹皮";为镇痉药,能凉血散瘀,治中风、腹痛等症。

木　槿

[来源] 锦葵科木槿属植物木槿 *Hibiscus syriacus* L. 的根、根皮或茎皮(图 393)。

[原植物] 落叶灌木,高 3 ~ 4m,小枝密被黄色星状绒毛。叶菱形至三角状卵形,长 3 ~ 10cm,宽 2 ~ 4cm,具深浅不同的 3 裂或不裂,先端钝,基部楔形,边缘具不整齐齿缺,下面沿叶脉微被毛或近无毛;叶柄长 5 ~ 25mm,上面被星状柔毛;托叶线形,长约 6mm,疏被柔毛。花单生于枝端叶腋间,花梗长 4 ~ 14mm,被星状短绒毛;小苞片 6 ~ 8,线形,长 6 ~ 15mm,宽 1 ~ 2mm,密被星状疏绒毛;花萼钟形,长 14 ~ 20mm,密被星状短绒毛,裂片 5,三角形;

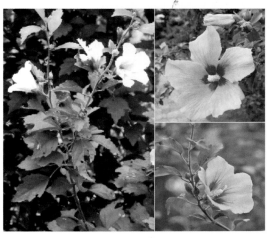

图 393　木槿

花钟形,淡紫色,直径 5~6cm,花瓣倒卵形,长 3.5~4.5cm,外面疏被纤毛和星状长柔毛;雄蕊柱长约 3cm;花柱枝无毛。蒴果卵圆形,直径约 12mm,密被黄色星状绒毛;种子肾形,背部被黄白色长柔毛。花期 7~10 月。

[分布] 本市各地有栽培。原产我国中部,全国各地均有栽培。

[采集加工] 夏季剥取茎皮;秋季挖根,或剥皮。洗净,晒干。切段,生用。

[资源利用] 栽培品。自采自用。

[性味功效] 甘、苦,微寒。清热利湿,杀虫止痒。

[功能主治] (1)一切顽癣,木槿茎皮、斑蝥、巴豆,共为细末,醋调搽,如《鲁府禁方》川槿散。

(2)赤白带下,木槿根合酢浆草,煎服。

(3)阴囊湿疹,根与蛇床子同煎,熏洗;脱肛,木槿茎皮或叶煎汤熏洗,后以白矾、五倍子末敷之。

煎服,根 15~25g,茎皮或根皮 3~9g。外用适量,酒浸搽或煎水熏洗。无湿热者慎服。

附:木槿花(《日华子本草》)

[异名] 朝开暮落花(《本草纲目》),白槿花。

[来源] 锦葵科木槿属植物木槿 Hibiscus syriacus L. 的花。

[采集加工] 夏、秋选晴天早晨,花半开时采摘,晒干。

[资源利用] 资源少。自采自用。

[性味功效] 甘、苦,凉。清热利湿,凉血解毒。

[功能主治] (1)痢疾,木槿花加水和冰糖炖服;或与野棉花同煎服。

(2)反胃,白木槿花,阴干为末,陈米汤调服,如《袖珍方》樱花散。

(3)白带,白木槿花、败酱草、白鸡冠花,同煎服。

(4)痔疮出血,木槿花、槐花炭、地榆炭,同煎服。

木 香

[异名] 南木香,广木香。

[来源] 菊科风毛菊属植物云木香 Saussurea costus (Falc.) Lipech. 的根(图 394)。

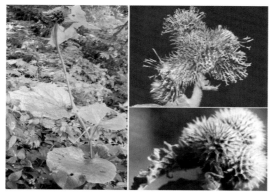

图 394 云木香

[原植物] 多年生高大草本,高 1.5~2m。主根粗壮,直径 5cm。茎直立,有棱,基部直径 2cm,上部有稀疏的短柔毛,不分枝或上部有分枝。基生叶有长翼柄,翼柄圆齿状浅裂,叶片心形或戟状三角形,长 24cm,宽 26cm,顶端急尖,边缘有大锯齿,齿缘有缘毛。下部与中部茎叶有具翼的柄或无柄,叶片卵形或三角状卵形,长 30~50cm,宽 10~30cm,边缘有不规则的大或小锯齿;上部叶渐小,三角形或卵形,无柄或有短翼柄;全部叶上面褐色、深褐色或褐绿色,被稀疏的短糙毛,下面绿色,沿脉有稀疏的短柔毛。头状花序单生茎端或枝端,或 3~5 个在茎端集成稠密的束生伞房花序。总苞直径 3~4cm,半球形,黑色,初时被蛛丝状毛,后变无毛;总苞片 7 层,外层长三角形,长 8mm,宽 1.5~2mm,顶端短针刺状软骨质渐尖,中层披针形或椭圆形,长 1.4~1.6cm,宽 3mm,顶端针刺状软骨质渐尖,内层线状长椭圆形,长 2cm,宽 3mm,顶端软骨质针刺头短渐尖;全部总苞片直立。小花暗紫色,长 1.5cm,细管部长 7mm,檐部长 8mm。瘦果浅褐色,三棱状,长 8mm,有黑色色斑,顶端截形,具有锯齿的小冠。冠毛 1 层,浅褐色,羽毛状,长 1.3cm

花果期7月。

[分布]　本市华亭有栽培。

[采集加工]　秋、冬采挖,除去泥沙及须根,切段,大的再纵剖成瓣,干燥后撞去粗皮。切厚片,生用或煨或麸炒用。

[炮制]　煨木香:取未干燥的木香片,在铁丝匾中,用一层草纸,一层木香片,间隔平铺数层,置火炉旁或烘干箱内,烘煨至木香中所含的挥发油渗至纸上,取出。

炒木香:取麸皮(木香100kg,麸皮25kg),撒在热锅中,加热至冒烟时,放大净木香片,迅速翻动,炒至表面呈黄色时,取出筛去麸皮,放凉。

[资源利用]　栽培品。自产自销。

[性味功效]　辛、苦,温。行气止痛,健脾和胃。

[功能主治]　(1)脾胃气滞,食欲不振,脘腹胀痛,可与藿香、砂仁、白蔻仁、枳壳等同用,如木香顺气丸;饮食积滞,脘腹胀痛,大便秘结或泻而不爽,可配槟榔、枳壳、大黄、牵牛子等,如木香槟榔丸。

(2)泻痢里急后重,常与黄连同用,如香连丸;下痢后重,兼见脓血,日夜无度者,常配芍药、当归、大黄、黄连、槟榔等,如导气汤。

(3)疝气疼痛,多配川楝子、小茴香、吴茱萸等,如《医方简义》导气汤。

煎服,1.5~6g;或入丸、散服。行气导滞宜生木香;实肠止泻,宜煨木香或炒木香。阴虚津亏,火旺者慎用。

木香薷

[异名]　紫花鸡骨草。

[来源]　唇形科香薷属植物华北香薷 Elsholtzia stauntoni Benth. 的茎枝(图395)。

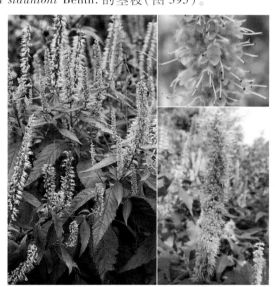

图395　华北香薷

[原植物]　直立半灌木,高0.7~1.7m。茎上部多分枝,小枝下部近圆柱形,上部钝四棱形,具槽及细条纹,带紫红色,被灰白色微柔毛。叶披针形至椭圆状披针形,长8~12cm,宽2.5~4cm,先端渐尖,基部渐狭至叶柄,边缘除基部及先端全缘外具锯齿状圆齿,上面绿色,除边缘及中脉被微柔毛外余部几无毛,下面白绿色,除中脉及侧脉略被微柔毛外余部无毛但密布细小腺点,侧脉6~8对,与中脉在上面明显凹陷下面明显隆起;叶柄长4~6mm,腹凹背凸,常带紫色,被微柔毛。穗状花序伸长,长3~12cm,生于茎枝及侧生小花枝顶上,位于茎枝上者较长,因而在茎或枝上俨如圆锥状,由具5~10花、近偏向于一侧的轮伞花序所组成;苞叶除花序最下方1对叶状且十分超出轮伞花序外,均呈苞片状,披针形或线状披针形,长2~3mm,常染紫色;花梗长0.5mm,与总梗、序轴被灰白微柔毛。花萼管状钟形,长约2mm,宽约1mm,外面密被灰白色绒毛,内面仅在萼齿上被灰白色绒毛,余部无毛,萼齿5,卵状披针形,长约0.5mm,近等大;果时花萼伸长,明显管状,长达4mm,宽1.5mm。花冠玫瑰红紫色,长约9mm,外面被白色柔毛及稀疏腺点,内面约在冠筒中部花丝基部有斜向间断髯毛毛环,冠筒长约6mm,基部宽约1mm,向上渐宽,至喉部宽达2.5mm,冠檐二唇形,上唇直立,长约2mm,先端微缺,下唇开展,3裂,中裂片近圆形,长约3mm,侧裂片近卵圆,先端圆,较中裂片稍短。雄蕊4,前对较长,十分伸出,花丝丝状,无毛,花药卵圆形,2室。花柱与雄蕊等长或略超出,先端近相等2深裂,裂片线形。子房无毛。小坚果椭圆形,光滑。花果期7~10月。

[分布]　产华亭、平凉等地区。生海拔700~1600m的河床沿岸、草坡及石山上。

[采集加工] 秋季采收,扎把晒干。

[资源利用] 有资源。自采自用。

[性味功效] 辛、苦,温。行气止痛,除湿和中。

[功能主治] 用于脘腹胀痛,呕吐泄泻,痢疾。煎服,3~9g;或入丸、散服。

木 贼

[异名] 木贼草(《本草经疏》),管草。

[来源] 木贼科木贼属植物木贼 *Equisetum hyemale* L. 的地上部分(图396)。

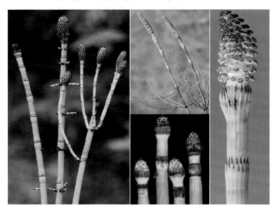

图396 木贼

[原植物] 多年生草本。根茎横走或直立,黑棕色,节和根有黄棕色长毛。地上枝多年生。枝一型。高达1m或更多,中部直径(3~)5~9mm,节间长5~8cm,绿色,不分枝或直基部有少数直立的侧枝。地上枝有脊16~22条,脊的背部弧形或近方形,无明显小瘤或有小瘤2行;鞘筒0.7~1.0cm,黑棕色或顶部及基部各有1圈或仅顶部有1圈黑棕色;鞘齿16~22枚,披针形,小,长0.3~0.4cm。顶端淡棕色,膜质,芒状,早落,下部黑棕色,薄革质,基部的背面有3~4条纵棱,宿存或同鞘筒一起早落。孢子囊穗卵状,长1.0~1.5cm,直径0.5~0.7cm,顶端有小尖突,无柄。

[分布] 产华亭、平凉等地区。生海拔1000~2500m的沟旁、河边砂地或山坡杂草中。

[采集加工] 夏、秋采收,除去杂质,晒干或阴干。切段,生用。

[资源利用] 资源较丰富。自产自销。

[性味功效] 甘、微苦,平。疏散风热,明目退翳,止血。

[功能主治] (1)风热目赤,翳障多热泪,常与菊花、川芎、密蒙花、楮实子等同用,如《原机启微》加减拨云退翳散;肝肾两虚,迎风流冷泪,可与木耳同用,如《寿亲养老新书》木贼散,或配当归、川芎、白艾等,如《医宗金鉴》止泪补肝散。

(2)肠风下血,常配枳壳、槐花、茯苓、荆芥等,如《仁斋直指方论》木贼散。

(3)其他,可用于血痢,妇人月水不断,脱肛等。

煎服,3~9g;或入丸、散服。外用适量,研末撒敷。气血虚者慎服。

苜 蓿

[异名] 光风草(《本草纲目》)。

[来源] 豆科苜蓿属植物紫苜蓿 *Medicago sativa* L. 的地上部分(图397)。

[原植物] 多年生草本,高30~100cm。根粗壮,深入土层,根茎发达。茎直立、丛生以至平卧,四棱形,无毛或微被柔毛,枝叶茂盛。羽状三出复叶;托叶大,卵状披针形,先端锐尖,基部全缘或具1~2齿裂,脉纹清晰;叶柄比小叶短;小叶长卵形、倒长卵形至线状卵形,等大,或顶生小叶稍大,长(5~)10~25(~40)mm,宽3~10mm,纸质,先端钝

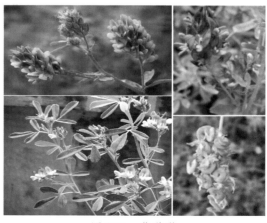

图397 紫苜蓿

圆,具由中脉伸出的长齿尖,基部狭窄,楔形,边缘1/3以上具锯齿,上面无毛,深绿色,下面被贴伏柔毛,侧脉8～10对,与中脉成锐角,在近叶边处略有分叉;顶生小叶柄比侧生小叶柄略长。花序总状或头状,长1～2.5cm,具花5～30朵;总花梗挺直,比叶长;苞片线状锥形,比花梗长或等长;花长6～12mm;花梗短,长约2mm;萼钟形,长3～5mm,萼齿线状锥形,比萼筒长,被贴伏柔毛;花冠各色,淡黄、深蓝至暗紫色,花瓣均具长瓣柄,旗瓣长圆形,先端微凹,明显较翼瓣和龙骨瓣长,翼瓣较龙骨瓣稍长;子房线形,具柔毛,花柱短阔,上端细尖,柱头点状,胚珠多数。荚果螺旋状紧卷2～4(～6)圈,中央无孔或近无孔,径5～9mm,被柔毛或渐脱落,脉纹细,不清晰,熟时棕色;有种子10～20粒。种子卵形,长1～2.5mm,平滑,黄色或棕色。花期5～7月,果期6～8月。

[分布]　本市各地多有栽培或呈半野生状态。

牧地山黧豆

[异名]　牧地香豌豆。

[来源]　豆科山黧豆属植物牧地山黧豆 *Lathyrus pratensis* L. 的地上部分(图398)。

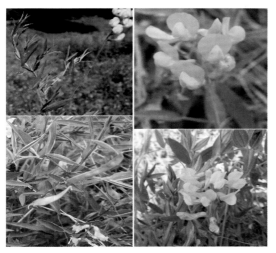

图398　牧地山黧豆

[原植物]　多年生草本,高30～120cm,茎上升、平卧或攀缘。叶具1对小叶;托叶箭形,基部两侧不对称,长(5～)10～45mm,宽3～10(～15)mm;叶轴末端具卷须,单一或分枝;小叶椭圆形、披针形或线状披针形,长10～30(～50)mm,宽2～9(～

生田边、路旁、旷野、草原、河岸及沟谷等地。

[采集加工]　夏、秋采割,除去杂质,鲜用或切段晒干。

[资源利用]　资源丰富。自采自用。

[性味功效]　苦、涩、微甘,平。清热凉血,利湿退黄,通淋排石。

[功能主治]　(1)黄疸,可配茵陈、车前草、萹蓄、大枣,水煎服;小便不通,痔疮出血,可用干品煎服,或鲜品捣汁服。

(2)细菌性痢疾,苜蓿水煎,兑蜂蜜温服;肠炎,苜蓿水煎服,或鲜苜蓿,捣汁服。

(3)尿路结石,可配金钱草、穿山甲、五灵脂、木通,水煎服。

(4)热病烦满,目黄赤,小便黄,酒疸,可用鲜苜蓿捣汁服,服后吐利为佳。

煎服,15～30g,鲜品90～150g;或捣汁,或研末服3～9g。

13)mm,先端渐尖,基部宽楔形或近圆形,两面或多或少被毛,具平行脉。总状花序腋生,具5～12朵花,长于叶数倍。花黄色,长12～18mm;花萼钟状,被短柔毛,最下1齿长于萼筒;旗瓣长约14mm,瓣片近圆形,宽7～9mm,下部变狭为瓣柄,翼瓣稍短于旗瓣,瓣片近倒卵形,基部具耳及线形瓣柄,龙骨瓣稍短于翼瓣,瓣片近半月形,基部具耳及线形瓣柄。荚果线形,长23～44mm,宽5～6mm,黑色,具网纹。种子近圆形,直径2.5～3.5mm,厚约2mm,种脐长约为1.5mm,平滑,黄色或棕色。花期6～8月,果期8～10月。

[分布]　产华亭。生海拔1000～3000m的山坡草地、疏林下、路旁阴凉处。

[采集加工]　春、夏采收,除去杂质,鲜用或晒干。

[资源利用]　有资源。未利用。

[性味功效]　辛、甘,微温。祛痰止咳。

[功能主治]　用于风寒咳嗽,疮疖,疥癣,支气管炎,肺炎,肺脓肿。

煎服,9～15g。外用适量,捣敷。

牧马豆

[异名] 披针叶黄华,黄花苦豆子,野决明,枪叶野决明,苦豆。

[来源] 豆科决明属植物披针叶野决明 *Thermopsis lanceolata* R. Br. 的地上部分(图399)。

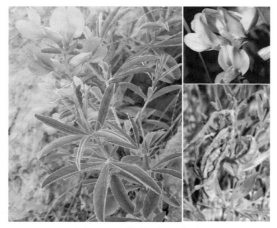

图399 披针叶野决明

[原植物] 多年生草本,高12~30(~40)cm。茎直立,分枝或单一,具沟棱,被黄白色贴伏或伸展柔毛。3小叶;叶柄短,长3~8mm;托叶叶状,卵状披针形,先端渐尖,基部楔形,长1.5~3cm,宽4~10mm,上面近无毛,下面被贴伏柔毛;小叶狭长圆形、倒披针形,长2.5~7.5cm,宽5~16mm,上面通常无毛,下面多少被贴伏柔毛。总状花序顶生,长6~17cm,具花2~6轮,排列疏松;苞片线状卵形或卵形,先端渐尖,长8~20mm,宽3~7mm,宿存;萼钟形长1.5~2.2cm,密被毛,背部稍呈囊状隆起,上方2齿连合,三角形,下方萼齿披针形,与萼筒近等长。花冠黄色,旗瓣近圆形,长2.5~2.8cm,宽1.7~2.1cm,先端微凹,基部渐狭成瓣柄,瓣柄长7~8mm,翼瓣长2.4~2.7cm,先端有4~4.3mm长的狭窄头,龙骨瓣长2~2.5cm,宽为翼瓣的1.5~2倍;子房密被柔毛,具柄,柄长2~3mm,胚珠12~20粒。荚果线形,长5~9cm,宽7~12mm,先端具尖喙,被细柔毛,黄褐色,种子6~14粒。位于中央。种子圆肾形,黑褐色,具灰色蜡层,有光泽,长3~5mm,宽2.5~3.5mm。花期5~7月,果期6~10月。

[分布] 产本市各地区。生于沙地、山坡、草原及沟沿等处。

[采集加工] 7~9月结果时收割,除去杂质,阴干或晒干。

[资源利用] 资源较丰富。自采自用。

[性味功效] 甘,微温,有毒。祛痰止咳,润肠通便。

[功能主治] (1)咳嗽痰喘,可单味煎服;或与苏子同煎服。

(2)大便干燥,牧马豆单味煎服。

煎服,6~12g。外用适量,研末调搽;或鲜品捣敷。

墓头回(《本草纲目》)

[异名] 地花菜、基头灰(《救荒本草》)。

[来源] 败酱科败酱属植物糙叶败酱 *Patrinia scabra* Bunge 或异叶败酱 *Patrinia heterophylla* Bunge 的根和根状茎(图400)。

[原植物] (1)糙叶败酱:多年生草本,高20~60cm。根状茎较长,横走,有陈腐气味。茎丛生,直立,连同花序梗被短糙毛,茎上部多分枝,分枝处有节纹。基生叶丛生;叶片倒卵形、卵形或长圆形,多羽裂,边缘具缺刻状钝齿;茎生叶对生,革质,长圆形或椭圆形,羽状分裂,通常3~6对侧生裂片,裂片倒披针形、披针形或长圆形,常具缺刻状钝齿,

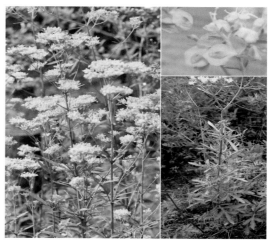

图400-1 糙叶败酱

顶生裂片较侧裂片稍大,常羽裂;叶柄短,上部叶几无柄。花序为顶生的伞房状聚伞花序,3~7级分枝,具叶状总苞片;花序最下分枝处总苞叶羽裂,具3~5对披针形侧生裂片,上部分枝处总苞叶较小,不分裂或具1~2对披针形侧生裂片;花两性,稍两侧对称;花小,萼齿5,波状或卵圆形,长约0.2mm,宿存;花冠漏斗形,直径达5~6.5mm,长6.5~7.5mm,黄色,冠筒与裂片近等长,内面具长柔毛,基部一侧常膨大呈囊肿,其内密生蜜腺,裂片5,稍不等形,蜜囊上端一裂片较大;雄蕊4,着生于花冠筒基部,常伸出花冠,花药长圆形,"丁"字着生,花丝不等长,近蜜囊2枚较长,下部被长柔毛,另2枚略短,无毛;子房下位,3室,悬垂,花柱单一,柱头盾状。果为瘦果,仅1室发育,呈扁椭圆状,内有种子1枚,另2室不育,肥厚,呈倒卵状长圆形;果苞翅状,长约8mm,宽6~8mm,具2条主脉,稀3条,网脉明显;种子扁圆形,胚直立,无胚乳。花期7~9月,果期8~10月。

（2）异叶败酱:多年生草本,高可达1.5m。根状较长,横走,有强烈腐臭。茎直立,被倒生微糙毛,基生叶丛生;长3~8cm,具长柄,叶片边缘具齿,不分裂或羽状分裂至全裂,具1~4对侧裂片,裂片卵形至条状披针形,顶生裂片常较大,卵形至卵状披针形;茎生叶对生;常羽状分裂,顶生裂片较大,卵形至卵状披针形,先端渐尖,具圆齿,侧生裂片卵形或披针形,由下到上逐渐减少,叶柄由下到上逐渐变短至几无柄。花序为顶生伞房状聚伞花序,被短糙毛或微糙毛;总花梗下苞叶具1~2对线形裂片,分枝下者不裂,条形,常与花序近等长或稍长;花两性,稍两侧对称;花小,萼齿5,不明显,圆波状;花冠黄色,钟形冠筒长1.8~2.4mm,上部宽约2mm,内面具长柔毛,基部一侧具浅囊肿,其内密生蜜腺,裂片5,稍不等形,蜜囊上部1裂片较大;雄蕊4,伸出,花丝2长2短,近蜜囊2枚较长,另2枚略短,花药"丁"字着生,长圆形;子房下位,3室,胚珠1,悬垂,花柱单一,稍弯曲,柱头盾状或截头状。瘦果长圆形或倒卵形,仅1室发育,内有种子1枚,另2室不育,肥厚,呈卵形或倒卵状椭圆形;具干膜

质翅状果苞,常具2条主脉,稀3条,网脉明显。种子呈扁椭圆形,胚直立,无胚乳。花期7~9月,果期8~10月。

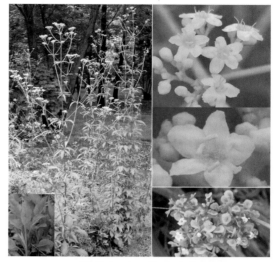

图400-2 异叶败酱

［分布］（1）糙叶败酱:产华亭、庄浪（赵墩）、平凉、静宁等地。生海拔800~3200m的较干燥的阳坡草丛及森林草原带的石质丘陵地。北方大部分省区有分布。

（2）异叶败酱:产华亭、庄浪、静宁、平凉等地区。生于海拔800~2500m的山坡、石缝、草丛、路边、疏林下。全国大部分省区有分布。

［采集加工］秋季采挖,除去茎叶杂质,洗净,鲜用或晒干。用时润透,切厚片,干燥。

［资源利用］有资源。自采自用。

［性味功效］苦、微酸涩,凉。燥湿止带,收敛止血,清热解毒。

［功能主治］（1）崩中,赤白带下,墓头回1把,加红花少许,酒水各半,再加童尿半盏,煎7分,卧时温服,如《本草纲目》引用方。

（2）赤痢,可与马齿苋,同煎服;疟疾,单用本品,大剂量水煎,于发疟前1小时服下。

（3）痛经,可配香附、元胡,加黄酒,水煎服。

（4）其他,可用于黄疸,肠痈,痈疮肿毒,跌打损伤,宫颈癌,胃癌。

煎服,9~15g,大剂量30g。外用适量,鲜品捣敷。虚寒诸证慎服。

南 瓜

[异名] 南瓜仁,白瓜子。

[来源] 葫芦科南瓜属植物南瓜Cucurbita moschata（Duch. ex Lam.）Duch. ex Poiret 的种子（图401）。

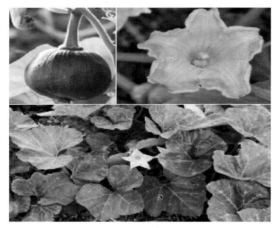

图401 南瓜

[原植物] 一年生蔓生草本；茎常节部生根,伸长达 2～5m,密被白色短刚毛。叶柄粗壮,长 8～19cm,被短刚毛；叶片宽卵形或卵圆形,质稍柔软,有 5 角或 5 浅裂,稍钝,长 12～25cm,宽 20～30cm,侧裂片较小,中间裂片较大,三角形,上面密被黄白色刚毛和茸毛,常有白斑,叶脉隆起,各裂片之中脉常延伸至顶端,成一小尖头,背面色较淡,毛更明显,边缘有小而密的细齿,顶端稍钝。卷须稍粗壮,与叶柄一样被短刚毛和茸毛,三歧至五歧。雌雄同株。雄花单生；花萼筒钟形,长 5～6mm,裂片条形,长1～1.5cm,被柔毛,上部扩大成叶状；花冠黄色,钟状,长 8cm,径 6cm,5 中裂,裂片边缘反卷,具皱褶,先端急尖；雄蕊 3,花丝腺体状,长 5～8mm,花药靠合,长 15mm,药室折曲。雌花单生；子房 1 室,

花柱短,柱头 3,膨大,顶端 2 裂。果梗粗壮,有棱和槽,长 5～7cm,瓜蒂扩大成喇叭状；瓠果形状多样,因品种而异,外面常有数条纵沟或无。种子多数,长卵形或长圆形,灰白色,边缘薄,长 10～15mm,宽 7～10mm。

[分布] 本市广泛栽培。

[采集加工] 夏、秋食用南瓜时,收集成熟种子,除去瓤膜,洗净,晒干。捣碎用。

[资源利用] 栽培品。自产自销。

[性味功效] 甘,平。杀虫,下乳,利水消肿。

[功能主治] （1）绦虫病,可与石榴根皮,煎服,连服 2 日；或南瓜子去皮生食,或炒熟研粉,早晨食前服下,半小时后,再用槟榔、石榴皮,水煎服。

（2）小儿蛔虫病,可配韭菜叶、竹沥,开水冲服。

（3）产后手脚浮肿,本品炒熟,水煎服；产后乳少,南瓜子研末,加红糖冲服。

（4）其他,可用于血吸虫病,钩虫病,蛲虫病,百日咳,痔疮等。

煎服,30～60g；或研末或制成乳剂服。外用适量,煎水熏洗。

[注] 南瓜:甘,平。解毒消肿。用于肺痈,哮证,痈肿,烫伤,毒蜂螫伤。内服适量,蒸熟或生捣汁服食；用适量,捣敷。

南瓜蒂:苦,微甘,平。解毒,利水,安胎。用于痈疽肿毒,疔疮,烫伤,疮溃不敛,水肿腹水,胎动不安。煎服,15～30g；或研末服；外用适量,研末调敷。

南鹤虱

[异名] 野胡萝卜子（《本草求真》）,窃衣子。

[来源] 伞形科胡萝卜属植物野胡萝卜 Daucus carota L. 的果实（图402）。

[原植物] 二年生草本,高 15～120cm。根肉质,圆锥形,较细,近白色。茎直立,表面有纵条纹和浅沟,密被白色长硬毛。叶互生；基生叶二回至

三回羽状分裂,最末的裂片披针形或条形两面及边缘均有白色细毛,叶柄长 3～12cm,基部鞘状；茎生叶近无柄,有叶鞘,最终裂片通常细长,复伞形花序顶生或侧生；花序梗长 10～60cm；总苞片多数,呈叶状,羽状分裂,裂片线形；伞辐多数；小总苞片数枚,不裂或羽状分裂,边缘白色膜质,具缘毛。花小,

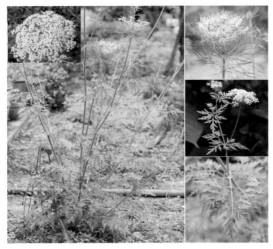

图 402　野胡萝卜

花 5，通常白色，有时带淡红色，不等大，倒卵形，偏一侧凹入；雄蕊 5；子房下位；花柄不等长。花凋落后，果序逐渐内卷呈球状。双悬果卵圆形，长 3～4mm，果棱有狭翅，翅上有钩状刺毛。花期 5～8 月，果期 7～9 月。

［分布］产本市大部分地区。生海拔 600～1600m 的山坡、荒地及路旁。

［采集加工］夏、秋果实成熟时采收，除去杂质，晒干。

［资源利用］有资源。自采自用。

［性味功效］苦、辛，平，小毒。杀虫，消积，止痒。

［功能主治］（1）虫积腹痛，可配南瓜子、槟榔，水煎服。

（2）蛔虫、绦虫、蛲虫病，南鹤虱研末，调服。

（3）钩虫病，可用本品 45g，浓煎两次汁，加白糖调味，临睡前服下，连用 2 剂。

（4）蛲虫病肛痒，可与花椒、白鲜皮、苦楝根皮，同煎，熏洗或坐浴；阴痒，单用本品，煎水洗。

煎服，6～9g；或入丸、散服。外用适量，煎水熏洗。

注 野胡萝卜根：甘、微辛，凉。健脾化滞，凉肝止血，清热解毒。用于脾虚食少，泄泻，惊风，咽喉肿痛，血淋。煎服，15～30g；外用适量，鲜品捣汁涂。

南蛇藤（《植物名实图考》）

［异名］南蛇风，过山枫。

［来源］卫矛科南蛇藤属植物南蛇藤 Celastrus orbiculatus Thunb. 的茎藤（图 403）。

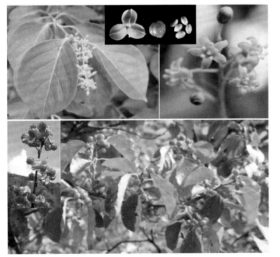

图 403　南蛇藤

［原植物］小枝光滑无毛，灰棕色或棕褐色，具稀而不明显的皮孔；腋芽小，卵状到卵圆状，长 1～3mm。叶通常阔倒卵形，近圆形或长方椭圆形，长 5～13cm，宽 3～9cm，先端圆阔，具有小尖头或短渐尖，基部阔楔形到近钝圆形，边缘具锯齿，两面光滑无毛或叶背脉上具稀疏短柔毛，侧脉 3～5 对；叶柄细长 1～2cm。聚伞花序腋生，间有顶生，花序长 1～3cm，小花 1～3 朵，偶仅 1～2 朵，小花梗关节在中部以下或近基部；雄花萼片钝三角形；花瓣倒卵椭圆形或长方形，长 3～4cm，宽 2～2.5mm；花盘浅杯状，裂片浅，顶端圆钝；雄蕊长 2～3mm，退化雌蕊不发达；雌花花冠较雄花窄小，花盘稍深厚，肉质，退化雄蕊极短小；子房近球状，花柱长约 1.5mm，柱头 3 深裂，裂端再 2 浅裂。蒴果近球状，直径 8～10mm；种子椭圆状稍扁，长 4～5mm，直径 2.5～3mm，赤褐色。花期 5～6 月，果期 7～10 月。

［分布］产灵台等地。生海拔 800～2200m 的山坡、灌丛中。

［采集加工］春、秋采收，鲜用或切段晒干。

［资源利用］有资源。自采自用。

［性味功效］苦、辛，微温。祛风除湿，通经止

痛,活血,解毒。

[功能主治] (1)风湿筋骨疼痛,单味煎服,或加凌霄花、八角枫根,浸酒服;扭伤肿痛,可配骨碎补、白茅根、杜仲等,水、酒煎服。

(2)瘰疬,南蛇藤水煎,兑酒服;疝气痛,单用本品,黄酒煎服。

(3)其他,可用于四肢麻木、瘫痪、头痛、牙痛、痛经、经闭、小儿惊风、痢疾、带状疱疹等。

煎服,9~15g;或浸酒服。孕妇慎服。

注 南蛇藤根:辛、苦、平。祛风除湿,活血通经,消肿解毒。用于头痛,腰痛,风湿痹痛,跌打肿

痛,闭经,疝气,肠风下血,痈疽肿毒,水火烫伤,毒蛇咬伤。煎服,15~30g,或浸酒服;外用适量,研末调敷,或鲜品捣敷。

南蛇藤果:甘、微苦,平。养心安神,和血止痛。用于心悸失眠,健忘多梦,牙痛,筋骨痛,腰腿麻木,跌打伤痛。煎服,6~15g。孕妇慎服。

南蛇藤叶:苦、辛,平。祛风除湿,解毒消肿,活血止痛。用于风湿痹痛,疮疡疖肿,湿疹,疱疹,跌打损伤,蛇虫咬伤。煎服,15~30g;外用适量,研末调敷,或鲜品捣敷。

泥胡菜

[异名] 苦马菜(《质问本草》),石灰菜,苦蓝头菜。

[来源] 菊科泥胡菜属植物泥胡菜 *Hemisteptia lyrata* (Bge.) Bge. 的全草或根(图404)。

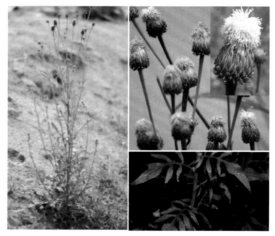

图404 泥胡菜

[原植物] 一年生草本,高30~100cm。茎单生,很少簇生,通常纤细,被稀疏蛛丝毛,上部长分枝,少有不分枝的。基生叶长椭圆形或倒披针形,花期通常枯萎;中下部茎叶与基生叶同形,长4~15cm或更长,宽1.5~5cm或更宽,全部叶大头羽状深裂或几全裂,侧裂片2~6对,通常4~6对,极少为1对,倒卵形、长椭圆形、匙形、倒披针形或披针形,向基部的侧裂片渐小,顶裂片大,长菱形、三角形或卵形,全部裂片边缘三角形锯齿或重锯齿,侧裂片边缘通常稀锯齿,最下部侧裂片通常无锯齿;有时全部茎叶不裂或下部茎叶不裂,边缘有锯

齿或无锯齿。全部茎叶质地薄,两面异色,上面绿色,无毛,下面灰白色,被厚或薄绒毛,基生叶及下部茎叶有长叶柄,叶柄长达8cm,柄基扩大抱茎,上部茎叶的叶柄渐短,最上部茎叶无柄。头状花序在茎枝顶端排成疏松伞房花序,少有植株仅含1个头状花序而单生茎顶的。总苞宽钟状或半球形,直径1.5~3cm。总苞片多层,覆瓦状排列,最外层长三角形,长2mm,宽1.3mm;外层及中层椭圆形或卵状椭圆形,长2~4mm,宽1.4~1.5mm;最内层线状长椭圆形或长椭圆形,长7~10mm,宽1.8mm。全部苞片质地薄,草质,中外层苞片外面上方近顶端有直立的鸡冠状突起的附片,附片紫红色,内层苞片顶端长渐尖,上方染红色,但无鸡冠状突起的附片。小花紫色或红色,花冠长1.4cm,檐部长3mm,深5裂,花冠裂片线形,长2.5mm,细管部为细丝状,长1.1cm。瘦果小,楔状或偏斜楔形,长2.2mm,深褐色,压扁,有13~16条粗细不等的突起的尖细肋,顶端斜截形,有膜质果缘,基底着生面平或稍见偏斜。冠毛异型,白色,两层,外层冠毛刚毛羽毛状,长1.3cm,基部连合成环,整体脱落;内层冠毛刚毛极短,鳞片状,3~9个,着生一侧,宿存。花果期3~8月。

[分布] 产本市各地。生海拔600~2000m的山坡路旁、水沟边、荒地、农田。

[采集加工] 夏、秋采收,除去杂质,洗净,鲜用或晒干。

[资源利用]　有资源。未利用。

[性味功效]　辛、苦，寒。清热解毒，散瘀消肿。

[功能主治]　（1）牙痛，可用泥胡菜水煎。漱口；疮疡，可配蒲公英等，水煎服。

（2）其他，可用于风疹瘙痒，痔漏，外伤出血，淋巴结炎。

煎服，9～15g。外用适量，煎水洗；或捣敷。

鸟足毛茛

[来源]　毛茛科毛茛属植物鸟足毛茛 *Ranunculus brotherusii* Freyn 的全草（图405）。

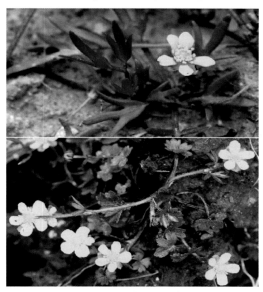

图405　鸟足毛茛

[原植物]　多年生草本。须根簇生。茎直立，高3～10cm，单一或分枝，有柔毛。基生叶多数，叶片肾圆形，长6～10mm，宽6～16mm，3深裂或达基部，中裂片长圆状倒卵形或披针形，全缘或有3齿，侧裂片2中裂至2深裂，散生柔毛，顶端稍尖，基部截形或宽楔形；叶柄细，长2～4cm，生柔毛，老后成纤维状残存。下部叶与基生叶相似，上部叶无柄，3～5深裂，裂片再不等地2～3裂，末回裂片线形。花单生于茎顶，直径约1cm；花梗长1～3cm或果期伸长达6cm，生柔毛；萼片卵形，长3～4mm，外面生柔毛；花瓣5，长卵圆形，长5～6mm，基部有细爪，蜜槽点状，花药长约1mm；花托圆柱形，果期长约4mm，无毛。聚合果矩圆形，长5～6mm，约为宽的2倍，瘦果卵球形，长1～1.3mm，无毛，喙直伸或顶端弯，长0.5～0.8mm。花果期6～8月。

[分布]　产庄浪（通边）。生海拔2600～3500m的草地。

[采集加工]　夏、秋采集，洗净，切段，晒干。

[资源利用]　资源少，未利用。

[性味功效]　苦，寒。利水，清热解毒。

[功能主治]　全草用于腹水，浮肿，咽喉肿痛，积聚肿块（《藏标》）。地上部分用于浮肿，关节积黄水，淋病，脾胃虚寒（《青藏药鉴》）。花用于收敛溃烂喉症，腹水，黄水病，头昏胀及寒性肿瘤（《部藏标》）。花或全草治寒性消化不良，喉炎，痞块，黄水病，腹水（《中华藏本草》）。花治喉症，腹水，黄水病（《中国藏药》）。

宁夏枸杞

[异名]　苟起子（《本草经集注》），枸杞子（《名医别录》）。

[来源]　茄科枸杞属植物宁夏枸杞 *Lycium barbarum* L. 的果实（图406）。

[原植物]　灌木，或栽培因人工整枝而成大灌木，高0.8～2m，栽培者茎粗直径达10～20cm；分枝细密，野生时多开展而略斜升或弓曲，栽培时小枝弓曲而树冠多呈圆形，有纵棱纹，灰白色或灰黄色，无毛而微有光泽，有不生叶的短棘刺和生叶、花的长棘刺。叶互生或簇生，披针形或长椭圆状披针形，顶端短渐尖或急尖，基部楔形，长2～3cm，宽4～6mm，栽培时长达12cm，宽1.5～2cm，略带肉质，叶脉不明显。花在长枝上1～2朵生于叶腋，在短枝上2～6朵同叶簇生；花梗长1～2cm，向顶端渐增粗。花萼钟状，长4～5mm，通常2中裂，裂片有小尖头或顶端又2～3齿裂；花冠漏斗状，紫堇色，

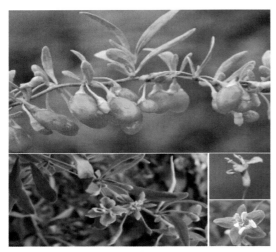

图 406 宁夏枸杞

筒部长 8~10mm，自下部向上渐扩大，明显长于檐部裂片，裂片长 5~6mm，卵形，顶端圆钝，基部有耳，边缘无缘毛，花开放时平展；雄蕊的花丝基部稍上处及花冠筒内壁生 1 圈密绒毛；花柱像雄蕊一样由于花冠裂片平展而稍伸出花冠。浆果红色或在栽培类型中也有橙色，果皮肉质，多汁液，形状及大小由于经长期人工培育或植株年龄、生境的不同而多变，广椭圆状、矩圆状、卵状或近球状，顶端有短尖头或平截、有时稍凹陷，长 8~20mm，直径 5~10mm。种子常 20 余粒，略呈肾脏形，扁压，棕黄色，长约 2mm。花果期较长，一般从 5 月到 10 月边开花边结果，采摘果实时成熟一批采摘一批。

本种和枸杞 Lycium chinense Mill. 在鉴定时容易发生错误，其区别是，宁夏枸杞的叶通常为披针形或长椭圆状披针形；花萼通常为 2 中裂，裂片顶端常有胼胝质小尖头或每裂片顶端有 2~3 小齿；花冠筒明显长于檐部裂片，裂片边缘无缘毛；果实甜，无苦味；种子较小，长约 2mm。而枸杞的叶通常为卵形、卵状菱形、长椭圆形或卵状披针形；花萼通常为 3 裂或有时不规则 4~5 齿裂；花冠筒部短于或近等于檐部裂片，裂片边缘有缘毛；果实甜而后味带微苦；种子较大，长约 3mm。

[分布] 本市有少量栽培。生土层深厚的沟岸、山坡、田埂及宅边；药材商品以宁夏栽培品为优。

[采集加工] 夏、秋果实呈红色时采摘，热风烘干，或晾至皮皱后，晒干。除去果梗。多生用。

[资源利用] 资源较丰富。自产自销。

[性味功效] 甘，平。滋补肝肾，益精明目。

[功能主治] （1）肝肾不足，眼花干涩，可配菊花、熟地黄、山萸肉、茯苓、山药、牡丹皮、泽泻，为末，蜜丸，温水下，如《医级》杞菊地黄丸；肝肾不足，眼目昏暗，视物不明，枸杞子 3 份、巴戟（去心）1 份、菊花 4 份、肉苁蓉（酒浸，去皮，炒，切，焙）2 份，为细末，蜜丸梧子大，空腹，盐汤下，如《太平惠民和剂局方》菊晴丸。

（2）虚劳微渴，小便数，可与黄芪、人参、桂心、当归、白芍共研细，姜、枣煎汤冲服，如《太平圣惠方》枸杞子散；虚劳烦渴不止，枸杞子（酒拌微炒）8 份、地骨皮（微炒）10 份，共研细，麦冬（去心）、熟地黄各 4 份，酒煮捣膏，和前药为丸，梧子大，早晚白酒下，如《千金要方》载方。

（3）劳伤虚损，枸杞子 3 份，干地黄、天冬各 1 份，共研细，蜜丸服，如《古今录验》枸杞丸；滋阴壮阳，益智强筋骨，泽肌驻颜，可配龙眼肉各等份，水煎煮去渣，慢火熬膏，不拘时服，如《摄生秘剖》枸圆膏。

煎服，6~15g；或入丸、散、膏、浸酒服。脾虚便溏者忌服。

牛蒡子

[异名] 恶实（《名医别录》），鼠粘子（《本草图经》），蝙蝠刺（《本草纲目》），黍黏子，大力子，牛爬叶。

[来源] 菊科牛蒡属植物牛蒡 Arctium lappa L. 的果实（图 407）。

[原植物] 二年生草本，具粗大的肉质直根，长达 15cm，径可达 2cm，有分枝支根。茎直立，高达 2m，粗壮，基部直径达 2cm，通常带紫红或淡紫红色，有多数高起的条棱，分枝斜升，多数，全部茎枝被稀疏的乳突状短毛及长蛛丝毛并混杂以棕黄色的小腺点。基生叶宽卵形，长达 30cm，宽达 21cm，边缘稀疏的浅波状凹齿或齿尖，基部心形，有长达 32cm 的叶柄，两面异色，上面绿色，有稀疏

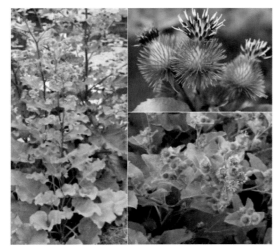

图 407 牛蒡

的短糙毛及黄色小腺点,下面灰白色或淡绿色,被薄绒毛或绒毛稀疏,有黄色小腺点,叶柄灰白色,被稠密的蛛丝状绒毛及黄色小腺点,但中下部常脱毛。茎生叶与基生叶同形或近同形,具等样的及等量的毛被,接花序下部的叶小,基部平截或浅心形。头状花序多数或少数在茎枝顶端排成疏松的伞房花序或圆锥状伞房花序,花序梗粗壮。总苞卵形或卵球形,直径 1.5 ~ 2cm。总苞片多层,多数,外层三角状或披针状钻形,宽约 1mm,中内层披针状或线状钻形,宽 1.5 ~ 3mm;全部苞近等长,长约 1.5cm,顶端有软骨质钩刺。小花紫红色,花冠长 1.4cm,细管部长 8mm,檐部长 6mm,外面无腺点,花冠裂片长约 2mm。瘦果倒长卵形或偏斜倒长卵

形,长 5 ~ 7mm,宽 2 ~ 3mm,两侧压扁,浅褐色,有多数细脉纹,有深褐色的色斑或无色斑。冠毛多层,浅褐色;冠毛刚毛糙毛状,不等长,长达 3.8mm,基部不连合成环,分散脱落。花果期 6 ~ 9 月。

[分布] 本市各地有栽培。生海拔 600 ~ 2500m 的山坡、路旁、草地、沟边、村边、林缘。

[采集加工] 秋季采集成熟果序,晒干,打下果实,除去杂质,再晒干。生用或炒后用,用时捣碎。

[资源利用] 资源较丰富。自产自用。

[性味功效] 辛、苦,寒。疏散湿热,利咽散结,解毒透疹。

[功能主治] (1)外感风热,咽喉肿痛,常配银花、连翘、桔梗、荆芥等,如银翘散;头面风热,颈部红肿热痛,寒热交作,可与薄荷、荆芥、山栀、元参、夏枯草等同用,如牛蒡解饥汤。

(2)麻疹处处不畅,喘咳,可配竹叶、西河柳、葛根、蝉蜕等,如竹叶柳蒡汤;风疹瘙痒,可与浮萍、薄荷等分,研末,薄荷汤调服,如《古今录验养生必用方》载方。

(3)风热历节,手指赤肿麻木,常与豆豉、羌活、生地黄、黄芪等配伍,如牛蒡子散。

(4)乳痈,红肿热痛,常配柴胡、天花粉、皂角刺等,如瓜蒌牛蒡汤。

煎服,6 ~ 12g;或入丸、散服。外用适量,煎汤含漱。脾虚便溏者忌服。

牛繁缕(《中国植物图鉴》)

[异名] 鸡卵菜、鹅肠菜(《本草纲目》),鹅肠草、石灰菜(甘肃武都),大鹅儿肠(陕西石泉),鹅儿肠(湖北鹤峰)。

[来源] 石竹科鹅肠菜属植物鹅肠菜 *Myosoton aquaticum* (L.) Moench 的全草(图 408)。

[原植物] 二年生或多年生草本,具须根。茎上升,多分枝,长 50 ~ 80cm,上部被腺毛。叶片卵形或宽卵形,长 2.5 ~ 5.5cm,宽 1 ~ 3cm,顶端急尖,基部稍心形,有时边缘具毛;叶柄长 5 ~ 15mm,上部叶常无柄或具短柄,疏生柔毛。顶生二歧聚伞花序;苞片叶状,边缘具腺毛;花梗细,长 1 ~ 2cm,花后伸长并向下弯,密被腺毛;萼片卵状披针形或

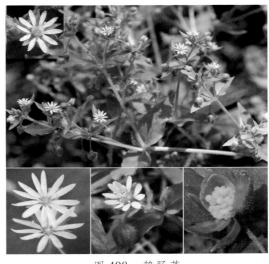

图 408 鹅肠菜

长卵形,长 4~5mm,果期长达 7mm,顶端较钝,边缘狭膜质,外面被腺柔毛,脉纹不明显;花瓣白色,2深裂至基部,裂片线形或披针状线形,长 3~3.5mm,宽约 1mm;雄蕊 10,稍短于花瓣;子房长圆形,花柱短,线形。蒴果卵圆形,稍长于宿存萼;种子近肾形,直径约 1mm,稍扁,褐色,具小疣。花期 5~8 月,果期 6~9 月。

[分布] 产本市各地。生海拔 350~2700m 的河流两旁冲积沙地的低湿处或灌丛林缘和水沟旁。

[采集加工] 春季生长旺盛时采收,除去杂质,鲜用或晒干。

[资源利用] 有资源。自采自用。

[性味功效] 甘、酸,平。清热解毒,散瘀消肿。

[功能主治] (1)痢疾,单用鲜品,水煎加白糖少许服。

(2)痈疽,鲜鹅肠菜,捣烂,加黄酒适量,煎服;另用本品,加甜酒糟同捣烂,敷患处。

(3)其他,可用于肺热喘咳,牙痛,小儿疳积,痔疮,月经不调,高血压等。

煎服,15~30g;或鲜品 60g,捣汁饮。外用适量,煎汤熏洗;或鲜品捣敷。

牛泷草

[来源] 柳叶菜科露珠草属植物露珠草 *Circaea cordata* Royle 的全草(图 409)。

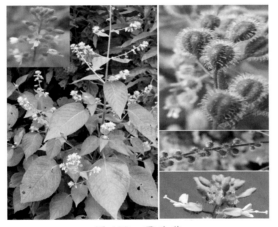

图 409 露珠草

[原植物] 粗壮草本,高 20~150cm,被平伸的长柔毛、镰状外弯的曲柔毛和顶端头状或棒状的腺毛,毛被通常较密;根状茎不具块茎。叶狭卵形至宽卵形,中部的长 4~11(~13)cm,宽 2.3~7(~11)cm,基部常心形,有时阔楔形至阔圆形或截形,先端短渐尖,边缘具锯齿至近全缘。单总状花序顶生,或基部具分枝,长 2~20cm;花梗长 0.7~2mm,与花序轴垂直生或在花序顶端簇生,被毛,基部有一极小的刚毛状小苞片;花芽或多或少被直或微弯稀具钩的长毛;花管长 0.6~1mm;萼片卵形至阔卵形,长 2~3.7mm,宽 1.4~2mm,白色或淡绿色,开花时反曲,先端钝圆形,花瓣白色,倒卵形至阔倒卵形,长 1~2.4mm,宽 1.2~3.1mm,先端倒心形,凹缺深至花瓣长度的 1/2~2/3,花瓣裂片阔圆形;雄蕊伸展,略短于花柱或与花柱近等长;蜜腺不明显,全部藏于花管之内。果实斜倒卵形至透镜形,长 3~3.9mm,径 1.8~3.3mm,2 室,具 2 种子,背面压扁,基部斜圆形或斜截形,边缘及子房室之间略显木栓质增厚,但不具明显的纵沟;成熟果实连果梗长 4.4~7mm。花期 6~8 月,果期 7~9 月。

[分布] 产平凉(崆峒后山)、华亭等地。生海拔 800~1700m 的山坡路旁及沟边阴湿处。

[采集加工] 秋季采收,除去杂质,鲜用或晒干。

[资源利用] 有资源。未利用。

[性味功效] 苦、辛,微寒。清热解毒,止血。

[功能主治] 用于痈疮肿毒,疥疮,外伤出血。

煎服,6~12g。外用适量,研末调敷;或鲜品捣敷。

牛尾蒿(《植物名实图考》)

[异名] 荻蒿(《松村植物名录》),紫杆蒿(甘肃),水蒿(陕西、甘肃),艾蒿(青海),米蒿(四川),指叶蒿(河北、内蒙古),"普儿芒"(藏语名)。

[来源] 菊科植物蒿属牛尾蒿 *Artemisia dubia*

Wall. ex Bess. 无毛牛尾蒿 *Artemisia dubia* Wall. ex Bess. var. *subdigitata*（Mattf.）Y. R. Ling 的全草（图410）。

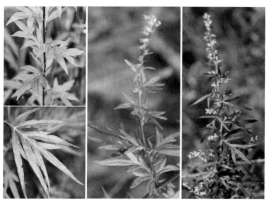

图410　牛尾蒿

［原植物］（1）牛尾蒿：半灌木状草本。主根木质，稍粗长，垂直，侧根多；根状茎粗短，直径0.5～2cm，有营养枝。茎多数或少数，丛生，直立或斜向上，高80～120cm，基部木质，纵棱明显，紫褐色或绿褐色，分枝多，开展，枝长15～35cm或更长，常呈屈曲延伸；茎、枝幼时被短柔毛，后渐稀疏或无毛。叶厚纸质或纸质，叶面微有短柔毛，背面毛密，宿存；基生叶与茎下部叶大，卵形或长圆形，羽状5深裂，有时裂片上还有1～2枚小裂片，无柄，花期叶凋谢；中部叶卵形，长5～12cm，宽3～7cm，羽状5深裂，裂片椭圆状披针形、长圆状披针形或披针形，长3～8cm，宽5～12mm，先端尖，边缘无裂齿，基部渐狭，楔形，成柄状，有小型、披针形或线形的假托叶；上部叶与苞片叶指状3深裂或不分裂，裂片或不分裂的苞片叶椭圆状披针形或披针形。头状花序多数，宽卵球形或球形，直径1.5～2mm，有短梗或近无梗，基部有小苞叶，在分枝的小枝上排成穗状花序或穗状花序状的总状花序，而在分枝上排成复总状花序，在茎上组成开展、具多级分枝大型的圆锥花序；总苞片3～4层，外层总苞片略短小，外、中层总苞片卵形、长卵形，背面无毛，有绿色中肋，边膜质，内层总苞片半膜质；雌花6～8朵，花冠狭小，略呈圆锥形，檐部具2裂齿，花柱伸出花冠外甚长，光端二叉，叉端尖；两性花2～10朵，不孕育，花冠管状，花药线形，先端附属物尖，长三角形，基部圆钝，花柱短，先端稍膨大，2裂，不叉开。瘦果小，长圆形或倒卵形。花果期8～10月。

（2）无毛牛尾蒿：本变种与正种（原变种）区别在于本变种茎、枝、叶背面初时被灰白色短柔毛，后脱落无毛。花果期7～9月。

［分布］（1）牛尾蒿：本市各地有分布，生于低海拔至3500m地区的干山坡、草原、疏林下及林缘。

（2）无毛牛尾蒿：产本市各地。生海拔1000～2500m的山坡、河边、路旁、沟谷、林缘。

［采集加工］秋季采割，除去杂质，鲜用或扎把晾干。

［资源利用］资源丰富。自采自用。

［性味功效］苦、辛，凉。清热解毒，除湿退黄，杀虫。

［功能主治］（1）肝热目赤，单味研末，冲服。

（2）湿热黄疸，牛尾蒿熬膏服；或研末服。

（3）疮毒红肿，鲜品捣烂外敷；风疹瘙痒，单用，水煎外洗。

煎服，9～15g；散服，3～6g；或熬膏服。外用适量，水煎洗；或熬膏外涂。

牛　膝

［异名］山苋菜、对节菜（《救荒本草》），牛磕膝。

［来源］苋科牛膝属植物牛膝 *Achyranthes bidentata* Blume 的根（图411）。

［原植物］多年生草本，高70～120cm；根圆柱形，直径5～10mm，土黄色；茎有棱角或四方形，绿色或带紫色，有白色贴生或开展柔毛，或近无毛，分枝对生。叶片椭圆形或椭圆披针形，少数倒披针形，长4.5～12cm，宽2～7.5cm，顶端尾尖，尖长5～10mm，基部楔形或宽楔形，两面有贴生或开展柔毛；叶柄长5～30mm，有柔毛。穗状花序顶生及腋生，长3～5cm，花期后反折；总花梗长1～2cm，有白色柔毛；花多数，密生，长5mm；苞片宽卵形，长2～3mm，顶端长渐尖；小苞片刺状，长2.5～3mm，

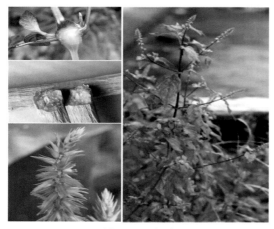

图 411　牛膝

顶端弯曲,基部两侧各有 1 卵形膜质小裂片,长约 1mm;花被片披针形,长 3 ~ 5mm,光亮,顶端急尖,有 1 中脉;雄蕊长 2 ~ 2.5mm;退化雄蕊顶端平圆,稍有缺刻状细锯齿。胞果矩圆形,长 2 ~ 2.5mm,黄褐色,光滑。种子矩圆形,长 1mm,黄褐色。花期 7 ~ 9 月,果期 9 ~ 10 月。

[分布] 本市灵台有栽培。

[采集加工] 冬季茎叶枯萎时采挖,除去须根及泥沙,捆成小把,晒至皱缩,将顶端切齐,晒干。切段,生用或酒炙用。

[炮制] 酒牛膝:取净牛膝段,加酒(牛膝 100kg,黄酒 10kg)拌匀,闷透置锅内,用文火炒干,取出放凉。

[资源利用] 有资源。自采自用。

[性味功效] 苦、酸,平。补肝肾,强筋骨,逐瘀通经,引血下行。

[功能主治] (1)肝肾不足,腰膝疼痛,下肢痿软,常与杜仲、续断、桑寄生等同用;偏阳虚者,可配附子、川椒等,如《张氏医通》酒浸牛膝丸;偏阴火旺者,可配龟板、熟地黄、知母等,如虎潜丸;湿热下注,关节红肿疼痛,可配苍术、黄柏、薏苡仁等,如《成方便读》四妙丸。

(2)瘀血阻滞,痛经,经闭,产后腹痛,可与当归、赤芍、桃仁、红花等同用,以活血通经;跌打损伤,腰膝瘀痛,则配乳香、没药、续断等,以活血行气,祛瘀止痛。

(3)火热上逆,吐血,衄血,可配栀子、白茅根等,以凉血止血;胃热阴虚,牙痛,牙龈出血,可与熟地黄、麦冬、知母、生石膏等滋阴降火药同用,如玉女煎;阴虚阳亢,头晕热痛,常配生赭石、生龙骨、生牡蛎等平肝潜阳药,如镇肝熄风汤。

(4)其他,可用于癥瘕,热淋,血淋,小便不利,水肿,高血压等。活血通经,利水通淋,引血引火下行宜生用;补肝肾,强筋骨,宜酒炙用。

煎服 6 ~ 15g;或浸酒,或入丸、散服。中气下陷,脾虚泄泻,下元不固,梦遗滑精,月经过多者及孕妇忌服。

牛枝子

[异名] 达呼里胡枝子,毛果胡枝子,牛枝条。

[来源] 豆科胡枝子属植物兴安胡枝子 *Lespedeza daurica* (Laxm.) Schindl. 的枝叶或根(图 412)。

[原植物] 小灌木,高达 1m。茎通常稍斜升,单一或数个簇生;老枝黄褐色或赤褐色,被短柔毛或无毛,幼枝绿褐色,有细棱,被白色短柔毛。羽状复叶具 3 小叶;托叶线形,长 2 ~ 4mm;叶柄长 1 ~ 2cm;小叶长圆形或狭长圆形,长 2 ~ 5cm,宽 5 ~ 16mm,先端圆形或微凹,有小刺尖,基部圆形,上面无毛,下面被贴伏的短柔毛;顶生小叶较大。总状花序腋生。较叶短或与叶等长;总花梗密生短柔毛;小苞片披针状线形,有毛;花萼 5 深裂,外面被白毛,萼裂片披针形,先端长渐尖,成刺芒状,与花冠近等长;花冠白色或黄白色,旗瓣长圆形,长约 1cm,

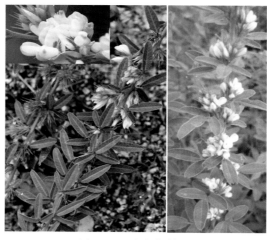

图 412　兴安胡枝子

中央稍带紫色,具瓣柄,翼瓣长圆形,先端钝,较短,龙骨瓣比翼瓣长,先端圆形;闭锁花生于叶腋,结实。荚果小,倒卵形或长倒卵形,长 3～4mm,宽 2～3mm,先端有刺尖,基部稍狭,两面凸起,有毛,包于宿存花萼内。花期 7～8 月,果期 9～10 月。

[分布] 本市大部分地区均产。生于干山坡、草地、路旁及沙质地上。

[采集加工] 夏、秋采挖,除去杂质,切段,晒干。

[资源利用] 资源较丰富。自采自用。

[性味功效] 辛,温。解表散寒。

[功能主治] 用于感冒咳嗽,常与沙地旋覆花、桑叶同用,煎服。

煎服,9～15g。

牛　　至

[异名] 五香草。

[来源] 唇形科牛至属植物牛至 *Origanum vulgare* L. 的地上部分或全草(图 413)。

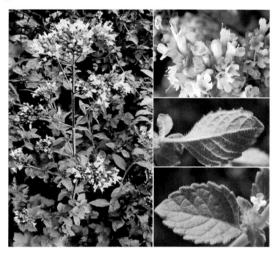

图 413　牛至

[原植物] 多年生草本或半灌木,芳香;根茎斜生,其节上具纤细的须根,多少木质。茎直立或近基部伏地,通常高 25～60cm,多少带紫色,四棱形,具倒向或微蜷曲的短柔毛,多数,从根茎发出,中上部各节有具花的分枝,下部各节有不育的短枝,近基部常无叶。叶具柄,柄长 2～7mm,腹面具槽,背面近圆形,被柔毛,叶片卵圆形或长圆状卵圆形,长 1～4cm,宽 0.4～1.5cm,先端钝或稍钝,基部宽楔形至近圆形或微心形,全缘或有远离的小锯齿,上面亮绿色,常带紫晕,具不明显的柔毛及凹陷的腺点,下面淡绿色,明显被柔毛及凹陷的腺点,侧脉 3～5 对,与中脉在上面不显著,下面多少突出;苞叶大多无柄,常带紫色。花序呈伞房状圆锥花序,开张,多花密集,由多数长圆状在果时多少伸长的小穗状花序所组成;苞片长圆状倒卵形至倒卵形或倒披针形,锐尖,绿色或带紫晕,长约 5mm,具平行脉,全缘。花萼钟状,连齿长 3mm,外面被小硬毛或近无毛,内面在喉部有白色柔毛环,13 脉,多少显著,萼齿 5,三角形,等大,长 0.5mm。花冠紫红、淡红至白色,管状钟形,长 7mm,两性花冠筒长 5mm,显著超出花萼,而雌性花冠筒短于花萼,长约 3mm,外面疏被短柔毛,内面在喉部被疏短柔毛,冠檐明显二唇形,上唇直立,卵圆形,长 1.5mm,先端 2 浅裂,下唇开张,长 2mm,3 裂,中裂片较大,侧裂片较小,均长圆状卵圆形。雄蕊 4,在两性花中,后对短于上唇,前对略伸出花冠,在雌性花中,前后对近相等,内藏,花丝丝状,扁平,无毛,花药卵圆形,2 室,两性花由三角状楔形的药隔分隔,室叉开,而雌性花中药隔退化雄蕊的药室近于平行。花盘平顶。花柱略超出雄蕊,先端不相等 2 浅裂,裂片钻形。小坚果卵圆形,长约 0.6mm,先端圆,基部骤狭,微具棱,褐色,无毛。花期 7～9 月,果期 10～12 月。

[分布] 产庄浪、华亭、平凉等地。生海拔 600～3600m 的路旁、山坡、林下及草地。

[采集加工] 7～8 月开花前割取地上部分,或将全草连根拔起,抖净泥沙,鲜用或扎把阴干。

[资源利用] 资源较丰富。自采自用。

[性味功效] 辛、微苦,凉。解表,理气,清暑,利湿。

[功能主治] (1)伤风发热,呕吐,可与紫苏、枇杷叶、灯心草同用,煎服;中暑发热头痛,烦渴汗出,腹痛水泻,身困尿少,可配扁豆、神曲、栀子、赤茯苓、荆芥穗、灯心草等,水煎服。

(2)皮肤湿热瘙痒,鲜品单用,煎水洗;多发性脓肿,牛至、南蛇藤,水酒各半,炖豆腐服食。

（3）白带，可与硫黄少许同煎服。

（4）其他，可用于黄疸，水肿，小儿疳积，麻疹，痢疾，跌打损伤等。

扭瓦韦

[异名] 一皮草，卷叶瓦韦。

[来源] 水龙骨科瓦韦属植物扭瓦韦 *Lepisorus contortus*（Christ）Ching 的全草（图414）。

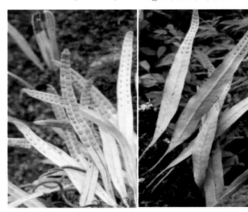

图414 扭瓦韦

[原植物] 多年生草本，高 10～30cm。根状茎横走，粗 2～3mm，密被鳞片；鳞片卵状披针形，中部深褐色，边缘有锯齿，筛孔细密。叶近生，柄长 1～2cm，粗约 1.5mm，禾秆色，光滑；叶片线状披针形，长 12～23cm，宽 6～10mm，短尾头，基部两侧下延于叶柄，全缘而通常向下反折；叶脉不明显；叶革质，上面绿色而光滑，下面灰绿色并略有小鳞片。孢子囊群圆形至卵圆形，位于主脉与叶边中间，成熟时不密接；孢子囊有长柄，环带由 14 个增厚细胞组成；孢子两面型，近肾形，平滑。

[分布] 产庄浪（通化）、华亭等地。生海拔 900～2800m 的林下石上或树干上或阴湿的山谷中。

[采集加工] 春、夏采收，除去杂质、泥沙，洗净，晒干。

[资源利用] 有资源。自采自用。

[性味功效] 微苦，微寒。清热解毒，活血止痛。

[功能主治] 用于咽喉肿痛，热淋涩痛，痈肿疮毒，跌打损伤，外伤出血，烫火伤。

煎服，9～15g。外用适量，捣敷。

钮子七

[异名] 球子七，珠子参。

[来源] 五加科人参属植物大叶三七 *Panax pseudo - ginseng* Wall. var. *japonicus*（C. A. Mey）Hoo et Tseng 的根状茎（图415）。

[原植物] 多年生草本，高可达 1m。根状茎细长，中间有结节，呈稀疏串珠状或结节密生呈竹鞭状或同一根状茎上兼有两种形状。茎直立，有纵棱。掌状复叶，3～5 轮生于茎顶，小叶（3～）5～7，近椭圆形、椭圆状卵形或倒卵形，先端新尖或长渐尖，基部圆形或楔形，长 10～13（～25）cm，宽 5～6.5（～10）cm，两面散生刚毛。边缘有细或较粗的锯齿，小叶柄长 5～35mm，有刚毛或无毛，伞形花序单生，有时多至 5 个，有时其下生 1 至多个小伞形花序；总花梗长 15～55cm，花梗长 8～16（～25）mm，花多数，萼缘有 5 齿；花 5；雄蕊 5；子房 2（4）室，花柱 2（4），分离。核果浆果状，成熟时上黑下红。花期 6～7 月，果期 8～9 月。

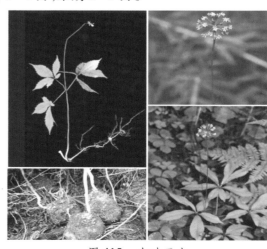

图415 大叶三七

［分布］ 产庄浪、华亭、平凉（崆峒山）等地。生海拔 1200～4000m 的林下或灌丛、草坡中。

［性味功效］ 甘、微苦，微温。补虚强壮，止咳祛痰，散瘀止血，消肿止痛。

［功能主治］ （1）病后体弱，可单用，炖肉吃或煎服；或与党参、当归等同用，以补益气血。

（2）虚劳咳嗽，可单用，煎水当茶饮，或与胡桃肉、蜂蜜同用；劳嗽咯血，可配橘红、白茅根、阿胶、贝母、百部等，水煎服。

（3）跌打肿痛，可与当归、川芎、红花、骨碎补等活血消肿止痛药同用；风湿关节痛，可配细辛、羌活、徐长卿等祛风除湿，通络止痛药。

（4）其他，可用于吐血、衄血、便血、尿血、崩漏、癥瘕、瘀血经闭、产后瘀阻腹痛、痈肿等。

煎服，6～9g；或浸酒服；或入丸、散服。外用适量，研末干撒或调敷。孕妇忌服。

附：钮子七叶

［异名］ 珠子参叶，参叶。

［来源］ 五加科人参属植物大叶三七的叶。

［原植物］ 见"钮子七"条。

［采集加工］ 秋季采收，鲜用或晒干。

［资源利用］ 资源少。自产自销。

［性味功效］ 苦、微甘，微寒。清热解，生津利咽。

［功能主治］ （1）暑热口渴，可单味煎服或泡茶饮；或配麦冬、滑石、西瓜翠衣等解暑生津之品。

（2）胃热阴伤，口干口渴，可与芦根、茅根、麦冬等同用，以清热生津。

（3）咽喉肿痛，可单用煎服；或配桔梗、牛蒡子、蜡梅花等，水煎服。

煎服，3～12g；或开水泡服。外用适量，煎汤洗；或鲜品捣敷。

糯米团

［异名］ 捆仙绳（天宝本草），糯米草、米麸子草、蔓苎麻、麦麸子草（康县）。

［来源］ 荨麻科糯米团属植物糯米团 *Gonostegia hirta*（Bl.）Miq. 的全草（图 416）。

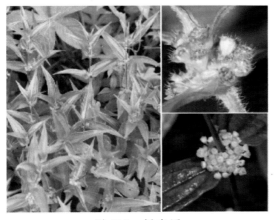

图 416 糯米团

［原植物］ 多年生草本，有时茎基部变木质；茎蔓生、铺地或渐升，长 50～100（～160）cm，基部粗 1～2.5mm，不分枝或分枝，上部带四棱形，有短柔毛。叶对生；叶片草质或纸质，宽披针形至狭披针形、狭卵形、稀卵形或椭圆形，长（1～）3～10cm，宽（0.7～）1.2～2.8cm，顶端长渐尖至短渐尖，基部浅心形或圆形，边缘全缘，上面稍粗糙，有稀疏短伏毛或近无毛，下面沿脉有疏毛或近无毛，基出脉 3～5 条；叶柄长 1～4mm；托叶钻形，长约 2.5mm。团伞花序腋生，通常两性，有时单性，雌雄异株，直径 2～9mm；苞片三角形，长约 2mm。雄花，花梗长 1～4mm；花蕾直径约 2mm，在内折线上有稀疏长柔毛；花被片 5，分生，倒披针形，长 2～2.5mm，顶端短骤尖；雄蕊 5，花丝条形，长 2～2.5mm，花药长约 1mm；退化雌蕊极小，圆锥状。雌花，花被菱状狭卵形，长约 1mm，顶端有 2 小齿，有疏毛，果期呈卵形，长约 1.6mm，有 10 条纵肋；柱头长约 3mm，有密毛。瘦果卵球形，长约 1.5mm，白色或黑色，有光泽。花期 5～9 月。

［分布］ 产灵台、华亭、泾川等地。生海拔 600～1200m 的林缘向阳而湿润的地方及沟边草地。

［采集加工］ 四季均可采挖，除去杂质、泥沙，

鲜用或晒干。用时切段。

　　[资源利用]　有资源。自采自用。

　　[性味功效]　甘、微苦,凉。清热解毒,健脾消积,利湿消肿,散瘀止血。

　　[功能主治]　(1)乳痈,疔疮,可用鲜根捣烂,醋调敷患处,每日换 1 次,乳痈外加热敷。

　　(2)黄疸,鲜品与糯稻根,同煎服。

　　(3)脾胃虚弱,食欲不振,可用根焙干研细,每

用 15 ～ 30g,蒸猪瘦肉适量服;小儿疳积,可用根细粉 3 ～ 9g,布包,用鸡肝 1 个,蒸熟服食。

　　(4)湿热带下,单用鲜品,煎服。

　　(5)其他,可用于水肿,小便不利,痛经,跌打损伤,咯血,吐血,痢疾,外伤出血等。

　　煎服,9 ～ 30g,鲜品加倍。外用适量,鲜品捣敷。

女娄菜

　　[异名]　桃色女娄菜。

　　[来源]　石竹科蝇子草属植物女娄菜 *Silene aprica* Turcz. ex Fisch. et Mey. 的地上部分(图 417)。

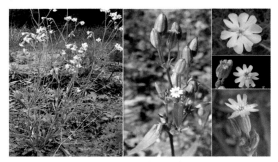

图 417　女娄菜

　　[原植物]　一年生或二年生草本,高 30 ～ 70cm,全株密被灰色短柔毛。主根较粗壮,稍木质。茎单生或数个,直立,分枝或不分枝。基生叶叶片倒披针形或狭匙形,长 4 ～ 7cm,宽 4 ～ 8mm,基部渐狭成长柄状,顶端急尖,中脉明显;茎生叶叶片倒披针形、披针形或线状披针形,比基生叶稍小。圆锥花序较大型;花梗长 5 ～ 20(～ 40)mm,直立;苞片披针形,草质,渐尖,具缘毛;花萼卵状钟形,长 6 ～ 8mm,近草质,密被短柔毛,果期长达 12mm,纵脉绿色,脉端多少连结,萼齿三角状披针形,边缘膜质,具缘毛;雌雄蕊柄极短或近无,被短柔毛;花瓣

白色或淡红色,倒披针形,长 7 ～ 9mm,微露出花萼或与花萼近等长,爪具缘毛,瓣片倒卵形,2 裂;副花冠片舌状;雄蕊不外露,花丝基部具缘毛;花柱不外露,基部具短毛。蒴果卵形,长 8 ～ 9mm,与宿存萼近等长或微长;种子圆肾形,灰褐色,长 0.6 ～ 0.7mm,肥厚,具小瘤。花期 5 ～ 7 月,果期 6 ～ 8 月。

　　[分布]　产华亭、泾川、灵台。生海拔 600 ～ 2000m 的丘陵或山地。

　　[采集加工]　夏、秋采收,除去杂质、泥沙,鲜用或晒干。

　　[资源利用]　资源较丰富。自采自用。

　　[性味功效]　辛、苦,平。活血调经,下乳,健脾,利湿,解毒。

　　[功能主治]　(1)月经错后,可与小血藤煨汤温服。

　　(2)产妇乳少,可配黄芪、当归,水煎服;乳汁不下,可与通草、沙参,炖猪蹄服食。

　　(3)体虚浮肿,女娄菜、白术、茯苓等量,水煎服;或配徐长卿、马兰根、山楂根等,水煎加红糖、黄酒服。

　　(4)骨髓炎,女娄菜、蛇葡萄,较大剂量煎服。

　　煎服,9 ～ 15g,大剂量可用至 30g;或研末服。外用适量,鲜品捣敷。

欧夏至草

　　[来源]　唇形科欧夏至草属欧夏至草 *Marrubium vulgare* L. 的全草(图 418)。

　　[原植物]　多年生草本;根茎直伸,其上疏生

纤细须根。茎直立,分枝或不分枝,高 30 ～ 40cm,钝四棱形,基部变木质,密被贴生的绵状柔毛。叶卵形、阔卵形至圆形,向枝条上端者变小,长 2 ～ 3.5cm,

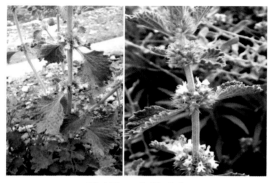

图 418 欧夏至草

宽 1.8 ~ 3cm, 先端钝或近圆形, 基部宽楔形至圆形, 边缘有粗齿状锯齿, 上面亮绿色, 具皱, 疏生长柔毛, 下面灰绿色, 密被粗糙平伏长柔毛, 侧脉 2 ~ 3 对, 与中脉在上面凹陷, 下面隆起; 叶柄长 0.7 ~ 1.5cm。轮伞花序腋生, 多花, 在枝条上部者紧密, 在枝条下部者较疏松, 圆球状, 径 1.5 ~ 2.3cm; 苞片钻形, 与萼筒等长或稍长, 向外方反曲, 密被长柔毛。花萼管状, 长约 7mm, 外面沿肋有糙硬毛, 余部有腺点, 内面在萼檐处密生长柔毛, 脉 10, 凸出, 齿通常 10, 其中 5 主齿较长, 5 副齿较短且数目不定, 长 1 ~ 4mm, 钻形, 在先端处呈钩吻状弯曲。花冠白色, 长约 9mm, 冠筒长约 6mm, 外面密被短柔毛, 内面在中部有 1 毛环, 余均无毛, 冠檐二唇形, 上唇与下唇等长或稍短于下唇, 直伸或开张, 先端 2 裂, 下唇开张, 3 裂, 中裂片最宽大, 肾形, 先端波状而 2 浅裂。雄蕊 4, 着生于冠筒中部, 均内藏, 前对较长, 花丝极短, 花药卵圆形, 2 室。花柱丝状, 先端不等 2 浅裂。小坚果卵圆状三棱形, 有小疣点。花期 6 ~ 8 月, 花后结果。

〔分布〕 产平凉等地, 生于路边、沙滩。

〔功能主治〕 欧夏至草提取物能够镇静安抚, 解毒排毒, 降低血管充血现象, 重塑肌肤健康活力, 有效对抗组胺, 消除过敏原, 减少皮脂生成, 帮助舒缓肌肤不适状态。

攀援天门冬

〔异名〕 寄马桩。

〔来源〕 百合科天门冬属植物攀援天门冬 *Asparagus brachyphyllus* Turcz. 的根(图 419)。

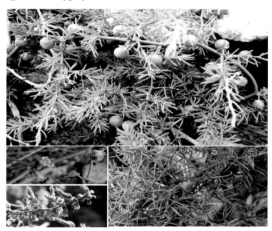

图 419 攀援天门冬

〔原植物〕 攀援植物。块根肉质, 近圆柱状, 粗 7 ~ 15mm。茎近平滑, 长 20 ~ 100cm, 分枝具纵凸纹, 通常有软骨质齿。叶状枝每 4 ~ 10 枚成簇, 近扁的圆柱形, 略有几条棱, 伸直或弧曲, 长 4 ~ 12 (~ 20)mm, 粗约 0.5mm, 有软骨质齿, 较少齿不明显; 鳞片状叶基部有长 1 ~ 2mm 的刺状短距, 有时距不明显。花通常每 2 ~ 4 朵腋生, 淡紫褐色; 花梗长 3 ~ 6mm, 关节位于近中部。雄花花被长 7mm; 花丝中部以下贴生于花被片上。雌花较小, 花被长约 3mm。浆果直径 6 ~ 7mm, 熟时红色, 通常有 4 ~ 5 颗种子。花期 5 ~ 6 月, 果期 8 月。

〔分布〕 产庄浪、静宁等地。生海拔 800 ~ 2000m 的山坡、田边或灌丛中。

〔采集加工〕 夏、秋采挖, 洗净, 煮沸约 30 分钟, 捞出, 剥去外皮, 鲜用或晒干。

〔资源利用〕 有资源。自采自用。

〔性味功效〕 苦、微辛, 微寒。清热解毒, 祛风止痒。

〔功能主治〕 (1)痈肿初期, 鲜寄马桩, 捣烂外敷患处。

(2)其他, 可用于风湿痹痛, 湿疹, 皮肤瘙痒。煎服, 6 ~ 9g。外用适量, 鲜品捣敷。

盘龙参（《植物名实图考》）

[异名] 绶（《尔雅》），龙抱柱（《天宝本草》）。

[来源] 兰科绶草属植物绶草 *Spiranthes sinensis*（Pers.）Ames 的根（图420）。

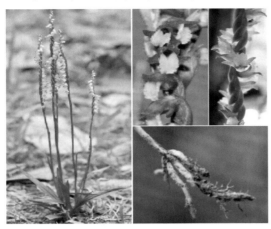

图420 绶草

[原植物] 植株高 13～30cm。根数条，指状，肉质，簇生于茎基部。茎较短，近基部生 2～5 枚叶。叶片宽线形或宽线状披针形，极罕为狭长圆形，直立伸展，长 3～10cm，常宽 5～10mm，先端急尖或渐尖，基部收狭具柄状抱茎的鞘。花茎直立，长 10～25cm，上部被腺状柔毛至无毛；总状花序具多数密生的花，长 4～10cm，呈螺旋状扭转；花苞片卵状披针形，先端长渐尖，下部的长于子房；子房纺锤形，扭转，被腺状柔毛，连花梗长 4～5mm；花小，紫红色、粉红色或白色，在花序轴上呈螺旋状排生；萼片的下部靠合，中萼片狭长圆形，舟状，长 4mm，宽 1.5mm，先端稍尖，与花瓣靠合呈兜状；侧萼片偏斜，披针形，长 5mm，宽约 2mm，先端稍尖；花瓣斜菱状长圆形，先端钝，与中萼片等长但较薄；唇瓣宽长圆形，凹陷，长 4mm，宽 2.5mm，先端极钝，前半部上面具长硬毛且边缘具强烈皱波状啮齿，唇瓣基部凹陷呈浅囊状，囊内具 2 枚胼胝体。花期 7～8 月。

[分布] 产静宁、庄浪（通边）、华亭、平凉等地。生海拔 600～3400m 的山坡林下、灌丛下、草地或河滩沼泽草甸中。产于全国各省区。

[采集加工] 夏、秋采挖，除去杂质，洗净，鲜用或晒干。用时切段。

[资源利用] 有资源。自采自用。

[性味功效] 甘、苦，平。益气养阴，清热解毒。

[功能主治] （1）病后体虚，绶草、当归、黄芪，水煎服；神经衰弱，可与远志、合欢花，同煎服。

（2）肺结核咯血，可同贝母，煎服；咽喉肿痛，绶草根水煎，加冰片少许，徐徐含咽；小儿夏季热，可配鸭跖草，水煎服。

（3）腰痛遗精，肾虚白带，绶草、黑芝麻、黑豆、补骨脂、山药、覆盆子、金樱子，炒研为末，蜜丸，早晚送服。

（4）其他，可用于阴虚内热头晕，毒蛇咬伤烫火伤，疮疡痈肿，糖尿病等。

煎服，9～15g，鲜品加倍。外用适量，鲜品捣敷。

盘叶忍冬

[别名] 金银花（商品），叶藏花。

[来源] 忍冬科植物盘叶忍冬 *Lonicera tragophylla* Hemsl. 的干燥花蕾或带初开的花（图421）。

[原植物] 落叶藤本；幼枝无毛。叶纸质，矩圆形或卵状矩圆形，稀椭圆形，长（4～）5～12cm，顶端钝或稍尖，基部楔形，下面粉绿色，被短糙毛或至少中脉下部两侧密生横出的淡黄色髯毛状短糙毛，很少无毛，中脉基部有时带紫红色，花序下方 1～2 对叶连合成近圆形或圆卵形的盘，盘两端通常

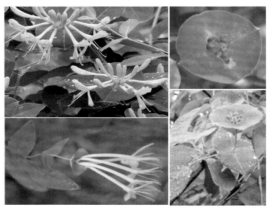

图421 盘叶忍冬

钝形或具短尖头;叶柄很短或不存在。由3朵花组成的聚伞花序密集成头状花序生小枝顶端,共有6~9(~18)朵花;萼筒壶形,长约3mm,萼齿小,三角形或卵形,顶钝;花冠黄色至橙黄色,上部外面略带红色,长5~9cm,外面无毛,唇形,筒稍弓弯,长2~3倍于唇瓣,内面疏生柔毛;雄蕊着生于唇瓣基部,长约与唇瓣等,无毛;花柱伸出,无毛。果实成熟时由黄色转红黄色,最后变深红色,近圆形,直径约1cm。花期6~7月,果熟期9~10月。

［分布］产于华亭、庄浪等地。生海拔600~1500m的山坡灌丛或疏林中、山坡路旁边。

［采集加工］于花蕾呈黄绿色、未开放时适时采集,置芦席上摊开于通风处干燥,为防止色泽变深,干燥应及时进行,不宜多翻动,不得水洗。产地亦有采用烘干技术加工。

［资源利用］资源较丰富,自产自销。

［性味功效］甘,寒。清热解毒,凉散风热。

［功能主治］用于痈肿疔疮,喉痹,丹毒,血热毒痢,风热感冒,温热发病。

泡沙参

［异名］沙参(《神农本草经》),文希(《名医别录》),羊婆奶(《本草纲目》)。

［来源］桔梗科沙参属植物泡沙参 *Adenophora potaninii* Korsh. 的根(图422)。

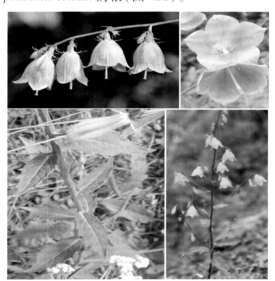

图422　泡沙参

［原植物］茎高30~100cm,不分枝,常单枝发自1条茎基上,常密而少疏地被倒生短硬毛,仅个别植株近于无毛。茎生叶无柄,仅个别植株下部的叶有短柄,卵状椭圆形,矩圆形,少数为条状椭圆形和倒卵形,长2~7cm,宽0.5~3cm,基部钝或楔形,顶端钝,急尖或短渐尖,每边具2至数个粗大齿,两面有疏或密的短毛。花序通常在基部有分枝,组成圆锥花序,也有时仅数朵花,集成假总状花序。花梗短,长不逾1cm;花萼无毛,筒部倒卵状或球状倒卵形,基部圆钝或稍钝,裂片狭三角状钻形,长3~7mm,边缘有1对细长齿;花冠钟状,紫色、蓝色或蓝紫色,少为白色,长1.5~2.5cm,裂片卵状三角形,长5~8mm;花盘筒状,长2~2.6(~3)mm,至少顶端被毛;花柱与花冠近等长,或稍稍伸出。蒴果球状椭圆形或椭圆状,长约8mm,直径4~5mm。种子棕黄色,长椭圆状,有1条翅状棱,长1.4mm。花期7~10月,果期10~11月。

［分布］本市各地区均产。生海拔3000m以下的阳坡草地,少生于灌丛或林下。

［采集加工］秋季采挖,除去茎叶及须根,洗净,趁鲜用竹片刮去外皮。切片晒干。

［资源利用］资源丰富。自产自销。

［性味功效］甘、微苦,微寒。养阴清热,润肺化痰,益胃生津。

［功能主治］(1)阴虚久咳,痰少而黏,可配生地黄、麦冬、贝母等以养阴清热,润肺化痰;若肺热较盛,再加清肺之桑白皮、地骨皮;久咳不已,再配冬花、炙百部止咳化痰;久咳声哑,再与玄参、诃子同用,以敛肺利咽。

(2)肺热咳嗽,痰中带血,可与阿胶、百部、川贝、天冬、麦冬、生地黄、熟地黄、山药、茯苓、獭肝、三七、白菊花同用,以滋阴保肺,止血化痰,如《医学心悟》月华丸。

(3)燥邪伤肺,干咳无痰,常与桑叶、杏仁、象贝、香豉、栀子皮、梨皮清宜燥热药同用,如桑杏汤;燥伤肺胃,干咳烦热,口鼻干燥,则配麦冬、天花粉、玉竹、生甘草、桑叶、生扁豆,以清养肺胃,如沙参麦冬汤;阴虚喉痹,咽干疼痛,多配百合、桔梗、射干等,以养阴润肺,清热利咽。

（4）胃阴虚伤,口干咽燥,舌红少苔,常配生地黄、玉竹、麦冬、冰糖甘寒养阴生津之品,如《温病条辨》益胃汤;津伤较重,舌绛少津,可与鲜生地、鲜石斛等同用,以增养阴生津之效。

煎服,9～15g,鲜品15～30g;或入丸、散服。风寒咳嗽者忌服。

泡 桐

［来源］ 玄参科泡桐属植物白花泡桐*Paulownia fortunei*（Seem.）Hemsl.或毛泡桐*Paulownia tomentosa*（Thunb.）Steud.的树皮（图423）。

［原植物］ （1）白花泡桐:乔木高达30m,树冠圆锥形,主干直,胸径可达2m,树皮灰褐色;幼枝、叶、花序各部和幼果均被黄褐色星状绒毛,但叶柄、叶片上面和花梗渐变无毛。叶片长卵状心脏形,有时为卵状心脏形,长达20cm,顶端长渐尖或锐尖头,其凸尖长达2cm,新枝上的叶有时2裂,下面有星毛及腺,成熟叶片下面密被绒毛,有时毛很稀疏至近无毛;叶柄长达12cm。花序枝几无或仅有短侧枝,故花序狭长几成圆柱形,长约25cm,小聚伞花序有花3～8朵,总花梗几与花梗等长,或下部者长于花梗,上部者略短于花梗;萼倒圆锥形,长2～2.5cm,花后逐渐脱毛,分裂至1/4或1/3处,萼齿卵圆形至三角状卵圆形,至果期变为狭三角形;花冠管状漏斗形,白色仅背面稍带紫色或浅紫色,长8～12cm,管部在基部以上不突然膨大,而逐渐向上扩大,稍稍向前曲,外面有星状毛,腹部无明显纵褶,内部密布紫色细斑块;雄蕊长3～3.5cm,有疏腺;子房有腺,有时具星毛,花柱长约5.5cm。蒴果长圆形或长圆状椭圆形,长6～10cm,顶端之喙长达6mm,宿萼开展或漏斗状,果皮木质,厚3～6mm;种子连翅长6～10mm。花期3～4月,果期7～8月。

（2）毛泡桐:乔木高达20m,树冠宽大伞形,树皮褐灰色;小枝有明显皮孔,幼时常具黏质短腺毛。叶片心脏形,长达40cm,顶端锐尖头,全缘或波状浅裂,上面毛稀疏,下面毛密或较疏,老叶下面的灰褐色树枝状毛常具柄和3～12条细长丝状分枝,新枝上的叶较大,其毛常不分枝,有时具黏质腺毛;叶柄常有黏质短腺毛。花序枝的侧枝不发达,长约中央主枝之半或稍短,故花序为金字塔形或狭圆锥形,长一般在50cm以下,少有更长,小聚伞花序的总花梗长1～2cm,几与花梗等长,具花3～5朵;萼浅钟形,长约1.5cm,外面绒毛不脱落,分裂至中部或裂过中部,萼齿卵状长圆形,在花中锐头或稍钝头至果中钝头;花冠紫色,漏斗状钟形,长5～7.5cm,在离管基部约5mm处弓曲,向上突然膨大,

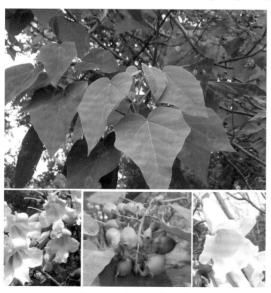

图423－1 白花泡桐

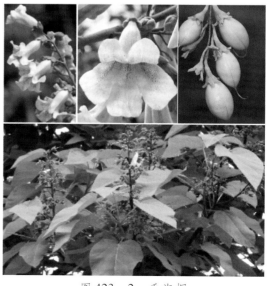

图423－2 毛泡桐

外面有腺毛,内面几无毛,檐部二唇形,直径约小5cm;雄蕊长达2.5cm;子房卵圆形,有腺毛,花柱短于雄蕊。蒴果卵圆形,幼时密生黏质腺毛,长3~4.5cm,宿萼不反卷,果皮厚约1mm;种子连翅长2.5~4mm。花期4~5月,果期8~9月。

[分布]（1）白花泡桐:本市华亭、平凉、泾川等地有栽培。

（2）毛泡桐:本市华亭、平凉、泾川等地有栽培。

[采集加工]　全年均可采剥,鲜用或晒干。

[资源利用]　栽培品。自采自用。

[性味功效]　苦,寒。祛风除湿,解毒消肿。

[功能主治]（1）痈疮,疽,痔瘘,恶疮,可用泡桐皮水煎敷之,如《普济方》载方。

（2）跌打损伤,本品去青留白,醋炒捣敷,如《濒湖集简方》载方。

（3）神经性肩痛,老泡桐皮煎水去渣,趁热拌入等量麦麸皮,热敷患处,凉后再换。

（4）其他,可用于风湿热痹,淋症,丹毒,肠风下血等。

煎服,15~30g。外用适量,敷或煎汁涂。

附：桐叶（《神农本草经》）

[异名]　白桐叶（《本草经集注》）。

[来源]　玄参科泡桐属植物白花泡桐或毛泡桐的叶。

[原植物]　见"泡桐"条。

[采集加工]　夏、秋采摘,鲜用或晒干。

[资源利用]　栽培品。自采自用。

[性味功效]　苦,寒。清热解毒,止血消肿。

[功能主治]（1）痈疽发背,桐叶蒸敷贴,如《医林正宗》载方。

（2）须秃落,可配麻子仁,米泔煮五六沸,去渣外洗,如《肘后备急方》载方。

（3）手脚肿痛,泡桐叶与赤小豆,同煎服;另用桐叶、赤小豆、冬瓜皮煎水泡洗。

煎服,15~30g。外用适量,以蒸贴敷;煎水洗;或捣汁涂。

注　泡桐花:苦,寒。清肺利咽,解毒消肿。用于肺热咳嗽,咽喉肿痛,目赤肿痛,疮肿,菌痢,肠炎。煎服,9~20g。

泡果:苦,微寒。止咳化痰,用于咳嗽多。煎服,15~30g。

蓬子菜

[异名]　竹节草,喇嘛黄。

[来源]　茜草科拉拉藤属植物蓬子菜 Galium verum L. 或粗糙蓬子菜 Galium verum L. var. trachyphyllum Wallr. 的全草（图424）。

[原植物]　多年生近直立草本,基部稍木质,高25~45cm;茎有4角棱,被短柔毛或秕糠状毛。叶纸质,6~10片轮生,线形,通常长1.5~3cm,宽1~1.5mm,顶端短尖,边缘极反卷,常卷成管状,上面无毛,稍有光泽,下面有短柔毛,稍苍白,干时常变黑色,1脉,无柄。聚伞花序顶生和腋生,较大,多花,通常在枝顶结成带叶的长可达15cm、宽可达12cm的圆锥花序状;总花梗密被短柔毛;花小,稠密;花梗有疏短柔毛或无毛,长1~2.5mm;萼管无毛;花冠黄色,辐状,无毛,直径约3mm,花冠裂片卵

形或长圆形,顶端稍钝,长约1.5mm;花药黄色,花丝长约0.6mm;花柱长约0.7mm,顶部2裂。果小,果片双生,近球状,直径约2mm,无毛。花期4~8月,

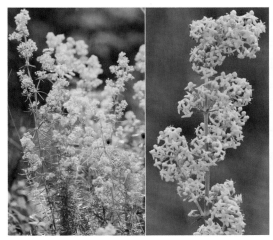

图424　蓬子菜

果期 5~10 月。粗糙蓬子菜与蓬子菜不同的是,叶上面被毛,粗糙;花期 5~8 月,果期 8~9 月。

[分布] 本市大部分地区均产。生海拔 600~4000m 的河滩、沟谷及山坡草地。

[采集加工] 夏、秋采挖,除去杂质、泥沙,鲜用或晒干。用时茎叶切段,根切片或切段。

[资源利用] 资源较丰富。自采自用。

[性味功效] 微辛、苦、微寒。清热解毒,活血通经,祛风止痒。

[功能主治] (1)疔疮走黄(疔毒走散,入于血分,见疮顶黑陷,无脓,伴寒热头痛,胸闷烦躁,恶心呕吐等),蓬子菜加黄酒,同煎服,药渣捣烂敷患处。

(2)荨麻疹,本品煎服;或配地肤子等,水煎服。

(3)传染性肝炎,蓬子菜、茵陈、板蓝根等,煎服。

(4)其他,可用于咽喉肿痛,水肿腹胀,经闭,带下,跌打损伤,毒蛇咬伤,稻田皮炎等。

煎服,9~15g。外用适量,捣敷;或熬膏涂。

披针叶胡颓子

[来源] 胡颓子科胡颓子属植物披针叶胡颓子 Elaeagnus Lanceolata Warb. 的根或叶(图 425)。

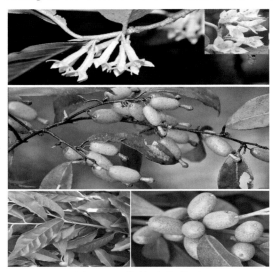

图 425 披针叶胡颓子

[原植物] 常绿直立或蔓状灌木,高 4m,无刺或老枝上具粗而短的刺;幼枝淡黄白色或淡褐色,密被银白色和淡黄褐色鳞片,老枝灰色或灰黑色,圆柱形;芽锈色。叶革质,披针形或椭圆状披针形至长椭圆形,长 5~14cm,宽 1.5~3.6cm,顶端渐尖,基部圆形,稀阔楔形,边缘全缘,反卷,上面幼时被褐色鳞片,成熟后脱落,具光泽,干燥后褐色,下面银白色,密被银白色鳞片和鳞毛,散生少数褐色鳞片,侧脉 8~12 对,与中脉开展成 45°的角,上面显著,下面不甚明显;叶柄长 5~7mm,黄褐色。花淡黄白色,下垂,密被银白色和散生少褐色鳞片和鳞毛,常 3~5 花簇生叶腋短小枝上成伞形总状花序;花梗纤细,锈色,长 3~5mm;萼筒圆筒形,长 5~6mm;在子房上骤收缩,裂片宽三角形,长 2.5~3mm,顶端渐尖,内面疏生白色星状柔毛,包围子房的萼管椭圆形,长 2mm,被褐色鳞片;雄蕊的花丝极短或几无,花药椭圆形,长 1.5mm,淡黄色;花柱直立,几无毛或疏生极少数星状柔毛,柱头长 2~3mm,达裂片的 2/3。果实椭圆形,长 12~15mm,直径 5~6mm,密被褐色或银白色鳞片,成熟时红黄色;果梗长 3~6mm。花期 8~10 月,果期次年 4~5 月。

[分布] 产庄浪、华亭、泾川(官山后沟)等地。生海拔 600~2500m 的山地林中或林缘。

[资源利用] 有资源。未利用。

[性味功效] 酸、微甘、温。疏风止咳,活血通络,温肾缩尿。

[功能主治] (1)咳嗽,可配枇杷叶、石菖蒲、鱼腥草等,水煎服。

(2)根可用于跌打损伤,劳伤,小便失禁。

煎服,9~15g;或浸酒服。外用适量,捣敷。

啤酒花

[异名]　忽布,酒花,香蛇麻,蛇麻草。

[来源]　桑科葎草属植物啤酒花 Humulus lu-pulus L. 的未成熟带花果穗(图426)。

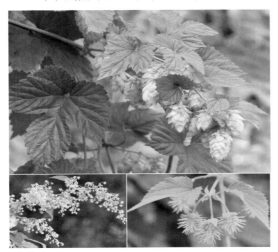

图426　啤酒花

[原植物]　多年生攀援草本,茎、枝和叶柄密生绒毛和倒钩刺。叶卵形或宽卵形,长 4～11cm,宽 4～8cm,先端急尖,基部心形或近圆形,不裂或 3～5 裂,边缘具粗锯齿,表面密生小刺毛,背面疏生小毛和黄色腺点;叶柄长不超过叶片。雄花排列为圆锥花序,花被片与雄蕊均为 5;雌花每两朵生于一苞片腋间;苞片呈覆瓦状排列为一近球形的穗状花序。果穗球果状,直径 3～4cm;宿存苞片干膜质,果实增大,长约 1cm,无毛,具油点。瘦果扁平,每苞腋 1～2 个,内藏。花期秋季。

[分布]　产华亭、平凉等地。生海拔 1200～3200m 的林下、路边。

[采集加工]　夏、秋当果穗呈绿色而略带黄色时采摘,晒干或低温烘干。

[资源利用]　本市有分布。自产自销。

[性味功效]　苦,微凉。开胃消食,利尿安神,抗结核,解毒。

[功能主治]　(1)胸腹胀满,纳呆,可配枳壳、木香、炒山楂,水煎服;或与神曲、土木香,同煎服。

(2)失眠,啤酒花、酸枣仁、合欢花、远志,煎服。

(3)肺结核,膀胱炎,可同牛蒡根、车前草、板蓝根、黄芩,水煎服。

(4)其他,可用于咳嗽,浮肿,麻风等。

煎服,3～9g。

辟汗草

[异名]　败毒草,野苜蓿,铁扫把,散血草,省头草,野长生果,鸡头花草,鸡虱子草,黄香草木犀,臭苜蓿,香马料,蛇退草。

[来源]　豆科草木犀属植物草木犀 Melilotus officinalis (L.) Pall. 的地上部分(图427)。

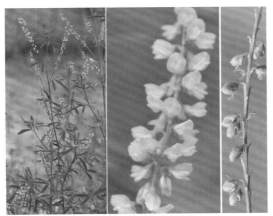

图427　草木犀

[原植物]　二年生草本,高 40～100(～250)cm。茎直立,粗壮,多分枝,具纵棱,微被柔毛。羽状三出复叶;托叶镰状线形,长 3～5(～7)mm,中央有 1 条脉纹,全缘或基部有 1 尖齿;叶柄细长;小叶倒卵形、阔卵形、倒披针形至线形,长 15～25(～30)mm,宽 5～15mm,先端钝圆或截形,基部阔楔形,边缘具不整齐疏浅齿,上面无毛,粗糙,下面散生短柔毛,侧脉 8～12 对,平行直达齿尖,两面均不隆起,顶生小叶稍大,具较长的小叶柄,侧小叶的小叶柄短。总状花序长 6～15(～20)cm,腋生,具花 30～70朵,初时稠密,花开后渐疏松,花序轴在花期中显著伸展;苞片刺毛状,长约 1mm;花长 3.5～7mm;花梗与苞片等长或稍长;萼钟形,长约 2mm,脉纹 5条,甚清晰,萼齿三角状披针形,稍不等长,比萼筒短;花冠黄色,旗瓣倒卵形,与翼瓣近等长,龙骨瓣

稍短或三者均近等长；雄蕊筒在花后常宿存包于果外；子房卵状披针形，胚珠（4～)6～8 粒，花柱长于子房。荚果卵形，长 3～5mm，宽约 2mm，先端具宿存花柱，表面具凹凸不平的横向细网纹，棕黑色；有种子 1～2 粒。种子卵形，长 2.5mm，黄褐色，平滑。花期 5～9 月，果期 6～10 月。

[分布] 本市各地均产。生山坡草地、林缘、河岸、路边。

[采集加工] 6～8 月花期采割，除去杂质，鲜用或晒干。用时切段。

[资源利用] 有资源。自采自用。

[性味功效] 辛、甘、微苦，凉，小毒。清暑化湿，健胃和中。

[功能主治] （1）暑热，胸闷头胀，辟汗草、淡竹叶、丝瓜络、鲜荷叶，水煎服。

（2）赤白痢疾，可与仙鹤草、青木香，同煎服。

（3）皮肤瘙痒，单用本品，煎水洗患处。

（4）其他，可用于淋症，带下，口疮，口臭，疮疡，疟疾。

煎服，9～15g；或浸酒服。外用适量，煎水洗；或捣敷。内服不可过量。

注 辟汗草根：微苦，平。清热散结，敛阴止汗。用于体虚汗出，瘰疬。煎服，9～15g。

瓢 子

[来源] 蔷薇科委陵菜属植物莓叶委陵菜 *Potentilla fragarioides* Linn. 的根及根状茎（图 428）。

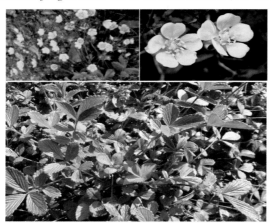

图 428 莓叶委陵菜

[原植物] 多年生草本。根状茎粗短，具残留的老叶柄，根极多，簇生。花茎多数，纤细，丛生，上升或铺散，长 10～25cm，被淡黄色长柔毛。羽状复叶，基生叶有小叶 2～3 对，间隔 0.8～1.5cm，稀 4 对，连叶柄长 5～22cm，叶柄被开展的疏柔毛，小叶有短柄或近无柄；小叶片倒卵形、椭圆形或长椭圆形，长 0.5～4cm，宽 0.4～2cm，先端圆钝或急尖，基部楔形或宽楔形，边缘有多数急尖或圆钝锯齿，近基部全缘，两面绿色，均被稀疏柔毛，背面沿脉较宽，锯齿边缘有时密被缘毛；茎生叶通常有 3 小叶，茎生小叶与基生小叶相似，唯茎生小叶长椭圆形，先端有锯齿，下半部全缘，叶柄短或近无柄；基生叶托叶膜质，褐色，外面被稀疏开展长柔毛，茎生叶托叶草质，绿色，卵形，全缘，先端急尖，外面被稀疏柔毛。伞房状聚伞花序，顶生，多花，松散，花梗纤细，长 1～1.5cm，被短柔毛；花直径 1～1.7cm，萼片 5，三角状卵形或长椭圆形，先端渐尖或急尖，全缘，两面均被稀疏长柔毛，副萼片长圆状披针形或披针形，先端急尖或圆钝，与萼片近等长或稍短，全缘，两面均被稀疏长柔毛；花瓣 5，黄色，倒卵形，先端圆钝或微凹；花柱近顶生，上部大，基部小。瘦果肾形，直径约 1mm，无毛，有脉纹。花期 4～6 月，果期 6～9 月。

[分布] 产本市各地。生海拔 600～2600m 的山坡草地、沟谷或灌丛、疏林下。

[采集加工] 秋季采挖，洗净晒干。用时切碎。

[资源利用] 有资源。自采自用。

[性味功效] 甘、微苦，平。止血。

[功能主治] 用于月经过多，产后出血，功能性子宫出血。

煎服，3～6g；或入丸、散服。

苹　果

[来源]　蔷薇科苹果属植物苹果 *Malus pumila* Mill. 的果实(图429)。

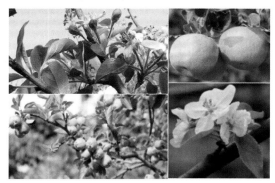

图429　苹果

[原植物]　乔木,高可达15m,多具有圆形树冠和短主干;小枝短而粗,圆柱形,幼嫩时密被绒毛,老枝紫褐色,无毛;冬芽卵形,先端钝,密被短柔毛。叶片椭圆形、卵形至宽椭圆形,长4.5~10cm,宽3~5.5cm,先端急尖,基部宽楔形或圆形,边缘具有圆钝锯齿,幼嫩时两面具短柔毛,长成后上面无毛;叶柄粗壮,长1.5~3cm,被短柔毛;托叶草质,披针形,先端渐尖,全缘,密被短柔毛,早落。伞房花序,具花3~7朵,集生于小枝顶端,花梗长1~2.5cm,密被绒毛;苞片膜质,线状披针形,先端渐尖,全缘,被绒毛;花直径3~4cm;萼筒外面密被绒毛;萼片三角披针形或三角卵形,长6~8mm,先端渐尖,全缘,内外两面均密被绒毛,萼片比萼筒长;花瓣倒卵形,长15~18mm,基部具短爪,白色,含苞未放时带粉红色;雄蕊20,花丝长短不齐,约等于花瓣之半;花柱5,下半部密被灰白色绒毛,较雄蕊稍长。果实扁球形,直径在2cm以上,先端常有隆起,萼洼下陷,萼片永存,果梗短粗。花期5月,果期7~10月。

[分布]　本市各地普遍栽培,全国各地栽培。

[采集加工]　果实成熟采收,保鲜贮藏。

[资源利用]　栽培品。自产自销。

[性味功效]　甘、酸,凉。益胃生津,除烦,醒酒。

[功能主治]　用于津少口渴,脾虚泄泻,食后腹胀,饮酒过度。

内服,生食适量;或捣汁,或熬膏服。不宜多食,过量易致腹胀。

婆婆针

[异名]　鬼钗草(《本草拾遗》),鬼蒺藜(《中国药用植物图鉴》)。

[来源]　菊科鬼针草属植物婆婆针 *Bidens bipinnata* L. 的地上部分(图430)。

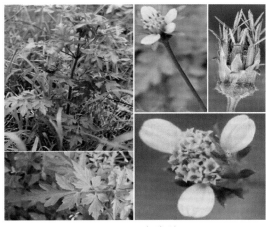

图430　婆婆针

[原植物]　一年生草本。茎直立,高30~120cm,下部略具四棱,无毛或上部被稀疏柔毛,基部直径2~7cm。叶对生,具柄,柄长2~6cm,背面微凸或扁平,腹面沟槽,槽内及边缘具疏柔毛,叶片长5~14cm,二回羽状分裂,第一次分裂深达中肋,裂片再次羽状分裂,小裂片三角状或菱状披针形,具1~2对缺刻或深裂,顶生裂片狭,先端渐尖,边缘有稀疏不规整的粗齿,两面均被疏柔毛。头状花序直径6~10mm;花序梗长1~5cm(果时长2~10cm)。总苞杯形,基部有柔毛,外层苞片5~7枚,条形,开花时长2.5mm,果时长达5mm,草质,先端钝,被稍密的短柔毛,内层苞片膜质,椭圆形,长3.5~4mm,花后伸长为狭披针形,及果时长6~8mm,背面褐色,被短柔毛,具黄色边缘;托片狭披针形,长约5mm,果时长可达12mm。舌状花通常

1～3朵,不育,舌片黄色,椭圆形或倒卵状披针形,长4～5mm,宽2.5～3.2mm,先端全缘或具2～3齿,盘花筒状,黄色,长约4.5mm,冠檐5齿裂。瘦果条形,略扁,具3～4棱,长12～18mm,宽约1mm,具瘤状突起及小刚毛,顶端芒刺3～4枚,很少2枚的,长3～4mm,具倒刺毛。花果期8～11月。

[分布] 产华亭、庄浪、平凉等地。生海拔600～2200m的山谷阴湿处、路旁、田边。

[采集加工] 夏、秋花盛开时采割,除去杂质,鲜用或晒干。用时切段。

[性味功效] 苦,微寒。清热解毒,祛风除湿,活血消肿。

[功能主治] (1)咽喉肿痛,鬼针草煎服,或与甘草、桔梗、僵蚕、防风等同用。

(2)痢疾,本品水煎,白痢配红糖,红痢配白糖,连服数次。

(3)风湿关节疼痛,本品煎服,或与臭梧桐同煎服。

(4)跌打损伤,鬼针草水煎,兑黄酒服;另用鲜品,捣烂外敷。

(5)其他,可用于泄泻,黄疸,肠痈,痈疮肿毒,蛇虫咬伤,流感等。

煎服,15～30g,鲜品倍量。外用适量,煎水熏洗;鲜品捣敷或取汁涂。

婆绒花 (《植物名实图考》)

[来源] 马鞭草科莸属植物兰香草 *Caryopteris incana* (Thunb.) Miq. 的全草(图431)。

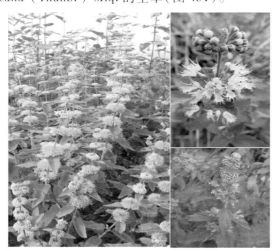

图431 兰香草

[原植物] 小灌木,高25～60cm。嫩枝圆柱形,略带紫色被灰白色柔毛,老枝毛渐脱落。叶对生,具短柄,叶片卵形、卵状披针形或长圆形,长2～7cm,宽1～4cm,先端钝或尖,基部楔形、近圆形至截形,边缘有粗锯齿,密生短柔毛,两面有黄色腺点。聚伞花序腋生或顶生,无苞片和小苞片。萼钟形,开花时长约2mm,果萼长4～5mm,先端5深裂,外面密被短柔毛;花冠淡蓝色或蓝紫色,二唇形,外面被毛,花冠管长约4mm,喉部有毛环,裂片5,下唇中裂片较大,边缘裂成细条状;雄蕊4,花时与花柱均伸出花冠管外;子房上位,顶端被短毛,柱头2裂。蒴果倒卵状球形,被粗毛,直径约2.5mm,果瓣有宽翅。花果期6～10月。

[分布] 本市大部分地区均产。生海拔1200～2500m的较干旱的山坡、路旁或林边。

[采集加工] 夏、秋采收,除去杂质,切段,晒干。

[资源利用] 资源较丰富。自采自用。

[性味功效] 苦、微辛,平。祛风除湿,止咳,散瘀。

[功能主治] (1)感冒头痛,咽喉肿痛,婆绒花、白英,水煎服。

(2)气滞胃痛,本品煎服。

(3)崩漏,白带,月经不调,婆绒花根,水煎服。

(4)其他,可用于风湿疼痛,产后瘀血作痛,疮肿,跌打损伤,百日咳,湿疹,皮肤瘙痒。

煎服,9～15g;或浸酒服。外用适量,煎水熏洗。

破骨风

[来源]　木犀科素馨属植物清香藤 *Jasminum lanceolarium* Roxb. 的根或茎叶（图432）。

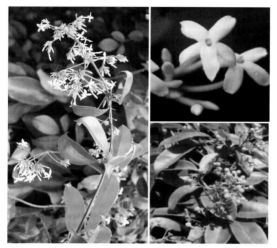

图432　清香藤

[原植物]　大型攀缘灌木，高10~15m。小枝圆柱形，稀具棱，节处稍压扁，光滑无毛或被短柔毛。叶对生或近对生，三出复叶，有时花序基部侧生小叶退化成条状而成单叶；叶柄长（0.3~）1~4.5cm，具沟，沟内常被微柔毛；叶片上面绿色，光亮，无毛或被短柔毛，下面色较淡，光滑或被柔毛，具凹陷小斑点；小叶片椭圆形，长圆形、卵圆形、卵形或披针形，稀近圆形，长3.5~16cm，宽1~9cm，先端钝或渐尖，基部圆形或楔形。复聚伞花序常排列成圆锥状，顶生或腋生，有多朵花密集；苞片条形，长1~5mm；花梗短或无，果时增粗增长，无毛或密被毛；花萼筒状，光滑或被短柔毛，果时增大，萼齿三角形，不明显或几近截形；花冠白色，芳香，高脚碟状，花冠管纤细，裂片4~5枚，披针形、椭圆形或长圆形，先端钝或锐尖，雄蕊2枚，内藏，着生于花冠管近中部，花药背着；子房2室，花柱异长。浆果球形或椭圆形，长0.6~1.8cm，径0.6~1.5cm，2心皮基部相连或仅1心皮成熟，黑色，干时呈橘黄色。花期4~10月，果期6月至次年3月。

[分布]　产华亭、庄浪、平凉等地。生海拔2200m以下的山坡、灌丛、山谷密林中。

[采集加工]　秋、冬挖根，洗净，切片晒干；夏、秋采茎叶，切段，鲜用或晒干。

[资源利用]　有资源。自采自用。

[性味功效]　苦、辛，平。祛风除湿，凉血解毒。

[功能主治]　（1）风湿疼痛，可配五加皮、川牛膝、当归、桂枝，水煎，兑米酒服。

（2）风寒疼痛，鲜破骨风藤、白芷、川芎、防风，水煎饭后服。

（3）无名肿毒，可与土茯苓、夏枯草、地丁，同煎洗。

（4）其他，可用于外伤出血，蛇咬伤。

煎服，9~15g；或浸酒服。外用适量，煎水洗；或鲜品捣敷；或干品研末撒敷。

葡　萄

[异名]　草龙珠（《本草纲目》）。

[来源]　葡萄科葡萄属植物葡萄 *Vitis vinifera* L. 的果实、藤叶、根（图433）。

[原植物]　木质藤本。小枝圆柱形，有纵棱纹，无毛或被稀疏柔毛。卷须二叉分枝，每隔2节间断与叶对生。叶卵圆形，显著3~5浅裂或中裂，长7~18cm，宽6~16cm，中裂片顶端急尖，裂片常靠合，基部常缢缩，裂缺狭窄，间或宽阔，基部深心形，基缺凹成圆形，两侧常靠合，边缘有22~27个锯齿，齿深而粗大，不整齐，齿端急尖，上面绿色，下面浅绿色，无毛或被疏柔毛；基生脉五出，中脉有侧

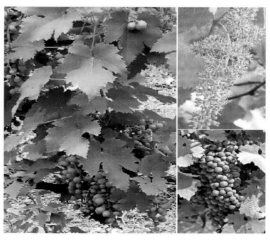

图433　葡萄

脉4~5对,网脉不明显突出;叶柄长4~9cm,几无毛;托叶早落。圆锥花序密集或疏散,多花,与叶对生,基部分枝发达,长10~20cm,花序梗长2~4cm,几无毛或疏生蛛丝状绒毛;花梗长1.5~2.5mm,无毛;花蕾倒卵圆形,高2~3mm,顶端近圆形;萼浅碟形,边缘呈波状,外面无毛;花瓣5,呈帽状黏合脱落;雄蕊5,花丝丝状,长0.6~1mm,花药黄色,卵圆形,长0.4~0.8mm,在雌花内显著短而败育或完全退化;花盘发达,5浅裂;雌蕊1,在雄花中完全退化,子房卵圆形,花柱短,柱头扩大。果实球形或椭圆形,直径1.5~2cm;种子倒卵椭圆形,顶短近圆形,基部有短喙,种脐在种子背面中部呈椭圆形,种脊微突出,腹面中棱脊突起,两侧洼穴宽沟状,向上达种子1/4处。花期4~5月,果期8~9月。

[分布] 本市各地有栽培。

[采集加工] 果实,夏、秋成熟时采摘,鲜用或风干;藤叶,夏、秋采收,鲜用或晒干,用时切碎;根,四季可挖,洗净切片,鲜用或晒干。

[资源利用] 栽培品。果,自产自销;藤叶、根,自采自用。

[性味功效] 果,甘、酸,平。补气血,强筋骨,利小便。藤叶,甘,平。祛风除湿,利水消肿,解毒。根,甘,平。祛风通络,利湿消肿,解毒。

[功能主治] (1)腰脊酸软,葡萄、人参、白酒浸,早晚服或晨起涂手心,摩擦腰脊,如《本经逢原》载方。

(2)热淋,小便涩少,砂痛沥血,葡萄汁、藕汁、生地黄汁、蜂蜜,煎汤,食前服,如《太平圣惠方》用方。

(3)咽喉肿痛,热气尚浅,甜葡萄汁,加元胡粉,徐徐饮之,如《喉科金钥》清凉饮。

(4)其他,可用于气血虚弱,肺虚咳嗽,心悸盗汗,烦渴,风湿痹痛,水肿,痘疹不透。

煎服,15~30g;或捣汁、熬膏浸酒服。外用适量,研末撒;或浸酒涂擦;或捣汁含咽。阴虚内热,肠胃实热及痰热内蕴者慎服。

注 藤叶:用于风湿痹痛,水肿,泄泻,风热目赤,痈肿疔疮。煎服,9~15g;或鲜品捣汁服。外用适量,鲜品捣敷。

根:用于风湿痹痛,肢体麻木,跌打损伤,水肿,小便不利,痈肿疔毒。煎服,15~30g。外用适量,煎汤洗;或鲜品捣敷。

蒲公英

[异名] 岛公英(《千金方》),蒲公草(《新修本草》),仆公英(《千金翼方》),黄花苗(《救荒本草》),婆婆丁(《滇南本草》),黄花地丁、蒲公丁(《本草纲目》),羊奶奶草(《本草正义》),阁老秆、黄花篮。

[来源] 菊科蒲公英属植物蒲公英 *Taraxacum mongolicum* Hand.-Mazz.、亚洲蒲公英 *Taraxacum asiaticum* Dahlst. 等多种植物的全草(图434)。

[原植物] 多年生草本。根圆柱状,黑褐色,粗壮。叶倒卵状披针形、倒披针形或长圆状披针形,长4~20cm,宽1~5cm,先端钝或急尖,边缘有时具波状齿或羽状深裂,有时倒向羽状深裂或大头羽状深裂,顶端裂片较大,三角形或三角状戟形,全缘或具齿,每侧裂片3~5片,裂片三角形或三角状披针形,通常具齿,平展或倒向,裂片间常夹生小齿,基部渐狭成叶柄,叶柄及主脉常带红紫色,疏被蛛丝状白色柔毛或几无毛。花葶1至数个,与叶等长或稍长,高10~25cm,上部紫红色,密被蛛丝状白色长柔毛;头状花序直径30~40mm;总苞钟状,

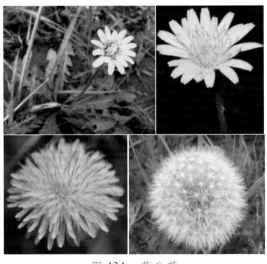

图434 蒲公英

长 12~14mm,淡绿色;总苞片 2~3 层,外层总苞片卵状披针形或披针形,长 8~10mm,宽 1~2mm,边缘宽膜质,基部淡绿色,上部紫红色,先端增厚或具小到中等的角状突起;内层总苞片线状披针形,长 10~16mm,宽 2~3mm,先端紫红色,具小角状突起;舌状花黄色,舌片长约 8mm,宽约 1.5mm,边缘花舌片背面具紫红色条纹,花药和柱头暗绿色。瘦果倒卵状披针形,暗褐色,长 4~5mm,宽 1~1.5mm,上部具小刺,下部具成行排列的小瘤,顶端逐渐收缩为长约 1mm 的圆锥至圆柱形喙基,喙长 6~10mm,纤细;冠毛白色,长约 6mm。花期 4~9 月,果期 5~10 月。

[性味功效] 苦、甘,寒。清热解毒,消肿散结,利尿通淋。

[功能主治] (1)痈疮疔毒,红肿热痛,可配金银花、野菊花、紫花地丁、紫背天葵,水煎加酒服,取汗,如《医宗金鉴》五味消毒饮;痈疽发背,勿论生于何处,蒲公英、玄参各 1 份,当归 2 份,金银花 4 份,大剂量水煎,食前服,如《洞天奥旨》立消汤。

(2)乳痈初起,蒲公英 1 份,忍冬藤 2 份,甘草 0.2 份,水煎,食前服,如《洞天奥旨》英藤汤;或用大剂量开花鲜品,洗净捣烂,用好酒煎服,渣敷患处,继用带根葱白前服,取微汗,如《外科正宗》治乳便用方。

(3)肺痈,肺气虚而热毒盛,咳吐腥臭脓血,可与人参、金银花、天花粉、桔梗、薏苡仁等同用,以益肺气,解毒排脓,如《洞天奥旨》完肺散。

(4)热淋涩痛,可配黄柏、车前子、白茅根等,煎服,以清湿热,利尿通淋;湿热黄疸,可与茵陈、栀子等同用。

煎服,9~30g,大剂量可用至 60g;或捣汁,或入丸、散服。外用适量,鲜品捣敷。非实热证及阴疽者慎服。

蒲 黄

[异名] 蒲厘花粉(《本草经集注》),毛蜡,水蜡。

[来源] 香蒲科香蒲属植物长苞香蒲 *Typha angustata* Bory et Chaubard、小香蒲 *Typha minima* Funk. 等数种植物的花粉(图 435)。

[原植物] (1)长苞香蒲:多年生水生或沼生草本。根状茎粗壮,乳黄色,先端白色。地上茎直立,高 0.7~2.5m,粗壮。叶片长 40~150cm,宽 0.3~0.8cm,上部扁平,中部以下背面逐渐隆起,下部横切面呈半圆形,细胞间隙大,海绵状;叶鞘很长,抱茎。雌雄花序远离;雄花序长 7~30cm,花序轴具弯曲柔毛,先端齿裂或否,叶状苞片 1~2 枚,长约 32cm,宽约 8mm,与雄花先后脱落;雌花序位于下部,长 4.7~23cm,叶状苞片比叶宽,花后脱落;雄花通常由 3 枚雄蕊组成,稀 2 枚,花药长 1.2~1.5mm,矩圆形,花粉粒单体,球形、卵形或钝三角形,花丝细弱,下部合生成短柄;雌花具小苞片;孕性雌花柱头长 0.8~1.5mm,宽条形至披针形,比花柱宽,花柱长 0.5~1.5mm,子房披针形,长约 1mm,子房柄细弱,长 3~6mm;不孕雌花子房长 1~1.5mm,近于倒圆锥形,具褐色斑点,先端呈凹

形,不发育柱头陷于凹处;白色丝状毛极多数,生于子房柄基部,或向上延伸,短于柱头。小坚果纺锤形,长约 1.2mm,纵裂,果皮具褐色斑点。种子黄褐色,长约 1mm。花果期 6~8 月。

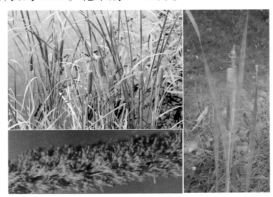

图 435-1 长苞香蒲

(2)小香蒲:多年生沼生或水生草本。根状茎姜黄色或黄褐色,先端乳白色。地上茎直立,细弱,矮小,高 16~65cm。叶通常基生,鞘状,无叶片,如叶片存在,长 15~40cm,宽 1~2mm,短于花葶,叶鞘边缘膜质,叶耳向上伸展,长 0.5~1cm。雌雄花序远离,雄花序长 3~8cm,花序轴无毛,基部具 1 枚叶状苞片,长 4~6cm,宽 4~6mm,花后脱落;雌花序长 1.6~4.5cm,叶状苞片明显宽于叶片。雄

花无被,雄蕊通常 1 枚单生,有时 2～3 枚合生,基部具短柄,长约 0.5mm,向下渐宽,花药长 1.5mm,花粉粒成四合体,纹饰颗粒状;雌花具小苞片;孕性雌花柱头条形,长约 0.5mm,花柱长约 0.5mm,子房长 0.8～1mm,纺锤形,子房柄长约 4mm,纤细;不孕雌花子房长 1～1.3mm,倒圆锥形;白色丝状毛先端膨大呈圆形,着生于子房柄基部,或向上延伸,与不孕雌花及小苞片近等长,均短于柱头。小坚果椭圆形,纵裂,果皮膜质。种子黄褐色,椭圆形。花果期 5～8 月。

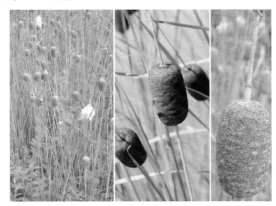

图 435－2　小香蒲

［分布］ 产平凉、泾川等地区。生湖泊、河流、池塘浅水处,沼泽、沟渠亦常见。

［采集加工］ 夏季花期,待雄花花粉成熟,选择晴天采收蒲棒上部的黄色雄花序,晒干后碾轧,筛取花粉。生用或制后用。

［炮制］ 炒蒲黄:取净蒲黄置热锅内,用文火炒至黄褐色时。取出摊开。晾凉。

蒲黄炭:取净蒲黄置热锅内,用中火炒至黑褐色,喷淋清水少许。灭尽火星,取出摊开,揉散放凉。蒲黄炭有增强收涩、止血的作用。

［资源利用］ 有资源。自产自销。

［性味功效］ 甘、微辛,平。止血,化瘀,通淋。

［功能主治］ (1)月经过多,漏下不止,炒蒲黄 3 份,龙骨 2.5 份,艾叶 1 份,捣罗为末,蜜丸梧子大,米饮或艾汤下,如《圣济总录》蒲黄丸;血崩,蒲黄、黄芩各 1 份,荷叶炭 0.5 份,为末,空腹,酒调服,如《卫生易简方》用方。

(2)产后恶露不下,烦闷或昏狂,生蒲黄 2 份,炙荷叶、牡丹皮、延胡索、生地黄、炙甘草各 0.3 份,为粗末,入蜜少许,水煎温服(去渣),不拘时,如《太平惠民和剂局方》蒲黄散。

(3)下焦湿热,小便不利,蒲黄炭 7 份,滑石 3 份,为粗末,口服,如《金匮要略》蒲灰散;心肾有热,小便不通,可配木通、荆芥、车前子、炒桑白皮、滑石、灯心草、赤芍、赤茯苓、炙甘草各等份,为细末,食前用葱白、紫苏煎汤调服,如《证治准绳·类方》蒲黄散。

(4)被打腹中瘀血,可与当归、桂心,共为末,酒调服,如《千金翼方》蒲黄散;金疮出血,腹胀欲死,可配生地黄各 3 份,黄芪、当归、白芷、川芎、续断各 1 份,炙甘草 0.3 份,为细末,空腹,温酒调服,如《证治准绳·疡医》蒲黄散。

煎服,5～9g,包煎;或入丸、散服。外用适量,研末撒,或调敷。散瘀止痛多生用,止血多炒用。孕妇慎服。

朴树皮

［来源］ 榆科朴属植物朴树 Celtis sinensis Pers. 的树皮(图 436)。

［原植物］ 落叶乔木,高达 20m。树皮灰褐色或灰白色,不开裂;幼枝微暗红色,密被短柔毛,后渐脱落,去年生小枝褐色至深褐色,有时还可残留柔毛;叶互生,叶片厚纸质至近革质,多为卵形或卵状椭圆形,长 3～10cm,宽 1.5～4cm,顶端急尖或渐尖但不为尾状渐尖,基部圆形或宽楔形,几乎不偏斜或仅稍偏斜,边缘上半部具粗锯齿,表面深绿

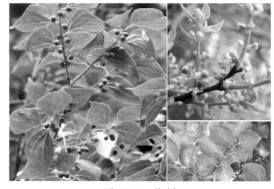

图 436　朴树

色,无毛,背面淡绿色,无毛或沿脉及脉腋有疏生毛,基出脉 3 条;叶柄长 3 ～ 10mm。花杂性同株,1 ～ 3 花生于新枝的叶腋,黄绿色,花被片 4,被毛;雄蕊 4;子房上位,柱头 2。核果 2 个并生或单生,近球形,一般直径 5 ～ 7mm,稀达 8mm,成熟后红褐色;果柄与叶柄近等长或略长;果核表面有凹陷和棱脊。花期 4 ～ 5 月,果期 8 ～ 9 月。

[分布]　产华亭、平凉等地。生海拔 600 ～

1500m 的山坡、路旁、林缘或山谷中。

[采集加工]　全年均可采剥,洗净,切片晒干。

[资源利用]　有资源。自采自用。

[功能主治]　(1)麻疹,消化不良,朴树皮煎服。

(2)腰痛,可配苦参水煎,兑黄酒、红糖,早晚空腹服。

煎服,15 ～ 60g。

普贤菜

[来源]　十字花科碎米荠属植物大叶碎米荠 *Cardamine macrophylla* Willd. 或多叶碎米荠 *Cardamine maerophylla* Willd. var. *polyphylla* (D. Don) T. Y. Cheo et R. C. Fang 的全草(图 437)。

[原植物]　(1)大叶碎米荠:多年生直立草本,高 30 ～ 100cm。根状茎匍匐延伸,密被纤维状的须根。茎较粗壮,圆柱形,有时基部倾卧,不分枝或上部分枝,表面有沟棱。大型羽状复叶;茎生叶互生,通常 4 ～ 5 枚,有叶柄,长 2.5 ～ 5cm;小叶 4 ～ 5 对,顶生小叶与侧生小叶的形状及大小相似,小叶椭圆形或卵状披针形,长 4 ～ 9cm,宽 1 ～ 2.5cm,顶端或短渐尖,边缘具比较整齐的锐锯齿或钝锯齿,顶生小叶基部楔形,无小叶柄,侧生小叶基部稍不等,生于最上部的 1 对小叶基部常下延,生于最下部的 1 对有时有极短的柄;小叶上面毛少,下面散生短柔毛,有时两面均无毛。总状花序多花,花梗长 10 ～ 14mm;花两性,辐射对称;萼片 4,排成 2 轮,外轮萼片淡红色,长椭圆形,长 5 ～ 6.5mm,边缘

膜质,外面有毛或无毛,内轮片基部囊状;花瓣 4,成"十"字形排列,淡紫色、紫红色,少有白色,倒卵形,长 9 ～ 14m,顶端圆或微凹,向基部渐狭成爪;雄蕊 6,4 强,花丝扁平,侧蜜腺环状或半环状,有时成二鳞片状,中蜜腺单乳突状或鳞片状;雌蕊 1,子房上位,柱状,由假隔膜分为 2 室,花柱短,胚珠 12 ～ 16 个。果为长角果,扁平,长 33 ～ 45mm,宽 2 ～ 3mm;果瓣平坦无毛,有时带紫色,花柱很短,柱头微凹;果梗直立开展,长 10 ～ 25mm。种子每室 1 行,椭圆形,长约 3mm,褐色;子叶扁平,有长柄,通常缘依胚根。花期 5 ～ 6 月,果期 7 ～ 8 月。

(2)多叶碎米荠(变种):本变种与正种(原变种)的区别在于茎上着生的羽状复叶有 8 枚以上,小叶多为 4 ～ 6 对,长圆形或卵状披针形,顶端渐尖或尾状渐尖,边缘有不整齐的锯齿。

[分布]　(1)大叶碎米荠:产华亭、庄浪等地。生海拔 1600 ～ 4200m 的山坡灌丛、沟边、石隙、高山草坡水湿处。

(2)多叶碎米荠(变种):产华亭、庄浪等地。生海拔 1600 ～ 4200m 的山坡灌丛、高山草甸。

[采集加工]　春、夏采收,除去杂质,洗净,鲜用或晒干。用时切段。

[资源利用]　资源较丰富。未利用。

[性味功效]　甘、淡,平。健脾,利水消肿,凉血止血。

[功能主治]　(1)小便不利,浮肿,可配三白草、茯苓、白术、薏苡仁等,水煎服。

(2)脾虚带下,可同荠菜、山药、芡实、莲子、苍术,煎服。

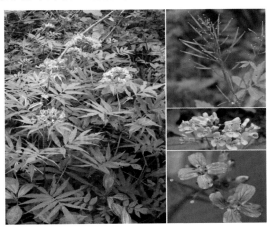

图 437　大叶碎米荠

（3）血热崩漏，血淋，普贤菜、马齿苋、小蓟、炒蒲黄、茜草、生地黄，水煎服。

煎服，9～15g；或炖肉服食。

七筋姑

[异名] 竹叶七，剪刀七。

[来源] 百合科七筋姑属植物七筋姑 *Clintonia udensis* Trautv. et Mey. 的全草（图438）。

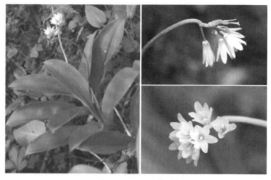

图438 七筋姑

[原植物] 多年生草本。根状茎短，较硬，粗约5mm，有撕裂成纤维状的残存鞘叶。叶基生，3～4枚，纸质或厚纸质，椭圆形、倒卵状矩形或倒披针形，长8～25cm、宽3～16cm，无毛或幼时边缘有柔毛，先端骤尖，基部成鞘状抱茎或后期伸长成柄状。花葶密生白色短柔毛，长10～20cm，果期伸长可达60cm；总状花序有花3～12朵；花梗密生柔毛，初期长约1cm，后伸长可达7cm；苞片披针形，长约1cm，密生柔毛，早落；花两性，白色，少有淡蓝色；花被片矩圆形，长7～12mm，宽3～4mm，先端钝圆，外面有柔毛，具5～7脉；雄蕊6枚，花药长1.5～2mm，花丝长3～5mm；子房上位，长约3mm，花柱连同浅3裂的柱头长3～5mm，果实球形至矩圆形，长7～12mm，宽7～10mm，自顶端至中部沿背缝线作蒴果状开裂，每室有种子6～12。种子卵形或梭形，长3～4.2mm，宽约2mm。花期5～6月，果期7～10月。

[分布] 产庄浪（通化）、华亭等地。生海拔1600～4000m的高山疏林下或阴坡疏林下。

[采集加工] 夏、秋采收，除去杂质，洗净，鲜用或晾干。

[资源利用] 有资源。自采自用。

[性味功效] 苦、微辛，凉，小毒。散瘀止痛，解毒。

[功能主治] 用于跌打损伤，丹毒，疮肿。

煎服，地上茎叶3～6g；或根0.3～1g浸酒服。脾虚便溏者忌服。

七星箭

[异名] 小蓝雪，紫金标，扳倒甑。

[来源] 白花丹科蓝雪花属植物小蓝雪花 *Ceratostigma minus* Stapf ex Prain 根（图439）。

[原植物] 落叶灌木，高0.3～1.5m，老枝红褐色至暗褐色，有毛至无毛，较坚硬，髓小；新枝密白色或黄白色长硬毛。叶互生，有短柄；叶片倒卵形，匙形或近菱形，长2～3cm，宽0.8～1.6cm，先端钝或圆，下部渐狭成柄，上面无毛或疏生长硬毛或被伏生毛，下面通常被长硬毛，两面均有钙质颗粒，边缘具刺状睫毛。花密集成小的头状花序，腋生或顶生；花两性，辐射对称；花萼筒状，长6.5～9mm，直径约1.5mm，先端5裂；花冠高脚碟状，筒部紫色，花冠裂片蓝色，5裂，花冠长1.5～2cm；雄5，

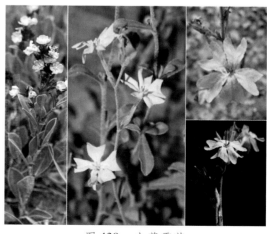

图439 小蓝雪花

花丝下部贴生于花冠筒上,上部伸至花冠喉部,花药蓝色至紫色;子房上位,卵形,花柱1,柱头5,伸至花药之上。蒴果卵形,长达6.5mm,带绿黄色,盖裂。种子暗红褐色,表面粗糙,中部以上骤细成喙。花期7～10月,果期7～11月。

[分布] 产庄浪(通边、通化)。生海拔1000m左右的河谷岩壁或砾石中。

[采集加工] 全年可挖,洗净,切片,晒干。

[资源利用] 资源少。自采自用。

[性味功效] 辛、苦,温,有毒。祛风湿,通经络,止痛。

[功能主治] (1)风湿麻木,脉管炎,七星箭配其他活血通经、强筋壮骨、祛风除湿药,浸酒饮,或水煎服。

(2)跌打损伤,风湿关节疼痛,慢性腰腿痛,月经不调,均可单用,浸酒服。

(3)头晕,头痛,可单品煎服;腮腺炎,鲜品捣烂,加酒调敷。

煎服,1.5～6g。外用适量,鲜品捣敷。忌酸冷。

千日红

[异名] 百日红,千金红。

[来源] 苋科千日红属植物千日红 *Gomphrena globosa* L. 的花序或全草(图440)。

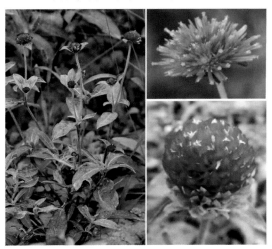

图440 千日红

[原植物] 一年生直立草本,高20～60cm;茎粗壮,有分枝,枝略呈四棱形,有灰色糙毛,幼时更密,节部稍膨大。叶片纸质,长椭圆形或矩圆状倒卵形,长3.5～13cm,宽1.5～5cm,顶端急尖或圆钝,凸尖,基部渐狭,边缘波状,两面有小斑点、白色长柔毛及缘毛,叶柄长1～1.5cm,有灰色长柔毛。花多数,密生,成顶生球形或矩圆形头状花序,单一或2～3个,直径2～2.5cm,常紫红色,有时淡紫色或白色;总苞为2绿色对生叶状苞片而成,卵形或心形,长1～1.5cm,两面有灰色长柔毛;苞片卵形,长3～5mm,白色,顶端紫红色;小苞片三角状披针形,长1～1.2cm,紫红色,内面凹陷,顶端渐尖,背棱有细锯齿缘;花被片披针形,长5～6mm,不展开,顶端渐尖,外面密生白色绵毛,花期后不变硬;雄蕊花丝连合成管状,顶端5浅裂,花药生在裂片的内面,微伸出;花柱条形,比雄蕊管短,柱头2,叉状分枝。胞果近球形,直径2～2.5mm。种子肾形,棕色,光亮。花果期6～9月。

[分布] 本市各地均有栽培。

[采集加工] 夏、秋采摘花序或拔取全草,除去杂质,洗净,鲜用或晒干。

[资源利用] 栽培花卉。未利用。

[性味功效] 甘、微咸,平。止咳平喘,清肝明目,解毒。

[功能主治] (1)咳嗽气喘,可与枇杷叶、胡颓子叶、杜衡根等煎服;百日咳,气喘,可用千日红花,水煎服或加冰糖服。

(2)小儿夜啼,可配钩藤、蝉蜕、菊花等,水煎服;羊癫风,千日红花与蚱蜢干,同煎服。

(3)风热头痛,目赤肿痛,可与桑叶、菊花、钩藤、僵蚕、女贞子等同用。

煎服,花3～9g,全草15～30g。外用适量,捣敷;或煎水洗。

牵 牛

[异名] 金铃(《本草图经》),黑丑、白丑(《本草纲目》),二丑、圆叶牵牛(《中国高等植物图鉴》),牵牛花、喇叭花(各地通称),连簪簪(四川),打碗花(山西),紫花牵牛(《广州植物志》)。

[来源] 旋花科牵牛属植物圆叶牵牛 Pharbitis purpurea (L.) Voigt. 的种子(图441)。

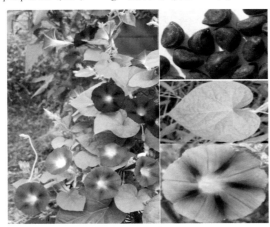

图441 圆叶牵牛

[原植物] 一年生缠绕草本,茎上被倒向的短柔毛杂有倒向或开展的长硬毛。叶圆心形或宽卵状心形,长4~18cm,宽3.5~16.5cm,基部圆,心形,顶端锐尖、骤尖或渐尖,通常全缘,偶有3裂,两面疏或密被刚伏毛;叶柄长2~12cm,毛被与茎同。花腋生,单一或2~5朵着生于花序梗顶端成伞形聚伞花序,花序梗比叶柄短或近等长,长4~12cm,毛被与茎相同;苞片线形,长6~7mm,被开展的长硬毛;花梗长1.2~1.5cm,被倒向短柔毛及长硬毛;萼片近等长,长1.1~1.6cm,外面3片长椭圆形,渐尖,内面2片线状披针形,外面均被开展的硬毛,基部更密;花冠漏斗状,长4~6cm,紫红色、红色或白色,花冠管通常白色,瓣中带于内面色深,外面色淡;雄蕊与花柱内藏;雄蕊不等长,花丝基部被柔毛;子房无毛,3室,每室2胚珠,柱头头状;花盘环状。蒴果近球形,直径9~10mm,3瓣裂。种子卵状三棱形,长约5mm,黑褐色或米黄色,被褐色短绒毛。

[分布] 本市各地均有栽培。生海拔0~2800m的田边、路旁、宅院或山谷林内,栽培或沦为野生。

[采集加工] 秋末果实成熟、果壳未开裂时采割植株,晒干,打下种子,除去杂质。生用或制后

用,用时打碎。

[炮制] 炒牵牛子:取净牵牛子置锅内,用文火炒至微鼓起,颜色加深微带焦斑,有香气逸出时,取出放凉。炒后易捣碎,药性缓和,毒性降低,消痰涤饮,多用于痰饮咳嗽,水肿胀满,二便不通,气逆喘咳。

[资源利用] 栽培品。自产自销。

[性味功效] 苦、辛,寒,有毒。利水通便,祛痰逐饮,消积杀虫。

[功能主治] (1)停饮肿满,正气未衰,单味研末,冲服,以利为度,或配小茴香、木香为细末,生姜汁调,临卧服,如《儒门事亲》禹功散;肾虚水肿,可与杜仲、肉桂、补骨脂、胡卢巴等同用,以温阳利水,如《医学发明》天真丹。

(2)新久积聚,胸胁胀满,大黄、黑牵牛各4份,甘遂0.5份,芒硝3份,为细末,水丸梧子大,食前温开水下,如《普济方》牛黄利膈丸;心腹痞满刺痛,积滞不消,炒黑牵牛2份,炒五灵脂、炒香附各1份,为末,醋糊丸小豆大,食后生姜汤下,如《卫生宝鉴》消滞丸。

(3)腰脚湿气疼痛,黑牵牛、大黄各2份,白术1份,研细,水丸梧子大,食前生姜汤下,如《世传神效名方》牛黄白术丸;冷气流注,腰痛不能俯仰,炒黑牵牛3份,延胡索、炒破故纸各2份,为细末,煨大蒜研,和丸梧子大,食前煎葱须盐汤送服,如《杨氏家藏方》牵牛丸。

(4)阴囊肿胀,二便不利,白牵牛(略炒)2份,白术、桑白皮、陈皮、木通各0.5份,食前姜汤调服,如《三因极一病证方论》三白散;虫积,本品炒2份,槟榔1份(30g),使君子肉50个(微炒),为末,砂糖调服6g,小儿减半,如《永类钤方》载方。

煎服,3~6g;丸、散每服0.3~1g,每日2~3次。生品擅于泻水消肿,杀虫攻积,多用于水肿胀满,虫积腹痛。孕妇忌服;体质虚弱者慎服。本品不宜多服、久服,以免引起头晕头痛,呕吐,剧烈腹痛腹泻,心率加快,心音低钝,语言障碍,突然发热,血尿,腰部不适等中毒反应。不宜与巴豆、巴豆霜同用。

茜　草

[异名]　茜根(《神农本草经》),锯子草(《植物名实图考》)。

[来源]　茜草科茜草属植物茜草 *Rubia cordifolia* L. 的根(图442)。

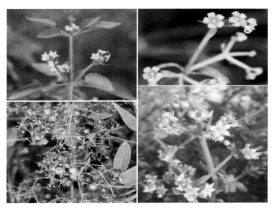

图442　茜草

[原植物]　草质攀援藤木,长通常 1.5～3.5m;根状茎和其节上的须根均红色;茎数至多条,从根状茎的节上发出,细长,方柱形,有4棱,棱上生倒生皮刺,中部以上多分枝。叶通常4片轮生,纸质,披针形或长圆状披针形,长 0.7～3.5cm,顶端渐尖,有时钝尖,基部心形,边缘有齿状皮刺,两面粗糙,脉上有微小皮刺;基出脉3条,极少外侧有1对很小的基出脉。叶柄长通常 1～2.5cm,有倒生皮刺。聚伞花序腋生和顶生,多回分枝,有花10余朵至数十朵,花序和分枝均细瘦,有微小皮刺;花冠淡黄色,干时淡褐色,盛开时花冠檐部直径3～3.5mm,花冠裂片近卵形,微伸展,长约1.5mm,外面无毛。果球形,直径通常 4～5mm,成熟时橘黄色。花期 8～9月,果期 10～11月。

[分布]　产静宁、平凉、泾川等地区。生海拔600～2200m 的山坡路旁、草丛、沟沿田边、灌丛及林缘。

[采集加工]　春、秋采挖,除去泥沙,晒干。用时除去杂质,洗净润透,切厚片或段,干燥。生用或制后用。

[炮制]　炒茜草:取净茜草片或段,置锅内,用文火炒黄,取出放凉。

酒制茜草:取净茜草片与黄酒(茜草 100kg,黄酒 25kg)拌匀,置锅内,用文火微炒,取出晾干。酒炒增强行血。

茜草炭:取净茜草片或段,置锅内,用武火炒至表面焦黑色,内部棕褐色,喷淋清水少许,灭尽火星,取出摊开,晾干凉透。炒炭寒性降低,止血作用增强。

[资源利用]　资源较丰富。自产自销。

[性味功效]　苦,寒。凉血止血,活血化瘀。

[功能主治]　(1)咯血,吐血,衄血,尿血,常配大蓟、小蓟、荷叶、侧柏叶、白茅根、大黄、山栀、牡丹皮、棕榈皮各等份,烧存性,研极细,出火毒(纸包,用碗盖于地上一夕),食后调服,如《十药神书》十灰散;吐血胸闷,头晕目眩,可配侧柏叶、小蓟、羚羊角、阿胶、白芍、白术、黄芪、当归、黄芩各2份,甘草、生地黄、伏龙肝各4份,血余炭1份,为粗末,每12g加竹茹少许,水煎去渣,不拘时服,如《鸡峰普济方》茜根散。

(2)血热崩漏,可配生地黄、生蒲黄、侧柏叶等凉血药以止崩;气虚不摄,冲任虚损,漏下不止,可再加炙黄芪、山萸肉、乌贼骨等药,以补气摄血,收涩固脱。

(3)血热经闭,可单用,或配丹参、赤芍、当归等,以增活血通经之力;血枯兼瘀之经闭,可与制首乌、熟地黄、川芎等药同用,以养血活血而通经。

(4)毒痢下血如逐肝,心烦腹痛,茜草根、升麻、犀角、地榆、黄连、当归、枳壳、白芍各等份,为细末,醋糊为丸梧子大,空腹米饮送服,如《世医得效方》茜根丸。

(5)其他,可用于产后瘀阻腹痛,跌打损伤,风湿痹痛,黄疸,疮痈,痔疮等。

煎服,9～15g;或入丸、散,或浸酒服。脾胃虚寒及无瘀滞者慎服。

注　莨茜草藤:苦,凉。止血,行瘀。用于吐血,血崩,跌打损伤,风痹,腰痛,痈肿疔毒。煎服,9～15g,或浸酒服;外用适量,煎水洗,或鲜品捣敷。

羌 活

[异名] 竹节羌,蚕羌。

[来源] 伞形科羌活属植物羌活 *Notopterygi-um incisum* Ting ex H. T. Chang 的根及根茎（图443）。

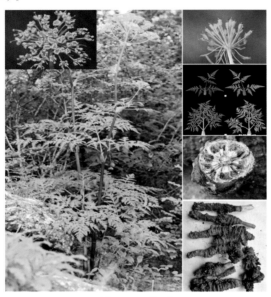

图443 羌活

[原植物] 多年生草本,高60～120cm,根茎粗壮,伸长呈竹节状。根颈部有枯萎叶鞘。茎直立,圆柱形,中空,有纵直细条纹,表面淡紫色。基生叶及茎下部叶有柄,柄长1～22cm,下部有长2～7cm的膜质叶鞘;叶为三出式三回羽状复叶,末回裂片长圆状卵形至披针形,长2～5cm,宽0.5～2cm,边缘缺刻状浅裂至羽状深裂;茎上部叶常简化,无柄,叶鞘膜质,长而抱茎。复伞形花序直径3～13cm,侧生者常不育;总苞片3～6,线形,长4～7mm,早落;伞辐7～18（～39）,长2～10cm;小伞形花序直径1～2cm;小总苞片6～10,线形,长3～5mm;花多数,花柄长0.5～1cm;萼齿卵状三角形,长约0.5mm;花瓣白色,卵形至长圆状卵形,长1～

2.5mm,顶端钝,内折;雄蕊的花丝内弯,花药黄色,椭圆形,长约1mm;花柱2,很短,花柱基平压稍隆起。分生果长圆状,长5mm,宽3mm,背腹稍压扁,主棱扩展成宽约1mm的翅,但发展不均匀;油管明显,每棱槽3,合生面6;胚乳腹面内凹成沟槽。花期7月,果期8～9月。

[分布] 产华亭、庄浪（通边）等地。生海拔2500～4000m的高山林缘及灌丛内。

[采集加工] 春、秋采挖,以秋季为佳,除去泥沙及须根,晒干。用时洗净,润透切厚片,晒干。

[资源利用] 有资源。自产自销。

[性味功效] 辛、苦,温。解表散寒,祛风除湿,通痹止痛。

[功能主治] （1）外感风寒,恶寒发热,头痛身疼,常配防风、白芷、细辛、苍术、川芎、生地黄、黄芩、甘草,如九味羌活汤;外感风寒,兼有胁痛,可与柴胡、枳壳、桔梗、青皮、苏梗、防风同用,如《症因脉治》柴胡羌活汤;外感寒湿,头痛身重,常与独活、藁本、防风、炙甘草、川芎、蔓荆子为伍,如羌活胜湿汤。

（2）风寒湿痹,肢麻烦疼,项背拘急,可配姜黄、当归、黄芪、赤芍、防风、炙甘草,如蠲痹汤;风湿,手指关节肿痛,屈伸不利,主用羌活,配以升麻、独活、当归、茯苓、泽泻、苍术、防风、威灵仙、白术,如《卫生宝鉴》大羌活汤。

（3）疮疡初期,兼有恶寒发热无汗,可与荆芥、防风、川芎、桔梗、人参、独活、前胡、柴胡、枳壳、茯苓、甘草同用,如《外科理例》荆防败毒散;风热瘰疬,可同僵蚕共为末,蜜酒调服,如《圣济总录》内消羌活散。

煎服,3～9g;或入丸、散服。气血亏虚者慎服。

墙草根

[来源] 荨麻科墙草属植物墙草 *Parietaria micrantha* Ledeb. 的根（图444）。

[原植物] 一年生草本,长5～40cm。茎平卧或散生,肉质,细弱,被短柔毛,多分枝。叶互生;叶

片膜质,卵形、狭卵形或卵状心形,长0.5～3cm,宽0.5～2cm,顶端尖或钝尖,基部圆形至微心形,全缘,两面有短毛,钟乳体点状,于表面明显,基生脉3条;叶柄纤细,长0.5～2cm,被短柔毛。花杂性,

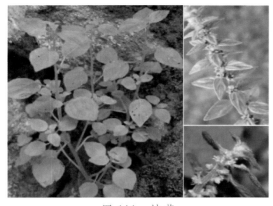

图 444　墙草

3～5 花成聚伞花序,生于叶腋;苞片条形,外被腺毛;两性花具梗,位于花序下部,花被片 4,绿褐色,狭卵圆形,膜质,外面有毛,雄蕊 4,与花被片对生,花丝横折,花药近球形;雌花位于花序上部,具短梗或近无梗,花被筒钟状,先端 4 浅裂,薄膜质,浅褐色,宿存,子房上位,椭圆形,直立,花柱短或无,柱头画笔状。瘦果卵形,稍压扁,长约 1.5mm,黑色,极光滑,有光泽,具宿存花被和苞片。种子含丰富的胚乳。花期 7 月,果期 8～9 月。

[分布]　产庄浪(通化)、华亭、泾川、灵台等地。生海拔 700～2800m 的山坡阴湿处或石隙间。

[采集加工]　夏、秋采挖,洗净,多鲜用。

[资源利用]　有资源。未利用。

[性味功效]　苦、酸,平。清热解毒,消肿,拔脓。

[功能主治]　(1)痈疽疔疖,鲜墙草根,捣烂,调蜂蜜外敷。

(2)背痛,可配紫花地丁,加酒少许,煎服;另单用本品,捣烂敷患处。

(3)其他,可用于秃疮,风毒流注,乳腺炎,睾丸炎等。

煎服,9～15g。外用适量,鲜品捣敷。

荞　麦

[异名]　花荞、甜荞(《本草纲目》),净肠草(《植物名实图考》)。

[来源]　蓼科荞麦属植物荞麦 *Fagopyrum esculentum* Moench 的种子(图 445)。

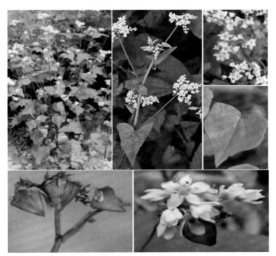

图 445　荞麦

[原植物]　一年生草本。茎直立,高 30～90cm,上部分枝,绿色或红色,具纵棱,无毛或于一侧沿纵棱具乳头状突起。叶三角形或卵状三角形,长 2.5～7cm,宽 2～5cm,顶端渐尖,基部心形,两面沿叶脉具乳头状突起;下部叶具长叶柄,上部较小近无梗;托叶鞘膜质,短筒状,长约 5mm,顶端偏斜,无缘毛,易破裂脱落。花序总状或伞房状,顶生或腋生,花序梗一侧具小突起;苞片卵形,长约 2.5mm,绿色,边缘膜质,每苞内具 3～5 花;花梗比苞片长,无关节,花被 5 深裂,白色或淡红色,花被片椭圆形,长 3～4mm;雄蕊 8,比花被短,花药淡红色;花柱 3,柱头头状。瘦果卵形,具 3 锐棱,顶端渐尖,长 5～6mm,暗褐色,无光泽,比宿存花被长。花期 5～9 月,果期 6～10 月。

[分布]　全国各地有栽培,有时逸为野生。

[采集加工]　秋末种子成熟后采收,打下种子,除去杂质,晒干。

[资源利用]　粮食作物。自采自用。

[性味功效]　甘、微酸,寒。健脾消积,下气宽肠,解毒敛疮。

[功能主治]　(1)噤口痢疾,荞麦面、砂糖,水调服;绞肠痧痛(腹胀绞痛,烦躁闷乱,欲吐不出,欲泻不下),荞麦面炒黄,水煮调糊服,如《本草纲目》《简便单方》载方。

(2)男子白浊,女子赤白带下,荞麦炒焦为末,鸡子白调丸梧子大,盐汤下,如《本草纲目》引魏元君济生丹。

（3）发背疼不可忍，荞麦面、葱白、蜂蜜各适量，共捣糊外敷；烫火伤，荞麦面炒黄，凉水调敷，如《种杏仙方》《奇效良方》载方。

（4）其他，可用于泄泻，自汗，盗汗，疮疹，丹毒，痈疽，瘰疬。

内服，入丸、散适量，或制面食服食。外用适量，研末撒或调敷。不宜久服。脾胃虚寒者忌服。

注 荞麦秸（茎叶）：酸，寒。下气消积，清热解毒，止血，降血压。用于噎食，食积不化，痢疾，白带，痈肿，烫伤，咯血，高血压，紫癜。煎服，9~15g；外用适量，烧灰淋汁熬膏涂，或研末调敷。脾胃虚者慎服。

荞麦草

[异名] 野荞子。

[来源] 蓼科蓼属植物尼泊尔蓼 *Polygonum nepalense* Meisn. 的全草（图446）。

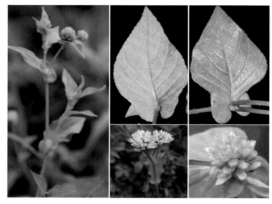

图446 尼泊尔蓼

[原植物] 一年生草本，高20~40cm。茎外倾或斜上，自基部多分枝，无毛或在节部疏生腺毛。茎下部叶卵形或三角状卵形，长3~5cm，宽2~4cm，顶端急尖，基部宽楔形，沿叶柄下延成翅，两面无毛或疏被刺毛，疏生黄色透明腺点，茎上部较小；叶柄长1~3cm，或近无柄，抱茎；托叶鞘筒状，长5~10mm，膜质，淡褐色，顶端斜截形，无缘毛，基部具刺毛。花序头状，顶生或腋生，基部常具1叶状总苞片，花序梗细长，上部具腺毛；苞片卵状椭圆形，通常无毛，边缘膜质，每苞内具1花；花梗比苞片短；花被通常4裂，淡紫红色或白色，花被片长圆形，长2~3mm，顶端圆钝；雄蕊5~6，与花被近等长，花药暗紫色；花柱2，下部合生，柱头头状。瘦果宽卵形，双凸镜状，长2~2.5mm，黑色，密生油点。无光泽，包于宿存花被内。花期5~8月，果期7~10月。

[分布] 产庄浪通边、华亭、平凉等地。生海拔600~4000m的山坡草地，山谷路旁。除新疆外，全国有分布。

[采集加工] 夏、秋采收，除去杂质，晾干。

[资源利用] 有资源。未利用。

[性味功效] 苦、酸，寒。清热解毒，除湿通络。

[功能主治] 用于咽喉肿痛，目赤，牙肿痛，赤白痢疾，风湿痹痛。

煎服，9~15g。

荞麦七

[异名] 荞叶七，荞麦三七。

[来源] 蓼科蓼属植物支柱蓼 *Polygonum suffultum* Maxim. 或细穗支柱蓼 *Polygonum suffultum* Maxim. var. *pergracile* (Hemsl.) Sam. 的根状茎（图447）。

[原植物] （1）支柱蓼：多年生草本，高10~40cm。根状茎肥厚而硬，通常呈念珠状，黑褐色。茎直立或斜上，细弱，上部分枝或不分枝，通常数条自根状茎发出。基生叶卵形或长卵形，长5~12cm，宽3~6cm，顶端渐尖或急尖，基部心形，全缘，疏生短缘毛，两面无毛或疏生短柔毛，叶柄长4~15cm；茎生叶卵形，较小，具短柄，最上部的叶无柄，抱茎；托叶鞘筒状，膜质，褐色，长2~4cm，顶端偏斜，开裂，无缘毛。总状花序呈穗状，紧密，顶生或腋生，长1~2cm。苞片膜质，长卵形，顶端渐尖，

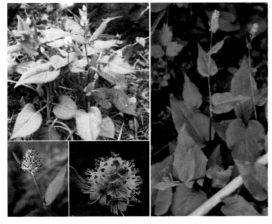

图 447　支柱蓼

长约 3mm,每苞内具 2~4 花;花梗细弱,长 2~
2.5mm,比苞片短;花两性,辐射对称,花被 5 深裂,
白色或淡红色,花被片倒卵形或椭圆形,长 3~
3.5mm;雄蕊 8,比花被长;子房上位,花柱 3,基部合
生,柱头头状。瘦果宽椭圆形,具 3 锐棱,长 3.5~
4mm,黄褐色,有光泽,稍长于宿存花被。花期 6~7
月,果期 7~10 月。

（2）细穗支柱蓼（变种）:本变种与正种（原变
种）的区别为花序稀疏,细弱,下部间断。

[分布]　（1）支柱蓼:产庄浪、华亭、平凉等
地。生海拔 1300~4000m 的山坡路旁,林下湿地及
沟边。

（2）细穗支柱蓼（变种）:产庄浪、华亭、平凉等
地。生海拔 1500~3900m 的山坡林缘、山谷湿地。

[采集加工]　秋季采挖,除去须根及杂质,洗
净,晾干。

[资源利用]　有资源。自采自用。

[性味功效]　苦、涩,凉。止血止痛,活血调
经,除湿清热。

[功能主治]　（1）跌打损伤,本品研粉,冲服;
或与见血飞、苎麻根、破血丹,共研细粉,黄酒炒敷。

（2）吐血、衄血,荞麦七,水煎服;崩漏,单用研
粉,冲服,或配仙鹤草、檫树根皮、大枣煎服。

（3）红白痢疾,本品水煎,调红糖、白糖服。

（4）其他,可用于外伤出血,便血,月经不调,
痈疮。

煎服,9~15g;研末服,6~9g;或浸酒服。外用
适量,研末调敷。

茄　连

[异名]　茎蓝（《滇南本草》）,茄连（《本草纲
目拾遗》）,甘蓝（《植物名实图考》）,玉蔓青。

[来源]　十字花科芸薹属植物球茎甘蓝 Bras-
sica caulorapa Pasq. 的球状茎（图 448）。

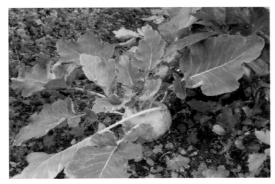

图 448　球茎甘蓝

[原植物]　二年生草本,高 30~60cm,全体无
毛,带粉霜;茎短,在离地面 2~4cm 处膨大成 1 个
实心长圆球体或扁球体,绿色,其上生叶。叶略厚,
宽卵形至长圆形,长 13.5~20cm,基部在两侧各有
1 裂片,或仅在一侧有 1 裂片,边缘有不规则裂齿;
叶柄长 6.5~20cm,常有少数小裂片;茎生叶长圆
形至线状长圆形,边缘具浅波状齿。总状花序顶
生;花直径 1.5~2.5cm。花及长角果和甘蓝的相
似,但喙常很短,且基部膨大;种子直径 1~2mm,有
棱角。花期 4 月,果期 6 月。

[采集加工]　春、夏播种者,夏、秋采收;秋季
播种者,冬、春采收。

[资源利用]　栽培蔬菜。中医配方少用。

[性味功效]　甘、辛,凉。健脾利湿,解毒。

[功能主治]　（1）脾虚浮肿,可配水皂角、萝
卜头、木防己、大腹皮,水煎服。

（2）无名肿毒,鲜擘蓝,捣烂敷患处;阴囊肿
大,鲜品与鲜商陆,共捣烂外敷。

茄子

[异名] 落苏。

[来源] 茄科茄属植物茄 Solanum melongena L. 的果实（图449）。

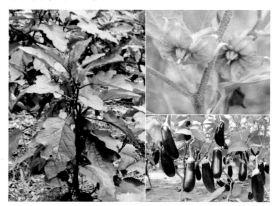

图449 茄

[原植物] 直立分枝草本至亚灌木，高可达1m，小枝，叶柄及花梗均被6~8（~10）分枝，平贴或具短柄的星状绒毛，小枝多为紫色（野生的往往有皮刺），渐老则毛被逐渐脱落。叶大，卵形至长圆状卵形，长8~18cm或更长，宽5~11cm或更宽，先端钝，基部不相等，边缘浅波状或深波状圆裂，上面被3~7（~8）分枝短而平贴的星状绒毛，下面密被7~8分枝较长而平贴的星状绒毛，侧脉每边4~5条，在上面疏被星状绒毛，在下面则较密，中脉的毛被与侧脉的相同（野生种的中脉及侧脉在两面均具小皮刺），叶柄长2~4.5cm（野生的具皮刺）。能孕花单生，花柄长1~1.8cm，毛被较密，花后常下垂，不孕花蝎尾状与能孕花并出；萼近钟形，直径约2.5cm或稍大，外面密被与花梗相似的星状绒毛及小皮刺，皮刺长约3mm，萼裂片披针形，先端锐尖，内面疏被星状绒毛，花冠辐状，外面星状毛被较密，内面仅裂片先端疏被星状绒毛，花冠筒长约2mm，冠檐长约2.1cm，裂片三角形，长约1cm；花丝长约2.5mm，花药长约7.5mm；子房圆形，顶端密被星状毛，花柱长4~7mm，中部以下被星状绒毛，柱头浅裂。果的形状大小变异极大。

本种因经长期栽培而变异极大，花的颜色及花的各部数目均有出入，一般有白花、紫花，5~6（~7）数。果的形状有长或圆，颜色有白色、红色、紫色等，一般栽培供食用的有长形及圆形。

[分布] 本市各地有栽培。

[采集加工] 夏、秋果实成熟时采收。

[资源利用] 栽培品。自产自销。

[性味功效] 甘，凉。清热，活血，消肿。

[功能主治] （1）肠风下血，将茄子1枚湿纸裹，于煻火内煨熟，取出入磁罐内，以酒沃之，密闭3日，去茄，暖酒空腹服，如《圣济总录》茄子酒。

（2）年久咳嗽，生白茄子煮后去渣，加兑蜂蜜服。

（3）妇人乳裂，秋、冬茄子裂开者，阴干，烧存性，研末，水调涂。

（4）蜈蚣咬，蜂蜇，生茄子切开，擦搽患处；或加白糖捣烂涂敷。

煎服，15~30g。外用适量，捣敷。

附：茄根（《开宝本草》）

[异名] 茄母（《摘玄方》）。

[来源] 茄科茄属植物茄 Solanum melongena L. 的根。

[性味功效] 甘、辛，寒。祛风利湿，清热止血。

[功能主治] （1）久痢不止，可用茄根烧灰、石榴皮等份，为末，砂糖水送服。

（2）痔肿肛垂，茄根4份，苦参1份，煎水熏洗，并温罨托上，纳入之。

（3）牙齿龋痛，茄根捣汁频涂；或先以露蜂房煎水漱过，再以陈茄根烧灰敷之。

（4）其他，可用于风湿热痹，血淋，妇女阴痒，皮肤瘙痒，冻疮等。

煎服，9~18g，或入散剂服。外用适量，煎水洗；捣汁或烧存性研末调敷。

注 茄蒂：凉血，解毒。用于肠风下血，痈肿，对口疮，牙痛。煎服，6~9g；外用适量，研末撒。

果可供蔬食。根、茎、叶入药，为收敛剂，有利尿之效，叶也可以作麻醉剂。种子为消肿药，也用为刺激剂，但容易引起胃弱及便秘，果生食可解食菌中毒。

窃衣

[异名]　华南鹤虱。

[来源]　伞形科窃衣属植物窃衣 Torilis scabra (Thunb.) DC. 的果实或全草（图 450）。

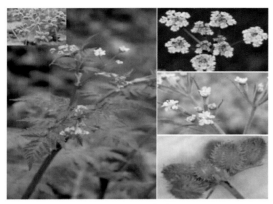

图 450　窃衣

[原植物]　多年生草本，高 10 ~ 70cm，全株疏被贴生短硬毛。茎单生，上部分枝。叶互生，下部叶具长 3 ~ 4cm 的柄，上部叶柄渐短，至无柄；叶片卵形，二回羽状分裂，小叶片卵形至披针形，长 2 ~ 10mm，宽 2 ~ 5mm，顶端渐尖，边缘有整齐缺刻或深裂。复伞形花序顶生和腋生，总花梗长 1 ~ 8cm，总苞片通常无，稀具 1 钻形或条形的总苞片；伞辐 2 ~ 4，长 1 ~ 5cm，粗壮，近等长，有纵棱及向上紧贴的粗毛；小总苞片数个，钻形，长 2 ~ 4mm；小伞形花序着花 3 ~ 7 朵；花两性；萼齿三角状，常带紫红色；花瓣 5，白色，倒卵圆形，先端内折，下面被贴生毛；子房下位，花柱基圆锥状，花柱向外反曲。双悬果长圆形，长 5 ~ 8mm，被向内弯曲及具钩的皮刺，灰色；分果合生面具浅槽。花期 4 ~ 5 月，果期 6 ~ 7 月。

[分布]　产本市各地，生海拔 250 ~ 2400m 的山坡、林下、路旁、河边及空旷草地上。

[采集加工]　夏末秋初采收，除去杂质，鲜用或晒干。

[资源利用]　有资源。自采自用。

[性味功效]　苦、辛，平。杀虫止泻，除湿止痒。

[功能主治]　（1）蛔虫病，慢性腹泻，均可单用窃衣果，水煎服。

（2）腹痛，鲜窃衣草，水煎去渣，调蜂蜜服。

（3）皮肤瘙痒，本品鲜叶，捣烂绞汁涂患处。

（4）其他，可用于疮疡溃烂，阴痒带下，滴虫性阴道炎。

煎服，6 ~ 9g，鲜草可用 30g。外用适量，煎水洗；或鲜品捣汁涂。

秦艽

[异名]　秦胶（《神农本草经集注》），秦纠（《新修本草》），萝卜艽，辫子艽。

[来源]　龙胆科龙胆属植物秦艽 Gentiana macrophylla Pall. 的根（图 451）。

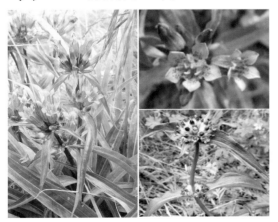

图 451　秦艽

[原植物]　多年生草本，高 30 ~ 60cm，全株光滑无毛，基部被枯存的纤维状叶鞘包裹。须根多条，扭结或黏结成 1 个圆柱形的根。枝少数丛生，直立或斜升，黄绿色或有时上部带紫红色，近圆形。莲座丛叶卵状椭圆形或狭椭圆形，长 6 ~ 28cm，宽 2.5 ~ 6cm，先端钝或急尖，基部渐狭，边缘平滑，叶脉 5 ~ 7 条，在两面均明显，并在下面突起，叶柄宽，长 3 ~ 5cm，包被于枯存的纤维状叶鞘中；茎生叶椭圆状披针形或狭椭圆形，长 4.5 ~ 15cm，宽 1.2 ~ 3.5cm，先端钝或急尖，基部钝，边缘平滑，叶脉 3 ~ 5 条，在两面均明显，并在下面突起，无叶柄至叶柄长达 4cm。花多数，无花梗，簇生枝顶呈头状或腋生作轮状；花萼筒膜质，黄绿色或有时带紫色，长（3 ~ ）7 ~ 9mm，一侧开裂呈佛焰苞状，先端截形或圆形，萼齿 4 ~ 5 个，稀 1 ~ 3 个，甚小，锥形，长 0.5 ~

1mm；花冠筒部黄绿色，冠檐蓝色或蓝紫色，壶形，长1.8～2cm，裂片卵形或卵圆形，长3～4mm，先端钝或钝圆，全缘，褶整齐，三角形，长1～1.5mm或截形，全缘；雄蕊着生于冠筒中下部，整齐，花丝线状钻形，长5～6，长2～2.5mm；子房无柄，椭圆状披针形或狭椭圆形，长9～11mm，先端渐狭，花柱线形，连柱头长1.5～2mm，柱头2裂，裂片矩圆形。蒴果内藏或先端外露，卵状椭圆形，长15～17mm；种子红褐色，有光泽，矩圆形，长1.2～1.4mm，表面具细网纹。花果期7～10月。

[分布] 产平凉、华亭、泾川、灵台等地。生海拔1200～3000m的山坡草地、沟边路旁、河滩及林缘。

[采集加工] 春、秋采挖，除去泥沙。萝卜艽及麻花艽晒软，堆置"发汗"至表面呈红黄色或灰黄色时，摊开晒干，或不经"发汗"直接晒干；小秦艽趁鲜时搓去黑皮，晒干。

[资源利用] 有资源。自产自销。

[性味功效] 苦、辛，微寒。祛风湿，止痹痛，清虚热，利湿退黄。

[功能主治] （1）热痹，两臂发热疼痛，可与牡丹皮、茯苓、白术、钩藤、甘草、生地黄、柴胡同用，煎服，如《杂病源流犀烛》秦艽地黄汤；风寒湿痹，气血凝滞，手足拘挛，可配人参、酒炒黄芪、白术、当归、川芎、白芍、茯苓各2份，炙甘草、桂心、防己、炮乌头、细辛各1份，加姜、枣水煎，不拘时热服，如《张氏医通》三痹汤。

（2）骨蒸劳热，常配银柴胡、胡黄连、鳖甲、地骨皮、青蒿、知母、甘草，水煎服，血虚甚加当归、芍药、生地黄，嗽多加阿胶、麦冬、五味子，如《证治准绳》清骨散；或用柴胡、炙鳖甲、地骨皮各2份，秦艽、当归、知母各1份，为粗末，每用15g加青蒿少许，乌梅1个，煎服，如《卫生宝鉴》秦艽鳖甲散。

（3）湿热黄疸，本品单用，或配赤芍、黄芩、柴胡、茵陈、麦冬、炒大黄，为粗末，煎服。阴黄，症见头眩目痛，心腹胀满，面色青黄，脚膝浮肿，秦艽2份，旋覆花、赤茯苓、炙甘草各1份，为粗末，牛乳煎，去渣温服，如《太平圣惠方》秦艽散。

（4）痔漏，大便燥结疼痛，可与煨大黄、当归尾、枳实、泽泻、皂角子、白术、红花、桃仁同煎，食前服，如《兰室秘藏》秦艽当归汤；皮痹，邪在皮毛，瘾疹风疮，搔之不痛，初起皮中如虫行状，可配荆芥、防风、羌活、蔓荆子、白芷、升麻、大力子、当归、白芍、生地黄、川芎、甘草，水煎服，以疏风养血，如《证治准绳》秦艽地黄汤。

煎服，6～9g；或浸酒，或入丸、散服。外用适量，研末撒。久痛虚羸，溲多便溏者慎服。

青 蒿

[异名] 蒿（《诗经》），草蒿（《神农本草经》）。

[来源] 菊科蒿属植物黄花蒿 Artemisia annua L. 的地上部分（图452）。

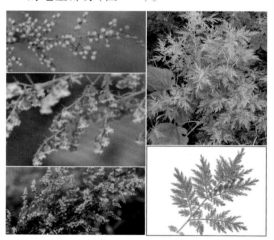

图452 黄花蒿

[原植物] 一年生草本；植株有香气。主根单一，垂直，侧根少。茎单生，高30～150cm，上部多分枝，幼时绿色，有纵纹，下部稍木质化，纤细，无毛。叶两面青绿色或淡绿色，无毛；基生叶与茎下部叶三回栉齿状羽状分裂，有长叶柄，花期叶凋谢；中部叶长圆形、长圆状卵形或椭圆形，长5～15cm，宽2～5.5cm，二回栉齿状羽状分裂，第一回全裂，每侧有裂片4～6枚，裂片长圆形，基部楔形，每裂片具多枚长三角形的栉齿或为细小、略呈线状披针形的小裂片，先端锐尖，两侧常有1～3枚小裂齿或无裂齿，中轴与裂片羽轴常有小锯齿，叶柄长0.5～1cm，基部有小型半抱茎的假托叶；上部叶与苞片叶一（至二）回栉齿状羽状分裂，无柄。头状花序半球形或近半球形，直径3.5～4mm，具短梗，

下垂,基部有线形的小苞叶,在分枝上排成穗状花序式的总状花序,并在茎上组成中等开展的圆锥花序;总苞片3~4层,外层总苞片狭小,长卵形或卵状披针形,背面绿色,无毛,有细小白点,边缘宽膜质,中层总苞片稍大,宽卵形或长卵形,边宽膜质,内层总苞片半膜质或膜质,顶端圆;花序托球形;花淡黄色;雌花10~20朵,花冠狭管状,檐部具2裂齿,花柱伸出花冠管外,先端二叉,叉端尖;两性花30~40朵,孕育或中间若干朵不孕育,花冠管状,花药线形,上端附属物尖,长三角形,基部圆钝,花柱与花冠等长或略长于花冠,顶端二叉,叉端截形,有睫毛。瘦果长圆形至椭圆形。花果期6~9月。

[分布] 产本市各地区。生海拔700~3000m的山坡、荒地、田边、路旁。

[采集加工] 秋季花未开时采割,除去老茎、杂质,阴干。用时喷淋清水,稍润切段,晒干。生用。

[资源利用] 资源丰富。自产自销。

[性味功效] 苦、微辛,寒。清虚热,除骨蒸,解暑,截疟。

[功能主治] (1)夏季伤暑,壮热烦渴,可配荷叶、西瓜翠、滑石、甘草等;渴甚汗多,热伤元气,可再加石膏、西洋参、连翘、通草,如《时病论》清凉涤暑法;小儿暑热症(夏季热),常同车前草等药同用。

(2)温邪伤阴,夜热早凉,常与鳖甲、生地黄、牡丹皮、知母为伍,如青蒿鳖甲汤;午后潮热,唇红颧赤之骨蒸劳热,可配银柴胡、地骨皮、胡黄连、鳖甲、秦艽、知母、甘草,如《证治准绳》清骨散。

(3)壮热寒战,休作有时之疟疾,可用鲜品取汁服;或与常山、柴胡、黄芩等药同用,如《中医经验处方集》清瘴汤。

(4)湿热黄疸,可配茵陈、栀子等药,煎服。

煎服,6~12g,治疟疾可用20~40g,不宜久煎;鲜品加倍,水浸绞汁饮;或入丸、散服。外用适量,研末调敷;或鲜品捣敷;或煎水洗。脾胃虚弱泄泻者慎服。

青 杞

[异名] 蜀羊泉(《神农本草经》)。

[来源] 茄科茄属植物青杞 Solanum septem-lobum Bunge 地上部分(图453)。

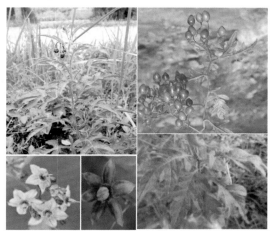

图453 青杞

[原植物] 直立草本或灌木状,茎具棱角,被白色具节弯卷的短柔毛至近于无毛。叶互生,卵形,长3~7cm,宽2~5cm,先端钝,基部楔形,通常7裂,有时5~6裂或上部的近全缘,裂片卵状长圆形至披针形,全缘或具尖齿,两面均疏被短柔毛,在中脉,侧脉及边缘上较密;叶柄长1~2cm,被有与茎相似的毛被。二歧聚伞花序,顶生或腋外生,总花梗长1~2.5cm,具微柔毛或近无毛,花梗纤细,长5~8mm,近无毛,基部具关节;萼小,杯状,直径约2mm,外面被疏柔毛,5裂,萼齿三角形,长不到1mm;花冠青紫色,直径约1cm,花冠筒隐于萼内,长约1mm,冠檐长约7mm,先端深5裂,裂片长圆形,长约5mm,开放时常向外反折;花丝长不及1mm,花药黄色,长圆形,长约4mm,顶孔向内;子房卵形,直径约1.5mm,花柱丝状,长约7mm,柱头头状,绿色。浆果近球状,熟时红色,直径约8mm;种子扁圆形,径2~3mm。花期夏秋间,果熟期秋末冬初。

[分布] 产本市各地。生海拔600~1600m的向阳山坡。

[采集加工] 夏、秋采割,除去杂质,洗净,切段,鲜用或晒干。

[资源利用] 资源较丰富。自采自用。

[性味功效] 苦,寒,小毒。清热解毒。

[功能主治] 用于咽喉肿痛,目赤昏花,疥癣

瘙痒,腮腺炎,乳腺炎。

煎服,9～15g。外用适量,煎水熏洗;或捣敷。

苘 麻(《唐本草》)

[异名] 椿麻(湖北)、塘麻(安徽)、孔麻(上海)、青麻(东北)、白麻(《本草纲目》)、桐麻(四川、陕西)、磨盘草、车轮草(江西)。

[来源] 锦葵科苘麻属植物苘麻 *Abutilon theophrasti* Medic. 的叶或地上部分(图454)。

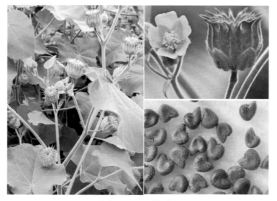

图 454 苘麻

[原植物] 一年生亚灌木状草本,高达 1～2m,茎枝被柔毛。叶互生,圆心形,长 5～10cm,先端长渐尖,基部心形,边缘具细圆锯齿,两面均密被星状柔毛;叶柄长 3～12cm,被星状细柔毛;托叶早落。花单生于叶腋,花梗长 1～13cm,被柔毛,近顶端具节;花萼杯状,密被短绒毛,裂片 5,卵形,长约6mm;花黄色,花瓣倒卵形,长约 1cm;雄蕊柱平滑无毛,心皮 15～20,长 1～1.5cm,顶端平截,具扩展、被毛的长芒 2,排列成轮状,密被软毛。蒴果半球形,直径约 2cm,长约 1.2cm,分果片 15～20,被粗毛,顶端具长芒 2;种子肾形,褐色,被星状柔毛。花期 7～8 月。

[分布] 本市各地区均有栽培。生海拔1000m 左右的田边路旁、村旁、沟边。广布于全国各省区。

[采集加工] 夏季采收,除去杂质,鲜用或晒干。

[资源利用] 栽培品。自采自用。

[性味功效] 苦,平。清热利湿,解毒开窍。

[功能主治] (1)小儿聤耳有疮,苘麻秸(取皮)、花燕脂并雄黄,研细,敷耳中令满,如《外台秘要》引用方雄黄散。

(2)痈疽肿毒,苘麻鲜叶和蜜捣敷;漫肿无头,鲜叶和红糖捣敷,内服苘麻子。

(3)小便不利,苘麻烧灰,黄酒调服。

(4)其他,可用于耳鸣,耳聋,湿热痢,睾丸炎,扁桃体炎。

煎服,9～30g。外用适量,捣敷。

附:苘麻子(《圣济总录》)

[异名] 苘实(新修本草),青麻子。

[来源] 锦葵科苘麻属植物苘麻 *Abutilon theophrasti* Medic. 的种子。

[性味功效] 苦,平。清利湿热,解毒消肿,退翳明目。

[功能主治] (1)赤白痢疾,苘麻子炒令香熟,为末,蜜调服。

(2)小便不利、涩痛,可单味煎服,或与滑石同煎服。

(3)乳汁不通,可配王不留行、穿山甲等,水煎服。

煎服,6～12g;或入丸、散服。

秋 葵

[别名] 黄秋葵,羊角豆。

[来源] 锦葵科秋葵属植物咖啡黄葵 *Abelmoschus esculentus* L. Moench 的根、叶、花或种子

(图455)。

[原植物] 一年生草本,高 1～2m;茎圆柱形,疏生散刺。叶掌状 3～7 裂,直径 10～30cm,裂片

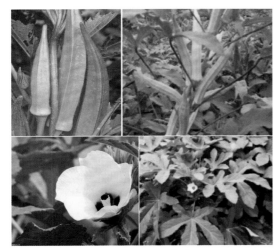

图 455　咖啡黄葵

阔至狭,边缘具粗齿及凹缺,两面均被疏硬毛;叶柄长 7～15cm,被长硬毛;托叶线形,长 7～10mm,被

疏硬毛。花单生于叶腋间,花梗长 1～2cm,疏被糙硬毛;小苞片 8～10,线形,长约 1.5cm,疏被硬毛;花萼钟形,较长于小苞片,密被星状短绒毛;花黄色,内面基部紫色,直径 5～7cm,花瓣倒卵形,长 4～5cm。蒴果筒状尖塔形,长 10～25cm,直径 1.5～2cm,顶端具长喙,疏被糙硬毛;种子球形,多数,直径 4～5mm,具毛脉纹。花期 5～9 月。

[分布]　本市有栽培。

[资源利用]　有资源。食用蔬菜。

[性味功效]　寒,苦。壮阳、补肾、通气、清热利湿。

[功能主治]　利咽;通淋;下乳;调经。主治咽喉肿痛;小便淋涩;产后乳汁稀少;月经不调。

煎汤,9～15g。

秋子梨

[异名]　快果(《本草经集注》),果宗(《本草纲目》)。

[来源]　蔷薇科梨属植物秋子梨 *Pyrus ussuriensis* Maxim. 的果实(图 456)。

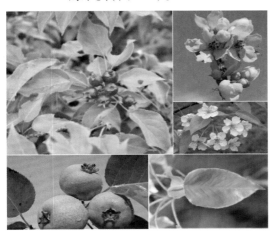

图 456　秋子梨

[原植物]　乔木,高达 15m,树冠宽广;嫩枝无毛或微具毛,二年生枝条黄灰色至紫褐色,老枝转为黄灰色或黄褐色,具稀疏皮孔;冬芽肥大,卵形,先端钝,鳞片边缘微具毛或近于无毛。叶片卵形至宽卵形,长 5～10cm,宽 4～6cm,先端短渐尖,基部圆形或近心形,稀宽楔形,边缘具有带刺芒状尖锐锯齿,上下两面无毛或在幼嫩时被绒毛,不久脱落;叶柄长 2～5cm,嫩时有绒毛,不久脱落;托叶线状

披针形,先端渐尖,边缘具有腺齿,长 8～13mm,早落。花序密集,有花 5～7 朵,花梗长 2～5cm,总花梗和花梗在幼嫩时被绒毛,不久脱落;苞片膜质,线状披针形,先端渐尖,全缘,长 12～18mm;花直径 3～3.5cm;萼筒外面无毛或微具绒毛;萼片三角披针形,先端渐尖,边缘有腺齿,长 5～8mm,外面无毛,内面密被绒毛;花瓣倒卵形或广卵形,先端圆钝,基部具短爪,长约 18mm,宽约 12mm,无毛,白色;雄蕊 20,短于花瓣,花药紫色;花柱 5,离生,近基部有稀疏柔毛。果实近球形,黄色,直径 2～6cm,萼片宿存,基部微下陷,具短果梗,长 1～2cm。花期 5 月,果期 8～10 月。

[分布]　产本市各地区。生海拔 600～2000m 的干燥山坡或沟谷。

[采集加工]　8～9 月,果实成熟时,分批采摘,轻摘轻放,以免碰伤。多生用。

[资源利用]　多栽培。自采自用。

[性味功效]　甘、微酸,凉。清肺化痰,生津止渴。

[功能主治]　(1)小儿痰嗽,梨 1 只,硼砂 0.3g,纸包水湿,煨熟吃;咳嗽,可用梨 1 只,刺孔,每孔纳大花椒 1 粒,面裹煨熟,放冷去椒食之,如《食疗本草》载方。

（2）太阴温病口渴甚,吐白沫黏滞不快者,梨汁、荸荠汁、鲜苇根汁、麦冬汁、藕汁（或甘蔗汁）,和匀酌量,凉服或炖温服,如《温病条辨》五汁饮;消渴,可与蜂蜜共熬膏,调服适量,如《普剂方》用方。

（3）其他,可用于目赤,疮疡,烫火伤。

煎服,15～30g;或生食1～2只;或捣汁饮;或熬膏;或蒸服。外用适量,捣敷。

注 梨皮:甘、涩,凉。清心润肺,降火生津,解疮毒。用于暑热烦渴,肺燥咳嗽,吐血,痢疾,发背,疔疮,疥癣。煎服,9～15g,鲜品30～60g;外用适量。捣汁涂。

梨花（盛开时采,晾干）:淡、平。泽面祛斑,用于面生黑斑粉滓。煎服,9～15g;或研末服;外用适量,研末调涂。

梨叶:辛、涩、微苦,平。疏肝和胃,利水解毒。用于霍乱吐泻腹痛,水肿,小便不利;小儿疝气,菌菇中毒。煎服,9～15g;或鲜品捣汁服;外用适量,捣敷或捣汁涂。

梨枝:辛、涩、微苦,平。行气和中,止痛。用于霍乱吐泻,腹痛。煎服,9～15g。

曲花紫堇

[来源] 罂粟科紫堇属植物曲花紫堇 *Corydalis curviflora* Maxim. ex Hemsl. 的地上部分（图457）。

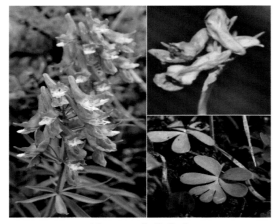

图457 曲花紫堇

[原植物] 多年生草本,高7～50cm。细根末端有纺锤形的块根,块根长1～2cm,粗0.3～0.5cm。茎直立,细弱。基生叶长5～15cm,指状深裂或全裂,小裂片狭椭圆形或线形,具长柄;茎生叶几无柄,疏离,互生,掌状全裂,裂片条形或狭披针形,长1～5cm。总状花序顶生,长2～8cm;苞片狭披针形,全缘或3深裂;萼片2,细小,膜质,早落;花瓣4,蓝紫色,上花瓣长1.3～1.5cm,具鸡冠状凸起,距圆筒形,短于花瓣片或等长,末端向上弯曲,下花瓣宽卵形,长约8mm,内花瓣2,长约7mm,先端愈合;雄蕊6,连合成2束;子房上位,2心皮1室,花柱线形,柱头2裂。蒴果条状长圆形,2瓣裂。种子细小,3～6枚。花期5～7月。

[分布] 产庄浪（通边）、华亭（莲花台）。生海拔1600～2800m的山坡林下阴湿处或高山草甸、灌丛中。

[采集加工] 夏季采收,除去杂质,阴干或晒干。

[资源利用] 有资源。自采自用。

[性味功效] 苦,寒。清热解毒,利胆,凉血止血。

[功能主治] 用于热病高热,湿热黄疸,衄血,月经过多。

研末服,1.5～3g。

瞿 麦

[异名] 巨句麦（《神农本草经》）,大兰（《名医别录》）,山瞿麦（《千金要方》）,麦句姜（《本草纲目》）,绸子节,石头花。

[来源] 石竹科石竹属植物瞿麦 *Dianthus superbus* L. 的地上部分（图458）。

[原植物] 多年生草本,高达60cm。茎丛生,直立,绿色,无毛,上部分枝。叶线状披针形,长5～10cm,宽3～5mm,基部鞘状,绿色,有时带粉绿色。花1～2朵顶生,有时顶下腋生。苞片2～3对,倒卵形,长0.6～1cm;花萼筒形,长2.5～3cm,

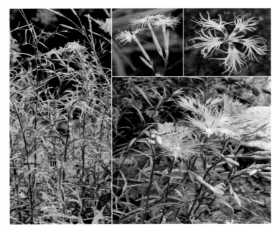

图 458　瞿麦

径 3～6mm，常带红紫色，萼齿披针形，长 4～5mm；花瓣淡红或带紫色，稀白色，长 4～5cm，爪长 1.5～3cm，内藏，瓣片宽倒卵形，边缘缝裂至中部或中部以上，喉部具髯毛；雄蕊及花柱微伸出。蒴果筒形，与宿萼等长或稍长，顶端 4 裂。种子扁卵圆形，长约 2mm。花期 6～9 月，果期 8～10 月。

[分布]　产本市各地。生海拔 600～2600m 的山坡、灌丛、丘陵、草地。全国各地有分布，现已广泛栽培。

[采集加工]　夏、秋花果期采割，除去杂质、泥沙，晒干。用时洗净，闷润切段，干燥。生用。

[资源利用]　资源较丰富。自产自销。

[性味功效]　苦，寒。利水通淋，活血通经。

[功能主治]　（1）湿热下注，少腹急满，溲赤涩痛，淋沥不畅，可配车前子、木通、萹蓄、滑石、炙甘草、栀子花、大黄（面裹煨）各等份，为末，加灯心草煎服，如《太平惠民和剂局方》八正散；下焦结热，小便黄赤，淋涩疼痛，瞿麦穗 2 份，炒栀子 1 份，炙甘草少许，为末，加莲须、葱根、生姜片，同煎，不拘时温服，如《太平惠民和剂局方》立效散。

（2）气淋涩滞，可配黄连、熟大黄、麸炒枳壳、当归、羌活、木通、牵牛子、延胡索、桔梗、大腹皮、射干各 2 份，桂心 1 份，为粗末，加姜片，煎服，如《圣济总录》瞿麦汤；血淋，尿血，瞿麦穗、赤芍、车前子、白茅根、赤茯苓、炒桑白皮、生地黄、阿胶珠、滑石、黄芩、炙甘草各等份，为细末，入血余炭，食前开水调服，如《奇效良方》瞿麦散。

（3）石淋，少腹隐痛，茎中痛，溲出沙石，可同石韦、榆白皮、冬葵子各 2 份，木通 1.5 份，车前子、滑石、赤茯苓各 2 份，车前子、滑石各 3 份，为粗末，食前煎服，如《太平圣惠方》用方。

（4）血瘀经闭，可与当归、赤芍、丹参、益母草、桂枝、香附等活血通经药同用；或配木通、大黄为末，食前煎服，如《惠济方》治妇人月经不通方。

煎服，3～9g；或入丸、散服。外用适量，煎汤洗；或研末撒。

下焦虚寒、小便不利者及妊娠、新产妇忌服。

茎　皮

[来源]　木犀科素馨属植物黄素馨 *Jasminum floridum* Bge. subsp. *giraldii*（Diels）Miao 的根（459）。

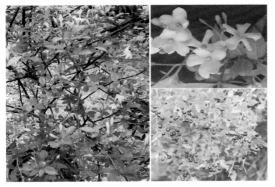

图 459　黄素馨

[原植物]　本亚种与正种（原亚种）探春花 *Jasminum floridum* Bunge 的区别在于小枝通常被短柔毛，叶片纸质至薄革质，小叶片较大，长 1～4cm，稀达 5cm，宽 0.5～1.8cm，上面光滑或疏被短柔毛，下面灰白色，疏被或密被白色长柔毛；花萼疏被短柔毛。花期 5～10 月，果期 8～11 月。

[分布]　产华亭（麻庵）等地。生海拔 600～1500m 的山谷、灌木林中。

[采集加工]　全年或秋季采挖，除净泥土，切片，鲜用或晒干。

[资源利用]　资源少。未利用。

[性味功效]　微苦、涩，温。散瘀止痛。

[功能主治]　用于跌打损伤，瘀血内滞，刀伤。

煎服，3～9g。外用适量，鲜品捣敷，或干品研末撒。

雀 麦

[异名] 藋(《尔雅》),杜姥草(《千金要方》)。

[来源] 禾本科雀麦属植物雀麦 *Bromus japonicus* Thunb. ex Murr. 的全草(图460)。

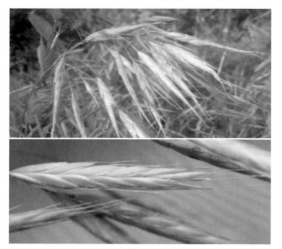

图460 雀麦

[原植物] 一年生。秆直立,高40~90cm。叶鞘闭合,被柔毛;叶舌先端近圆形,长1~2.5mm;叶片长12~30cm,宽4~8mm,两面生柔毛。圆锥花序疏展,长20~30cm,宽5~10cm,具2~8分枝,向下弯垂;分枝细,长5~10cm,上部着生1~4枚小穗;小穗黄绿色,密生7~11小花,长12~20mm,宽约5mm;颖近等长,脊粗糙,边缘膜质,第一颖长5~7mm,具3~5脉,第二颖长5~7.5mm,具7~9脉;外稃椭圆形,草质,边缘膜质,长8~10mm,一侧宽约2mm,具9脉,微粗糙,顶端钝三角形,芒自先端下部伸出,长5~10mm,基部稍扁平,成熟后外弯;内稃长7~8mm,宽约1mm,两脊疏生细纤毛;小穗轴短棒状,长约2mm;花药长1mm。颖果长7~8mm。花果期5~7月。

[分布] 产本市大部分地区。生海拔800~3100m的山坡、林缘、道路、荒地。

[采集加工] 5~8月采收,除去杂质,晒干。用时切段。

[资源利用] 资源较丰富。自采自用。

[性味功效] 甘,平。止汗,催产。

[功能主治] (1)汗出不止,雀麦煎服;或加米糠,水煎服。

(2)妊娠胎死腹中,胞衣不下,气上抢心,雀麦浓煎取汁服,如《子母秘录》用方。

煎服,15~30g。

雀舌草

[异名] 雪里花(《本草纲目拾遗》),天蓬草。

[来源] 石竹科繁缕属植物雀舌草 *Stellaria uliginosa* Murr. 的全草(图461)。

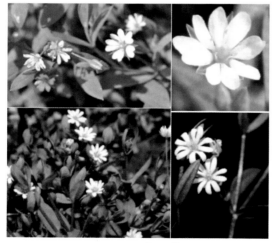

图461 雀舌草

[原植物] 二年生草本,高15~25(~35)cm,全株无毛。须根细。茎丛生,稍铺散,上升,多分枝。叶无柄,叶片披针形至长圆状披针形,长5~20mm,宽2~4mm,顶端渐尖,基部楔形,半抱茎,边缘软骨质,呈微波状,基部具疏缘毛,两面微显粉绿色。聚伞花序通常具3~5花,顶生或花单生叶腋;花梗细,长5~20mm,无毛,果时稍下弯,基部有时具2披针形苞片;萼片5,披针形,长2~4mm,宽1mm,顶端渐尖,边缘膜质,中脉明显,无毛;花瓣5,白色,短于萼片或近等长,2深裂几达基部,裂片条形,钝头;雄蕊5~10,有时6~7,微短于花瓣;子房卵形,花柱3(有时为2),短线形。蒴果卵圆形,与宿存萼等长或稍长,6齿裂,含多数种子;种子肾脏形,微扁,褐色,具皱纹状凸起。花期5~6月,果期7~8月。

[分布] 产本市各地。生海拔600~1900m的田间、溪岸或潮湿地。

［采集加工］春季至秋初采收,除去杂质,洗净,鲜用或晒干。

［资源利用］有资源。未利用。

［性味功效］辛,平。祛风除湿,活血消肿,解毒,止血。

［功能主治］(1)伤风感冒,可与红糖同煎服。

(2)冷痢,可单用,煎服;小儿腹泻,可配马齿苋等,水煎服。

(3)跌打损伤,天蓬草、黄酒,加水适量煎服。

(4)痔疾,本品为末,湿者干撒,干者麻油调搽;疔毒,鲜品加食盐少许,捣烂外敷。

煎服,30~60g。外用适量,捣敷;或研末调敷。

乳白香青

［来源］菊科香青属植物乳白香青 *Anaphalis lactea* Maxim. 的地上部分(图462)。

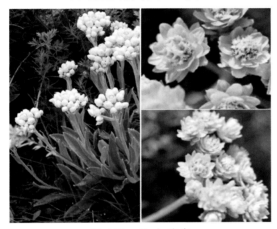

图462　乳白香青

［原植物］多年生草本,高10~50cm。根状茎粗壮,木质化。不育枝与花茎呈莲座状丛生。茎直立,被灰白色或白色绵毛。莲座丛叶匙状长圆形或倒披针形,连柄长2~18cm,宽0.5~2.3cm,先端钝或急尖,基部渐狭成长柄,柄长达8cm;茎生叶向上渐小,无柄而微抱茎,长椭圆形至线状披针形,长2~8cm,宽0.8~1.5cm,先端渐尖,有褐色长尖头,基部沿茎下延成翅,全缘,两面均密被灰白色或白色绵毛,离基三出脉或有时为1脉。头状花序在茎和枝端密集成复伞房花序;总苞钟状,长5~7mm,宽4~5mm乳白色;总苞片4~5层上部乳白色,基部褐色,被白色绵毛,先端钝圆,外层卵圆形,内层卵状长圆形;花序托有流苏状短毛;雄株的头状花序全部为雄花,花冠长3~4mm;雌株的头状花序中雌花多层,中央有2~3雄花。果实圆柱形,近无毛;冠毛与花冠等长或稍长,雄花冠毛上部宽扁,有锯齿。花期7~9月,果于花后逐渐成熟。

［分布］产华亭、庄浪(通化)、平凉(太统山)、静宁等地。生海拔2000~4500m的山坡草地、草甸、针叶林下。

［采集加工］夏季花未开时采割,除去杂质,晒干。

［资源利用］资源较丰富。自采自用。

［性味功效］辛、微苦,凉。清热止咳,散瘀止血。

［功能主治］(1)风热感冒,头痛,骨节痛,可单用本品,研末冲服;肺热咳嗽,可配沙参、贝母等,煎服。

(2)肝阳上亢,可与夏枯草、杭菊花、白芍等药同用。

(3)血瘀包块,可配水红花子、青木香等,水煎服;外伤出血,乳白香青研细粉,外敷。

煎服,9~15g;研末服,每次3~5g。外用适量,研末撒。

乳白香青在青海为民间草药,土名"哇日多罗",可治头痛。据《青海常用中草药》载,全草入药,有活血散瘀,平肝潜阳,祛痰及外用止血之功效。

蕤　核

［异名］蕤仁(《雷公炮炙论》),蕤子(《本草拾遗》),马茹子,单花扁核木(图463)。

［来源］蔷薇科扁核木属植物蕤核 *Prinsepia uniflora* Batal. 的种子。

［原植物］灌木,高1~2m;老枝紫褐色,树皮光滑;小枝灰绿色或灰褐色,无毛或有极短柔毛;枝

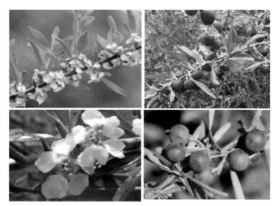

图 463　蒺核

刺钻形,长 0.5 ~ 1cm,无毛,刺上不生叶;冬芽卵圆形,有多数鳞片。叶互生或丛生,近无柄;叶片长圆披针形或狭长圆形,长 2 ~ 5.5cm,宽 6 ~ 8mm,先端圆钝或急尖,基部楔形或宽楔形,全缘,有时呈浅波状或有不明显锯齿,上面深绿色,下面淡绿色,中脉突起,两面无毛;托叶小,早落。花单生或 2 ~ 3 朵,簇生于叶丛内;花梗长 3 ~ 5mm,无毛;花直径 8 ~ 10mm;萼筒陀螺状;萼片短三角卵形或半圆形,先端圆钝,全缘,萼片和萼筒内外两面均无毛;花瓣白色,有紫色脉纹,倒卵形,长 5 ~ 6mm,先端啮蚀状,基部宽楔形,有短爪,着生在萼筒口花盘边缘处;雄蕊 10,花药黄色,圆卵形,花丝扁而短,比花药稍长,着生在花盘上;心皮 1,无毛,花柱侧生,柱头头状。核果球形,红褐色或黑褐色,直径 8 ~ 12mm,无毛,有光泽;萼片宿存,反折;核左右压扁的卵球形,长约 7mm,有沟纹。花期 4 ~ 5 月,果期 8 ~ 9 月。

[分布]　产本市各地。生海拔 900 ~ 1500m 的阳坡、固定沙丘或低山丘陵阳坡。

[采集加工]　夏、秋采收成熟果实,除去果肉,取果核,晒干。用时打碎果壳,取种子(雍仁)。

[资源利用]　资源丰富。自产自销。

[性味功效]　甘,微寒。疏风散热,养肝明目。安神。

[功能主治]　(1)眼目赤痛,蒺仁、苦竹叶、细辛,水煎洗眼,如《外台秘要》洗眼方。

(2)其他,可用于眦烂多泪,昏暗羞明,夜寐不安。

煎服,3 ~ 10g。外用适量,去油研膏点眼;或煎水洗。目痛非关风热而因肝肾两虚者不宜用。

瑞香狼毒

[异名]　续毒(《神农本草经》),绵大戟(《滇南本草》)。

[来源]　瑞香科狼毒属植物狼毒 *Stellera chamaejasme* L. 的根(图 464)。

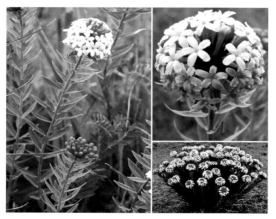

图 464　狼毒

[原植物]　多年生草本,高 20 ~ 50cm;根茎木质,粗壮,圆柱形,不分枝或分枝,表面棕色,内面淡黄色;茎直立,丛生,不分枝,纤细,绿色,有时带紫色,无毛,草质,基部木质化,有时具棕色鳞片。叶散生,稀对生或近轮生,薄纸质,披针形或长圆状披针形,稀长圆形,长 12 ~ 28mm,宽 3 ~ 10mm,先端渐尖或急尖,稀钝形,基部圆形至钝形或楔形,上面绿色,下面淡绿色至灰绿色,边缘全缘,不反卷或微反卷,中脉在上面扁平,下面隆起,侧脉 4 ~ 6 对,第 2 对直伸直达叶片的 2/3,两面均明显;叶柄短,长约 1.1mm,基部具关节,上面扁平或微具浅沟。花白色、黄色至带紫色,芳香,多花的头状花序,顶生,圆球形;具绿色叶状总苞片;无花梗;花萼筒细瘦,长 9 ~ 11mm,具明显纵脉,基部略膨大,无毛,裂片 5,卵状长圆形,长 2 ~ 4mm,宽约 2mm,顶端圆形,稀截形,常具紫红色的网状脉纹;雄蕊 10,2 轮,下轮着生花萼筒的中部以上,上轮着生于花萼筒的喉部,花药微伸出,花丝极短,花药黄色,线状椭圆形,长约 1.5mm;花盘一侧发达,线形,长约 1.8mm,宽约 0.2mm,顶端微 2 裂;子房椭圆形,几无柄,长约 2mm,直径 1.2mm,上部被淡黄色丝状柔毛,花柱短,柱头头状,顶端微被黄色柔毛。果实圆锥形,长

5mm,直径约2mm,上部或顶部有灰白色柔毛,为宿存的花萼筒所包围;种皮膜质,淡紫色。花期4～6月,果期7～9月。

[分布]　产本市大部分地区。生海拔1200～4000m的山坡草地、草坡或河滩台地。

[采集加工]　秋季采挖,洗净,鲜用或切片晒干。生用或制后用。

[性味功效]　苦、辛,平,有大毒。泻水逐饮,破积杀虫。

[功能主治]　(1)阴缩入腹,急痛欲死,狼毒4份,炮附子3份,防风2份,研末,蜜丸梧子大,每服3丸,如《肘后备急方》用方。

(2)积聚,心腹胀如鼓者,醋狼毒4份,炮附子、防葵各3份,捣罗为末,蜜丸梧子大食前粥饮下5丸,以利为度,如《太平圣惠方》狼毒丸。

(3)九种心痛(一虫、二症、三风、四悸、五食、六饮、七冷、八热、九来去心痛),炮附子3份,狼毒(炙香)、炮姜、巴豆(去皮、心、膜,炒干,取霜)、人参、吴茱萸各1份,为细末,蜜丸梧子大,空腹,温酒下,如《太平惠民和剂局方》九痛丸。

(4)疬风癞疮,狼毒、童尿浸炒,研末,早、晚温酒送服;久年干疥干癣、癞疮,狼毒(微炒,研细)2份,轻粉1份,和匀,干者搔破搽之,湿者撒敷,如《永类钤方》用方;干癣积年生痂,搔之黄水出,逢阴雨即痒,狼毒醋磨涂之,如《太平圣惠方》载方。

(5)其他,可用于痰食虫积、癥瘕积聚、结核病。

煎服,1～3g;或入丸、散服。外用适量,研末调敷;醋磨汁涂;或鲜品捣烂敷。体质虚弱者及孕妇忌服。内服宜慎,服用过量,可出现腹痛、腹泻、里急后重等中毒现象。

桑　叶

[异名]　蚕叶。

[来源]　桑科桑属植物桑 Morus alba L. 的叶(图465)。

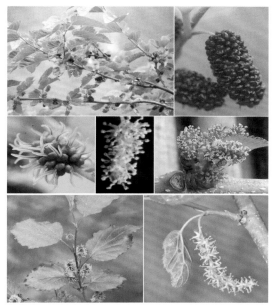

图465　桑

[原植物]　乔木或为灌木,高3～10m或更高,胸径可达50cm,树皮厚,灰色,具不规则浅纵裂;冬芽红褐色,卵形,芽鳞覆瓦状排列,灰褐色,有细毛;小枝有细毛。叶卵形或广卵形,长5～15cm,宽5～12cm,先端急尖、渐尖或圆钝,基部圆形至浅心形,边缘锯齿粗钝,有时叶为各种分裂,表面鲜绿色,无毛,背面沿脉有疏毛,脉腋有簇毛;叶柄长1.5～5.5cm,具柔毛;托叶披针形,早落,外面密被细硬毛。花单性,腋生或生于芽鳞腋内,与叶同时生出;雄花序下垂,长2～3.5cm,密被白色柔毛,雄花。花被片宽椭圆形,淡绿色。花丝在芽时内折,花药2室,球形至肾形,纵裂;雌花序长1～2cm,被毛,总花梗长5～10mm,被柔毛,雌花无梗,花被片倒卵形,顶端圆钝,外面和边缘被毛,两侧紧抱子房,无花柱,柱头2裂,内面有乳头状突起。聚花果卵状椭圆形,长1～2.5cm,成熟时红色或暗紫色。花期4～5月,果期5～8月。

[分布]　本市各地有栽培。

[资源利用]　资源丰富,自产自销。

[性味功效]　苦、甘,寒。疏散风热,清肺润燥,清肝明目。

[功能主治]　(1)风温初起,但咳,身不甚热,口微渴,常配菊花、杏仁、连翘、薄荷、桔梗、甘草、芦根,水煎服,如《温病条辨》桑菊饮。

(2)肝阴不足,眼花,久咳,肌肤甲错,麻木不仁,黑芝麻120g(淘净擂碎,熬浓汁)和白蜜500g,炼至滴水成珠,入净桑叶末500g,为丸梧子大,每服 9g,盐汤食前下、临卧温酒送服,如《医级》桑麻丸。

（3）呕逆,不能食,桑叶、半夏,共为细散,浆水煎后入生姜汁少,温服,如《太平圣惠方》载方。

（4）其他,可用于风热感冒,发热头痛,汗出恶风,咳嗽胸痛,或肺燥干咳无痰,咽干口渴,或风热及肝阳上扰,目赤肿痛。

煎服,5～9g;或入丸、散服。外用适量,煎水洗或捣敷。肝燥者忌服。

附1：桑白皮（《药性论》）

[异名] 桑根白皮（《神农本草经》）,桑皮、桑根皮。

[来源] 桑科桑属植物桑 *Morus alba* L. 的根皮。

[性味功效] 甘、辛,寒。泻肺平喘,利水消肿。

[功能主治] （1）肺气不降,痰火作喘,可与半夏、苏子、杏仁、贝母、栀子、黄芩、黄连各等份,加生姜,水煎服,如《景岳全书》桑白皮汤;小儿肺热盛,气急喘嗽,炒桑白皮、地骨皮、炙甘草、粳米,水煎,食前服,如《小儿药证直诀》泻白散。

（2）肺经壅热,白睛赤肿,可配玄参、枳壳、杏仁、升麻、防风、赤芍、菊花、黄芩、炙甘草、旋覆花、葶苈子,水煎服,如《杂病源流犀烛》桑皮汤。

（3）水饮停肺,胀满喘急,则与麻黄、桂枝、杏仁、细辛,干姜同用,水煎服,如《本草汇言》载方;身面浮肿,胀满气促,小便不利,则配茯苓皮、大腹皮、陈皮、生姜皮,以健脾理气,利水消肿,如《中藏经》五皮散。

（4）腰脚疼痛,不得屈伸,桑白皮（挫）、酸枣仁（微炒）、薏苡仁等量,共捣筛为散,水煎,食前温服,如《太平圣惠方》桑根白皮散。

（5）患淋积年,可配通草、百合、白茅根,为散煎服,如《外台秘要》载方。

煎服,9～15g;或入散剂服。外用适量,煎水洗。泻肺、利水生用;肺虚咳嗽蜜炙用。肺寒无火及风寒咳嗽者忌服。

附2：桑枝（《本草图经》）

[异名] 桑条（《本草图经》）。

[来源] 桑科桑属植物桑 *Morus alba* L. 的嫩枝。

[性味功效] 苦,平。祛风湿,通经络,行水气。

[功能主治] （1）风湿痹痛,肢体拘挛,常与防己、防风、羌活、独活等药同用;偏寒多配桂枝、威灵仙;偏热可配络石藤、忍冬藤;气血虚常配黄芪、当归、鸡血藤。

（2）水气,脚气,可用炒桑枝,水煎服;脚气肿痛,行履不得,可与枳壳、槐树皮、柳树枝,共研粗末,水煎洗,如《圣济总录》《普济本事方》载方。

（3）面上黑痣,寒食前后取桑枝烧灰,淋汁熬膏涂,如《卫生易简方》载方;紫癜风,桑枝10份、益母草3份,水煎煮,滤去渣,熬膏,临卧温酒调服适量,如《太平圣惠方》桑枝煎。

（4）其他,可用于肩臂、关节酸痛麻木,中风半身不遂,肌体风痒。

煎服,15～30g。外用适量,煎水熏洗。

附3：桑椹子（《新修本草》《本草再新》）

[异名] 桑实（《五十二病方》）,乌椹（《本草衍义》）,黑椹（《本草蒙筌》）,桑枣（《生草药性备要》）,桑果,桑椹。

[来源] 桑科桑属植物桑 *Morus alba* L. 的果穗。

[性味功效] 甘、酸,寒。补血滋阴,生津润燥。

[功能主治] （1）阴亏血少,头晕目眩,耳鸣腰酸,须发早白,单用,或与何首乌、女贞子、旱莲草等滋阴补血药同用,如《世补斋医书》延寿丹。

（2）脾虚体弱，面痿发白，苍术、地骨皮，净末各1份，再取黑桑椹20份，入袋内揉压取汁，将前两药细末投入汁内调匀，倒入磁罐内，密封口，放于室外，昼晒夜露，待其干燥。为末，蜜丸小豆大，酒汤下10丸，如《医学入门》三精丸。

（3）心肾虚衰不寐，便秘，鲜品煎服；头赤秃，鲜黑桑椹取汁服之，如《太平圣惠方》载方。

（4）体虚水胀，下利后复如故，楮皮（切碎水煎去渣），入桑椹再煎得汁，以好糯米共酿酒，饮服适量，如《普济方》桑椹方。

煎服，9～15g；或熬膏、浸酒，或入丸、散服；或生食。脾胃虚寒便溏者忌服。

注 桑沥（枝条经烧灼后沥出的液汁）：甘，凉。祛风止痉，清热解毒。用于疮疥，破伤风。内服5～10ml；外用适量，涂搽。

桑汁（树皮用刀划破后流出的白色液汁）：苦，微寒。清热解毒，止血。用于口舌生疮，外伤出血，蛇虫咬伤。外用适量，涂搽。

桑霜（柴灰汁经过滤，取滤液蒸发所得的结晶物）：甘，凉。解毒消肿，散积。用于痈疽疔疮，噎食积块。冲服，3～6g；或烊化入汤剂；外用适量，涂敷。

沙 棘

［异名］ 酸刺，黑刺。

［来源］ 胡颓子科沙棘属植物中国沙棘 *Hippophae rhamnides* L. subsp. *sinensis* Rousi 的果实（466）。

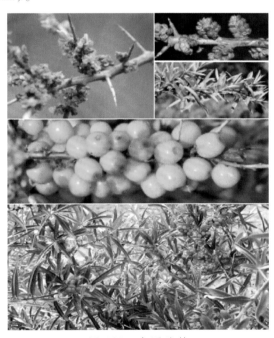

图466 中国沙棘

［原植物］ 多年生草本，高20～50cm；根茎木质，粗壮，圆柱形，不分枝或分枝，表面棕色，内面淡黄色；茎直立，丛生，不分枝，纤细，绿色，有时带紫色，无毛，草质，基部木质化，有时具棕色鳞片。叶散生，稀对生或近轮生，薄纸质，披针形或长圆状披针形，稀长圆形，长12～28mm，宽3～10mm，先端渐尖或急尖，稀钝形，基部圆形至钝形或楔形，上面绿色，下面淡绿色至灰绿色，边缘全缘，不反卷或微反卷，中脉在上面扁平，下面隆起，侧脉4～6对，第2对直伸直达叶片的2/3，两面均明显；叶柄短，长约1.1mm，基部具关节，上面扁平或微具浅沟。花白色、黄色至带紫色，芳香，多花的头状花序，顶生，圆球形；具绿色叶状总苞片；无花梗；花萼筒细瘦，长9～11mm，具明显纵脉，基部略膨大，无毛，裂片5，卵状长圆形，长2～4mm，宽约2mm，顶端圆形，稀截形，常具紫红色的网状脉纹；雄蕊10，2轮，下轮着生花萼筒的中部以上，上轮着生于花萼筒的喉部，花药微伸出，花丝极短，花药黄色，线状椭圆形，长约1.5mm；花盘一侧发达，线形，长约1.8mm，宽约0.2mm，顶端微2裂；子房椭圆形，几无柄，长约2mm，直径1.2mm，上部被淡黄色丝状柔毛，花柱短，柱头头状，顶端微被黄色柔毛。果实圆锥形，长5mm，直径约2mm，上部或顶部有灰白色柔毛，为宿存的花萼筒所包围；种皮膜质，淡紫色。花期4～6月，果期7～9月。

［分布］ 本市各地区均产。生海拔800～3600m的干涸河床、山坡、谷地及砾石沙地上。

［采集加工］ 9～10月果实成熟时采收，鲜用或晒干。

［资源利用］ 有资源。自产自销。

［性味功效］ 酸、涩，温。止咳化痰，健胃消

食,活血散瘀。

[功能主治] (1)咳嗽痰多,可与甘草、白葡萄干、栀子、广木香等份为末,加冰片少许,冲服。

(2)消化不良,可单用,水煎服。

(3)咽痛,鲜品绞汁,加白糖,温开水冲服。

煎服,3~9g;或入丸、散服。

沙 柳

[异名] 筐柳。

[来源] 杨柳科柳属植物乌柳 *Salix cheilophila* Schneid. 的枝叶、树皮或须状根(图467)。

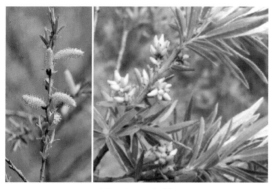

图467 乌柳

[原植物] 落叶灌木或小乔木,高达5.4m。枝初被绒毛或柔毛,后无毛,灰黑色或黑红色。芽具长柔毛。叶线形或线状倒披针形,长2.5~3.5(~5)cm,宽3~5(~7)mm,先端渐尖或具短硬尖,基部渐尖,稀钝,上面绿色疏被柔毛,下面灰白色,密被绢状柔毛,中脉显著突起,边缘外卷,上部具腺锯齿,下部全缘;叶柄长1~3mm,具柔毛。花序与叶同时开放,近无梗,基部具2~3小叶;雄花序长1.5~2.3cm,直径3~4mm,密花;雄蕊2,完全合生,花丝无毛,花药黄色,4室;苞片倒卵状长圆形,先端钝或微缺,基部具柔毛;腺体1,腹生,狭长圆形,先端稀浅2裂;雌花序长1.3~2cm,粗1~2mm(果序长可达3.5cm),密花,花序轴具柔毛;子房卵形或卵状长圆形,密被短毛,无柄,花柱短或无,柱头小;苞片近圆形,长为子房的2/3;腺体同雄花。蒴果长3mm。花期4~5月,果期5月。

[分布] 本市各地区均产。

[采集加工] 春季摘取枝叶;夏、秋采挖须状根;全年采剥树皮。鲜用或晒干。

[资源利用] 有资源。未利用。

[性味功效] 苦、辛,微寒。清热祛风,散瘀消肿。

[功能主治] (1)急性腰扭伤,沙柳根、地骨皮、木香,水煎服。

(2)疮疖痈肿,鲜沙柳皮捣烂,敷患处。

(3)其他,可用于麻疹初起,皮肤瘙痒,风湿热痹。

煎服,3~9g。外用适量,捣敷。

沙 米

[异名] 沙蓬米,苦刺儿,沙蓬。

[来源] 藜科沙蓬属植物沙蓬 *Agriophyllum squarrosum*(L.)Moq. 的种子(图468)。

[原植物] 植株高14~60cm。茎直立,坚硬,浅绿色,具不明显的条棱,幼时密被分枝毛,后脱落;由基部分枝,最下部的一层分枝通常对生或轮生,平卧,上部枝条互生,斜展。叶无柄,披针形、披针状条形或条形,长1.3~7cm,宽0.1~1cm,先端(渐尖具小尖头,)向基部渐狭,叶脉浮凸,纵行,3~9条。穗状花序紧密,卵圆状或椭圆状,无梗,

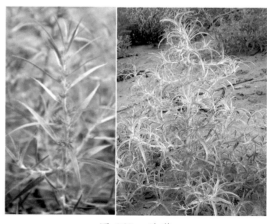

图468 沙蓬

1~3腋生；苞片宽卵形，先端急缩，具小尖头，后期反折，背部密被分枝毛。花被片1~3，膜质；雄蕊2~3，花丝锥形，膜质，花药卵圆形。果实卵圆形或椭圆形，两面扁平或背部稍凸，幼时在背部被毛，后期秃净，上部边缘略具翅缘；果喙深裂成两个扁平的条状小喙，微向外弯，小喙先端外侧各具一小齿突。种子近圆形，光滑，有时具浅褐色的斑点。花果期8~10月。

[分布]　产静宁等地。生海拔1000~2600m的沙丘及河滩沙地。

[采集加工]　秋季果实成熟时采收，打下种子，除去杂质，晒干。

[资源利用]　有资源。自采自用。

[性味功效]　甘，平。健脾消食，发表解毒，利水。

[功能主治]　（1）风热感冒，可配苦参、川楝子、青木香、地丁、胡连等，水煎服。

（2）麻疹不透，可用沙米煎服。

（3）肾炎水肿，沙米单味，水煎服。

煎服，9~15g；或煮食。

沙　枣

[异名]　四味果（《本草纲目》），香柳。

[来源]　胡颓子科胡颓子属植物沙枣 *Elaeagnus angustifolia* Linn. 的果实（图469）。

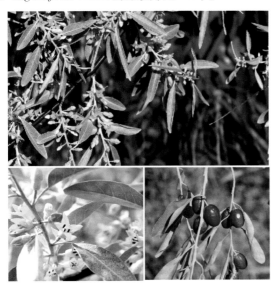

图469　沙枣

[原植物]　落叶乔木或小乔木，高5~10m，无刺或具刺，刺长30~40mm，棕红色，发亮；幼枝密被银白色鳞片，老枝鳞片脱落，红棕色，光亮。叶薄纸质，矩圆状披针形至线状披针形，长3~7cm，宽1~1.3cm，顶端钝尖或钝形，基部楔形，全缘，上面幼时具银白色圆形鳞片，成熟后部分脱落，带绿色，下面灰白色，密被白色鳞片，有光泽，侧脉不甚明显；叶柄纤细，银白色，长5~10mm。花银白色，直立或近直立，密被银白色鳞片，芳香，常1~3花簇生新枝基部最初5~6片叶的叶腋；花梗长2~3mm；萼筒钟形，长4~5mm，在裂片下面不收缩或微收缩，在子房上骤收缩，裂片宽卵形或卵状矩圆形，长3~4mm，顶端钝渐尖，内面被白色星状柔毛；雄蕊几无花丝，花药淡黄色，矩圆形，长2.2mm；花柱直立，无毛，上端甚弯曲；花盘明显，圆锥形，包围花柱的基部，无毛。果实椭圆形，长9~12mm，直径6~10mm，粉红色，密被银白色鳞片；果肉乳白色，粉质；果梗短，粗壮，长3~6mm。花期5~6月，果期9月。

[分布]　本市部分地区有栽培。本种适应力强，山地、平原、沙滩及荒漠均能生长。

[采集加工]　果实成熟时分批采摘，鲜用或晒干。

[资源利用]　资源较丰富。自产自销。

[性味功效]　酸、微甘，凉。养肝益肾，健脾调经。

[功能主治]　（1）肾虚腰痛，不能反侧，本品与狗腰子煮食。

（2）消化不良，胃痛，沙枣单味，水煎服。

煎服，15~30g。

山白菊

[异名] 野白菊(《植物名实图考》)。

[来源] 菊科紫菀属植物三脉紫菀 Aster ager-atoides Turcz.、卵叶三脉紫菀 Asterageratoides Turcz. var. oophyllus Ling、或异叶三脉紫菀 Aster agera-toides Turcz. var. heterophyllus Maxim. 的全草或根(图470)。

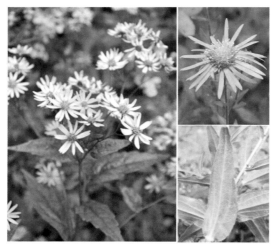

图470　三脉紫菀

[原植物] (1)三脉紫菀:多年生草本,根状茎粗壮。茎直立,高40～100cm,细或粗壮,有棱及沟,被柔毛或粗毛,上部有时屈折,有上升或开展的分枝。下部叶在花期枯落,叶片宽卵圆形,急狭成长柄;中部叶椭圆形或长圆状披针形,长5～15cm,宽1～5cm,中部以上急狭成楔形具宽翅的柄,顶端渐尖,边缘有3～7对浅或深锯齿;上部叶渐小,有浅齿或全缘,全部叶纸质,上面被短糙毛,下面浅色被短柔毛常有腺点,或两面被短茸毛而下面沿脉有粗毛,有离基(有时长达7cm)三出脉,侧脉3～4对,网脉常显明。头状花序径1.5～2cm,排列成伞房或圆锥伞房状,花序梗长0.5～3cm。总苞倒锥状或半球状,径4～10mm,长3～7mm;总苞片3层,覆瓦状排列,线状长圆形,下部近革质或干膜质,上部绿色或紫褐色,外层长达2mm,内层长约4mm,有短缘毛。舌状花约十余个,管部长2mm,舌片线状长圆形,长达11mm,宽2mm,紫色、浅红色或白色,管状花黄色,长4.5～5.5mm,管部长1.5mm,裂片长1～2mm;花柱附片长达1mm。冠毛

浅红褐色或污白色,长3～4mm。瘦果倒卵状长圆形,灰褐色,长2～2.5mm,有边肋,一面常有肋,被短粗毛。花果期7～10月。

(2)卵叶三脉紫菀(变种):本变种与正种(原变种)的区别在于叶宽卵形或卵圆披针形,长5～15cm,宽3.5cm,有浅锯齿,基部断狭成短柄,质厚,上面被糙毛,下面被疏毛,头状花序直径2～3.5cm,花序轴及花序梗较粗壮,总苞片顶端稍红色;舌状花白色或浅红色。

(3)异叶三脉紫菀(交种):本变种与正种(原变种)的主要区别是茎上部多分枝;中部叶长圆状披针形,有粗锯齿,常全缘或近全缘;总苞片较狭,先端微尖,上部绿色或有时上端紫红色。

[分布] (1)三脉紫菀:产华亭(苍沟)、平凉(崆峒后山)、泾川(官山后沟)等地。生海拔600～2800m的山坡、草地、林缘、山谷沟岸、路边。

(2)卵叶三脉紫菀(变种):产华亭(苍沟)、平凉(崆峒后山)、泾川(官山后沟)等地。生海拔1200～2500m的山坡林下、山谷路旁、灌丛、草地。

(3)异叶三脉紫菀(变种):产华亭(苍沟)、平凉(崆峒后山)、泾川(官山后沟)等地。生海拔1600m以下山坡草地、山谷阴湿地。

[采集加工] 夏、秋采收,除去杂质,洗净,鲜用或扎把晾干,切段用。

[资源利用] 有资源。自采自用。

[性味功效] 苦、辛,凉。清热解毒,祛痰止咳,凉血止血。

[功能主治] (1)外感风热,山白菊根、一枝黄花,水煎服;支气管炎,本品全草煎服。

(2)吐血,衄血,大便下血,鲜山白菊根煎服。

(3)热淋,黄疸,可单味煎服;湿热下痢,小儿肠炎,可配马齿苋、车前草,水煎服。

(4)肿毒,疔疮,蜂蜇,鲜叶加食盐少许,捣烂敷患处;乳腺炎,腮腺炎,鲜品水煎服,药渣捣烂外敷。

煎服,15～60g。外用适量,鲜品捣敷。

山尖菜

[来源]　菊科蟹甲草属植物山尖子 *Parasenecio hastatus*（L.）H. Koyama 的地上部分（图471）。

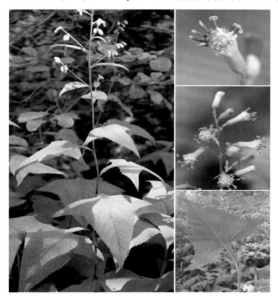

图471　山尖子

[原植物]　多年生草本，根状茎平卧，有多数纤维状须根。茎坚硬，直立，高40～150cm，不分枝，具纵沟棱，下部无毛或近无毛，上部被密腺状短柔毛。下部叶在花期枯萎凋落，中部叶叶片三角状戟形，长7～10cm，宽13～19cm，顶端急尖或渐尖，基部戟形或微心形，沿叶柄下延成具狭翅的叶柄，叶柄长4～5cm，基部不扩大，边缘具不规则的细尖齿，基生侧裂片有时具缺刻的小裂片，上面绿色，无毛或被疏短毛，下面淡绿色，被密或较密的柔毛，上部叶渐小，基部裂片退化而成三角形或近菱形，顶端渐尖，基部截形或宽楔形，最上部叶和苞片披针形至线形。头状花序多数，下垂，在茎端和上部叶腋排列成塔状的狭圆锥花序；花序梗长4～20mm，被密腺状短柔毛。总苞圆柱形，长9～11mm，宽5～8mm；总苞片7～8，线形或披针形，宽约2mm，顶端尖，外面被密腺状短毛，基部有2～4钻形小苞片。小花8～15（～20）朵，花冠淡白色，长9～11mm，管部长4mm，檐部窄钟状，裂片披针形，渐尖；花药伸出花冠，基部具长尾，花柱分枝细长，外弯，顶端截形，被乳头状微毛。瘦果圆柱形，淡褐色，长6～8mm，无毛，具肋；冠毛白色，约与瘦果等长或短于瘦果。花期7～8月，果期9月。

[分布]　产庄浪（通化）、华亭、平凉（麻武、崆峒山）等地。生海拔1300～2500m的山谷、山坡、林缘、灌丛或草地。

[采集加工]　夏、秋采收，除去杂质，鲜用或切段晒干。

[资源利用]　有资源。未利用。

[性味功效]　苦，凉。清热解毒，利尿。

[功能主治]　用于疮疡，小便小利。

煎服，6～9g。外用适量，煎水洗；或捣敷。

山里红

[异名]　鼠楂（《本草经集注》），赤爪实（《新修本草》），棠梂子（《本草图经》），映山红果（《救荒本草》）。

[来源]　蔷薇科山楂属植物山里红 *Crataegus pinnatifida* Bunge var. *major* N. E. Br. 的果实（图472）。

[原植物]　山楂的变种。本变种果形较大，直径可达2.5cm，深亮红色；叶片大，分裂较浅；植株生长茂盛。

[分布]　灵台、崇信、泾川有栽培。

[性味功效]　酸、甘，微温。消食化积，行气散瘀。

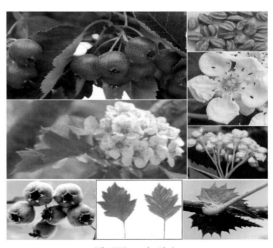

图472　山里红

[功能主治]（1）肉食积滞，腹胀嗳腐，可单用，或配神曲、莱菔子等，如保和丸；厌食甚，大便酸臭，常与木香、连翘、黄连、枳实为伍，如《医宗金鉴》木香大安丸；脾虚夹积，可与人参、白术、砂仁等同用，如健脾丸。

（2）产后瘀滞腹痛，血瘀痛经，可单用浓煎冲砂糖服，或配当归、川芎、益母草等；疝气，睾丸偏坠肿痛，可与橘核、小茴香、川楝子等相配。

（3）高脂血症，将山楂制片服用；高血压，山楂制成糖浆口服；急性菌痢，肠炎，用焦山楂或生熟山楂各半煎服；肾盂肾炎，可用生山楂煎服。煎服，9~12g；或入丸、散服。消食导滞，止泻止痢，多炒用或炒焦用；理气止痛，活血散瘀，多生用；止血活血，多炒炭用。脾胃虚弱无积滞者及孕妇慎服。

注 山楂核：苦，平。消食，散结，催生。用于食积不化，疝气，睾丸偏坠，难产。煎服，3~9g，或研末吞。

山楂叶：酸，平。止痒，敛疮，降血压。用于漆疮，溃疡不敛，高血压。煎服，3~9g，或泡茶饮；外用适量，煎汤洗。

山柳菊

[异名] 九里明、黄花母（《植物名实图考》）。

[来源] 菊科山柳菊属植物山柳菊 *Hieracium umbellatum* L. 的地上部分或根（图473）。

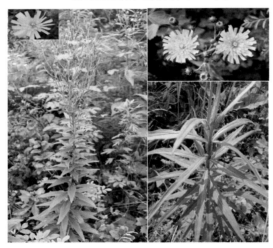
图473 山柳菊

[原植物] 多年生草本，高40~120cm。根圆锥状，具多数侧根。茎上部分枝，无毛或被短柔毛。基生叶花期枯萎；茎生叶披针形或条状披针形，长3~11cm，宽0.5~1.5cm，先端渐尖，基部楔形至近圆形，具疏锯齿，稀全缘，上面绿色，被短硬毛，下面淡绿色，沿脉被短硬毛，无柄。头状花序排列成伞房状，花序梗长1~6cm，密被短柔毛混生短硬毛；总苞钟状或倒圆形，长8~10m；总苞片3~4层，黑绿色，由外向内总苞片渐长，外层的披针形，被短毛，内层的长圆状披针形，先端钝。舌状花黄色，长10~20mm，下部被长柔毛。果实圆柱形，长约3mm，具10肋，紫褐色，基部狭；冠毛1层，羽状，长6~7mm，淡黄色。花期7~9月，果期9~10月。

[分布] 产庄浪（永宁）、华亭等地。生海拔1300~1850m的林缘、灌丛、草坡、河滩地。

[采集加工] 夏、秋采收，除去泥土、杂质，洗净，鲜用或晒干。

[资源利用] 有资源。自采自用。

[性味功效] 苦，凉。清热解毒，利湿，消积。

[功能主治]（1）痈肿疮疖，山柳菊煎服，另用鲜地上部分捣烂，外敷。

（2）尿路感染，山柳菊根、蒲公英，水煎服。

（3）其他，可用于湿热下痢，腹痛痞积。

煎服，9~15g。外用适量，捣敷。

山木通（《植物名实图考》）

[来源] 毛茛科铁线莲属植物丝瓜花 *Clematis lasiandra* Maxim.、短尾铁线莲 *Clematis brevicaudata* DC. 和山铁线莲 *Clematis montana* Buch. - Ham. ex DC. 的藤茎（图474）。

[原植物]（1）丝瓜花（毛蕊铁线莲）：攀援藤本。茎紫红色，有明显的纵棱，疏被细毛，节部膨大。

叶对生,二回羽状复叶,连叶柄长 9~15cm,小叶 3~15 枚,卵形或卵状披针形,长 3~7cm,宽 1.5~2.5cm,先端长渐尖,基部圆形或楔形,常偏斜,边缘有粗齿,两面疏被短毛;总叶柄基部扩大。聚伞花序腋生,常 1~3 花,花梗长 1.5~2.5cm;花钟形,顶端反卷;萼片 4,粉红色至紫红色,狭卵形,长 1~1.7cm,宽约 7mm,边缘密被绒毛;雄蕊多数,略短于萼片,花丝密生长柔毛;雌蕊具多数离生心皮,被绢状毛,子房上位。瘦果卵形或纺锤形,棕红色,长 3mm,被疏短柔毛,宿存花柱细,长 2~3.5cm,密生绢状毛。花期 7~8 月,果期 9 月。

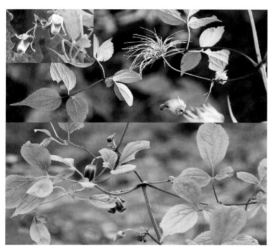

图 474-1　丝瓜花

(2)短尾铁线莲:藤本。茎枝有棱,小枝疏生短柔毛或近无毛。一回至二回羽状复叶或二回三出复叶,小叶 5~15,有时茎上部为三出叶;小叶片卵形或披针形,长 1~6cm,宽 0.6~3.5cm,先端渐尖,基部圆形至浅心形,具裂片或大锯齿,两面被短毛。圆锥状聚伞花序顶生或腋生。花两性,辐射对称,直径

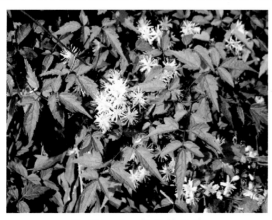

图 474-2　短尾铁线莲

1.5~2cm;花梗长 1~1.5cm,被短柔毛;萼片 4,白色,展开,狭倒卵形,长约 8mm,两面均有短绢状毛。雄蕊多数,无毛,花药长 2~2.5mm;雌蕊具多数离生心皮,子房上位。瘦果卵形,长约 3mm,宽约 2mm,密生柔毛,宿存花柱长 1.5~3cm。花期 7~9 月,果期 9~10 月。

(3)山铁线莲(绣球藤,《植物名实图考》):木质藤本。茎圆柱形,有纵条纹。三出复叶,数叶与花簇生或对生;小叶片卵形至椭圆形,长 2~7cm,宽 1~5cm,边缘有粗齿,两面疏生短柔毛。花 2~5朵簇生叶腋,直径 3~5cm;萼片 4,白色,展开,外面疏生短柔毛。雄蕊多数;心皮多数,离生,子房上位。瘦果光滑,扁,卵形或卵圆形,具羽毛状宿存花柱。花期 4~6 月,果期 7~9 月。

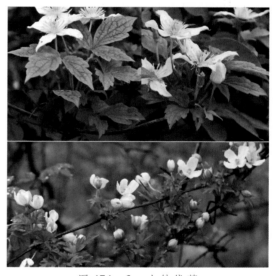

图 474-3　山铁钱莲

[分布]　(1)丝瓜花:产庄浪、华亭、平凉等地。生海拔 1500~2500m 的山地、灌丛及林缘。

(2)短尾铁线莲:产本市大部分地区。生海拔 1500~2800m 的山地、灌丛或疏林中。

(3)山铁线莲:产本市大部分地区。生海拔 1300~2800m 的山坡、山谷灌丛、林缘或沟边。

[采集加工]　秋季采收,切段,鲜用或晒干。

[资源利用]　资源丰富。自产自销。

[性味功效]　甘、淡、辛,寒。舒筋活络,清热利尿。

[功能主治]　(1)湿热痹痛,可配防己、秦艽、桑寄生、薏苡仁等;筋骨疼痛,四肢麻木,可与大血藤、木防己、石蜈蚣等同用,煎服。

（2）膀胱湿热，小便短赤，淋漓涩痛，可配瞿麦、滑石、车前子等药，水煎服。

（3）腹胀，可与石菖蒲、陈皮、仙鹤草等同用，煎服。

（4）无名肿毒，山木通茎叶，水煎洗患处。

煎服，15～30g。外用适量，煎汤熏洗。

山 桃

[异名] 桃核仁（《神农本草经》）。

[来源] 蔷薇科桃属植物山桃 *Amygdalus davidiana* (Carrière) de Vos ex Henry 的种子（图475）。

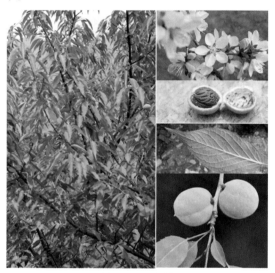

图475 山桃

[原植物] 乔木，高可达10m。树冠开展，树皮暗紫色，光滑；小枝细长，直立，幼时无毛，老时褐色。叶片卵状披针形，长5～13cm，宽1.5～4cm，先端渐尖，基部楔形，两面无毛，叶边具细锐锯齿；叶柄长1～2cm，无毛，常具腺体。花单生，先于叶开放，直径2～3cm，花梗极短或几无梗；花萼无毛；萼筒钟形，萼片卵形至卵状长圆形，紫色，先端圆钝；花瓣倒卵形或近圆形，长10～15mm，宽8～12mm，粉红色，先端圆钝，稀微凹；雄蕊多数，几与花等长或短，雌蕊1枚；子房被柔毛，花柱长于雄蕊或近等长。果实近球形，直径2.5～3.5cm，淡黄色，外面密被短柔毛，果梗短而深入果洼；果肉薄而干，不可食，成熟时不开裂；核球形或近球形，两侧不压扁，顶端圆钝，基部截形，表面具纵横沟纹和孔穴，与果肉分离。花期3～4月，果期7～8月。

[分布] 本市广泛栽培。

[采集加工] 夏、秋采摘成熟果实，取出果核，或在食用后收集果核，砸取种子，晒干。生用或制后用。生品活血祛瘀力胜。

[炮制] 婵桃仁：取净桃仁置沸水中，煮至种皮微鼓起，捞出，在凉水中稍浸泡，取出搓开种皮与种仁，干燥，筛去种皮。用时捣碎。

炒桃仁：取婵桃仁置锅内，用文火炒至微黄色，取出放凉。用时捣碎。炒桃仁偏于活血润燥。

麸炒桃仁：先将麸皮（桃仁100kg，麸皮12kg）撒入热锅内，用文火炒至冒烟时，倒入婵桃仁，拌炒至表面呈黄色时，取出，筛去麸皮，放凉。

桃仁霜：取婵桃仁，研成粗粉，用吸油纸包好，置压床内压榨去油，如此反复数次，至油净，取出研细。桃仁霜活血祛瘀而不滑肠。

[资源利用] 资源较丰富。自产自销。

[性味功效] 苦、甘，平，小毒。活血祛瘀，润肠通便。

[功能主治]（1）经行腹痛，或经闭不行，腹痛且胀，可配桃仁、红花、当归、地黄、芍药、川芎，水煎服，如《医宗金鉴》桃红四物汤。

（2）月经来时，绕脐作痛，上冲心胸，往来寒热如疟状，可配地鳖虫（䗪虫）、桂心、茯苓、薏苡仁、牛膝、代赭石、大黄，研细末，温酒调服，如《千金要方》桃仁散。

（3）伤寒蓄血，发热如狂，少腹硬满，小便自利，常与大黄、水蛭、虻虫同用，水煎温服，不下，更服，如《伤寒论》抵当汤；热结膀胱，其人如狂，少腹急结，可与大黄、桂枝、炙甘草、芒硝，同煎温服，如《伤寒论》桃核承气汤。

（4）从高坠下，胸中有血，不得气息，可配大黄、硝石、甘草、蒲黄、大枣，水煎服，如《千金要方》桃仁汤；跌打损伤，恶血留于胁下，痛不可忍，常配柴胡、天花粉、当归、红花、甘草、炮山甲、酒大黄，水煎，食前温服，以利为度，如《医学发明》复元活血汤。

（5）老人虚秘，桃仁、柏子仁、火麻仁、松子仁各等份，为末，熔白蜡和丸，梧子大，以少黄丹汤下，如《汤液本草》用方；津枯肠燥，大便艰难，老人或产后血虚便秘，桃仁、杏仁、柏子仁、松子仁、郁李仁共研为膏，与陈皮末研匀，蜜丸梧子大，空腹，米饮送服，如《世医得效方》五仁丸；膀胱气滞血涩，大小便秘，可配葵子、滑石、槟榔各等份，为末，空腹，葱白煎泛调服，如《赤水玄珠全集》桃花散。

（6）其他，可用于产后瘀滞腹痛，癥瘕结块，肺痈，肠痈。

煎服，6~10g，用时打碎；或入丸、散服。制霜用须包煎。无瘀滞者及孕妇忌服。不可过量服用，以免引起头晕恶心，精神不振，虚弱乏力等毒副反应，严重者可因呼吸麻痹而死亡。

注　桃奴（幼果晒干）：酸、苦，平。敛汗涩精，活血止血，止痛。用于盗汗，遗精，心腹痛，吐血，妊娠下血。煎服，6~9g；或入丸、散服。

桃花（将要开放之花阴干）：苦，平。利水通便，活血化瘀。用于小便不利，水肿，沙石淋，便秘，痰饮，脚气，癫狂，癥瘕，疮疹，面黚。煎服，3~6g；研末服，1.5g；外用适量，研末调敷。

桃叶：苦、辛，平。祛风清热，燥湿解毒，杀虫。用于外感风邪，头风，头痛，风痹，湿疮，疮疡，疥癣，疟疾，滴虫性阴道炎。煎服，3~6g；外用适量，煎水洗或鲜品捣敷。

桃茎白皮（除去栓皮的树皮）：苦、辛，平。清热利湿，解毒，杀虫。用于水肿，痧气腹胀，风湿疼痛，肺热喘闷，喉痹，牙痛，痈疮肿毒，瘰疬，湿疮，湿癣。煎服，9~15g；外用适量，研末调敷；煎水洗或含漱。孕妇忌服。

桃枝（幼枝）：苦，平。活血通络，解毒，杀虫。用于心腹疼痛，风湿关节痛，腰痛，跌打损伤，疮癣。煎服，9~15g；外用适量，煎水含漱或洗浴。

山　药

［异名］　薯蓣（《神农本草经》），山蓣（《名医别录》），怀山药。

［来源］　薯蓣科薯蓣属植物薯蓣 *Dioscorea opposita* Thunb. 的块茎（图476）。

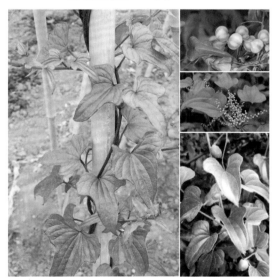

图476　薯蓣

［原植物］　缠绕草质藤本。块茎长圆柱形，垂直生长，长可达1m多，断面干时白色。茎通常带紫红色，右旋，无毛。单叶，在茎下部的互生，中部以上的对生，很少3叶轮生；叶片变异大，卵状三角形至宽卵形或戟形，长3~9（~16）cm，宽2~7（~14）cm，顶端渐尖，基部深心形、宽心形或近截形，边缘常3浅裂至3深裂，中裂片卵状椭圆形至披针形，侧裂片耳状，圆形、近方形至长圆形；幼苗时一般叶片为宽卵形或卵圆形，基部深心形。叶腋内常有珠芽。雌雄异株。雄花序为穗状花序，长2~8cm，近直立，2~8个着生于叶腋，偶尔呈圆锥状排列；花序轴明显地呈"之"字状曲折；苞片和花被片有紫褐色斑点；雄花的外轮花被片为宽卵形，内轮卵形，较小；雄蕊6。雌花序为穗状花序，1~3个着生于叶腋。蒴果不反折，三棱状扁圆形或三棱状圆形，长1.2~2cm，宽1.5~3cm，外面有白粉；种子着生于每室中轴中部，四周有膜质翅。花期6~9月，果期7~11月。

本种叶形变异极大，基部从深心形、宽心形、截形至戟形，两侧裂片和中间裂片相连处可呈不同弧度，裂片形状、大小也各不相同。但这种变异不仅出现在不同植株上，而且可以出现在同一植株上，故做同一种处理。

[分布] 本市有栽培。

[采集加工] 冬季茎叶枯萎后采挖,切去根头、洗净,用竹刀刮去须根及外皮,晒干或烘干,为毛山药。挑选粗大顺直的毛山药,置清水中,浸至无干心,闷透,晾至绵软,将两头切齐,用硫黄熏后,用木板搓成圆柱状,晒干,打光,为光山药。切厚片,生用或清炒、麸炒、土炒用。

[炮制] 清炒山药:将净山药片置锅内,用文火炒至微黄色,取出放凉。

麸炒山药:先将麸皮均匀撒于热锅内(山药100kg,麸皮10kg),至冒烟时放入净山药片,迅速拌炒,至表面呈淡黄色,取出筛去麸皮,放凉。

土炒山药:取伏龙肝粉置锅内(山药100kg,伏龙肝30kg),用文火炒热,投入山药片,炒至表面挂土色,取出筛去土粉,放凉。

[资源利用] 有资源。自产自销。

[性味功效] 甘,平。补脾养胃,生津益肺,补肾涩精。

[功能主治] (1)脾胃虚弱,食少便溏或久泻不止,常配人参、白术、茯苓、莲子肉等,如参苓白术散;兼食滞不化,可再加炒麦芽、神曲、山楂等,以消食导滞。

(2)肺阴亏损,久咳虚喘,多与薏苡仁、柿霜饼同用,如《衷中参西录》珠玉二宝粥;肾虚不纳而喘,可与熟地黄、山萸肉同用,以肺肾并补,纳气平喘,如《衷中参西录》薯蓣纳气汤。

(3)遗精、早泄、遗尿,常与芡实、莲须、莲子肉、金樱子等同用,如金锁玉关丸;下元虚寒,尿频、遗尿,可配益智仁、乌药等,如《校注妇人良方》缩泉丸。

煎服,15～30g,大剂量60～250g。补阴生津宜生用;健脾止泻宜炒用。湿盛中满或有实邪、积滞者忌用。

山野豌豆

[异名] 宿根巢菜,山黑豆。

[来源] 豆科野豌豆属植物山野豌豆 *Vicia amoena* Fisch. ex DC. 的嫩茎叶(图477)。

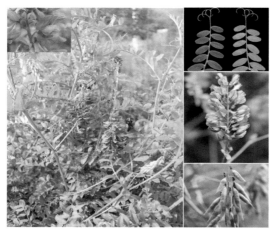

图477 山野豌豆

[原植物] 多年生草本,高30～100cm,植株被疏柔毛,稀近无毛。主根粗壮,须根发达。茎具棱,多分枝,细软,斜升或攀援。偶数羽状复叶,长5～12cm,几无柄,顶端卷须有2～3分支;托叶半箭头形,长0.8～2cm,边缘有3～4裂齿;小叶4～7对,互生或近对生,椭圆形至卵状披针形,长1.3～4cm,宽0.5～1.8cm;先端圆、微凹,基部近圆形,表面被贴伏长柔毛,背面粉白色;沿中脉毛较密,侧脉扇状展开直达叶缘。总状花序通常长于叶;花10～20(～30)密集着生于花序轴上部,两性,两侧对称;花斜钟状,萼齿近三角形;花冠红紫色、蓝紫色或蓝色,花期颜色多变,旗瓣倒卵圆形,长1～1.6cm,宽0.5～0.6cm,先端微凹,瓣柄较宽、翼瓣与旗瓣近等长,瓣片斜倒卵形,瓣柄长0.4～0.5cm,龙骨瓣短于翼瓣,长1.1～1.2cm;二体雄蕊;子房上位,无毛,胚珠6,花柱上部四周被毛,子房柄长约0.4cm。荚果长圆形,长1.8～2.8cm,宽0.4～0.6cm,两端渐尖。种子1～6,圆形;种皮革质,深褐色,具花斑;种脐内凹,黄褐色,长约为种子周长的1/3。花期4～6月,果期7～10月。

[分布] 本市各地有分布。生海拔600～1500m的山坡、草甸、灌丛或杂木林中。

[采集加工] 7～9月采收,除去杂质,晒干。

[资源利用] 资源较丰富。自采自用。

[性味功效] 甘,平。祛风除湿,活血止痛。

[功能主治] (1)风湿疼痛,可配菖蒲,煎水

熏洗。

（2）阴囊湿疹，可同花椒、艾叶等，煎水熏洗。

（3）跌打肿痛，山野豌豆水煎服；或鲜品捣烂

外敷。

煎服，6～15g，鲜品30～45g。外用适量，煎水熏洗；或研末调敷。

山银紫胡

[异名] 长蕊石头花，霞草，长蕊丝石竹，欧石头花。

[来源] 石竹科石头花属植物长蕊石头花 *Gypsophila oldhamiana* Miq. 的根（478）。

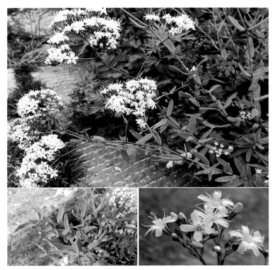

图478 长蕊石头花

[原植物] 多年生草本，高60～100cm。根粗壮，木质化，淡褐色至灰褐色。茎数个由根颈处生出，二歧或三歧分枝，开展，老茎常红紫色。叶片近革质，稍厚，长圆形，长4～8cm，宽5～15mm，顶端短凸尖，基部稍狭，两叶基相连成短鞘状，微抱茎，脉3～5条，中脉明显，上部叶较狭，近线形。伞房状聚伞花序较密集，顶生或腋生，无毛；花梗长2～5mm，直伸，无毛或疏生短柔毛；苞片卵状披针形，长渐尖尾状，膜质，大多具缘毛；花萼钟形或漏斗状，长2～3mm，萼齿卵状三角形，略急尖，脉绿色，伸达齿端，边缘白色，膜质，具缘毛；花瓣粉红色，倒卵状长圆形，顶端截形或微凹，长于花萼1倍；雄蕊长于花瓣；子房倒卵球形，花柱长线形，伸出。蒴果卵球形，稍长于宿存萼，顶端4裂；种子近肾形，长1.2～1.5mm，灰褐色，两侧压扁，具条状凸起，脊部具短尖的小疣状凸起。花期6～9月，果期8～10月。

[分布] 产本市大部分地区。生海拔2000m以下的山坡草地、灌丛、沙滩乱石间。

[采集加工] 春、秋采挖，去净泥土，切片晒干。

[资源利用] 有资源。自采自用。

[性味功效] 甘，微寒。凉血，清虚热。

[功能主治] （1）肺结核潮热，可配地骨皮、青蒿、鳖甲煎服；或再加胡黄连、秦艽、知母、甘草等，水煎服。

（2）小儿疳积，山银柴胡、白薇、麦芽，水煎服；或与白扁豆、党参、白术等同煎服。

煎服，3～9g。

山罂粟

[异名] 野大烟。

[来源] 罂粟科罂粟属植物野罂粟 *Papaver nudicaule* L. 的果实或带花的全草（图479）。

[原植物] 多年生草本，高20～60cm。主根圆柱形，延长，上部粗2～5mm，向下渐狭，或为纺锤状；根茎短，增粗，通常不分枝，密盖麦秆色、覆瓦状排列的残枯叶鞘。茎极缩短。叶全部基生，叶片轮廓卵形至披针形，长3～8cm，羽状浅裂、深裂或全裂，裂片2～4对，全缘或再次羽状浅裂或深裂，小裂片狭卵形、狭披针形或长圆形，先端急尖、钝或圆，两面稍具白粉，密被或疏被刚毛，极稀近无毛；叶柄长（1～）5～12cm，基部扩大成鞘，被斜展的刚毛。花葶1至数枚，圆柱形，直立，密被或疏被斜展的刚毛。花单生于花葶先端；花蕾宽卵形至近球形，长1.5～2cm，密被褐色刚毛，通常下垂；萼片2，舟状椭圆形，早落；花瓣4，宽楔形或倒卵形，长

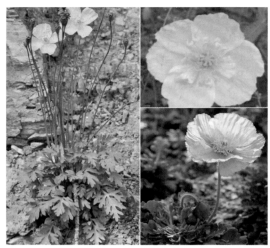

图479　野罂粟

（1.5～）2～3cm，边缘具浅波状圆齿，基部具短爪，淡黄色、黄色或橙黄色，稀红色；雄蕊多数，花丝钻形，长0.6～1cm，黄色或黄绿色，花药长圆形，长1～2mm，黄白色、黄色或稀带红色；子房倒卵形至狭倒卵形，长0.5～1cm，密被紧贴的刚毛，柱头4～8，辐射状。蒴果狭倒卵形、倒卵形或倒卵状长圆

形，长1～1.7cm，密被紧贴的刚毛，具4～8条淡色的宽肋；柱头盘平扁，具疏离、缺刻状的圆齿。种子多数，近肾形，小，褐色，表面具条纹和蜂窝小孔穴。花果期5～9月。

［分布］　产平凉、华亭等地。生海拔2000～3300m的山坡草地或砾石地上。

［采集加工］　全草：夏、秋采收，除去杂质、须根、泥土，晒干。果实：秋季采摘，除去杂质，晒干。

［资源利用］　有资源。自采自用。

［性味功效］　酸、苦、涩，凉，有毒。

［功能主治］　（1）久咳自汗，山罂粟、乌梅、土木香、贝母，水煎服。

（2）水泻不止，可与紫参、列当等，同煎服。

（3）其他，可用于头痛，胃脘痛，泄泻，脱肛，遗精，带下，痛经。

煎服，3～6g。不可多服。服用过量，可出现头昏、耳鸣、瘙痒、皮肤出疹，色青紫等毒性反应。

山　楂

［异名］　鼠楂（《本草经集注》），赤爪实（《新修本草》），棠梂子（《本草图经》），映山红果（《救荒本草》）。

［来源］　蔷薇科山楂属植物山楂 Crataegus pinnatifida Bunge 的果实（图480）。

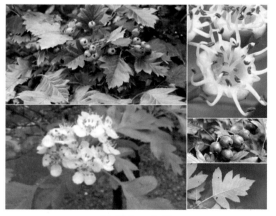

图480　山楂

［原植物］　落叶乔木，高达6m，树皮粗糙，暗灰色或灰褐色；刺长约1～2cm，有时无刺；小枝圆柱形，当年生枝紫褐色，无毛或近于无毛，疏生皮孔，老枝灰褐色；冬芽三角卵形，先端圆钝，无毛，紫

色。叶片宽卵形或三角状卵形，稀菱状卵形，长5～10cm，宽4～7.5cm，先端短渐尖，基部截形至宽楔形，通常两侧各有3～5羽状深裂片，裂片卵状披针形或带形，先端短渐尖，边缘有尖锐稀疏不规则重锯齿，上面暗绿色有光泽，下面沿叶脉有疏生短柔毛或在脉腋有髯毛，侧脉6～10对，有的达到裂片先端，有的达到裂片分裂处；叶柄长2～6cm，无毛；托叶草质，镰形，边缘有锯齿。伞房花序具多花，直径4～6cm，总花梗和花梗均被柔毛，花后脱落，减少，花梗长4～7mm；苞片膜质，线状披针形，长6～8mm，先端渐尖，边缘具腺齿，早落；花直径约1.5cm；萼筒钟状，长4～5mm，外面密被灰白色柔毛；萼片三角卵形至披针形，先端渐尖，全缘，约与萼筒等长，内外两面均无毛，或在内面顶端有髯毛；花瓣倒卵形或近圆形，长7～8mm，宽5～6mm，白色；雄蕊20，短于花瓣，花药粉红色；花柱3～5，基部被柔毛，柱头头状。果实近球形或梨形，直径1～1.5cm，深红色，有浅色斑点；小核3～5，外面稍具棱，内面两侧平滑；萼片脱落很迟，先端留一圆形

深洼。花期 5~6 月，果期 9~10 月。

[分布] 灵台、崇信、泾川有栽培。

[性味功效] 酸、甘，微温。消食化积，行气散瘀。

[功能主治] (1)肉食积滞，腹胀嗳腐，可单用，或配神曲、莱菔子等，如保和丸；厌食甚，大便酸臭，常与木香、连翘、黄连、枳实为伍，如《医宗金鉴》木香大安丸；脾虚夹积，可与人参、白术、砂仁等同用，如健脾丸。

(2)产后瘀滞腹痛，血瘀痛经，可单用浓煎冲砂糖服，或配当归、川芎、益母草等；疝气，睾丸偏坠肿痛，可与橘核、小茴香、川楝子等相配。

(3)高脂血症，将山楂制片服用；高血压，山楂制成糖浆口服；急性菌痢，肠炎，用焦山楂或生山楂、熟山楂各半煎服；肾盂肾炎，可用生山楂煎服。

煎服，9~12g；或入丸、散服。消食导滞，止泻止痢，多炒用或炒焦用；理气止痛，活血散瘀，多生用；止血活血，多炒炭用。脾胃虚弱无积滞者及孕妇慎服。

注　山楂核，苦，平。消食，散结，催生。用于食积不化，疝气，睾丸偏坠，难产。煎服，3~9g；或研末吞。

山楂叶：酸，平。止痒，敛疮，降血压。用于漆疮，溃疡不敛，高血压。煎服，3~9g；或泡茶饮；外用适量，煎汤洗。

山茱萸

[异名] 蜀枣(《神农本草经》)，肉枣(《本草纲目》)，山萸肉。

[来源] 山茱萸科山茱萸属植物山茱萸 *Cornus officinalis* Sieb. et Zucc. 的果肉(图 481)。

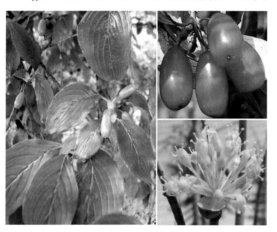

图 481　山茱萸

[原植物] 落叶乔木或灌木，高 4~10m；树皮灰褐色；小枝细圆柱形，无毛或稀被贴生短柔毛，冬芽顶生及腋生，卵形至披针形，被黄褐色短柔毛。叶对生，纸质，卵状披针形或卵状椭圆形，长 5.5~10cm，宽 2.5~4.5cm，先端渐尖，基部宽楔形或近于圆形，全缘，上面绿色，无毛，下面浅绿色，稀被白色贴生短柔毛，脉腋密生淡褐色丛毛，中脉在上面明显，下面凸起，近于无毛，侧脉 6~7 对，弓形内弯；叶柄细圆柱形，长 0.6~1.2cm，上面有浅沟，下面圆形，稍被贴生疏柔毛。伞形花序生于枝侧，有总苞片 4，卵形，厚纸质至革质，长约 8mm，带紫色，两侧略被短柔毛，开花后脱落；总花梗粗壮，长约 2mm，微被灰色短柔毛；花小，两性，先叶开放；花萼裂片 4，阔三角形，与花盘等长或稍长，长约 0.6mm，无毛；花瓣 4，舌状披针形，长 3.3mm，黄色，向外反卷；雄蕊 4，与花瓣互生，长 1.8mm，花丝钻形，花药椭圆形，2 室；花盘垫状，无毛；子房下位，花托倒卵形，长约 1mm，密被贴生疏柔毛，花柱圆柱形，长 1.5mm，柱头截形；花梗纤细，长 0.5~1cm，密被疏柔毛。核果长椭圆形，长 1.2~1.7cm，直径 5~7mm，红色至紫红色；核骨质，狭椭圆形，长约 12mm，有几条不整齐的肋纹。花期 3~4 月，果期 9~10 月。

[分布] 本市广泛栽培。生海拔 600~1500m 的林缘及森林中。

[采集加工] 秋末冬初果皮变红后采摘，用文火烘焙或置沸水中略烫后，及时除去果核，晒干或烘干。生用，酒制或蒸后用。

[炮制] 酒萸肉：取净山萸肉，用黄酒(山萸肉 100kg，黄酒 20~25kg)拌匀，密封容器内，置水锅中，隔水炖至酒吸尽，取出晾干。

蒸萸肉：取净山萸肉，置笼屉内，加热蒸黑为度，取出晒干。

[资源利用] 栽培品。自产自销。

[性味功效] 酸、涩,微温。补益肝肾,涩精固脱。

[功能主治] (1)肝肾阴虚,眩晕耳鸣,腰膝酸痛,常配熟地黄、山药、茯苓、牡丹皮等,如六味地黄丸;肾阳不足,腰膝酸软,小便不利,六味地黄丸加附子、肉桂,如桂附地黄丸;肾之阴阳两虚,痰浊上泛,舌强不语,足废不用之"喑痱"证,常与熟地黄、肉苁蓉、石菖蒲等同用,如地黄饮子。

(2)病后气阴不足,常自汗出,可配人参、黄芪、麦冬、五味子等,如《辨证录》摄阳汤;大汗脱症,可单用山萸肉大剂量煎服,或与人参、附子、龙骨等同用。

(3)脾肾虚寒,五更泄泻,可配人参、芡实、白术、茯苓、巴戟天、五味子等,如《辨证录》填阴汤。

(4)脾不统血,所致崩中漏下,可与黄芪、白术、龙骨、牡蛎、茜草等相配,如固冲汤。

煎服,6～9g,鲜品20～30g;或入丸、散服。命门火炽,素有湿热,小便涩痛者忌用。

山紫菀

[异名] 土紫菀。

[来源] 菊科橐吾属植物掌叶橐吾 *Ligularia przewalskii* (Maxim.) Diels、齿叶橐吾 *Ligularia dentata* (A.Gray) Hara 等植物的根(图482)。

[原植物] (1)掌叶橐吾:多年生草本,高0.4～1.2m。根肉质,多数。茎直立,有纵棱、光滑或被稀疏有节柔毛,绿色或紫色,基部直径2～4mm,被多数残存叶柄纤维。基生叶和丛生叶的叶柄较长长达65cm,纤细,基部具鞘,无毛或被有节柔毛;叶掌状分裂,4～7裂,轮廓为近圆形或肾形,长4.5～10cm,宽8～18cm,裂片3～7深裂,中裂片二回3裂,小裂片边缘具条裂齿,两面光滑或疏被黄色有节柔毛;叶脉掌状,主脉5～7条;茎中上部叶少而小,掌状分裂,常有膨大的鞘。头状花序辐射状,排列为疏离的总状花序,长达48cm;苞片钻状,

草质,长5～7mm,远短于总苞;花序梗长3～5mm,密被黄色有节柔毛,其上着生2个钻状苞片;总苞狭筒状,长7～11mm,宽2～3mm;总苞片(3～)4～6(～7),2层,线状长圆形,宽约2mm,先端钝圆,具褐色睫毛,边缘狭膜质。舌状花2～3,黄色,舌片长10～19mm,宽2～3mm,管状花常3(极稀4个),远高出总苞之外,花冠长约9mm,管部长约3mm,管部与檐部等长,花柱细长;冠毛紫褐色,短于管部;子房下位。果实稍扁,下部狭缩,倒卵球形,长约5mm,先端狭缩,具短喙。花果期7～10月。

(2)齿叶橐吾:多年生草本,高30～80(～120)cm。根肉质,较粗而多条。茎直立,有织棱,连同花序轴被白色蛛丝状毛及黄褐色有节柔毛,上部有分枝,基部粗3～7mm,被多数残存叶柄所包围。丛生叶与基生叶有长柄,长10～30cm;被蛛丝状毛及黄褐色有节柔毛,基部具鞘,茎生叶自下至上柄变短至无柄,基部鞘稍膨大,最上部叶叶片退化,仅有质膨大的鞘;叶片肾形,长7～30cm,宽12～38cm,先端圆形,边缘有整齐的牙齿,齿端常为近圆形具小尖头,稀齿很浅而近全缘,基部弯缺宽,深心形或有时近平截,上面绿色,光滑,下面淡绿色,有白色蛛丝状毛及黄色有节柔毛;叶脉掌状;主脉5～7条。头状花序辐射状,3～10个在茎端排列为开展的伞房或复伞房状;花序梗长1～6cm,被白色蛛丝状毛和黄褐色有节柔毛,有时具1～2片条形苞片;总苞宽钟形或半球形,长11～25mm,宽(8～)18～30mm,总苞片8～14,2层,长圆

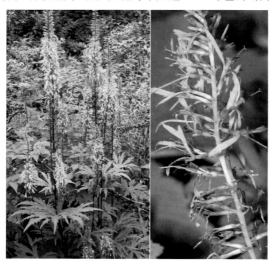

图482-1　掌叶橐吾

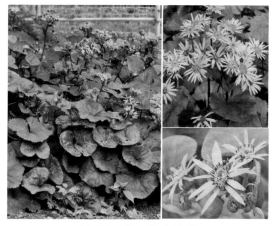

图 482 - 2 齿叶橐吾

形,宽至 10cm,先端渐尖,具褐色睫毛,边缘宽膜质,背面被蛛丝状毛及腺状短毛;舌状花 10 ~ 14,黄色,舌片长 20 ~ 50mm,宽 4 ~ 7mm,管部长 7 ~ 12mm;管状花多数,长 1 ~ 1.8cm,管部长 0.3 ~ 0.7cm;冠毛红褐色,与花冠等长;子房下位。果实圆柱形,长

7 ~ 10mm,具多数条棱,光滑。花果期 7 ~ 10 月。

［分布］(1)掌叶橐吾:华亭、平凉等地有分布。生海拔 1200 ~ 3700m 的山坡疏林下、山谷溪旁草地、河滩、林缘及灌丛中。

(2)齿叶橐吾:产平凉、华亭等地区。生海拔 1500 ~ 2400m 的山坡、林缘、水边。

［采集加工］ 春、秋采挖,除去茎叶及泥土,晒干。

［资源利用］ 资源较丰富。自采自用。

［性味功效］ 苦,温。温肺,下气,消痰,止咳。

［功能主治］(1)久咳,可配款冬花、百部、生姜、乌梅等,水煎服。

(2)妊娠咳嗽不止,可与桔梗、甘草、竹茹、桑白皮、杏仁、天冬等同用,煎服。

(3)其他,可用于虚劳咳吐脓血,喉痹,小便不利。煎服,6 ~ 9g;或入丸、散服。有实热者忌服。

商 陆

［异名］ 章陆(《雷公炮炙论》),章柳根(《本草图经》),山萝卜,野萝卜,浆柳绳。

［来源］ 商陆科商陆属植物商陆 *Phytolacca acinosa* Roxb. 的根(图 483)。

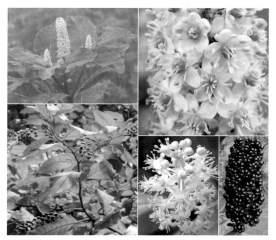

图 483 商陆

［原植物］ 多年生草本,高 0.5 ~ 1.5m,全株无毛。根肥大,肉质,倒圆锥形,外皮淡黄色或灰褐色,内面黄白色。茎直立,圆柱形,有纵沟,肉质,绿色或红紫色,多分枝。叶片薄纸质,椭圆形、长椭圆形或披针状椭圆形,长 10 ~ 30cm,宽 4.5 ~ 15cm,顶端急尖或渐尖,基部楔形,渐狭,两面散生细小白色

斑点(针晶体),背面中脉凸起;叶柄长 1.5 ~ 3cm,粗壮,上面有槽,下面半圆形,基部稍扁宽。总状花序顶生或与叶对生,圆柱状,直立,通常比叶短,密生多花;花序梗长 1 ~ 4cm;花梗基部的苞片线形,长约 1.5mm,上部 2 枚小苞片线状披针形,均膜质;花梗细,长 6 ~ 10(~13)mm,基部变粗;花两性,直径约 8mm;花被片 5,白色、黄绿色,椭圆形、卵形或长圆形,顶端圆钝,长 3 ~ 4mm,宽约 2mm,大小相等,花后常反折;雄蕊 8 ~ 10,与花被片近等长,花丝白色,钻形,基部成片状,宿存,花药椭圆形,粉红色;心皮通常为 8,有时少至 5 或多至 10,分离;花柱短,直立,顶端下弯,柱头不明显。果序直立;浆果扁球形,直径约 7mm,熟时黑色;种子肾形,黑色,长约 3mm,具 3 棱。花期 5 ~ 8 月,果期 6 ~ 10 月。

［分布］ 本市有栽培。但都是当人参误种。

［采集加工］ 花:6 ~ 7 月花开时采收,晾干。茎叶:夏季采收,洗净,鲜用或晒干。根:3 ~ 9 月采挖,洗净,鲜用或晒干。

［资源利用］ 有资源。自采自用。

［性味功效］ 苦,寒,有毒。逐水消肿,通利二便,解毒散结。

[功能主治] （1）阳水，遍身水肿，气喘口渴，大小便秘，可配羌活、秦艽、槟榔、大腹皮、茯苓皮、椒目、木通、泽泻、赤小豆等各等份，加姜皮煎服，如《济生方》疏凿饮子；石水，腹光紧急如鼓，大小便涩，商陆、生姜各 2 份，桑白皮 3 份，甘草少许，水煎，调槟榔末服，如《奇效良方》槟榔散。

（2）虚劳，四肢浮肿，可配大麻仁、防风、炮附子、陈皮、汉防己各等份，为散，食前同赤小豆，水煎服，如《太平圣惠方》麻仁丸；水肿，小便不利，商陆 2 份，黄连 1 份，研细，姜汁煮面糊为丸，绿豆大，食前用紫苏或葱白煎汤，服 30 ~ 50 丸，如《证治准绳》商陆丸。

（3）毒热肿痛，可用鲜品与芸薹茎、叶、根等份，共捣烂，以鸡蛋清调匀，敷患处，如《外台秘要》引用方；疮毒，商陆 12 份，牛蒡子、防风、金银花、荆芥、当归尾、连翘、红花、苍术、甘草各 1 份，入麻油内，熬枯去渣，用密陀僧 20 ~ 30 份收膏，敷贴患处，如《疡医大全》商陆膏。

煎服，3 ~ 9g，或入丸、散服。外用适量，鲜品捣敷。内服宜醋制或久蒸后用，外用宜生品。体虚水肿者慎服；孕妇忌服。宜由小量始用。

注 商陆花：化痰开窍。用于痰湿上蒙，健忘，嗜睡，耳目不聪。研末服，1 ~ 3g。孕妇忌服。

芍 药

[异名] 白芍药（《本草经集注》），余容（《吴普本草》），将离（《本草纲目》），金芍药。

[来源] 毛茛科芍药属植物芍药 *Paeonia lactiflora* Pall. 的根（图 484）。

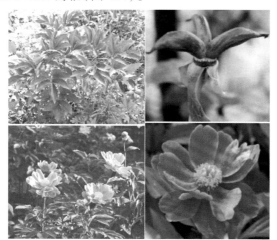

图 484 芍药

[原植物] 多年生草本。根粗壮，分枝黑褐色。茎高 40 ~ 70cm，无毛。下部茎生叶为二回三出复叶，上部茎生叶为三出复叶；小叶狭卵形、椭圆形或披针形，顶端渐尖，基部楔形或偏斜，边缘具白色骨质细齿，两面无毛，背面沿叶脉疏生短柔毛。花数朵，生茎顶和叶腋，有时仅顶端 1 朵开放，而近顶端叶腋处有发育不好的花芽，直径 8 ~ 11.5cm；苞片 4 ~ 5，披针形，大小不等；萼片 4，宽卵形或近圆形，长 1 ~ 1.5cm，宽 1 ~ 1.7cm；花瓣 9 ~ 13，倒卵形，长 3.5 ~ 6cm，宽 1.5 ~ 4.5cm，白色，有时基部具

深紫色斑块；花丝长 0.7 ~ 1.2cm，黄色；花盘浅杯状，包裹心皮基部，顶端裂片钝圆；心皮 4 ~ 5（~ 2），无毛。蓇葖长 2.5 ~ 3cm，直径 1.2 ~ 1.5cm，顶端具喙。花期 5 ~ 6 月，果期 8 月。

根药用称"白芍"，能镇痛、镇痉、祛瘀、通经；种子含油量约 25%，供制皂和涂料用。

芍药与美丽芍药 *Paeonia mairei* Levl. 很近似，但本种叶缘具白色骨质细齿，叶顶端渐尖，具数朵花，易与后者区别；尤以叶缘具骨质细齿为该属其他各种所没有的特征。

[分布] 本市各地均有栽培。野生种分布于平凉、华亭等地区。生海拔 600 ~ 2300m 的山坡、山谷灌丛及高山草地。

[采集加工] 秋季采挖，洗净，除去头尾及须根，按粗细不同，分别放入沸水中煮至断面透心，发黏有香味后，即捞出放入冷水中浸泡，取出刮去外皮。晒 1 日再堆放，使内部水分蒸出，再晒，反复操作至内、外均干燥。用时洗净，润透切薄片，干燥。生用，炒用或酒炒用。

[炮制] 炒白芍：取净白芍片置锅内，用文火炒至表面微黄色，取出放凉。

酒白芍：取净白芍片，喷淋黄酒拌匀（白芍 100kg，黄酒 10kg），稍闷后置锅内，用文火炒干，取出放凉。

[资源利用] 资源较丰富。自产自销。

［性味功效］苦、酸，微寒。养血平肝，缓急止痛，敛阴止汗。

［功能主治］（1）肝阳上亢，头痛眩晕，常与生地黄、牛膝、山药、代赭石、龙骨、牡蛎、柏子仁同用，如建瓴汤；肝风内动，手足瘛疭，常配生地黄、龟板、麦冬、鳖甲、生牡蛎、阿胶、炙甘草、麻仁、五味子、鸡子黄，如《温病条辨》大定风珠。

（2）肝气郁结，胁肋胀痛，可与柴胡、川芎、香附、枳壳等同用，如柴胡疏肝散；肝郁脾虚，腹痛泄泻，可配白术、陈皮、防风，如痛泻要方。

（3）腹满时痛，用桂枝加芍药汤；腹中急痛，用小建中汤。均重用芍药为君。

（4）四肢挛急，脚气肿痛，可与甘草同用，如芍药甘草汤。

煎服，9～15g，大剂量15～30g；或入丸、散服。养血平肝宜生用，和血调经宜炒用。虚寒证不宜单独应用。传统认为本品反藜芦。

少花米口袋

［异名］小米口袋。

［来源］豆科米口袋属植物少花米口袋 *Gueldenstaedtia verna*（Georgi）Boriss. 的全草（图485）。

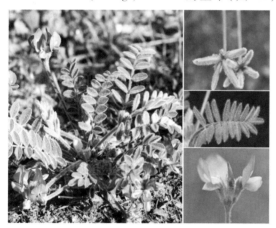

图485　少花米口袋

［原植物］多年生草本，主根直下，分茎具宿存托叶。叶长2～20cm；托叶三角形，基部合生；叶柄具沟，被白色疏柔毛；小叶7～19片，长椭圆形至披针形，长0.5～2.5cm，宽1.5～7mm，钝头或急尖，先端具细尖，两面被疏柔毛，有时上面无毛。伞形花序有花2～4朵，总花梗约与叶等长；苞片长三角形，长2～3mm；花梗长0.5～1mm；小苞片线形，长约为萼筒的1/2；花萼钟状，长5～7mm，被白色疏柔毛；萼齿披针形，上2萼齿约与萼筒等长，下3萼齿较短小，最下1片最小；花冠红紫色，旗瓣卵形，长13mm，先端微缺，基部渐狭成瓣柄，翼瓣瓣片倒卵形具斜截头，长11mm，具短耳，瓣柄长3mm，龙骨瓣瓣片倒卵形，长5.5mm，瓣柄长2.5mm；子房椭圆状，密被疏柔毛，花柱无毛，内卷。荚果长圆筒状，长15～20mm，直径3～4mm，被长柔毛，成熟时毛稀疏，开裂。种子圆肾形，直径1.5mm，具不深凹点。花期5月，果期6～7月。

［分布］本市大部分地区均产。生山坡草地。

［采集加工］夏、秋采挖，除去杂质、泥沙，鲜用或扎把晒干。

［资源利用］资源较丰富。自采自用。

［性味功效］甘、苦，寒。清热解毒，凉血消肿。

［功能主治］（1）肠痈，甜地丁、红藤，大剂量煎服。

（2）痈疮肿毒，可配板蓝根、金银花、大青叶、蒲公英，水煎服；或与甘草、明矾，水煎兑黄酒为引服；或另用鲜品，捣烂敷患处。

（3）烫火伤，本品为末，香油调敷伤处。

（4）其他，可用于黄疸、痢疾、丹毒、瘰疬、蛇虫咬伤、肠炎。

煎服，6～30g，大剂量可用至60g。外用适量，煎水洗；或鲜品捣敷。

蛇果黄堇

[来源] 罂粟科紫堇属植物蛇果黄堇 *Corydalis ophiocarpa* Hook. F. et Thoms. 的地上部分（图 486）。

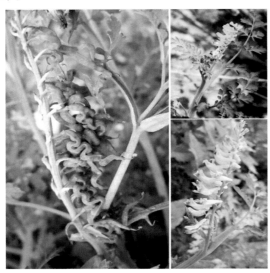

图 486　蛇果黄堇

[原植物] 多年生草本，高 30~100cm。主根直生。茎直立或斜升，常具紫色棱翅。叶二回羽状全裂，叶片轮廓狭卵形，长可达 14cm，小裂片披针形或倒卵形；基生叶具长柄，茎生叶的叶柄向上逐渐变短。总状花序，花密集；苞片披针形或钻形；萼片 2，三角状卵形，膜质，早落；花瓣 4，黄色，上花瓣长 0.8~1.2cm，外面先端微具翅，距囊状，长为上花瓣的 1/4~1/3，下花瓣狭细，舟形，内面上花瓣先端稍连合；雄蕊 6，连合成 2 束；子房上位，条形，柱头马鞍形，前端短柱状 4 裂。蒴果条形，长约 3cm，蛇状弯曲。种子扁球形，亮黑色，表面具环状排列的细小凹点。花期 5 月，果期 6~7 月。

[分布] 产庄浪（通边）、华亭等地。生海拔 1500~2200m 的山梁林下、灌木丛中或岩石上。

[采集加工] 春、夏采收，除去杂质，洗净，鲜用或晒干。用时切碎。

[资源利用] 资源少。未利用。

[性味功效] 苦、辛，温，有毒。活血止痛，祛风止痒。

[功能主治] 用于跌打损伤，皮肤瘙痒。煎服，6~9g。外用适量，鲜品捣敷。

蛇　莓（《名医别录》）

[异名] 野杨梅（《救荒本草》），鼻血豆豆。

[来源] 蔷薇科蛇莓属植物蛇莓 *Duchesnea indica* (Andr.) Focke 的地上部分（图 487）。

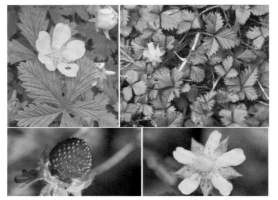

图 487　蛇莓

[原植物] 草本。根茎短，粗壮；茎匍匐，纤细，长 30~100cm，被长柔毛，节上常生不定根。掌状三出复叶，基生叶多数，具长柄，茎生叶具短柄；小叶无柄或有短柄，叶片倒卵形或菱状长圆形，长 1.5~4cm，宽 1~3cm，先端圆钝，基部楔形或斜楔形，边缘有钝锯齿，两面绿色，被稀疏柔毛，中央小叶较侧生叶大；叶柄细，长为叶片之数倍或近等长；托叶卵状披针形，全缘，被柔毛。花单生于叶腋；直径 1.5~2.5cm；花梗细，长 3~4.5cm，有柔毛，副萼裂片倒卵形，长约 8mm，先端常具 3~5 锯齿，较萼片大；萼片 5，狭卵形，先端急尖，全缘；花 5，黄色，倒卵形，先端微凹，与副萼片近等长；雄蕊较花瓣短；花柱短；心皮无毛，多数，离生；花托在果期膨大，海绵质，鲜红色，有光泽，直径 10~20mm，外面有长柔毛。瘦果小，卵形或扁球形，长约 1.5mm，光滑或具不明显突起，鲜时有光泽。花期 6~8 月，果期 8~10 月。

[分布] 本市各地均产。生海拔 600~2000m 的山坡草地、路旁、地埂或阴湿的沟边。

[采集加工] 6～11 月采收,除去杂质,洗净,鲜用或晒干。

[资源利用] 资源较丰富。自采自用。

[性味功效] 甘、苦,寒。清热解毒,凉血止血,散瘀消肿。

[功能主治] (1)感冒发热,咳嗽,鲜蛇莓单用,水煎服;咽喉肿痛,单用本品,研末,每次冲服 6g;乳痈,鲜品,水、酒各半,煎服。

(2)吐血,咯血,鲜品绞汁,加冰糖少许,炖服;血热崩漏,月经不调,单用鲜品或干品,煎服。

(3)水火烫伤,鲜品捣烂绞汁,加少许麻油、猪胆汁,调涂患处;跌打损伤,鲜品捣烂,加甜酒适量,炒热外敷。

(4)其他,可用于热病惊痫,黄疸,目赤,口疮,痄腮,痢疾。

煎服,9～15g,鲜品 30～60g;或捣汁服。外用适量,研末撒;或鲜品捣敷。

注 蛇莓根:苦、微甘,寒,小毒。清热泻火,解毒消肿。用于热病,小儿惊风,目赤红肿,痄腮,牙龈肿痛,咽喉肿痛,热毒疮。煎服,3～6g;外用适量,捣敷。

射 干

[异名] 夜干(《本草经集注》),草姜(《名医别录》),凤翼(《本草拾遗》),扁竹(《本草纲目》)。

[来源] 鸢尾科射干属植物射干 *Belamcanda chinensis*(L.)DC. 的根状茎(图 488)。

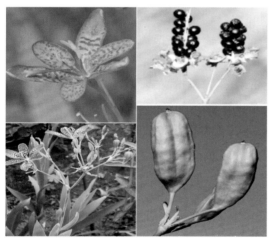

图 488 射干

[原植物] 多年生草本。根状茎为不规则的块状,斜伸,黄色或黄褐色;须根多数,带黄色。茎高 1～1.5m,实心。叶互生,嵌迭状排列,剑形,长 20～60cm,宽 2～4cm,基部鞘状抱茎,顶端渐尖,无中脉。花序顶生,叉状分枝,每分枝的顶端聚生有数朵花;花梗细,长约 1.5cm;花梗及花序的分枝处均包有膜质的苞片,苞片披针形或卵圆形;花橙红色,散生紫褐色的斑点,直径 4～5cm;花被裂片 6,2 轮排列,外轮花被裂片倒卵形或长椭圆形,长约 2.5cm,宽约 1cm,顶端钝圆或微凹,基部楔形,内轮较外轮花被裂片略短而狭;雄蕊 3,长 1.8～2cm,着生于外花被裂片的基部,花药条形,外向开裂,花丝近圆柱形,基部稍扁而宽;花柱上部稍扁,顶端 3 裂,裂片边缘略向外卷,有细而短的毛,子房下位,倒卵形,3 室,中轴胎座,胚珠多数。蒴果倒卵形或长椭圆形,长 2.5～3cm,直径 1.5～2.5cm,顶端无喙,常残存有凋萎的花被,成熟时室背开裂,果瓣外翻,中央有直立的果轴;种子圆球形,黑紫色,有光泽,直径约 5mm,着生在果轴上。花期 6～8 月,果期 7～9 月。

[分布] 产华亭、灵台、泾川、平凉等地。生林缘或山坡草地,多生海拔较低的地方。

[采集加工] 初春刚发芽或秋末茎叶枯萎时采挖,洗净,晒干,搓去须根,再晒至全干。用时除去杂质,洗净润透,切薄片,干燥。生用或炒后用。

[炮制] 炒射干:取净射干片置大锅内,用文火炒至略黄或带焦斑时,取出放凉。

[资源利用] 资源少。自产自销。

[性味功效] 苦、辛,寒,有毒。清热解毒,祛痰利咽,消痈散结。

[功能主治] (1)咽喉肿痛,常配牛蒡子、连翘、桔梗、甘草等,如《世医得效方》射干汤;咽喉肿痛,咳嗽声哑,可与元参、连翘、荆芥、牛蒡子、甘草同用,水煎服,如《张氏医通》射干消毒饮。

(2)寒饮郁肺,咳而上气,喉中如水鸡声,多配麻黄(先煮,去上沫)、生姜、细辛、紫苑、款冬花、五味子、大枣、半夏,煎服,如《金匮要略》射干麻黄汤;久患呷嗽（咳嗽气急，喉中有声），发则不得仰卧，多配半夏、款冬花、炮姜、炙皂角、陈皮、细辛、贝母、茯苓、百部、五味子，为末，与郁李仁（研脂）同研匀，蜜丸梧子大，食前服，如《圣济总录》射干丸。

（3）疟母癥瘕，胁下痞鞭有块，常与鳖甲、蟅螂、大黄、蜂房等活血化积之品同用，如《金匮要略》鳖甲煎丸；肝胆火盛，痰气郁结，所致瘰疬，可配连翘、玄参、贝母、夏枯草等，如《证治准绳》射干连翘汤。

（4）乳痈初起，射干、萱草根，共为末，蜜调服；痈肿焮赤，可与金银花，同煎服，如《永类钤方》载方；瘰疬（发于手指端或足趾端），肿痛不可忍，可配甘草、炒枳实、升麻、炒大黄、前胡、羚羊角各4份，为末，入麝香1份共研匀，煎服，如《证治准绳》射干散。

煎服，6～9g；或入丸、散服。外用适量，煎水洗；或研末吹喉。病无实热，脾虚便溏者及孕妇忌服。

参 薯（《种子植物名称》）

[异名] 云饼山药（腾冲），脚板薯（通称）。

[来源] 薯蓣科薯蓣属植物参薯 *Dioscorea alata* L. 的块茎（图489）。

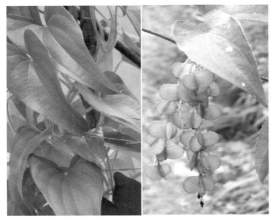

图489 参薯

[原植物] 缠绕草质藤本。野生的块茎多数为长圆柱形，栽培的变异大，有长圆柱形、圆锥形、球形、扁圆形而重叠，或有各种分枝，通常圆锥形或球形的块茎外皮为褐色或紫黑色，断面白色带紫色，其余的外皮为淡灰黄色，断面白色，有时带黄色。茎右旋，无毛，通常有4条狭翅，基部有时有刺。单叶，在茎下部的互生，中部以上的对生；叶片绿色或带紫红色，纸质，卵形至卵圆形，长6～15（～20）cm，宽4～13cm，顶端短渐尖、尾尖或凸尖，基部心形、深心形至箭形，有时为戟形，两耳钝，两面无毛；叶柄绿色或带紫红色，长4～15cm。叶腋内有大小不等的珠芽，珠芽为球形、卵形或倒卵形，有时扁平。雌雄异株。雄花序为穗状花序，长1.5～4cm，通常2至数个簇生或单生于花序轴上排列成圆锥花序，圆锥花序长可达数十厘米；花序轴明显地呈"之"字状曲折；雄花的外轮花被片为宽卵形，长1.5～2mm，内轮倒卵形；雄蕊6。雌花序为穗状花序，1～3个着生于叶腋；雌花的外轮花被片为宽卵形，内轮为倒卵状长圆形，较小而厚；退化雄蕊6。蒴果不反折，三棱状扁圆形，有时为三棱状倒心形，长1.5～2.5cm，宽2.5～4.5cm；种子着生于每室中轴中部，四周有膜质翅。花期11至翌年1月，果期12至翌年1月。

[分布] 本市有栽培。

[采集加工] 冬季茎叶枯萎后采挖，切去根头，洗净，用竹刀刮去须根及外皮，晒干或烘干，为毛山药。挑选粗大顺直的毛山药，置清水中，浸至无干心，闷透，晾至绵软，将两头切齐，用硫黄熏后，用木板搓成圆柱状，晒干，打光，为光山药。切厚片，生用或清炒、麸炒、土炒用。

[炮制] 清炒山药：将净山药片置锅内，用文火炒至微黄色，取出放凉。

麸炒山药：先将麸皮均匀撒于热锅内（山药100kg，麸皮10kg），至冒烟时放入净山药片，迅速拌炒，至表面呈淡黄色，取出筛去麸皮，放凉。

土炒山药：取伏龙肝粉置锅内（山药100kg，伏龙肝30kg），用文火炒热，投入山药片，炒至表面挂土色，取出筛去土粉，放凉。

[资源利用] 有资源。自产自销。

[性味功效] 甘，平。补脾养胃，生津益肺，补肾涩精。

[功能主治] （1）脾胃虚弱，食少便溏或久泻

不止,常配人参、白术、茯苓、莲子肉等,如参苓白术散;兼食滞不化,可再加炒麦芽、神曲、山楂等,以消食导滞。

(2)肺阴亏损,久咳虚喘,多与薏苡仁、柿霜饼同用,如《衷中参西录》珠玉二宝粥;肾虚不纳而喘,可与熟地黄、山萸肉同用,以肺肾并补,纳气平喘,如《衷中参西录》薯蓣纳气汤。

(3)遗精,早泄,遗尿,常与芡实、莲须、莲子肉、金樱子等同用,如金锁玉关丸;下元虚寒,尿频,遗尿,可配益智仁、乌药等,如《校注妇人良方》缩泉丸。

煎服,15～30g,大剂量60～250g。补阴生津宜生用;健脾止泻宜炒用。湿盛中满或有实邪、积滞者忌用。

升　麻

[异名] 周升麻(《神农本草经》),周麻(《名医别录》),鸡骨升麻(《本草经集注》),鬼脸升麻(《本草纲目》)。

[来源] 毛茛科升麻属植物升麻 *Cimicifuga foetida* L.的根状茎(图490)。

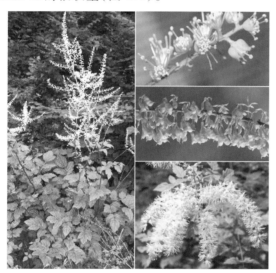

图490　升麻

[原植物] 根状茎粗壮,坚实,表面黑色,有许多内陷的圆洞状老茎残迹。茎高1～2m,基部粗达1.4cm,微具槽,分枝,被短柔毛。叶为二回至三回三出状羽状复叶;茎下部叶的叶片三角形,宽达30cm;顶生小叶具长柄,菱形,长7～10cm,宽4～7cm,常浅裂,边缘有锯齿,侧生小叶具短柄或无柄,斜卵形,比顶生小叶略小,表面无毛,背面沿脉疏被白色柔毛;叶柄长达15cm。上部的茎生叶较小,具短柄或无柄。花序具分枝3～20条,长达45cm,下部的分枝长达15cm;轴密被灰色或锈色的腺毛及短毛;苞片钻形,比花梗短;花两性;萼片倒卵状圆形,白色或绿白色,长3～4mm;退化雄蕊宽

椭圆形,长约3mm,顶端微凹或2浅裂,几膜质;雄蕊长4～7mm,花药黄色或黄白色;心皮2～5,密被灰色毛,无柄或有极短的柄。蓇葖长圆形,长8～14mm,宽2.5～5mm,有伏毛,基部渐狭成长2～3mm的柄,顶端有短喙;种子椭圆形,褐色,长2.5～3mm,有横向的膜质鳞翅,四周有鳞翅。花期7～9月,果期8～10月。

[分布] 产华亭、平凉等地区。生海拔1700～2300m的山地林缘、林中、灌丛、山谷、溪边及阴湿的草丛中。

[采集加工] 秋季采挖,除去泥沙,晒至须根干时,燎去或除去须根,晒干。切厚片,生用、蜜炙或酒炒用。

[炮制] 蜜升麻:取炼蜜(升麻100kg,炼蜜25kg)加适量开水稀释后,与净升麻片拌匀。闷透,置锅内,用文火炒至不粘手时,取出放凉。

酒升麻:取净升麻片,加黄酒(升麻片100kg,黄酒20kg)拌匀,闷透,置锅内,用文火炒干,取出放凉。

[资源利用] 资源较丰富。自产自销。

[性味功效] 辛、甘、微寒。发表透疹,清热解毒,升举阳气。

[功能主治] (1)小儿麻疹,透发不畅,常配葛根、芍药、甘草等,如升麻葛根汤;小儿痘疹不明,伤风咳嗽,乳蛾疼腮,与前胡、黄芩、栀子、牛蒡子、葛根等同用,如《滇南本草》升麻汤。

(2)风热上攻,阳明头痛,多配白花、生石膏、黄芩等;风热夹湿,头面巅顶痛甚之雷头风症,可与苍术、赤芍、黄芩、荷叶等同用,如《审视瑶函》清震汤;胃火上攻,头痛,齿龈肿痛,可配生地黄、黄连、

牡丹皮、生石膏等,如清胃散。

(3)阳毒发斑如锦纹,咽喉肿痛,常配当归、蜀椒、甘草、鳖甲等,如升麻鳖甲汤。

(4)中气下陷,久泻脱肛,胃及子宫下垂,多与人参、黄芪、当归、柴胡等同用,如补中益气汤。

煎服,3～15g;或入丸、散服。外用适量,研末调敷;或煎汤含漱、淋洗。升阳举陷,宜蜜炙、酒炒小剂量;清热解毒,宜生用量较大。阴虚阳浮,喘满气逆及麻疹已透者忌服。

湿生扁蕾

[异名] 机合滴(《晶珠本草》),假合斗(甘南)。

[来源] 龙胆科扁蕾属植物湿生扁蕾 *Gentianopsis paludosa* (Hook. f.) Ma. 或卵叶扁蕾 *Gentianopsis paludosa* (Hook. f.) Ma. var. *ovatodeltoidea* (Burk.) Ma ex T. N. Ho 的全草(图491)。

[原植物] (1)湿生扁蕾:一年生草本,高3.5～40cm。茎单生,直立或斜升。叶对生,基生叶3～5对,匙形,长0.4～3cm,宽2～9mm,先端圆形,边缘具乳突,基部狭缩成柄,柄长至6mm;茎生叶1～4对,无柄,矩圆形或椭圆状披针形,长0.5～5.5cm,宽2～14mm,先端与基部钝,边缘具乳突。花单生;花梗长1.5～20cm,果期略伸长;花两性,辐射对称,4数,花蕾椭圆形或卵状椭圆形,稍扁压,具明显的四棱,棱的颜色较深;花萼筒形,长为花冠之半,裂片近等长,外对狭三角形,长5～12mm,内对卵形,长4～10mm,全部裂片先端急尖,有白色膜质边缘,背面中脉明显,并向萼筒下延成翅;花冠蓝色,或下部黄白色,上部蓝色,宽筒形,长

1.6～6.5cm,裂片宽矩圆形,长1.2～1.7cm,先端圆形,有微齿,下部两侧边缘有细条裂齿;腺体4枚,着生于花冠筒基部,与雄蕊互生,近球形,下垂;雄蕊4,着生于冠筒中部,花丝条形,花药矩圆形,黄色;子房上位,条状椭圆形,长2～3.5cm。蒴果具长柄,椭圆形,与花冠等长或超出。种子多数,矩圆形至近圆形,直径0.8～1mm,黑褐色,表面具蜂窝状突起。花果期7～10月。

(2)卵叶扁蕾(变种):与正种(原变种)的区别是茎生叶卵状披针形或三角状披针形;茎上部有分枝;花梗直立。

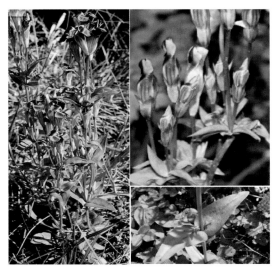

图491-2 卵叶扁蕾

[分布] (1)湿生扁蕾:产灵台、庄浪、平凉、泾川等地。生海拔1100～3460m的山坡、草地、林下及河滩。

(2)卵叶扁蕾(变种):产庄浪、华亭、平凉等地区。生海拔1200～3000m的山坡草地及林下。

[采集加工] 夏季采收,洗净,晾干。

[资源利用] 有资源。未利用。

[性味功效] 苦,寒。清热利湿,解毒。

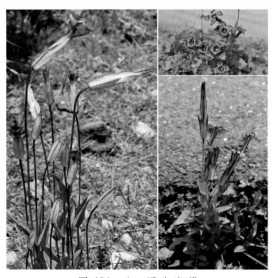

图491-1 湿生扁蕾

　　[功能主治]（1）湿热黄疸,可与茵陈同用,水煎服。

　　（2）痈疮肿毒,可配银花、黄芩、牛蒡子,水煎服;或与蒲公英、大青叶等,同煎服。

　　（3）流行性感冒,湿生扁蕾、板蓝根同煎服。

　　（4）其他,可用于目赤肿痛,小儿腹泻,肾盂肾炎,胆囊炎等。

　　煎服,6～9g,大剂量可用至30g;或熬膏服。

蓍（《神农本草经》）

　　[异名]　蓍草（《新修本草》）,蜈蚣草（《分类草药性》）,一枝蒿（《本草纲目拾遗》）,千叶蓍。

　　[来源]　菊科蓍属植物蓍 *Achillea millefolium* L. 的全草（图492）。

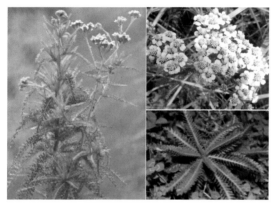

图 492　蓍

　　[原植物]　多年生草本,具细的匍匐根茎。茎直立,高40～100cm,有细条纹,通常被白色长柔毛,上部分枝或不分枝,中部以上叶腋常有缩短的不育枝。叶无柄,披针形、矩圆状披针形或近条形,长5～7cm,宽1～1.5cm,二回至三回羽状全裂,叶轴宽1.5～2mm,一回裂片多数,间隔1.5～7mm,有时基部裂片之间的上部有1中间齿,末回裂片披针形至条形,长0.5～1.5mm,宽0.3～0.5mm,顶端具软骨质短尖,上面密生凹入的腺体,多少被毛,下面被较密的贴伏的长柔毛。下部叶和营养枝的叶长10～20cm,宽1～2.5cm。头状花序多数,密集成直径2～6cm的复伞房状;总苞矩圆形或近卵形,长约4mm,宽约3mm,疏生柔毛;总苞片3层,覆瓦状排列,椭圆形至矩圆形,长1.5～3mm,宽1～1.3mm,背中间绿色,中脉凸起,边缘膜质,棕色或淡黄色;托片矩圆状椭圆形,膜质,背面散生黄色闪亮的腺点,上部被短柔毛。边花5朵;舌片近圆形,白色、粉红色或淡紫红色,长1.5～3mm,宽2～2.5mm,顶端2～3齿;盘花两性,管状,黄色,长2.2～3mm,5齿裂,外面具腺点。瘦果矩圆形,长约2mm,淡绿色,有狭的淡白色边肋,无冠状冠毛。花果期7～9月。

　　[分布]　产本市各地。生海拔1100～2300m的山坡草地或林缘。

　　[采集加工]　夏、秋采收,除去杂质,洗净,鲜用或晒干。

　　[资源利用]　资源丰富。自采自用。

　　[性味功效]　辛、苦,微温。有毒。祛风止痛,活血解毒。

　　[功能主治]（1）外感风寒,头痛,经闭腹痛,均可单品煎服。

　　（2）跌打损伤,可用一支蒿泡酒,涂擦患处;或与法半夏、生白芷共研末,冲服。

　　（3）腹中痞块,一支蒿叶、独蒜、穿山甲末、食盐,以好醋捣成饼,量痞大小贴之,两烛香为度,如《保寿堂经验方》载方。

　　煎服,5～9g;研末服,每次1～3g。外用适量,煎水洗;或捣敷;或研末调敷。孕妇慎服。

　　注　蓍实:酸、苦,平。益气,明目。用于气虚体弱,视物昏花。煎服,5～9g;或入丸、散服。

石　韦（《神农本草经》）

　　[异名]　石皮（《名医别录》）,石䈟（《滇南本草》）,金星草、石兰（《本草纲目》）。

　　[来源]　水龙骨科石韦属植物华北石韦 *Pyrrosia davidii*（Baker）Ching、有柄石韦 *Pyrrosia petiolosa*（Christ）Ching 等的地上部分（图493）。

　　[原植物]（1）华北石韦:植株高5～10cm。

根状茎略粗壮而横卧,密被披针形鳞片;鳞片长尾状渐尖头,幼时棕色,老时中部黑色,边缘具齿牙。叶密生,一型;叶柄长2~5cm,基部着生处密被鳞片,向上被星状毛,禾秆色;叶片狭披针形,中部最宽,向两端渐狭,短渐尖头,顶端圆钝,基部楔形,两边狭翅沿叶柄长下延,长5~7cm,中部宽0.5~1.5(~2)cm,全缘,干后软纸质,上面淡灰绿色,下面棕色,密被星状毛,主脉在下面不明显隆起,上面浅凹陷,侧脉与小脉均不显。孢子囊群布满叶片下表面,幼时被星状毛覆盖,棕色,成熟时孢子囊开裂而呈砖红色。

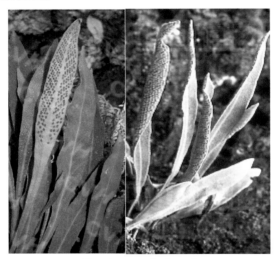

图493-1 华北石韦

(2)有柄石韦:植株高5~15cm。根状茎细长横走,幼时密被披针形棕色鳞片;鳞片长尾状渐尖头,边缘具睫毛。叶远生,一型;具长柄,通常等于叶片长度的0.5~2倍长,基部被鳞片,向上被星状毛,棕色或灰棕色;叶片椭圆形,急尖短钝头,基部楔形,下延,干后厚革质,全缘,上面灰淡棕色,有洼点,疏被星状毛,下面被厚层星状毛,初为淡棕色,后为砖红色。主脉下面稍隆起,上面凹陷,侧脉和小脉均不显。孢子囊群布满叶片下面,成熟时扩散并汇合。

石 竹

[异名] 洛阳花(《本草纲目》),鹅毛石竹、绣竹、石柱花。

[来源] 石竹科石竹属植物石竹 *Dianthus chinensis* L. 的地上部分(图494)。

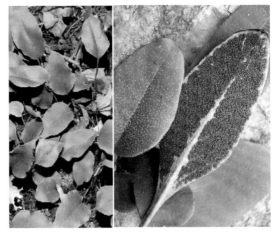

图493-2 有柄石韦

[分布] (1)华北石韦:产庄浪、华亭、平凉等地区。生海拔1000~2000m的石壁上、石缝中、树干上。

(2)有柄石韦:产庄浪、华亭、平凉等地区。生海拔600~1500m的林下岩面上,山坡干旱石缝中。

[性味功效] 甘、苦、微寒。利水通淋,凉血止血,清肺止咳。

[功能主治] (1)湿热淋症,小便淋沥涩痛,常配冬葵子、瞿麦、滑石、车前子等,如《外台秘要》石韦散;小腹隐痛,茎中痛,溲出砂石,可与木通、滑石、车前子、赤茯苓、榆白皮等同用,如《普济方》石韦散。

(2)血淋,可配当归、蒲黄、芍药为末,酒下,如《千金方》石韦散;出血量多,可与栀子、白茅根、大小蓟等同用,以增凉血止血作用。

(3)肺热咳嗽,则与槟榔等份为末,姜汤送服,如《圣济总录》石韦散。

(4)急、慢性肾炎,单用制成煎剂口服;尿路结石,石韦与车前草、生栀子、甘草,制成煎剂当茶饮;术后汗出症,则同黄芪煎服。

煎服,6~12g,大剂量30~45g;或研末服。外用适量,研末撒敷。阴虚无湿热者忌服。

[原植物] 多年生草本,高30~50cm,全株无毛,带粉绿色。茎由根颈生出,疏丛生,直立,上部分枝。叶片线状披针形,长3~5cm,宽2~4mm,顶端渐尖,基部稍狭,全缘或有细小齿,中脉较显。花

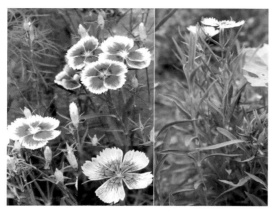

图494　石竹

单生枝端或数花集成聚伞花序；花梗长 1 ～ 3cm；苞片 4，卵形，顶端长渐尖，长达花萼 1/2 以上，边缘膜质，有缘毛；花萼圆筒形，长 15 ～ 25mm，直径 4 ～ 5mm，有纵条纹，萼齿披针形，长约 5mm，直伸，顶端尖，有缘毛；花瓣长 16 ～ 18mm，瓣片倒卵状三角形，长 13 ～ 15mm，紫红色、粉红色、鲜红色或白色，顶缘不整齐齿裂，喉部有斑纹，疏生髯毛；雄蕊露出喉部外，花药蓝色；子房长圆形，花柱线形。蒴果圆筒形，包于宿存萼内，顶端 4 裂；种子黑色，扁圆形。花期 5 ～ 6 月，果期 7 ～ 9 月。

[分布]　产本市各地。生海拔 600 ～ 2600m 的山坡、灌丛、丘陵、草地。

[采集加工]　夏、秋花果期采割，除去杂质、泥沙，晒干。用时洗净，闷润切段，干燥。生用。

[资源利用]　资源较丰富。自产自销。

[性味功效]　苦，寒。利水通淋，活血通经。

[功能主治]　（1）湿热下注，少腹急满，溲赤涩痛，淋沥不畅，可配车前子、木通、萹蓄、滑石、炙甘草、栀子花、大黄（面裹煨）各等份，为末，加灯心草煎服，如《太平惠民和剂局方》八正散；下焦结热，小便黄赤，淋涩疼痛，瞿麦穗 2 份，炒栀子 1 份，炙甘草少许，为末，加莲须葱根、生姜片，同煎，不拘时温服，如《太平惠民和剂局方》立效散。

（2）气淋涩滞，可配黄连、熟大黄、麸炒枳壳、当归、羌活、木通、牵牛子、延胡索、桔梗、大腹皮、射干各 2 份，桂心 1 份，为粗末，加姜片，煎服，如《圣济总录》瞿麦汤；血淋，尿血，瞿麦穗、赤芍、车前子、白茅根、赤茯苓、炒桑白皮、生地黄、阿胶珠、滑石、黄芩、炙甘草各等份，为细末，入血余炭，食前开水调服，如《奇效良方》瞿麦散。

（3）石淋，少腹隐痛，茎中痛，溲出砂石，可同石韦、榆白皮、冬葵子各 2 份，木通 1.5 份，车前子、滑石、赤茯苓各 2 份，车前子、滑石各 3 份，为粗末，食前煎服，如《太平圣惠方》用方。

（4）血瘀经闭，可与当归、赤芍、丹参、益母草、桂枝、香附等活血通经药同用；或配木通、大黄为末，食前煎服，如《惠济方》治妇人月经不通方。

煎服，3 ～ 9g；或入丸、散服。外用适量，煎汤洗；或研末撒。下焦虚寒、小便不利者及妊娠、新产妇忌服。

莳　萝

[异名]　慈谋勒（《开宝本草》），土茴香。

[来源]　伞形科莳萝属植物莳萝 *Anethum graveolens* L. 的果实（图495）。

[原植物]　一年生草本，稀为二年生，高 60 ～ 120cm，全株无毛，有强烈香味。茎单一，直立，圆柱形，光滑，有纵长细条纹，径 0.5 ～ 1.5cm。基生叶有柄，叶柄长 4 ～ 6cm，基部有宽阔叶鞘，边缘膜质；叶片轮廓宽卵形，三回至四回羽状全裂，末回裂片丝状，长 4 ～ 20mm，宽不及 0.5mm；茎上部叶较小，分裂次数少，无叶柄，仅有叶鞘。复伞形花序常呈二歧式分枝，伞形花序直径 5 ～ 15cm；伞辐 10 ～ 25，稍

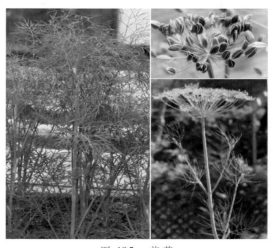

图495　莳萝

不等长;无总苞片;小伞形花序有花 15 ~ 25;无小总苞片;花瓣黄色,中脉常呈褐色,长圆形或近方形,小舌片钝,近长方形,内曲;花柱短,先直后弯;萼齿不显;花柱基圆锥形至垫状。分生果卵状椭圆形,长 3 ~ 5mm,宽 2 ~ 2.5mm,成熟时褐色,背部扁压状,背棱细但明显突起,侧棱狭翅状,灰白色;每棱槽内油管 1,合生面油管 2;胚乳腹面平直。花期 5 ~ 8 月,果期 7 ~ 9 月。

[分布] 本市有栽培。

[采集加工] 夏、秋果实成熟时采收果枝,打下果实,去净杂质,晒干。生用或炒用。

[资源利用] 栽培品。自产自销。

[性味功效] 辛,温。温脾开胃,散寒暖肝,理气止痛。

[功能主治] (1)小儿气胀,霍乱呕逆,腹冷,食不下,莳萝子为末,糊丸绿豆大青皮汤下,如《普济方》莳萝丸。

(2)小肠疝气,荞麦面、胡卢巴(酒浸,晒干)各 4 份,炒莳萝子 1 份,共研细,酒糊为丸梧子大,空腹,盐汤下,如《便易经验集》用方。

(3)疝气偏坠,女子瘕病,本品炒为褐色,研细,无灰酒(不放石灰的酒。古人在酒内放石灰以防酒酸,但能聚痰,故药用须无灰酒。现在用低度白酒即可)调服,如《摄生众妙方》用方。

煎服,3 ~ 6g;或入丸、散服。气阴不足及内有火热者忌服。

注 莳萝苗:辛,温。行气利膈,降逆止呕,化痰止咳。用于胸胁痞满,脘腹胀满,呕吐呃逆,咳嗽,咳痰。煎服,3 ~ 9g。

柿 蒂(《本草拾遗》)

[异名] 柿丁,柿萼。

[来源] 柿科柿属植物柿 Diospyros kaki Thunb. 的宿存花萼(图 496)。

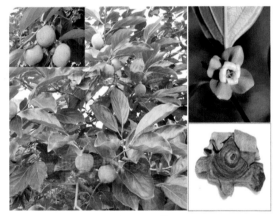

图 496 柿

[原植物] 落叶大乔木,通常高达 10 ~ 14m 以上。树皮深灰色至灰黑色,沟纹较密,裂成长方块状;树冠球形或长圆球形,枝开展,带绿色至褐色,无毛,散生纵裂的长圆形或狭长圆形皮孔;嫩枝初时有棱,有棕色柔毛或无毛。叶纸质,卵状椭圆形至倒卵形或近圆形,长 5 ~ 18cm,宽 2.8 ~ 9cm,先端渐尖或钝,基部楔形、圆形或近截形,上面有光泽,深绿色,无毛,下面绿色,有柔毛或无毛,侧脉每边 5 ~ 7 条。花雌雄异株,间或雄株中有少数雌花,雌株中有少数雄花;聚伞花序腋生;雄花序小,弯垂,有花 3 ~ 5 朵;总花梗长约 5mm,有微小苞片;雄花小,长 5 ~ 10mm;花萼钟状,两面有毛,深 4 裂;花冠钟形,不长过花萼的 2 倍,黄白色,外面或两面有毛,长约 7mm,4 裂,裂片卵形或心形,开展,两面有绢毛或外面脊上有长伏柔毛,里面近无毛,雄蕊 16 ~ 24 枚,连生成对,腹面 1 枚较短,花丝短,花药椭圆状长圆形,退化子房微小;雌花单生叶腋,长约 2cm,花萼绿色,有光泽,直径约 3cm,深 4 裂,萼管近球状钟形,肉质,外面密生伏柔毛,裂片开展,阔卵形或半圆形,先端钝或急尖;花冠淡黄白色或黄白色而带紫红色,4 裂,裂片阔卵形,长 5 ~ 10mm,宽 4 ~ 8mm,上部向外弯曲;退化雄蕊 8,着生在花冠管的基部;子房近扁球形,直径约 6mm,8 室,每室有胚珠 1 颗;花柱 4 深裂,柱头 2 浅裂;花梗密生短柔毛。果实球形、扁球形、球形而略呈方形、卵形等,直径 3.5 ~ 8.5cm,嫩时绿色,后变黄色、橙黄色,果肉较脆硬,老熟时果肉变成柔软多汁,呈橙红色或大红色等。种子数颗,褐色,椭圆状,侧扁,在栽培品中通常无种子或有少数种子。宿存萼在花后增大增厚,厚革质或干时近木质,里面密被棕色绢毛。花期 5 ~ 6 月,果期 9 ~ 10 月。

［分布］ 泾川、崇信、平凉、灵台等地有栽培。

［采集加工］ 秋、冬果实成熟时采摘,食用时收集,洗净,晒干。去柄生用或制后用,用时打碎。

［炮制］ 姜柿蒂:取生姜(柿蒂100kg,生姜12.5kg)捣烂取汁,加入净柿蒂拌匀,至姜汁吸尽,置锅内,用文火炒干,取出放凉。姜制增强降逆之效。

［资源利用］ 有资源。自产自销。

［性味功效］ 苦、涩,平。降逆下气。

［功能主治］ (1)胃失和降,呃逆不止,本品烧存性,为末,姜汁、砂糖和匀,炖热徐服,如《村居救急方》用方;或与代赭石、刀豆等同用,煎服。

(2)脾胃虚寒,气滞呃逆,可配丁香、高良姜、人参、半夏、陈皮、茯苓、甘草,为末服,如《类证治裁》丁香柿蒂散;或与丁香、人参、生姜,同煎服,如《症因脉治》丁香柿蒂汤。胃热呃逆,多与竹茹、黄连等清热降逆药同用。

(3)呃逆,呕吐痰涎,柿蒂、丁香、青皮、陈皮各等份,为末,煎服,如《卫生宝鉴》丁香柿蒂散;痰浊食滞犯胃,呃逆,可配苍术、厚朴、陈皮、半夏、莱菔子等药,水煎服。

(4)血淋,柿蒂烧存性为末,食前米饮调服,如《奇效良方》柿蒂散;血淋,血色鲜红,脉数有力,常配黄柏、黄连、生地黄、侧柏叶、牡丹皮、木通、茯苓、泽泻,水煎服,如《杂病源流犀烛》柿蒂汤。

煎服,6～9g;或入散剂服。外用适量,研末撒。

注 柿霜(制成柿饼时外表所生的白色粉霜):甘,凉。润肺止咳,生津利咽,止血。用于肺热燥咳,咽干喉痛,口舌生疮,吐血,咯血,消渴。冲服,3～9g;或入丸剂嚼化;外用适量,撒敷。风寒咳嗽患者忌服。

柿叶:苦,寒。止咳定喘,生津止渴,活血止血。用于咳喘,消渴,出血,面部褐斑。煎服,3～9g;或泡茶饮;外用适量,研末敷。

手掌参

［异名］ 佛手参(《本草纲目拾遗》)。

［来源］ 兰科手参属植物手参 *Gymnadenia conopsea*(L.)R. Br.、凹舌兰属植物凹舌兰 *Coeloglossum viride*(L.)Hartm. 的块茎(图497)。

［原植物］ (1)手参:多年生草本,高20～60cm。块茎椭圆形,长1～3.5cm,肉质,下部掌状分裂,裂片细长。茎直立,圆柱形,基部具2～3枚筒状鞘,其上具4～5叶,叶上部具1至数枚苞片状小叶。叶片条状披针形、狭长圆形或带形,长5.5～15cm,宽1～2.5cm,先端渐尖或稍钝,基部成鞘,抱茎。总状花序具多数密生的花,排成圆柱形,长5.5～15cm;花苞片披针形,直立伸展,先端长渐尖成尾状,长于或等长于花;子房纺锤形,顶部稍弧曲,连花梗长约8mm;花粉红色,罕为粉白色;中萼片椭圆形或宽卵状卵圆形,长3.5～5mm,宽3～4mm,先端急尖,略呈兜状,具3脉,前面的1条脉常具支脉;花瓣直立,斜卵状三角形,与中萼片等长,与侧萼片等宽,边缘具细锯齿,先端急尖,具3脉,前面的1条脉常具支脉,与中萼片相靠;唇瓣向前伸展,宽倒卵形,长4～5mm,与侧萼片等宽,边缘具细锯齿,先端急尖,具3脉,前面的1条脉常具支脉,与唇瓣向前伸展,宽倒卵形,长4～5mm,前部3裂,中裂片较侧裂片大,三角形急尖;距细而长,狭圆筒形,下垂,长约1cm,稍向前弯,向末端略增粗或略渐狭,蕊柱短;花药长圆形或卵形,先端钝或微凹,2室,花粉团2个,卵球形,具细长的柄和粘盘,粘盘线状披针形;蕊喙小,无臂,位于两药室中间的

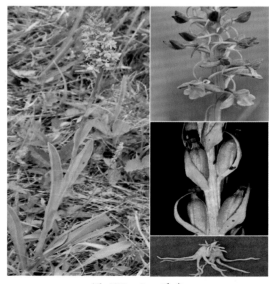

图 497-1 手参

下面;子房下位,柱头 2,贴生于唇瓣基部;退化雄蕊 2 个,小,位于花药基部两侧,近球形。蒴果直立。花期 6~8 月,果期 9~10 月。

(2)凹舌兰:多年生草本,高 14~45cm。块茎肉质,前部呈掌状分裂。茎直立,基部具 2~3 枚筒状鞘,鞘之上具叶,叶之上具 1 至数枚苞片状小叶。叶常 3~5 枚,叶片狭倒卵状长圆形、椭圆形或椭圆状披针形,直立伸展,长 5~12cm,宽 1.5~5cm,先端钝或急尖,基部收狭成抱茎的鞘。总状花序具多数花,长 3~15cm;花苞片条形或狭披针形,直立伸展,常明显较花长;花绿黄色或绿棕色,直立伸展;萼片基部常稍合生,几等长,中萼片直立,凹陷呈舟状,卵状椭圆形,长 4.2~10mm,先端钝,具 3 脉;侧萼片偏斜,卵状椭圆形,较中萼片稍长,先端钝,具 4~5 脉;花瓣直立,条状披针形,较中萼片稍短,宽约 1mm,具 1 脉,与中萼片靠合呈兜状;唇瓣下垂,肉质,倒披针形,较萼片长,基部具囊状距,上面在近基部的中央有 1 条短的纵褶片,前部 3 裂,侧裂片较中裂片长,长 1.5~2mm,中裂片小,长不及 1mm;距卵球形,长 2~4mm;子房纺锤形,扭转,连花梗长约 1cm。蒴果直立,椭圆形,无毛。花期 5~8 月,果期 9~10 月。

[分布] (1)手参:产庄浪、平凉、华亭(玄峰山)等地。生海拔 600~4700m 的山坡林下、草丛中。

(2)凹舌兰:产庄浪、平凉、华亭(玄峰山)等地。生海拔 1200~4000m 的山坡林下、灌丛或山谷林缘湿地。

[采集加工] 秋季采挖,洗净,除去须根,用沸水烫后晒干。

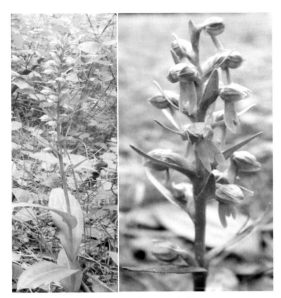

图 497-2　凹舌兰

[资源利用] 零散分布。自采自用。

[性味功效] 甘,平。止咳平喘,益肾健脾,理气和血,止痛。

[功能主治] (1)肺虚咳嗽,可与百合、大枣同煎服;亦可配天冬、麦冬、五味子、百部、桑白皮等药。

(2)肾虚腰腿酸软,常与续断、桑寄生、怀牛膝、狗脊等同用;阳痿,滑精,尿频,常配补骨脂、淫羊藿、锁阳、淮山药、益智仁、怀牛膝等药。

(3)血虚少乳,可配黄芪、当归、通草、漏芦、玉竹等,猪蹄汤煎服。

(4)跌打损伤,瘀血疼痛,可与当归、藁本、红花、鹿蹄草、一支蒿等同用。

煎服,9~15g;研末或浸酒服。表邪未解者慎服。

首阳小檗

[异名] 铜针刺(《天宝本草》),刺黄檗。

[来源] 小檗科小檗属植物首阳小檗 *Berberis dielsiana* Fedde 的根皮或茎皮(图 498)。

[原植物] 落叶灌木,高 1~3m。老枝灰褐色,具棱槽,疏生疣点,幼枝紫红色;茎刺单一,圆柱形,长 3~15mm,幼枝刺长达 2.5cm;叶薄纸质,椭圆形或椭圆状披针形,长 4~9cm,宽 1~2cm,先端渐尖或急尖,基部渐狭,上面暗绿色,中脉扁平,侧脉不显,背面初时灰色,微被白粉,后呈绿色,中脉微隆起,侧脉微显,两面无网脉,无毛,叶缘平展,每边具 8~20 刺齿,幼枝叶全缘;叶柄长约 1cm。总状花序具 6~20 朵花,长 5~6cm,包括总梗长 4~15mm,偶有簇生花 1 至数朵,无毛;花梗长 3~5mm,无毛;花黄色;小苞片披针形,红色,长 2~2.5mm,宽约 0.7mm;萼片 2 轮,外萼片长圆状卵形,长 2~2.5mm,宽 0.8~1mm,先端急尖,内萼片

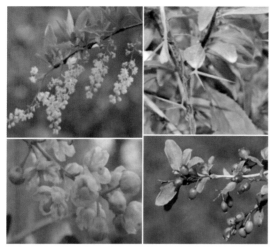

图 498　首阳小檗

倒卵形,长 4 ~ 4.5mm,宽约 3mm;花瓣椭圆形,长 5 ~ 5.5mm,宽约 3mm,先端缺裂,基部具 2 枚分离腺体;雄蕊长约 3mm,药隔不延伸,先端平截;胚珠 2 枚。浆果长圆形,红色,长 8 ~ 9mm,直径 4 ~ 5mm,顶端不具宿存花柱,不被白粉。花期 4 ~ 5月,果期 8 ~ 9 月。

[分布]　产平凉、庄浪、华亭等地。生海拔 1200 ~ 2850m 的山坡、路旁或林下灌丛中。

[采集加工]　春、秋采收,洗净,切片,低温烘干,或弱阳光下晒干。

[资源利用]　资源丰富。自产自销。

[性味功效]　苦,寒。清热燥湿,泻火解毒。

[功能主治]　(1)暴发火眼肿痛,可与车前子、光明草、龙胆草等药同用。

(2)湿热黄疸,可单用,或配栀子同煎服。

(3)痢疾,肠炎,可与蒲公英、委陵菜、秦皮、甘草等同用。

(4)口腔炎,三颗针浓煎,调白糖含咽;或配马齿苋、野菊花、甘草等药,煎服。

煎服,15 ~ 30g;或研末、浸酒服。外用适量,研末调敷。

疏齿银莲花

[异名]　卵叶银莲花(《陕西中药名录》)。

[来源]　毛茛科银莲花属植物疏齿银莲花 *Anemone obtusiloba* D. Don. subsp. *ovalifolia* Bruhl 的干燥全草(图 499)。

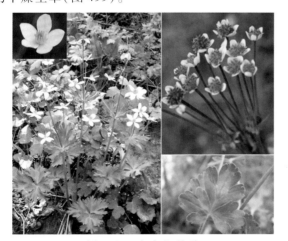

图 499　疏齿银莲花

[原植物]　一年生草本,高 3.5 ~ 40cm。茎单生,直立或斜升,近圆形,在基部分枝或不分枝。基生叶 3 ~ 5 对,匙形,长 0.4 ~ 3cm,宽 2 ~ 9mm,先端圆形,边缘具乳突,微粗糙,基部狭缩成柄,叶脉 1 ~ 3 条,不甚明显,叶柄扁平,长达 6mm;茎生叶 1 ~ 4 对,无柄,矩圆形或椭圆状披针形,长 0.5 ~ 5.5cm,宽 2 ~ 14mm,先端钝,边缘具乳突,微粗糙,基部钝,离生。花单生茎及分枝顶端;花梗直立,长 1.5 ~ 20cm,果期略伸长;花萼筒形,长为花冠之半,长 1 ~ 3.5cm,裂片近等长,外对狭三角形,长 5 ~ 12mm,内对卵形,长 4 ~ 10mm,全部裂片先端急尖,有白色膜质边缘,背面中脉明显,并向萼筒下延成翅;花冠蓝色,或下部黄白色,上部蓝色,宽筒形,长 1.6 ~ 6.5cm,裂片宽矩圆形,长 1.2 ~ 1.7cm,先端圆形,有微齿,下部两侧边缘有细条裂齿;腺体近球形,下垂;花丝线形,长 1 ~ 1.5cm,花药黄色,矩圆形,长 2 ~ 3mm;子房具柄,线状椭圆形,长 2 ~ 3.5cm,花柱长 3 ~ 4mm。蒴果具长柄,椭圆形,与花冠等长或超出;种子黑褐色,矩圆形至近圆形,直径 0.8 ~ 1mm。花果期 7 ~ 10 月。

[分布]　产庄浪(通边)。生海拔 1900 ~ 5000m 高山草地或灌丛边。

[资源利用]　资源少,未利用。

[功能主治]　全草:止血,利湿。

叶、花、果实:治病后体温低,淋病,关节积液,黄水疮,慢性气管炎。

根:消肿接骨,止血生肌。用于风湿关节痛;外用于疮毒。

蜀 葵

[异名] 蜀葵苗(《本草纲目》),紫花,熟季花。

[来源] 锦葵科蜀葵属植物蜀葵 *Althaea rosea* (L.) Cav. 的子、花、茎叶、根(图500)。

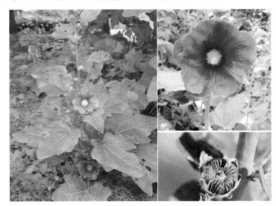

图 500 蜀葵

[原植物] 二年生直立草本,高达2m,茎枝密被刺毛。叶近圆心形,直径6~16cm,掌状5~7浅裂或波状棱角,裂片三角形或圆形,中裂片长约3cm,宽4~6cm,上面疏被星状柔毛,粗糙,下面被星状长硬毛或绒毛;叶柄长5~15cm,被星状长硬毛;托叶卵形,长约8mm,先端具3尖。花腋生,单生或近簇生,排列成总状花序式,具叶状苞片,花梗长约5mm,果时延长至1~2.5cm,被星状长硬毛;小苞片杯状,常6~7裂,裂片卵状披针形,长10mm,密被星状粗硬毛,基部合生;萼钟状,直径2~3cm,5齿裂,裂片卵状三角形,长1.2~1.5cm,密被星状粗硬毛;花大,直径6~10cm,有红、紫、白、粉红、黄和黑紫等色,单瓣或重瓣,花瓣倒卵状三角形,长约4cm,先端凹缺,基部狭,爪被长髯毛;雄蕊柱无毛,长约2cm,花丝纤细,长约2mm,花药黄色;花柱分枝多数,微被细毛。果盘状,直径约2cm,被短柔毛,分果爿近圆形,多数,背部厚达1mm,具纵槽。花期2~8月。

[分布] 本市大部分地区有栽培。

[采集加工] 子:秋季果实成熟后采摘,晒干,打下种子,筛去杂质。花:夏、秋采收,晒干。茎叶:夏、秋采收,鲜用或晒干。根:冬季采挖,刮去栓皮,洗净,切片晒干。

[资源利用] 有资源。自采自用。

[性味功效] 蜀葵子:甘,寒。利水通淋,解毒排脓,润肠。蜀葵花:甘、咸,凉。和血止血,解毒散结。蜀葵苗(茎叶):甘,凉。清热利湿,解毒。蜀葵根:甘、咸,微寒。清热利湿,凉血止血,解毒排脓。

[功能主治] 蜀葵子:(1)水肿,大小便不畅,蜀葵子研粉,温开水送服。

(2)石淋,本品微炒,研粉,食前温酒服下。

煎服,3~9g;或研末服。外用适量,研末调敷。脾胃虚寒者及孕妇慎服。

蜀葵花:(1)月经不调,蜀葵花,水煎服。

(2)妇人白带,腹中冷痛,本品研末,温酒调服。

(3)喉中有异物感,吞咽不畅,蜀葵花,开水冲泡,当茶饮。

(4)其他,可用于吐血,衄血,二便不通,痈肿疮疔,蜂、蝎蜇伤,烫火伤,疟疾。

煎服,3~9g;或研末服。外用适量,研末调敷,或鲜品捣敷。孕妇忌服。

蜀葵苗:(1)小便出血,蜀葵茎烧灰,酒冲服。

(2)疮疔,水火烫伤,蜀葵茎叶研末,麻油调敷;或鲜品捣敷。

(3)其他,可用于热毒下痢,淋证。

煎服,6~18g。外用适量,鲜品捣敷;或烧存性,研末调敷。

蜀葵根:(1)小便血淋,蜀葵根、车前子,水煎服。

(2)赤白带下,可配椿根白皮、鸡冠花根,煎服。

(3)肠痈,可与大黄,同煎服,如《经验良方》蜀葵汤。

(4)其他,可用于吐血,血崩,外伤出血,疮疡肿毒,烫火伤,痢疾。

煎服,9~15g。外用适量,捣敷。

树锦鸡儿

[异名] 锦鸡儿根。

[来源] 豆科锦鸡儿属植物树锦鸡儿 *Caragana arborescens* Lam. 的根、根皮或花(图501)。

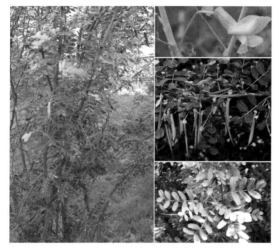

图501 树锦鸡儿

[原植物] 小乔木或大灌木,高2~6m。老枝深灰色,平滑,稍有光泽,小枝有棱,幼时被柔毛,绿色或黄褐色。偶数羽状复叶有4~8对小叶;托叶针刺状,长5~10mm,长枝者脱落,稀宿存;叶轴幼时被柔毛;小叶长圆状倒卵形或椭圆形,长1~2.5cm,宽0.5~1.2cm,先端圆钝,具刺尖,基部宽楔形,幼时被柔毛或仅背面被柔毛。花2~5朵簇生,花梗长2~5cm,近上部具关节;苞片小,刚毛状;花两性,两侧对称;花萼钟状,萼齿短宽;花冠黄色,旗瓣菱状宽卵形,先端圆钝,具短瓣柄,翼瓣长圆形,较旗瓣稍长,耳距状,龙骨瓣较旗瓣稍短,耳钝或略呈三角形;二体雄蕊;子房上位,无毛或被短柔毛。荚果圆筒形,先端渐尖,无毛。种子扁椭圆形,褐色或紫褐色。花期5~6月,果期8~9月。

[分布] 产华亭、泾川、灵台等地。生海拔1600~2000m的山坡、灌丛、林间及林缘。

[采集加工] 秋季挖根,洗净,切片或剥取根皮,鲜用或晒干。夏季采花,晒干。

[资源利用] 有资源。自采自用。

[性味功效] 甘、微辛,平。健脾益肾,祛风利湿。

[功能主治] (1)体弱枯瘦,不思饮食,树锦鸡儿根皮,研末,蒸鸡蛋吃。

(2)头痛,头晕,虚损,可用树锦鸡儿花,蒸鸡蛋吃。

(3)其他,可用于脚气浮肿,淋浊,带下,血崩,乳汁不畅,风湿骨节痛。

煎服,15~30g。

水百合

[异名] 八仙贺寿草(《植物名实图考》)。

[来源] 百合科大百合属植物大百合 *Cardiocrinum giganteum* (Wall.) Makino 的鳞茎(图502)。

[原植物] 多年生草本。基生叶的叶柄基部膨大形成鳞茎,但在花序长出后随即凋萎;小鳞茎卵形,高3.5~4cm,直径1.2~2cm,干时淡褐色。茎直立,中空,高1~2m,直径2~3cm,无毛。叶纸质,脉网状;基生叶卵状心形或近宽矩圆状心形;茎生叶卵状心形,下面的叶长15~20cm,宽12~15cm;叶柄长15~20m,向下渐小,靠近花序的几枚为船形。总状花序有花10~16朵,无苞片;花狭喇叭形,白色,里面具淡紫红色条纹;花被片6条,状倒披针形,长12~15cm,宽1.5~2cm;雄蕊6,长6.5~7.5cm,长约为花被片的1/2;花丝向下渐扩

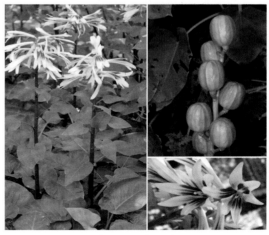

图502 大百合

大,扁平;花药长椭圆形,长约8mm,宽约2mm;子房上位,圆柱形,长2.5～3cm,宽4～5mm;花柱长5～6cm,柱头膨大,微3裂。蒴果近球形,长3.5～4cm,宽3.5～4cm,顶端有1小尖突,基部有粗短果柄,红褐色,具6钝棱和多数细横纹,3瓣裂。种子呈钝三角形,红棕色,长4～5m,宽2～3m,周围具淡红棕色半透明的膜质翅。花期6～7月,果期9～10月。

[分布] 产陇南、天水、甘南、平凉等地区。生海拔1450～2300m的林下草丛中。

[采集加工] 秋后采挖,洗净,鲜用或晒干。

[资源利用] 有资源。自采自用。

[性味功效] 苦、微甘,凉。清肺止咳,解毒消肿。

[功能主治] (1)感冒,水百合、芫荽等量,水煎服。

(2)鼻渊,可配天麻、刺梨花,水煎服;另用鲜品,捣烂包头顶部。

(3)聤耳,鲜品捣烂,包耳后;或用水百合汁与螺蛳水滴入耳内。

(4)其他,可用于肺热咳嗽,咯血,乳痈,无名肿毒等。

煎服,6～15g。外用适量,捣敷;或捣烂绞汁滴鼻、耳。

水菖蒲(《名医别录》)

[异名] 白菖(《名医别录》),兰荪(《本草经集注》),菖蒲(《本草拾遗》),泥菖蒲(《本草纲目》),白菖蒲。

[来源] 天南星科菖蒲属植物菖蒲 Acorus calamus L. 的根状茎(图503)。

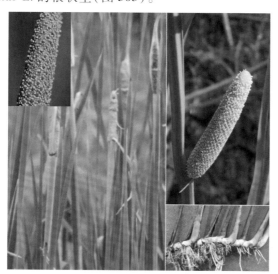

图503 菖蒲

[原植物] 多年生草本。根状茎横走,肉质粗壮,芳香,径5～15mm。叶剑形,直立,长30～100(～150)cm,宽1～2(～3)cm,叶脉平行,具明显隆起的中脉;膜质叶鞘扁平,长10～30cm,基部套折。花序柄基出,长15～60cm,扁平或三棱形;佛焰苞叶状,与叶近等长;肉穗花序柱状,黄绿色,长4.5～8cm,直径1～2cm;花两性,辐射对称,黄绿色,小而密集;花被片6,雄蕊6,花丝扁线形,与花被片等长,子房上位,长圆形,2～3室。成熟浆果红色,长圆形。种子长圆形。花期5～7月,果期6～8月。

[分布] 产庄浪、华亭、平凉等地区。生海拔1800m以下的水边或沟谷阴湿地。全国各省区均有分布。

[采集加工] 秋季采挖,除去茎叶及须根,洗净,晒干。切片,生用。亦可鲜用。

[资源利用] 有资源。自产自销。

[性味功效] 辛、苦,温。化痰开窍,除湿健胃,杀虫止痒。

[功能主治] (1)痰热惊厥,神志不清,可与黄连、天竺黄、石决明、钩藤等同用,以息风豁痰,清心开窍;痰火扰心,惊悸健忘,多配远志、茯神、龙骨等,以宁心安神;癫痫猝发,则与全蝎、白附子、天南星等定痫祛痰药同用。

(2)湿浊中阻,脘腹痞闷疼痛,常与砂仁、藿香、豆蔻、陈皮等同用,以行气化浊,醒脾开胃。

(3)慢性气管炎,水菖蒲制成胶囊,口服;化脓性角膜炎,可制成灭菌液,点眼;菌痢、肠炎,水菖蒲研粉,制成胶囊,口服。

煎服,3～9g;或入丸、散服。外用适量,煎水洗或研末调敷。阴虚阳亢、汗多、精滑者慎服。

水 葱 (《救荒本草》)

[来源] 莎草科莎草属植物水葱 Scirpus taber-maemontani Gmel. 的地上部分(图504)。

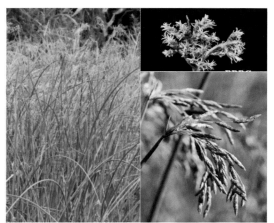

图 504 水葱

[原植物] 匍匐根状茎粗壮,具许多须根。秆高大,圆柱状,高1~2m,平滑,基部具3~4个叶鞘,鞘长可达38cm,管状,膜质,最上面1个叶鞘具叶片。叶片线形,长1.5~11cm。苞片1枚,为秆的延长,直立,钻状,常短于花序,极少数稍长于花序;长侧枝聚伞花序简单或复出,假侧生,具4~13或更多个辐射枝;辐射枝长可达5cm,一面凸,一面凹,边缘有锯齿;小穗单生或2~3个簇生于辐射枝顶端,卵形或长圆形,顶端急尖或钝圆,长5~10mm,宽2~3.5mm,具多数花;鳞片椭圆形或宽卵形,顶端稍凹,具短尖,膜质,长约3mm,棕色或紫褐色,有时基部色淡,背面有铁锈色突起小点,脉1条,边缘具缘毛;下位刚毛6条,等长于小坚果,红棕色,有倒刺;雄蕊3,花药线形,药隔突出;花柱中等长,柱头2,罕3,长于花柱。小坚果倒卵形或椭圆形,双凸状,少有三棱形,长约2mm。花果期6~9月。

[分布] 分布于华亭、泾川等地。生长在湖边或浅水塘中。

[采集加工] 夏、秋采收,除去杂质,洗净,切段晒干。

[资源利用] 有资源。未利用。

[性味功效] 甘、淡,平,利水消肿。

[功能主治] 水肿胀满,小便不利,可与蟋蟀(焙研)同煎服。

煎服,6~9g。

水飞蓟

[异名] 水禾,飞雉,水飞雉。

[来源] 菊科水飞蓟属植物水飞蓟 Silybum marianum (L.) Gaertn. 的果实(图505)。

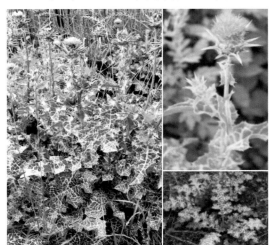

图 505 水飞蓟

[原植物] 一年生或二年生草本,高1.2m。茎直立,分枝,有条棱,极少不分枝,全部茎枝有白色粉质复被物,被稀疏的蛛丝毛或脱毛。莲座状基生叶与下部茎叶有叶柄,全形椭圆形或倒披针形,长达50cm,宽达30cm,羽状浅裂至全裂;中部与上部茎叶渐小,长卵形或披针形,羽状浅裂或边缘浅波状圆齿裂,基部尾状渐尖,基部心形,半抱茎,最上部茎叶更小,不分裂,披针形,基部心形抱茎。全部叶两面同色,绿色,具大型白色花斑,无毛,质地薄,边缘或裂片边缘及顶端有坚硬的黄色的针刺,针刺长达5mm。头状花序较大,生枝端,植株含多数头状花序,但不形成明显的花序式排列。总苞球形或卵球形,直径3~5cm。总苞片6层,中外层宽匙形,椭圆形、长菱形至披针形,包括顶端针刺长1~3cm,包括边缘针刺宽达1.2cm,基部或下部或大部紧贴,边缘无针刺,上部扩大成圆形、三角形、近菱形或三角形的坚硬的叶质附属物,附属物边缘

或基部有坚硬的针刺,每侧针刺 4 ~ 12 个,长 1 ~ 2mm,附属物顶端有长达 5mm 的针刺;内层苞片线状披针形,长约 2.7cm,宽 4cm,边缘无针刺,上部无叶质附属物,顶端渐尖。全部苞片无毛,中外层苞片质地坚硬,革质。小花红紫色,少有白色,长 3cm,细管部长 2.1cm,檐部 5 裂,裂片长 6mm。花丝短而宽,上部分离,下部由于被黏质柔毛而黏合。瘦果压扁,长椭圆形或长倒卵形,长 7mm,宽约 3mm,褐色,有线状长椭圆形的深褐色色斑,顶端有果缘,果缘边缘全缘,无锯齿。冠毛多层,刚毛状,白色,向中层或内层渐长,长达 1.5cm;冠毛刚毛锯齿状,基部连合成环,整体脱落;最内层冠毛极短,柔毛状,边缘全缘,排列在冠毛环上。花果期 5 ~ 10 月。

[分布] 本市有栽培。

[采集加工] 夏、秋采收,晒干。

[资源利用] 栽培品。自采自用。

[性味功效] 苦,凉。清热利湿,疏肝利胆。

[功能主治] (1)慢性肝炎,水飞蓟、五味子等量,蜜丸,饭后服。

(2)其他,可用于急性肝炎,肝硬化,脂肪肝,胆石症,胆管炎。

煎服,6 ~ 15g;或制成胶囊、丸剂服。

水红花

[异名] 游龙(《诗经》),大蓼(《本草拾遗》),水红(《本草图经》),东方蓼,水红花,天蓼,狗尾巴花,狼尾巴花。

[来源] 蓼科蓼属植物红蓼 *Polygonum orientale* L. 的果实(图506)。

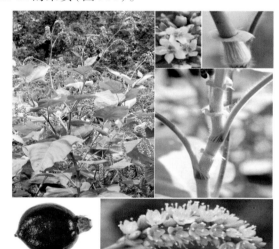
1mm
图 506　红蓼

[原植物] 一年生草本。茎直立,粗壮,高 1 ~ 2m,上部多分枝,密被开展的长柔毛。叶宽卵形、宽椭圆形或卵状披针形,长 10 ~ 20cm,宽 5 ~ 12cm,顶端渐尖,基部圆形或近心形,微下延,边缘全缘,密生缘毛,两面密生短柔毛,叶脉上密生长柔毛;叶柄长 2 ~ 10cm,具开展的长柔毛;托叶鞘筒状,膜质,长 1 ~ 2cm,被长柔毛,具长缘毛,通常沿顶端具草质、绿色的翅。总状花序呈穗状,顶生或腋生,长 3 ~ 7cm,花紧密,微下垂,通常数个再组成圆锥状;苞片宽漏斗状,长 3 ~ 5mm,草质,绿色,被短柔毛,边缘具长缘毛,每苞内具 3 ~ 5 花;花梗比苞片长;花被 5 深裂,淡红色或白色;花被片椭圆形,长 3 ~ 4mm;雄蕊 7,比花被长;花盘明显;花柱 2,中下部合生,比花被长,柱头头状。瘦果近圆形,双凹,直径长 3 ~ 3.5mm,黑褐色,有光泽,包于宿存花被内。花期 6 ~ 9 月,果期 8 ~ 10 月。

[分布] 本市各地均产,野生或栽培。生海拔 600 ~ 2700m 的沟边湿地、村边路旁。

[采集加工] 秋季果实成熟时采收果序,晒干,打下果实,除去杂质。

[资源利用] 有资源。自采自用。

[性味功效] 咸,微寒。活血消积,健脾利湿,清热解毒,明目。

[功能主治] (1)腹中痞块,水红花子熬膏敷贴,并以酒调膏服。

(2)水鼓腹胀,可配大腹皮、黑丑等药煎服。

(3)瘰疬结核,本品生、炒各半,为末,酒调服。

(4)其他,可用于胃脘痛,食少,火眼,疮肿等。

煎服,3 ~ 9g;研末、熬膏或浸酒服。外用适量,熬膏或捣敷。

附:荭草(《名医别录》)

[来源] 蓼科蓼属植物红蓼 Polygonum orientale L. 的茎叶。

[采集加工] 秋末,割取地上部分或连根挖取,除去杂质,洗净。切段晒干,生用。

[资源利用] 资源丰富。自采自用。

[性味功效] 辛,平,小毒。祛风除湿,清热解毒,活血。

[功能主治] (1)风湿疼痛,鲜品与鲜鹅不食草,煎服;或与茜草、牛膝等同用。

(2)大风疠风,可配天麻、何首乌、王不留行等,如《太平圣惠方》天蓼散。

(3)霍乱转筋,荭草水煎熏洗并内服。

(4)其他,可用于痢疾,泄泻,水肿,脚气,痈疮疔疖,蛇虫咬伤,小儿疳疾,疝气,跌打损伤,疟疾等。

煎服,9~15g;浸酒或研末服。外用适量,研末外敷或煎水洗。

水葫芦七

[异名] 羽裂蟹甲草,猪肚子。

[来源] 菊科华蟹甲属植物华蟹甲 Sinacalia tangutica (Maxim.) B. Nord. 的块状根状茎(图507)。

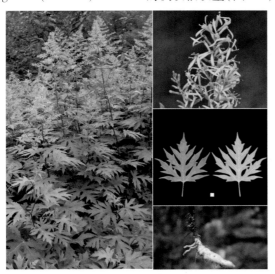

图507 华蟹甲

[原植物] 根状茎块状,径1~1.5cm,具多数纤维状根。茎粗壮,中空,高50~100cm,基部径5~6mm,不分枝,幼时疏被蛛丝状毛,或基部无毛,上部被褐色腺状短柔毛。叶具柄,下部茎叶花期常脱落,中部叶片厚纸质,卵形或卵状心形长10~16cm,宽10~15cm,顶端具小尖,羽状深裂,每边各有侧裂片3~4,侧裂片近对生,狭至宽长圆形,顶端具小尖,边缘常具数个小尖齿,基部截形或浅心形,上面深绿色,疏被贴生短硬毛,下面浅绿色,至少沿脉被短柔毛及蛛丝状毛,具明显羽状脉;叶柄较粗壮,长3~6cm,基部扩大且半抱茎,疏被短柔毛或近无毛;上部茎叶渐小,具短柄。头状花序小,多数常排成多分枝宽塔状复圆锥状,花序轴及花序梗被黄褐色腺状短柔毛;花序梗细,长2~3mm,具2~3个线形渐尖的小苞片。总苞圆柱状,长8~10mm,宽1~1.5mm,总苞片5,线状长圆形,长约8mm,宽1~1.5mm,顶端钝,被微毛,边缘狭干膜质。舌状花2~3个,黄色,管部长4.5mm,舌片长圆状披针形,长13~14mm,宽2mm,顶端具2小齿,具4条脉;管状花4,稀7,花冠黄色,长8~9mm,管部长2~2.5mm,檐部漏斗状,裂片长圆状卵形,长1.5mm,顶端渐尖。花药长圆形,长3.5~3.7mm,基部具短尾,附片长圆状渐尖;花柱分枝弯曲,长1.5mm,顶端钝,被乳头状微毛。瘦果圆柱形,长约3mm,无毛,具肋;冠毛糙毛状,白色,长7~8mm。花期7~9月。

[分布] 产静宁、庄浪、平凉、华亭等地。生海拔800~3000m的山坡草地、沟谷溪边及林缘。

[采集加工] 秋季采挖,洗净晒干,或刮去外皮,蒸透晒干。

[资源利用] 资源较丰富。自采自用。

[性味功效] 辛、微苦,平。祛风,平肝,理气化痰。

[功能主治] 用于风湿疼痛,头痛眩晕,胸胁胀满,咳嗽痰多,偏瘫。

煎服,6~9g,或浸酒服。

水棘针

[异名] 山油子。

[来源] 唇形科水棘针属植物水棘针 Amethystea caerulea L. 的地上部分(图508)。

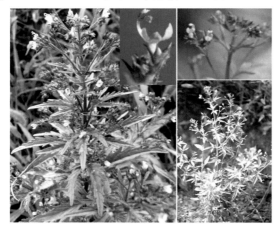

图508 水棘针

[原植物] 一年生草本,基部有时木质化,高0.3~1m,呈金字塔形分枝。茎四棱形,紫色,灰紫黑色或紫绿色,被疏柔毛或微柔毛,以节上较多。叶柄长0.7~2cm,紫色或紫绿色,有沟,具狭翅,被疏长硬毛;叶片纸质或近膜质,三角形或近卵形,3深裂,稀不裂或5裂,裂片披针形,边缘具粗锯齿或重锯齿,中间的裂片长2.5~4.7cm,宽0.8~1.5cm,无柄,两侧的裂片长2~3.5cm,宽0.7~1.2cm,无柄或几无柄,基部不对称,下延,叶片上面绿色或紫绿色,被疏微柔毛或几无毛,下面略淡,无毛,中肋隆起,明显。花序为由松散具长梗的聚伞花序所组成的圆锥花序;苞叶与茎叶同形,变小;小苞片微小,线形,长约1mm,具缘毛;花梗短,长1~2.5mm,与总梗被疏腺毛。花萼钟形,长约2mm,外面被乳头状突起及腺毛,内而无毛,具10脉,其中5肋明显隆起,中间脉不明显,萼齿5,近整齐,三角形,渐尖,长约1mm或略短,边缘具缘毛;果时花萼增大。花冠蓝色或紫蓝色,冠筒内藏或略长于花萼,外面无毛,冠檐二唇形,外面被腺毛,上唇2裂,长圆状卵形或卵形,下唇略大,3裂,中裂片近圆形,侧裂片与上唇裂片近同形。雄蕊4,前对能育,着生于下唇基部,花芽时内卷,花时向后伸长,自上唇裂片间伸出,花丝细弱,无毛,伸出雄蕊约1/2,花药2室,室叉开,纵裂,成熟后贯通为1室,后对为退化雄蕊,着生于上唇基部,线形或几无。花柱细弱,略超出雄蕊,先端不相等2浅裂,前裂片细尖,后裂片短或不明显。花盘环状,具相等浅裂片。小坚果倒卵状三棱形,背面具网状皱纹,腹面具棱,两侧平滑,合生面大,高达果长1/2以上。花期8~9月,果期9~10月。

[分布] 本市各地均产。生海拔600~3400m的田边旷野、河岸沙地、路边、溪旁。

[采集加工] 夏、秋采收,除去杂质,切段,晒干。

[资源利用] 资源较丰富。未利用。

[性味功效] 辛,平。疏风解表,宣肺平喘。

[功能主治] 用于风热感冒,咳嗽气喘。煎服,3~9g。

水金凤(《植物名实图考》)

[来源] 凤仙花科凤仙花属植物水金凤 Impatiens noli-tangere L. 的全草(图509)。

[原植物] 一年生草本,高50~80cm。茎直立,有分枝、肉质。单叶互生,卵形或椭圆形,长5~10cm,宽2~5cm,先端钝或短尖,基部渐狭,叶缘具粗钝锯齿;茎下部叶具柄,叶柄长2~4cm,上部叶近无柄。花大,两性,两侧对称;总花梗腋生,具花2~3朵;花梗纤细,下垂,长2.5~3cm,萼片2,宽卵形,先端急尖;花瓣5,黄色,旗瓣圆形,先端有小喙,背面中肋有龙骨突,翼瓣2裂,基部裂片长圆形,上部裂片大,宽斧形,常有红色斑点;唇瓣宽漏斗状,基部延伸成内弯的长距;雄5,花丝扁平,花药黏合,先端尖。子房上位,长圆形,中轴胎座,5室。蒴果狭长圆形,长3~5cm,两头尖。花期6~8月,果期8~9月。

[分布] 产庄浪(通化)、华亭、平凉、静宁等地。生海拔1500~2500m的山谷林缘或沟边草丛中。

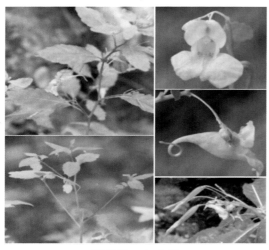

图 509　水金凤

［采集加工］ 夏、秋采收,除去杂质,洗净,鲜用或晒干。

［资源利用］ 有资源。自采自用。

［性味功效］ 甘,温。活血调经,祛风除湿。

［功能主治］ (1)月经不调,水金凤、益母草,水煎服。

(2)跌打损伤,可与当归、赤芍、红花等,同煎服。

(3)其他,可用于风湿痹痛,痛经,经闭,脚气肿痛,阴囊湿疹,癣癞。

煎服,9～15g。外用适量,煎水洗;或鲜品捣敷。

水苦荬

［异名］ 活血丹、蟠桃草《本草纲目拾遗》,接骨桃,水仙桃草。

［来源］ 玄参科婆婆纳属植物北水苦荬 Veronica anagallis aquatica L. 及水苦荬 Veronica undulata Wall. 的带虫瘿果实的全草(图510)。

［原植物］ (1)北水苦荬:一年生或二年生草本,高达80cm。叶无柄,上部的半抱茎,多为椭圆形或长卵形,少为卵状矩圆形或披针形,长 2～10cm,宽 1～3.5cm,全缘或有疏而小的锯齿。花序总状,常不宽于1cm,腋生,多花;花梗与苞片近等长,上升,与花序轴成锐角,果期弯曲向上,使蒴果靠近花序轴,花萼裂片卵状披针形,急尖,长约3mm,果期直立或又开,不紧贴蒴果;花冠蓝色、淡紫色或白色,直径 4～5mm,裂片宽卵形;雄蕊短于花冠;子房上位。蒴果近圆形,长宽近相等,几与萼等长,顶端圆钝而微凹,花柱长约2mm,当有虫寄生时膨大成小桃状。种子多数。花期 5～7月。

(2)水苦荬:又称芒种草、水莴苣、水菠菜。与上种极相似,唯体型稍小;叶片有时为条状披针形,通常叶缘有尖锯齿;茎、花序轴花梗、蒴果上多少有腺毛;花梗在果期挺直,横又开,与花序轴几乎成直角,因而花序宽过1cm,可达1.5cm;花柱也较短,长 1～1.5mm。

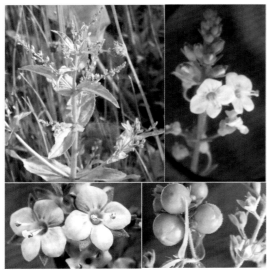

图 510－1　北水苦荬

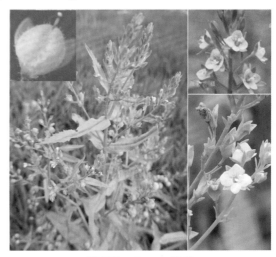

图 510－2　水苦荬

［分布］ (1)北水苦荬:本市各地区均产。生水边或溪旁湿地。

（2）水苦荬：产华亭、泾川、灵台等地。生水边及沼地。

[采集加工] 夏季采收，除去杂质，洗净，切碎，鲜用或晒干。

[资源利用] 有资源。自采自用。

[性味功效] 苦，凉。清热解毒，活血止血。

[功能主治]（1）咽喉肿痛，可单用煎服。

（2）咯血，可配藕节、仙鹤草，水煎服；吐血，可单品研末，冲服，或鲜品捣汁，加人乳和服，如《百草镜》载方。

（3）月经不调，痛经，可与益母草、当归同煎服；产后感冒，水苦荬煎水，调红糖服。

（4）跌打损伤，水苦荬研末，兑黄酒服；或配锦鸡儿根、接骨木、落得打，水煎服。

煎服，9～30g；研末服，3～6g。外用适量，鲜品捣敷。

水　蓼（《新修本草》）

[异名] 辣蓼，柳蓼。

[来源] 蓼科属植物水蓼 *Polygonum hydropiper* L. 的地上部分（图511）。

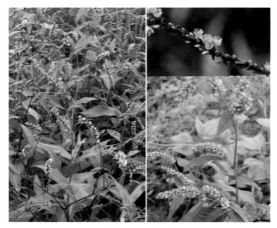

图 511　水蓼

[原植物] 一年生草本，高40～70cm。茎直立，多分枝，无毛，节部膨大。叶披针形或椭圆状披针形，长4～8cm，宽0.5～2.5cm，顶端渐尖，基部楔形，全缘，具缘毛，两面无毛，被褐色小点，有时沿中脉具短硬伏毛，具辛辣味，叶腋具闭花受精花；叶柄长4～8mm；托叶鞘筒状，膜质，褐色，长1～1.5cm，疏生短硬伏毛，顶端截形，具短缘毛，通常托叶鞘内藏有花簇。总状花序呈穗状，顶生或腋生，长3～8cm，通常下垂，花稀疏，下部间断；苞片漏斗状，长2～3mm，绿色，边缘膜质，疏生短缘毛，每苞内具3～5花；花梗比苞片长；花两性，辐射对称；花被5深裂，稀4深裂，绿色，上部白色或淡红色，被黄褐色透明腺点，花被片椭圆形，长3～3.5mm；雄蕊6，稀8，比花被短；子房上位，花柱2～3，柱头头状。瘦果卵形，长2～3mm，双凸镜状或具3棱，密被小点，黑褐色，无光泽，包于宿存花被内。花期5～9月，果期6～10月。

[分布] 本市各地区均产。生海拔600～3500m的河滩、水沟边、山谷湿地。

[采集加工] 花期割取地上部分，除去杂质，鲜用或晒干。

[资源利用] 资源较丰富。自采自用。

[性味功效] 辛、苦，平。行滞化湿，散瘀止血，祛风止痒，解毒。

[功能主治]（1）霍乱转筋，水蓼叶煎煮，入香豉再煎服；干霍乱，躁烦，身冷汗出，可与香薷同煎服，如《圣济总录》水蓼饮。

（2）小儿冷痢，鲜品捣汁服；小儿疳积，可配麦芽，水煎服。

（3）风湿疼痛，水蓼、威灵仙、桂枝，煎服。

（4）咽喉肿痛，鲜品捣烂取汁，兑白糖服；蛇头疔，鲜水蓼、芋叶柄，捣烂加热外敷。

煎服，15～30g，鲜品30～60g；或捣汁饮。外用适量，捣敷；或煎水洗。

水马梢

[异名] 续骨木（《本草纲目》），九节风。

[来源] 忍冬科接骨木属植物接骨木 *Sambucus*

williamsii Hance 的茎枝（图512）。

[原植物] 落叶灌木或小乔木，高5～6m。老

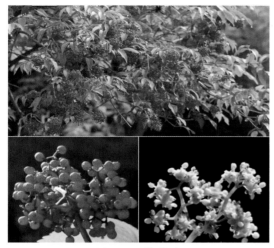

图 512　接骨木

枝淡红色,具明显的长圆形皮孔,髓部淡褐色。单数羽状复叶对生;小叶 2 ~ 3 对,有时仅 1 对或多达 5 对,侧生小叶片卵圆形、狭圆形至倒矩圆状披针形,长 5 ~ 15cm,宽 1.2 ~ 7cm,顶端尖、渐尖至尾尖,边缘具不整齐锯齿有时基部或中部以下具 1 至数枚腺齿,基部楔形或圆形,有时心形,两侧不对称,最下 1 对小叶有时具长 0.5cm 的柄,顶生小叶卵形或倒卵形,顶端渐尖或尾尖,基部楔形,具长约 2cm 的柄,初时小叶上面及中脉被稀疏短毛,后光滑无毛,叶搓揉后有臭气;托叶狭带形,或退化成带蓝色的突起。花与叶同出,圆锥形聚伞花序顶生,长 5 ~ 11cm,宽 4 ~ 14cm,具总花梗,花序分枝多成直角开展,有时被稀疏短柔毛,随即光滑无毛;花小而密,两性,辐射对称;萼筒杯状,长约 1mm,萼齿

5,三角状披针形,稍短于萼筒;花冠蕾时带粉红色,开后白色或淡黄色,冠筒短,花冠裂片 5,矩圆形或长卵圆形,长约 2mm;雄蕊 5,与花冠裂片等长,开展,花丝短,基部稍肥大,花药黄色,外向;子房下位,3 室,花柱短,柱头 3 裂。浆果状核果红色,极少蓝紫黑色,卵圆形或近圆形,直径 3 ~ 5mm;分核 2 ~ 3 枚,卵圆形至椭圆形,长 2.5 ~ 3.5mm,略有皱纹。花期 4 ~ 5 月,果熟期 9 ~ 10 月。

[分布]　产庄浪、平凉、华亭等地。生海拔 800 ~ 1600m 的山坡、灌丛、沟边、路旁、宅边等。全国大部分省区有分布。

[采集加工]　全年可采,鲜用或切段晒干。

[资源利用]　有资源。自采自用。

[性味功效]　甘、苦,平。祛风利湿,活血,止血。

[功能主治]　(1)风湿疼痛,可配虎杖、威灵仙等,水煎服。

(2)跌打损伤,骨折,可与乳香、赤芍、当归、川芎、自然铜等份,研末黄蜡为丸服,如《续本事方》载方。

(3)漆疮,接骨木茎叶,煎汤待凉洗患处。

(4)创伤出血,接骨木研粉,高压消毒后,用干纱布压敷 2 ~ 5 分钟。

煎服,15 ~ 30g;或入丸、散服。外用适量,捣敷或煎汤熏洗;或研末撒。孕妇忌服。

水麦冬 (《中国高等植物图鉴》)

[来源]　水麦冬科水麦冬属植物水麦冬 *Triglochin palustre* L. 以果入药(图 513)。

[原植物]　多年生湿生草本,植株弱小。根茎短,生有多数须根。叶全部基生,条形,长达 20cm,宽约 1mm,先端钝,基部具鞘,两侧鞘缘膜质,残存叶鞘纤维状。花葶细长,直立,圆柱形,无毛;总状花序,花排列较疏散,无苞片;花梗长约 2mm;花被片 6 枚,绿紫色,椭圆形或舟形,长 2 ~ 2.5mm;雄蕊 6 枚,近无花丝,花药卵形,长约 1.5mm,2 室;雌蕊由 3 个合生心皮组成,柱头毛笔状。蒴果棒状条形,长约 6mm,直径约 1.5mm,成熟时自下至上呈 3

瓣开裂,仅顶部联合。花果期 6 ~ 10 月。

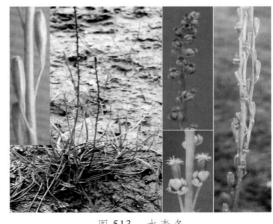

图 513　水麦冬

[分布] 产庄浪(通边)。常生于咸湿地或浅水处。

[采集加工] 9～10月果实成熟时采收。

[资源利用] 资源少。未利用。

[功效] 消炎,止泻。

[主治] 藏医常用治眼痛,腹泻。

水蔓菁

[异名] 追风草。

[来源] 玄参科婆婆纳属植物水蔓菁 *Veronica linariifolia* Pall. ex Link subsp. var. *dilatata* Nakai et Kitagawa 的全草(图514)。

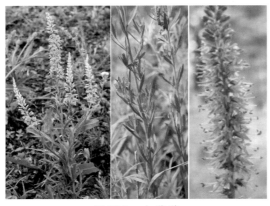

图514　水蔓菁

[原植物] 多年生草本,根状茎短。茎直立,单生,少2支丛生,常不分枝,高30～80cm,通常有白色而多卷曲的柔毛。叶几乎完全对生,至少茎下部的对生,叶片宽条形至卵圆形,宽0.5～2cm。下端全缘而中上端边缘有三角状锯齿,极少整片叶全缘的,两面无毛或被白色柔毛。总状花序单支或数支复出,长穗状;花梗长2～4mm,被柔毛;花冠蓝色、紫色,少白色,长5～6mm,筒部长约2mm,后方裂片卵圆形,其余3枚卵形;花丝无毛,伸出花冠。蒴果长2～3.5mm,宽2～3.5mm。花期6～9月。

[分布] 产平凉、华亭等地。生草甸、草地、灌丛及疏林下。

[采集加工] 夏、秋采收,除去杂质,切段,鲜用或晒干。

[资源利用] 有资源。未利用。

[性味功效] 苦,寒。清热解毒,化痰止咳。

[功能主治] 用于肺热咳喘,肺痈咳吐脓血,痈疮肿毒,风疹瘙痒,湿疹。

煎服,9～15g。外用适量,煎水洗。

水毛草

[异名] 龙须眼子菜,线形眼子菜。

[来源] 眼子菜科眼子菜属植物篦齿眼子菜 *Potamogeton pectinatus* L. 的全草(图515)。

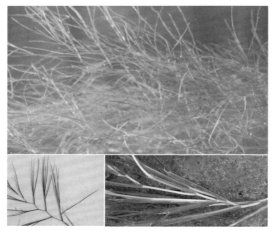

图515　篦齿眼子菜

[原植物] 多年生沉水草本。根状茎发达,白色,直径1～2mm,二叉分歧,结织如网,常于春末夏初至秋季之间在根茎及其分枝的顶端形成长0.7～1cm的小块茎状的卵形休眠芽体,茎长50～200cm,近圆柱形,纤细,直径0.5～1mm,下部分枝稀疏,上部分枝稍密集。叶条形,长2～10cm,宽0.3～1mm,先端渐尖或急尖,基部与托叶贴生成鞘;鞘长1～1cm,绿色,边缘叠压而抱茎,顶端具长4～8mm的无色膜质小舌片;叶脉3条,平行,顶端连接,中脉显著,有与之近于垂直的次级叶脉,边缘脉细弱而不明显。穗状花序顶生,具4～7轮,间断排列;花序梗细长,与茎近等粗;花两性,无梗或近无梗;花被片4,圆形或宽卵形,径约1mm;雄蕊4,与花被片对生,几无花丝;花药长圆形,室背纵裂;

花粉粒球形或长圆形,无萌发孔,表面饰有网状雕纹;雌蕊4枚,通常仅1~2枚可发育为成熟果实,离生,稀于基部合生;子房1室,花柱缩短,柱头膨大,头状或盾形;胚珠1,腹面侧生。果实倒卵形,长3.5~5mm,宽2.2~3mm,顶端斜生长约0.3mm的喙,背部钝圆。花果期5~10月。

[分布]　本市各地区均产。生浅河池沼中。我国南北各省区均有分布。

[采集加工]　6~7月采收,除去杂质,洗净,晾干。

[资源利用]　有资源。自采自用。

[性味功效]　微苦,凉。清热解毒,利水消肿。

[功能主治]　(1)风热感冒,可与金银花、薄荷等同用,煎服。

(2)水肿,水毛草、益母草,水煎服。

(3)疮疖,鲜品捣烂外敷。

煎服,6~12g。外用适量,捣敷;或煎汁熬膏涂。

水芹菜（《滇南本草》）

[异名]　水新、水英(《神农本草经》),野芹菜。

[来源]　伞形科水芹属植物水芹 *Oenanthe javanica* (Bl.) DC. 的全草(图516)。

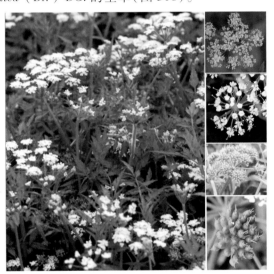

图516　水芹

[原植物]　多年生草本,高15~80cm,茎直立或基部匍匐。基生叶有柄,柄长达10cm,基部有叶鞘;叶片轮廓三角形,一回至二回羽状分裂,末回裂片卵形至菱状披针形,长2~5cm,宽1~2cm,边缘有牙齿或圆齿状锯齿;茎上部叶无柄,裂片和基生叶的裂片相似,较小。复伞形花序顶生,花序梗长2~16cm;无总苞;伞辐6~16,不等长,长1~3cm,直立和展开;小总苞片2~8,线形,长2~4mm;小伞形花序有花20余朵,花柄长2~4mm;萼齿线状披针形,长与花柱基相等;花瓣白色,倒卵形,长1mm,宽0.7mm,有长而内折的小舌片1;花柱基圆锥形,花柱直立或两侧分开,长2mm。果实近于四角状椭圆形或筒状长圆形,长2.5~3mm,宽2mm,侧棱较背棱和中棱隆起,木栓质,分生果横剖面近于五边状的半圆形;每棱槽内油管1,合生面油管2。花期6~7月,果期8~9月。

[分布]　产平凉、庄浪、华亭、灵台、泾川等地。生海拔600~3000m的浅水低洼地或池沼水沟旁。农舍附近常见栽培。我国各地均有分布。

[采集加工]　9~10月采收,除去杂质,洗净,鲜用或晒干。

[资源利用]　有资源。自采自用。

[性味功效]　辛、甘,凉。清热解毒,利尿,止血。

[功能主治]　(1)风热感冒,咳嗽,鲜品煎服,或捣汁服。

(2)黄疸,可配连钱草、虎刺等,水煎服。

(3)小儿食滞发热,可与大麦芽、车前子同煎服。

(4)尿血,鲜水芹菜捣汁服;血崩,白带,可配景天,水煎服。

煎服,30~60g;或捣汁服。外用适量,捣敷;或捣汁涂。脾胃虚寒者慎服。

水曲柳

[来源] 木犀科梣属植物水曲柳 *Fraxinus mandschurica* Rupr. 的树皮(图517)。

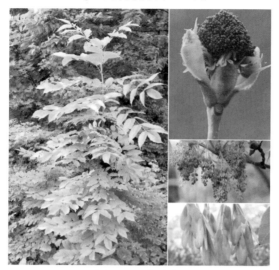

图517 水曲柳

[原植物] 落叶大乔木,高达30m以上。树皮厚,灰褐色,纵裂;小枝粗壮,黄褐色至灰褐色,四棱形,节膨大,光滑无毛,散生圆形明显凸起的小皮孔;叶痕节状隆起,半圆形。羽状复叶长25～35(～40)cm;叶柄长6～8cm,近基部膨大,干后变黑褐色;叶轴上面具平坦的阔沟,沟棱有时呈窄翅状,小叶着生处具关节,节上簇生黄褐色曲柔毛或秃净;小叶7～11(～13)枚,纸质,长圆形至卵状长圆形,长5～20cm,宽2～5cm,先端渐尖或尾尖,基部楔形至钝圆,稍歪斜,叶缘具细锯齿,上面暗绿色,无毛或疏被白色硬毛,下面黄绿色,沿脉和小叶基部被黄色曲柔毛,侧脉10～15对;小叶近无柄。圆锥花序生于去年生枝上,先叶开放,长10～15cm;花序梗与分枝具窄翅状锐棱;雄花与两性花异株,均无花冠和花萼;雄花序紧密,花梗细短,长3～5mm;雄蕊2枚,花药椭圆形,花丝甚短,开花时迅速伸长;两性花序稍松散,花梗细长,两侧常着生2枚甚小的雄蕊,子房扁而宽,花柱短,柱头2裂。翅果大而扁,长圆形至倒卵状披针形,长3～3.5(～4)cm,宽6～9mm,中部最宽,先端钝圆、截形或微凹,翅下延至坚果基部,明显扭曲,脉棱凸起。花期4月,果期8～9月。

[分布] 产庄浪、华亭等地。生海拔1300～2400m的山谷、山坡杂林中。

[采集加工] 秋季整枝时剥取,切片,晒干。

[资源利用] 有资源。未利用。

[性味功效] 苦,寒。清热燥湿,清肝明目。

[功能主治] 用于湿热下痢,带下,肝热目赤,目生翳膜,牛皮癣。

煎服,6～12g。外用适量,煎水洗。

水生酸模

[来源] 蓼科酸模属植物水生酸模 *Rumex aquaticus* L. 的根(图518)。

[原植物] 多年生草本。茎直立,高30～120cm,通常上部分枝,具沟槽。基生叶长圆状卵形或卵形,长10～30cm,宽4～13cm,顶端尖,基部心形,边缘波状,两面无毛或下面沿叶脉具乳头状突起;叶柄与叶片近等长,无毛或具乳头状突起;茎生叶较小,长圆形或宽披针形,托叶鞘膜质,易破裂。花序圆锥状,狭窄,分枝近直立;花两性;花梗纤细,丝状,中下部具关节,关节果时不明显;外花被片长圆形,长约2mm,内花被片果时增大,卵形,长5～8mm,宽4～6mm,顶端尖,基部近截形,边缘近全缘,全部无小瘤。瘦果椭圆形,两端尖,具3锐棱,长

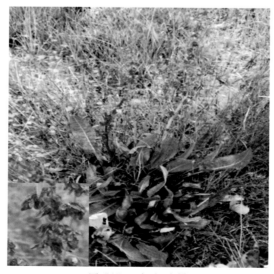

图518 水生酸模

3～4mm,褐色,有光泽。花期5～6月,果期6～
7月。

［分布］　产庄浪、华亭、平凉等地区。生海拔
600～3600m的山谷水边、沟边湿地。

［采集加工］　5～6月采挖,洗净,晒干。

［资源利用］　有资源。未利用。

［性味功效］　苦,寒。清热解毒,催吐。

［功能主治］　用于疮疖肿毒,创伤。

煎服,6～9g。外用适量,捣敷;或研末撒敷。

水　松

［来源］　杉叶藻科杉叶藻属植物杉叶藻 *Hippuris vulgaris* L. 的全草(图519)。

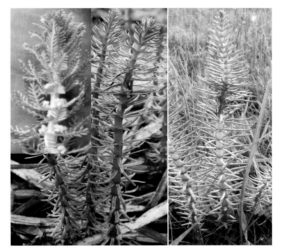

图519　杉叶藻

［原植物］　多年生水生草本,高30～80cm,全
株光滑无毛。根状茎匍,节部生须根。直立,不分
枝,淡绿色或带紫红色,具明显的节和节间。叶

6～12片轮生,质软、条形,长6cm,宽2～3mm,先端
钝,全缘,无柄。花小,生于上部叶腋,通常两性,有
时因雄蕊或雌蕊未发育而成单性;萼筒近球形,全
缘,常带紫色;花冠缺;雄蕊1,生于子房上略偏,花
丝细,常短于花柱,被疏毛或无毛,花药大,红色;雌
蕊1,子房下位,1室,内有倒生胚珠1,花柱宿存,针
状,被疏毛。核果小,坚果状,椭圆形,外果皮薄,内
果皮厚而硬,不开裂。种子1,具胚乳。花期6～8
月,果期7～9月。

［分布］　产华亭等地。生海拔600～3000m
的池沼、湖泊、溪流等浅水中。

［采集加工］　夏季采收,除去杂质,晒干。

［资源利用］　有资源。未利用。

［性味功效］　淡,凉。解火毒。

［功能主治］　用于烫火伤。

外用,适量研细,清油调涂。

水细辛

［异名］　马蹄草。

［来源］　毛茛科驴蹄草属植物驴蹄草 *Caltha palustris* L. 的全草(图520)。

［原植物］　多年生草本,全部无毛,有多数肉
质须根。茎高(10～)20～48cm,粗(1.5～)3～
6mm,实心,具细纵沟,在中部或中部以上分枝,稀
不分枝。基生叶3～7,有长柄;叶片圆形,圆肾形
或心形,长(1.2～)2.5～5cm,宽(2～)3～9cm,顶
端圆形,基部深心形或基部2裂片互相覆压,边缘
全部密生正三角形小牙齿;叶柄长(4～)7～24cm。
茎生叶通常向上逐渐变小,稀与基生叶近等大,圆
肾形或三角状心形,具较短的叶柄或最上部叶完全

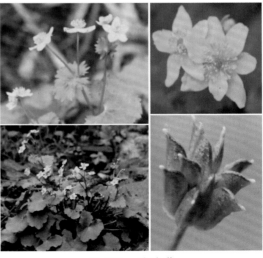

图520　驴蹄草

不具柄。茎或分枝顶部有由 2 朵花组成的简单的单歧聚伞花序;苞片三角状心形,边缘生牙齿;花梗长(1.5 ~)2 ~ 10cm;萼片 5,黄色,倒卵形或狭倒卵形,长 1 ~ 1.8(~ 2.5)cm,宽 0.6 ~ 1.2(~ 1.5)cm,顶端圆形;雄蕊长 4.5 ~ 7(~ 9)mm,花药长圆形,长 1 ~ 1.6mm,花丝狭线形;心皮(5 ~)7 ~ 12,与雄蕊近等长,无柄,有短花柱。蓇葖长约 1cm,宽约 3mm,具横脉,喙长约 1mm;种子狭卵球形,长 1.5 ~ 2mm,黑色,有光泽,有少数纵皱纹。花期 5 ~ 9 月,果期 6 月开始。

[分布] 本市各地均产。生海拔 600 ~ 3500m 的山地、草坡、林下、溪边或湿草甸。

[采集加工] 夏、秋采收,除去杂质,洗净,鲜用或晒干。

[资源利用] 有资源。未利用。

[性味功效] 辛、微苦,凉。祛风,解暑,活血消肿。

[功能主治] (1)风寒感冒,可配五爪龙、杜衡、葱白、紫苏叶、生姜等,水煎服。

(2)中暑,可与胡枝子、仙鹤草、檵木等同煎服。

(3)跌打损伤,鲜水细辛根、蛇葡萄根捣烂,拌酒糟,烘热敷伤处。

(4)烫火伤,鲜水细辛,捣烂外敷。

煎服,9 ~ 15g;或浸酒服。外用适量,捣烂敷;或煎水洗。

水仙花

[异名] 雅蒜,天葱。

[来源] 石蒜科水仙属植物水仙 *Narcissus tazetta* L. var. *chinensis* Roem. 的花(图 521)。

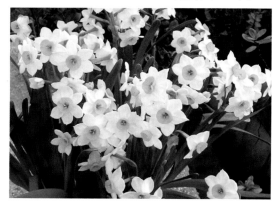

图 521 水仙

[原植物] 多年生草本。茎卵球形。基生叶条形,扁平,长 20 ~ 40cm,宽 8 ~ 15cm,钝头,全缘,粉绿色。花茎实心,几与叶等长;伞形花序有花 4 ~ 8 朵;佛焰苞状总苞膜质,下部管状;花梗长短不一;花直立或下垂;花被管细,灰绿色,近三棱形,长约 2cm,花被裂片 6,几相等,卵圆形至阔椭圆形,顶端具短尖头,扩展,白色,芳香;副花冠浅杯状,淡黄色,不皱缩,长不及花被的一半;雄蕊 6,着生于花被管内,花药基着;子房 3 室,每室具多数胚珠,花柱细长,柱头 3 裂。蒴果室背开裂。种子近球形。花期春季。

[分布] 本市各地有栽培。原产亚洲东部的海滨温暖地区,全国各地广泛栽培。

[采集加工] 春季采摘,鲜用或晒干。

[资源利用] 栽培花卉。未利用。

[性味功效] 辛,凉。清心悦神,理气调经,解毒辟秽。

[功能主治] (1)妇人五心烦热,可与荷叶、赤芍等为末,白汤送服,如《卫生易简方》载方。

(2)湿热下痢,水仙花配白糖,开水煎服。

(3)其他,可用于神疲头昏,月经不调,疮肿等。

煎服,9 ~ 15g;或研末服。外用适量,研末调涂;或鲜品捣敷。

水杨梅

[来源] 蔷薇科路边青属植物柔毛路边青 *Geum japonicum* Thunb. var. *chinense* F. Bolle 的地上部分(图 522)。

[原植物] 多年生草本,高 25 ~ 60cm,须根簇生。茎直立,被黄色短柔毛及粗硬毛。基生叶为大头羽状复叶,通常有小叶 1 ~ 2 对,其余侧生小叶呈

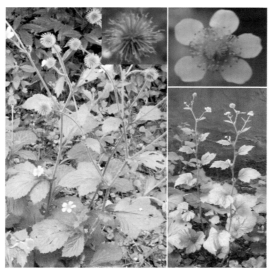

图 522　柔毛路边青

附片状,连叶柄长 5 ~ 20cm,叶柄被粗硬毛及短柔毛,顶生小叶最大,卵形或广卵形,浅裂或不裂,长 3 ~ 8cm,宽 5 ~ 9cm,顶端圆钝,基部阔心形或宽楔形,边缘有粗大圆钝或急尖锯齿,两面绿色,被稀疏糙伏毛,下部茎生叶 3 小叶,上部茎生叶单叶,3 浅裂,裂片圆钝或急尖;茎生叶托叶草质,绿色,边缘有不规则粗大锯齿。花序疏散,顶生数朵,花梗密被粗硬毛及短柔毛;花直径 1.5 ~ 1.8cm;萼片三角卵形,顶端渐尖,副萼片狭小,椭圆披针形,顶端急尖,比萼片短 1 倍多,外面被短柔毛;花瓣黄色,几

圆形,比萼片长;花柱顶生,在上部 1/4 处扭曲,成熟后自扭曲处脱落,脱落部分下部被疏柔毛。聚合果卵球形或椭球形,瘦果被长硬毛,花柱宿存部分光滑,顶端有小钩,果托被长硬毛,长 2 ~ 3mm。花果期 5 ~ 10 月。

[分布]　产平凉、华亭等地。生海拔 500 ~ 3000m 的山坡草地、沟边、地边、河滩、林间隙地及林缘。

[采集加工]　夏、秋采收,除去杂质,切碎,鲜用或晒干。

[资源利用]　资源较丰富。自采自用。

[性味功效]　苦、辛,寒。补肾平肝,活血消肿,清热解毒。

[功能主治]　(1) 头晕头痛,可与仙鹤草,研末,肉汤送服;高血压,鲜水杨梅、鲜夏枯草,水煎服。

(2) 肾亏体弱,阳痿,可配枸杞子、肉桂、黄精等,与猪肾共煮,服食。

(3) 月经不调,可与龙芽草、元宝草、泽兰、月季花等,同泡酒服。

(4) 痈疮肿毒,可配忍冬藤、野菊花、甘草等,煎服;另用鲜水杨梅捣烂,鸡蛋清调敷。

煎服,9 ~ 15g。外用适量,捣敷。

四块瓦

[异名]　四大天王(《植物名实图考》),四叶对,毛叶细辛,拐拐细辛。

[来源]　金粟兰科金粟兰属植物银线草 *Chloranthus japonicus* Sieb. 的全草或根及根状茎(图 523)。

[原植物]　多年生草本,高 20 ~ 49cm;根状茎多节,横走,分枝,生多数细长须根,有香气;茎直立,单生或数个丛生,不分枝,下部节上对生 2 片鳞状叶。叶对生,通常 4 片生于茎顶,成假轮生,纸质,宽椭圆形或倒卵形,长 8 ~ 14cm,宽 5 ~ 8cm,顶端急尖,基部宽楔形,边缘有齿牙状锐锯齿,齿尖有一腺体,近基部或 1/4 以下全缘,腹面有光泽,两面无毛,侧脉 6 ~ 8 对,网脉明显;叶柄长 8 ~ 18mm;鳞状叶膜质,三角形或宽卵形,长 4 ~ 5mm。穗状花序

单一,顶生,连总花梗长 3 ~ 5cm;苞片三角形或近半圆形;花白色;雄蕊 3 枚,药隔基部连合,着生于

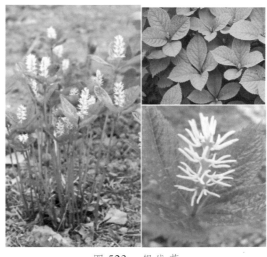

图 523　银线草

子房上部外侧;中央药隔无花药,两侧药隔各有1个1室的花药;药隔延伸成线形,长约5mm,水平伸展或向上弯,药室在药隔的基部;子房卵形,无花柱,柱头截平。核果近球形或倒卵形,长 2.5 ~ 3mm,具长 1 ~ 1.5mm 的柄,绿色。花期 4 ~ 5 月,果期 5 ~ 7 月。

[分布] 产华亭、庄浪等地区。生海拔 600 ~ 2300m 的山坡、山谷杂木林下或沟边草丛中。

[采集加工] 春、夏、秋采收,除去杂质,阴干或晒干。

[资源利用] 有资源。自采自用。

[性味功效] 辛,温,有毒。活血散瘀,解毒消肿。

[功能主治] (1)跌打损伤,用根磨酒外搽;或配落新妇捣烂,加醋少许外敷。

(2)咽喉肿痛,根与朱砂根,共与淘米水磨汁含漱。

(3)无名肿毒,鲜根加甜酒少许,捣烂外敷;乳痈,毒蛇咬伤,根配七叶一枝花、雄黄适量,磨酒搽。

(4)皮肤瘙痒,四块瓦浓煎,洗患处。

煎服,6 ~ 9g;或浸酒服。外用适量,捣敷;或煎水熏洗。孕妇忌服。

四叶葎

[异名] 四叶草,四角金,小锯子草。

[来源] 茜草科拉拉藤属植物四叶葎 *Galium bungei* Steud. 的全草(图 524)。

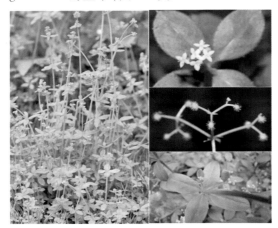

图 524 四叶葎

[原植物] 多年生丛生草本,高 25 ~ 50cm。须根棕红色。茎细弱,近直立,有 4 棱,无毛或疏生柔毛,不分枝或稍分枝。叶 4 枚轮生,纸质,近无柄;叶片卵状长圆形、卵状披针形或披针状长圆形,长 1 ~ 2.5cm,宽 2 ~ 6mm 先端尖或稍钝,基部楔形,全缘,两面中脉疏生白色刺毛,1 脉。花小,两性,组成顶生和腋生的聚伞花序,稠密或稍疏散;总花梗纤细,无总苞;花黄绿色或淡绿色;花梗短而纤细,花萼 4 裂,萼筒与子房愈合;花冠辐状,直径约 2mm,4 深裂,裂片卵形或长圆形,长不及 1mm;雄蕊 4,与花冠裂片互生,外伸;子房下位,2 室,花柱 2,基部连合,柱头头状。果片近球形,直径 1 ~ 2mm,通常双生,密生鳞片状短钩毛;果柄纤细,常比果长。种子附着在外果皮上。花期 5 ~ 7 月,果期 7 ~ 9 月。

[分布] 产华亭、庄浪等地。生海拔 600 ~ 2200m 的山沟、河滩石缝间及路旁草地。

[采集加工] 夏季花期采收,除去杂质,鲜用或晒干。

[资源利用] 有资源,自采自用。

[性味功效] 甘、苦,平。清热解毒,利水消肿。

[功能主治] (1)小便不利,赤白带下,可用鲜四叶葎,水煎服;痢疾,四叶葎、红糖少许煎服。

(2)食管炎,四叶葎、韩信草、积雪草、酢浆草等量,水煎服。

(3)痈肿疔疮,鲜四叶葎,或加白糖,捣烂外敷。

(4)其他,可用于咯血,小儿疳积,跌打损伤,毒蛇咬伤等。

煎服,15 ~ 30g。外用适量,鲜品捣敷。

松 蒿

[异名]　小盐灶菜。

[来源]　玄参科松蒿属植物松蒿 *Phtheirospermum japonicum*（Thunb.）Kanitz 的地上部分（图 525）。

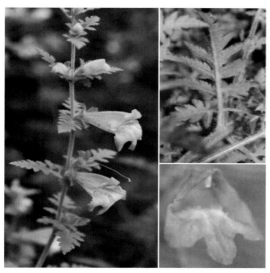

图 525　松蒿

[原植物]　一年生草本，高可达 100cm，但有时高仅 5cm 即开花，植体被多细胞腺毛。茎直立或弯曲而后上升，通常多分枝。叶具长 5～12mm 边缘有狭翅之柄，叶片长三角状卵形，长 15～55mm，宽 8～30mm，近基部的羽状全裂，向上则为羽状深裂；小裂片长卵形或卵圆形，多少歪斜，边缘具重锯齿或深裂，长 4～10mm，宽 2～5mm。花具长 2～7mm 之梗，萼长 4～10mm，萼齿 5 枚，叶状，披针形，长 2～6mm，宽 1～3mm，羽状浅裂至深裂，裂齿先端锐尖；花冠紫红色至淡紫红色，长 8～25mm，外面被柔毛；上唇裂片三角状卵形，下唇裂片先端圆钝；花丝基部疏被长柔毛。蒴果卵珠形，长 6～10mm。种子卵圆形，扁平，长约 1.2mm。花果期 6～10 月。

[分布]　产华亭、灵台、泾川、平凉等地。生海拔 1500m 左右的山坡灌丛阴湿处。全国各省区有分布。

[采集加工]　夏、秋采割，除去杂质，鲜用或晒干。

[资源利用]　有资源。未利用。

[性味功效]　微辛，凉。清热利湿，解毒。

[功能主治]　用于风热感冒，口疮，黄疸，水肿，疮疖肿毒，鼻炎。

煎服，15～30g。外用适量，煎水洗；或研末调敷。

松 节（《名医别录》）

[异名]　油松节。

[来源]　松科松属植物油松 *Pinus tabulaeformis* Carr. 或华山松 *Pinus armandi* Franch. 的枝干结节（图 526）。

[原植物]　（1）油松：又称红皮松、短叶松。乔木，高达 25m，胸径可达 1m 以上；树皮灰褐色或褐灰色，裂成不规则较厚的鳞状块片，裂缝及上部树皮红褐色；枝平展或向下斜展，老树树冠平顶，小枝较粗，褐黄色，无毛，幼时微被白粉；冬芽矩圆形，顶端尖，微具树脂，芽鳞红褐色，边缘有丝状缺裂。针叶 2 针 1 束，深绿色，粗硬，长 10～15cm，径约 1.5mm，边缘有细锯齿，两面具气孔线；横切面半圆形，二型层皮下层，在第一层细胞下常有少数细胞形成第二层皮下层，树脂道 5～8 个或更多，边生，多

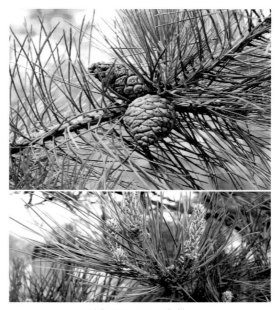

图 526-1　油松

数生于背面,腹面有 1 ~ 2 个,稀角部有 1 ~ 2 个中生树脂道,叶鞘初呈淡褐色,后呈淡黑褐色。雄球花圆柱形,长 1.2 ~ 1.8cm,在新枝下部聚生成穗状。球果卵形或圆卵形,长 4 ~ 9cm,有短梗,向下弯垂,成熟前绿色,熟时淡黄色或淡褐黄色,常宿存树上近数年之久;中部种鳞近矩圆状倒卵形,长 1.6 ~ 2cm,宽约 1.4cm,鳞盾肥厚、隆起或微隆起,扁菱形或菱状多角形,横脊显著,鳞脐凸起有尖刺;种子卵圆形或长卵圆形,淡褐色有斑纹,长 6 ~ 8mm,径 4 ~ 5mm,连翅长 1.5 ~ 1.8cm;子叶 8 ~ 12 枚,长 3.5 ~ 5.5cm;初生叶窄条形,长约 4.5cm,先端尖,边缘有细锯齿。花期 4 ~ 5 月,球果第二年 10 月成熟。

（2）华山松:又称五叶松、小黄松、果松。乔木,高达 35m,胸径 1m;幼树树皮灰绿色或淡灰色,平滑,老则呈灰色,裂成方形或长方形厚块片固着于树干上,或脱落;枝条平展,形成圆锥形或柱状塔形树冠;一年生枝绿色或灰绿色（干后褐色）,无毛,微被白粉;冬芽近圆柱形,褐色,微具树脂,芽鳞排列疏松。针叶 5 针 1 束,稀 6 ~ 7 针 1 束,长 8 ~ 15cm,径 1 ~ 1.5mm,边缘具细锯齿,仅腹面两侧各具 4 ~ 8 条白色气孔线;横切面三角形,单层皮下层细胞,树脂道通常 3 个,中生或背面 2 个边生、腹面 1 个中生,稀具 4 ~ 7 个树脂道,则中生与边生兼有;叶鞘早落。雄球花黄色,卵状圆柱形,长约 1.4cm,基部围有近 10 枚卵状匙形的鳞片,多数集生于新枝下部成穗状,排列较疏松。球果圆锥状长卵圆形,长 10 ~ 20cm,径 5 ~ 8cm,幼时绿色,成熟时黄色或褐黄色,种鳞张开,种子脱落,果梗长 2 ~ 3cm;中部种鳞近斜方状倒卵形,长 3 ~ 4cm,宽 2.5 ~ 3cm,鳞盾近斜方形或宽三角状斜方形,不具纵脊,先端钝圆或微尖,不反曲或微反曲,鳞脐不明显;种子黄褐色、暗褐色或黑色,倒卵圆形,长 1 ~ 1.5cm,径 6 ~ 10mm,无翅或两侧及顶端具棱脊,稀具极短的木质翅;子叶 10 ~ 15 枚,针形,横切面三

角形,长 4 ~ 6.4cm,径约 1mm,先端渐尖,全缘或上部棱脊微具细齿;初生叶条形,长 3.5 ~ 4.5cm,宽约 1mm,上下两面均有气孔线,边缘有细锯齿。花期 4 ~ 5 月,球果第二年 9 ~ 10 月成熟。

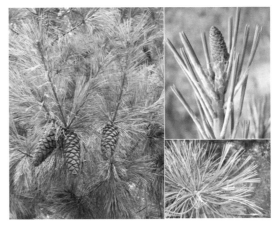

图 526 - 2　华山松

[分布]（1）油松:产华亭、庄浪、平凉等地区。生海拔 1000 ~ 2600m 的山坡林地。各地有栽培。我国特有树种。

（2）华山松:产华亭、庄浪、平凉地区。生海拔 1200 ~ 3300m 的林区。各地有栽培。

[采集加工]　多于采伐时或木材加工时锯取之,经过选择修整,晒干或阴干。生用或炒用。

[资源利用]　资源丰富。自产自销。

[性味功效]　苦,温。祛风除湿,活络止痛。

[功能主治]（1）风寒湿痹,历节风痛,可单品浸酒服,或与羌活、独活、当归、川芎等活血通络药同用;寒湿甚,可加配细辛、桂枝;脚挛急转筋,可与木瓜、白芍、甘草同用,以舒筋活络,缓急止痛。

（2）跌打损伤,可与黄酒煎服;或与其他活血、祛风药同用。

（3）虫蛀牙痛,松节煎水,含漱;齿风,疼痛不止,可与地骨皮、槐白皮同煎,含漱。

煎服,9 ~ 15g;或浸酒、醋服。外用适量,浸酒涂擦。阴虚血燥者慎服。

附 1:松花（《新修本草》）

[异名]　松黄（《新修本草》）,松粉（《玄英先生集》）,松花粉。

[来源]　松科松属植物油松或华山松的花粉。

[原植物]　见"松节"条。

[采集加工]　春季开花时采下雄花穗,晾干,接下花粉,过筛除去花穗及杂质。

[资源利用] 资源丰富。自产自销。

[性味功效] 甘,温。祛风益气,收敛止血。

[功能主治] (1)产后发热,头痛烦渴,昏闷,可与石膏、蒲黄、川芎、当归等同用。

(2)脾虚水泻,可配百合、莲实、山药、薏苡仁、芡实、白蒺藜、粳米粉,如《寿世青编》理脾糕;久痢不止,松花粉单用;疫毒下,可与薄荷叶煎汤,兑蜜调服。

(3)酒毒发作,头痛目眩,可配陈皮、黄连、甘草等为末调服。

煎服,3~9g;或冲服。外用适量,干撒或调敷。血虚内热者慎服。

附2:松香(《滇南本草》)

[异名] 松脂(《神农本草经》),松胶(《本草纲目》)。

[来源] 松科松属植物油松或华山松树干中取得的油树脂,经蒸馏除去挥发油后的遗留物。

[原植物] 见"松节"条。

[采集加工] 多在夏季,通常选择7~15年树龄之树干,在基部用刀挖成"V"字形或螺旋形纹槽,使边材部的油树脂向伤口流出,收集后加水蒸馏,使松节油流出,剩下残渣冷却凝固后即成。

[资源利用] 有资源。自产自销。

[性味功效] 苦、甘、温,小毒。祛风燥湿,排脓拔毒,生肌止痛。

[功能主治] (1)一切肿毒,可与铜青、蓖麻仁共捣膏敷患处;脓头不出,可配乳香、没药、樟脑共研细,撒入溃破处,以排脓拔毒。

(2)疥癣湿疮,本品配轻粉少许,研细,于患处先涂油后撒敷;疥癣瘙痒,可与大黄、荜茇、樟脑、水银等,共研细和丸,于疮上摩擦。

(3)小儿白秃疮,炼松香与黄丹、轻粉共研细,菜油调擦。

(4)其他,可用于瘰疬、瘘症、疠风、痹症、金疮、扭伤、牙痛、妇女白带、慢性气管炎、血栓闭塞性脉管炎、银屑病等。

煎服,3~5g;或入丸、散,或浸酒服。外用适量,研末撒或调敷。血虚及内热实火者忌服。不可久服。本品未经严格炮制不可服。

松潘乌头

[异名] 火焰子,藤乌药。

[来源] 毛茛科乌头属植物松潘乌头 *Aconitum sungpanense* Hand. – Mazz. 的块根(图527)。

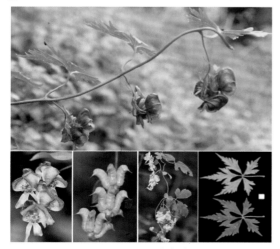

图527 松潘乌头

[原植物] 块根长圆形,长约3.5cm。茎缠绕,长达2.5m,无毛或几无毛,分枝。茎中部叶有稍长柄;叶片草质,五角形,长5.8~10cm,宽8~12cm,3全裂,全裂片几无柄或明显的柄,中央全裂片卵状菱形或近菱形,渐尖,在下部3裂,两面有稀疏短柔毛;叶柄比叶片短,无毛或疏生反曲的短毛,无鞘。总状花序有5~9花;轴和花梗无毛或疏被反曲的短柔毛;下部苞片3裂,其他苞片线形;花梗长2~4cm,多少弧状弯曲,常排列于花序之一侧;小苞片生花梗中部至上部,线状钻形,长3.5~4.5mm;萼片淡蓝紫色,有时带黄绿色,外面无毛或疏被短柔毛,上萼片高盔形,高1.8~2.2cm,中部粗7~9mm,下缘长1.4~1.5cm,稍凹,外缘近直或中部稍缢缩,与下缘形成短喙,侧萼片长1.3~1.5cm;花瓣无毛或疏被短毛,唇长4~5mm,微凹,距长1~2mm,向后弯曲;花丝无毛或疏被短毛,全缘;心皮3~5,无毛或子房疏被紧贴的短毛。蓇葖

长1～1.5cm,无毛或疏被短柔毛;种子三棱形,长约3mm,沿棱生狭翅,只在一面密生横膜翅。花期8～9月。

[分布] 产华亭、庄浪、平凉等地。生海拔1000～3000m的山地灌丛、林缘及疏林中。

[采集加工] 秋季采挖,除去残茎及泥沙,晒干。用时甘草水浸泡,小火炒干。

[资源利用] 资源较丰富。自采自用。

[性味功效] 辛、苦,热。大毒。祛风除湿,散寒止痛,行瘀消肿。

[功能主治] (1)风湿关节痛,可与麻黄、威灵仙、地龙等同用,水煎服。

(2)无名肿毒,疔毒,松潘乌头、铁棒锤、地龙各适量,捣烂敷患处。

(3)跌打损伤,可配羌活、见血飞、楤木根等量,共研细末,醋或酒调敷患处。

煎服,0.09～0.15g;或入散剂,或浸酒服。外用适量,水、酒或醋磨汁涂搽;或研末调敷。服药后忌烟、酒及辛热饮食2小时。高热患者及孕妇忌服。

粟 米

[异名] 白粱粟、粱米(《本草经集注》),籼粟(《本草纲目》),谷子(《植物名实图考》),黄粟(《陆川本草》)。

[来源] 禾本科狗尾草属植物粱 Setaria italica (L.) Beauv. 的种子(图528)。

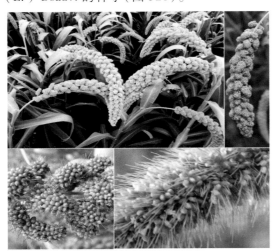

图 528 粱

[原植物] 一年生禾本。须根粗大。秆粗壮,直立,高0.1～1m或更高。叶鞘松裹茎秆,密具疣毛或无毛,毛以近边缘及与叶片交接处的背面为密,边缘密具纤毛;叶舌为1圈纤毛;叶片长披针形或线状披针形,长10～45cm,宽5～33mm,先端尖,基部钝圆,上面粗糙,下面稍光滑。圆锥花序呈圆柱状或近纺锤状,通常下垂,基部多少有间断,长10～40cm,宽1～5cm,常因品种的不同而多变异,

主轴密生柔毛,刚毛显著长于或稍长于小穗,黄色、褐色或紫色;小穗椭圆形或近圆球形,长2～3mm,黄色、橘红色或紫色;第一颖长为小穗的1/3～1/2,具3脉;第二颖稍短于或长为小穗的3/4,先端钝,具5～9脉;第一外稃与小穗等长,具5～7脉,其内稃薄纸质,披针形,长为其2/3,第二外稃等长于第一外稃,卵圆形或圆球形,质坚硬,平滑或具细点状皱纹,成熟后,自第一外稃基部和颖分离脱落;鳞被先端不平,呈微波状;花柱基部分离;叶表皮细胞同狗尾草类型。

[分布] 本市各地广泛栽培。

[采集加工] 秋季果实成熟后采收,打下种子,去净杂质,晒干。

[资源利用] 粮食作物,自产自销。

[性味功效] 甘、咸,凉。和中,益肾,除热解毒。陈粟米:苦,寒;除烦,止痢,利小便。

[功能主治] (1)胃虚呕吐,粟米、生姜汁,同煎服,如《种杏仙方》用方;翻胃吐酸,粟米煮粥,入姜汁、人参末和匀,空腹食,如《寿世青编》载方。

(2)赤白痢,本品煮粥和曲米服;砂石淋,炒粟米、故笔头(烧灰)、马蔺花(烧灰),共为末,温酒调服,如《圣济总录》通神散。

(3)其他,可用于腹满食少,消渴,烫伤。

煎服,15～30g;或煮粥食。外用适量,研末撒或熬汁涂。不可与杏仁同食。

酸　浆（《神农本草经》）

[异名] 醋浆（《神农本草经》），灯笼草（《新修本草》），金灯草（《履巉岩本草》），姑娘菜、灯笼（《救荒本草》），天泡草（《本草纲目》），天灯笼草（《本草纲目拾遗》），红姑娘。

[来源] 茄科酸浆属植物酸浆 *Physalis alkekengi* L. 或挂金灯 *Physalis alkekengi* L. var. *francheti* (Mast.) Makino 的地上部分（图529）。

[原植物]（1）酸浆：多年生草本，基部常匍匐生根。茎高40～80cm，基部略带木质，分枝稀疏或不分枝，茎节不甚膨大，常被柔毛，尤以幼嫩部分较密。单叶互生；长5～15cm，宽2～8cm，长卵形至卵形，有时菱状卵形，顶端渐尖，基部不对称狭楔形，下延至叶柄，全缘而波状或者有粗牙齿，有时每边具少数不等大的三角形大牙齿；两面被有柔毛，沿叶脉较密，上面的毛常不脱落，沿叶脉亦有短硬毛；叶柄长1～3cm。花单生于叶腋或枝；花梗长6～16mm，开花时直立，后来向下弯曲，密生柔毛而果时也不脱落；花两性，辐射对称；花萼钟状，长约6mm，密生柔毛，萼齿5，三角形，边缘有硬毛；花冠辐状，白色，直径15～20mm，裂片5，开展，宽而短，顶端骤然狭窄成三角形尖头，外面有短柔毛，边缘有缘毛；雄蕊5，较花冠短，插生于花冠近基部，花丝丝状，基部扩大，花药椭圆形，纵缝裂开；子房上位，2室，花柱丝状，较花冠短，柱头不显著2裂；胚珠多数。果梗长2～3cm，多少被宿存柔毛；果萼卵状，长2.5～4cm，直径2～3.5cm，薄革质，同脉显著，有10纵肋，橙色或火红色，被宿存柔毛，顶端闭合，基部凹陷；浆果球状，橙红色，直径10～15mm，柔软多汁，种子多数，肾形，淡黄色，长约2mm。花期5～9月，果期6～10月。

（2）挂金灯（变种）：又称绵灯笼。与正种（原变种）的区别在于茎较粗壮，茎节膨大，叶仅叶缘有短毛；花梗近无毛或仅有稀疏柔毛，果时无毛；花萼除裂片密生柔毛外，筒部毛被稀疏，果萼毛被脱落而光滑无毛。

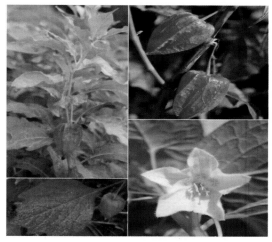

图529-2　挂金灯

[分布]（1）酸浆：产华亭、灵台、泾川、平凉等地。生空旷地或山坡。

（2）挂金灯：产本省各地区。生田野、沟边、山坡草地、林下或路旁水边。除西藏外，全国均产。

[采集加工] 夏、秋采收，除去杂质，鲜用或晒干。用时切碎。

[资源利用] 资源较丰富。自采自用。

[性味功效] 酸、苦，寒。清热毒，利咽喉，通二便。

[功能主治]（1）喉疮并痛者，酸浆，炒焦为末，酒调敷喉中，如《医学正传》用方；诸疮肿，单用本品，研细，冷水调膏，敷贴患处，如《履巉岩本草》载方；牙肿痛，可用鲜品30g（洗净）、川椒50粒（去目），同捣烂，取豆大贴于痛处，如《本草汇言》载方。

（2）黄疸，可与茅草根、五谷根各等份，同煎服。

（3）水肿，小便不利，可配车前草、西瓜皮，水

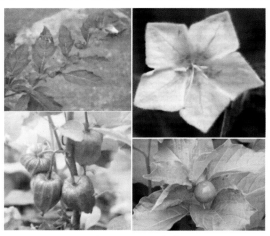

图529-1　酸浆

煎服;诸淋涩痛,取鲜茎叶 1 把,捣取汁兑白酒,空腹饮,如《本草汇言》用方。

(4)其他,可用于肺热咳嗽,大便不通,痢疾,黄水疮,丹毒,湿疹等。

煎服,9~15g;或研末服;或鲜品捣汁饮。外用适量煎水洗;或研末调敷;或鲜品捣敷。

酸 模(《本草经集注》)

[异名] 山大黄(《本草拾遗》),山羊蹄、酸母(《本草纲目》),酸溜溜。

[来源] 蓼科酸模属植物酸模 *Rumex acetosa* L. 的根(图 530)。

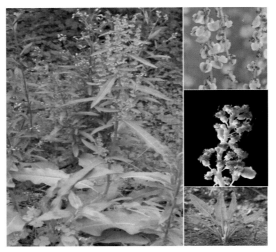

图 530 酸模

[原植物] 多年生草本,高 40~100cm。根为须根。茎直立,中空,具深沟,通常单生。基生叶和茎下部叶箭形,长 3~12cm,宽 2~4cm,顶端钝或急尖,基部箭形,全缘或波状;叶柄长 2~10cm;茎上部叶较小,具短叶柄或无柄;托叶鞘膜质,偏斜,易破裂。花序狭圆锥状,顶生,分枝稀疏;花单性,雌雄异株;花梗中部具关节;花被片 6,成 2 轮;雄花内花被片椭圆形,长约 3mm,外花被片小,雄蕊 6,花丝短;雌花内花被片果时增大,近圆形,直径 3.5~4mm,全缘,基部心形,网脉明显,基部具极小的小瘤,外花被片椭圆形,反折;花柱 3,柱头细裂呈红紫色。瘦果椭圆形,具 3 锐棱,两端尖,长约 2mm,黑褐色,有光泽。花期 5~7 月,果期 6~8 月。

[分布] 产本市各地。生海拔 600~4100m 的山坡、林缘、沟边、路旁及草地。全国各省区有分布。

[采集加工] 夏季采挖,洗净,鲜用或晒干。用时切块或切段。

[资源利用] 资源较丰富。自采自用。

[性味功效] 酸、微苦,寒。凉血止血,泄热通便,利水,杀虫。

[功能主治] (1)吐血,便血,可配小蓟、地榆炭、炒黄芩,水煎服。

(2)二便不通,酸模根,煎服。

(3)月经过多,本品煎服;体虚者加人参、白术、茯苓,同煎服。

(4)其他,可用于目赤,热痢,淋浊,恶疮,疥癣,湿疹等。

煎服,9~15g。外用适量,鲜品捣敷。

注 酸模叶:酸、微苦,寒。泻热通便,利水,凉血止血,解毒。用于便秘,小便不利,内痔出血,疮病,丹毒,疥癣,烫伤,湿疹等。煎服,15~30g;外用适量,研末调涂,或鲜品捣敷。

酸模叶蓼

[异名] 大马蓼,猪蓼子草(《分类草药性》),蓼草,蓼子草。

[来源] 蓼科蓼属植物酸模叶蓼 *Polygonum lapathifolium* L. 的地上部分(图 531)。

[原植物] 一年生草本,高 40~90cm。茎直立,具分枝,无毛,节部膨大。叶披针形或宽披针形,长 5~15cm,宽 1~3cm,顶端渐尖或急尖,基部楔形,上面绿色,常有一个大的黑褐色新月形斑点,两面沿中脉被短硬伏毛,全缘,边缘具粗缘毛;叶柄短,具短硬伏毛;托叶鞘筒状,长 1.5~3cm,膜质,淡褐色,无毛,具多数脉,顶端截形,无缘毛,稀具短缘毛。总状花序呈穗状,顶生或腋生,近直立,花紧

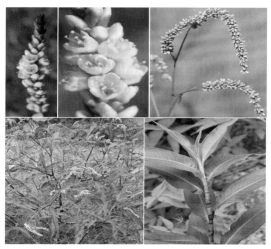

图 531 酸模叶蓼

密,通常由数个花穗再组成圆锥状,花序梗被腺体;苞片漏斗状,边缘具稀疏短缘毛;花被淡红色或白色,4(5)深裂,花被片椭圆形,外面两面较大,脉粗壮,顶端又分,外弯;雄蕊通常 6。瘦果宽卵形,双凹,长 2～3mm,黑褐色,有光泽,包于宿存花被内。花期 6～8 月,果期 7～9 月。

[分布] 本市各地均产。生海拔 600～3900m 的田边、路旁、水边、荒地及沟边湿地。

[采集加工] 夏、秋采收,除去杂质,鲜用或晾干。

[资源利用] 资源丰富。自采自用。

[性味功效] 辛、苦,凉,小毒。解毒,除湿,活血。

[功能主治] 用于疮疡肿痛,瘰疬,泄泻,痢疾,痔疾,风湿疼痛,跌打损伤,月经不调,湿疹。

煎服,3～9g。外用适量,捣敷,或煎水洗。

酸 枣

[异名] 棘(《诗经》),野枣。

[来源] 鼠李科枣属植物酸枣 Ziziphus jujuba Mill. var. spinosa (Bunge) Hu ex H. F. Chow 的种子(图 532)。

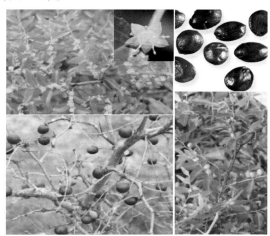

图 532 酸枣

[原植物] 常为灌木,树皮褐色或灰褐色;有长枝,短枝和无芽小枝(即新枝)比长枝光滑,紫红色或灰褐色,呈"之"字形曲折,具 2 个托叶刺,长刺可达 3cm,粗直,短刺下弯,长 4～6mm;短枝短粗,矩状,自老枝发出;当年生小枝绿色,下垂,单生或 2～7 个簇生于短枝上。叶纸质,卵形,卵状椭圆形,或卵状矩圆形;长 3～4cm,宽 1.5～3cm,顶端钝或圆形,稀锐尖,具小尖头,基部稍不对称,近圆形,边缘具圆齿状锯齿,上面深绿色,无毛,下面浅绿色,无毛或仅沿脉多少被疏微毛,基生三出脉;叶柄长 1～6mm,或在长枝上的可达 1cm,无毛或有疏微毛;托叶刺纤细,后期常脱落。花黄绿色,两性,5 基数,无毛,具短总花梗,单生或 2～8 个密集成腋生聚伞花序;花梗长 2～3mm;萼片卵状三角形;花瓣倒卵圆形,基部有爪,与雄蕊等长;花盘厚,肉质,圆形,5 裂;子房下部藏于花盘内,与花盘合生,2 室,每室有 1 胚珠,花柱 2 半裂。核果小,近球形或短矩圆形,直径 0.7～1.2cm,具薄的中果皮,味酸。花期 6～7 月,果期 8～9 月。

[分布] 产灵台、泾川、崇信、平凉等地区。生海拔 1000m 左右的向阳或干燥山坡、山谷的沟边、路旁。

[采集加工] 秋末冬初采收成熟果实,除去果肉及核壳,收集种子,晒干。用时除去杂质,生用或制后用,捣碎。

[炮制] 焦酸枣仁:取净酸枣仁置锅内,用武火炒至红黑色,取出放凉。

朱砂制酸枣仁:取净酸枣仁用水喷湿,加朱砂(酸枣仁 100kg,朱砂粉 2kg)拌匀,晾干。

[资源利用] 资源较丰富。自产自销。

[性味功效] 甘、酸,平。宁心安神、养肝,敛

汗,生津。

[功能主治] (1)虚劳虚烦不得眠,可配甘草、知母、茯苓、川芎,水煎服,如《金匮要略》酸枣仁汤;吐泻后,虚烦不眠,心中懊恼,可与炙甘草、知母、茯苓、川芎、麦冬、干姜,同煎服,如《类证活人书》酸枣汤。

(2)肝胆不足而善恐,酸枣仁、远志、黄芩、莲肉、人参、当归、茯苓、茯神、陈皮、甘草、枣、姜,水煎服;若心经有热,加黄连、生地黄、麦冬、木通,如《杂病源流犀烛》酸枣仁汤;胆虚眠睡不安,精神恐怯,炒酸枣仁4份,人参、白术、茯苓、半夏、槟榔各3份,陈皮、榆白皮、旋覆花、前胡各2份,为细末,蜜丸梧子大,食前服20~30丸,如《圣济总录》酸枣仁丸。

(3)虚汗而心烦失眠,可与五味子、山茱萸、白芍等同用;睡中汗出,酸枣仁、人参、茯苓各等份,研细,米饮调服,如《直指小儿方》用方。

(4)其他,可用于津伤口渴。

煎服,6~15g;或入丸、散服。有实邪及滑泻者慎服。

注 刺针(刺):辛,寒。清热解毒,消肿止痛。用于喉痹,腹痛,腰痛,尿血,痈肿。煎服,3~6g;或入丸、散服;外用适量,煎汁涂,或研末吹鼻。

酸枣花:苦,平。明目,敛疮。用于目昏不明,金刃创伤,瘘管。煎服,3~6g;外用适量,捣敷。

棘叶:苦,平。敛疮解毒。用于臁疮。外用适量,研末调敷,或鲜品捣敷。

酸枣根皮:涩,温。止血,涩精,收湿敛疮。用于淋浊,白带,崩漏,滑精,烫火伤。煎服,15~30g;外用适量,熬膏涂,或鲜品捣敷。

蹋菜

[异名] 乌金白,塌地白菜。

[来源] 十字花科芸薹属植物塌棵菜 *Brassica narinosa* L. H. Bailey 的茎,叶(图533)。

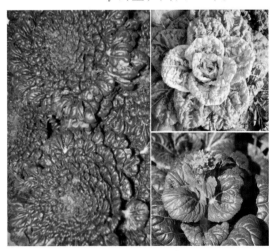

图533 塌棵菜

[原植物] 二年生或栽培成一年生草本,高30~40cm,全株无毛,或基生叶下面偶有极疏生刺毛;根粗大,顶端有短根颈;茎丛生,上部有分枝。基生叶莲座状、圆卵形或倒卵形,长10~20cm,墨绿色,有光泽,不裂或基部有1~2对不显著裂片,显著皱缩,全缘或有疏生圆齿,中脉宽,有纵条纹,侧脉扇形;叶柄白色,宽8~20mm,稍有边缘,有时具小裂片;上部叶近圆形或长圆状卵形,长4~10cm,全缘,抱茎。总状花序顶生;花淡黄色,直径6~8mm;花梗长1~1.5cm;萼片长圆形,长3~4mm,顶端圆钝;花瓣倒卵形或近圆形,长5~7mm,多脉纹,有短爪。长角果长圆形,长2~4cm,宽4~5mm,扁平,果瓣具显明中脉及网状侧脉;喙宽且粗,长4~8mm;果梗粗壮,长1~1.5cm,伸展或上部弯曲。种子球形,直径约1mm,深棕色,有细网状窠穴,种脐显著。花期3~4月,果期5月。

[分布] 本市各地有栽培。全国各地有栽培。

[采集加工] 12月至翌年3月上旬抽薹前,渐次采收,鲜用。

[资源利用] 栽培蔬菜。未利用。

[性味功效] 甘,平。舒肝健脾,滑肠通便。

[功能主治] 用于肝脾不和,饮食积,脘腹痞胀,纳呆,便秘。适量,炒、煮食。

探春花

[异名] 小柳拐,山救驾。

[来源] 木犀科素馨属植物探春花 *Jasminum floridum* Bunge 的根或叶(图534)。

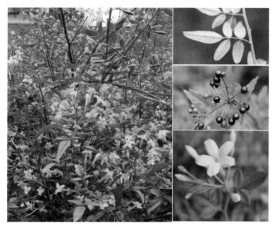

图534 探春花

[原植物] 直立或攀缘灌木,高0.4~3m。小枝褐色或黄绿色,当年生枝草绿色,扭曲,四棱,无毛。叶互生,复叶,小叶3或5枚,稀7枚,小枝基部常有单叶;叶柄长2~10mm;叶片和小叶片上面光亮,干时常具横皱纹,两面无毛,稀沿中脉被微柔毛;小叶片卵形、卵状椭圆形至圆形,稀倒卵形或近圆形,长0.7~3.5cm,宽0.5~2cm,先端急尖,具小尖头,稀钝或圆形,基部楔形或圆形,中脉在上面四入,下面凸起,侧脉不明显;顶生小叶片长稍大,具小叶柄,长0.2~1.2cm,侧生小叶片近无柄;单叶通常为宽卵形、椭圆形或近圆形,长1~2.5cm,宽0.5~2cm。聚伞花序或伞状聚伞花序顶生,有花3~25朵;苞片锥形,长3~7mm;花梗缺或长达2cm;花萼具5条凸起的肋,无毛,萼管长1~2mm,裂片4~12,锥状线形,长1~3mm;花冠黄色,近漏斗状,花冠管长0.9~1.5cm,裂片4~12,卵形或长圆形,长4~8mm,宽3~5mm,先端锐尖,稀圆钝,边缘具纤毛;子房上位。浆果长圆形或球形,长5~10mm,径5~10m,成熟时呈黑色。花期5~9月,果期9~10月。

[分布] 产华亭(麻庵)等地。生海拔2000m以下的坡地、山谷或林中。

[采集加工] 秋、冬挖根,洗净,鲜用或切片晒干。叶,随用随采,或夏、秋采收,除去杂质,晒干。

[资源利用] 有资源。未利用。

[性味功效] 苦、涩、辛,寒。清热解毒,散瘀,消食。

[功能主治] (1)咽喉肿痛,探春花根、桔梗、甘草,水煎服;疮疖肿毒,探春花叶、乌蔹莓根、透骨草,共捣烂外敷。

(2)跌打肿痛,可用根,与大血藤、酢浆草,加酒煎服;刀伤出血,本品叶或根,或研粉与生姜共捣敷。

(3)食积腹胀,根与冻绿、苦荞头、糯米藤、香附等,同煎服。

(4)烫火伤,本品研粉,麻油调涂。

煎服,9~20g;或研末,兑酒送服。外用适量,研末调敷;或鲜品捣敷。

糖茶藨

[来源] 虎耳草科茶藨子属植物糖茶藨子 *Ribes himalense* Royle ex Decne 茎枝的内层皮或果实(图535)。

[原植物] 落叶小灌木,高1~2m;枝粗壮,小枝黑紫色或暗紫色,皮长条状或长片状剥落,嫩枝紫红色或褐红色,无毛,无刺;芽小,卵圆形或长圆形,长3~5mm,宽1~2.5mm,先端急尖,具数枚紫褐色鳞片,外面无毛或仅鳞片边缘具短柔毛。叶卵圆形或近圆形,长5~10cm,宽6~11cm,基部心脏形,上面无柔毛,常贴生腺毛,下面无毛,稀微具柔毛,或混生少数腺毛,掌状3~5裂,裂片卵状三角形,先端急尖至短渐尖,顶生裂片比侧生裂片稍长大,边缘具粗锐重锯齿或杂以单锯齿;叶柄长3~5cm,稀与叶片近等长,红色,无柔毛或有少许短柔毛,近基部有少数褐色长腺毛。花两性,开花时直径4~6mm;总状花序长5~10cm,具花8~20余朵,花朵排列较密集;花序轴和花梗具短柔毛,或杂以稀疏短腺毛;花梗长1.5~3mm;苞片卵圆形,稀

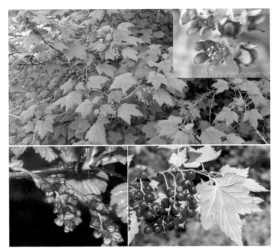

图 535　糖茶藨子

长圆形,长 1 ~ 2mm,宽 0.8 ~ 1.5mm,位于花序下部的苞片近披针形,先端稍钝,微具短柔毛;花萼绿色带紫红色晕或紫红色,外面无毛;萼筒钟形,长1.5 ~ 2mm,宽 2.5 ~ 3.5mm;萼片倒卵状匙形或近圆形,长 2 ~ 3.5mm,宽 2 ~ 3mm,先端圆钝,边缘具睫毛,直立;花瓣近匙形或扇形,长 1 ~ 1.7mm,宽1 ~ 1.4mm,先端圆钝或平截,边缘微有睫毛,红色或绿色带浅紫红色;雄蕊几与花瓣等长,着生在与花瓣同一水平上,花丝丝状,花药圆形,白色;子房无毛;花柱约与雄蕊等长,先端 2 浅裂。果实球形,直径 6 ~ 7mm,红色或熟后转变成紫黑色,无毛。花期 4 ~ 6 月,果期 7 ~ 8 月。

[分布]　产平凉、灵台等地。生海拔 1000 ~3800m 的山坡、沟谷林下或灌丛中。

[采集加工]　5 ~ 6 月割取茎枝,刮去外层皮,剥取内层皮,晒干;9 ~ 10 月采收成熟果实,晒干。

[资源利用]　有资源。未利用。

[性味功效]　甘、涩,平。清热解毒。

[功能主治]　用于肝炎。

煎服,3 ~ 9g。

糖李子

[来源]　蔷薇科苹果属植物山荆子 *Malus baccata*（L.）Borkh. 的果实（图 536）。

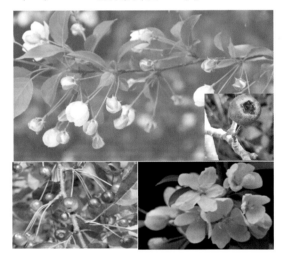

图 536　山荆子

[原植物]　乔木,高达 10 ~ 14m,树冠广圆形,幼枝细弱,微屈曲,圆柱形,无毛,红褐色,老枝暗褐色。冬芽卵形,先端渐尖,鳞片边缘微具绒毛,红褐色。叶片椭圆形或卵形,长 3 ~ 8cm,宽 2 ~ 3.5cm,先端渐尖,稀尾状渐尖,基部楔形或圆形,边缘有细锐锯齿,嫩时稍有短柔毛或完全无毛;叶柄长 2 ~5cm,幼时有短柔毛及少数腺体,不久即全部脱落,无毛;托叶膜质,披针形,长约 3mm,全缘或有腺齿,早落。伞形花序,具花 4 ~ 6 朵,无总梗,集生在小枝顶端,直径 5 ~ 7cm;花梗细长,1.5 ~ 4cm,无毛;苞片膜质,线状披针形,边缘具有腺齿,无毛,早落;花直径 3 ~ 3.5cm;萼筒外面无毛;萼片披针形,先端渐尖,全缘,长 5 ~ 7mm,外面无毛,内面被绒毛,长于萼筒;花瓣倒卵形,长 2 ~ 2.5cm,先端圆钝,基部有短爪,白色;雄蕊 15 ~ 20,长短不齐,约等于花瓣之半;花柱 5 或 4,基部有长柔毛,较雄蕊长。果实近球形,直径 8 ~ 10mm,红色或黄色,柄洼及萼洼稍微陷入,萼片脱落;果梗长 3 ~ 4cm。花期 4 ~ 6月,果期 9 ~ 10 月。

[分布]　产平凉（麻武杨家山）、灵台等地。生海拔 1000 ~ 3800m 的山坡、沟谷林下或灌丛中。

[采集加工]　5 ~ 6 月割取茎枝,刮去外层皮,剥取内层皮,晒干;9 ~ 10 月采收成熟果实,切片晒干。

[资源利用]　有资源。未利用。

[功效]　止泻痢。

[功能主治]　用于痢疾,吐泻。

煎服,15 ~ 30g;研末或酿酒服。

桃儿七

[异名]　鸡素苔,好果儿,羊蒿爪。

[来源]　小檗科桃儿七属植物桃儿七 Sinopo-
dophyllum hexandrum（Royle）Ying 的根及根状茎
（图537）。

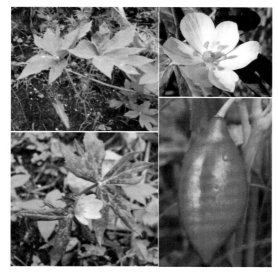

图537　桃儿七

[原植物]　多年生草本,植株高 20 ~ 50cm。
根状茎粗短,节状,多须根;茎直立,单生,具纵棱,
无毛,基部被褐色大鳞片。叶 2 枚,薄纸质,非盾
状,基部心形,3 ~ 5 深裂几达中部,裂片不裂或有
时 2 ~ 3 小裂,裂片先端急尖或渐尖,上面无毛,背
面被柔毛,边缘具粗锯齿;叶柄长 10 ~ 25cm,具纵

棱,无毛。花大,单生,先叶开放,两性,整齐,粉红
色;萼片 6,早萎;花瓣 6,倒卵形或倒卵状长圆形,
长 2.5 ~ 3.5cm,宽 1.5 ~ 1.8cm,先端略呈波状;雄
蕊 6,长约 1.5cm,花丝较花药稍短,花药线形,纵
裂,先端圆钝,药隔不延伸;雌蕊 1,长约 1.2cm,子
房椭圆形,1 室,侧膜胎座,含多数胚珠,花柱短,柱
头头状。浆果卵圆形,长 4 ~ 7cm,直径 2.5 ~ 4cm,
熟时橘红色;种子卵状三角形,红褐色,无肉质假种
皮。花期 5 ~ 6 月,果期 7 ~ 9 月。

[分布]　华亭、平凉、庄浪等地。生海拔 2200 ~
3500m 的高山草丛、灌丛或林下、林缘阴湿处。

[采集加工]　春、秋采挖,除去残茎叶,晒干。

[资源利用]　有资源。自产自销。

[性味功效]　苦、微辛,温。祛风除湿,活血止
痛,祛痰止咳。

[功能主治]　（1）风湿腰腿痛,筋骨痛,可配
独活、苍术、细辛、伸筋草、木通等,水煎兑酒服。

（2）劳伤,风寒咳嗽,可与羌活、贝母、沙参等
药同用,煎服;慢性支气管炎,单用桃儿七,水煎服。

（3）其他,可用于跌打损伤,月经不调,痛经,
脘腹疼痛。

煎服,1.5 ~ 6g,或研末;或浸酒服。服用不可
过量,以防中毒。

桃　仁

[异名]　桃核仁(《神农本草经》)。

[来源]　蔷薇科桃属植物桃 Amygdalus persica
L. 的种子(图538)。

[原植物]　乔木,高 3 ~ 8m;树冠宽广而平展;
树皮暗红褐色,老时粗糙呈鳞片状;小枝细长,无
毛,有光泽,绿色,向阳处转变成红色,具大量小皮
孔;冬芽圆锥形,顶端钝,外被短柔毛,常 2 ~ 3 个簇
生,中间为叶芽,两侧为花芽。叶片长圆披针形、椭
圆披针形或倒卵状披针形,长 7 ~ 15cm,宽 2 ~
3.5cm,先端渐尖,基部宽楔形,上面无毛,下面在脉
腋间具少数短柔毛或无毛,叶边具细锯齿或粗锯
齿,齿端具腺体或无腺体;叶柄粗壮,长 1 ~ 2cm,常

具 1 至数枚腺体,有时无腺体。花单生,先于叶开

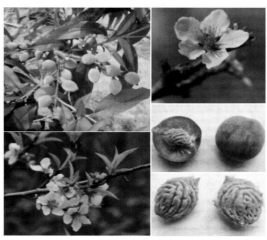

图538　桃

放,直径 2.5～3.5cm;花梗极短或几无梗;萼筒钟形,被短柔毛,稀几无毛,绿色而具红色斑点;萼片卵形至长圆形,顶端圆钝,外被短柔毛;花瓣长圆状椭圆形至宽倒卵形,粉红色,罕为白色;雄蕊 20～30,花药绯红色;花柱几与雄蕊等长或稍短;子房被短柔毛。果实形状和大小均有变异,卵形、宽椭圆形或扁圆形,直径(3～)5～7(～12)cm,长几与宽相等,色泽变化由淡绿白色至橙黄色,常在向阳面具红晕,外面密被短柔毛,稀无毛,腹缝明显,果梗短而深入果洼;果肉白色、浅绿白色、黄色、橙黄色或红色,多汁有香味,甜或酸甜;核大,离核或黏核,椭圆形或近圆形,两侧扁平,顶端渐尖,表面具纵、横沟纹和孔穴;种仁味苦,稀味甜。花期 3～4 月,果实成熟期因品种而异,通常为 8～9 月。

[分布] 本市广泛栽培。

[采集加工] 夏、秋采摘成熟果实,取出果核,或在食用后收集果核,砸取种子,晒干。生用或制后用。生品活血祛瘀力胜。

[炮制] 蝉桃仁:取净桃仁置沸水中,煮至种皮微鼓起,捞出,在凉水中稍浸泡,取出搓开种皮与种仁,干燥,筛去种皮。用时捣碎。

炒桃仁:取蝉桃仁置锅内,用文火炒至微黄色,取出放凉。用时捣碎。炒桃仁偏于活血润燥。

麸炒桃仁:先将麸皮(桃仁 100kg,麸皮 12kg)撒入热锅内,用文火炒至冒烟时,倒入蝉桃仁,拌炒至表面呈黄色时,取出,筛去麸皮,放凉。

桃仁霜:取蝉桃仁,研成粗粉,用吸油纸包好,置压床内压榨去油,如此反复数次,至油净,取出研细。桃仁霜活血祛瘀而不滑肠。

[资源利用] 资源较丰富。自产自销。

[性味功效] 苦、甘,平,小毒。活血祛瘀,润肠通便。

[功能主治] (1)经行腹痛,或经闭不行,腹痛且胀,桃仁、红花、当归、地黄、芍药、川芎,水煎服,如《医宗金鉴》桃红四物汤。

(2)月经来时,绕脐作痛,上冲心胸,往来寒热如疟状,可配䗪虫、桂心、茯苓、薏苡仁、牛膝、代赭石、大黄,研细末,温酒调服,如《千金要方》桃仁散。

(3)伤寒蓄血,发热如狂,少腹硬满,小便自利,常与大黄、水蛭、虻虫同用,水煎温服,不下,更服,如《伤寒论》抵当汤;热结膀胱,其人如狂,少腹急结,可与大黄、桂枝、炙甘草、芒硝,同煎温服,如《伤寒论》桃核承气汤。

(4)从高坠下,胸中有血,不得气息,可配大黄、硝石、甘草、蒲黄、大枣,水煎服,如《千金要方》桃仁汤;跌打损伤,恶血留于胁下,痛不可忍,常配柴胡、天花粉、当归、红花、甘草、炮山甲、酒大黄,水煎,食前温服,以利为度,如《医学发明》复元活血汤。

(5)老人虚秘,桃仁、柏子仁、火麻仁、松子仁各等份,为末,熔白蜡和丸,梧子大,以少黄丹汤下,如《汤液本草》用方;津枯肠燥,大便艰难,老人或产后血虚便秘,桃仁、杏仁、柏子仁、松子仁、郁李仁共研为膏,与陈皮末研匀,蜜丸梧子大,空腹,米饮送服,如《世医得效方》五仁丸;膀胱气滞血涩,大小便秘,可配葵子、滑石、槟榔各等份,为末,空腹,葱白煎汤调服,如《赤水玄珠全集》桃花散。

(6)其他,可用于产后瘀滞腹痛,癥瘕结块,肺痈,肠痈。

煎服,6～10g,用时打碎;或入丸、散服。制霜用须包煎。无瘀滞者及孕妇忌服。不可过量服用,以免引起头晕恶心,精神不振,虚弱乏力等毒副反应,严重者可因呼吸麻痹而死亡。

注 桃奴(幼果晒干):酸、苦,平。敛汗涩精,活血止血,止痛。用于盗汗,遗精,心腹痛,吐血,妊娠下血。煎服,6～9g;或入丸、散服。

桃花(将要开放之花阴干):苦,平。利水通便,活血化瘀。用于小便不利,水肿,沙石淋,便秘,痰饮,脚气,癫狂,癥瘕,疮疹。煎服,3～6g;研末服,1.5g;外用适量,研末调敷。

桃叶:苦、辛,平。祛风清热,燥湿解毒,杀虫。用于外感风邪,头风,头痛,风痹,湿疮,疮疡,疥癣,疟疾,滴虫性阴道炎。煎服,3～6g;外用适量,煎水洗或鲜品捣敷。

桃茎白皮(除去栓皮的树皮):苦、辛,平。清热利湿,解毒,杀虫。用于水肿,痧气腹胀,风湿疼痛,肺热喘闷,喉痹,牙痛,痈疮肿毒,瘰疬,湿疮,湿癣。煎服,9～15g;外用适量,研末调敷,煎水洗或含漱。孕妇忌服。

桃枝(幼枝):苦,平。活血通络,解毒,杀虫。用于心腹疼痛,风湿关节痛,腰痛,跌打损伤,疮癣。煎服,9～15g;外用适量,煎水含漱或洗浴。

藤五加

[来源] 五加科五加属植物藤五加 *Acanthopanax leucorrhizus*（Oliv.）Harms 或糙叶藤五加（变种）*Acanthopanax leucorrhizus*（Oliv.）Harms var. *fulvescens* Harms et Rehd. 的根皮（图539）。

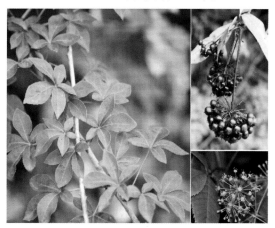

图539 藤五加

[原植物] 落叶灌木，高2～4m。小枝黄绿色，散生反曲或下伸的皮刺，有时近于光滑；皮刺在叶柄或花序的基部常数个聚生。掌状复叶；总叶柄长3～7cm；小叶5，稀3～4，纸质，具短柄，长圆形至披针形或倒披针形，稀倒卵形，长5～12cm，宽2～4cm，先端锐尖，基部楔形，边缘具尖锐的重锯齿，两面无毛。伞形花序单生或数个聚生呈伞房状，直径4～5cm；总花梗较细弱，长5～10cm；花梗长1～2cm，均无毛；花小，淡绿色；无毛。边缘微具5齿裂；花瓣5，卵圆形，长约2mm，先端尖，无毛，反折；雄蕊5，花丝长约2mm；子房下位，5室，花柱5，合生成柱状。果实球状卵形，直径约6mm，黑色，微具五角棱；顶端具宿存的短花柱。花期7～8月，果期9～10月。

[分布] 产庄浪、华亭、平凉等地。生海拔1700～2500m 的山坡及沟边。

糙叶藤五加（变种）和藤五加的区别在于小叶上面粗糙，下面脉上具黄褐色短绒毛，叶缘通常具单齿或不明显的重锯齿。产地和生境同藤五加。生海拔1200～1800m 的山坡林下。

[采集加工] 夏、秋采挖，洗净，剥取根皮，晒干，或切丝晒干。生用。

[资源利用] 资源较丰富。自产自销。

[性味功效] 辛、苦，温。祛风湿，补肝肾，强筋骨，活血脉。

[功能主治]（1）风湿痹痛，四肢拘挛，可与当归、牛膝同用，如《外科大成》五加皮酒；亦可配羌活、独活、威灵仙等。

（2）肝肾不足，筋骨痿软，小儿迟行，常与龟板、牛膝、木瓜同用，如《保婴撮要》五加皮散；肝肾虚亏，寒湿腰腿痛，可配杜仲、续断、桑寄生、牛膝等，以补肝肾，强筋骨，祛寒湿。

（3）跌打损伤，常配续断、骨碎补、威灵仙等活血理伤止痛药，如《外科大成》五加四灵散。

（4）皮肤水肿，小便不利，可与陈皮、大腹皮、茯苓皮等同用，如五皮饮；脚气肿痛，配木瓜、土茯苓、吴茱萸等，以利湿解毒，消肿止痛；阴囊水肿，五加皮与地骷髅同煎服。

煎服，6～9g；浸酒或入丸、散服。外用适量，煎水熏洗或研末敷。阴虚火旺者忌服。

注 五加叶：辛，平。散风除湿，活血止痛，清热解毒。用于皮肤风湿，跌打肿痛，疥痛，丹毒。煎服，6～15g；或研末，或浸酒服；外用适量，研末敷，或鲜品捣敷。

天蓝苜蓿

[异名] 老蜗生（《植物名实图考》），黑荚苜蓿、杂花苜蓿（《中国高等植物图鉴》）。

[来源] 豆科苜蓿属植物天蓝苜蓿 *Medicago lupulina* L. 的全草（图540）。

[原植物] 一年生、二年生或多年生草本，高15～60cm，全株被柔毛或有腺毛。主根浅，须根发达。茎平卧或上升，多分枝，叶茂盛。羽状三出复叶；托叶卵状披针形，长可达1cm，先端渐尖，基部圆或戟状，常齿裂；下部叶柄较长，长1～2cm，上部叶柄比小叶短；小叶倒卵形、阔倒卵形或倒心形，长

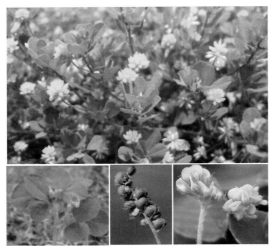

图 540　天蓝苜蓿

5 ～ 20mm,宽 4 ～ 16mm,纸质,先端多少截平或微凹,具细尖,基部楔形,边缘在上半部具不明显尖齿,两面均被毛,侧脉近 10 对,平行达叶边,几不分叉,上下均平坦;顶生小叶较大,小叶柄长 2 ～ 6mm,侧生小叶柄甚短。花序小头状,具花 10 ～ 20 朵;总花梗细,挺直,比叶长,密被贴伏柔毛;苞片刺毛状,甚小;花长 2 ～ 2.2mm;花梗短,长不到 1mm;萼钟形,长约 2mm,密被毛,萼齿线状披针形,稍不等长,比萼筒略长或等长;花冠黄色,旗瓣近圆形,顶端微凹,冀瓣和龙骨瓣近等长,均比旗瓣短;子房阔卵

形,被毛,花柱弯曲,胚珠 1 粒。荚果肾形,长 3mm,宽 2mm,表面具同心弧形脉纹,被稀疏毛,熟时变黑;有种子 1 粒。种子卵形,褐色,平滑。花期 7 ～ 9 月,果期 8 ～ 10 月。

[分布] 本市各地均产。适栽植于凉爽气候及水分良好的土壤,但在各种条件下都有野生,常见于河岸、路边、田野及林缘。

[采集加工] 夏季采挖,除去杂质,鲜用或切碎晒干。

[资源利用] 资源较丰富。自采自用。

[性味功效] 甘、苦、微涩,凉。小毒。清热利湿,舒筋活络,止咳平喘,凉血解毒。

[功能主治] (1)湿热黄疸,可与虎杖、蒲公英、虎刺花等,同煎服。

(2)尿路结石,可配金钱草、冬葵、车前草、川牛膝,水煎服。

(3)风湿关节痛,可单用煎服;喘咳,本品煨水,煮鸡蛋吃。

(4)痔血,便血,本品与黄芩、侧柏叶,同煎服;毒蛇咬伤,鲜品与苦参,捣烂外敷。

煎服,6 ～ 15g。外用适量,捣敷。

天　冬 (《神农本草经》)

[异名] 天门冬。

[来源] 百合科天门冬属植物天门冬 *Asparagus cochinchinensis* (Lour.) Merr 的块根(图 541)。

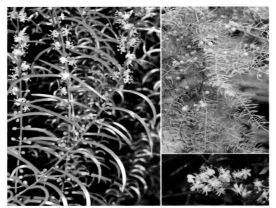

图 541　天门冬

[原植物] 多年生攀援草本。根在中部或近末端成纺锤状膨大,膨大部分长 3 ～ 5cm,粗

1 ～ 2cm。茎平滑,常弯曲或扭曲,长可达 1 ～ 2m,分枝具棱或狭翅。叶状枝通常 3 枚成簇,扁平或由于中脉龙骨状而略呈锐三棱形,稍镰刀状,长 0.5 ～ 8cm,宽 1 ～ 2mm;茎上片状叶基部延伸为长 2.5 ～ 3.5mm 的硬刺,在分枝上的刺较短或不明显。花单性,雌雄异株,或有时杂性,通常每 2 朵腋生,淡绿色;花梗长 2 ～ 6mm,关节一般位于中位,有时位置有变化;雄花被片 6,长 2.5 ～ 3mm;雄蕊 6,花丝不贴生于花被片上;雌花大小和雄花相似,具 6 枚退化雄蕊。浆果直径 6 ～ 7mm,熟时红色,有 1 颗种子。花期 5 ～ 6 月,果期 8 ～ 10 月。

[分布] 产平凉(崆峒山北台)等地。生海拔 1750m 以下的山坡、路旁、疏林下、山谷或荒坡上。

[采集加工] 秋、冬采挖,洗净,除去茎基和须根,置沸水中煮或蒸至透心,趁热除去外皮,洗净,

干燥。切片用。

　　[资源利用] 有资源。自产自销。

　　[性味功效] 甘、苦，寒。滋阴润燥，清肺降火。

　　[功能主治] （1）燥热咳嗽，痰中带血，可配知母、贝母、阿胶等，以清肺润燥，止咳止血；阴虚劳嗽咯血，可与麦冬、生地黄、百部、阿胶等滋阴润肺、止嗽止血药同用，如《医学心悟》月华丸。

　　（2）内热消渴，属上消者，可配麦冬、知母、天花粉等，以清肺火，生津止渴，如《医学心悟》二冬汤；属中消者，则与生石膏、知母、石斛、黄连等药同用，以清胃火，生津止渴；属下消者，可与六味地黄丸合用，以固其本；属气阴两虚，常配人参、地黄，如

《温病条辨》三才汤。

　　（3）肾阴亏损，虚火上炎，咽喉肿痛，常配玄参、知母、麦冬、熟地黄等，以滋阴降火，解毒消肿；肺热火毒，咽喉肿痛，可配山豆根、板蓝根、桔梗、甘草等，以清热解毒，利咽消肿。

　　（4）津枯肠燥便秘，可配玄参、生地黄、知母等，以滋阴润燥，滑肠通便；阴血双亏便秘，可与当归、肉苁蓉、白芍等同用，以滋阴养血，润肠通便，如《温疫论》六成汤。

　　煎服，6～15g；熬膏，或入丸、散服。外用适量，鲜品捣敷或捣烂绞汁涂。虚寒泄泻，风寒咳嗽者忌服。

天南星（《本草拾遗》）

　　[异名] 南星（《植物名实图考》），山苞米，长虫包谷，刀前药。

　　[来源] 天南星科天南星属植物一把伞南星 *Arisaema erubescens*（Wall.）Schott、宽叶一把伞南星 *Arisaema erubescens*（Wall.）Schott f. *latisectum* Engl. 或异叶天南星 *Arisaema heterophyllum* Blume 的块茎（图542）。

　　[原植物] （1）一把伞南星：多年生草本，高40～90cm，块茎扁球形，外皮白或黄褐色。叶1或2，基生；叶柄比叶片长，肉质，圆柱形，直立如茎状，长40～90cm，下部成鞘；叶片掌状全裂，裂片无定数披针形、长披针形或椭圆状倒披针形，长7～30cm，宽0.5～3.5cm，先端渐尖，具条形长尾或无，叶脉羽状，全缘。花序柄短于叶柄。花单性，雌雄

异株；佛焰苞绿色或淡紫色，管部圆筒形，通常喉部边缘稍外卷，檐部颜色微深，有条形尾尖或无；肉穗花序单性，上部附属器棒状或圆柱状，花期微伸出佛焰苞管外，直立，上端圆钝，基部渐狭，常具少数中性花或无，雄花具短柄，雄蕊2～4，花药黑紫色，药室顶孔开裂；雌花密，子房上位，卵圆形，花柱短，胚珠直生。浆果鲜红色。种子球状卵圆形，淡褐色。花期5～7月，果期7～9月。

　　（2）宽叶一把伞南星（变型）：本变型叶裂片宽3～9.5cm，可与正种（原变型）相区别。

　　（3）异叶天南星：多年生草本。具球形或扁球形块茎。叶1枚，叶柄圆柱形，长15～50cm，下部鞘筒状；叶片鸟趾状全裂，裂片9～25枚，长圆形、

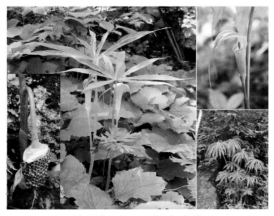

图542-1　一把伞南星

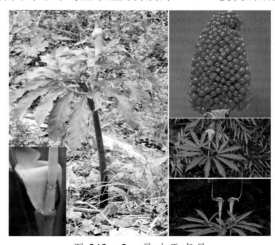

图542-2　异叶天南星

矩圆状披针形至倒披针形,先端渐尖,基部楔形,全缘,暗绿色,中裂片比相邻侧裂片短,侧裂片向外渐小,呈蝎尾状。花序柄较叶柄稍长或近等长,从叶柄鞘筒内抽出;佛焰苞粉绿色,下部圆筒状,喉部外缘稍外卷,上部几下弯成盔状,先端渐尖;两性肉穗花序下部为雌花序,上部为雄花序;雄花疏生,多不育;附属器基部粗 5～12mm,向上渐细呈鼠尾状,可长达 20cm 或更长,至佛焰苞喉部外"之"字形上升,稀下弯;雄花具柄,花药 2～4,孔裂;雌花球形,子房上位,花柱明显,柱头小。浆果橘黄色,圆柱形。种子黄色,具红色斑点。花期 4～5 月,果期 6～9 月。

[分布] (1) 一把伞南星:产平凉(崆峒山后沟)、华亭(玄峰、孟台)等地。生海拔 3000m 以下的阴坡林下、林缘沟边、灌丛阴湿地或荒地草坡。

(2) 宽叶一把伞南星(变型):产地、生境与正种相同。

(3) 异叶天南星:产平凉(崆峒山后沟)、华亭(玄峰、孟台)等地。生海拔 800～2700m 的阴湿林下、灌丛、沟谷或草地。

[采集加工] 秋、冬茎叶枯萎时采挖,除去残茎及须根,摘去外皮,干燥。生用或制后用。

[炮制] 制天南星:取净天南星,按大小分别用水浸泡,每日换水 2～3 次,如起白沫时,换水后加白矾(天南星 100kg,白矾 2kg),泡 1 日后,再换水,至切开口尝微有麻舌感时取出,将生姜片、白矾(天南星 100kg,生姜、白矾各 12.5kg)置锅内加适量水煮沸后,放入天南星共煮至无干心时取出,除去姜片,晾至四至六成干,切薄片,干燥。

[资源利用] 资源丰富。自产自销。

[性味功效] 苦、辛,温,有毒。燥湿化痰,祛风止痉,散结消肿。

[功能主治] (1) 中风昏不知人,口眼㖞斜,半身不遂,生天南星与生川乌、生附子、木香、生姜等同用,如三生饮;风中于络,口眼㖞斜,天南星为末,生姜汁调摊纸上,右㖞贴左,左㖞贴右,如《杨氏家藏方》天南星膏。

(2) 癫痫突发,两目上视,口噤抽搐,可与全蝎、僵蚕、乌蛇、半夏等同用,如《杨氏家藏方》五痫丸;破伤风牙关紧闭,角弓反张,可配白附子、天麻、防风、羌活、白芷等,如《外科正宗》玉真散。

(3) 湿痰壅肺,咳嗽痰稠,胸胀闷,常与枳实、陈皮、半夏、茯苓等同用,如导痰汤;痰热咳嗽,可与黄芩、半夏同用,以清化痰热,如《保命集》小黄丸。

(4) 痈肿热毒,可与天花粉、大黄、黄柏为末,调敷,如《外科正宗》如意金黄散;阴疽肿硬难溃,可配草乌、半夏、狼毒研末,醋、蜜调敷,如《仁斋直指方论》四虎散;瘰疬初起,可用生天南星、生半夏、生川乌、贝母等研末,蜜、茶调涂,如《疡医大全》瘰疬膏。

一般炮制后用。煎服,3～9g。外用生品适量,研末以醋或酒调敷患处。孕妇慎服;阴虚燥咳,血虚动风者忌服。

天仙子

[异名] 莨菪子(《神农本草经》),牙痛子(《本草原始》),小颠茄子(《岭南采药录》),马铃草。

[来源] 茄科天仙子属植物天仙子 *Hyoscyamus niger* L. 的种子(图543)。

[原植物] 二年生草本,高达 1m,全体被黏性腺毛。根较粗壮,肉质而后变纤维质,直径 2～3cm。一年生的茎极短,自根茎发出莲座状叶丛,卵状披针形或长矩圆形,长可达 30cm,宽达 10cm,顶端锐尖,边缘有粗牙齿或羽状浅裂,主脉扁宽,侧脉 5～6 条直达裂片顶端,有宽而扁平的翼状叶柄,

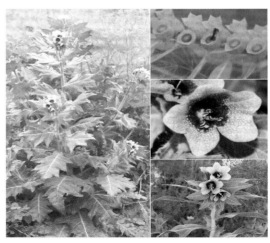

图 543　天仙子

基部半抱根茎;第二年春茎伸长而分枝,下部渐木质化,茎生叶卵形或三角状卵形,顶端钝或渐尖,无叶柄而基部半抱茎或宽楔形,边缘羽状浅裂或深裂,向茎顶端的叶成浅波状,裂片多为三角形,顶端钝或锐尖,两面除生黏性腺毛外,沿叶脉并生有柔毛,长4~10cm,宽2~6cm。花在茎中部以下单生于叶腋,在茎上端则单生于苞状叶腋内而聚集成蝎尾式总状花序,通常偏向一侧,近无梗或仅有极短的花梗。花萼筒状钟形,生细腺毛和长柔毛,长1~1.5cm,5浅裂,裂片大小稍不等,花后增大成坛状,基部圆形,长2~2.5cm,直径1~1.5cm,有10条纵肋,裂片开张,顶端针刺状;花冠钟状,长约为花萼的1倍,黄色而脉纹紫堇色;雄蕊稍伸出花冠;子房直径约3mm。蒴果包藏于宿存萼内,长卵圆状,长约1.5cm,直径约1.2cm。种子近圆盘形,直径约1mm,淡黄棕色。夏季开花、结果。

[分布]　本市各地均产。生山坡、路旁、住宅区及河岸沙地。

[采集加工]　夏、秋果皮变黄时,采收果实,曝晒,打下种子。筛去果皮、枝梗,晒干。

[资源利用]　有资源。自产自销。

[性味功效]　苦、辛,温,大毒。解痉止痛,安神定痫。

[功能主治]　(1)风痹肢冷痛,可单用研末服或水煎服;或与草乌、甘草、五灵脂等同用。

(2)久病赤白,肠滑后重,可配大黄,如《普济方》妙功散;阴寒内盛,泄泻不止,可与干姜、陈皮、诃子皮等温中涩肠药同用,如《圣济总录》天仙子丸。

(3)癫狂、惊痫,可配牛黄、鲤鱼胆等清热化痰药,如《古今录验》莨菪子散。

(4)其他,可用于脘腹挛痛,跌打肿痛,牙痛,喘咳,痈肿恶疮,慢性支气管炎,支气管哮喘,慢性腹泻,体表感染等。

煎服,0.06~0.6g;或入散剂。外用适量,煎水洗;研末调敷或烧烟熏。不可过量及连续服用。心脏病,心动过速,青光眼患者及孕妇忌服。

田旋花

[异名]　箭叶旋花,拉拉菀。

[来源]　旋花科旋花属植物田旋花 *Convolvulus arvensis* L. 的全草或花(图544)。

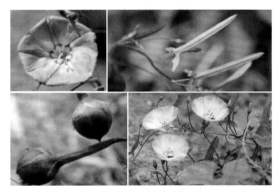

图544　田旋花

[原植物]　多年生草本,根状茎横走,茎平卧或缠绕,有条纹及棱角,无毛或上部被疏柔毛。叶卵状长圆形至披针形,长1.5~5cm,宽1~3cm,先端钝或具小短尖头,基部大多戟形,或箭形及心形,全缘或3裂,侧裂片展开,微尖,中裂片卵状椭圆形,狭三角形或披针状长圆形,微尖或近圆;叶柄较叶片短,长1~2cm;叶脉羽状,基部掌状。花序腋生,总梗长3~8cm,1或有时2~3至多花,花柄比花萼长得多;苞片2,线形,长约3mm;萼片有毛,长3.5~5mm,稍不等,2个外萼片稍短,长圆状椭圆形,钝,具短缘毛,内萼片近圆形,钝或稍凹,或多或少具小短尖头,边缘膜质;花冠宽漏斗形,长15~26mm,白色或粉红色,或白色具粉红或红色的瓣中带,或粉红色具红色或白色的瓣中带,5浅裂;雄蕊5,稍不等长,较花冠短一半,花丝基部扩大,具小鳞毛;雌蕊较雄蕊稍长,子房有毛,2室,每室2胚珠,柱头2,线形。蒴果卵状球形,或圆锥形,无毛,长5~8mm。种子4,卵圆形,无毛,长3~4mm,暗褐色或黑色。

[分布]　本市各地均产。生海拔800~2600m的山坡、草地、路边和田间。

[采集加工]　全草:夏、秋采收,除去杂质,洗净,鲜用或切段,晒干。花:6~8月开花时采摘,鲜用或晾干。

[资源利用] 资源较丰富。自采自用。

[性味功效] 辛,温,有毒,祛风,止痛,止痒。

[功能主治] (1) 风湿关节疼痛,田旋花根,水煎服。

(2) 牙痛,田旋花鲜花 3 份,胡椒 1 份,研匀,塞蛀孔,或置病牙上咬紧,勿咽下。

(3) 神经性皮炎,鲜田旋花草,用 70% 乙醇浸 24 小时,每日涂 2 次。

煎服,6 ~ 9g。外用适量,酒浸涂患处。

甜菜根

[来源] 藜科甜菜属植物糖萝卜 *Beta vulgaris* L. 的根(图 541)。

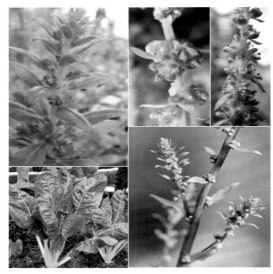

图 545 糖萝卜

[原植物] 二年生草本,根圆锥状至纺锤状,多汁。茎直立,多少有分枝,具条棱及色条。基生叶矩圆形,长 20 ~ 30cm,宽 10 ~ 15cm,具长叶柄,上面皱缩不平,略有光泽,下面有粗壮凸出的叶脉,全缘或略呈波状,先端钝,基部楔形、截形或略呈心形;叶柄粗壮,下面凸,上面平或具槽;茎生叶互生,较小,卵形或披针状矩圆形,先端渐尖,基部渐狭入短柄。花 2 ~ 3 朵团集,果时花被基底部彼此合生;花被裂片条形或狭矩圆形,果时变为革质并向内拱曲。胞果下部陷在硬化的花被内,上部稍肉质。种子双凸镜形,直径 2 ~ 3mm,红褐色,有光泽;胚环形,苍白色;胚乳粉状,白色。花期 5 ~ 6 月,果期 7 月。

[分布] 本市各地区有栽培。

[采集加工] 秋季采挖,洗净,鲜用或晒干。

[资源利用] 栽培品,制糖原料之一。中医配方少用。

[性味功效] 甘,平。宽胸下气。

[功能主治] 用于胸膈胀闷。

煎服,15 ~ 30g。

甜地丁

[来源] 豆科米口袋属植物米口袋 *Gueldenstaedtia verna* (Georgi) Boriss. subsp. *multiflora* (Bunge) Tsui 的全草(图 546)。

[原植物] 多年生草本,主根圆锥状。分茎极缩短,叶及总花梗于分茎上丛生。托叶宿存,下面的阔三角形,上面的狭三角形,基部合生,外面密被白色长柔毛;叶在早春时长仅 2 ~ 5cm,夏秋间可长达 15cm,个别甚至可达 23cm,早生叶被长柔毛,后生叶毛稀疏,甚几至无毛;叶柄具沟;小叶 7 ~ 21 片,椭圆形到长圆形,卵形到长卵形,有时披针形,顶端小叶有时为倒卵形,长 (4.5 ~) 10 ~ 14 (~ 25) mm,宽 (1.5 ~) 5 ~ 8 (~ 10) mm,基部圆,先端具细尖,

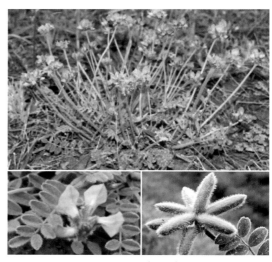

图 546 米口袋

急尖、钝、微缺或下凹成弧形。伞形花序有 2 ~ 6 朵花；总花梗具沟，被长柔毛，花期较叶稍长，花后约与叶等长或短于叶长；苞片三角状线形，长 2 ~ 4mm，花梗长 1 ~ 3.5mm；花萼钟状，长 7 ~ 8mm，被贴伏长柔毛，上 2 萼齿最大，与萼筒等长，下 3 萼齿较小，最下一片最小；花冠紫堇色，旗瓣长 13mm，宽 8mm，倒卵形，全缘，先端微缺，基部渐狭成瓣柄，翼瓣长 10mm，宽 3mm，斜长倒卵形，具短耳，瓣柄长 3mm，龙骨瓣长 6mm，宽 2mm，倒卵形，瓣柄长 2.5mm；子房椭圆状，密被贴服长柔毛，花柱无毛，内卷，顶端膨大成圆形柱头。荚果圆筒状，长 17 ~ 22mm，直径 3 ~ 4mm，被长柔毛；种子三角状肾形，直径约 1.8mm，具凹点。花期 4 月，果期 5 ~ 6 月。

［分布］ 本市大部分地区均产。生海拔 1300m 以下的山坡、路旁及田边等。

［采集加工］ 夏、秋采挖，除去杂质、泥沙，鲜用或扎把晒干。

［资源利用］ 资源较丰富。自采自用。

［性味功效］ 甘、苦，寒。清热解毒，凉血消肿。

［功能主治］ （1）肠痈，甜地丁、红藤，大剂量煎服。

（2）痈疮肿毒，可配板蓝根、金银花、大青叶、蒲公英，水煎服；或与甘草、明矾，水煎兑黄酒为引服；或另用鲜品，捣烂敷患处。

（3）烫火伤，本品为末，香油调敷伤处。

（4）其他，可用于黄疸，痢疾，丹毒，瘰疬，蛇虫咬伤，肠炎。

煎服，6 ~ 30g，大剂量可用至 60g。外用适量，煎水洗；或鲜品捣敷。

条 参

［异名］ 白条参。

［来源］ 玄参科马先蒿属植物藓生马先蒿 *Pedicularis muscicola* Maxim. 和轮叶马先蒿 *Pedicularis verticillata* L. 的根（图 547）。

［原植物］ （1）藓生马先蒿：多年生草本，干时多少变黑，多毛。根茎粗，有分枝，端有宿存鳞片。茎丛生，在中间者直立，在外围者多弯曲上升或倾卧，长达 25cm，常成密丛。叶有柄，柄长达 1.5cm，有疏长毛；叶片椭圆形至披针形，长达 5cm，羽状全裂，裂片常互生，每边 4 ~ 9 枚，有小柄，卵形至披针形，有锐重锯齿，齿有凸尖，面有疏短毛，沿中肋有密细毛，背面几光滑。花皆腋生，自基部即开始着生，梗长达 15mm，一般较短，密被白长毛至几乎光滑；萼圆筒形，长达 11mm，前方不裂，主脉 5 条，上有长毛，齿 5 枚，略相等，基部三角形而连于萼管，向上渐细，均全缘，至近端处膨大卵形，具有少数锯齿；花冠玫瑰色，管长 4 ~ 7.5cm，外面有毛，盔直立部分很短，几在基部即向左方扭折使其顶部向下，前方渐细为卷曲或"S"形的长喙，喙因盔扭折之故而反向上方卷曲，长达 10mm 或更多，下唇极大，宽达 2cm，长亦如之，侧裂极大，宽达 1cm，稍指向外方，中裂较狭，为长圆形，长约 8mm，宽

6.5mm，钝头；花丝两对均无毛，花柱稍稍伸出于喙端。蒴果稍扁平，偏卵形，长 1cm，宽 7mm，为宿萼所包。花期 5 ~ 7 月；果期 8 月。

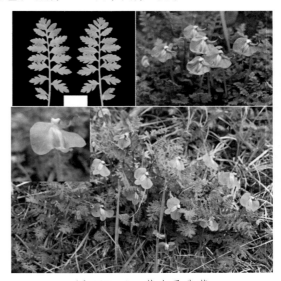

图 547 - 1 藓生马先蒿

（2）轮叶马先蒿：多年生草本，干时不变黑，高达 15 ~ 35cm，有时极低矮。主根多少纺锤形，一般短细，极偶然在多年的植株中肉质变粗，径达 6.5mm，须状侧根不发达；根茎端有三角状卵形至长圆状卵形的膜质鳞片数对。茎直立，在当年生植株中常单条，多年者常自根颈成丛发出，多达 7 条

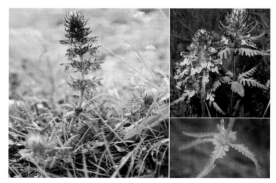

图 547-2　轮叶马先蒿

以上,中央者直立,外方者弯曲上升,下部圆形,上部多少四棱形,具毛线 4 条。叶基出者发达而长存,柄长达 3cm 左右,被疏密不等的白色长毛;叶片长圆形至线状披针形,下面微有短柔毛,羽状深裂至全裂,长 2.5~3cm,裂片线状长圆形至三角状卵形,具不规则缺刻状齿,齿端常有多少白色胼胝,茎生叶下部者偶对生,一般 4 枚成轮,具较短之柄或几无柄,叶片较基生叶为宽短。花序总状,常稠密,唯最下一二花轮多少疏远,仅极偶然有全部花轮均有间歇;苞片叶状,下部者甚长于花,有时变为长三角状卵形,上部者基部变宽,膜质,向前有锯齿,有白色长毛;萼球状卵圆形,常变红色,口多少狭缩,膜质,具 10 条暗色脉纹,外面密被长柔毛,长 6mm,前方深开裂,齿常不很明显而偏聚于后方,后方 1 枚多独立,较小,其前侧方者与后侧方者多合并成 1 个三角形的大齿,顶有浅缺或无,缘无清晰的锯齿而多为全缘;花冠紫红色,长 13mm,管在距基部 3mm 处以直角向前膝屈,使其上段由萼的裂口中

伸出,上段长 5~6mm,中部稍稍向下弓曲,喉部宽约 3mm,下唇约与盔等长或稍长,中裂圆形而有柄,甚小于侧裂,裂片上有时红脉极显著,盔略略镰状弓曲,长 5mm 左右,额圆形,无明显的鸡冠状凸起,下缘之端似微有凸尖,但不显著;雄蕊药对离开而不并生,花丝前方 1 对有毛;花柱稍稍伸出。蒴果形状大小多变,多少披针形,端渐尖,不弓曲,或偶然有全长向下弓曲者,或上线至近端处突然弯下成一钝尖,而后再在下基线前端成一小凸尖,长 10~15mm,宽 4~5mm;种子黑色,半圆形,长 1.8mm,有极细而不显明的纵纹。花期 7~8 月。

[分布]　(1)藓生马先蒿:产本市各地林区。生海拔 1750~2700m 的杂林、冷杉林的苔藓层中或林缘、路旁阴湿处。

(2)轮叶马先蒿:产华亭(苍沟)、平凉(崆峒山)等地。生海拔 2100~3350m 的湿润处。

[采集加工]　秋季采挖,洗净,晒干。用时切片。

[资源利用]　有资源。自采自用。

[性味功效]　甘、微苦,温。益气生津,宁心安神,祛风除湿。

[功能主治]　(1)虚寒腹痛,腹胀,可单用水煎,当茶饮。

(2)风湿关节疼痛,条参水煎服。

(3)其他,可用于气血亏损,体虚多汗,心悸怔忡等。

煎服,9~18g。

条纹龙胆

[异名]　邦见嘎保(《晶珠本草》)。

[来源]　龙胆科龙胆属植物条纹龙胆 *Gentiana striata* Maxim. 的全草(图 548)。

[原植物]　一年生草本,高 10~30cm。根纤细,分枝少。茎淡紫色,直立或斜升,从基部分枝,节间长 2~7cm,具细条棱。叶对生,几无柄,稀疏,长三角状披针形或卵状披针形,长 1~3cm,宽 0.5~1.2cm,先端渐尖,基部圆形或平截,抱茎呈短鞘,边缘粗糙或被短毛,下部边缘及基部毛稍密,叶脉 1~3,下面沿中脉密被短柔毛。花单生于茎顶,两性,辐

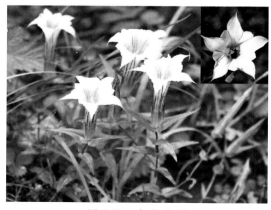

图 548　条纹龙胆

射对称,5 数;花萼钟形,萼筒长 1 ~ 1.3cm,裂片披针形,长 8 ~ 11mm,先端尖,中脉突起下延呈翅,边缘及翅粗糙,被短硬毛;花冠淡黄色,有黑色纵条纹,长 4 ~ 6cm,裂片卵形,先端具 1 ~ 2mm 长的尾尖,褶偏斜,截形,边缘具不整齐齿裂;雄蕊 5,着生于花冠筒中部,长短二型,花丝线形,花药矩圆形;子房上位,矩圆形,长约 1.5cm,柄长约 1cm,花柱线形,柱头 2 裂,反卷。蒴果矩圆形,扁平,长 2 ~ 3.5cm,柄长 1.5 ~ 2cm,内藏或先端外露。种子长椭圆形,三棱状,沿棱具翅,长 3 ~ 3.5mm,褐色,表面具网纹。花果期 8 ~ 10 月。

[分布] 产庄浪(通化)等地。生海拔 2200 ~ 3700m 的山坡、草地及灌丛中。

[采集加工] 夏季采收,除去杂质,洗净,晾干。

[资源利用] 有资源。自采自用。

[性味功效] 苦、辛,寒。清热解毒,利湿消肿。

[功能主治] 用于外感风热,目赤,咽喉肿痛,黄疸,疮疡,跌打肿痛。

煎服,6 ~ 12g。外用适量,研末调敷。

铁棒锤

[异名] 小乌,三转半,两头尖。

[来源] 毛茛科乌头属植物伏毛铁棒锤 *Aconitum flavum* Hand. – Mazz. 的块根(图 549)。

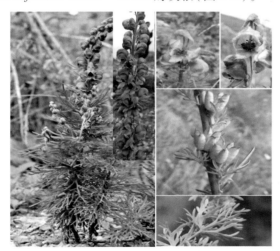

图 549 伏毛铁棒锤

[原植物] 块根胡萝卜形,长约 4.5cm,粗约 8mm。茎高 35 ~ 100cm,中部以下无毛,在中部或上部被反曲而紧贴的短柔毛,密生多数叶,通常不分枝。茎下部叶在开花时枯萎,中部叶有短柄;叶片宽卵形,长 3.8 ~ 5.5cm,宽 3.6 ~ 4.5cm,基部浅心形,3 全裂,全裂片细裂,末回裂片线形,两面无毛,边缘干时稍反卷,疏被短缘毛;叶柄长 3 ~ 4mm。顶生总状花序狭长,长为茎的 1/5 ~ 1/4,有 12 ~ 25 朵花;轴及花梗密被紧贴的短柔毛;下部苞片似叶,中部以上的苞片线形;花梗长 4 ~ 8mm;小苞片生花梗顶部,线形,长 3 ~ 6mm;萼片黄色带绿色,或暗紫色,外面被短柔毛,上萼片盔状船形,具短爪,高 1.5 ~ 1.6cm,下缘斜升,上部向下弧状弯曲,外缘斜,侧萼片长约 1.5cm,下萼片斜长圆状卵形;花瓣疏被短毛,瓣片长约 7mm,唇长 3mm,距长约 1mm,向后弯曲;花丝无毛或疏被短毛,全缘;心皮 5,无毛或疏被短毛。蓇葖无毛,长 1.1 ~ 1.7cm;种子倒卵状三棱形,长约 2.5mm,光滑,沿棱具狭翅。8 月开花。

[分布] 产华亭、平凉等地。生海拔 2000 ~ 3700m 的山地、草坡或疏林下。

[采集加工] 7 ~ 8 月采挖,除去茎苗,洗净晒干。生用或制后用。

[炮制] 制铁棒锤:取净铁棒锤,大小个分开,用水浸泡至内无干心,取出,加水煮沸 4 ~ 6 小时,取大个实心者,切开内无白心,口尝微有麻舌感时,取出,晾至六成干,切薄片,晒干。

[资源利用] 有资源。自采自用。

[性味功效] 辛,温,大毒。活血祛痰,祛风除湿,消肿止痛。

[功能主治] (1)脘腹寒痛,可用制铁棒锤、干姜,水煎服;周身疼痛,单用本品,研末,凉开水冲服。

(2)风湿关节痛,跌打损伤,可单用本品,或配三七,研细,冲服。

(3)瘰疬未溃,本品以醋磨汁,涂患处;冻疮,铁棒锤以水磨汁,涂之。

（4）其他，可用于痈肿恶疮，无名肿毒，毒蛇咬伤。

煎服，1.5～3g；研细冲服，0.06～0.15g。外用适量，煎水洗；研末调敷或磨汁涂。孕妇忌服。服药后忌热饮食、烟、酒。不可多服和久服。

注 铁棒锤茎叶：苦、辛，温，有毒。解毒，消肿止痛。用于跌打损伤，刀伤，痈肿疮疖。外用适量，捣敷，或煎水洗。

铁鞭草

[异名] 米汤草。

[来源] 豆科胡枝子属植物多花胡枝子 Lespedeza floribunda Bunge 的根或茎叶（图550）。

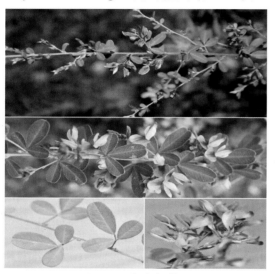

图550 多花胡枝子

[原植物] 小灌木，高0.3～1m。茎于近基部分枝，枝条细长，有条棱，被灰白色柔毛。三出羽状复叶互生，叶柄长约7mm；托叶条形，长4～5mm，先端刺芒状；小叶具柄，顶生1片较大，倒卵形、宽

倒卵形或长圆形，长1～1.5cm，宽6～9mm，先端微凹、钝圆或近截形，具小刺尖，基部楔形，表面被疏毛，背面密被白色伏柔毛，侧生小叶较小。总状花序腋生，总花梗细长，明显超出叶长，花多数；小苞片卵形，长约1mm；花萼杯状，长4～5mm，被柔毛，5裂，上方2裂片下部合生，裂片披针形或卵状披针形，先端渐尖；花冠紫色、紫红色或蓝紫色，旗瓣椭圆形，长约5mm，先端圆形，基部有柄，翼瓣稍短、龙骨瓣长于旗瓣，钝头；二体雄蕊；子房上位，花柱细长，内弯；具闭锁花。荚果宽卵形，长约7mm，超出宿存萼，密被柔毛，有网状脉纹。花期6～9月，果期9～10月。

[分布] 产本市大部分地区。生干旱山坡或山坡灌丛、林下。

[采集加工] 6～10月采挖，除去杂质，根洗净，切片晒干；茎叶，切段晒干。

[资源利用] 有资源。自采自用。

[性味功效] 根，涩，凉。消积，截疟。

[功能主治] 用于小儿疳积，疟疾。

煎服，9～15g。

铁杆七

[异名] 黑虎七。

[来源] 裸子蕨科凤丫蕨属植物普通凤丫蕨 Coniogramme intermedia Hieron. 的根状茎（图551）。

[原植物] 多年生草本，高60～100cm。根状茎长而横走，粗约4mm，木质，被浅棕色、披针形鳞片。叶近生至远生，相距1～3cm，柄长30～40cm，粗约3mm，禾秆色至深禾秆色，基部疏生鳞片，向上光滑；叶片卵状三角形，长25～35cm，宽20～25cm，二回羽状，羽片4～5（～6）对，近对生，相距4～8cm，柄长1～3cm，下部1～2（～3）对卵状三角

形，长20～35cm，宽10～15cm，羽状或三出，其余

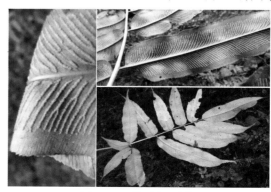

图551 普通凤丫蕨

向上各对披针形,单一,长达 14cm,宽 3~4cm,向基部略变宽;小羽片 3~5,斜上,披针形,有柄,顶端 1 片较大,长达 15cm,宽约 3cm,渐尖头,边缘有向前弯曲的尖锯齿;叶脉羽状,侧脉二叉至三叉,先端有线形水囊体,长而稍加厚,伸入齿内,不达叶边;叶草质,两面光滑或有时下面略被短毛。孢子囊群长线形,沿侧脉分布到距叶边距约 3mm 处,无囊群盖。

[分布]　产华亭、平凉等地区。生海拔 1000~2500m 的林下及山谷、沟边阴湿处。

[采集加工]　秋季采挖,除去须根及泥沙,晒干。

[资源利用]　有资源。自采自用。

[性味功效]　甘、淡,平。清热利湿,祛风活血。

[功能主治]　(1)白带,可与豆腐、醪糟,同煎服。

(2)跌打损伤,铁杆七水煎,兑酒服。

(3)风湿性关节炎,本品煎服。

(4)其他,可用于小便淋涩,痢疾,泄泻,疮毒。煎服,9~15g。

铁角蕨

[异名]　铁角凤尾草(《植物名实图考》),猪累七。

[来源]　铁角蕨科铁角蕨属植物铁角蕨 Asplenium trichomanes L. 的全草(图 552)。

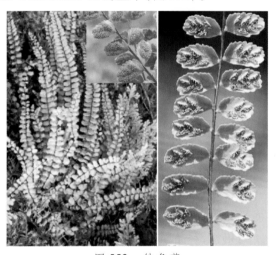

图 552　铁角蕨

[原植物]　植株高 10~30cm。根状茎短而直立,粗约 2mm,密被鳞片;鳞片线状披针形,长 3~4mm,基部宽约 0.5mm,厚膜质,黑色,有光泽,略带红色,全缘。叶多数,密集簇生;叶柄长 2~8cm,粗约 1mm,栗褐色,有光泽,基部密被与根状茎上同样的鳞片,向上光滑,上面有 1 条阔纵沟,两边有棕色的膜质全缘狭翅,下面圆形,质脆,通常叶片脱落而柄宿存;叶片长线形,长 10~25cm,中部宽 9~16mm,长渐尖头,基部略变狭,一回羽状;羽片 20~30 对,基部的对生,向上对生或互生,平展,近无柄,中部羽片同大,长 3.5~6(~9)mm,中部宽 2~

4(~5)mm,椭圆形或卵形,圆头,有钝齿牙,基部为近对称或不对称的圆楔形,上侧较大,偶或有小耳状突起,全缘,两侧边缘有小圆齿;中部各对羽片相距 4~8mm,彼此疏离,下部羽片向下逐渐远离并缩小,形状多种,卵形、圆形、扇形、三角形或耳形。叶脉羽状,纤细,两面均不明显,小脉极斜向上,二叉,偶有单一,羽片基部上侧一脉常为二回二叉,不达叶边。叶纸质,干后草绿色、棕绿色或棕色;叶轴栗褐色,有光泽,光滑,上面有平阔纵沟,两侧有棕色的膜质全缘狭翅,下面圆形。孢子囊群阔线形,长 1~3.5mm,黄棕色,极斜向上,通常生于上侧小脉,每羽片有 4~8 枚,位于主脉与叶边之间,不达叶边;囊群盖阔线形,灰白色,后变棕色,膜质,全缘,开向主脉,宿存。

[分布]　产灵台、华亭、平凉等地区。生海拔 1300~2500m 的干旱石缝中、岩面上或山坡路边阴湿处。

[采集加工]　全年可采,除去杂质,鲜用或晒干。

[资源利用]　有资源。未利用。

[性味功效]　淡,凉。清热利湿,解毒消肿,调经止血。

[功能主治]　(1)小儿高热惊风,可配钩藤、僵蚕,水煎服;小儿疳积,可与猪肝,同煎服。

(2)咯血,本品单用,煎服;咳嗽,可加冰糖,水煎服。

(3)痢疾,铁角蕨煎服;白带,可同凤尾七、盘龙七、黑豆(打碎)等,同煎服。

(4)其他,可用于食积腹泻,月经不调,疮疖肿

毒,外伤出血,水火烫伤,毒蛇咬伤。

煎服,9~30g。外用适量,鲜品捣敷。

铁苋草

[异名] 海蚌含珠(《植物名实图考》),六合草(《草木便方》),野黄麻(《天宝本草》)。

[来源] 大戟科铁苋菜属植物铁苋菜 *Acalypha australis* L. 的全草(图553)。

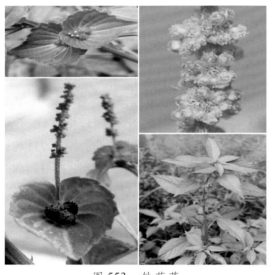

图553 铁苋菜

[原植物] 一年生草本,高0.2~0.5m,小枝细长,被贴毛柔毛,毛逐渐稀疏。叶膜质,长卵形、近菱状卵形或阔披针形,长3~9cm,宽1~5cm,顶端短渐尖,基部楔形,稀圆钝,边缘具圆锯,上面无毛,下面沿中脉具柔毛;基出脉3条,侧脉3对;叶柄长2~6cm,具短柔毛;托叶披针形,长1.5~2mm,具短柔毛。雌雄花同序,花序腋生,稀顶生,长1.5~5cm,花序梗长0.5~3cm,花序轴具短毛,雌花苞片1~2(~4)枚,卵状心形,花后增大,长

1.4~2.5cm,宽1~2cm,边缘具三角形齿,外面沿掌状脉具疏柔毛,苞腋具雌花1~3朵;花梗无;雄花生于花序上部,排列成穗状或头状,雄花苞片卵形,长约0.5mm,苞腋具雄花5~7朵,簇生;花梗长0.5mm;雄花,花蕾时近球形,无毛,花萼裂片4枚,卵形,长约0.5mm;雄蕊7~8枚;雌花,萼片3枚,长卵形,长0.5~1mm,具疏毛;子房具疏毛,花柱3枚,长约2mm,撕裂5~7条。蒴果直径4mm,具3个分果爿,果皮具疏生毛和毛基变厚的小瘤体;种子近卵状,长1.5~2mm,种皮平滑,假种阜细长。花果期4~12月。

[分布] 本市大部分地方均产。生海拔600~2000m的田间或路旁草丛。

[采集加工] 夏、秋采收,除去杂质及泥沙,鲜用或晒干。

[资源利用] 资源较丰富。自采自用。

[性味功效] 苦、涩,凉。清热利湿,凉血解毒,消积。

[功能主治] (1)湿热痢疾,鲜品,煎服;或与鲜地锦草,同煎服。

(2)吐血,铁苋菜、淡竹叶,水煎服;便血,尿血,可用本品煎服,或配地榆、甘草同煎服。

(3)疳积,鲜品同猪肝煎煮,服食;小儿积滞泄泻,铁苋菜水煎服。

煎服,9~15g,鲜品30~60g。外用适量,水煎洗或捣敷。老弱气虚者慎服;孕妇忌服。

铁线透骨草

[来源] 毛茛科铁线莲属植物黄花铁线莲 *Clematis intricate* Bunge 的地上部分(图554)。

[原植物] 草质藤本。茎纤细,多分枝,有细棱,近无毛或有疏短毛。一回至二回羽状复叶;小叶有柄,2~3全裂或深裂,浅裂,中间裂片线状披针形、披针形或狭卵形,长1~4.5cm,宽0.2~

1.5cm,顶端渐尖,基部楔形,全缘或有少数牙齿,两侧裂片较短,下部常2~3浅裂。聚伞花序腋生,通常为3花,有时单花;花序梗较粗,长1.2~3.5cm,有时极短,疏被柔毛;中间花梗无小苞片,侧生花梗下部有2片对生的小苞片,苞片叶状,较大,全缘或2~3浅裂至全裂;萼片4,黄色,狭卵形或长圆形,

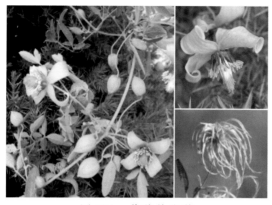

图554　黄花铁线莲

顶端尖,长1.2~2.2cm,宽4~6mm,两面无毛,偶尔内面有极稀柔毛,外面边缘有短绒毛;花丝线形,有短柔毛,花药无毛。瘦果卵形至椭圆状卵形,扁,长2~3.5mm,边缘增厚,被柔毛,宿存花柱长3.5~5cm,被长柔毛。花期6~7月,果期8~9月。

[分布]　产庄浪、静宁等地。生海拔1500~3100m的山坡、灌丛或路旁。

[采集加工]　夏、秋采割,除去杂质,晒干。

[资源利用]　资源较丰富。自采自用。

[功能主治]　(1)风湿疼痛,鲜叶,捣烂敷贴痛处2~4小时,不可过久;或配核桃肉、酸葡萄、斑蝥(1个),水煎热服,令汗出。

(2)跌打损伤,可与艾叶、当归、黄芪、苏木、延胡索,同煎,洗红肿未破处。

(3)牛皮癣,鲜铁线透骨草,捣烂外敷,待患处起泡,连成一片时去药,刺破使黄水流出,局部敷油纱布,每日1换,待黄水流尽结痂。

(4)其他,可用于四肢麻木,拘挛疼痛,疥癞。

煎服,6~9g。外用适量,捣敷;或煎汤洗。孕妇及消化道溃疡者忌服。

葶　苈

[来源]　十字花科葶苈属植物葶苈 Draba nemorosa L. 的种子(图555)。

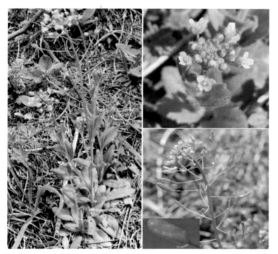

图555　葶苈

[原植物]　一年生或二年生草本。茎直立,高5~45cm,单一或分枝,疏生叶片或无叶,但分枝茎有叶片;下部密生单毛、叉状毛和星状毛,上部渐稀至无毛。基生叶莲座状,长倒卵形,顶端稍钝,边缘有疏细齿或近于全缘;茎生叶长卵形或卵形,顶端尖,基部楔形或渐圆,边缘有细齿,无柄,上面被单毛和叉状毛,下面以星状毛为多。总状花序有花25~90朵,密集成伞房状,花后显著伸长,疏松,小花梗细,长5~10mm;萼片椭圆形,背面略有毛;花瓣黄色,花期后成白色,倒楔形,长约2mm,顶端凹;雄蕊长1.8~2mm;花药短心形;雌蕊椭圆形,密生短单毛,花柱几乎不发育,柱头小。短角果长圆形或长椭圆形,长4~10mm,宽1.1~2.5mm,被短单毛;果梗长8~25mm,与果序轴成直角开展,或近于直角向上开展。种子椭圆形,褐色,种皮有小疣。花期3~4月上旬,果期5~6月。

[分布]　产平凉等地。

[性味功效]　辛,平。清热祛痰,定喘,利尿。

茼　蒿(《千金食治》)

[异名]　同蒿(《嘉祐本草》),蓬蒿菜(《本草从新》),菊花菜(《植物名实图考》),茼蒿菜(《食物中药与便方》)。

[来源]　菊科茼蒿属植物子蒿子杆 Chrysanthemum carinatum Schousb. 的茎叶(图556)。

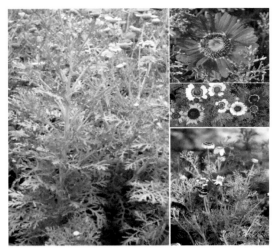

图 556　蒿子杆

[原植物]　一年生草本。茎直立，高 30 ~ 70cm，具纵棱，无毛，不分枝或中上部有分枝。基生叶花期枯萎，中下部茎叶倒卵形或长椭圆形，长 8 ~ 10cm，宽 2 ~ 4cm，二回羽状深裂，一回为深裂或几全裂，侧裂片 3 ~ 8 对，叶轴有狭翅，二回为深裂或浅裂，小裂片披针形，斜三角形或条形，长 2 ~ 5mm，宽 1 ~ 2mm，无毛，叶脉羽状；上部渐小，羽状深裂或全裂。头状花序 3 ~ 8 个生于茎枝端，有长花序梗，或无分枝而头状花序单生茎端；总苞宽杯状，直径 1.5 ~ 2.5cm；总苞片 4 层，无毛，外层的狭卵形，长 4 ~ 6mm，先端尖，边缘狭膜质，中、内层的长圆形，长约 1cm，先端具淡黄色宽膜质；花序托半球形、裸露。花黄色；舌状花 1 层，长 15 ~ 25mm，宽 4 ~ 6mm，先端具 3 裂齿；管状花，多数，长约 4mm；雄蕊 5，花药基部钝，先端附器卵状圆形；子房下位，花柱分枝线形，先端截形。果实长约 3mm；舌状花果实具 3 条宽翅肋，腹面的 1 条翅肋伸延于果实顶端并超出于花冠基部，成喙状或芒尖状；管状花果实两侧压扁，有 2 条凸起的肋，间肋明显。花果期 5 ~ 9 月。

[分布]　本市内大部分地区有栽培。我国北方各省区有栽培。

[采集加工]　夏、秋采收，除去杂质，鲜用。

[资源利用]　栽培菜蔬。自采自用。

[性味功效]　辛、甘，凉。和脾胃，消痰饮，安心神。

[功能主治]　(1)热咳痰稠，茼蒿，水煎去渣，加冰糖溶化后服。

(2)烦热头昏，睡眠不安，可与菊花嫩苗同用，水煎服。

(3)其他，可用于脾胃不和，二便不通。

煎服，鲜品 60 ~ 90g。泄泻者忌服。不可多食。

铜棒锤

[来源]　罂粟科紫堇属植物条裂黄堇 *Corydalis linarioides* Maxim. 的全草或块根（图 557）。

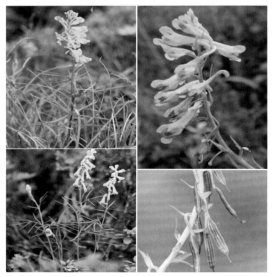

图 557　条裂黄堇

[原植物]　多年生草本，高 10 ~ 35cm。块根纺锤形，常 10 余个簇生，长 0.5 ~ 1.5cm，粗约 0.5cm，鲜时黄白色，干后褐色。茎直立，丛生，不分枝。叶常者生于茎上部，长 1.5 ~ 5cm，羽状全裂，裂片条形，具短柄或近无柄。总状花序，长 2 ~ 9cm，顶生；苞片狭披针形，疏生小裂片或全缘；萼片 2，极小，鳞片状，膜质，早落；花瓣黄色，连距长约 2cm，距圆筒形，稍下弯，下面花瓣基部囊状；雄蕊 6，连合为 2 束；子房上位，2 心皮 1 室，花柱条形，柱头 2 裂。蒴果狭长圆形，长 1 ~ 1.5cm。种子扁球形，黑色，有光泽。花期 6 ~ 7 月，果期 7 ~ 8 月。

[分布]　产庄浪（通边）。生海拔 2500 ~ 3300m 的山坡草地或杂木林下。

[采集加工]　夏季采全草，秋季挖块根，除去

杂质,洗净,晒干。

[资源利用]　有资源。自采自用。

[性味功效]　辛、苦、平,有毒。祛风除湿,活血止痛。

[功能主治]　(1)风湿疼痛,铜棒锤、木通、筋骨草、窝儿七、竹根七、伸筋草等,水煎服。

(2)胃脘疼痛,可配白芍、甘草,煎服。

(3)其他,可用于痛经,跌打损伤,皮肤瘙痒等。

煎服,1.5~3g;或浸酒服。本品不宜与乌头类药同用。

铜丝草

[异名]　钢丝草,铁丝草,铁丝七。

[来源]　铁线蕨科铁线蕨属植物掌叶铁线蕨 *Adiantum pedatum* L. Sp. 的全草(558)。

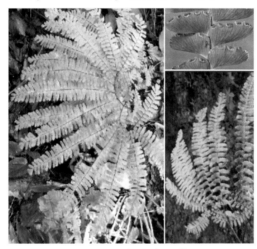

图558　掌叶铁线蕨

[原植物]　多年生草本,高30~60cm。根状茎短而直立,被深棕色、阔披针形鳞片。叶簇生,柄长20~40cm,栗色或栗黑色,有光泽,先端2分叉;叶片掌状,长宽几相等或宽稍过于长,叶轴叶柄先端向两侧二叉分枝;每侧有羽片4~6(~8)片,生于叶轴上侧,相距约1.5cm,带形,中间羽片较大,长达20cm,宽3~4cm,一回羽状,其余向两侧羽片渐小,顶端1片最小;小羽片20~25对,互生,斜长方形或斜长三角形,有短柄,中间的较大,长达2cm,宽约1cm,上缘浅裂至深裂,圆头或钝圆头、两侧边平截形,全缘;裂片钝圆形,上缘有钝齿;叶脉由小羽片基部向上缘二叉分枝,直达叶边;叶薄草质,下面灰绿色。孢子囊群肾形或长圆形,横生裂片先端缺刻内;囊群盖黄绿色,近膜质,全缘;约由18个加厚细胞组成的环带直立;孢子四面型,淡黄色,透明,光滑。

[分布]　产本市各地区。生海拔1500~2800m的山坡林下或山谷阴湿处。

[采集加工]　四季可采,除去杂质,洗净,鲜用或晒干。

[资源利用]　资源较丰富。自采自用。

[性味功效]　苦,微寒。清热解毒,利水通淋。

[功能主治]　(1)肺热咳嗽,本品水煎,加冰糖少许服。

(2)痢疾,鲜铜丝草,洗净捣烂,加凉开水擂汁,调白糖适量服。

(3)淋症,可与金刷把、木通、大叶三七叶,同煎服。

(4)其他,可用于黄疸,痈肿,瘰疬,烫伤等。

煎服,15~30g,鲜品可用至60g。外用适量,研末调敷。

透骨草

[异名]　地构叶。

[来源]　大戟科地构叶属植物疣果地构叶 *Speranskia tuberculata* (Bge.) Baill. 的全草(图559)。

[原植物]　多年生草本。茎直立,高25~50cm,分枝较多,被伏贴短柔毛。叶纸质,披针形或卵状披针形,长1.8~5.5cm,宽0.5~2.5cm,顶端渐尖,稀急尖,尖头钝,基部阔楔形或圆形,边缘具疏离圆齿或有时深裂,齿端具腺体,上面疏被短柔毛,下面被柔毛或仅叶脉被毛;叶柄长不及5mm或近无柄;托叶卵状披针形,长约1.5mm。总状花序长6~15cm,上部有雄花20~30朵,下部有雌花6~10朵,位于花序中部的雌花的两侧有时具雄花

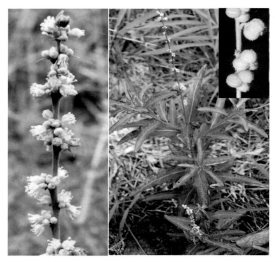

图 559　疣果地构叶

1 ~ 2 朵；苞片卵状披针形或卵形，长 1 ~ 2mm；雄花，2 ~ 4 朵生于苞腋，花梗长约 1mm；共萼裂片卵形，长约 1.5mm，外面疏被柔毛；共瓣倒心形，具爪，长约 0.5mm，被毛；雄蕊 8 ~ 12 (~ 15) 枝，花丝被毛；雌花，1 ~ 2 朵生于苞腋，花梗长约 1mm，果时长达 5mm，且常下弯；花萼裂片卵状披针形，长约 1.5mm，顶端渐尖，疏被长柔毛，花瓣与雄花相似，但较短，疏被柔毛和缘毛，具脉纹；花柱 3，各 2 深裂，裂片呈羽状撕裂。蒴果扁球形，长约 4mm，直径约 6mm，被柔毛和具瘤状突起；种子卵形，长约 2mm，顶端急尖，灰褐色。花果期 5 ~ 9 月。

[分布] 产本市大部分地方。生海拔 600 ~ 2000m 的干燥沙质土壤上或山坡草地、村落附近。

[采集加工] 7 ~ 9 月开花结实时采收，除去杂质，鲜用或晒干。切段用。

[资源利用] 有资源。自产自销。

[性味功效] 辛，温。祛风除湿，舒筋活血，散瘀消肿，解毒止痛。

[功能主治] (1) 风湿关节痛，可配防风、苍术、牛膝、黄柏等，水煎服；或与制川乌，制草乌、伸筋草等药，同煎服。

(2) 跌打损伤，瘀血疼痛，可与茜草、赤芍、当归等药同用，煎服。

(3) 一切肿毒初起，透骨草、漏芦、防风、地榆等份，煎水热洗；遍身疮癣，可配苦参、大黄、雄黄各等量，研末，煎汤，于密室中熏至汗出如雨，淋洗。

(4) 梅毒，筋骨微痛，皮肤瘙痒，透骨草、生芝麻、羌活、独活、黑豆、紫葡萄、槐实、白糖、六安茶、核桃肉、生姜、大枣，水煎食前热服，如《医宗金鉴》透骨搜风散。

(5) 其他，可用于寒湿脚气，扭伤，瘫痪，阴囊湿疹，闭经等。

煎服，9 ~ 15g。外用适量，煎水熏洗；或鲜品捣敷。孕妇忌服。

透茎冷水花

[来源] 荨麻科冷水花属植物透茎冷水花 *Pilea pumila* (L.) A. Gray 的全草（图 560）。

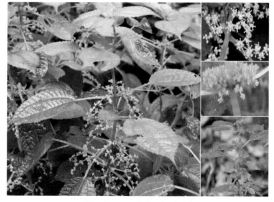

图 560　透茎冷水花

[原植物] 一年生草本。茎肉质，直立，高 5 ~ 50cm，无毛，分枝或不分枝。叶近膜质，同对的近等大，近平展，菱状卵形或宽卵形，长 1 ~ 9cm，宽 0.6 ~ 5cm，先端渐尖、短渐尖、锐尖或微钝（尤在下部的叶），基部常宽楔形，有时钝圆，边缘除基部全缘外，其上有牙齿或牙状锯齿，稀近全绿，两面疏生透明硬毛，钟乳体条形，长约 0.3mm，基出脉 3 条，侧出的 1 对微弧曲，伸达上部与侧脉网结或达齿尖，侧脉数对，不明显，上部的几对常网结；叶柄长 0.5 ~ 4.5cm，上部近叶片基部常疏生短毛；托叶卵状长圆形，长 2 ~ 3mm，后脱落。花雌雄同株并常同序，雄花常生于花序的下部，花序蝎尾状，密集，生于几乎每个叶腋，长 0.5 ~ 5cm，雌花枝在果时增长。雄花具短梗或无梗，在芽时倒卵形，长 0.6 ~

1mm;花被片常 2,有时 3~4,近船形,外面近先端处有短角突起;雄蕊 2(~4);退化雌蕊不明显。雌花花被片 3,近等大,或侧生的 2 枚较大,中间的 1 枚较小,条形,在果时长不过果实或与果实近等长,而不育的雌花花被片更长;退化雄蕊在果时增大,椭圆状长圆形,长及花被片的一半。瘦果三角状卵形,扁,长 1.2~1.8mm,初时光滑,常有褐色或深棕色斑点,熟时色斑多少隆起。花期 6~8 月,果期8~10 月。

[分布]　产本市各地。生海拔 600~2200m 的山坡林下阴湿处或水沟旁。

[采集加工]　夏、秋采收,除去杂质,洗净,鲜用或晒干。

[资源利用]　有资源。未利用。

[性味功效]　甘,寒。清热,利尿,解毒。

[功能主治]　用于痈肿初起,赤白带下,跌打损伤,虫蛇咬伤,子宫内膜炎等。

煎服,15~30g。外用适量捣敷。

秃疮花

[异名]　秃子花,勒马回。

[来源]　罂粟科秃疮花属植物秃疮花 *Dicranostigma leptopodum* (Maxim.) Fedde 的全草(图 561)。

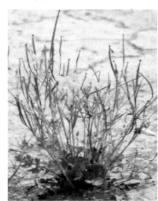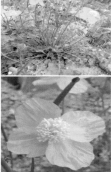

图 561　秃疮花

[原植物]　通常为多年生草本,高 25~80cm,全体含淡黄色液汁,被短柔毛,稀无毛。主根圆柱形。茎多,绿色,具粉,上部具多数等高的分枝。基生叶丛生,叶片狭倒披针形,长 10~15cm,宽 2~4cm,羽状深裂,裂片 4~6 对,再次羽状深裂或浅裂,小裂片先端渐尖,顶端小裂片 3 浅裂,表面绿色,背面灰绿色,疏被白色短柔毛;叶柄条形,长 2~5cm,疏被白色短柔毛,具数条纵纹;茎生叶少数,生于茎上部,长 1~7cm,羽状深裂、浅裂或二回羽状深裂,裂片具疏齿,先端三角状渐尖;无柄。花 1~5 朵于茎和分枝先端排列成聚伞花序;花梗长

2~2.5cm,无毛;具苞片。花芽宽卵形,长约 1cm;萼片卵形,长 0.6~1cm,先端渐尖成距,距末明显扩大成匙形,无毛或被短柔毛;花瓣倒卵形至回形,长 1~1.6cm,宽 1~1.3cm,黄色;雄蕊多数,花丝丝状,长 3~4mm,花药长圆形,长 1.5~2mm,黄色;子房狭圆柱形,长约 6mm,绿色,密被疣状短毛,花柱短,柱头 2 裂,直立。蒴果线形,长 4~7.5cm,粗约 2mm,绿色,无毛,2 瓣自顶端开裂至近基部。种子卵珠形,长约 0.5mm,红棕色,具网纹。花期3~5 月,果期 6~7 月。

[分布]　产平凉、华亭、静宁等地。生海拔680~3000m 的路边、草地、田间。

[采集加工]　春季开花期采收,除去杂质,鲜用或阴干。

[资源利用]　有资源。自采自用。

[性味功效]　苦,寒。清热解毒,消肿止痛,杀虫。

[功能主治]　(1)咽喉痛,牙痛,可单味水煎,调白糖服。

(2)秃疮,顽癣,鲜品捣烂,敷患处。

(3)老鼠疮,寻常疣,可用秃疮花、白杨树花等量,熬膏敷患处。

(4)阴囊癣,妇女阴部肿,可配蒲公英、艾叶、全葱各适量,煎水洗。

煎服,9~15g。外用适量,捣敷;或煎水洗。

突隔梅花草

[来源] 虎耳草科梅花草属植物突隔梅花草 *Parnassia delavayi* Franch. 的全草（图562）。

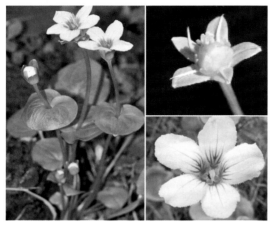

图562 突隔梅花草

[原植物] 多年生草本，高12～35cm。根状茎形状多样，其上部有褐色鳞片，下部有不甚发达纤维状根。基生叶3～4（～7），具长柄；叶片肾形或近圆形，长2～4cm，宽2.5～4.5cm，先端圆，带突起圆头或急尖头，基部弯缺甚深呈深心形，全缘，上面褐绿色，下面灰绿色，有突起5～7（～9）条脉；叶柄长（3～）5～16cm，扁平，两侧有窄膜；托叶膜质，灰白色，边有褐色流苏状毛。茎1，中部以下或近中部具1茎生叶，与基生叶同形，有时较小，有时近等大，偶有比基生叶大者，常在其基部有2～3条铁锈色附属物，无柄半抱茎；花单生于茎顶，直径3～3.5cm；萼筒倒圆锥形；萼片长圆形、卵形或倒卵形，长6～8mm，宽4～6mm，先端圆钝，全缘，通常3～5（～7）条脉，有明显密集褐色小点；花瓣白色，

长圆倒卵形或匙状倒卵形，长（1～）1.2～2.5cm，宽6～9mm，先端圆或急尖，基部渐窄成长约5mm之爪，上半部1/3有短而疏流苏状毛，通常有5条紫褐色脉，并密被紫褐色小点；雄蕊5，花丝长短不等，长者可达5.5mm，短的长仅1mm，向基部逐渐加宽，花药椭圆形，顶生，侧裂，药隔连合伸长，呈匕首状，长可达5mm；退化雄蕊5，长3.5～4mm，先端3裂，裂片长1.5～1.8mm，偶达中裂，两侧裂先端微向内弯，渐尖，中间裂片比两侧裂片窄，偶有稍短，先端截形，偶有顶端带球状趋势者；子房上位，顶端压扁球形，花柱长约1.8mm，通常伸出退化雄蕊之外，偶有不伸出者，柱头3裂，裂片倒卵形，花后反折。蒴果3裂；种子多数，褐色，有光泽。花期7～8月，果期9月开始。

[分布] 产灵台、泾川、华亭、平凉等地。生海拔1000～2500m的山坡林下或沟谷、水旁阴湿处。

[采集加工] 夏季采收，除去杂质，洗净，鲜用或晒干。

[资源利用] 有资源。未利用。

[性味功效] 甘，寒。清热润肺，解毒消肿。

[功能主治]（1）肺结核，咳嗽，可配鹿衔草，炖猪肺服。

（2）铜钱癣，鲜突隔梅花草根，火上稍烤，搓后擦患处。

（3）其他，可用于热毒疮肿，跌打损伤，喉炎，腮腺炎，淋巴结炎。

煎服，9～15g。外用适量，鲜品捣敷。

土麦冬

[来源] 百合科山麦冬属植物山麦冬 *Liriope spicata* (Thunb.) Lour. 及禾叶山麦冬 *Liriope graminifolia* (L.) Baker 的块根（图563）。

[原植物]（1）山麦冬：多年生草本，植株有时丛生。根稍粗，直径1～2mm，有时分枝多，近末端处常膨大成矩圆形、椭圆形或纺锤形的肉质小块根；根状茎短，木质，具地下走茎。叶基生成丛、禾叶状，长25～60cm，宽4～6（～8）mm，先端急尖或

钝，基部常包以褐色的叶鞘，上面深绿色，背面粉绿色，具5条脉，中脉较明显，边缘具细锯齿。花通常长于或几等长于叶，少数稍短于叶，长25～65cm；总状花序长6～15（～20）cm，具多数花，花通常（2～）3～5朵族生于苞片腋内；苞片小，披针形，最下面的长4～5mm，干膜质；花梗长约4mm，关节位于中部以上或近顶端；花被片6，矩圆形、矩圆状披针形，长4～5mm，先端饱圆，淡紫色或淡蓝色；

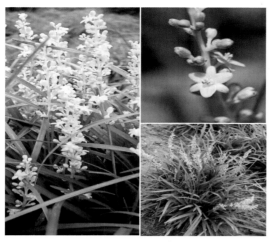

图 563-1　山麦冬

柱头与花柱等宽。果实在发育的早期外果皮即破裂，露出种子。种子卵圆形或近球形，直径 4～5mm，初期绿色，成熟时蓝黑色。花期 6～8 月，果期 9～11 月。

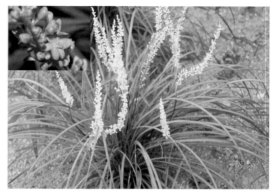

图 563-2　禾叶山麦冬

雄 6，花丝长约 2mm；花药狭矩圆形，长约 2mm；子房上位，近球形；花柱长约 2mm，稍弯，柱头不明显。果实在发育的早期外果皮即破裂，露出种子。种子近球形，直径约 5mm。花期 5～7 月，果期 8～10 月。

（2）禾叶山麦冬：多年生草本。根细或稍粗，分枝多，有时有纺锤形小块根；根状茎短或稍长，具地下走茎。叶长 20～60cm，宽 2～4mm，先端钝或渐尖，具 5 条脉，近全缘或先端边缘具细齿，基部常有残存的枯叶或有时撕裂成纤维状。花葶通常稍短于叶，长 20～48cm，总状花序长 6～15cm，具花多数；花梗长约 4mm，关节位于近顶端；花被片狭矩圆形或矩圆形，先端钝圆，长 3.5～4mm，白色或淡紫色；雄蕊 6，花丝长 1～1.5mm，扁而稍宽；花药近矩圆形，长约 1mm，基着，2 室，近于内向开裂；子房上位，近球形，3 室，每室具 2 胚珠；花柱长约 2mm，

［分布］（1）山麦冬：产平凉（柳湖），华亭、庄浪等地。生海拔 1400m 以下的山坡、山谷林下、路旁或湿地。

（2）禾叶山麦冬：产灵台等地。生海拔 600～2300m 的山坡、山谷林下、灌丛或山沟阴处、石缝间及草丛中。

［采集加工］　立夏或清明前后采挖，剪取块根，洗净，晒干。

［资源利用］　有资源。自采自用。

［性味功效］　甘、微苦，微寒。养阴生津。

［功能主治］　用于阴虚肺燥，咳嗽痰黏，胃阴不足，口燥咽干，肠燥便秘。

煎服，9～15g。

土人参

［异名］　栌兰，参草，土红参，假人参。

［来源］　马齿苋科土人参属植物土人参 *Talinum paniculatum*（Jacq.）Gaertn. 的根（图 564）。

［原植物］　一年生或多年生草本，全株无毛，高 30～100cm。主根粗壮，圆锥形，有少数分枝，皮黑褐色，断面乳白色。茎直立，肉质，基部近木质，多少分枝，圆柱形，有时具槽。叶互生或近对生，具短柄或近无柄，叶片稍肉质，倒卵形或倒卵状长椭圆形，长 5～10cm，宽 2.5～5cm，顶端急尖，有时微凹，具短尖头，基部狭楔形，全缘。圆锥花序顶生或

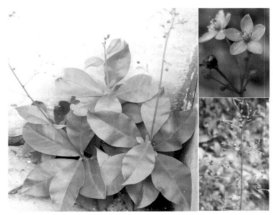

图 564　土人参

腋生,较大形,常二叉状分枝,具长花序梗;花小,直径约6mm;总苞片绿色或近红色,圆形,顶端圆钝,长3~4mm;苞片2,膜质,披针形,顶端急尖,长约1mm;花梗长5~10mm;萼片卵形,紫红色,早落;花瓣粉红色或淡紫红色,长椭圆形、倒卵形或椭圆形,长6~12mm,顶端圆钝,稀微凹;雄蕊(10~)15~20,比花瓣短;花柱线形,长约2mm,基部具关节;柱头3裂,稍开展;子房卵球形,长约2mm。蒴果近球形,直径约4mm,3瓣裂,坚纸质;种子多数,扁圆形,直径约1mm,黑褐色或黑色,有光泽。花期6~8月,果期9~11月。

[分布] 平凉等地区有栽培。

[采集加工] 秋季采挖,洗净,除去须根,刮去表皮,蒸熟晒干。

[资源利用] 栽培品。自采自用。

[性味功效] 甘,平。补气润肺,止咳,调经。

[功能主治] (1)劳伤乏力,土人参加黄酒蒸后,煎服;或加黑鱼干,酒水炖服。

(2)脾虚泄泻,可与大枣同煎服。

(3)多尿症,土人参、金樱根,煎服。

(4)月经不调,可配紫茉莉根、益母草等同煎服。

煎服,30~60g。外用适量,鲜品捣敷。

土三七 (《滇南本草》)

[异名] 见肿消(《本草纲目拾遗》),天青地红(《植物名实图考》),破血丹(《分类草药性》)。

[来源] 菊科三七草属植物菊叶三七 *Gynura japonica* (L. f.) Juel 的根或全草(图565)。

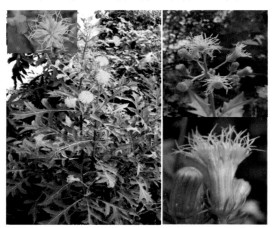

图565 菊叶三七

[原植物] 高大多年生草本,高60~150cm,或更高。根粗大成块状,直径3~4cm,有多数纤维状根茎直立,中空,基部木质,直径达15mm,有明显的沟棱,幼时被卷柔毛,后变无毛,多分枝,小枝斜升。基部叶在花期常枯萎。基部和下部叶较小,椭圆形,不分裂至大头羽状,顶裂片大,中部叶大,具长或短柄,叶柄基部有圆形,具齿或羽状裂的叶耳,多少抱茎;叶片椭圆形或长圆状椭圆形,长10~30cm,宽8~15cm,羽状深裂,顶裂片大,倒卵形,长圆形至长圆状披针形,侧生裂片(2~)3~6对,椭圆形,长圆形至长圆状线形,长1.5~5cm,宽0.5~2(~2.5)cm,顶端尖或渐尖,边缘有大小不等的粗齿或锐锯齿、缺刻,稀全缘。上面绿色,下面绿色或变紫色,两面被贴生短毛或近无毛。上部叶较小,羽状分裂,渐变成苞叶。头状花序多数,直径1.5~1.8cm,花茎枝端排成伞房状圆锥花序;每一花序枝有3~8个头状花序;花序梗细,长1~3(~6)cm,被短柔毛,有1~3线形的苞片;总苞狭钟状或钟状,长10~15mm,宽8~15mm,基部有9~11线形小苞片;总苞片1层,13个,线状披针形,长10~15mm,宽1~1.5mm,顶端渐尖,边缘干膜质,背面无毛或被疏毛。小花50~100个,花冠黄色或橙黄色,长13~15mm,管部细,长10~12mm,上部扩大,裂片卵形,顶端尖;花药基部钝;花柱分枝有钻形附器,被乳头状毛。瘦果圆柱形,棕褐色,长4~5mm,具10肋,肋间被微毛。冠毛丰富,白色,绢毛状,易脱落。花果期8~10月。

[分布] 产平凉(花所)等地。生海拔900~1500m的山坡、山沟、路旁或栽培于住宅周围。

[采集加工] 7~8月生长茂盛时采挖,除去杂质,洗净,晒干。

[资源利用] 资源少。自采自用。

[性味功效] 甘、微苦,温。止血,散瘀,消肿止痛,解毒。

[功能主治] (1)吐血,衄血,土三七全草煎

服;或与白及、小蓟、白茅根、同煎服;或土三七根研末,冲服。

（2）跌打损伤,瘀滞肿痛,可单用,水、酒各半煎服,或配丹参、牛膝等、水煎服;或鲜土三七茎叶捣汁,兑白酒服,另取鲜叶捣敷。

（3）产后瘀血腹痛,土三七根煎服;赤痢,土三七全草研粉,米汤调服。

（4）手足癣,毒虫咬伤,均可用土三七鲜叶捣烂外搽或外敷。

煎服,根3～15g;或研末服,1.5～3g;茎叶9～30g。外用适量,研末敷;或鲜品捣敷。孕妇慎服。

土香薷

[异名] 臭荆芥。

[来源] 唇形科香薷属植物香薷 Elsholtzia ciliata (Thunb.) Hyland. 的地上部分或全草（图566）。

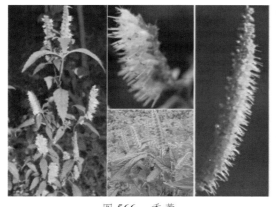

图566 香薷

[原植物] 直立草本,高0.3～0.5m,具密集的须根。茎通常自中部以上分枝,钝四棱形,具槽,无毛或被疏柔毛,常呈麦秆黄色,老时变紫褐色。叶卵形或椭圆状披针形,长3～9cm,宽1～4cm,先端渐尖,基部楔状下延成狭翅,边缘具锯齿,上面绿色,疏被小硬毛,下面淡绿色,主沿脉上疏被小硬毛,余部散布松脂状腺点,侧脉约6～7对,与中肋两面稍明显;叶柄长0.5～3.5cm,背平腹凸,边缘具狭翅,疏被小硬毛。穗状花序长2～7cm,宽达1.3cm,偏向一侧,由多花的轮伞花序组成;苞片宽卵圆形或扁圆形,长宽约4mm,先端具芒状突尖,尖头长达2mm,多半褪色,外面近无毛,疏布松脂状腺点,内面无毛,边缘具缘毛;花梗纤细,长1.2mm,近无毛,序轴密被白色短柔毛。花萼钟形,长约1.5mm,外面被疏柔毛,疏生腺点,内面无毛,萼齿5,三角形,前2齿较长,先端具针状尖头,边缘具缘毛。花冠淡紫色,约为花萼长之3倍,外面被柔毛,上部夹生有稀疏腺点,喉部被疏柔毛,冠筒自基部向上渐宽,至喉部宽约1.2mm,冠檐二唇形,上唇直立,先端微缺,下唇开展,3裂,中裂片半圆形,侧裂片弧形,较中裂片短。雄蕊4,前对较长,外伸,花丝无毛,花药紫黑色。花柱内藏,先端2浅裂。小坚果长圆形,长约1mm,棕黄色,光滑。花期7～10月,果期10月至翌年1月。

[分布] 产本市各地。生海拔900～2500m的山坡荒地、山谷沟岸、路边。

[采集加工] 7～8月开花前采割地上部分,或连根拔取全草,除去杂质,抖净沙土,鲜用或扎把阴干。

[资源利用] 资源丰富。自采自用。

[性味功效] 辛,微温。发汗解暑,化湿利尿。

[功能主治] （1）中暑发热,烦热汗出,腹痛水泻,可与扁豆、神曲、栀子、赤茯苓、荆芥同用,灯心草引,如《滇南本草》香薷饮;伤风发热,呕吐,可配紫苏、枇杷叶、灯心草等煎服。

（2）预防麻疹,土香薷全草,水煎代茶饮;小儿麻疹,透发不畅,可与紫苏、芫荽、铁扫帚等同用。

（3）月经不调,土香薷煎服;虚寒白带,可与硫黄同煎服。

（4）其他,可用于小便不利,水肿,痈疮,湿疹。

煎服,9～15g,鲜品加倍;或泡茶饮。外用适量,煎水洗;或鲜品捣敷。

土庄绣线菊

[来源] 蔷薇科绣线菊属植物土庄绣线菊 *Spiraea pubescens* Turcz. 的茎髓（图567）。

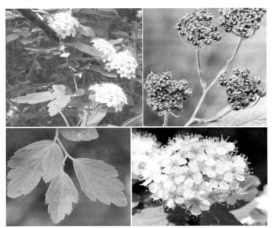

图567　土庄绣线菊

[原植物] 灌木，高1~2m；小枝开展，稍弯曲，嫩时被短柔毛，褐黄色，老时无毛，灰褐色；冬芽卵形或近球形，先端急尖或圆钝，具短柔毛，外被数个鳞片。叶片菱状卵形至椭圆形，长2~4.5cm，宽1.3~2.5cm，先端急尖，基部宽楔形，边缘自中部以上有深刻锯齿，有时3裂，上面有稀疏柔毛，下面被灰色短柔毛；叶柄长2~4mm，被短柔毛。伞形花序具总梗，有花15~20朵；花梗长7~12mm，无毛；苞片线形，被短柔毛；花直径5~7mm；萼筒钟状，外面无毛，内面有灰白色短柔毛；萼片卵状三角形，先端急尖，内面疏生短柔毛；花瓣卵形、宽倒卵形或近圆形，先端圆钝或微凹，长与宽各2~3mm，白色；雄蕊25~30，约与花瓣等长；花盘圆环形，具10个裂片，裂片先端稍凹陷；子房无毛或仅在腹部及基部有短柔毛，花柱短于雄蕊。蓇葖果开张，仅在腹缝微被短柔毛，花柱顶生，稍倾斜开展或几直立，多数具直立萼片。花期5~6月，果期7~8月。

[分布] 产崆峒山。生海拔600~2000m的山坡灌丛或杂木林中。

[采集加工] 秋季割取地上茎，截段，趁鲜取出茎髓，理直晒干。

[资源利用] 资源少。未利用。

[性味功效] 淡，平。利水消肿。

[功能主治] 用于水肿。

煎服，6~9g。

菟丝子

[异名] 菟丝实（《吴普本草》），无根草。

[来源] 旋花科菟丝子属植物菟丝子 *Cuscuta chinensis* Lam. 的种子（图568）。

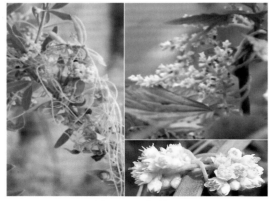

图568　菟丝子

[原植物] 一年生寄生草本。茎缠绕，黄色，纤细，直径约1mm，无叶。花序侧生，少花或多花簇生成小伞形或小团伞花序，近于无总花序梗；苞片及小苞片小，鳞片状；花梗稍粗壮，长仅1mm左右；花萼杯状，中部以下连合，裂片三角状，长约1.5mm，顶端钝；花冠白色，壶形，长约3mm，裂片三角状卵形，顶端锐尖或钝，向外反折，宿存；雄蕊着生花冠裂片弯缺微下处；鳞片长圆形，边缘长流苏状；子房近球形，花柱2，等长或不等长，柱头球形。蒴果球形，直径约3mm，几乎全为宿存的花冠所包围，成熟时整齐的周裂。种子2~49，淡褐色，卵形，长约1mm，表面粗糙。

[分布] 本市各地均产。生海拔800~3000m的田边、路旁、荒地及山坡阳处。通常寄生于豆科、菊科、蒺藜科等多种植物上。全国大部分地区有分布，以北方为主。

[采集加工] 秋季果实成熟时采收植株，晒干，打下种子，除去杂质。生用或制后用。

[炮制] 炒菟丝子：取净菟丝子置锅内，用文

火炒至微黄色,有爆裂声时,取出放凉。

盐菟丝子:取净菟丝子,用盐水(菟丝子100kg,食盐2kg)拌匀,稍闷置锅内,用文火炒干,取出放凉。盐制入肾经,以增强其补肾作用。

酒菟丝子:取净菟丝子,用黄酒(菟丝子100kg,黄酒20～30kg)拌匀,置适宜容器内煮至酒被吸尽,取出放凉。酒制可增强温肾壮阳的作用。

[资源利用] 资源较丰富。自产自销。

[性味功效] 辛、甘、平。补肾益精,养肝明目,固胎止泄。

[功能主治] (1)肝肾亏虚,精关不固,梦遗滑精,菟丝子16份,金樱子、茯苓、牡蛎各4份,研细蜜丸,空腹,酒或盐汤服,如《景岳全书》固真丸;心脾气弱,思虑劳倦,遗精,炒菟丝子10份,人参3份,炒山药2份,当归、炒枣仁、茯苓各1.5份,炙甘草1份,制远志0.4份,水煎,食前,鹿角霜末调服,如《景岳全书》菟丝煎。

(2)肝肾俱虚,两目昏暗,酒菟丝子5份,熟地黄3份,车前子1份,为细末,蜜丸梧子大,空腹,温酒服,如《太平圣惠方》驻景丸;翳膜遮睛,风眩烂眼,迎风冷泪,视物昏花,可配天冬、麦冬、生地黄、熟地黄、茯苓、枸杞子、人参、山药、川牛膝、石斛、决明子、杏仁、菊花、枳壳、羚羊角、青葙子、防风、五味子、炙甘草、蒺藜、川芎、黄连,研细,蜜丸梧子大,盐汤服,如《证治准绳》固本还睛丸。

(3)滑胎,炒菟丝子4份,桑寄生、川续断各2份,研细,阿胶2份,水化和药为丸,梧子大,每服10g,日再,气虚加人参2份,气陷加黄芪3份,食少加炒白术2份,凉者加炒补骨脂2份,热者加生地黄2份,如《衷中参西录》寿胎丸;膏淋,酒菟丝子、炙桑螵蛸各2份,泽泻1份,为细末,蜜丸。米汤送服,如《类证治裁》菟丝子丸。

煎服,6～15g;或入丸、散服。阴虚火旺,阳盛及大便燥结者忌服。

椭圆叶花锚

[异名] 机合滴(《晶珠本草》),贾滴然,高玛。

[来源] 龙胆科花锚属植物椭圆叶花锚 Halenia elliptica D. Don 的全草(图569)。

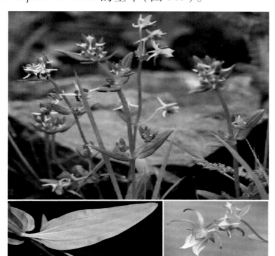
图569 椭圆叶花锚

[原植物] 一年生草本,高15～60cm。根具分枝,黄褐色。茎直立,无毛、四棱形,上部具分枝。基生叶椭圆形,有时略呈圆形,长2～3cm,宽5～15mm,先端圆形或急尖呈钝头,基部渐狭呈宽楔形,全缘,具宽扁的柄,柄长1～1.5cm,叶脉3条;茎生叶卵形、椭圆形、长椭圆形或卵状披针形,长1.5～7cm,宽0.5～2(～3.5)cm,先端圆钝或急尖,基部圆形或宽楔形,全缘,叶脉5条,无柄或茎下部叶具极短而宽扁的柄,抱茎。聚伞花序腋生和顶生;花梗长短不相等,长0.5～3.5cm;花4数,直径1～1.5cm;花萼裂片椭圆形或卵形,长(3～)4～6mm,宽2～3mm,先端通常渐尖,常具小尖头,具3脉;花冠蓝色或紫色,花冠筒长约2mm,裂片卵圆形或椭圆形,长约6mm,宽4～5mm,先端具小尖头,距长5～6mm,向外水平开展;雄蕊内藏,花丝长3～5mm,花药卵圆形,长约1mm;子房卵形,长约5mm,花柱极短,长约1mm,柱头2裂。蒴果宽卵形,长约10mm,直径3～4mm,上部渐狭,淡褐色;种子褐色,椭圆形或近圆形,长约2mm,宽约1mm。花果期7～9月。

[分布] 本市各地均产。生海拔960～3200m的山坡、草地、田埂、路旁、林缘及灌丛中。

[采集加工] 6～8月采收,除去杂质,鲜用或晾干。

[资源利用] 有资源。自采自用。

[性味功效] 苦,寒。清热解毒,疏肝利胆,疏风止痛。

[功能主治] (1)风热头晕,可用本品炖肉吃;中腹痛,可单味煎服。

(2)其他,可用于咽喉痛,牙痛,外伤出血,流感,胆囊炎,肠胃炎,脉管炎等。

煎服,6~9g。外用适量,捣敷。

歪头菜

[异名] 山苦瓜(《植物名实图考》),两叶豆苗。

[来源] 豆科野豌豆属植物歪头菜 *Vicia uni-juga* A. Br. 的根或嫩叶(图570)。

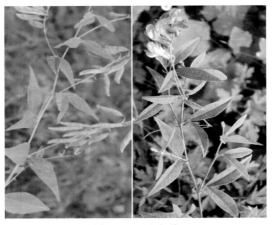
图570 歪头菜

[原植物] 多年生草本,高(15~)40~100(~180)cm。根茎粗壮近木质,主根长达8~9cm,直径2.5cm,须根发达,表皮黑褐色。通常数茎丛生,具棱,疏被柔毛,老时渐脱落,茎基部表皮红褐色或紫褐红色。叶轴末端为细刺尖头;偶见卷须,托叶戟形或近披针形,长0.8~2cm,宽3~5mm,边缘有不规则齿蚀状;小叶1对,卵状披针形或近菱形,长(1.5~)3~7(~11)cm,宽1.5~4(~5)cm,先端渐尖,边缘具小齿状,基部楔形,两面均疏被微柔毛。总状花序单一稀有分支呈圆锥状复总状花序,明显长于叶,长4.5~7cm;花8~20朵,一面向密集于花序轴上部;花萼紫色,斜钟状或钟状,长约0.4cm,直径0.2~0.3cm,无毛或近无毛,萼齿明显短于萼筒;花冠蓝紫色、紫红色或淡蓝色长1~1.6cm,旗瓣倒提琴形,中部缢缩,先端圆有凹,长1.1~1.5cm,宽0.8~1cm,翼瓣先端钝圆,长1.3~1.4cm,宽0.4cm,龙骨瓣短于翼瓣,子房线形,无毛,胚珠2~8,具子房柄,花柱上部四周被毛。荚果扁、长圆形,长2~3.5cm,宽0.5~0.7cm,无毛,表皮棕黄色,近革质,两端渐尖,先端具喙,成熟时腹背开裂,果瓣扭曲。种子3~7,扁圆球形,直径0.2~0.3cm,种皮黑褐色,革质,种脐长相当于种子周长1/4。花期6~7月,果期8~9月。

[分布] 产华亭、庄浪、平凉等地。生海拔600~800m的山坡、林缘、灌丛、草地及沟边。

[采集加工] 夏、秋采收,除去杂质,洗净,切段晒干。

[资源利用] 资源较丰富。自采自用。

[性味功效] 甘,平。补虚,调肝,利尿,解毒。

[功能主治] (1)病后体虚,可与蕨麻等补气补血药,水煎服;劳伤,歪头菜根,兑酒蒸服。

(2)肝胃不和,脘胁胀痛,可配玫槐花、白术、焦山楂,同煎服。

(3)水肿,歪头菜、车前草、大戟(少量),煎服。

(4)其他,可用于头晕,胃脘痛,疔疮。

煎服,10~30g。外用适量,捣敷。

豌豆

[异名] 荜豆(《千金翼方》),寒豆(《品汇精要》),小豌豆。

[来源] 豆科豌豆属植物豌豆 *Pisum sativum* L. 的种子(图571)。

[原植物] 一年生攀援草本,高0.5~2m。全株绿色,光滑无毛,被粉霜。叶具小叶4~6片,托叶比小叶大,叶状,心形,下缘具细牙齿。小叶卵圆形,长2~5cm,宽1~2.5cm;花于叶腋单生或数朵

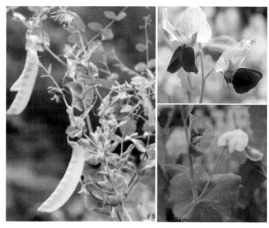

图 571 豌豆

排列为总状花序;花萼钟状,深 5 裂,裂片披针形;花冠颜色多样,随品种而异,但多为白色和紫色,雄蕊 (9+1) 两体。子房无毛,花柱扁,内面有髯毛。荚果肿胀,长椭圆形,长 2.5 ~ 10cm,宽 0.7 ~ 14cm,顶端斜急尖,背部近于伸直,内侧有坚硬纸质的内皮;种子 2 ~ 10 颗,圆形,青绿色,有皱纹或无,干后变为黄色。花期 6 ~ 7 月,果期 7 ~ 9 月。

[分布] 本市大部分地区有栽培。全国各地多有栽培。

[采集加工] 秋季果实成熟时采割,晒干,打出种子,扬净,再晒干。

[资源利用] 粮食作物。中医配方少用。

[性味功效] 甘,平。和中下气,利水通乳,解毒。

[功能主治] (1)吐泻转筋,心胸烦闷,豌豆、香薷,水煎服,如《太平圣惠方》用方。

(2)脚气喘急,可与葱白、椒(少许),同煎淋洗,如《圣济总录》豌豆汤淋渫方。

(3)鹅掌风,可配川楝子,水煎洗,每日 6 ~ 7 次,如《万氏秘传外科心法》载方。

(4)其他,可用于消渴,吐逆,泄利腹胀,乳汁不利,疮痈。

煎服,60 ~ 125g;或煮食。外用适量,煎水洗;或研末调涂。不可多食。

注 豌豆苗(嫩茎叶):甘,平。清热解毒,凉血平肝。用于暑热,消渴,疔毒,疮疥,高血压。煎服,9 ~ 15g;或鲜苗绞汁饮;外用适量,鲜叶捣敷。

万寿菊

[异名] 臭芙蓉(《植物名实图考》),金菊。

[来源] 菊科万寿菊属植物万寿菊 *Tagetes erecta* L. 的花序(图 572)。

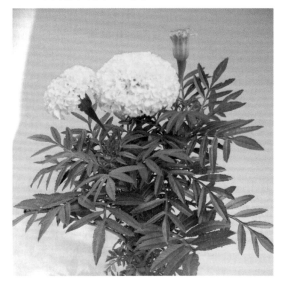

图 572 万寿菊

[原植物] 一年生草本,高 50 ~ 150cm。茎直立,粗壮,具纵细条棱,分枝向上平展。叶羽状分裂,长 5 ~ 10cm,宽 4 ~ 8cm,裂片长椭圆形或披针形,边缘具锯齿,上部叶裂片的齿端有长细芒;沿叶缘有少数腺体。头状花序单生,径 5 ~ 8cm,花序梗顶端棍棒状膨大;总苞长 1.8 ~ 2cm,宽 1 ~ 1.5cm,杯状,顶端具齿尖;舌状花黄色或暗橙色;长 2.9cm,舌片倒卵形,长 1.4cm,宽 1.2cm,基部收缩成长爪,顶端微弯缺;管状花花冠黄色,长约 9mm,顶端具 5 齿裂。瘦果线形,基部缩小,黑色或褐色,长 8 ~ 11mm,被短微毛;冠毛有 1 ~ 2 个长芒和 2 ~ 3 个短而钝的鳞片。花期 7 ~ 9 月。

[分布] 本市各地庭院有栽培。我国各地均有栽培。原产墨西哥。

[采集加工] 夏、秋采摘,鲜用或晒干。

[资源利用] 栽培品。未利用。

[性味功效] 苦、微辛,凉。清热解毒,化痰止咳。

[功能主治] (1)气管炎,鲜万寿菊、紫菀等,水煎服。

（2）百日咳，万寿菊煎水，兑红糖服。

（3）腮腺炎，乳腺炎，万寿菊、重楼、金银花，共研末，醋调外敷患部。

（4）牙痛，目赤肿痛，单用，水煎服。

煎服，3～15g。外用适量，煎水熏洗；或研粉调敷；或鲜品捣敷。

王不留行

[异名] 奶米（《救荒本草》），王不留（《本草纲目》），豆篮子。

[来源] 石竹科麦蓝菜属植物麦蓝菜 *Vaccaria hispanica*（Miller）Rauschert 的种子（图573）。

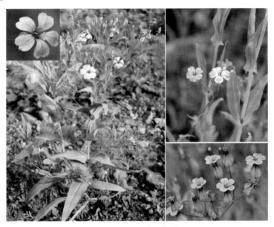

图573 麦蓝菜

[原植物] 一年生或二年生草本，高 30～70cm，全株无毛，微被白粉，呈灰绿色。根为主根系。茎单生，直立，上部分枝。叶片卵状披针形或披针形，长 3～9cm，宽 1.5～4cm，基部圆形或近心形，微抱茎，顶端急尖，具 3 基出脉。伞房花序稀疏；花梗细，长 1～4cm；苞片披针形，着生花梗中上部；花萼卵状圆锥形，长 10～15mm，宽 5～9mm，后期微膨大呈球形，棱绿色，棱间绿白色，近膜质，萼齿小，三角形，顶端急尖，边缘膜质；雌雄蕊柄极短；花瓣淡红色，长 14～17mm，宽 2～3mm，爪狭楔形，淡绿色，瓣片狭倒卵形，斜展或平展，微凹缺，有时

具不明显的缺刻；雄蕊内藏；花柱线形，微外露。蒴果宽卵形或近圆球形，长 8～10mm；种子近圆球形，直径约 2mm，红褐色至黑色。花期 5～7 月，果期6～8 月。

[分布] 除河西外，本省大部分地区均产。生海拔 600～2300m 的草坡、荒地或麦田中，为麦田常见杂草。

[资源利用] 有资源。自产自销。

[性味功效] 苦，平。活血通经，下乳消痈，利水通淋。

[功能主治]（1）乳汁不利，常配瞿麦、麦冬、穿山甲等，如《卫生宝鉴》涌泉散；抑郁不舒，气机壅滞，乳汁不通，常与柴胡、川芎、青皮、穿山甲等利气活血之品同用；气血虚亏，乳汁不足，多配黄芪、当归与猪蹄，煎汤服食。

（2）痈肿疮毒，可与野葛（钩吻）、当归、桂心、甘草等同用，如《医心方》王不留行散；乳痈，可配赤芍、蒲公英、天花粉、穿山甲等，以解毒活血消痈。

（3）血滞经闭，痛经，常配当归、川芎、红花等活血通经之药；肝气郁结，冲任不调，而致痛经、经闭，则与柴胡、郁金、香附、川芎等舒肝活血之品同用。

（4）前列腺炎或前列腺增生，常与丹参、赤芍、黄柏、败酱草等同用。

煎服，6～9g。孕妇及血虚无瘀滞者忌用。

尾穗苋

[异名] 老枪谷根，红苋菜根。

[来源] 苋科苋属植物尾穗苋 *Amaranthus caudatus* L. 的根（图574）。

[原植物] 一年生草本，高达 15m；茎直立，粗壮，具钝棱角，单一或稍分枝，绿色，或常带粉红色，

幼时有短柔毛，后渐脱落。叶片菱状卵形或菱状披针形，长 4～15cm，宽 2～8cm，顶端短渐尖或圆钝，具凸尖，基部宽楔形，稍不对称，全缘或波状缘，绿色或红色，除在叶脉上稍有柔毛外，两面无毛；叶柄长 1～15cm，绿色或粉红色，疏生柔毛。圆锥花序顶

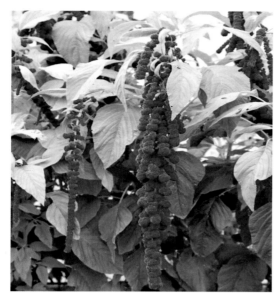

图 574　尾穗苋

生,下垂,有多数分枝,中央分枝特长,由多数穗状花序形成,顶端钝,花密集成雌花和雄花混生的花簇;苞片及小苞片披针形,长 3mm,红色,透明,顶端尾尖,边缘有疏齿,背面有 1 中脉;花被片长 2 ~

2.5mm,红色,透明,顶端具凸尖,边缘互压,有 1 中脉,雄花的花被片矩圆形,雌的花被片矩圆状披针形;雄蕊稍超出;柱头 3,长不及 1mm。胞果近球形,直径 3mm,上半部红色,超出花被片。种子近球形,直径 1mm,淡棕黄色,有厚的环。花期 7 ~ 8 月,果期 9 ~ 10 月。

本种和繁穗苋极相近,区别在于,本种花穗下垂,中央分枝特长,顶端芒刺不显明,花被片比胞果短,叶片顶端较钝。

〔分布〕　本市各地有栽培。全国各地有栽培,有时逸为野生。

〔采集加工〕　夏、秋采挖,除去杂质,洗净,鲜用或晒干。

〔资源利用〕　栽培菜蔬。自采自用。

〔性味功效〕　甘,平。健脾,消疳。

〔功能主治〕　用于脾胃虚弱,食少乏力,小儿疳积。

煎服,9 ~ 30g。

文冠果

〔异名〕　文冠树,文冠花,文光果。

〔来源〕　无患子科文冠果属植物文冠果 *Xanthoceras sorbifolia* Bunge 的木材或枝叶(图 575)。

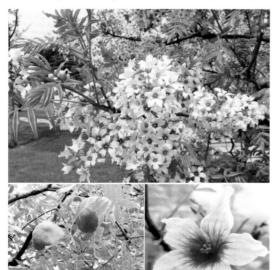

图 575　文冠果

〔原植物〕　落叶灌木或小乔木,高 2 ~ 5m;小枝粗壮,褐红色,无毛,顶芽和侧芽有覆瓦状排列的芽鳞。叶连柄长 15 ~ 30cm;小叶 4 ~ 8 对,膜质或纸质,披针形或近卵形,两侧稍不对称,长 2.5 ~ 6cm,宽 1.2 ~ 2cm,顶端渐尖,基部楔形,边缘有锐利锯齿,顶生小叶通常 3 深裂,腹面深绿色,无毛或中脉上有疏毛,背面鲜绿色,嫩时被绒毛和成束的星状毛;侧脉纤细,两面略凸起。花序先叶抽出或与叶同时抽出,两性花的花序顶生,雄花序腋生,长 12 ~ 20cm,直立,总花梗短,基部常有残存芽鳞;花梗长 1.2 ~ 2cm;苞片长 0.5 ~ 1cm;萼片长 6 ~ 7mm,两面被灰色绒毛;花瓣白色,基部紫红色或黄色,有清晰的脉纹,长约 2cm,宽 7 ~ 10mm,爪之两侧有须毛;花盘的角状附属体橙黄色,长 4 ~ 5mm;雄蕊长约 1.5cm,花丝无毛;子房被灰色绒毛。蒴果长达 6cm;种子长达 1.8cm,黑色而有光泽。花期春季,果期秋初。种子可食,风味似板栗,是我国北方很有发展前途的木本油料植物。

〔分布〕　产平凉、泾川等地。生海拔 900 ~ 3000m 的黄土高原及山地石隙处。

〔采集加工〕　春、夏采茎干,剥去外皮取木材,晒干,或取鲜枝叶,切碎熬膏。

[资源利用] 有资源。未利用。

[性味功效] 甘、微苦,平。祛风除湿,消肿止痛。

[功能主治] 用于风湿热痹,筋骨疼痛,文冠木、诃子、川楝子、栀子等量研细,水煎服。

煎服,3~9g;或熬膏服,每次3g。外用适量,熬膏敷。

文 竹

[来源] 百合科天门冬属植物文竹 Asparagus setaceus（Kunth）Jessop 的块根或地上部分（图576）。

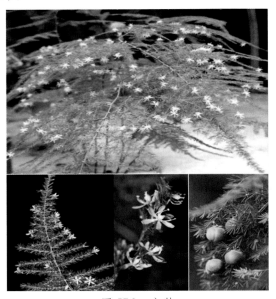

图576 文竹

[原植物] 攀援植物,高可达几米。根稍肉质,细长。茎的分枝极多,分枝近平滑。叶状枝通常每 10~13 枚成簇,刚毛状,略具三棱,长 4~5mm;鳞片状,叶基部稍具刺状距或距不明显。花通常每 1~3（~4）朵腋生,白色,有短梗;花被片长约 7mm。浆果直径 6~7mm,熟时紫黑色,有 1~3 颗种子。

[分布] 本市各地区均有栽培。全国各地广泛栽培。

[采集加工] 地上部分全年可采,鲜用或晒干;秋季挖块根,去掉泥土,用水煮或蒸至皮裂,剥去外皮,切段,干燥。

[资源利用] 栽培花卉。未利用。

[性味功效] 甘、微苦,寒。润肺止咳,凉血通淋。

[功能主治]（1）郁热咯血,吐血,文竹全草,加水和冰糖炖服。

（2）小便淋沥,可用全草,水煎服。

煎服,6~30g。

问 荆

[异名] 接续草,断续。

[来源] 木贼科问荆属植物问荆 Equisetum arvense L. 的地上部分（图577）。

[原植物] 中小型植物。根茎斜升,直立和横走,黑棕色,节和根密生黄棕色长毛或光滑无毛。地上枝当年枯萎。枝二型。能育枝春季先萌发,高 5~35cm,中部直径 3~5mm,节间长 2~6cm,黄棕色,无轮茎分枝,脊不明显,密纵沟;鞘筒栗棕色或淡黄色,长约0.8cm,鞘齿 9~12 枚,栗棕色,长 4~7mm,狭三角形,鞘背仅上部有一浅纵沟,孢子散后能育枝枯萎。不育枝后萌发,高达40cm,主枝中部直径 1.5~3.0mm,节间长 2~3cm,绿色,轮生分枝多,主枝中部以下有分枝。脊的背部弧形,无棱,有

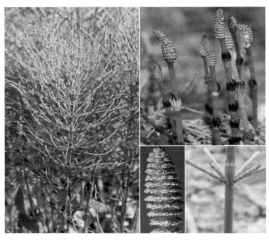

图577 问荆

横纹,无小瘤;鞘筒狭长,绿色,鞘齿三角形,5~6枚,中间黑棕色,边缘膜质,淡棕色,宿存。侧枝柔软纤细,扁平状,有3~4条狭而高的脊,脊的背部有横纹;鞘齿3~5个,披针形,绿色,边缘膜质,宿存。孢子囊穗圆柱形,长1.8~4.0cm,直径0.9~1.0cm,顶端钝,成熟时柄伸长,柄长3~6cm。

[分布] 本市各地区均产。生田边、水沟、沙滩、荒野草地。

[采集加工] 夏、秋采割,除去杂质,鲜用或置通风处阴干。

[资源利用] 资源较丰富。自产自销。

莴苣子

[异名] 莴笋(《滇南本草》),苣胜子,生菜子。
[来源] 菊科莴苣属植物莴苣 Lactuca sativa L. 的果实(图578)。

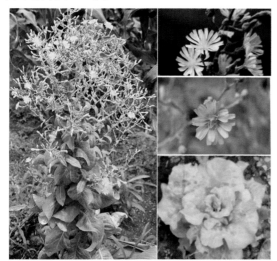

图578 莴苣

[原植物] 一年生或二年草本,高25~100cm。根垂直直伸。茎直立,单生,上部圆锥状花序分枝,全部茎枝白色。基生叶及下部茎叶大,不分裂,倒披针形、椭圆形或椭圆状倒披针形,长6~15cm,宽1.5~6.5cm,顶端急尖、短渐尖或圆形,无柄,基部心形或箭头状半抱茎,边缘波状或有细锯齿,向上的渐小,与基生叶及下部茎叶同形或披针形,圆锥花序分枝下部的叶及圆锥花序分枝上的叶极小,卵状心形,无柄,基部心形或箭头状抱茎,边缘全缘,全部叶两面无毛。头状花序多数或极多数,在茎枝顶端排成圆锥花序。总苞果期卵球形,长1.1cm,宽6mm;总苞片5层,最外层宽三角形,长约1mm,宽约2mm,外层三角形或披针形,长5~7mm,宽约2mm,中层披针形至卵状披针形,长约9mm,宽2~3mm,内层线状长椭圆形,长1cm,宽约2mm,全部总苞片顶端急尖,外面无毛。舌状小花约15枚。瘦果倒披针形,长4mm,宽1.3mm,压扁,浅褐色,每面有6~7条细脉纹,顶端急尖成细喙,喙细丝状,长约4mm,与瘦果几等长。冠毛2层,纤细,微糙毛状。花果期2~9月。

莴苣的叶富含维生素A、维生素B$_1$、维生素B$_2$、维生素C和维生素P,含有相当丰富的铁盐、钙盐和磷盐,作生菜用,有较高的营养价值。莴苣有许多栽培品种,但在分类学上都是作为栽培变种来处理的。如莴笋(Lactuca sativa Linn. var. angustata Irish ex Bremer),茎粗或极粗,供食用与制备酱菜,叶作蔬菜用;卷心莴苣(Lactuca sativa var. capitata DC.),叶圆形,彼此抱卷成甘蓝式叶球;生菜(Lactuca sativa Linn. var. ramosa Hort.)叶长倒卵形,密集成甘蓝状叶球,作生菜用。

[分布] 本市部分地方有栽培。

[采集加工] 夏、秋果实成熟时,割取地上部分,晒干,打下种子,除去杂质,再晒干。

[资源利用] 栽培品。自产自销。

[性味功效] 辛、苦,微温。通乳汁,利小便,活血行瘀。

[功能主治] (1)乳汁不通,单用,研细,酒送

[性味功效] 甘、苦,平。止血,利尿,明目。
[功能主治] (1)鼻衄,可与旱莲草同煎服;崩漏,可配马齿苋,或益母草、当归等,水煎服。

(2)热淋,小便涩痛,常与石韦、海金沙等清热利尿药同用,以增强疗效。

(3)目赤肿痛,或生云翳,常配桑叶、菊花、蝉蜕、谷精草等清肝明目退翳之品。

(4)咳嗽气急,可与地骷髅同煎服;慢性气管炎,单味30g,水煎,早晚分服。

煎服,3~15g。外用适量,研末撒;或鲜品捣敷。

服;或配王不留行、漏芦,水煎服;或与甘草少许,粳米、糯米各半,煮粥频食之。

(2)黄疸如金,莴苣子,研碎,水煎服。

(3)遗精,本品研末,冲服;或与菟丝子、五味子,同煎服;阴囊瘀肿,莴苣子研末,水稍煎,温服,如《本草纲目》载方。

(4)跌打损伤,莴苣子(微炒),研细,好酒调

服,如《万病回春》接骨散。

煎服,6~15g;或研末服。外用适量,煎水熏洗;或研末调涂。

[注] 莴苣茎叶:苦、甘,凉。利尿,通乳,清热解毒。用于乳汁不通,小便不利,尿血,肿毒,虫蛇咬伤。多鲜用。煎服,30~60g;外用适量,捣敷。脾胃虚弱者慎服。

窝儿七

[异名] 中华山荷叶,山荷叶,窝窝七。

[来源] 小檗科山荷叶属植物南方山荷叶 *Diphylleia sinensis* H. L. Li 的根及根状茎(图579)。

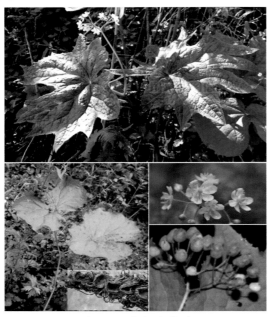

图579 南方山荷叶

[原植物] 多年生草本,高40~80cm。下部叶柄长7~20cm,上部叶柄长(2.5~)6~13cm长;叶片盾状着生,肾形或肾状圆形至横向长圆形,下部叶片长19~40cm,宽20~46cm,上部叶片长6.5~31cm,宽19~42cm,呈2半裂,每半裂具3~6浅裂或波状,边缘具不规则锯齿,齿端具尖头,上面疏被柔毛或近无毛,背面被柔毛。聚伞花序顶生,具花10~20朵,分枝或不分枝,花序轴和花梗被短柔毛;花梗长0.4~3.7cm;外轮萼片披针形至线状

披针形,长2.3~3.5mm,宽0.7~1.2mm,内轮萼片宽椭圆形至近圆形,长4~4.5mm,宽3.8~4mm;外轮花瓣狭倒卵形至阔倒卵形,长5~8mm,宽2.5~5mm;内轮花瓣狭椭圆形至狭倒卵形,长5.5~8mm,宽2.5~3.5mm,雄蕊长约4mm;花丝扁平,长1.7~2mm,花药长约2mm;子房椭圆形,长3~4mm,胚珠5~11枚,花柱极短,柱头盘状。浆果球形或阔椭圆形,长10~15mm,直径6~10mm,熟后蓝黑色,微被白粉,果梗淡红色。种子4枚,通常三角形或肾形,红褐色。花期5~6月,果期7~8月。

[分布] 产庄浪、华亭、平凉等地。生海拔1900~3400m的山坡、林下阴湿处。

[采集加工] 秋季采挖,除去残茎及须根,洗净,阴干或晒干。

[资源利用] 有资源。自采自用。

[性味功效] 苦、辛,平,有毒。祛风除湿,活血祛痰,解毒。

[功能主治] (1)风湿腰腿痛,本品打碎,浸黄酒服;或配长春七、朱砂莲、威灵仙、鬼臼等,水煎服。

(2)跌打损伤,月经不调,小腹结痛,窝儿七研末,冲服。

(3)痈疮肿毒,可单味研细,酒、醋调敷患处;毒蛇咬伤,本品煎服,并将药渣捣烂,调白酒外敷。

煎服,3~9g;或研末、浸酒服。外用适量,研末或捣烂,酒、醋调敷。孕妇及月经过多者慎服。

乌　头（《神农本草经》）

[异名]　草乌，川乌，大乌药，黑乌药。

[来源]　毛茛科乌头属植物乌头 Aconitum carmichaeli Debx. 及毛叶乌头 Aconitum carmichaeli Debx. var. pubescens W. T. Wang et Hsiao 的母根（图580）。

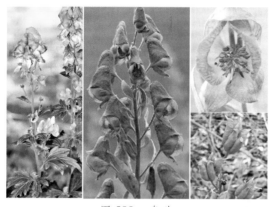

图580　乌头

[原植物]　（1）乌头：多年生草本，高 50～150cm。块根倒圆锥形或纺锤形，2～4 个连生，长 2～4cm，直径 1～4cm，表面黑褐色。茎直立或稍倾斜，下部无毛，中部以上散生贴伏反曲毛。叶互生薄革质，叶片卵圆形，3 深裂几达基部，中裂片菱形，先端再 3 裂，裂片边缘有粗齿或缺刻，表面疏被短伏毛，背面仅沿脉疏被短柔毛；侧裂片不等 2 深裂；叶柄长 1～3cm，疏被短柔毛。总状花序顶生，长达 25cm，花序轴及花梗密被贴伏反曲短柔毛；下部苞片 3 裂，其他为狭卵形至披针形；花梗长 1.5～6cm；小苞片生花梗中部或下部，长 3～8mm，宽 1～2mm；花两性，两侧对称；萼片 5，花瓣状，蓝紫色，外被短柔毛，上萼片 1，高盔状，高 1.5～2.5cm，侧萼片 2，近圆形，直径约 2cm，下萼片 2，较狭小；花瓣（蜜腺）2，于上萼片内，蜜距约 2mm，弯曲，爪部长 1.5cm，唇部边缘内弯，先端 2 浅裂；雄蕊多数，花丝有 2 小齿或全缘，无毛或多少有短柔毛；子房上位，心皮 3～5，离生，密被白色短柔毛。蓇葖果长

1.5～1.8cm，具横脉，花柱宿存，芒尖状。种子三棱形。花期 7～9 月，果期 8～10 月。

（2）毛叶乌头（变种）：形态与乌头相似，但叶背密生短柔毛。

[分布]　（1）乌头：产华亭、庄浪（通边）等地。生海拔 700～2000m 的山地、草坡、林缘或灌丛中。

（2）毛叶乌头（变种）：产华亭、庄浪（通边）等地。生山地草坡。

[采集加工]　6 月下旬至 8 月上旬采挖，除去子根、须根及泥沙，晒干。制后用。

[炮制]　制川乌：取净川乌，大小个分开。用水浸泡至内无干心，取出，加水煮沸 4～6 小时（或蒸 6～8 小时），至取大个及实心者切开内无白心，口尝微有麻舌感时，取出，晾至六成干切片，干燥。

[资源利用]　有资源。自产自销。

[性味功效]　辛、苦，热，大毒。祛风除湿，温经止痛。

[功能主治]　（1）风寒湿痹，骨节疼痛，常与防风、羌活、威灵仙等同用；骨节疼痛，不可屈伸，则配麻黄、芍药、黄芪、炙甘草，如《金匮要略》乌头汤。

（2）口眼㖞斜，半身不遂，乌头、五灵脂、当归、骨碎补等份，共研细，糊丸，温酒下，如《太平惠民和剂局方》四生丸。

（3）胃寒肠热，腹胀泄利，可配栀子、干姜为末，姜汁和丸，空腹温酒下，如《圣济总录》妙应丸。

（4）其他，可用于心腹冷痛，寒疝作痛，跌打疼痛，阴疽肿毒；还可用于麻醉止痛。

煎服，1.5～3g，宜先煎、久煎；或研末服，1～2g；或入丸剂服。外用适量，研末撒；或调敷。阴虚阳盛，热证疼痛者及孕妇忌服。传统认为本品反半夏、栝楼、天花粉、贝母、白蔹、白及。

附：附子（《神农本草经》）

[来源]　毛茛科乌头属植物乌头（栽培品）的子根。

[原植物]　见"乌头"条。

[采集加工]　6 月下旬至 8 月上旬采挖，除去

母根、须根及泥沙，习称“泥附子”，需立即加工。

［炮制］ 盐附子：选择个大、均匀的泥附子，洗净，浸入食用胆巴的水溶液中过夜，再加食盐，继续浸泡，每日取出晒晾，并逐渐延长晒晾时间，直至附子表面出现大量结晶盐粒（盐霜）、质地变硬为止。

黑顺片：取泥附子，洗净，浸入食用胆巴的水溶液中数日，连同浸液煮至透心，捞出，水漂，纵切成厚约 0.5cm 的片，再用水浸漂，用调色液使附片染成浓茶色，取出蒸至出现油面、光泽后，烘至半干，再晒干或继续烘干。

白附片：选择大小均匀的泥附子，洗净，浸入食用胆巴的水溶液中数日，连同浸液煮至透心，捞出，剥去外皮，纵切成厚约 0.3cm 的片，用水浸漂，取出，蒸透，晒干黑顺片、白附片可直接入药。

进一步炮制品有两种：①淡附片，取盐附子，用清水浸湿，每日换水 2～3 次，至盐分漂尽，与甘草、黑豆（盐附子 100kg，甘草 5kg，黑豆 10kg）共煮透心，至切开后口尝无麻舌感时取出，除去甘草、黑豆，切薄片，晒干。②炮附片，取沙子（或蛤粉、滑石粉）置锅内，用武火炒热后，加入净黑顺片或白附片，不断翻动，拌炒至鼓起、微变色时取出，去沙子（或蛤粉、滑石），放凉。

［资源利用］ 有资源。自产自销。

［性味功效］ 辛、甘，大热，有毒。回阳救逆，补火助阳，逐风寒湿邪。

［功能主治］ （1）四肢厥逆，恶寒踡卧，下利清谷之亡阳欲脱，可配干姜、炙甘草，如《伤寒论》四逆汤；吐泻崩中，汗出肢冷，脉微欲绝，当与大补元气之人参同用，如《济生方》参附汤。

（2）肾阳不足，肢冷滑精，小便自遗，常配熟地黄、山药、枸杞子、山茱萸、炙甘草、肉桂、杜仲，如右归引；将元不固，头晕肢冷，梦泄遗精，则与肉苁蓉、巴戟天、牛膝、煅龙骨同用，如《证治准绳》秘精丸。

（3）寒湿偏盛，骨节疼痛，常与桂枝、甘草同用，如《伤寒论》桂枝附子汤、甘草附子汤；湿痹，阳虚阴盛，如从水中出，可配川乌、官桂、白术，如《宣明论方》附子丸；历节风痛，日夜不可忍，可与黄芪、麻黄、防风等同用，如《圣济总录》附子汤。

（4）阴疽不溃，或溃久不敛，可配人参、黄芪、当归等益气养血，扶正内托之品，如《外科正宗》回阳三建汤、神功内托散；附骨疽，环跳疼痛不止，则与肉桂、黄芪、当归、麻黄同用，如《仙拈集》附骨汤。

煎服，3～9g（炮制品），回阳救逆可用至 18～30g；或入丸、散服。外用适量，研末调敷。内服宜制用、久煎；外用多用生品。阴虚阳盛，真热假寒者及孕妇忌服。服药时不宜饮酒及以白酒为引。传统认为本品反半夏、瓜蒌、白蔹、白及、贝母。本品用之不当，可引起中毒。

无花果（《救荒本草》）

［异名］ 文仙果，品仙果。

［来源］ 桑科榕属植物无花果 *Ficus carica* L. 的未成熟果实（图 581）。

［原植物］ 落叶灌木，高 3～10m，多分枝；树皮灰褐色，皮孔明显；小枝直立，粗壮。叶互生，厚纸质，广卵圆形，长宽近相等，10～20cm，通常 3～5 裂，小裂片卵形，边缘具不规则钝齿，表面粗糙，背面密生细小钟乳体及灰色短柔毛，基部浅心形，基生侧脉 3～5 条，侧脉 5～7 对；叶柄长 2～5cm，粗壮；托叶卵状披针形，长约 1cm，红色。雌雄异株，雄花和瘿花同生于一榕果内壁，雄花生内壁口部，花被片 4～5，雄蕊 3，有时 1 或 5，瘿花花柱侧生，

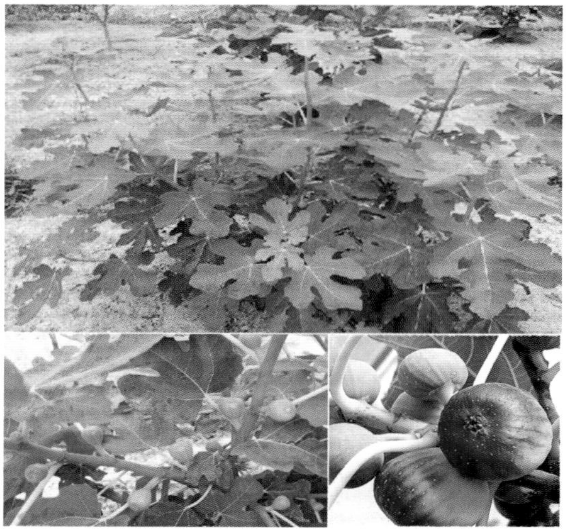

图 581 无花果

短;雌花花被与雄花同,子房卵圆形,光滑,花柱侧生,柱头2裂,线形。榕果单生叶腋,大而梨形,直径3~5cm,顶部下陷,成熟时紫红色或黄色,基生苞片3,卵形;瘦果透镜状。花果期5~7月。

[分布]　本市各地有栽培。全国各地广泛栽培。

[采集加工]　7~10月果实呈绿色时,分批采摘;或拾取落地的未成熟果实,鲜果用开水烫后,晒干或烘干。

[资源利用]　栽培品。自采自用。

[性味功效]　甘,凉。清热生津,健脾开胃,解毒消肿。

[功能主治]　(1)咽喉肿痛,单味研末吹喉,或与金银花同煎服。

(2)久泻不止,本品单味煎服;消化不良,腹泻,炒无花果与炒山楂、炒鸡内金、厚朴同煎服。

(3)其他,可用于燥咳声哑,乳汁稀少,痔疮,痢疾,痈疮疥癣等。

煎服,9~15g,大剂量30~60g;或生食鲜果1~2枚。外用适量,煎水洗;研末调敷或吹喉。脾胃虚寒者慎服。

注　无花果叶:甘、微辛,平,小毒。清湿热,解疮毒,消肿止痛。用于湿热泄泻,带下,痔疮,痈疮肿痛,瘰疬。煎服,9~15g;外用适量,煎水熏洗。

梧桐子(《本草经集注》)

[异名]　中国梧桐。

[来源]　梧桐科梧桐属植物梧桐 *Firmiana simplex* (L.) W. F. Wight 的种子(图582)。

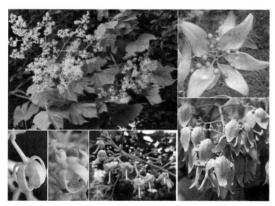

图582　梧桐

[原植物]　落叶乔木,高5~10m。树冠圆形,树皮灰绿色,光滑,幼枝疏生柔毛。单叶互生,3~5掌状分裂,长15~20cm,宽20cm以上,裂片长圆形或卵状三角形,全缘,基部心形,上面绿色近无毛,下面淡绿色,有星状短柔毛;叶柄长11~25cm,被柔毛。花小,单性或杂性;圆锥花序顶生;单性花各具退化雄蕊或雌蕊;萼钟形,5裂,淡黄绿色,花瓣状,萼裂片条状披钟形,长约1cm,外面密被淡黄色短柔毛;花瓣缺如,花托向上延伸为雄蕊柱或子房柄;雄蕊多数,花药约15,生于雄蕊柱顶端;子房上位,5心皮,基部离生,上部结合为单花柱。蓇葖果为蓇葖果状,成熟前开裂为5瓣,果瓣长卵形,长7~

10cm,膜质,叶状,背面密被黄色短柔毛。种子球形,淡黄色,表面有皱纹。花期6~7月,果期9~10月。

[分布]　华亭、庄浪、平凉、灵台、泾川等地有栽培。

[采集加工]　秋季种子成熟时采下果枝,打下种子,除去杂质,晒干。用时捣碎。

[资源利用]　资源少。自采自用。

[功能主治]　(1)久哮,梧桐子用湿纸包好,火上煨,取出放地上出火气,为末,冲服,如《普济方》用方。

(2)伤食腹痛泄泻,本品炒焦,研粉冲服;或与青藤香,共为末,温开水送服。

(3)白发,可配何首乌、黑芝麻、熟地黄等,水煎服。

(4)其他,可用于鼻衄,小儿口疮,疝气等。煎服,3~9g;或研末服,2~3g。外用适量,烧存性,研末敷。不可生食,多食。痰多及耳病者忌服。

注　梧桐白皮(树皮去掉栓皮):甘、苦,凉。祛风除湿,活血通经。用于风湿痹痛,月经不调,丹毒,恶疮,痔疮脱肛,跌打损伤。煎服,9~30g;外用适量,煎水洗。

梧桐叶:苦,寒。祛风除湿,解毒消肿,平肝。用于风湿痹痛,痈疮肿毒,痔疮,小儿疳积,泻痢,跌打损伤,高血压。煎服,9~30g;外用适量,煎水洗;

或研末调敷;或鲜叶敷贴。

梧桐花:甘,平。利湿消肿,清热解毒。用于水肿,小便不利,无名肿毒,创伤红肿,头癣,烫火伤。煎服,6～15g;外用适量,研末调涂。

五倍子(《本草拾遗》)

[异名] 文蛤(《开宝本草》)。

[来源] 倍蚜科昆虫角倍蚜或倍蛋蚜在其寄主漆树科盐肤木属植物青麸杨 *Rhus potaninii* Maxim. 的树上形成的虫(图583)。

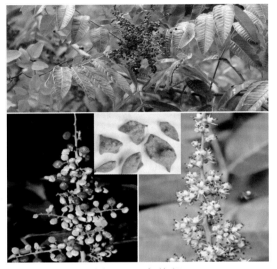

图583 青麸杨

[原寄主植物] 青麸杨、野漆树、五倍子树。落叶乔木,高5～8m;树皮灰褐色,小枝无毛。奇数羽状复叶,有小叶3～5对,叶轴无翅,被微柔毛;小叶卵状长圆形或长圆状披针形,长5～10cm,宽2～4cm,先端渐尖,基部多少偏斜,近圆形,全缘,两面沿中脉被微柔毛或近无毛,小叶具短柄。圆锥花序长10～20cm,被微柔毛;苞片钻形,长约1mm,被微柔毛;花白色,径2.5～3mm;花梗长约1mm,被微柔毛;花萼外面被微柔毛,裂片卵形,长约1mm,边缘具细睫毛;花瓣卵形或卵状长圆形,长1.5～2mm,宽约1mm,两面被微柔毛,边缘具细睫毛,开花时先端外卷;花丝线形,长约2mm,在雌花中较短,花药卵形;花盘厚,无毛;子房球形,径约0.7mm,密被白色绒毛。核果近球形,略压扁,径3～4mm,密被具节柔毛和腺毛,成熟时红色。

[分布] 产灵台(百里)等地。生海拔600～2000m的山坡、疏林或灌丛中。

[采集加工] 夏、秋蚜虫未出前采摘,置沸水中略煮或蒸至表面呈灰黄色,杀死蚜虫,晒干或阴干,用时打碎。按其外形不同分为两种,角倍,呈菱形,具不规则的角状分枝,多于9～10月间采收;肚倍,呈长圆形或纺锤形囊状,多于5～6月间采收。

[资源利用] 资源少。自产自销。

[性味功效] 酸、涩,寒。敛肺降火,涩肠止泻,敛汗止血,敛疮,止遗。

[功能主治] (1)肺虚久咳,痰中带血,常与五味子、麦冬、黛蛤散同用,以敛肺降火、化痰止咳;肺热痰嗽,可配瓜蒌、黄芩、贝母等清热化痰药。

(2)泻痢不止,积滞已尽,可用本品为末,米饮调服;或五倍子半生半烧,为末丸服。脾虚久痢,可与陈仓米、木香同用。

(3)虚劳遗浊,遗精滑泄,可配茯苓、龙骨为末,水制丸服,如《太平惠民和剂局方》秘传玉锁丹。

(4)痈肿疮毒,常与大黄、黄柏同用,如《圣济总录》五倍子散;咽中悬痈,舌肿塞痛,可配僵蚕、甘草为末,白梅肉为丸,含咽;走马牙疳,可与青黛、枯矾、黄柏等份为末,盐汤漱净,撒之。

煎服,3～9g;研末服,1.5～6g;或入丸剂服。外用适量,煎汤熏洗;研末撒或调敷。外感风寒或肺有实热咳嗽,积滞未尽、泻痢者忌服。

五龙头

[异名] 鹊不踏(《本草纲目》),刺龙苞。

[来源] 五加科楤木属植物楤木 *Aralia chinensis* L. 或白背叶楤木 *Aralia chinensis* L. var. *nuda* Nakai 的芽苞(图584)。

[原植物] (1)楤木:灌木或小乔木,高1.5～6m,树皮灰色;小枝灰棕色,疏生多数细刺;刺长1～

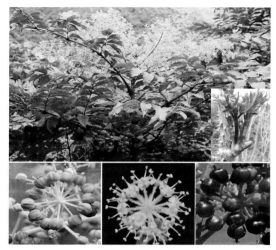

图 584 楤木

3mm,基部膨大;嫩枝上常有长达 1.5cm 的细长直刺。叶为二回或三回羽状复叶,长 40~80cm;叶柄长 20~40cm,无毛;托叶和叶柄基部合生,先端离生部分线形,长约 3mm,边缘有纤毛;叶轴和羽片轴基部通常有短刺;羽片有小叶 7~11,基部有小叶 1对;小叶片薄纸质或膜质,阔卵形、卵形至椭圆状卵形,长 5~15cm,宽 2.5~8cm,先端渐尖,基部圆形至心形,稀阔楔形,上面绿色,下面灰绿色,无毛或两面脉上有短柔毛和细刺毛,边缘疏生锯齿,有时为粗大齿牙或细锯齿,稀为波状,侧脉 6~8 对,两面明显,网脉不明显;小叶柄长 3~5mm,稀长达1.2cm,顶生小叶柄长达 3cm。圆锥花序长 30~45cm,伞房状;主轴短,长 2~5cm,分枝在主轴顶端指状排列,密生灰色短柔毛;伞形花序直径 1~1.5cm,有花多数或少数;总花梗长 0.8~4cm,花梗长 6~7mm,均密生短柔毛;苞片和小苞片披针形,膜质,边缘有纤毛,前者长 5mm,后者长 2mm;花黄白色;萼无毛,长 1.5mm,边缘有 5 个卵状三角形小齿;花瓣 5,长 1.5mm,卵状三角形,开花时反曲;子房 5 室;花柱 5,离生或基部合生。果实球形,黑色,直径 4mm,有 5 棱。花期 6~8 月,果期 9~10 月。

(2)白背叶楤木(变种)狼牙棒:本变种与楤木的区别在于小叶片下面灰白色,除侧脉上有短柔毛外余无毛;圆锥花序的主轴和分枝疏生短柔毛或几无毛,苞片长圆形,长 6~7mm。

[分布] (1)楤木:产华亭(苍沟)、平凉(崆峒山)、庄浪(通化、通边)等地。生海拔 600~2200m的森林、灌丛或林缘路旁。

(2)白背叶楤木(变种)狼牙棒:产地、生境同楤木。

[采集加工] 春季及夏初采收,开水烫后用或晒干。

[资源利用] 有资源。自采自用。

[性味功效] 甘、辛,微湿。补气血,强筋骨,祛风湿。

[功能主治] 用于身体虚弱,筋骨酸软,风湿疼痛。

煎服,30~60g;或炖肉;或作菜吃。

附:楤木

[来源] 五加科楤木属植物楤木的茎皮或茎。

[原植物] 见"五龙头"条。

[采集加工] 四季可采,以秋后为宜,刮去粗皮,鲜用或切段晒干。

[资源利用] 有资源。未利用。

[性味功效] 辛、苦,平。祛风除湿,利水和中,活血解毒。

[功能主治] (1)风湿疼痛,单品,肉汤煎服。

(2)吐血,衄血,可同鸡冠花、白茅花等水煎,加冰糖服。

(3)跌打损伤,鲜楤木茎皮,捣烂敷患处。

(4)胃、十二指肠溃疡,茎皮,水煎服。

煎服,15~30g;或浸酒服。外用适量,捣敷;或浸酒外涂。孕妇慎服。

注 楤木叶:甘、微苦,平。利水消肿,解毒止痢。用于臌胀,泄泻,痢疾,疔疮肿毒,肾炎水肿。煎服,15~30g;外用适量,鲜品捣敷。

五脉绿绒蒿

[异名] 欧贝那保(《晶珠本草》)。

[来源] 罂粟科绿绒蒿属植物五脉绿绒蒿 *Meconopsis quintuplinervia* Regel 的带花全草(图585)。

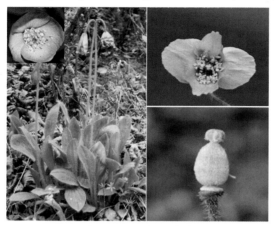

图585 五脉绿绒蒿

[原植物] 多年生草本,高30~50cm,基部被枯叶残余,全株密被黄褐色短分歧的硬毛。叶基生。呈莲座状,狭倒披针形或椭圆状披针形,基部渐狭成柄,连柄长5~15cm,宽1~3cm,先端急尖或钝。全缘,两面密被淡黄色或褐黄色短分歧硬毛。花葶1~3,直立,高20~40cm,被毛;花单生于花葶顶端;萼片2,卵形,密被硬毛,早落;花4~6,浅蓝色或蓝紫色,倒卵形或近圆形,长3~4cm,宽2~3cm;雄蕊多数,长为花之半,花丝丝状,与花同色或白色,花药长圆形,淡黄色;子房上位,近球形,密被伏贴刺毛;花柱短,柱头头状,蒴果直立,长椭圆形,长1.5~2.5cm,密被黄色伏贴分歧短刚毛,熟时3~6裂。种子狭卵形,黑褐色。花期6~7月,果期8~9月。

[分布] 产庄浪(通边)等地。生海拔2800~4000m的高山草间或阴坡灌丛中。

[采集加工] 夏、秋花开时采收,除去杂质,晒干。

[资源利用] 有资源。自采自用。

[性味功效] 苦、微甘,寒。清热利湿,止咳定喘,止痛。

[功能主治] 用于湿热黄疸,水肿,肺热咳喘,咽喉热痛,胃痛,小儿惊风。

煎服,3~6g;或花研末服,1.5~3g。

五味子

[来源] 木兰科五味子属植物华中五味子 *Schisandra sphenanthera* Rehd. at Wils. 的成熟果实(图586)。

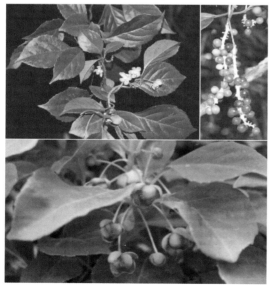

图586 华中五味子

[原植物] 落叶木质藤本,全株无毛,很少在叶背脉上有稀疏细柔毛。冬芽、芽鳞具长缘毛,先端无硬尖,小枝红褐色,距状短枝或伸长,具颇密而凸起的皮孔。叶纸质,倒卵形、宽倒卵形,或倒卵状长椭圆形,有时圆形,很少椭圆形,长(3~)5~11cm,宽(1.5~)3~7cm,先端短急尖或渐尖,基部楔形或阔楔形,干膜质边缘至叶柄成狭翅,上面深绿色,下面淡灰绿色,有白色点,1/2~2/3以上边缘具疏离、胼胝质齿尖的波状齿,上面中脉稍凹入,侧脉每边4~5条,网脉密致,干时两面不明显凸起;叶柄红色,长1~3cm。花生于近基部叶腋,花梗纤细,长2~4.5cm,基部具长3~4mm的膜质苞片,花被片5~9,橙黄色,近相似,椭圆形或长圆状倒卵形,中轮的长6~12mm,宽4~8mm,具缘毛,背面有腺点。雄花:雄蕊群倒卵圆形,径4~6mm;花托圆柱形,顶端伸长,无盾状附属物;雄蕊11~19(~23),基部的长1.6~2.5mm,药室内侧向开

裂,药隔倒卵形,两药室向外倾斜,顶端分开,基部近邻接,花丝长约1mm,上部1~4雄蕊与花托顶贴生,无花丝;雌花:雌蕊群卵球形,直径5~5.5mm,雌蕊30~60枚,子房近镰刀状椭圆形,长2~2.5mm,柱头冠狭窄,仅花柱长0.1~0.2mm,下延成不规则的附属体。聚合果果托长6~17cm,径约4mm,聚合果梗长3~10cm,成熟小浆果红色,长8~12mm,宽6~9mm,具短柄;种子长圆体形或肾形,长约4mm,宽3~3.8mm,高2.5~3mm,种脐斜"V"字形,长约为种子宽的1/3;种皮褐色光滑,或仅背面微皱。花期4~7月,果期7~9月。

果供药用,为五味子代用品;种子榨油可制肥皂或作润滑油。

本种分布广,叶形变异大,常被误认为五味子。除地理分布与花的特征明显不同外,五味子老枝皮不规则脱落,叶膜质,背面中脉及侧脉明显被毛,花梗长4~8mm;小浆果外果皮具不明显腺点,种子较大,淡褐色,种脐明显凹入"U"字形,容易区别。

[分布] 产华亭、平凉崆峒山等地。生海拔600~3000m的湿润山坡或灌丛中。

[采集加工] 秋季果实成熟时采摘,晒干或蒸后晒干,除去果梗及杂质。生用,或制后用,用时捣碎。

[炮制] 醋五味子:取净五味子,加醋(五味子100kg,醋20kg)拌匀,置适宜的容器内,加热蒸透至黑色时,取出干燥。

[资源利用] 资源较丰富。自产自销。

[性味功效] 酸、甘,温。敛肺滋肾,生津敛汗,涩精止泻,宁心安神。

[功能主治] (1)肺虚久咳,喘促气短,可配人参、黄芪、紫菀、桑白皮、熟地黄等,如《医方集解》补肺汤;肾虚久咳,喘促抬肩,吸气不利,则与熟地黄、山药、山萸肉等同用,如都气丸。

(2)热伤气阴,汗多口渴,多与人参、麦冬配伍,如生脉散;阴虚内热,消渴多饮,多配黄芪、知母、山药、天花粉等,如玉液汤。

(3)心肾阴虚,潮热盗汗,可与山萸肉、何首乌、龙骨、牡蛎、远志、五倍子同用,如《杂病源流犀烛》五味子汤;肾虚不固,滑精遗泄,常与菟丝子、沙苑子、芡实、莲须等同用,如金锁固精丸。

(4)病毒性肝炎,非肝炎疾患的谷丙转氨酶增高,以五味子研粉蜜丸,口服;哮喘,五味子、地龙、鱼腥草煎剂,口服。

煎服,3~6g;研末服,每次1~3g;熬膏或入丸剂服。咳嗽宜生用,补剂宜熟用。表邪未解,内有实热,麻疹初起咳喘者忌服。

五爪龙

[异名] 蛇含(《神农本草经》),紫背龙牙(《本草图经》)。

[来源] 蔷薇科委陵菜属植物蛇含委陵菜 Potentilla kleiniana Wight et Arn. 的全草(图587)。

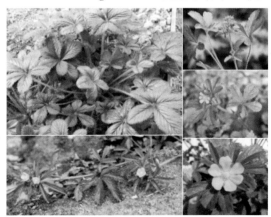

图587　蛇含委陵菜

[原植物] 一年生、二年生或多年生宿根草本。多须根。花茎上升或匍匐,常于节处生根并发育出新植株,长10~50cm,被疏柔毛或开展长柔毛。基生叶为近于鸟足状5小叶,连叶柄长3~20cm,叶柄被疏柔毛或开展长柔毛;小叶几无柄稀有短柄,小叶片倒卵形或长圆倒卵形,长0.5~4cm,宽0.4~2cm,顶端圆钝,基部楔形,边缘有多数急尖或圆钝锯齿,两面绿色,被疏柔毛,有时上面脱落几无毛,或下面沿脉密被伏生长柔毛,下部茎生叶有5小叶,上部茎生叶有3小叶,小叶与基生小叶相似,唯叶柄较短;基生叶托叶膜质,淡褐色,外面被疏柔毛或脱落几无毛,茎生叶托叶草质,绿色,卵形至卵状披针形,全缘,稀有1~2齿,顶端急尖或渐尖,外被稀疏长柔毛。聚伞花序密集枝顶如

假伞形,花梗长 1 ~ 1.5cm,密被开展长柔毛,下有茎生叶如苞片状;花直径 0.8 ~ 1cm;萼片三角卵圆形,顶端急尖或渐尖,副萼片披针形或椭圆披针形,顶端急尖或渐尖,花时比萼片短,果时略长或近等长,外被稀疏长柔毛;花瓣黄色,倒卵形,顶端微凹,长于萼片;花柱近顶生,圆锥形,基部膨大,柱头扩大。瘦果近圆形,一面稍平,直径约 0.5mm,具皱纹。花果期 4 ~ 9 月。

[分布] 产平凉、华亭等地。生海拔 600 ~ 2300m 的荒地、河岸接地、林缘及林下湿地。

[采集加工] 夏、秋采收,除去杂质,鲜用或晒干。

[资源利用] 有资源。自采自用。

[性味功效] 苦,微寒。清热定惊,截疟,止咳化痰,解毒活血。

[功能主治] (1)小儿惊风,可与全蝎、僵蚕、朱砂,各研细混匀冲服。

(2)咽喉疼痛,鲜五爪龙,捣汁含漱;痈肿疮毒,鲜品煎服,渣捣烂敷患处。

(3)风热咳嗽,可单品煎服;百日咳,五爪龙、生姜,同煎服;肺脓疡,先五爪龙,或加百蕊草,水煎服。

(4)截疟,可与白薇、紫苏等同煎,于发病前 2 小时服下。

煎服,9 ~ 15g,鲜品加倍。外用适量,煎水洗或捣敷;或捣汁涂;或煎水含漱。

舞鹤草

[异名] 二叶舞鹤草。

[来源] 百合科舞鹤草属植物舞鹤草 *Maianthemum bifolium* (L.) F. W. Schmidt 的全草(图 588)。

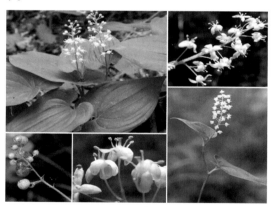
图 588 舞鹤草

[原植物] 根状茎细长,有时分叉,长可达 20cm 或更长,直径 1 ~ 2mm,节上有少数根,节间长 1 ~ 3cm。茎高 8 ~ 20(~25)cm,无毛或散生柔毛。基生叶有长达 10cm 的叶柄,到花期已凋萎;茎生叶通常 2 枚,极少 3 枚,互生于茎的上部,三角状卵形,长 3 ~ 8(~10)cm,宽 2 ~ 5(~9)cm,先端急尖至渐尖,基部心形,弯缺张开,下面脉上有柔毛或散生微柔毛,边缘有细小的锯齿状乳突或具柔毛;叶

柄长 1 ~ 2cm,常有柔毛。总状花序直立,长 3 ~ 5cm,约有 10 ~ 25 朵花;花序轴有柔毛或乳头状突起;花白色,直径 3 ~ 4mm,单生或成对。花梗细,长约 5mm,顶端有关节;花被片矩圆形,长 2 ~ 2.5mm,有 1 脉;花丝短于花被片;花药卵形,长 0.5mm,黄白色;子房球形;花柱长约 1mm。浆果直径 3 ~ 6mm。种子卵圆形,直径 2 ~ 3mm,种皮黄色,有颗粒状皱纹。花期 5 ~ 7 月,果期 8 ~ 9 月。

[分布] 产静宁、庄浪、华亭、崇信、平凉、泾川等地。生海拔 2400 ~ 3000m 的高山阴坡林下。

[采集加工] 7 ~ 8 月采收,除去杂质,洗净,鲜用或晒干。用时切碎。

[资源利用] 有资源。自采自用。

[性味功效] 酸、涩,寒。凉血止血,清热解毒。

[功能主治] (1)吐血,舞鹤草,水煎服;外伤出血,本品研细,外敷。

(2)月经过多,可与地榆炭、齿草、旱莲草,同煎服。

(3)其他,可用于尿血,疮痈肿痛等。

煎服,15 ~ 30g。外用适量,研末撒;或鲜品捣敷。

西伯利亚滨藜

[异名]　藜。

[来源]　藜科滨藜属植物西伯利亚滨藜 Atriplex sibirica L. 的果实(图 589)。

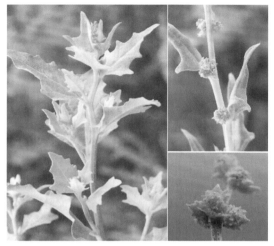

图 589　西伯利亚滨藜

[原植物]　一年生草本,高 20 ~ 50cm。茎通常自基部分枝;枝外倾或斜伸,钝四棱形,无色条,有粉。叶片卵状三角形至菱状卵形,长 3 ~ 5cm,宽 1.5 ~ 3cm,先端微钝,基部圆形或宽楔形,边缘具疏锯齿,近基部的 1 对齿较大而呈裂片状,或仅有 1 对浅裂片而其余部分全缘,上面灰绿色,无粉或稍有粉,下面灰白色,有密粉;叶柄长 3 ~ 6mm。团伞花序腋生;雄花花被 5 深裂,裂片宽卵形至卵形;雄蕊 5,花丝扁平,基部连合,花药宽卵形至短矩圆形,长约 0.4mm;雌花的苞片连合成筒状,仅顶缘分离,果时膨胀,略呈倒卵形,长 5 ~ 6mm(包括柄),宽约 4mm,木质化,表面具多数不规则的棘状突起,顶缘薄,牙齿状,基部楔形。胞果扁平,卵形或近圆形;果皮膜质,白色,与种子贴伏。种子直立,红褐色或黄褐色,直径 2 ~ 2.5mm。花期 6 ~ 7 月,果期 8 ~ 9 月。

[分布]　产庄浪、静宁。生海拔 880 ~ 3180m 的盐碱荒漠、湿润沙地及河滩。

[采集加工]　秋季果实成熟后割取地上部分,晒干,打下果实,去净杂质。

[资源利用]　有资源。自采自用。

[性味功效]　苦,平。清肝明目,祛风止痒,活血消肿,通乳。

[功能主治]　(1)皮肤瘙痒,可与地肤子,同煎洗;或配菊花、防风、蝉蜕等,水煎服。

(2)无名肿毒,软蒺藜、蒲公英、瓜蒌,煎服。

(3)其他,可用于目赤肿痛,头痛眩晕,咳嗽,喉痹,乳汁不畅。

煎服,3 ~ 9g。外用适量,水煎洗。

西伯利亚老鹳草

[来源]　牻牛儿苗科老鹳草属植物鼠掌老鹳草 Geranium sibiricum L. 带果实的地上部分或全草(图 590)。

[原植物]　一年生或多年生草本,高 30 ~ 70cm,根为直根,有时具不多的分枝。茎纤细,仰卧或近直立,多分枝,具棱槽,被倒向疏柔毛。叶对生;托叶披针形,棕褐色,长 8 ~ 12cm,先端渐尖,基部抱茎,外被倒向长柔毛;基生叶和茎下部叶具长柄,柄长为叶片的 2 ~ 3 倍;下部叶片肾状五角形,基部宽心形,长 3 ~ 6cm,宽 4 ~ 8cm,掌状 5 深裂,裂片倒卵形、菱形或长椭圆形,中部以上齿状羽裂或齿状深缺刻,下部楔形,两面被疏伏毛,背面沿脉被毛较密;上部叶片具短柄,3 ~ 5 裂。总花梗丝状,单生于叶腋,长于叶,被倒向柔毛或伏毛,具 1 花或偶具 2 花;苞片对生,棕褐色、钻伏、膜质,生于花梗中部或基部;萼片卵状椭圆形或卵状披针形,长约

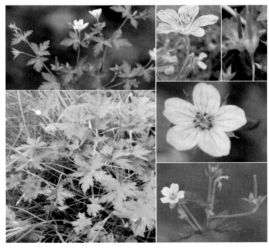

图 590　鼠掌老鹳草

5mm,先端急尖,具短尖头,背面沿脉被疏柔毛;花瓣倒卵形,淡紫色或白色,等于或稍长于萼片,先端微凹或缺刻状,基部具短爪;花丝扩大成披针形,具缘毛;花柱不明显,分枝长约1mm。蒴果长15～18mm,被疏柔毛,果梗下垂。种子肾状椭圆形,黑色,长约2mm,宽约1mm。花期6～7月,果期8～9月。

[分布] 产平凉、静宁、庄浪等地。生海拔3500m以下的山坡草甸或亚高山草甸。

[采集加工] 夏、秋果实近成熟时采收,除去杂质,捆成把,晒干。切段,生用。

[资源利用] 资源较丰富。自产自销。

[性味功效] 苦、微辛,平。祛风通络,活血,清热利湿。

[功能主治] (1)风湿痹痛,肢体麻木酸楚,常配桂枝、当归、红花、芍药等,以祛风通络,活血止痛;或与丁公藤、豨莶草、桑枝等,泡酒服。

(2)跌打损伤,可单品捣烂,加酒炒热外敷;或配当归、红花等煎服。

(3)湿热泻痢,可单品煎服;或与凤尾草同用;或配黄连、马齿苋等药。

煎服,9～15g;或浸酒,或熬膏服。外用适量,捣烂炒热加酒外敷或制成软膏涂敷。

西伯利亚蓼

[异名] 野茶,剪刀股。

[来源] 蓼科蓼属植物西伯利亚蓼 *Polygonum sibiricum* Laxm. 的根状茎(图591)。

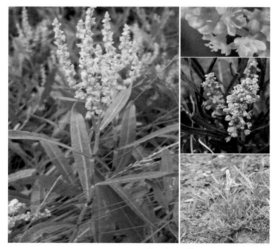

图591 西伯利亚蓼

[原植物] 多年生草本,高10～25cm。有较细的根状茎。茎斜升或近直立,自基部分枝,节间短,无毛。叶片长椭圆形或披针形,长5～13cm,宽0.5～1.5cm,顶端钝或急尖,基部戟形或楔形,无毛,全缘;叶柄长8～15mm;托叶鞘筒状,膜质,上部偏斜,开裂,无毛,易破裂。圆锥花序顶生,花排列稀疏,通常间断;苞片宽漏斗状,顶端平截或具小尖头,无毛,每苞内通常具4～6花;花梗短,中上部具关节;花两性,辐射对称,花被5深裂,黄绿色,花被片长圆形,长约3mm;雄蕊7～8,稍短于花被,花丝基部较宽;子房上位,花柱3,甚短,柱头头状。瘦果卵形,具3钝棱,黑色,有光泽,包于宿存的花被内或凸出。花期6～9月,果实渐次成熟。

[分布] 本市各地区均产。生海拔600～3200m的路边、湖边、河滩、山谷湿地、沙质盐碱地。

[采集加工] 秋季采挖,洗净,晾干。

[资源利用] 有资源。自采自用。

[性味功效] 微辛、苦,微寒。疏风清热,利水消肿。

[功能主治] (1)目赤肿痛,西伯利亚蓼,煎水熏洗。

(2)下肢浮肿,单味研末,冲服。

研末服,每次3g。外用适量,煎水洗。

西伯利亚远志

[异名] 细草(《神农本草经》),苦远志(《滇南本草》),小草根。

[来源] 远志科远志属植物西伯利亚远志 *Polygala sibirica* L. 的根(图592)。

[原植物] 多年生草本,高10～30cm;根直立或斜生,木质。茎丛生,通常直立,被短柔毛。叶互

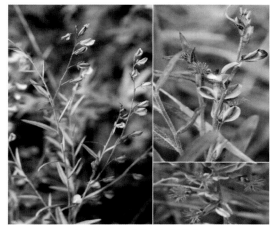

图 592 西伯利亚远志

生,叶片纸质至亚革质,下部叶小卵形,长约 6mm,宽约 4mm,先端钝,上部者大,披针形或椭圆状披针形,长 1~2cm,宽 3~6mm,先端钝,具骨质短尖头,基部楔形,全缘,略反卷,绿色,两面被短柔毛,主脉上面凹陷,背面隆起,侧脉不明显,具短柄。总状花序腋外生或假顶生,通常高出茎顶,被短柔毛,具少数花;花长 6~10mm,具 3 枚小苞片,钻状披针形,长约 2mm,被短柔毛;萼片 5,宿存,背面被短柔毛,具缘毛,外面 3 枚披针形,长约 3mm,里面 2 枚花瓣状,近镰刀形,长约 7.5mm,宽约 3mm,先端具突尖,基部具爪,淡绿色,边缘色浅;花瓣 3,蓝紫色,侧瓣倒卵形,长 5~6mm,2/5 以下与龙骨瓣合生,先端圆形,微凹,基部内侧被柔毛,龙骨瓣较侧瓣长,背面被柔毛,具流苏状鸡冠状附属物;雄蕊 8,花丝长 5~6mm,2/3 以下合生成鞘,且具缘毛,花药卵形,顶孔开裂;子房倒卵形,径约 2mm,顶端具缘毛,花柱肥厚,顶端弯曲,长约 5mm,柱头 2,间隔排列。蒴果近倒心形,径约 5mm,顶端微缺,具狭翅及短缘毛。种子长圆形,扁,长约 1.5mm,黑色,密被白色柔毛,具白色种阜。花期 4~7 月,果期

5~8 月。

[分布] 本市各地均产。生海拔 1100~3300m 砂质土、石砾和石灰岩山地,林缘或草地的山坡、草地、田边及林缘灌丛。

[采集加工] 春、秋采挖,除去须根及泥沙,晒至皮部稍皱缩,除去木心,统称"远志肉";细的不去木部。用时略洗,润透切段,干燥。生用,或制用。

[炮制] 制远志:取甘草(远志 100kg,甘草 6kg),加水适量煎汤,去渣,加入净远志,用文火煮至汤吸尽,取出干燥。

朱远志:取制远志置盆内清水喷湿,微闷,加朱砂粉(远志 100kg,朱砂粉 2kg)拌匀,取出晾干。

[资源利用] 资源较丰富。自产自销。

[性味功效] 苦、辛,温。安神益智,祛痰利窍,消散痈肿。

[功能主治] (1)惊恐,惊悸不安,多与茯神、龙齿、朱砂、石菖蒲、酸枣仁、人参同用,以镇静安神,如《张氏医通》远志丸;心肾不交,惊悸不安,常配石菖蒲、龙齿、茯神、人参、茯苓以交心肾安神定志,如《医学心悟》安神定志丸。

(2)癫痫昏仆,痉挛抽搐,可配半夏、石菖蒲、天麻、僵蚕、全蝎、茯神等,如《医学心悟》定痫丸;癫狂发作,可与石菖蒲、郁金、白矾等同用,后二味即白金丸。

(3)痰饮阻肺,咳嗽痰多,常配桔梗、杏仁、陈皮等宣肺利气化痰药。

(4)痈疽疮毒,不问寒热虚实,可单用研末,黄酒送服。另用末调敷。

煎服,3~9g;或入丸、散服。外用适量,研末酒调敷。阴虚火旺,脾胃虚弱者及孕妇慎服。

西 瓜

[异名] 西瓜翠衣。

[来源] 葫芦科西瓜属植物西瓜 *Citrullus lanatus* (Thunb.) Matsum. et Nakai 的成熟果实的外果皮(图 593)。

[原植物] 一年生蔓生藤本;茎、枝粗壮,具明显的棱沟,被长而密的白色或淡黄褐色长柔毛。卷须较粗壮,具短柔毛,二歧,叶柄粗,长 3~12cm,粗 0.2~0.4cm,具不明显的沟纹,密被柔毛;叶片纸质,轮廓三角状卵形,带白绿色,长 8~20cm,宽 5~15cm,两面具短硬毛,脉上和背面较多,3 深裂,中

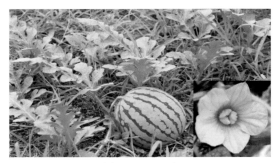

图 593 西瓜

裂片较长、倒卵形、长圆状披针形或披针形,顶端急尖或渐尖,裂片又羽状或二重羽状浅裂或深裂,边缘波状或有疏齿,末次裂片通常有少数浅锯齿,先端钝圆,叶片基部心形,有时形成半圆形的弯缺,弯缺宽 1～2cm,深 0.5～0.8cm。雌雄同株。雌、雄花均单生于叶腋。雄花,花梗长 3～4cm,密被黄褐色长柔毛;花萼筒宽钟形,密被长柔毛,花萼裂片狭披针形,与花萼筒近等长,长 2～3mm;花冠淡黄色,径 2.5～3cm,外面带绿色,被长柔毛,裂片卵状长圆形,长 1～1.5cm,宽 0.5～0.8cm,顶端钝或稍尖,脉黄褐色,被毛;雄蕊 3,近离生,1 枚 1 室,2 枚 2 室,花丝短,药室折曲。雌花,花萼和花冠与雄花同;子房卵形,长 0.5～0.8cm,宽 0.4cm,密被长柔毛,花柱长 4～5mm,柱头 3,肾形。果实大型,近于球形或椭圆形,肉质,多汁,果皮光滑,色泽及纹饰各式。种子多数,卵形,黑色、红色,有时为白色、黄色、淡绿色或有斑纹,两面平滑,基部钝圆,通常边缘稍拱起,长 1～1.5cm,宽 0.5～0.8cm,厚 1～2mm,花果期夏季。本种果实为夏季之水果,果肉味甜,能降温去暑;种子含油,可作消遣食品;果皮药用,有清热、利尿、降血压之效。

[分布] 本市大部分地区有栽培。我国各地有栽培,品种甚多。

[采集加工] 夏、秋收集西瓜皮,削取外层青色果皮,洗净,晒干。生用。

[资源利用] 栽培品。自产自销。

[性味功效] 甘,凉。清热解暑,止渴利尿。

[功能主治] (1)水肿,小便不利,可单味煎服,或与白茅根同煎服;口渴,尿混浊,可与冬瓜皮、天花粉同用。

(2)小儿夏季热,可配金银花、太子参、扁豆、薄荷、鲜荷叶,煎服。

(3)咽喉疼痛,唇干舌燥,西瓜翠衣单味煎服;口舌生疮,可与栀子、赤芍、黄连、甘草等同用。

(4)脑痛,盐西瓜皮晒干,烧存性为末,香油调敷;丹毒,鲜西瓜皮捣烂绞汁,涂患处。

煎服,9～30g;或焙干研末服。外用适量,烧存性,研末撒。中寒湿盛者忌服。

注 西瓜霜(选用重 3～3.5kg 的西瓜,于瓜蒂处切下适当大小瓜皮,使瓜瓤露出并挖出适量,装入皮硝0.5kg 或更多些。再将切下的瓜皮盖上,用竹签钉牢,悬挂于阴凉通风处。待瓜皮外面析出白霜时,刮下即得):咸,寒。清热解毒,利咽消肿。用于喉风,喉痹,白喉,口疮,牙疳,久嗽咽痛,目赤肿痛。外用入散剂,适量吹喉;内服,0.5～1.5g,冲服。

西瓜根(藤茎)叶:淡、微苦,凉。用于水泻,痢疾,烫伤,萎缩性鼻炎。煎服,9～30g;外用适量,鲜品捣汁搽。

西红柿

[异名] 洋柿子。

[来源] 茄科番茄属植物番茄 Lycopersicon esculentum Mill. 的新鲜果实(图594)。

[原植物] 体高 0.6～2m,全体生黏质腺毛,有强烈气味。茎易倒伏。叶羽状复叶或羽状深裂,长 10～40cm,小叶极不规则,大小不等,常 5～9枚,卵形或矩圆形,长 5～7cm,边缘有不规则锯齿或裂片。花序总梗长 2～5cm,常 3～7 朵花;花梗长 1～1.5cm;花萼辐状,裂片披针形,果时宿存;花

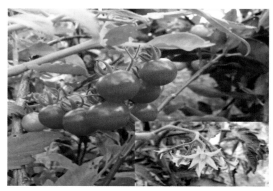

图 594 番茄

冠辐状,直径约2cm,黄色。浆果扁球状或近球状,肉质而多汁液,橘黄色或鲜红色,光滑;种子黄色。花果期夏、秋季。

[分布]　本市各地有栽培。原产南美洲。我国南北广泛栽培。

[采集加工]　夏、秋采摘成熟果实,洗净,鲜用。

[资源利用]　栽培菜蔬,资源丰富。中医配方少用。

[性味功效]　酸、甘,微寒。凉血平肝,健胃生津。

[功能主治]　(1)口渴,食欲不振,可煎服。

(2)高血压,眼底出血,每早空腹生吃。

煎汤服,适量;或生吃1～2个。

菥　蓂

[异名]　大荠(《尔雅》),遏蓝菜(《救荒本草》),花叶荠、水荠(《植物名实图考》)。

[来源]　十字花科菥蓂属植物菥蓂 *Thlaspi arvense* L. 的全草(图595)。

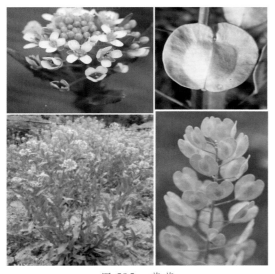

图595　菥蓂

[原植物]　一年生草本,高9～60cm,无毛;茎直立,不分枝或分枝,具棱。基生叶倒卵状长圆形,长3～5cm,宽1～1.5cm,顶端圆钝或急尖,基部抱茎,两侧箭形,边缘具疏齿;叶柄长1～3cm。总状花序顶生;花白色,直径约2mm;花梗细,长5～10mm;萼片直立,卵形,长约2mm,顶端圆钝;花瓣长圆状倒卵形,长2～4mm,顶端圆钝或微凹。短角果倒卵形或近圆形,长13～16mm,宽9～13mm,扁平,顶端凹入,边缘有翅宽约3mm。种子每室2～8个,倒卵形,长约1.5mm,稍扁平,黄褐色,有同心环状条纹。花期3～4月,果期5～6月。

[分布]　本市各地均产。生于平地路旁、沟边或村落附近。

[采集加工]　5～6月果实成熟时采收,除去杂质、泥沙,晒干。用时洗净,润透切段,干燥。

[资源利用]　资源较丰富。自采自用。

[性味功效]　苦、甘,微寒。清热解毒,利水消肿。

[功能主治]　(1)肾炎,单用鲜品,水煎服。

(2)产后瘀血腹痛,菥蓂水煎,冲失笑散(蒲黄、五灵脂)服。

(3)其他,可用于目赤肿痛,肺痈,肠痈,泄泻,痢疾,白带,痈疮肿毒,消化不良,肾炎水肿,肝硬化腹水等。

煎服,9～30g,鲜品加倍。

注　菥蓂子:辛,微温。明目,祛风湿。用于目赤肿痛,障翳胬肉,迎风流泪,风湿痹痛。煎服,6～15g。

种子油供制肥皂,也作润滑油,还可食用;嫩苗用水炸后,浸去酸辣味,加油盐调食。

豨　莶(《唐本草》)

[异名]　豨莶草(《海上方》),火益、火枚草(《唐本草》),猪膏草(《本草拾遗》),粘糊菜(《救荒本草》),希仙、虎益(《本草纲目》),肥猪苗(《分类草药性》),肺猪草(《甘肃》)。

[来源]　菊科豨莶属植物豨莶 *Siegesbeckia orientalis* L. 的地上部分(图596)。

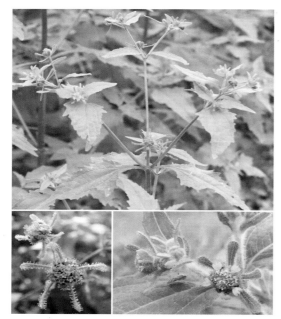

图 596 豨莶

[原植物] 一年生草本。茎直立,高 30 ~ 100cm,分枝斜升,上部的分枝常成复二歧状;全部分枝被灰白色短柔毛。基部叶花期枯萎;中部叶三角状卵圆形或卵状披针形,长 4 ~ 10cm,宽 1.8 ~ 6.5cm,基部阔楔形,下延成具翼的柄,顶端渐尖,边缘有规则的浅裂或粗齿,纸质,上面绿色,下面淡绿,具腺点,两面被毛,三出基脉,侧脉及网脉明显;上部叶渐小,卵状长圆形,边缘浅波状或全缘,近无柄。头状花序径 15 ~ 20mm,多数聚生于枝端,排列成具叶的圆锥花序;花梗长 1.5 ~ 4cm,密生短柔毛;总苞阔钟状;总苞片 2 层,叶质,背面被紫褐色头状具柄的腺毛;外层苞片 5 ~ 6 枚,线状匙形或匙形,开展,长 8 ~ 11mm,宽约 1.2mm;内层苞片卵状长圆形或卵圆形,长约 5mm,宽 1.5 ~ 2.2mm。外层托片长圆形,内弯,内层托片倒卵状长圆形。花黄色;雌花花冠的管部长 0.7mm;两性管状花上部钟状,上端有 4 ~ 5 卵圆形裂片。瘦果倒卵圆形,有 4 棱,顶端有灰褐色环状突起,长 3 ~ 3.5mm,宽 1 ~ 1.5mm。花期 4 ~ 9 月,果期 6 ~ 11 月。

[分布] 产平凉、庄浪、华亭、泾川、灵台等地。生海拔 600 ~ 2300m 的山坡、山谷、路旁、水沟边。

[采集加工] 夏、秋花开前或花期均可采割,除去杂质,晒干。用时洗净,稍润切段,干燥。生用或制后用。

[炮制] 酒豨莶:取净段,用黄酒(豨莶 100kg,黄酒 20kg)拌匀,闷透置蒸器内,用大火蒸透呈黑色,取出干燥。

酒蜜制豨莶:取净豨莶叶揉碎,加酒(豨莶 100kg,陈酒 24kg)拌匀,置蒸笼内,加热蒸 2 日,闷 1 夜,晒干,再加酒蒸,如此九蒸九晒,最后加蜜水(豨莶 100kg,蜂蜜 10kg)炒干。

[资源利用] 资源较丰富。自产自销。

[性味功效] 苦、辛,寒。祛风湿,通经络,清热解毒。

[功能主治] (1)风寒湿痹,两足酸软,步行艰难,豨莶、臭梧桐各等份,为细末,蜜丸,送服,如《集验良方拔萃》豨桐丸。

(2)疠风脚弱,酒蜜制豨莶 16 份,当归、芍药、熟地黄、羌活、防风各 1 份,川乌(黑豆制)0.6 份,为细末,蜜丸,空腹,温酒服下,如《张氏医通》豨莶丸。

(3)中风,口眼㖞斜,时吐涎沫,语言謇涩,手足弛缓,酒蜜制豨莶,为末,蜜丸梧子大,空腹,温酒或米汤送服,如《重订严氏济生方》豨莶丸。

(4)其他,可用于黄疸,痈肿疮毒,风疹湿疮,虫兽咬伤,疟疾,高血压。

煎服,9 ~ 12g,大剂量 30 ~ 60g;或捣汁,或入丸、散服。外用适量,捣敷,或研末撒;或煎水熏洗。无风湿者慎服。生用或大剂量应用,易致呕吐。

注 豨莶根:祛风,除湿,生肌。用于风湿顽痹,头风,带下,烧烫伤。煎服,鲜品 60 ~ 120g;外用适量,捣敷。

狭果茶藨

[来源] 虎耳草科茶藨子属植物狭果茶藨 *Ribes stenocarpum* Maxim 的茎或根(图 597)。

[原植物] 落叶灌木,高 1 ~ 2(~3)m;老枝灰色或灰褐色,小枝棕色,幼时具柔毛,老时脱落,皮呈条状或片状剥落,在叶下部的节上具 1 ~ 3 枚粗壮刺,刺长 0.8 ~ 2cm,节间散生稀疏小针刺或无刺;

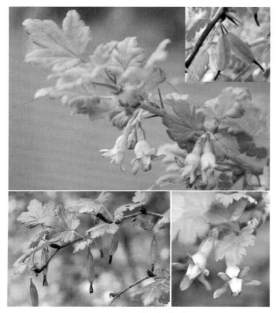

图 597 狭果茶藨

芽卵圆形,小,具数枚干膜质鳞片。叶近圆形或宽卵圆形,长 2～3cm,宽 2.5～4cm,不育枝上的叶较大,基部截形至近心脏形,两面均被柔毛,逐渐脱落,至老时毛稀疏或几无毛,有时沿叶脉混生稀疏短腺毛,掌状 3～5 深裂,裂片先端圆钝,边缘具粗钝锯齿;叶柄长(1～)2～3cm,具柔毛和稀疏腺毛。花两性,2～3 朵组成短总状花序或单生于叶腋;花

序轴长 3～7mm,无毛或具疏腺毛;花梗长 3～5mm,无毛,稀疏生短腺毛;苞片成对生于花梗节上,宽卵圆形,长 2～3mm,宽几与长相等,边缘有疏腺毛,具 3 脉;花萼浅绿色或绿褐色,外面无毛;萼筒钟形,长 4～6mm,宽 3～5mm,萼片舌形或长圆形,长 5～7mm,宽 2～4mm,先端圆钝,花期开展或反折,果期常直立;花瓣长圆形或舌形,长 4～6mm,宽 2～3mm,先端圆钝,白色;花托内部无毛;雄蕊稍长或几与花瓣近等长,花丝白色,花药卵圆形或卵状长圆形,伸出花瓣;子房长圆形,无毛;花柱长于雄蕊,分裂几达中部,无毛。果实长圆形,长 2～2.5cm,直径约 1cm,浅绿色有红晕或红色,无毛。花期 5～6 月,果期 7～8 月。

[分布] 产庄浪、平凉、华亭、静宁等地区。生海拔 1600～300m 的林下、灌丛或山沟溪旁。

[采集加工] 夏季采收,除去杂质,切段晒干。

[资源利用] 有资源。未利用。

[功效] 清热解毒。

[功能主治] 用于疮疖肿毒,湿疮瘙痒,黄疸型肝炎。

煎服,9～15g。

狭叶柴胡

[异名] 茈胡、地薰(《神农本草经》),茹草(《吴普本草》),红柴胡,南柴胡,软柴胡,细叶柴胡,小柴胡。

[来源] 伞形科柴胡属植物狭叶柴胡 *Bupleurum scorzonerifolium* Willd. 的根(图 598)。

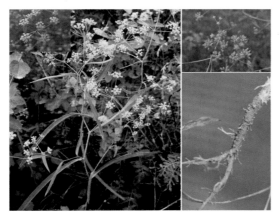

图 598 狭叶柴胡

[原植物] 多年生草本,高 30～60cm。主根发达,圆锥形,支根稀少,深红棕色,表面略皱缩,上端有横环纹,下部有纵纹,质疏松而脆。茎单一或 2～3,基部密覆叶柄残余纤维,细圆,有细纵槽纹,茎上部有多回分枝,略呈"之"字形弯曲,并成圆锥状。叶细线形,基生叶下部略收缩成叶柄,其他均无柄,叶长 6～16cm,宽 2～7mm,顶端长渐尖,基部稍变窄抱茎,质厚,稍硬挺,常对折或内卷,3～5 脉,向叶背凸出,两脉间有隐约平行的细脉,叶缘白色,骨质,上部叶小,同形。伞形花序自叶腋间抽出,花序多,直径 1.2～4cm,形成较疏松的圆锥花序;伞辐(3～)4～6(～8),长 1～2cm,很细,弧形弯曲;总苞片 1～3,极细小,针形,长 1～5mm,宽 0.5～1mm,1～3 脉,有时紧贴伞辐,常早落;小伞形花序直径 4～6mm,小总苞片 5,紧贴小伞,线状披

针形,长 2.5~4mm,宽 0.5~1mm,细而尖锐,等于或略超过花时小伞形花序;小伞形花序有花(6~)9~11(~15),花柄长 1~1.5mm;花瓣黄色,舌片几与花瓣的对半等长,顶端 2 浅裂;花柱基厚垫状,宽于子房,深黄色,柱头向两侧弯曲;子房主棱明显,表面常有白霜。果广椭圆形,长 2.5mm,宽 2mm,深褐色,棱浅褐色,粗钝凸出,油管每棱槽中 5~6,合生面 4~6。花期 7~8 月,果期 8~9 月。

本种与锥叶柴胡 B. bicaule Helm 极近似,主要特征为主根发达,挺直,红棕色,根颈不分枝,故不为丛生状。茎基常覆盖着叶柄残余的维管束。茎较高,通常单一,或 2~3 枝,上部多回分枝,略呈"之"字形弯曲,叶窄线形上下两端等窄,质较硬挺。花序多而小,总苞极细小。果深褐色,每棱槽内油管 5~6,合生面 4~6。

[分布] 产本市各地。生海拔 600~2250m 的山坡、林缘及草原。

[采集加工] 春、秋采挖,除去茎叶,抖净泥土。晒干。用时除去杂质及残茎,洗净,润透切厚片,干燥。生用或制后用。

[炮制] 炒柴胡:取净柴胡片置锅内。用文火炒至微焦,取出放凉。

醋柴胡:取净柴胡片加醋(柴胡 100kg,醋 20kg)拌匀,闷透置锅内,用文火炒干,取出放凉。醋制有增强疏肝止痛的作用,多用于肝郁气滞的胁痛、腹痛及月经不调等。

蜜柴胡:取炼蜜(柴胡 100kg,炼蜜 12.5kg)。用适量开水稀释后,倒入净柴胡片拌匀,润透置锅内。用文火炒至微黄,不粘手为度,取出放凉。蜜炙后有润肺止咳作用,用于有汗兼有咳嗽者。

酒柴胡:取净柴胡片,用黄酒(柴胡 100kg,黄酒 10kg)拌匀,润透置锅内,用文火炒干,取出放凉。

鳖血柴胡:取净柴胡片,用鳖血及适量黄酒(柴胡 100kg,鳖血 12.5kg,黄酒 12.5kg)或清水拌匀,稍闷置锅内,用文火炒干,取出放凉。制后有益阴清肝退热的功效,多用于热入血室,骨蒸劳热。

[资源利用] 资源较丰富。自产自销。

[性味功效] 苦、辛,微寒。解表退热,疏肝解郁,升举阳气。

[功能主治] (1)伤寒少阳证,往来寒热,胸胁苦满,不欲饮食,心烦喜呕,口苦、咽干、目眩,柴胡、黄芩、人参、半夏、炙甘草、生姜、大枣,水煎,温服,如《伤寒论》小柴胡汤;外感风寒,发热恶寒,头身疼痛,疟疾初起,可配防风、陈皮、芍药、甘草、生姜,水煎,热服,如《景岳全书》正柴胡饮。

(2)伤寒壮热,头痛体疼,口干烦渴,石膏、黄芩、甘草、赤芍、葛根各 2 份,麻黄、柴胡各 1 份,捣散,加生姜、葱白、豆豉,水煎去渣服,如《太平惠民和剂局方》柴胡散。

(3)肝郁气滞,胁肋胀痛,走窜不定,胸闷嗳气,可配陈皮(醋炒)、枳壳、芍药、川芎、香附、炙甘草,水煎,食前服,如《景岳全书》柴胡疏肝散。

(4)肾虚牙齿龈肿,膈上热,可与枳壳各 2 份,黄连 1 份,姜厚朴 0.3 份,为末,煎水去渣服,如《圣济总录》柴胡汤。

(5)耳聋不闻雷声,柴胡、香附各 2 份,川芎 1 份,研细,早晚温开水送服,如《医林改错》通气散;舌本强,两边痛,可配升麻各 2 份,栀子仁 1 份,研细,温开水送服,如《圣济总录》柴胡散。

(6)其他,可用于月经不调,气虚下陷脱肛,疟疾,肝郁乳胀,胃下垂,子宫脱垂。

煎服,3~10g;或入丸、散服。外用适量,煎水洗;或研末调敷。解热生用,用量宜大;升阳生用,宜用小量。真阴亏损,肝阳上亢及肝风内动者忌服。

狭叶山野豌豆

[异名] 宿根巢菜,山黑豆。

[来源] 豆科野豌豆属植物狭叶山野豌豆 Vicia amoena Fisch. ex DC. var. oblongifolia Regel Tent. 的嫩茎叶(图 599)。

[原植物] 多年生草本,高 30~100cm,植株被疏柔毛,稀近无毛。主根粗壮,须根发达。茎具棱,多分枝,细软,斜升或攀援。偶数羽状复叶,长 5~12cm,几无柄,顶端卷须有 2~3 分支;托叶半箭

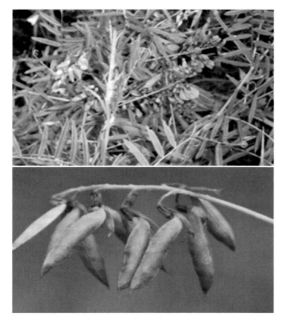

图 599　狭叶山野豌豆

头形,长 0.8 ~ 2cm,边缘有 3 ~ 4 裂齿;小叶 4 ~ 7 对,互生或近对生,椭圆形至卵披针形,长 1.3 ~ 4cm,宽 0.5 ~ 1.8cm;先端圆,微凹,基部近圆形,上面被贴伏长柔毛,下面粉白色;沿中脉毛被较密,侧脉扇状展开直达叶缘。总状花序通常长于叶;花 10 ~ 20(~ 30)密集着生于花序轴上部;花冠红紫色、蓝紫色或蓝色花期颜色多变;花萼斜钟状,萼齿

近三角形,上萼齿长 0.3 ~ 0.4cm,明显短于下萼齿;旗瓣倒卵圆形,长 1 ~ 1.6cm,宽 0.5 ~ 0.6cm,先端微凹,瓣柄较宽,翼瓣与旗瓣近等长,瓣片斜倒卵形,瓣柄长 0.4 ~ 0.5cm,龙骨瓣短于翼瓣,长 1.1 ~ 1.2cm;子房无毛,胚珠 6,花柱上部四周被毛,子房柄长约 0.4cm。荚果长圆形,长 1.8 ~ 2.8cm,宽 0.4 ~ 0.6cm。两端渐尖,无毛。种子 1 ~ 6,圆形,直径 0.35 ~ 0.4cm;种皮革质,深褐色,具花斑;种脐内凹,黄褐色,长相当于种子周长的 1/3。花期 4 ~ 6月,果期 7 ~ 10月。

　　[分布]　产本市各地。生海拔 600 ~ 1500m 的河滩、岸边、山坡、林缘、灌丛、湿地。

　　[采集加工]　7 ~ 9月采收,除去杂质,晒干。

　　[资源利用]　资源较丰富。自采自用。

　　[性味功效]　甘,平。祛风除湿,活血止痛。

　　[功能主治]　(1)风湿疼痛,可配菖蒲,煎水熏洗。

　　(2)阴囊湿疹,可同花椒、艾叶等,煎水熏洗。

　　(3)跌打肿痛,山野豌豆水煎服;或鲜品捣烂外敷。

　　煎服,6 ~ 15g;鲜品 30 ~ 45g。外用适量,煎水熏洗;或研末调敷。

狭叶绣线菊

　　[来源]　蔷薇科绣线菊属植物狭叶绣线菊 *Spiraea japonica* Linn. var. *acuminata* Franch. 的枝叶(图 600)。

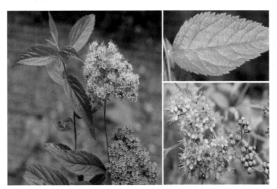

图 600　狭叶绣线菊

　　[原植物]　直立灌木,高达 1.5m。枝条细长,开展,小枝近圆柱形,无毛或幼时被短柔毛;冬芽卵形,先端急尖,有数个鳞片。叶片长卵形或披针形,

先端渐尖,基部楔形,长 3.5 ~ 8cm,边缘有尖锐重锯齿,背面沿叶脉有短柔毛;叶柄长 1 ~ 3mm,具短柔毛。复伞房花序,直径 10 ~ 14cm,有时达 18cm,花密集,密被短柔毛;花梗长 4 ~ 6mm;苞片披针形或条状披针形;花直径 4 ~ 7mm;花萼片 5,外面有稀疏短柔毛,萼筒钟状,内面有短柔毛;花瓣 5,粉红色,卵形或圆形,先端通常圆钝,长 2.5 ~ 3.5mm,宽 2 ~ 3mm;雄蕊 25 ~ 30,远较花瓣长;花盘圆环形,约有 10 个不整齐的裂片。心皮 5(3 ~ 8),分离或基部稍结合,直立;花柱顶生,果时宿存。蓇葖果半开张,无毛或沿腹缝线有稀疏柔毛。花期 6 ~ 7月,果期 8 ~ 9月。

　　[分布]　产庄浪(通化)、华亭、平凉等地。生海拔 950 ~ 3500m 的山坡旷地、林下或沟旁。

　　[采集加工]　夏、秋采收,除去杂质,切段

晒干。

[资源利用] 有资源。自采自用。

[性味功效] 微苦,平。清热解毒,活血调经,通利二便。

[功能主治] (1)流感,头痛发热,单用本品,

水煎服。

(2)月经不调,狭叶绣线菊、车前草,同煎服。

(3)其他,可用于鼻衄,咯血,经闭,便秘腹胀,小便不利。

煎服。

夏枯草

[异名] 燕面(《名医别录》),麦夏枯(《滇南本草》),铁色草(《本草纲目》)。

[来源] 唇形科夏枯草属植物夏枯草 *Prunella vulgaris* L. 的果穗(图601)。

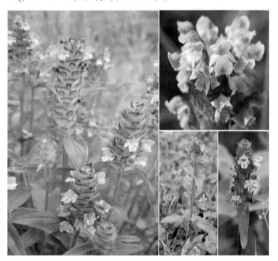

图601 夏枯草

[原植物] 多年生草木;根茎匍匐,在节上生须根。茎高 20 ~ 30cm,上升,下部伏地,自基部多分枝,钝四棱形,其浅槽,紫红色,被稀疏的糙毛或近于无毛。茎叶卵状长圆形或卵圆形,大小不等,长 1.5 ~ 6cm,宽 0.7 ~ 2.5cm,先端钝,基部圆形、截形至宽楔形,下延至叶柄成狭翅,边缘具不明显的波状齿或几近全缘,草质,上面橄榄绿色,具短硬毛或几无毛,下面淡绿色,几无毛,侧脉 3 ~ 4 对,在下面略突出,叶柄长 0.7 ~ 2.5cm,自下部向上渐变短;花序下方的 1 对苞叶似茎叶,近卵圆形,无柄或具不明显的短柄。轮伞花序密集组成顶生长 2 ~ 4cm 的穗状花序,每一轮伞花序下承以苞片;苞片宽心形,通常长约 7mm,宽约 11mm,先端具长 1 ~ 2mm 的骤尖头,脉纹放射状,外面在中部以下沿脉上疏生刚毛,内面无毛,边缘具睫毛,膜质,浅紫色。花萼钟形,连齿长约 10mm,筒长 4mm,倒圆锥形,

外面疏生刚毛,二唇形,上唇扁平,宽大,近扁圆形,先端几截平,具 3 个不很明显的短齿,中齿宽大,齿尖均呈刺状微尖,下唇较狭,2 深裂,裂片达唇片之半或以下,边缘具缘毛,先端渐尖,尖头微刺状。花冠紫、蓝紫或红紫色,长约 13mm,略超出于萼,冠筒长 7mm,基部宽约 1.5mm,其上向前方膨大,至喉部宽约 4mm,外面无毛,内面约近基部 1/3 处具鳞毛毛环,冠檐二唇形,上唇近圆形,径约 5.5mm,内凹,多少呈盔状,先端微缺,下唇约为上唇 1/2,3裂,中裂片较大,近倒心脏形,先端边缘具流苏状小裂片,侧裂片长圆形,垂向下方,细小。雄蕊 4,前对长很多,均上升至上唇片之下,彼此分离,花丝略扁平,无毛,前对花丝先端 2 裂,1 裂片能育具花药,另 1 裂片钻形,长过花药,稍弯曲或近于直立,后对花丝的不育裂片微呈瘤状突出,花药 2 室,室极叉开。花柱纤细,先端相等 2 裂,裂片钻形,外弯。花盘近平顶。子房无毛。小坚果黄褐色,长圆状卵珠形,长 1.8mm,宽约 0.9mm,微具沟纹。花期 4 ~ 6 月,果期 7 ~ 10 月。

[分布] 本市华亭等地产。生海拔 600 ~ 2500m 的荒地、草地、溪边及路旁湿润地上。

[采集加工] 5 ~ 6 月,当果穗变成棕褐色时,选晴天,割起地上部分,捆成小把,或剪下果穗,鲜用或晒干。

[资源利用] 有资源。自产自销。

[性味功效] 苦、辛,寒。清肝明目,散结解毒。

[功能主治] (1)肝虚目疼,冷泪不止,夏枯草 1 份,香附子 2 份,为末,茶汤调服,如《简要济众方》补肝散;肝虚目珠疼痛,至夜疼剧,痛久血伤,可配香附(童便浸)、炙甘草、当归、白芍、生地黄、黄芪,为末,每 15g 加芽茶 1 撮,水煎服,如《张氏医

通》夏枯草散。

（2）肝火上炎，目赤肿痛，可与菊花、黄芩、石决明等清热平肝药同用；肝阳上亢，高血压，可单用，或配黄芩、钩藤、牡蛎、白芍、地龙、生杜仲等，以平肝潜阳，泄热降压。

（3）瘰疬未溃，或已溃日久，消瘦不食，寒热如疟，可配当归、白术、茯苓、桔梗、陈皮、生地黄、柴胡、甘草、贝母、香附、白芍、白芷、红花，水煎兑酒服，如《外科正宗》夏枯草汤。

（4）其他，可用于眩晕耳鸣，痈肿疮毒，瘿瘤，疖腮，急、慢性肝炎等。

煎服，6～15g，大剂量可用至30g；熬膏或入丸、散服。外用适量，煎水洗或鲜品捣敷。脾胃虚弱者慎服。

夏至草

［异名］　白花益母（《植物名实图考》），小益母草。

［来源］　唇形科夏至草属植物夏至草 Lagopsis supina（Steph.）Ik.－Gal. ex Knorr. 的全草（图602）。

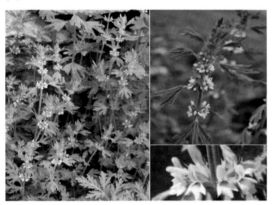

图602　夏至草

［原植物］　多年生草本，披散于地面或上升，具圆锥形的主根。茎高15～35cm，四棱形，具沟槽，带紫红色，密被微柔毛，常在基部分枝。叶轮廓为圆形，长、宽均1.5～2cm，先端圆形，基部心形，3深裂，裂片有圆齿或长圆形犬齿，有时叶片为卵圆形，3浅裂或深裂，裂片无齿或有稀疏圆齿，通常基部越冬叶远较宽大，叶片两面均绿色，上面疏生微柔毛，下面沿脉上被长柔毛，余部具腺点，边缘具纤毛，脉掌状，3～5出；叶柄长，基生叶的长2～3cm，上部叶的较短，通常在1cm左右，扁平，上面微具沟槽。轮伞花序疏花，径约1cm，在枝条上部者较密集，在下部者较疏松；小苞片长约4mm，稍短于萼筒，弯曲，刺状，密被微柔毛。花萼管状钟形，长约4mm，外密被微柔毛，内面无毛，脉5，凸出，齿5，不等大，长1～1.5mm，三角形，先端刺尖，边缘有细纤毛，在果时明显展开，且2齿稍大。花冠白色，稀粉红色，稍伸出于萼筒，长约7mm，外面被绵状长柔毛，内面被微柔毛，在花丝基部有短柔毛；冠筒长约5mm，直径约1.5mm；冠檐二唇形，上唇直伸，比下唇长，长圆形，全缘，下唇斜展，3浅裂，中裂片扁圆形，2侧裂片椭圆形。雄蕊4，着生于冠筒中部稍下，不伸出，后对较短；花药卵圆形，2室。花柱先端2浅裂。花盘平顶。小坚果长卵形，长约1.5mm，褐色，有鳞秕。花期3～4月，果期5～6月。

［分布］　本市各地区均产。生海拔600～2600m或更高的路旁、沟边、屋旁及地埂等处。

［采集加工］　夏至前花盛开时采收，除去杂质，鲜用或晒干。用时切段。

［资源利用］　资源较丰富。自采自用。

［性味功效］　辛、微苦，寒。活血养血，清热利湿。

［功能主治］　（1）产后瘀滞腹痛，跌打损伤，可配刘寄奴、金丝梅、香樟根，水煎服。

（2）水肿，小便不利，夏至草、马鞭草，水煎浓汁服。

（3）其他，可用于月经不调，血虚头晕，半身不遂，目赤肿痛，疮痈，冻疮，牙痛，皮疹瘙痒。

煎服，9～12g；或熬膏服。

仙鹤草

[异名] 金顶龙芽（《本草纲目拾遗》），老鹤嘴（《植物名实图考》），龙头草（《分类草药性》）。

[来源] 蔷薇科龙芽草属植物龙芽草 Agrimonia pilosa Ldb. 的地上部分（图 603）。

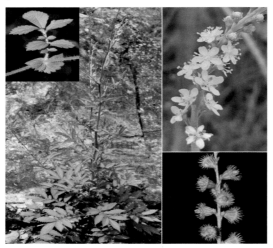

图 603　龙芽草

[原植物] 多年生草本。根多呈块茎状，周围长出若干侧根，根茎短，基部常有 1 至数个地下芽。茎高 30～120cm，被疏柔毛及短柔毛，稀下部被稀疏长硬毛。叶为间断奇数羽状复叶，通常有小叶 3～4 对，稀 2 对，向上减少至 3 小叶，叶柄被稀疏柔毛或短柔毛；小叶片无柄或有短柄，倒卵形、倒卵椭圆形或倒卵披针形，长 1.5～5cm，宽 1～2.5cm，顶端急尖至圆钝，稀渐尖，基部楔形至宽楔形，边缘有急尖到圆钝锯齿，上面被疏柔毛，稀脱落几无毛，下面通常脉上伏生疏柔毛，稀脱落几无毛，有显著腺点；托叶草质，绿色，镰形，稀卵形，顶端急尖或渐尖，边缘有尖锐锯齿或裂片，稀全缘，茎下部托叶有时卵状披针形，常全缘。花序穗状总状顶生，分枝或不分枝，花序轴被柔毛，花梗长 1～5mm，被柔毛；苞片通常深 3 裂，裂片带形，小苞片对生，卵形，全缘或边缘分裂；花直径 6～9mm；萼片 5，三角卵形；花瓣黄色，长圆形；雄蕊 5～8～15 枚；花柱 2，丝状，柱头头状。果实倒卵圆锥形，外面有 10 条肋，被疏柔毛，顶端有数层钩刺，幼时直立，成熟时靠合，连钩刺长 7～8mm，最宽处直径 3～4mm。花果期 5～12 月。

[分布] 产本市各地区。生海拔 600～3800m 的溪边、路旁、草地、灌丛、林缘及疏林下。

[采集加工] 夏、秋茎叶茂盛时采割，除去杂质，晒干。用时洗净，稍润切段，干燥。生用。

[资源利用] 资源较丰富。自产自销。

[性味功效] 苦、涩，平。收敛止血，截疟，止痢，解毒，杀虫。

[功能主治] （1）血热吐血，衄血，可单用，或配白茅根、栀子、茜草、小蓟等；胃热呕血，可与大黄、竹茹、代赭石等，水煎服。

（2）湿热泄泻，痢疾，单味有效；慢性下痢，可与白木槿花同用；血痢，可配马齿苋、地榆、白头翁等药煎服。

（3）嗜盐菌感染性食物中毒，梅尼埃综合征，用仙鹤草煎液，口服；滴虫性阴道炎，用仙鹤草茎叶制成浓缩液，涂擦。

（4）其他，可用于尿血，便血，崩漏，外伤出血，脱力劳伤，疟疾等。

煎服，9～15g，大剂可用至 30～60g；或入散剂服。外用适量，捣敷；或熬膏涂敷。

仙茅参

[异名] 白茎鸦葱，条参，水防风，丝茅七。

[来源] 菊科鸦葱属植物华北鸦葱 Scorzonera albicaulis Bunge 的根（图 604）。

[原植物] 多年生草本，高 20～120cm。根圆柱状或倒圆锥状，根茎部具少数纤维状残叶柄或无。茎直立，上部分枝，中空，有沟纹，密被白色绒毛或脱落几无毛。基生叶丛生，叶柄基部鞘状扩大，抱茎；叶片条形，狭披针形或条状长椭圆形，长 15～30（～40）cm，宽 3～20mm，先端渐尖，基部渐狭，全缘，极少有浅波状微齿，两面光滑无毛，3～5 出脉；茎生叶与基生叶相似，互生。头状花序 2～5，通常生于茎枝顶端排列成聚伞花序；总苞圆柱状，

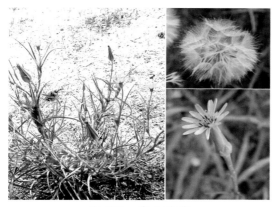

图 604 华北鸦葱

长 2～3cm,宽 0.2～2cm;总苞片 4～5 层,外层三角状卵形或卵状披针形,长 5～8mm,宽约 4mm,中内层椭圆状披针形、长椭圆形至宽条形,长达 3.5cm,边缘膜质,全总苞片被柔毛,但果期稀毛或无毛;舌状花黄色,舌片长约 5mm,管部长约 6mm;子房下位。果实圆柱形,长 2.1cm,有多数纵肋。冠毛羽状,淡黄色,基部连合成环,整体脱落。花期 5～7月,果期 6～9月。

[分布] 产灵台、平凉、庄浪(通化)等地,生海拔 600～2000m 的山坡、山谷、河边、路旁、荒地。

[采集加工] 夏、秋采挖,洗净,鲜用或晒干,或蒸后晒干。

[资源利用] 有资源。自采自用。

[性味功效] 苦,凉。清热解毒,凉血散瘀。

[功能主治] (1)乳汁不足,可配王不留行、黄花菜根,水煎服。

(2)跌打损伤,月经倒行,仙茅参兑酒,蒸服。

(3)带状疱疹,鲜茎折断,取乳浆外搽;扁平疣,取仙茅参乳浆,外涂疣上,每日 1 次。

(4)肺结核,可与大枣共煮,服食,每日食枣 3枚,久服。

煎服,6～15g。外用适量,鲜品捣敷;或取茎中白汁涂。

腺花茅莓

[异名] 莓子蔓,红莓梢,倒莓子(甘肃)。

[来源] 蔷薇科悬钩子属植物腺花茅莓 *Rubus parvifolius* Linn. var. *adenochlamys*(Focke)Migo 全株(图 605)。

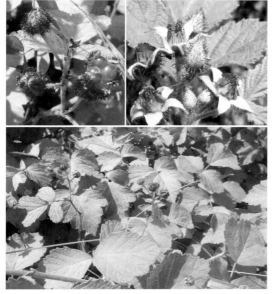

图 605 腺花茅莓

[原植物] 灌木,高 1～2m;枝呈弓形弯曲,被柔毛和稀疏钩状皮刺;小叶 3 枚,在新枝上偶有 5枚,菱状圆形或倒卵形,长 2.5～6cm,宽 2～6cm,顶端圆钝或急尖,基部圆形或宽楔形,上面伏生疏柔毛,下面密被灰白色绒毛,边缘有不整齐粗锯齿或缺刻状粗重锯齿,常具浅裂片;叶柄长 2.5～5cm,顶生小叶柄长 1～2cm,均被柔毛和稀疏小皮刺;托叶线形,长 5～7mm,具柔毛。伞房花序顶生或腋生,稀顶生花序成短总状,具花数朵至多朵,被柔毛和细刺;花梗长 0.5～1.5cm,具柔毛、红色腺毛和稀疏小皮刺;苞片线形,有柔毛;花直径约 1cm;花萼外面密被柔毛,红色腺毛和疏密不等的针刺;萼片卵状披针形或披针形,顶端渐尖,有时条裂,在花果时均直立开展;花瓣卵圆形或长圆形,粉红至紫红色,基部具爪;雄蕊花丝白色,稍短于花瓣;子房具柔毛。果实卵球形,直径 1～1.5cm,红色,无毛或具稀疏柔毛;核有浅皱纹。花期 5～6月,果期 7～8 月。

果实酸甜多汁,可供食用、酿酒及制醋等;根和叶含单宁,可提取栲胶。

[分布] 产平凉、华亭等地。生海拔 400～2600m 的山坡杂木林下、向阳山谷、路旁或荒野。

[采集加工] 8月果实成熟时采收,除去杂质,晒干。用时洗净,干燥。

[资源利用] 资源较丰富。自采自用。

[性味功效] 苦、涩、凉。清热解毒,散瘀止血,杀虫疗疮。

[功能主治] (1)皮炎,湿疹,单味煎水熏洗。

(2)痢疾,红莓梢水煎,去渣,酌加糖调服。

(3)外伤出血,用叶研末,撒敷伤口,包扎。

(4)其他,可用于风热感冒,咳嗽痰血,产后腹痛,疔疮。

煎服,9～15g;或浸酒服。外用适量,煎水熏洗;或捣敷;或研末撒。

腺鳞草

[异名] 歧伞当药。

[来源] 龙胆科獐芽菜属植物歧伞獐牙菜 *Swertia dichotoma* L. 全草(图606)。

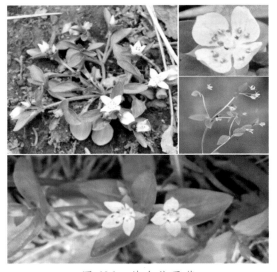

图606　歧伞獐牙菜

[原植物] 一年生草本,高5～12cm。直根较粗,侧根少。茎细弱,四棱形,棱上有狭翅,从基部作二歧式分枝,枝细瘦,四棱形。叶质薄,下部叶具柄,叶片匙形,长7～15mm,宽5～9mm,先端圆形,基部钝,叶脉3～5条,细而明显,叶柄细,长8～20mm,离生;中上部叶无柄或有短柄,叶片卵状披针形,长6～22mm,宽3～12mm,先端急尖,基部近圆形或宽楔形,叶脉1～3条。聚伞花序顶生或腋生;花梗细弱,弯垂,四棱形,有狭翅,不等长,长7～30mm;花萼绿色,长为花冠之半,裂片宽卵形,长3～4mm,先端锐尖,边缘及背面脉上稍粗糙,背面具不明显的1～3脉;花冠白色,带紫红色,裂片卵形,长5～8mm,先端钝,中下部具2个腺窝,腺窝黄褐色,鳞片半圆形,背部中央具角状突起;花丝线形,长约2mm,基部背面两侧具流苏状长柔毛,有时可延伸至腺窝上,花药蓝色,卵形,长约0.5mm;子房具极短的柄,椭圆状卵形,花柱短,柱状,柱头小,2裂。蒴果椭圆状卵形;种子淡黄色,矩圆形,长1.3～1.8mm,表面光滑。花果期5～7月。

[分布] 产静宁、庄浪、灵台、平凉、泾川等地。生海拔1280～2700m的河边、山坡及林缘。

[采集加工] 夏、秋采收,除去杂质,洗净,鲜用或晾干。用时切段。

[资源利用] 有资源。自采自用。

[性味功效] 苦,寒。泻火解毒,利湿,健脾。

[功能主治] (1)湿热黄疸,单用本品,水煎服。

(2)消化不良,腺鳞草,煎服,或研末冲服。

(3)疮毒肿痛,可用鲜茎叶适量,捣烂外敷。

(4)其他,可用于火眼,牙痛,口疮,痢疾等。煎服,3～10g;或研末冲服。外用适量,鲜茎叶捣烂外敷;或绞汁涂。

腺毛委陵菜

[来源] 蔷薇科委陵菜属植物腺毛委陵菜 *Potentilla longifolia* Willd. ex Schlecht. 的全草(图607)。

[原植物] 多年生草本。根粗壮,圆柱形,稍木质,黑褐色。花茎直立或微上升,高30～90cm,被短柔毛、长柔毛及腺体。羽状复叶,基生叶有小叶4～5对,连叶柄长10～30cm,叶柄被短柔毛、长柔毛及腺体,小叶对生,稀互生,无柄,最上面1～3

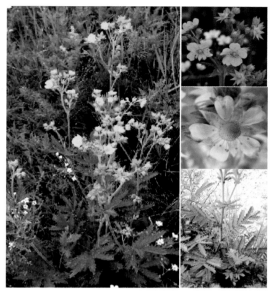

图 607 腺毛委陵菜

对小叶基部下延与叶轴汇合;小叶片长圆状披针形或倒披针形,长 1.5 ~ 8cm,宽 0.5 ~ 2.5cm,先端圆钝或急尖,边缘有缺刻状锯齿,表面被疏柔毛或近无毛,背面被短柔毛及腺体,沿脉疏生长柔毛;茎生叶与基生叶相似;基生叶托叶膜质,褐色,被短柔毛和长柔毛,茎生叶托叶草质,绿色,全缘或分裂,外面被短柔毛或长柔毛。伞房花序,集生于花茎顶端,少花,花梗长 5 ~ 10mm,密被柔毛及少量腺毛;花直径 1.5 ~ 1.8cm;萼片 5,三角状披针形或卵状披针形,先端通常渐尖,外面密被腺毛,沿脉和边缘被柔毛,副萼片长圆状披针形,先端尖或圆钝,与萼片近等长或稍短,外面密被柔毛和腺体;花瓣 5,宽倒卵形,黄色,先端微凹,与萼片近等长,果时直立增大;花柱近顶生,圆锥形,基部明显具乳头,膨大,柱头不扩大。瘦果近肾形或卵球形白色,直径约 1mm,光滑。花果期 7 ~ 9 月。

[分布] 产庄浪、华亭、灵台、泾川、平凉等地。生海拔 600 ~ 3000m 的山坡草地、林缘或疏林下。

[采集加工] 夏季未抽茎时采挖,除去杂质,洗净,切段晒干。

[资源利用] 有资源。自采自用。

[性味功效] 涩、微苦,平。清热解毒,收敛固脱。

[功能主治] 用于肠炎,痢疾,肺炎,子宫脱垂。煎服,9 ~ 15g。

香 附 (《本草纲目》)

[异名] 莎草根(《名医别录》),香附米(《本草求真》)。

[来源] 莎草科莎草属植物香附子 *Cyperus rotundus* L. 的根状茎(图 608)。

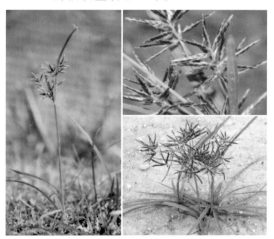

图 608 香附子

[原植物] 匍匐根状茎长,具椭圆形块茎。秆稍细弱,高 15 ~ 95cm,锐三棱形,平滑,基部呈块茎状。叶较多,短于秆,宽 2 ~ 5mm,平张;鞘棕色,常裂成纤维状。叶状苞片 2 ~ 3(~ 5)枚,常长于花序,或有时短于花序;长侧枝聚伞花序简单或复出,具(2 ~)3 ~ 10 个辐射枝;辐射枝最长达 12cm;穗状花序轮廓为陀螺形,稍疏松,具 3 ~ 10 个小穗;小穗斜展开,线形,长 1 ~ 3cm,宽约 1.5mm,具 8 ~ 28 朵花;小穗轴具较宽的、白色透明的翅;鳞片稍密地复瓦状排列,膜质,卵形或长圆状卵形,长约 3mm,顶端急尖或钝,无短尖,中间绿色,两侧紫红色或红棕色,具 5 ~ 7 条脉;雄蕊 3,花药长,线形,暗血红色,药隔突出于花药顶端;花柱长,柱头 3,细长,伸出鳞片外。小坚果长圆状倒卵形,三棱形,长为鳞片的 1/3 ~ 2/5,具细点。花果期 5 ~ 11 月。

[分布] 产平凉等地。生山坡荒草丛中或水边潮湿处。

[采集加工] 春、秋采收,除去杂质,洗净,鲜用或晒干。用时切碎,或切薄片生用,或制后用。

[炮制] 醋香附:取净香附片(碎粒),加入醋(香附 100kg,米醋 20kg)拌匀,闷润至透,置锅内,用文火炒干,取出放凉。醋炙后能增强舒肝止痛和消食化滞作用。

香附炭:取净香附置锅内,用武火炒至表面焦黑色,内部焦黄色,喷淋清水,熄灭火星,取出晾干。炒黑止血。

四制香附:取净香附碎块或片,用姜汁、盐水、黄酒、米醋(香附 100kg,黄酒、米醋各 10kg,生姜 5kg,食盐 2kg)拌匀,闷透置锅内,用文火炒干,取出放凉。

酒香附:取净香附碎块或片,加黄酒(香附 100kg,黄酒 20kg)拌匀,闷透置锅内,用文火炒干,取出放凉。酒炒则行经络。

[资源利用] 资源较丰富。自采自用。

[性味功效] 辛、微苦、微甘,平。行气解郁,调经止痛安胎。

[功能主治] (1)肝气郁结,胁肋脘腹疼痛,常配陈皮(醋炒)、柴胡、川芎、枳壳(麸炒)、芍药、炙甘草,水煎服,如《景岳全书》柴胡疏肝散;肝郁气滞,寒凝胃脘疼痛,可与高良姜同用,如《良方集腋》良附丸。

(2)血虚有寒,经水后期,可配川芎、当归、白芍、艾叶、熟地黄、麦冬、杜仲、橘红、甘草、青蒿,水煎服,如《妇科玉尺》香附芎归汤;胞宫虚寒,月经不调或不孕,可与艾叶、当归、黄芪、吴茱萸、川芎、白芍、熟地黄、官桂、续断同用,如《仁斋直指方论》艾附暖宫丸。

(3)外感风寒,头痛无汗,胸脘痞闷,多配紫苏叶、陈皮、炙甘草,为粗末,煎服,如《太平惠民和剂局方》香苏散;外感风寒,头痛鼻塞,或时行瘟疫,炒香附 6 份,藿香叶 4 份,生石膏 3 份,川芎、白芷、炙甘草各 2 份,为细末,热茶调服,如《传信适用方》香芎散。

(4)妊娠恶阻,胎动不安,可与藿香同用,如《太平圣惠方》二香散;妊娠漏血,胎动不安,熟地黄(姜汁炒)、白术(土炒)、姜杜仲、酒当归、酒续断、阿胶珠、四制香附、益母膏、黄芩各 4 份,陈皮、醋艾叶、川芎各 2 份,砂仁 1 份,共为末,枣肉为丸梧子大,送服,如《妇科玉尺》千金保胎丸。

煎服,6～9g;或入丸、散服。外用适量,研末撒或调服。气虚无滞,阴虚血热者慎服。

附:莎草

[异名] 莎(《尔雅》),香头草。

[来源] 莎草科莎草属植物香附子的茎叶。

[性味功效] 苦、辛,凉。行气开郁,祛风止痒,宽胸利痰。

[功能主治] (1)皮肤瘙痒,莎草苗 1 握,煎汤浴之,如《履巉岩本草》用方。

(2)其他,可用于胸闷不舒,痈疮肿毒。

煎服,10～30g。外用适量,煎汤洗浴或鲜品捣敷。

香 青

[异名] 萩、籁箫(《尔雅》)。

[来源] 菊科香青属植物香青 *Anaphalis sinica* Hance 的地上部分(图 609)。

[原植物] 根状茎细或粗壮,木质,有长达 8cm 的细匍枝。茎直立,疏散或密集丛生,高 20～50cm,细或粗壮,通常不分枝或在花后及断茎上分枝,被白色或灰白色绵毛,全部有密生的叶。下部叶在下花期枯萎。中部叶长圆形,倒披针长圆形或线形,长 2.5～9cm,宽 0.2～1.5cm,基部渐狭,沿茎下延成狭或稍宽的翅,边缘平,顶端渐尖或急尖,有短小尖头,上部叶较小,披针状线形或线形,全部叶上面被蛛丝状绵毛,或下面或两面被白色或黄白色厚绵毛,在绵毛下常杂有腺毛,有单脉或具侧脉向上渐消失的离基三出脉。莲座状叶被密绵毛,顶端钝或圆形。头状花序多数或极多数,密集成复伞房状或多次复伞房状;花序梗细。总苞钟状或近倒圆

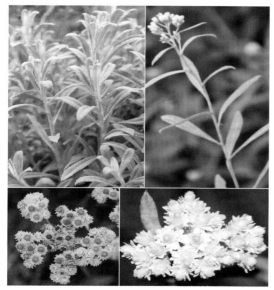

图 609 香青

锥状,长 4~5mm(稀达 6mm),宽 4~6mm;总苞片 6~7 层,外层卵圆形,浅褐色,被蛛丝状毛,长 2mm,内层舌状长圆形,长约 3.5mm,宽 1~1.2mm,乳白色或污白色,顶端钝或圆形;最内层较狭,长椭

圆形,有长达全长 2/3 的爪部;雄株的总苞片常较钝。雌株头状花序有多层雌花,中央有 1~4 个雄花;雄株头状花托有缝状短毛。花序全部有雄花。花冠长 2.8~3mm。冠毛常较花冠稍长;雄花冠毛上部渐宽扁,有锯齿。瘦果长 0.7~1mm,被小腺点。花期 6~9 月,果期 8~10 月。

[分布] 产平凉、华亭等山区。生海拔 1000~2500m 的山坡、山谷、溪边、林下。

[采集加工] 霜降后采收,除去杂质及泥沙,晒干。切段用。

[资源利用] 有资源。自采自用。

[性味功效] 辛、微苦,微温。祛风解表,宣肺止咳。

[功能主治] (1)急、慢性支气管炎,香青,水煎服;或与盐肤木、鱼腥草,同煎服。

(2)肠炎,痢疾,可单用本品,大剂量煎服。
煎服,3~30g。不宜久煎。

香青兰

[异名] 山薄荷,野青兰。

[来源] 唇形科青兰属植物香青兰 *Dracocephalum moldavica* L. 的全草(图 610)。

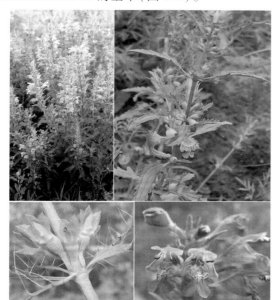

图 610 香青兰

[原植物] 一年生草本,高(6~)22~40cm;直根圆柱形,径 2~4.5mm。茎数个,直立或渐升,

常在中部以下具分枝,不明显四棱形,被倒向的小毛,常带紫色。基生叶卵圆状三角形,先端圆钝,基部心形,具疏圆齿,具长柄,很快枯萎;下部茎生叶与基生叶近似,具与叶片等长之柄,中部以上者具短柄,柄为叶片之 1/4~1/2 以下,叶片披针形至线状披针形,先端钝,基部圆形或宽楔形,长 1.4~4cm,宽 0.4~1.2cm,两面只在脉上疏被小毛及黄色小腺点,边缘通常具不规则至规则的三角形牙齿或疏锯齿,有时基部的牙齿成小裂片状,分裂较深,常具长刺。轮伞花序生于茎或分枝上部 5~12 节处,占长度 3~11cm,疏松,通常具 4 花;花梗长 3~5mm,花后平折;苞片长圆形,稍长或短于萼,疏被贴伏的小毛,每侧具 2~3 小齿,齿具长 2.5~3.5mm 的长刺。花萼长 8~10mm,被金黄色腺点及短毛,下部较密,脉常带紫色,2 裂近中部,上唇 3 浅裂至本身 1/4~1/3 处,3 齿近等大,三角状卵形,先端锐尖,下唇 2 裂近本身基部,裂片披针形。花冠淡蓝紫色,长 1.5~2.5(~3)cm,喉部以上宽展,外面被白色短柔毛,冠檐二唇形,上唇短舟形,

长约为冠筒的1/4,先端微凹,下唇3裂,中裂片扁,2裂,具深紫色斑点,有短柄,柄上有2突起,侧裂片平截。雄蕊微伸出,花丝无毛,先端尖细,药平叉开。花柱无毛,先端2等裂。小坚果长约2.5mm,长圆形,顶平截,光滑。

本种植物植株高矮,叶的形状大小及花萼花冠的长度亦有相当大的变异。

[分布] 产本市各地。生海拔1000~2000m的干燥山地、山谷、河滩多石处及林缘草地。

[采集加工] 夏、秋采收,除去杂质,鲜用或晒干。

[资源利用] 有资源。自采自用。

[性味功效] 辛、苦,凉。疏风清热,利咽止咳,凉肝止血。

[功能主治] (1)感冒发热,香青兰、苏叶,水煎服;外感头痛,可配生姜、葱白,煎服。

(2)肝炎,可与红花、瞿麦、木通、黄柏、石膏、牛胆粉,共研细粉,饭后温开水送服。

(3)吐血,衄血,香青兰炭、艾炭、地榆炭、血余炭各等份,共研细,冲服。

(4)其他,可用于咽喉肿痛,咳嗽气喘,痢疾,风疹瘙痒。

煎服,9~15g。外用适量,煎水洗;或鲜品捣敷、取汁擦。

象南星

[来源] 天南星科天南星属植物象南星 *Arisaema elephas* Buchet 的块茎(图611)。

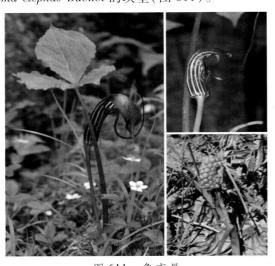

图611　象南星

[原植物] 多年生草本。块茎类球形。叶1或2枚,掌状3全裂,裂片无柄,小叶全缘或叶缘波状,绿色,稀有紫色斑点,主脉背面突起,中裂片倒宽心形,顶部平截,中央下回呈三角形尾尖,侧裂片宽斜卵形,常稍大。花序柄较叶柄短;佛焰苞上部深紫色、管部具白色条纹,圆柱形,喉部侧面斜截,檐部长披针形;肉穗花序单性;雄花序花疏,花药马蹄形或半月形开裂;雌花子房上位,柱头盘状,密被短绒毛;附属器具柄,基部膨大,中部以上渐细,呈条形上升或下垂。浆果红色。种子具喙。花期5~7月,果期7~8月。

[分布] 产华亭(玄峰山、二道坪)、平凉(麻武)、庄浪等地。生海拔1500~3300m的山坡林下、草地、山谷或高山草甸。

[采集加工] 秋、冬茎叶枯萎时采挖,除去残茎及须根,撞去外皮,干燥。生用或制后用。

[炮制] 制天南星:取净天南星,按大小分别用水浸泡,每日换水2~3次,如起白沫时,换水后加白矾(天南星100kg,白矾2kg),泡1日后,再换水,至切开口尝微有麻舌感时取出将生姜片、白矾(天南星100kg,生姜、白矾各12.5kg)置锅内加适量水煮沸后,放入天南星共煮至无干心时取出,除去姜片,晾至四至六成干,切薄片,干燥。

[资源利用] 资源丰富。自产自销。

[性味功效] 苦、辛,温,有毒。燥湿化痰,祛风止痉,散结消肿。

[功能主治] (1)中风昏不知人,口眼㖞斜,半身不遂,生天南星与生川乌、生附子、木香、生姜等同用,如三生饮;风中于络,口眼㖞斜,天南星为末,生姜汁调摊纸上,右㖞贴左,左㖞贴右,如《杨氏家藏方》天南星膏。

(2)癫痫突发,两目上视,口噤抽搐,可与全蝎、僵蚕、乌蛇、半夏等同用,如《杨氏家藏方》五痫丸;破伤风牙关紧闭,角弓反张,可配白附子、天麻、防风、羌活、白芷等,如《外科正宗》玉真散。

(3)湿痰壅肺,咳嗽痰稠,胸胀闷,常与枳实、陈皮、半夏、茯苓等同用,如导痰汤;痰热咳嗽,可与黄芩、半夏同用,以清化痰热,如《保命集》小黄丸。

(4)痈肿热毒,可与天花粉、大黄、黄柏为末,调敷,如《外科正宗》如意金黄散;阴疽肿硬难溃,可配草乌、半夏、狼毒研末,醋、蜜调敷,如《仁斋直指方

论》四虎散;瘰疬初起,可用生天南星、生半夏、生川乌、贝母等研末,蜜、茶调涂,如《疡医大全》瘰疬膏。

一般炮制后用。煎服,3~9g。外用生品适量,研末以醋或酒调敷患处。孕妇慎服;阴虚燥咳,血虚动风者忌服。

橡　实

[异名] 杼斗(《新修本草》),栎木子(《本草图经》),柞子(《本草纲目》),麻栎果(《本草纲目拾遗》)。

[来源] 壳斗科栎属植物辽东栎 *Quercus wutaishanica* Mayr 的果实(图612)。

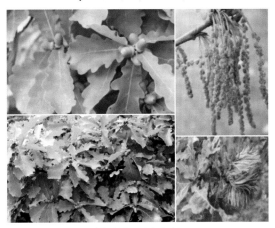

图612　辽东栎

[原植物] 落叶乔木,高达15m,树皮灰褐色,纵裂。幼枝绿色,无毛,老时灰绿色,具淡褐色圆形皮孔。叶片倒卵形至长倒卵形,长5~17cm,宽2~10cm,顶端圆钝或短渐尖,基部窄圆形或耳形,叶缘有5~7对圆齿,叶面绿色,背面淡绿色,幼时沿脉有毛,老时无毛,侧脉每边5~7(~10)条;叶柄长2~5mm,无毛。雄花序生于新枝基部,长5~7cm,花被6~7裂,雄蕊通常8;雌花序生于新枝上端叶腋,长0.5~2cm,花被通常6裂。壳斗浅杯形,包着坚果约1/3,直径1.2~1.5cm,高约8mm;小苞片长三角形,长1.5mm,扁平微突起,被稀疏短绒毛。坚果卵形至卵状椭圆形,直径1~1.3cm,高1.5~1.8cm,顶端有短绒毛;果脐微突起,直径约5mm。花期4~5月,果期9月。

[分布] 产华亭、平凉(崆峒山)等地。生海拔1200~2300m的山坡丛林、山顶阔叶落叶林或山谷灌丛中。

[采集加工] 冬季果实成熟后采摘,连斗取下,晒干后除去壳斗,再晒至足干。

[资源利用] 资源较丰富。自采自用。

[性味功效] 苦、涩,微温。收敛固涩,止血,解毒。

[功能主治] (1)水谷痢,日夜百余行,橡实2份,炒楮叶1份,捣罗为散,乌梅汤调服,不计时,如《太平圣惠方》神妙橡实散。

(2)赤白痢,日夜不止,可配醋石榴皮(微炒)、黄牛角腮(烧存性)各等份,研细,粥饮调服,如《圣济总录》橡实散。

(3)小儿肠虚脱肛,蜜炙橡实、木贼(烧存性)各等份,为细末,乳食前陈米饮调下,如《普剂方》归肠散。

(4)石痈坚如石,不作脓者,橡实1枚,以醋于青石上磨之,涂痈上,干即涂;恶疮口不能合,橡实为末,敷之,如《千金要方》《普济方》载方。

煎服,3~10g;或入丸、散服,每次1.5~3g。外用适量,炒焦研末调涂。湿热初泻初痢者忌服。

注　橡实壳:涩,温。涩肠止泻,止带,止血,敛疮。用于赤白下痢,肠风下血,脱肛。带下,崩中,牙痛,疮痈。煎服,3~10g;或炒焦研末,每次3~6g;外用适量,烧存性,研末调敷,或煎汁洗。

橡木皮(树皮或根皮):苦、涩,平。解毒,利湿,涩肠止泻。用于泄泻,痢疾,疮痈,瘰疬。煎服,3~10g;外用适量,煎汤或加盐浸洗。孕妇慎服。

小白棉参

[异名] 鹅秧菜,小白绵参。

[来源] 石竹科卷耳属植物簇生卷耳 *Cerastium fontanum* Baumg. subsp. *triviale*(Link)Jalas 的全草(图613)。

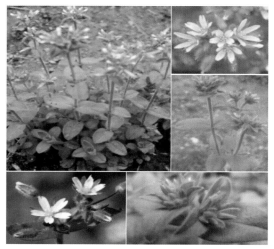

图613 簇生卷耳

[原植物] 多年生或一年生、二年生草本,高15～30cm。茎单生或丛生,近直立,被白色短柔毛和腺毛。基生叶叶片近匙形或倒卵状披针形,基部渐狭呈柄状,两面被短柔毛;茎生叶近无柄,叶片卵形、狭卵状长圆形或披针形,长1～3(～4)cm,宽3～10(～12)mm,顶端急尖或钝尖,两面均被短柔毛,边缘具缘毛。聚伞花序顶生;苞片草质;花梗细,长5～25mm,密被长腺毛,花后弯垂;萼片5,长圆状披针形,长5.5～6.5mm,外面密被长腺毛,边缘中部以上膜质;花瓣5,白色,倒卵状长圆形,等长或微短于萼片,顶端2浅裂,基部渐狭,无毛;雄蕊短于花瓣,花丝扁线形,无毛;花柱5,短线形。蒴果圆柱形,长8～10mm,长为宿存萼的2倍,顶端10齿裂;种子褐色,具瘤状凸起。花期5～6月,果期6～7月。

[分布] 产本市各地。生海拔1400～2800m的山地林缘、草坡、田边或路旁。

[采集加工] 夏季采收,除去杂质,鲜用或晒干。

[资源利用] 有资源。未利用。

[性味功效] 苦,微寒。清热解毒,消肿止痛。

[功能主治] (1)感冒,可配芫荽、胡颓子等,水煎服。

(2)乳痈,小白绵参、酢浆草、过路黄同煎服,渣敷患处。

煎服,15～30g。外用适量,鲜品捣敷。

小 檗

[异名] 铜针刺(《天宝本草》),刺黄檗,黄芦木、黄酸刺、黄刺(陇南、天水)。

[来源] 小檗科小檗属植物小檗 *Berberis amurensis* Rupr. 的根皮或茎皮(图614)。

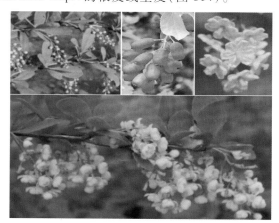

图614 小檗

[原植物] 落叶灌木,高2～3.5m。老枝淡黄色或灰色,稍具棱槽,无疣点;节间2.5～7cm;茎刺三分叉,稀单一,长1～2cm。叶纸质,倒卵状椭圆形、椭圆形或卵形、长5～10cm,宽2.5～5cm,先端急尖或圆形,基部楔形,上面暗绿色,中脉和侧脉凹陷,网脉不显,背面淡绿色,无光泽,中脉和侧脉微隆起,网脉微显,叶缘平展,每边具40～60细刺齿;叶柄长5～15mm。总状花序具10～25朵花,长4～10cm,无毛,总梗长1～3cm;花梗长5～10mm;花黄色;萼片2轮,外萼片倒卵形,长约3mm,宽约2mm,内萼片与外萼片同形,长5.5～6mm,宽3～3.4mm;花瓣椭圆形,长4.5～5mm,宽2.5～3mm,先端浅缺裂,基部稍呈爪,具2枚分离腺体;雄蕊长约2.5mm,药隔先端不延伸,平截;胚珠2枚。浆果

长圆形,长约10mm,直径约6mm,红色,顶端不具宿存花柱,不被白粉或仅基部微被霜粉。花期4～5月,果期8～9月。

［分布］ 产平凉、庄浪、华亭等地。生海拔1200～2850m的山坡、路旁或林下灌丛中。

［采集加工］ 春、秋采收,洗净,切片,低温烘干,或弱阳光下晒干。

［资源利用］ 资源丰富。自产自销。

［性味功效］ 苦,寒。清热燥湿,泻火解毒。

［功能主治］ (1)暴发火眼肿痛,可与车前子、光明草、龙胆草等药同用。

(2)湿热黄疸,可单用,或配栀子同煎服。

(3)痢疾,肠炎,可与蒲公英、委陵菜、秦皮、甘草等同用。

(4)口腔炎,本品浓煎,调白糖含咽;或配马齿苋、野菊花、甘草等药,煎服。

煎服,15～30g;或研末、浸酒服。外用适量,研末调敷。

小飞蓬

［来源］ 菊科白酒草属植物小蓬草 *Conyza Canadensis*（L.）Cronq. 的地上部分(图615)。

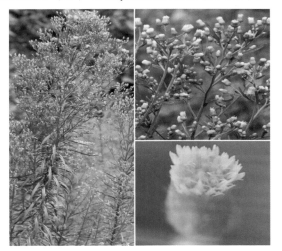

图615 小蓬草

［原植物］ 一年生草本,根纺锤状,具纤维状根。茎直立,高50～100cm或更高,圆柱状,多少具棱,有条纹,被疏长硬毛,上部多分枝。叶密集,基部叶花期常枯萎,下部叶倒披针形,长6～10cm,宽1～1.5cm,顶端尖或渐尖,基部渐狭成柄,边缘具疏锯齿或全缘,中部和上部叶较小,线状披针形或线形,近无柄或无柄,全缘或少有具1～2个齿,两面或仅上面被疏短毛边缘常被上弯的硬缘毛。头状花序多数,直径3～4mm,排列成顶生多分枝的大型圆锥花序;花序梗细,长5～10mm,总苞近圆柱状,长2.5～4mm;总苞片2～3层,淡绿色,线状披针形

或线形,顶端渐尖,外层约短于内层之半背面被疏毛,内层长3～3.5mm,宽约0.3mm,边缘干膜质,无毛;花托平,径2～2.5mm,具不明显的突起;雌花多数,舌状,白色,长2.5～3.5mm,舌片小,稍超出花盘,线形,顶端具2个钝小齿;两性花淡黄色,花冠管状,长2.5～3mm,上端具4或5个齿裂,管部上部被疏微毛;瘦果线状披针形,长1.2～1.5mm,稍扁压,被贴微毛;冠毛污白色,1层,糙毛状,长2.5～3mm。花期5～9月。

［分布］ 产平凉、华亭等地。生海拔1400～2700m的田间、路旁、渠边、河滩,为一种常见的杂草。

［采集加工］ 春、秋采割,除去杂质,鲜用或切段晒干。

［资源利用］ 资源丰富。未利用。

［性味功效］ 微苦、辛,凉。清热利湿,散瘀消肿。

［功能主治］ (1)痢疾,肠炎,小飞蓬,水煎服。

(2)慢性胆囊炎,可配鬼针草、南五味子根等,煎服。

(3)肾囊风,单品水煎,洗患处。

(4)其他,可用于风湿疼痛,疮疖肿痛,跌打损伤,外伤出血,牛皮癣等。

煎服,15～30g。外用适量,鲜品捣敷。

小花鬼针草

[异名] 鬼钗草(《本草拾遗》),鬼蒺藜(《中国植物图鉴》)。

[来源] 菊科鬼针草属植物小花鬼针草 *Bidens parviflora* Willd. 的地上部分(图616)。

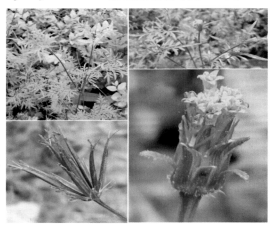

图616 小花鬼针草

[原植物] 一年生草本。茎高 20～90cm,下部圆柱形,有纵条纹,中上部常为钝四方形,无毛或被稀疏短柔毛。叶对生,具柄,柄长 2～3cm,背面微凸或扁平,腹面有沟槽,槽内及边缘有疏柔毛,叶片长 6～10cm,二回至三回羽状分裂,第一次分裂深达中肋,裂片再次羽状分裂,小裂片具 1～2 个粗齿或再作第三回羽裂,最后一次裂片条形或条状披针形,宽约 2mm,先端锐尖,边缘稍向上反卷,上面被短柔毛,下面无毛或沿叶脉被稀疏柔毛,上部叶互生,二回或一回羽状分裂。头状花序单生茎端及枝端,具长梗,开花时直径 1.5～2.5mm,高 7～10mm。总苞筒状,基部被柔毛,外层苞片 4～5 枚,草质,条状披针形,长约 5mm,边缘被疏柔毛,及果时长可达 8～15mm,内层苞片稀疏,常仅 1 枚,托片状。托片长椭圆状披针形,开花时长 6～7mm,膜质,具狭而透明的边缘,果时长达 10～13mm。无舌状花,盘花两性,6～12 朵,花冠筒状,长 4mm,冠檐4 齿裂。瘦果条形,略具 4 棱,长 13～16cm,宽 1mm,两端渐狭,有小刚毛,顶端芒刺 2 枚,长 2～3.5mm,有倒刺毛。

[分布] 产平凉、华亭等地。生海拔 600～2100m 的山坡、路旁、田间。

[采集加工] 夏季花盛开时采割,除去杂质,鲜用或晒干。用时切段。

[资源利用] 资源较丰富。自采自用。

[性味功效] 苦,微寒。清热解毒,祛风除湿,活血消肿。

[功能主治] (1)咽喉肿痛,鬼针草煎服,或与甘草、桔梗、僵蚕、防风等同用。

(2)痢疾,本品水煎,白痢配红糖,红痢配白糖,连服数次。

(3)风湿关节疼痛,本品煎服,或与臭梧桐同煎服。

(4)跌打损伤,本品水煎,兑黄酒服;另用鲜品,捣烂外敷。

(5)其他,可用于泄泻,黄疸,肠痈,痈疮肿毒,蛇虫咬伤,流感等。

煎服,15～30g,鲜品倍量,外用适量,煎水熏洗;鲜品捣敷或取汁涂。

小茴香

[异名] 怀香(《唐本草》)。

[来源] 伞形科茴香属植物茴香 *Foeniculum vulgare* Mill. 的果实(图617)。

[原植物] 草本,高 0.4～2m。茎直立,光滑,灰绿色或苍白色,多分枝。较下部的茎生叶柄长 5～15cm,中部或上部的叶柄部分或全部成鞘状,叶鞘边缘膜质;叶片轮廓为阔三角形,长 4～30cm,宽 5～40cm,四回至五回羽状全裂,末回裂片线形,长 1～6cm,宽约 1mm。复伞形花序顶生与侧生,花序梗长 2～25cm;伞辐 6～29,不等长,长 1.5～10cm;小伞形花序有花 14～39;花柄纤细,不等长;无萼齿;花瓣黄色,倒卵形或近倒卵圆形,长约 1mm,先端有内折的小舌片,中脉 1 条;花丝略长于花瓣,花药卵圆形,淡黄色;花柱基圆锥形,花柱极短,向外叉开或贴伏在花柱基上。果实长圆形,长 4～6mm,宽 1.5～2.2mm,主棱 5 条,尖锐;每棱槽内有油管 1,

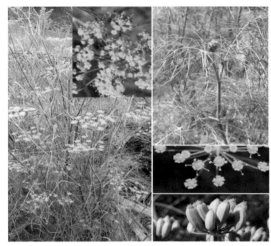

图 617　茴香

合生面油管 2;胚乳腹面近平直或微凹。花期 5～6 月,果期 7～9 月。

[分布]　本市各地区均有栽培。

[采集加工]　秋季果实初熟时采割地上部分晒干,打下果实,除去杂质。生用或盐炒。

[炮制]　盐小茴香:取净小茴香,加盐水(小茴香 100kg,盐 2kg)拌匀,闷透置锅内,以文火炒至微黄色,取出放凉。

[资源利用]　栽培品。自产自销。

[性味功效]　辛,温。散寒止痛,理气和胃。

[功能主治]　(1)胃寒气滞,脘腹胀痛,可与高良姜、母丁香、甘草等同用,以温中散寒,理气止痛,如《卫生家宝》鸡舌香汤;气逆呕吐,可配生姜、半夏、吴茱萸等,以温中和胃,降逆止吐。

(2)寒疝腹痛,常配木香、青皮、乌药、良姜等,如天台乌药散;睾丸肿痛,可与橘核、荔枝核等同用;阴囊肿硬积水之㿉疝,可同车前子或甘遂研末,以酒冲服;气郁化火,阴囊肿痛发热,可配川楝子、山栀等清热理气止痛药。

(3)少腹冷痛或痛经,可与当归、川芎、肉桂、元胡等同用,如少腹逐瘀汤;肾元虚冷腰痛,可配杜仲、续断、狗脊等。

煎服,3～6g;或入丸、散服。外用适量,研末调敷;或炒热温熨。阴虚火旺者忌服。

[注]　茴香茎叶:甘、辛,温。理气和胃,散寒止痛。用于恶心呕吐,疝气,腰痛,痛肿。煎服,9～15g;或捣汁、浸酒服;外用适量,捣敷。

茴香根:辛、甘,温。温肾和中,行气止痛,杀虫。用于寒疝,耳鸣,胃寒呕逆,腹痛,风寒湿痹,鼻疳,蛔虫症。煎服,9～15g,鲜品加倍;外用适量,煎汤洗,或鲜品捣敷。

小　蓟

[异名]　青刺蓟(《本草图经》),刺蓟菜(《救荒本草》),马刺蓟。

[来源]　菊科蓟属植物刺儿菜 *Cirsium setosum* (Willd.) MB. 的地上部分(图 618)。

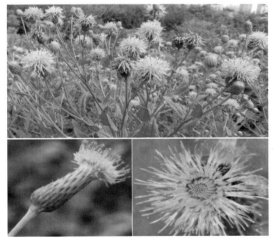

图 618　刺儿菜

[原植物]　多年生草本。茎直立,高 30～80 (100～120)cm,基部直径 3～5mm,有时可达 1cm,上部有分枝,花序分枝无毛或有薄绒毛。基生叶和中部茎叶椭圆形、长椭圆形或椭圆状倒披针形,顶端钝或圆形,基部楔形,有时有极短的叶柄,通常无叶柄,长 7～15cm,宽 1.5～10cm,上部茎叶渐小,椭圆形或披针形或线状披针形,或全部茎叶不分裂,叶缘有细密的针刺,针刺紧贴叶缘。或叶缘有刺齿,齿顶针刺大小不等,针刺长达 3.5mm,或大部茎叶羽状浅裂或半裂或边缘粗大圆锯齿,裂片或锯齿斜三角形,顶端钝,齿顶及裂片顶端有较长的针刺,齿缘及裂片边缘的针刺较短且贴伏。全部茎叶两面同色,绿色或下面色淡,两面无毛,极少两面异色,上面绿色,无毛,下面被稀疏或稠密的绒毛而呈现灰色的,亦极少两面同色,灰绿色,两面被薄绒

毛。头状花序单生茎端，或植株含少数或多数头状花序在茎枝顶端排成伞房花序。总苞卵形、长卵形或卵圆形，直径 1.5～2cm。总苞片约 6 层，覆瓦状排列，向内层渐长，外层与中层宽 1.5～2mm，包括顶端针刺长 5～8mm；内层及最内层长椭圆形至线形，长 1.1～2cm，宽 1～1.8mm；中外层苞片顶端有长不足 0.5mm 的短针刺，内层及最内层渐尖，膜质，短针刺。小花紫红色或白色，雌花花冠长 2.4cm，檐部长 6mm，细管部细丝状，长 18mm，两性花花冠长 1.8cm，檐部长 6mm，细管部细丝状，长 1.2mm。瘦果淡黄色，椭圆形或偏斜椭圆形，压扁，长 3mm，宽 1.5mm，顶端斜截形。冠毛污白色，多层，整体脱落；冠毛刚毛长羽毛状，长 3.5cm，顶端渐细。花果期 5～9 月。

[分布] 产本市各地。生海拔 700～2800m 的山坡、河岸、荒地、田间。

[采集加工] 夏、秋花期采割，除去杂质，鲜用或晒干。生用或炒炭。

[炮制] 小蓟炭：取小蓟段置热锅内，用武火炒至表面黑褐色时，喷淋清水少许，熄灭火星，取出晾干。

[资源利用] 资源丰富。自产自销。

[性味功效] 甘、微苦，凉。凉血止血，清热解毒，散淤消肿。

[功能主治] 本品与大蓟功用基本相同。二者常相须为用。但小蓟兼有利尿作用，对于尿血、血淋、崩漏下血等下焦血症，其效尤佳。

(1)衄血，吐血，常与大蓟、茜草、栀子、侧柏叶等同用；下焦热结，尿血、血淋，多与蒲黄、栀子、滑石、藕节、青黛等药为伍，如小蓟饮。

(2)痈肿疮疡，本品煎汤内服，鲜品捣烂外敷；或干品同乳香、明矾为末，以酒冲服。

(3)高血压，可配夏枯草、泽泻等药；肾炎，可与生地黄、白茅根等同用。

煎服，9～15g，鲜品 30～60g；或捣汁服。外用适量，捣敷。止血宜炒炭用。脾胃虚寒者慎服。

小金发藓

[来源] 金发藓科小金发藓属植物东亚金发藓 *Pogonatum inflexum* (Lindb.) Lac. 的全草(图 619)。

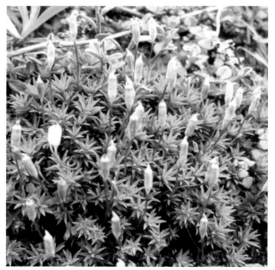
图 619 东亚金发藓

[原植物] 植物体暗绿色或绿色，老时黄褐色。茎长 2～8cm，单一，稀分枝，基部密生假根。叶干燥时紧贴，叶尖内曲，潮湿时倾立，基部卵圆形，上部阔披针形，渐尖，叶边有粗锯齿，中肋粗，长达叶尖，腹面满布纵长栉片，高 4～6 个细胞，顶细胞内凹。雌雄异株；雄株较小，顶端花蕾状，次年由此生新枝。蒴柄长 2～4cm，橙黄色。孢蒴圆柱形：蒴盖圆锥形，有长喙；蒴帽兜形，满被黄色长毛，覆盖全蒴。

[分布] 本市各地均产。生林边或路旁土坡上。全国各地区均有分布。

[采集加工] 春、夏采收，除去杂质，洗净，晒干。

[资源利用] 资源少。未利用。

[性味功效] 辛，温。镇心安神，散瘀，止血。

[功能主治] (1)心悸怔忡，小金发藓，加红糖或白糖，水煎服。

(2)其他，可用于失眠多梦，跌打损伤，吐血。

煎服，9～15g。

小　藜

[异名] 灰藜(《救荒本草》),灰涤菜(《本草纲目》),灰苋菜(《草本便方》)。

[来源] 藜科藜属植物小藜 *Chenopodium serotinum* L. 的全草(图620)。

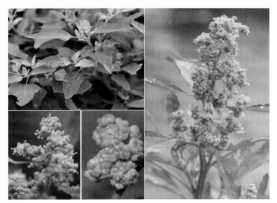

图620　小藜

[原植物] 一年生草本,高20~50cm。茎直立,具条棱及绿色条纹。叶片卵状矩圆形,长2.5~5cm,宽1~3.5cm,通常3浅裂;中裂片两边近平行,先端钝或急尖并具短尖头,边缘具深波状锯齿;侧裂片位于中部以下,通常各具2浅裂齿。花两性,数个团集,排列于上部的枝上形成较开展的顶生圆锥状花序;花被近球形,5深裂,裂片宽卵形,不开展,背面具微纵隆脊并有密粉;雄蕊5,开花时外伸;柱头2,丝形。胞果包在花被内,果皮与种子贴生。种子双凸镜状,黑色,有光泽,直径约1mm,边缘微钝,表面具六角形细洼;胚珠形。花期4~5月。

[分布] 产本市各地。生海拔2100m以下的山坡荒地、田间、道旁、河岸。

[采集加工] 春季采收,除去杂质,洗净,鲜用或晒干。

[资源利用] 资源较丰富。自采自用。

[性味功效] 苦、甘,平。疏风清热,解毒,祛湿杀虫。

[功能主治] (1)外感风热,可配薄荷、桑叶、牛蒡子、甘草,水煎服。

(2)风湿痒疹,灰藜、野菊花、地肤子、浮萍等,同煎服;另煎熏洗。

(3)紫癜风,雄黄、丹砂、轻粉、麝香、蛤蟆衣、硫黄、矾石灰等量,研细粉,与灰藜烧灰淋取汁为膏涂之,膏硬以醋润之,如《圣济总录》灰藜涂方。

煎服,9~15g。外用适量,煎水洗。有胃病者慎服。

小六月寒

[异名] 山薄荷,莸,兰香草。

[来源] 马鞭草科莸属植物光果莸 *Caryopteris tangutica* Maxim. 的根(图621)。

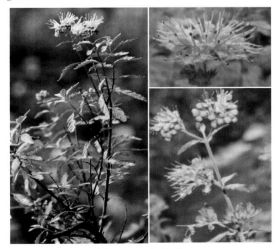

图621　光果莸

[原植物] 直立灌木,高0.5~2m;嫩枝密生灰白色绒毛。叶片披针形至卵状披针形,长2~5.5cm,宽0.5~2cm,顶端钝或渐尖,基部圆形或楔形,边缘常具深锯齿,锯齿深达叶面1/3~1/2处,表面绿色,疏被柔毛,背面密生灰白色茸毛,侧脉5~8对,在叶背凸出明显,在表面常微凹;叶柄长0.4~1cm。聚伞花序紧密呈头状,腋生和顶生,无苞片和小苞片;花萼长约2.5mm,果萼长约6mm,外面密生柔毛,顶端5裂,分裂达中部以下,裂片披针形,结果时花萼增大;花冠蓝紫色,二唇形,下唇中裂片较大,边缘呈流苏状,花冠管长5~7mm,雄蕊4枚,与花柱同伸出花冠管外;子房无毛,柱头2裂。蒴果倒卵圆状球形,无毛,长约5mm,宽约4mm,果瓣具宽翅。花期7~9月,果期9~10月。

[分布] 产平凉、庄浪(通边)等地。生海拔

2500m 左右的干燥山坡。

[采集加工] 夏、秋采挖,洗净,切片晒干。

[资源利用] 资源少。未利用。

[性味功效] 苦、微辛,平。活血,除湿。

[功能主治] 用于血瘀崩漏,月经不调,带下。煎服,6~9g。

小 麦

[异名] 麦(《广雅》)。

[来源] 禾本科小麦属植物小麦 *Triticum aestivum* L. 的成熟颖果或未成熟颖果(图 622)。

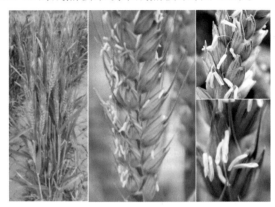

图 622　小麦

[原植物] 秆直立,丛生,具 6~7 节,高 60~100cm,径 5~7mm。叶鞘松弛包茎,下部者长于上部者短于节间;叶舌膜质,长约 1mm;叶片长披针形。穗状花序直立,长 5~10cm(芒除外),宽 1~1.5cm;小穗含 3~9 小花,上部者不发育;颖卵圆形,长 6~8mm,主脉于背面上部具脊,于顶端延伸为长约 1mm 的齿,侧脉的背脊及顶齿均不明显;外稃长圆状披针形,长 8~10mm,顶端具芒或无芒;内稃与外稃几等长。

[分布] 本市广泛栽培。

[采集加工] 夏季收割后筛选其成熟的颖果,晒干,为小麦;取其轻浮干瘪与未脱净皮的麦粒,晒干,为浮小麦。

[资源利用] 栽培品。自产自销。

[性味功效] 小麦:甘,微寒。养心,益肾,除热,止渴。浮小麦(《本草蒙筌》):甘、咸,凉。除虚热,止汗。

[功能主治] (1)妇人脏躁,喜悲伤欲哭,数欠伸,小麦与甘草、大枣同用,如《金匮要略》甘麦大枣汤。

(2)老人五淋,身热腹满,小麦与通草同用,如《养老奉亲书》载方。

(3)阴虚自汗,阴虚盗汗,均可单用浮小麦,如《卫生宝鉴》独圣散;自汗,夜卧尤甚,常配麻黄根、黄芪、牡蛎,如牡蛎散;阴虚盗汗,可与知母、五味子、地骨皮等同用,以养阴敛汗。

(4)阴虚发热,骨蒸劳热,浮小麦配白薇、麦冬、生地黄、地骨皮等,以养阴清热,敛汗除蒸。

煎服,15~30g;散服,3~6g。表虚汗出者忌用。

小米草

[异名] 芒小米草。

[来源] 玄参科小米草属植物小米草 *Euphrasia pectinata* Ten. 或短腺小米草 *Euphrasia regelii* Wettst. 的全草(图 623)。

[原植物] (1)小米草:一年生草本,茎直立,高 8~30cm,不分枝或有时分枝,被白色柔毛。叶与苞叶无柄,卵形至卵圆形,长 5~15(~20)mm,先端钝,基部楔形,边缘具稍钝或锐尖的齿,两面沿脉及叶缘多少被刚毛。穗状花序顶生,花初期密集,后渐疏离;花萼筒状,4 裂;花冠二唇形;白色、

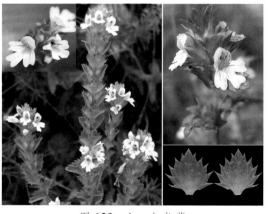

图 623-1　小米草

浅黄白色或带浅紫色,长 5 ~ 7mm,被白色柔毛;上唇直立,盔状,2 浅裂,边缘向外反卷,下唇伸展,3 裂,裂片先端凹或浅裂;雄蕊 4,2 强,花药棕色,药室基部具芒状距。子房上位,蒴果长卵状矩圆形,长 4 ~ 8mm,扁,被柔毛,顶端凹,每侧具 1 纵沟;种子窄卵形,长约 1mm,具 10 余条白色纵翅,花期 7 ~ 8 月,果期 8 ~ 9 月。

(2)短腺小米草:一年生草本,植株干时几乎变黑。茎直立,高 3 ~ 35cm,不分枝或有分枝,被白色柔毛。叶和苞叶无柄,下部的楔状卵形,顶端钝,每边有 2 ~ 3 枚钝齿,中部的稍大,卵形至卵圆形,基部宽楔形,长 5 ~ 15mm,宽 3 ~ 13mm,每边有 3 ~ 6 枚锯齿,锯齿急尖、渐尖,有时为芒状,同时被刚毛和顶端为头状的短腺毛,腺毛的柄仅 1 个细胞,少有 2 个细胞。花序通常在花期短,果期伸长可达 15cm;花萼管状,与叶被同类毛,长 4 ~ 5mm,果期长达 8mm,裂片披针状渐尖至钻状渐尖,长达 3 ~ 5mm;花冠二唇形,白色,上唇常带紫色,背面长 5 ~ 10mm,外面多少被白色柔毛,背部最密,下唇比上唇长,裂片顶端明显回缺,中裂片宽至 3mm;子房上位;蒴果长矩圆形,长 4 ~ 9mm,宽 2 ~ 3mm。花期 5 ~ 8 月,果期 8 ~ 9 月。

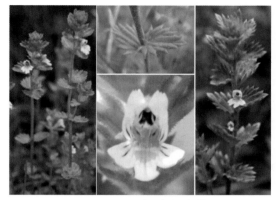

图 623 - 2 短腺小米草

[分布] (1)小米草:本市均产。生山地草甸、草甸草原、草原带沙地云杉林下及灌丛下。

(2)短腺小米草:产庄浪(韩店)、华亭等地。生山地草甸、林缘及灌丛中。

[采集加工] 夏、秋采收,除去杂质,切段,晒干。

[资源利用] 有资源。自采自用。

[性味功效] 苦,微寒。清热解毒,利水。

[功能主治] 用于热病口渴,头痛,肺热咳,咽喉疼痛,热淋,小便不利,口疮,痈肿。

煎服,6 ~ 9g。

小窃衣

[异名] 破子草。

[来源] 伞形科植物小窃衣 Torilis japonica (Houtt.) DC. 的果和根(图 624)。

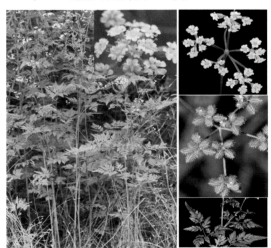

图 624 小窃衣

[原植物] 一年生或多年生草本,高 20 ~ 120cm。主根细长,圆锥形,棕黄色,支根多数。茎有纵条纹及刺毛。叶柄长 2 ~ 7cm,下部有窄膜质的叶鞘;叶片长卵形,一回至二回羽状分裂,两面疏生紧贴的粗毛,第一回羽片卵状披针形,长 2 ~ 6cm,宽 1 ~ 2.5cm,先端渐窄,边缘羽状深裂至全缘,有 0.5 ~ 2cm 长的短柄,末回裂片披针形以至长圆形,边缘有条裂状的粗齿至缺刻或分裂。复伞形花序顶生或腋生,花序梗长 3 ~ 25cm,有倒生的刺毛;总苞片 3 ~ 6,长 0.5 ~ 2cm,通常线形,极少叶状;伞辐 4 ~ 12,长 1 ~ 3cm,开展,有向上的刺毛;小总苞片 5 ~ 8,线形或钻形,长 1.5 ~ 7mm,宽 0.5 ~ 1.5mm;小伞形花序有花 4 ~ 12,花柄长 1 ~ 4mm,短于小总苞片;萼齿细小,三角形或三角状披针形;花瓣白色、紫红或蓝紫色,倒圆卵形,顶端内折,长、

宽均 0.8 ~ 1.2mm,外面中间至基部有紧贴的粗毛;花丝长约 1mm,花药圆卵形,长约 0.2mm;花柱基部平压状或圆锥形,花柱幼时直立,果熟时向外反曲。果实圆卵形,长 1.5 ~ 4mm,宽 1.5 ~ 2.5mm,通常有内弯或呈钩状的皮刺;皮刺基部阔展,粗糙;胚乳腹面凹陷,每棱槽有油管 1。花果期 4 ~ 10 月。

[分布] 产庄浪、华亭、平凉等地区。生海拔 600 ~ 2800m 的杂木林下、林缘、路旁、沟边及草丛。

[采集加工] 夏末秋初采收,除去杂质,鲜用或晒干。

[资源利用] 有资源。自采自用。

[性味功效] 苦、辛,平。杀虫止泻,敛湿止痒。

[功能主治] (1)蛔虫病,慢性腹泻,均可单用窃衣果,水煎服。

(2)腹痛,鲜窃衣草,水煎去渣,调蜂蜜服。

(3)皮肤瘙痒,本品鲜叶,捣烂绞汁涂患处。

(4)其他,可用于疮疡溃烂,阴痒带下,滴虫性阴道炎。

煎服,6 ~ 9g,鲜草可用 30g。外用适量,煎水洗;或鲜品捣汁涂。

小秦艽

[异名] 秦胶(《本草经集注》),秦纠(《新修本草》),萝卜艽、辫子艽。

[来源] 龙胆科龙胆属植物达乌里秦艽 *Gentiana dahurica* Fisch. 的根(图 625)。

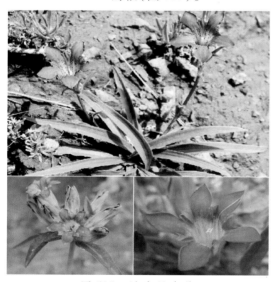

图 625 达乌里秦艽

[原植物] 多年生草本,高 10 ~ 25cm,基部被枯存的纤维状叶鞘所包围。须根多数,向左扭结成个圆锥形的根。茎丛生,常斜升。基生叶莲座状,披针形或条状椭圆形,长 5 ~ 15cm,宽 0.8 ~ 1.4cm,两端渐狭,边缘粗糙,叶脉 3 ~ 5 条,明显,叶柄宽扁,膜质,长 2 ~ 4cm,包被于枯存的纤维状叶鞘中;茎生叶对生,少数,条状披针形至条形,长 2 ~ 5cm,宽 0.2 ~ 0.4cm,两端渐狭,边缘粗糙,叶脉 1 ~ 3条,明显,叶柄长 0.5 ~ 10cm,向上叶渐小,柄渐短。聚伞花序顶生及腋生,排成疏松的花序;花梗斜伸,极不等长;花两性,辐射对称;花萼筒膜质,筒状,黄绿色或带紫红色,不裂,稀一侧浅裂,裂片 5,大小不等,条形,绿色,花冠筒状钟形深蓝色,有时喉部具多数黄色斑点,长 3.5 ~ 4.5cm,裂片卵形或卵状椭圆形,钝尖,褶三角形或卵形,先端钝,全缘或边缘啮蚀形;雄蕊 5,着生于冠筒中下部,与裂片互生,花丝条状钻形,花药短圆形;子房上位,无柄,披针形或条形,花柱短,柱头 2 裂。蒴果内藏,狭椭圆形,长 2.5 ~ 3cm。种子多数,淡褐色,有光泽,矩圆形,长 1.3 ~ 1.5mm,表面有细网纹,具丰富的胚乳。花果期 7 ~ 9 月。

[分布] 产庄浪、平凉、庆阳、灵台等地。生海拔 1500 ~ 3500m 的山坡草地、田边、路旁、河滩及砂质荒地。

[采集加工] 春、秋采挖,除去泥沙。小秦艽趁鲜时搓去黑皮,晒干。用时洗净,润透,切厚片晒干。

[资源利用] 有资源。自产自销。

[性味功效] 苦、辛,微寒。祛风湿,止痹痛,清虚热,利湿退黄。

[功能主治] (1)热痹,两臂发热疼痛,可与牡丹皮、茯苓、白术、钩藤、甘草、生地黄、柴胡同用,煎服,如《杂病源流犀烛》秦艽地黄汤;风寒湿痹,气血凝滞,手足拘挛,可配人参、酒炒黄芪、白术、当归、川芎、白芍、茯苓各 2 份,炙甘草、桂心、防己、炮乌头、细辛各 1 份,加姜、枣水煎,不拘时热服,如《张氏医通》三痹汤。

（2）骨蒸劳热，常配银柴胡、胡黄连、鳖甲、地骨皮、青蒿、知母、甘草，水煎服，血虚甚加当归、芍药、生地黄，嗽多加阿胶、麦冬、五味子，如《证治准绳》清骨散；或用柴胡、炙鳖甲、地骨皮各 2 份，秦艽、当归、知母各 1 份，为粗末，每用 15g 加青蒿少许、乌梅 1 个，煎服，如《卫生宝鉴》秦艽鳖甲散。

（3）湿热黄疸，本品单用，或配赤芍、黄芩、柴胡、茵陈、麦冬、炒大黄，为粗末，煎服；阴黄，症见头眩目痛，心腹胀满，面色青黄，脚膝浮肿，秦艽 2 份，旋覆花、赤茯苓、炙甘草各 1 份，为粗末，牛乳煎，去渣温服，如《太平圣惠方》秦艽散。

（4）痔漏，大便燥结疼痛，可与煨大黄、当归尾、枳实、泽泻、皂角子、白术、红花、桃仁同煎，食前服，如《兰室秘藏》秦艽当归汤；皮痹，邪在皮毛，瘾疹风疮，搔之不痛，初起皮中如虫行状，可配荆芥、防风、羌活、蔓荆子、白芷、升麻、大力子、当归、白芍、生地黄、川芎、甘草，水煎服，以疏风养血，如《证治准绳》秦艽地黄汤。

煎服，6～9g；或浸酒，或入丸、散服。外用适量，研末敷。久痛虚赢，溲多便溏者慎服。

小桃儿七

[异名] 见春花，闷头花，冰凉花，水蒲子花，铁筷子。

[来源] 毛茛科铁筷子属植物铁筷子 Helleborus thibetanus Franch. 的根及根状茎（图 626）。

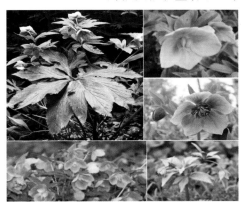

图 626 铁筷子

[原植物] 根状茎直径约 4mm，密生肉质长须根。茎高 30～50cm，无毛，上部分枝，基部有 2～3 个鞘状叶。基生叶 1（～2）个，无毛，有长柄；叶片肾形或五角形，长 7.5～16cm，宽 14～24cm，鸡足状 3 全裂，中全裂片倒披针形，宽 1.6～4.5cm，边缘在下部之上有密锯齿，侧全裂片具短柄，扇形，不等 3 全裂；叶柄长 20～24cm。茎生叶近无柄，叶片较基生叶为小，中央全裂片狭椭圆形，侧全裂片不等 2 或 3 深裂。花 1（～2）朵生茎或枝端，在基生叶刚抽出时开放，无毛；萼片初粉红色，在果期变绿色，椭圆形或狭椭圆形，长（1.1～）1.6～2.3cm，宽（0.5～）1～1.6cm；花瓣 8～10，淡黄绿色，圆筒状漏斗形，具短柄，长 5～6mm，腹面稍 2 裂；雄蕊长（4.5～）7～10mm，花药椭圆形，长约 1mm，花丝狭线形；心皮 2～3，长约 1cm，花柱与子房近等长。蓇葖果扁，长 1.6～2.8cm，宽 0.9～1.2cm，有横脉，喙长约 6mm；种子椭圆形，扁，长 4～5mm，宽约 3mm，光滑，有 1 条纵肋。4 月开花，5 月结果。

[分布] 产平凉、华亭、庄浪（通边）等地。生海拔 1100～3700m 的山地林中或灌丛中。

[采集加工] 秋季采挖，除去茎叶、杂质，洗净，鲜用或晒干。

[资源利用] 有资源。自采自用。

[性味功效] 苦、辛，凉，小毒。清热解毒，活血散瘀，消肿止痛。

[功能主治] （1）疮疖，鲜小桃儿七捣烂，敷患处。

（2）跌打损伤，单用水煎，兑黄酒服。

（3）其他，可用于劳伤，膀胱炎，尿道炎等。

煎服，3～6g；或浸酒服。外用适量，鲜品捣敷。

小叶黑柴胡

[异名] 黑柴胡。

[来源] 伞形科柴胡属植物小叶黑柴胡 Bup-
leurum smithii Wolff. var. parvifolium Shan et Y. Li 的根（图 627）。

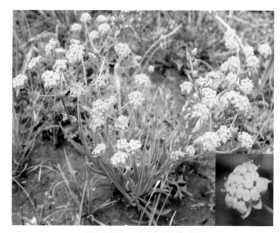

图 627　小叶黑柴胡

[原植物]　多年生矮小草本,高 15 ~ 40cm。根有分枝,黑褐色。茎密集丛生,细而微弯成弧形,下部微触地。叶互生;基部叶狭长圆状披针形或狭长倒披针形,长 6 ~ 11cm,宽 3 ~ 7mm,基部渐狭为长柄,有 7 ~ 9 脉;茎中部叶倒披针形或狭长圆形,下部较窄成短柄或无柄。复伞形花序较疏,顶生和侧生;小总苞片 1 ~ 2 或缺;伞辐 4 ~ 9,小总苞 5 ~ 9,长 3.5 ~ 6mm,宽 2.5 ~ 3.5mm,黄绿色,稍稍超过小伞形花序;小伞形花序小,直径 8 ~ 11mm;花小,两性,萼齿不显;花瓣 5,黄色;雄蕊 5;子房下位。双悬果长圆状卵形;分果棱具狭翅。花期 7 ~ 8 月,果期 8 ~ 9 月。

[分布]　产华亭、平凉等地。生海拔 2700 ~ 3700m 的山坡草地,偶见于林下。

[采集加工]　春、秋采挖,除去茎叶,抖净泥土,晒干。用时除去杂质及残茎,洗净,润透切厚片,干燥。生用或制后用。

[资源利用]　资源较丰富。自产自销。

[性味功效]　苦、辛,微寒。解表退热,疏肝解郁,升举阳气。

[功能主治]　(1)伤寒少阳证,往来寒热,胸胁苦满,不欲饮食,心烦喜呕,口苦,咽干,目眩,柴胡、黄芩、人参、半夏、炙甘草、生姜、大枣,水煎,温服,如《伤寒论》小柴胡汤;外感风寒,发热恶寒,头身疼痛,疟疾初起,可配防风、陈皮、芍药、甘草、生姜,水煎,热服,如《景岳全书》正柴胡饮。

(2)伤寒壮热,头痛体疼,口干烦渴,石膏、黄芩、甘草、赤芍、葛根各 2 份,麻黄、柴胡各 1 份,捣散,加生姜、葱白、豆豉,水煎去渣服,如《太平惠民和剂局方》柴胡散。

(3)肝郁气滞,胁肋胀痛,走窜不定,胸闷嗳气,可配陈皮(醋炒)、枳壳、芍药、川芎、香附、炙甘草,水煎,食前服,如《景岳全书》柴胡疏肝散。

(4)肾虚牙齿龈肿,可与枳壳各 2 份,黄连 1 份,姜厚朴 0.3 份,为末,煎水去渣服,如《圣济总录》柴胡汤。

(5)耳聋不闻雷声,柴胡、香附各 2 份,川芎 1 份,研细,早晚温开水送服,如《医林改错》通气散;舌本强,两边痛,可配升麻各 2 份,栀子仁 1 份,研细,温开水送服,如《圣济总录》柴胡散。

(6)其他,可用于月经不调,气虚下陷脱肛,疟疾,肝郁乳胀,胃下垂,子宫脱垂。

煎服,3 ~ 10g;或入丸、散服。外用适量,煎水洗;或研末调敷。解热生用,用量宜大;升阳生用,宜用小量。真阴亏损,肝阳上亢及肝风内动者忌服。

小紫含笑

[异名]　青竹兰(《植物名实图考》),兰竹参(《新华本草纲要》)。

[来源]　兰科火烧兰属植物大叶火烧兰 *Epipactis mairei* Schltr. 的根及根状茎(图 628)。

[原植物]　多年生草本,高 30 ~ 70cm。根状茎粗短,有时不明显,具多条细长的根;根多少呈"之"字形曲折,幼时密被黄褐色柔毛,后期毛脱落。茎直立,上部和花序轴被锈色柔毛,下部无毛,基部具 2 ~ 3 枚鳞片状鞘。叶 5 ~ 8 枚,互生,中部叶较大;叶片卵圆形、卵形至椭圆形,长 7 ~ 16cm,宽 3 ~ 8cm,先端短渐尖至渐尖,基部延伸成鞘状,抱茎,茎上部的叶多为卵状披针形,向上逐步过渡为花苞片。总状花序长 10 ~ 20cm,具 10 ~ 20 朵花,有时花更多;苞片椭圆状披针形,下部的等于或稍长于花,向上逐渐变为短于花;子房和花梗长 1.2 ~ 1.5cm,被黄褐色或绣色柔毛;花黄绿色带紫色、紫褐色或黄褐色,下垂;中萼片椭圆形或倒卵状椭圆形,舟形,长 13 ~ 17mm,宽 4 ~ 7.5mm,先端渐

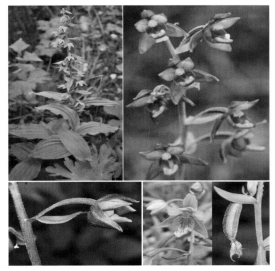

图 628　大叶火烧兰

尖,背面疏被短柔毛或无毛;侧萼片斜卵状披针形或斜卵形,长 14 ~ 20mm,宽 5 ~ 9mm,先端渐尖并具小尖头;花瓣长椭圆形或椭圆形,长 11 ~ 17mm,宽 5 ~ 9mm,先端渐尖;唇瓣中部稍缢缩而成上下唇;下唇长 6 ~ 9mm,两侧裂片近斜三角形,近直立,高 5 ~ 6mm,顶端钝圆,中央具 2 ~ 3 条鸡冠状褶片;

褶片基部稍分开且较低,往上靠合且逐渐增高;上唇肥厚,卵状椭圆形、长椭圆形或椭圆形,长 5 ~ 9mm,宽 3 ~ 6mm,先端急尖;蕊柱连花药长 7 ~ 8mm;花药长 3 ~ 4mm,子房下位。蒴果椭圆形,长约 2.5cm,无毛。花期 6 ~ 7 月,果期 9 月。

[分布]　产平凉(崆峒山)、华亭等地。生海拔 1200 ~ 3200m 的山坡灌丛、草丛中。

[采集加工]　秋季采挖,洗净,晒干。

[资源利用]　资源少。未利用。

[性味功效]　甘、微苦,平。行气活血,清热解毒。

[功能主治]　(1)疝气,可与虎杖、小木通同用,浸酒服。

(2)气滞胸痛,小紫含笑、红毛七、四块瓦等,水煎兑黄酒服。

(3)其他,可用于肺热咳嗽,吐泻,风湿腰痛,跌打损伤,痈疮肿毒。

煎服,6 ~ 9g。

缬　草

[异名]　香草,满山香。

[来源]　败酱科缬草属植物缬草 Valeriana officinalis L. 的根及根状茎(图 629)。

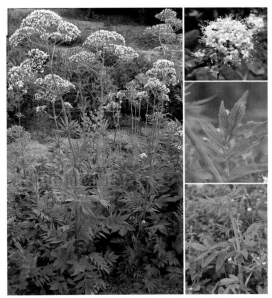

图 629　缬草

[原植物]　多年生草本,高 50 ~ 150cm。根状

茎粗短,簇生须根,具浓香,稀具匍匐枝。茎直立,单生,表面有纵棱,下部被粗白毛,向上除节部外渐光滑。基生具长柄;羽状 3 ~ 7 裂,早枯;茎生叶对生,椭圆形、卵形或披针形,长 5 ~ 15cm,宽 3 ~ 10cm 羽状全裂,裂片 7 ~ 11,顶裂片与侧裂片相似,侧裂片椭圆状披针形,长 1.5 ~ 7cm,宽 0.5 ~ 2cm,先端渐尖,基部下延,边缘具齿,稀全缘或波状,两面多少被毛。花序聚伞圆锥状,顶生,初时密集,后疏展,苞片条状披针形或披针形,最下分枝处苞片长达 2cm,向上渐短;小苞片卵状披针形,长 1.5 ~ 3mm;花冠粉红色或白色,管状,上部扩展,长 5 ~ 6.5mm,裂片长圆形,长 1.5 ~ 2mm;雄蕊 3,伸出花冠外;雌蕊 1,子房下位,花柱稍短于雄蕊。瘦果窄卵状,长 3 ~ 5mm,被毛或光滑。花期 5 ~ 7 月,果期 7 ~ 10 月。

[分布]　产本市各地。生海拔 900 ~ 2500m 的山坡、草地、林缘或沟边。

[采集加工]　秋末冬初采挖,除去茎叶及泥

沙,晒干。用时除去杂质,洗净闷润,根状茎切厚片,根切中段,干燥。生用。

[资源利用] 有资源。自采自用。

[性味功效] 辛、苦,温。祛风除湿,行气止痛,养心安神。

[功能主治] (1)风湿关节疼痛,可配独活、防风、当归、桂枝等,水煎服。

(2)心悸,失眠,本品煎服;或与合欢皮、石菖蒲、酸枣仁等,同煎服。

(3)跌打损伤,缬草、姜黄、制没药、生大黄、生栀子等,共研细,清油调敷患处。

(4)其他,可用于癫狂,脘腹胀痛,痛经,经闭等。

煎服,3~9g;或研末服。外用适量,研末调敷。

薤　白(《本草图经》)

[异名] 野蒜,小根蒜,野小蒜。

[来源] 百合科葱属植物薤白 *Allium macrostemon* Bunge 的鳞茎(图630)。

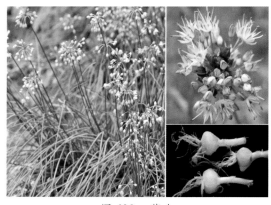

图630　薤白

[原植物] 鳞茎近球状,粗0.7~1.5(~2)cm,基部常具小鳞茎(因其易脱落故在标本上不常见);鳞茎外皮带黑色,纸质或膜质,不破裂,但在标本上多因脱落而仅存白色的内皮。叶3~5枚,半圆柱状,或因背部纵棱发达而为三棱状半圆柱形,中空,上面具沟槽,比花葶短。花葶圆柱状,花葶从鳞茎基部长出,高30~70cm,1/4~1/3被叶鞘;总苞2裂,比花序短;伞形花序半球状至球状,具多而密集的花,或间具珠芽或有时全为珠芽;小花梗近等长,比花被片长3~5倍,基部具小苞片;珠芽暗紫色,基部亦具小苞片;花淡紫色或淡红色;花被片矩圆状卵形至矩圆状披针形,长4~5.5mm,宽1.2~2mm,内轮的常较狭;花丝等长,比花被片稍长直到比其长1/3,在基部合、生并与花被片贴生,

分离部分的基部呈狭三角形扩大,向上收狭成锥形,内轮的基部约为外轮基部宽的1.5倍;子房近球状,腹缝线基部具有帘状的凹陷蜜穴;花柱伸出花被外。花果期5~7月。

[分布] 产本市各地。生海拔1500m以下的山坡、丘陵、山谷或草地上。

[采集加工] 夏、秋采挖,除去叶苗、须根,洗净,蒸透或置沸水中烫透,晒干。

[资源利用] 有资源。自产自销。

[性味功效] 辛、苦,温。通阳散结,行气导滞。

[功能主治] (1)胸痹短气,喘息咳唾,胸背痛,可与栝楼实(捣)、白酒,同煎温服;胸痹不得卧,心痛彻背,上方3倍薤白,再加半夏,水煎温服,如《金匮要略》栝楼薤白白酒汤、栝楼薤白半夏汤。

(2)胸痹,心痞胸满,胁下逆抢心,薤白8份,枳实、厚朴各4份,桂枝1份,栝楼实约3份,水煎服,如《金匮要略》枳实薤白桂枝汤。

(3)天行干呕若哕,手足逆冷,可配豆豉、粳米,先煮豉一沸,去渣,再下薤白及米,煮稀粥饮,如《外台秘要》引用方;霍乱干呕不止,可与生姜、陈皮,同煎温服,如《古今医统大全》薤白汤。

(4)痘疹身热下痢,黄赤脓血,薤白、豆豉、山栀,水煎服,如《医学入门》薤白汤;鼻渊,可同木瓜花、猪鼻管,煎服,如《陆川本草》载方。

煎服,5~9g;或入丸、散,或煮粥服。外用适量,捣敷;或捣汁涂。阴虚及发热者慎服。

心叶荆芥

[异名] 小荆芥,西藏土用芥。

[来源] 唇形科荆芥属植物荆芥 *Nepeta cataria* L. 的地上部分(图631)。

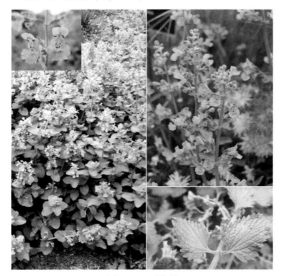

图631 荆芥

[原植物] 多年生草本植物。茎坚强,基部木质化,多分枝,高40~150cm,基部近四棱形,上部钝四棱形,具浅槽,被白色短柔毛。叶卵状至三角状心脏形,长2.5~7cm,宽2.1~4.7cm,先端钝至锐尖,基部心形至截形,边缘具粗圆齿或牙齿,草质,上面黄绿色,被极短硬毛,下面略发白,被短柔毛但在脉上较密,侧脉3~4对,斜上升,在上面微凹陷,下面隆起;叶柄长0.7~3cm,细弱。花序为聚伞状,下部的腋生,上部的组成连续或间断的、较

疏松或极密集的顶生分枝圆锥花序,聚伞花序呈二歧状分枝;苞叶叶状,或上部的变小而呈披针状,苞片、小苞片钻形,细小。花萼花时管状,长约6mm,径1.2mm,外被白色短柔毛,内面仅萼齿被疏硬毛,齿锥形,长1.5~2mm,后齿较长,花后花萼增大成瓮状,纵肋十分清晰。花冠白色,下唇有紫点,外被白色柔毛,内面在喉部被短柔毛,长约7.5mm,冠筒极细,径约0.3mm,自萼筒内骤然扩展成宽喉,冠檐二唇形,上唇短,长约2mm,宽约3mm,先端具浅凹,下唇3裂,中裂片近圆形,长约3mm,宽约4mm,基部心形,边缘具粗牙齿,侧裂片圆裂片状。雄蕊内藏,花丝扁平,无毛。花柱线形,先端2等裂。花盘杯状,裂片明显。子房无毛。小坚果卵形,几三棱状,灰褐色,长约1.7mm,径约1mm。花期7~9月,果期9~10月。

[分布] 产庄浪、华亭、平凉等地区。生海拔600~2500m的灌丛或宅旁。

[采集加工] 7~9月采割,除去杂质,鲜用或阴干。

[资源利用] 有资源。自采自用。

[性味功效] 辛,凉。疏风清热,活血止血。

[功能主治] 用于外感风热,头痛咽痛,麻疹透发不畅、吐血,衄血,外伤出血,跌打肿痛,痈疮肿痛,蛇咬伤。

煎服,9~15g。外用适量,鲜品捣敷。

新疆贝母

[异名] 天山贝母。

[来源] 百合科贝母属植物新疆贝母 *Fritillaria walujewii* Regel 的鳞茎(图632)。

[原植物] 植株长20~40cm。鳞茎由2枚鳞片组成,直径1~1.5cm。叶通常最下面的为对生,先端不卷曲,中部至上部对生或3~5枚轮生,先端稍卷曲,下面的条形,向上逐渐变为披针形,长5.5~10cm,宽2~9mm。花单朵,深紫色而有黄色小方格,具3枚先端强烈卷曲的叶状苞片;外花被片长3.5~4.5cm,宽1.2~1.4cm,比内花被片稍狭而

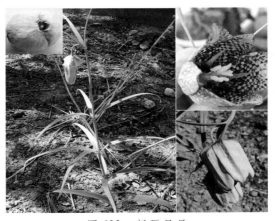

图632 新疆贝母

长;蜜腺窝在背面明显凸出,几乎成直角;雄蕊长为花被片的 1/2～2/3,花药近基着,花丝无乳突;柱头裂片长 2～3mm。蒴果长 1.8～3cm,宽和长相近或稍狭,棱上的翅宽 4～5mm。花期 5～6 月,果期 7～8 月。

[分布] 华亭苍沟引种。生海拔 1300～2000m 的林下、草地或沙滩石缝中。

[采集加工] 春、秋采挖,除去泥土和粗皮,晒干。取原材料,除去杂质,洗净,取出,润软,切薄片。

[资源利用] 资源少,自采自用。

[性味功效] 苦、甘,微寒。清热润肺、化痰止咳。

[功能主治] 清肺,化痰,散结。主治肺热咳嗽,痰黏胸闷,劳嗽咯血,瘰疬,痈肿。

煎服,3～9g。注意本品反乌头。

兴安胡枝子

[异名] 达呼里胡枝子,毛果胡枝子,牛枝条,牛枝子。

[来源] 豆科胡枝子属植物兴安胡枝子 *Lespedeza daurica* (Laxm.) Schindl. 的枝叶或根(图 633)。

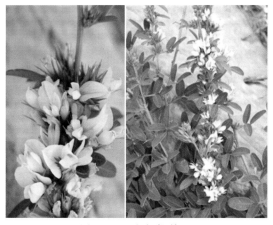

图 633 兴安胡枝子

[原植物] 小灌木,高达 1m。茎通常稍斜升,单一或数个簇生;老枝黄褐色或赤褐色,被短柔毛或无毛,幼枝绿褐色,有细棱,被白色短柔毛。羽状复叶具 3 小叶;托叶线形,长 2～4mm;叶柄长 1～2cm;小叶长圆形或狭长圆形,长 2～5cm,宽 5～16mm,先端圆形或微凹,有小刺尖,基部圆形,上面无毛,下面被贴伏的短柔毛;顶生小叶较大。总状花序腋生。较叶短或与叶等长;总花梗密生短柔毛;小苞片披针状线形,有毛;花萼 5 深裂,外面被白毛,萼裂片披针形,先端长渐尖,成刺芒状,与花冠近等长;花冠白色或黄白色,旗瓣长圆形,长约 1cm,中央稍带紫色,具瓣柄,翼瓣长圆形,先端钝,较短,龙骨瓣比翼瓣长,先端圆形;闭锁花生于叶腋,结实。荚果小,倒卵形或长倒卵形,长 3～4mm,宽 2～3mm,先端有刺尖,基部稍狭,两面凸起,有毛,包于宿存花萼内。花期 7～8 月,果期 9～10 月。

[分布] 本市大部分地均产。生于干山坡、草地、路旁及砂质地上。

[采集加工] 夏、秋采挖,除去杂质,切段,晒干。

[资源利用] 资源较丰富。自采自用。

[性味功效] 辛,温。解表散寒。

[功能主治] 用于感冒咳嗽,常与沙地旋覆花、桑叶同用。

煎服,9～15g。

绣 球

[异名] 粉团花(《本草纲目拾遗》),八仙花。

[来源] 虎耳草科绣球属植物绣球 *Hydrangea macrophylla* (Thunb.) Ser. 的根、叶或花(图 634)。

[原植物] 落叶灌木,高 1～4m;茎常于基部发出多数放射枝而形成一圆形灌丛;枝圆柱形,粗壮,紫灰色至淡灰色,无毛,具少数长形皮孔。叶纸质或近革质,倒卵形或阔椭圆形,长 6～15cm,宽 4～11.5cm,先端骤尖,具短尖头,基部钝圆或阔楔形,边缘于基部以上具粗齿,两面无毛或仅下面中脉两侧被稀疏卷曲短柔毛,脉腋间常具少许髯毛;

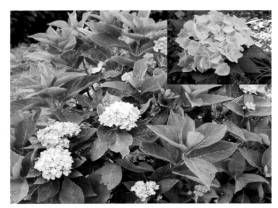

图 634　绣球

侧脉 6 ~ 8 对, 直, 向上斜举或上部近边缘处微弯拱, 上面平坦, 下面微凸, 小脉网状, 两面明显; 叶柄粗壮, 长 1 ~ 3.5cm, 无毛。伞房状聚伞花序近球形, 直径 8 ~ 20cm, 具短的总花梗, 分枝粗壮, 近等长, 密被紧贴短柔毛, 花密集, 多数不育; 不育花萼片 4, 宽卵形或近圆形, 长 1.4 ~ 2.4cm, 宽 1 ~ 2.4cm, 粉红色、淡蓝色或白色; 孕性花极少数, 具 2 ~ 4mm 长的花梗; 萼筒倒圆锥状, 长 1.5 ~ 2mm, 与花梗疏被卷曲短柔毛, 萼齿卵状三角形, 长约 1mm; 花瓣长圆形, 长 3 ~ 3.5mm; 雄蕊 10 枚, 近等长, 不突出或稍突出, 花药长圆形, 长约 1mm; 子房大半下位, 花柱 3, 结果时长约 1.5mm, 柱头稍扩大, 半环状。蒴果未成熟, 长陀螺状, 连花柱长约 4.5mm, 顶端突出部分长约 1mm, 约等于蒴果长度的 1/3; 种子未熟。花期 6 ~ 8 月。

［分布］　本市各地园林与民间常有栽培。

［采集加工］　秋季挖根, 除去泥沙, 切片晒干; 夏季采叶, 初夏至深秋采花, 除去杂质晒干。

［资源利用］　栽培花卉。未利用。

［性味功效］　苦、微辛, 寒, 小毒。抗疟, 清热, 解毒, 杀虫。

［功能主治］　(1) 疟疾, 绣球花叶、常山, 水煎服; 或与柴胡、黄芩、法半夏、生姜、乌梅, 同煎服。

(2) 喉烂, 可用根, 好醋磨汁, 以羽毛蘸汁扫患处。

(3) 肾囊风, 可用花, 煎水洗; 或配野苋菜、蛇床子, 同煎汤熏洗; 或花叶研末, 麻油调涂。

(4) 其他, 可用于心热惊悸, 烦躁, 疔癞。

煎服, 9 ~ 12g。外用适量, 煎水洗; 或研末调涂。

绣球小冠花

［来源］　豆科小冠花属植物绣球小冠花 *Coronilla varia* Linn. 的花 (图 635)。

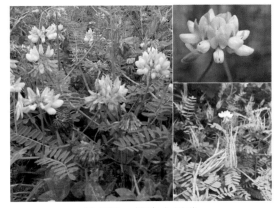

图 635　绣球小冠花

［原植物］　多年生草本, 茎直立, 粗壮, 多分枝, 疏展, 高 50 ~ 100cm。茎、小枝圆柱形, 具条棱, 髓心白色, 幼时稀被白色短柔毛, 后变无毛。奇数羽状复叶, 具小叶 11 ~ 17(~ 25); 托叶小, 膜质, 披针形, 长 3mm, 分离, 无毛; 叶柄短, 长约 5mm, 无毛; 小叶薄纸质, 椭圆形或长圆形, 长 15 ~ 25mm, 宽 4 ~ 8mm, 先端具短尖头, 基部近圆形, 两面无毛; 侧脉每边 4 ~ 5 条, 可见, 小脉不明显; 小托叶小; 小叶柄长约 1mm, 无毛; 伞形花序腋生, 长 5 ~ 6cm, 比叶短; 总花梗长约 5cm, 疏生小刺, 花 5 ~ 10(~ 20)朵, 密集排列成绣球状, 苞片 2, 披针形, 宿存; 花梗短; 小苞片 2, 披针形, 宿存; 花萼膜质, 萼齿短于萼管; 花冠紫色、淡红色或白色, 有明显紫色条纹, 长 8 ~ 12mm, 旗瓣近圆形, 翼瓣近长圆形; 龙骨瓣先端成喙状, 喙紫黑色, 向内弯曲。荚果细长圆柱形, 稍扁, 具 4 棱, 先端有宿存的喙状花柱, 荚节长约 1.5cm, 各荚节有种子 1 颗; 种子长圆状倒卵形, 光滑, 黄褐色, 长约 3mm, 宽约 1mm, 种脐长 0.7mm。花期 6 ~ 7 月, 果期 8 ~ 9 月。

［分布］　庄浪 (通化) 等地有栽培。

［采集加工］　6 ~ 7 月采收, 除去杂质, 晒干。

［资源利用］　有资源。未利用。

［性味功效］ 苦,寒。强心利尿。

［功能主治］ 用于心悸,心慌,气短,水肿。

煎服,0.3~0.6g。

绣球绣线菊

［来源］ 蔷薇科绣线菊属植物绣球绣线菊 *Spiraea blumei* G. Don 的根或根皮(图 636)。

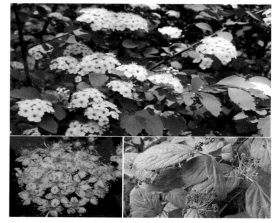

图 636　绣球绣线菊

［原植物］ 灌木,高 1~2m;小枝细,开张,稍弯曲,深红褐色或暗灰褐色,无毛;冬芽小,卵形,先端急尖或圆钝,无毛,有数个外露鳞片。叶片菱状卵形至倒卵形,长 2~3.5cm,宽 1~1.8cm,先端圆钝或微尖,基部楔形,边缘自近中部以上有少数圆钝缺刻状锯齿或 3~5 浅裂,两面无毛,下面浅蓝绿色,基部具有不明显的 3 脉或羽状脉。伞形花序有总梗,无毛,具花 10~25 朵;花梗长 6~10mm,无毛;苞片披针形,无毛;花直径 5~8mm;萼筒钟状,外面无毛,内面具短柔毛;萼片三角形或卵状三角形,先端急尖或短渐尖,内面疏生短柔毛;花瓣宽倒卵形,先端微凹,长 2~3.5mm,宽几与长相等,白色;雄蕊 18~20,较花瓣短;花盘由 8~10 个较薄的裂片组成,裂片先端有时微凹;子房无毛或仅在腹部微具短柔毛,花柱短于雄蕊。蓇葖果较直立,无毛,花柱位于背部先端,倾斜开展,萼片直立。花期 4~6 月,果期 8~10 月。

［分布］ 产泾川、平凉、庄浪、华亭、静宁等地。生海拔 600~2300m 的山坡灌丛中或林缘。

［采集加工］ 四季均可采挖,洗净,晒干,或剥取根皮,晒干。

［资源利用］ 有资源。未利用。

［性味功效］ 辛,微温。活血止痛,解毒,祛湿。

［功能主治］ (1)跌打损伤,瘀滞疼痛,绣球绣线菊根浸酒服。

(2)咽喉肿痛,根与半边莲、金银花,水煎,调白糖服。

(3)湿疮,绣球绣线菊根皮,研末,菜油调涂,溃者撒敷。

(4)白带,可用根,加白糖蒸服。

煎服,15~30g;或浸酒服。外用适量,研末,菜油调涂。

续　断

［来源］ 川续断科川续断属植物川续断 *Dipsacus asper* Wallich ex Candolle 根(图 637)。

［原植物］ 多年生草本,高达 2m;主根 1 条或在根茎上生出数条,圆柱形,黄褐色,稍肉质;茎中空,具 6~8 条棱,棱上疏生下弯粗短的硬刺。基生叶稀疏丛生,叶片琴状羽裂,长 15~25cm,宽 5~20cm,顶端裂片大,卵形,长达 15cm,宽 9cm,两侧裂片 3~4 对,侧裂片一般为倒卵形或匙形,叶面被白色刺毛或乳头状刺毛,背面沿脉密被刺毛;叶柄

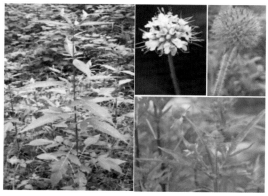

图 637　川续断

长可达 25cm;茎生叶在茎之中下部为羽状深裂,中裂片披针形,长 11cm,宽 5cm,先端渐尖,边缘具疏粗锯齿,侧裂片 2～4 对,披针形或长圆形,基生叶和下部的茎生叶具长柄,向上叶柄渐短,上部叶披针形,不裂或基部 3 裂。头状花序球形,径 2～3cm,总花梗长达 55cm;总苞片 5～7 枚,叶状,披针形或线形,被硬毛;小苞片倒卵形,长 7～11mm,先端稍平截,被短柔毛,具长 3～4mm 的喙尖,喙尖两侧密生刺毛或稀疏刺毛,稀被短毛;小总苞四棱倒卵柱状、每个侧面具两条纵沟;花萼四棱、皿状、长约 1mm、不裂或 4 浅裂至深裂,外面被短毛;花冠淡黄色或白色,花冠管长 9～11mm,基部狭缩成细管,顶端 4 裂,1 裂片稍大,外面被短柔毛;雄蕊 4,着生于花冠管上,明显超出花冠,花丝扁平,花药椭圆形,紫色;子房下位,花柱通常短于雄蕊,柱头短棒状。瘦果长倒卵柱状,包藏于小总苞内,长约 4mm,仅顶端外露于小总苞外。花期 7～9 月,果期 9～11 月。

[分布] 产平凉等地。

[采集加工] 以条粗、质软、皮部绿褐色为佳。

[性味功效] 苦、辛、微温。活血消肿,续筋接骨,生肌止痛。

[功能主治] 强筋骨,接断损,活血祛瘀。

悬钩市

[来源] 蔷薇科悬钩子属植物多腺悬钩子 *Rubus phoenicolasius* Maxim. 的茎(图 638)。

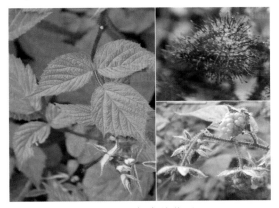

图 638 多腺悬钩子

[原植物] 灌木,高 1～3m;枝初直立后蔓生,密生红褐色刺毛、腺毛和稀疏皮刺。小叶 3 枚,稀 5 枚、卵形、宽卵形或菱形,稀椭圆形,长 4～8(～10)cm,宽 2～5(～7)cm,顶端急尖至渐尖,基部圆形至近心形,上面或仅沿叶脉有伏柔毛,下面密被灰白色绒毛,沿叶脉有刺毛、腺毛和稀疏小针刺,边缘具不整齐粗锯齿,常有缺刻,顶生小叶常浅裂;叶柄长 3～6cm,小叶柄长 2～3cm,侧生小叶近无柄,均被柔毛、红褐色刺毛、腺毛和稀疏皮刺;托叶线形,具柔毛和腺毛。花较少数,形成短总状花序,顶生或部分腋生;总花梗和花梗密被柔毛、刺毛和腺毛;花梗长 5～15mm;苞片披针形,具柔毛和腺毛;花直径 6～10mm;花萼外面密被柔毛、刺毛和腺毛;萼片披针形,顶端尾尖,长 1～1.5cm,在花果期均直立开展;花瓣直立,倒卵状匙形或近圆形,紫红色,基部具爪并有柔毛;雄蕊稍短于花柱;花柱比雄蕊稍长,子房无毛或微具柔毛。果实半球形,直径约 1cm,红色,无毛;核有明显皱纹与洼穴。花期 5～6 月,果期 7～8 月。

[分布] 产平凉、华亭等地。生海拔 1500～2500m 的山坡林下或山谷路旁。

[采集加工] 秋季割取地上部分,除去叶及杂质,晒干。用时切断或切片。

[资源利用] 有资源。未利用。

[性味功效] 辛、苦,平。解表散寒,祛风除湿,活血止痛。

[功能主治] 用于风寒感冒,咳嗽,风湿疼痛,跌打损伤,月经不调。

煎服,6～15g;或入丸、散服。

注 多腺悬钩子根:甘、辛,温。祛风活血,补肾壮阳。用于风湿痹痛,跌打损伤,月经不调,肾虚阳痿。煎服,9～30g。

旋 花

[异名] 打碗花(《救荒本草》),筋根(《新修本草》),天剑草(《本草纲目》)。

[来源] 旋花科打碗花属植物旋花 *Calystegia sepium* (L.) R. Br. 的全草(图639)。

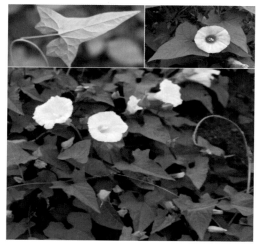

图639 旋花

[原植物] 多年生草本,全体不被毛。茎缠绕,伸长,有细棱。叶形多变,三角状卵形或宽卵形,长4~10(~15)cm以上,宽2~6(~10)cm或更宽,顶端渐尖或锐尖,基部戟形或心形,全缘或基部稍伸展为具2~3个大齿缺的裂片;叶柄常短于叶片或两者近等长。花腋生,1朵;花梗通常稍长于叶柄,长达10cm,有细棱或有时具狭翅;苞片宽卵形,长1.5~2.3cm,顶端锐尖;萼片卵形,长1.2~1.6cm,顶端渐尖或有时锐尖;花冠通常白色或有时淡红或紫色,漏斗状,长5~6(~7)cm,冠檐微裂;雄蕊花丝基部扩大,被小鳞毛;子房无毛,柱头2裂,裂片卵形,扁平。蒴果卵形,长约1cm,为增大宿存的苞片和萼片所包被。种子黑褐色,长4mm,表面有小疣。

[分布] 产平凉等地。生海拔1000~2600m的山坡、路旁、溪边草丛、田边及林下。

[采集加工] 花:6~7月花开时采收,晾干。茎叶:夏季采收,洗净鲜用或晒干。根:3~9月采挖,洗净,鲜用或晒干。

[资源利用] 有资源。自采自用。

[性味功效] 花:甘,温。益气,养颜,涩精。茎叶:甘、微苦,平。清热解毒。根:甘、微苦,温。益气补虚,续筋接骨,解毒,杀虫。

[功能主治] 花:用于面皯,遗精,遗尿。煎服,6~10g;或入丸、散服。

茎叶:用于丹毒。煎服,10~15g;或鲜品绞汁饮。

根:用于劳损,金疮,丹毒,蛔虫病,白带,白浊,疝气,疥疮等。煎服,10~15g;或鲜品绞汁饮。外用适量,鲜品捣敷。

血经草

[异名] 重穗排草,狼尾巴花(虎尾草)。

[来源] 报春花科珍珠菜属植物虎尾草 *Lysimachia barystachys* Bunge 的全草或根状茎(图640)。

[原植物] 多年生草本,具横走的根茎,全株密被卷曲柔毛。茎直立,高30~100cm。叶互生或近对生,长圆状披针形、倒披针形以至线形,长4~10cm,宽6~22mm,先端钝或锐尖,基部楔形,近于无柄。总状花序顶生,花密集,常转向一侧;花序轴长4~6cm,后渐伸长,果时长可达30cm;苞片线状钻形,花梗长4~6mm,通常稍短于苞片;花萼长3~4mm,分裂近达基部,裂片长圆形,周边膜质,顶端圆形,略呈啮蚀状;花冠白色,长7~10mm,基部

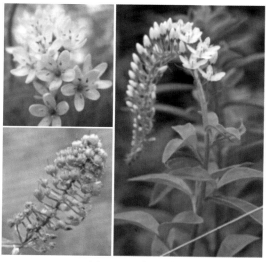

图640 虎尾草

合生部分长约 2mm，裂片舌状狭长圆形，宽约 2mm，先端钝或微凹，常有暗紫色短腺条；雄蕊内藏，花丝基部约 1.5mm 连合并贴生于花冠基部，分离部分长约 3mm，具腺毛；花药椭圆形，长约 1mm；花粉粒具 3 孔沟，长球形〔（29～31.5）×（20～24）μm〕，表面近于平滑；子房无毛，花柱短，长 3～3.5mm。蒴果球形，直径 2.5～4mm。花期 5～8 月，果期 8～10 月。

[分布] 产庄浪（云崖寺）、平凉（崆峒山）、华亭等地。生海拔 800～2000m 的山坡、草地及灌丛间。

[采集加工] 花期采挖，除去杂质，鲜用或阴干。

[资源利用] 资源较丰富。未利用。

血满草（《植物名实图考》）

[异名] 接骨药，大血草，红山花。

[来源] 忍冬科接骨木属植物血满草 *Sambucus adnata* Wall. ex DC. 的地上部分或根皮（图 641）。

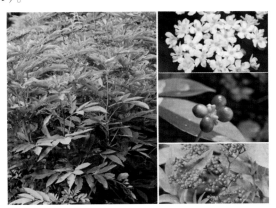

图 641 血满草

[原植物] 多年生高大直立草本或半灌木，高 1～2m。根和根状茎红色，折断后流出红色汁液；根状茎细长，圆柱形，横生，具多数须根，茎草质，具明显的棱条，折断后有红色汁液。叶对生；奇数羽状复叶，具叶片状或条形的托叶；小叶 3～5 对，长椭圆形、长卵形或披针形，长 4～15cm，宽 1.5～2.5cm，先端渐尖，基部钝圆，两边不等，边缘有锯齿，上面疏被短柔毛，脉上毛较密，顶端 1 对小叶基部常沿柄相连，有时亦与顶生小叶片相连，其他小

叶在叶轴上互生，亦有近于对生；小叶的托叶退化成瓶状突起的腺体。顶生伞房状聚伞花序，长约 15cm，具总花梗，三出至五出的分枝成锐角，初时密被黄色短柔毛，多少杂有腺毛；花小，两性，辐射对称，有恶臭；花萼筒短，萼齿 5 枚，萼被短柔毛；花冠辐状，5 裂，白色；雄蕊 5，开展，很少直立，花丝短，基部膨大，花药黄色，外向；雌蕊 1，子房下位，3 室，每室含能育胚珠 1 枚，不育胚珠 1 枚，花柱极短或几无，柱头 3 裂。浆果状核果红色，圆形。种子三棱形或椭圆形。花期 5～7 月，果期 9～10 月。

[分布] 产华亭、庄浪、平凉（麻武）等地。生海拔 800～2000m 的林下、沟边、灌丛、山谷斜坡湿地以及高山草地等处。

[采集加工] 夏、秋采收，除去杂质，洗净，鲜用或切后晒干。

[资源利用] 资源较多，自采自用。

[性味功效] 辛、甘，温。祛风除湿，散瘀通络。

[功能主治]（1）风湿疼痛，风疹，单用煎水洗患处。

（2）跌打损伤，鲜血满草茎叶捣烂，酒炒包敷。

（3）其他，可用于小儿麻痹后遗症，急、慢性肾炎。

煎服，9～15g；外用适量，捣敷。

[性味功效] 苦、辛，平。活血利水，解毒消肿。

[功能主治]（1）月经不调，痛经，可配月季花、益母草、马鞭草等，水煎服；经闭，可与茜草同煎服。

（2）跌打损伤，可用血经草泡酒服；或水酒各半煎服。另与葱白、酒糟共捣烂炒热外敷。

（3）湿热带下，可与马齿苋、四叶葎等药，水煎服；乳痈，可配葱白，水酒各半煎服。

（4）其他，可用于湿热痹痛，水肿，小便不利，咽喉疼痛等。

煎服，15～30g；或浸酒，或捣汁饮。外用适量，捣敷；或研末撒。孕妇忌服。

枸 子

[来源] 蔷薇科枸子属植物灰枸子 Cotoneaster acutifolius Turcz. 或水枸子 Cotoneaster multiflorus Bge. 的枝叶或果实(图642)。

[原植物] (1)灰枸子:落叶灌木,高2~4m。茎直立,常丛生,小枝细长,稍开展,圆柱形,幼时被长柔毛,老时红褐色,无毛。叶片椭圆形或卵形,长3~5.5cm,宽1.5~3cm,先端急尖或短渐尖,表面深绿色,幼时被稀疏柔毛,背面淡绿色,被稀疏柔毛,沿脉上较密,后期近于无毛;叶柄粗短,长2~5mm,被柔毛。伞房花序具花2~7朵,稀单生;花梗长3mm,与总花梗均被稀疏柔毛;苞片条状披针形,被稀疏柔毛;花直径7~8mm;萼筒外面被短柔毛,内面无毛;萼裂片宽三角形,长1.5~2mm,先端急尖,外面被短柔毛,内面先端被稀疏柔毛;花瓣宽倒卵形,直立,长3~4mm,具短爪,粉红色;雄蕊10~15枚,较花瓣短;花柱2个,长约2mm;子房顶端密被短柔毛。果实倒卵形或椭圆体形,长7~9mm。果期9月。

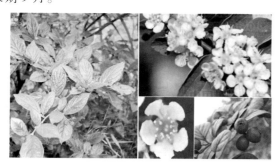

图642-1 灰枸子

(2)水枸子:落叶灌木,高达3m。茎直立,丛生;小枝圆柱形,细长,拱曲,开展,紫色至红褐色,幼时被柔毛,后期无毛。叶片宽卵形、卵形至椭圆形,长2~5cm,宽1.5~3.5cm,先端急尖或圆钝,有时微具缺刻,具短尖头,基部宽楔形或圆形,表面淡绿色,两面均无毛或幼时背面被稀疏柔毛;叶柄长3~10mm,幼时被柔毛。伞房花序疏松,具花6~20朵,长2~4cm;花梗长4~6mm,与总花梗均无毛;花直径1~1.2cm;萼筒外面无毛或被稀疏柔毛;萼裂片三角形,先端急尖,两面均无毛,边缘具缘毛,常暗红色;花瓣近圆形,开展,直径4~5mm,基部具短爪,内面基部被白色短柔毛,白色,在花蕾期微带淡红色;雄蕊20枚,长约3mm;花柱2个,稀为1个,较雄蕊短;子房先端被绒毛。果实球形或倒卵形,直径约8mm,红色,通常具2颗小核。花期5月,果期9月。

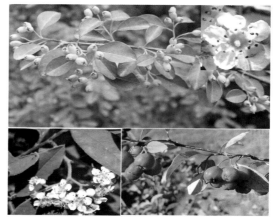

图642-2 水枸子

[分布] (1)灰枸子:本市大部分地区均产。生海拔1000~2500m的山坡或山沟杂木林内。

(2)水枸子:产华亭、庄浪通边等地。生海拔600~2500m的山坡林缘或灌丛中。

[采集加工] 6~8月采收枝叶,除去杂质,切段晒干;9~10月采摘果实,晒干。

[资源利用] 有资源。自采自用。

[性味功效] 苦、涩,凉。凉血止血,解毒敛疮。

[功能主治] (1)水火烫伤,枸子鲜皮,火烤取油,涂敷患处。

(2)其他,可用于鼻衄,牙龈出血,月经过多。煎服,3~9g。外用枝皮适量,火烤取油涂。

鸦 葱 (《救荒本草》)

[异名] 罗罗葱。

[来源] 菊科鸦葱属植物鸦葱 Scorzonera austriaca Willd. 的根或地上部分(图643)。

[原植物] 多年生草本,高10~42cm。根垂

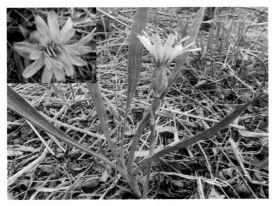

图 643　鸦葱

苞圆柱状,直径 1～2cm。总苞片约 5 层,外层三角形或卵状三角形,长 6～8mm,宽约 6.5mm,中层偏斜披针形或长椭圆形,长 1.6～2.1cm,宽 5～7mm,内层线状长椭圆形,长 2～2.5cm,宽 3～4mm;全部总苞片外面光滑无毛,顶端急尖、钝或圆形。舌状小花黄色。瘦果圆柱状,长 1.3cm,有多数纵肋,无毛,无脊瘤。冠毛淡黄色,长 1.7cm,与瘦果连接处有蛛丝状毛环,大部为羽毛状,羽枝蛛丝毛状,上部为细锯齿状。花果期 4～7 月。

［分布］　产庄浪、平凉(太统山)、灵台、华亭等地。生海拔 900～2500m 的山坡草地、河滩地。

［采集加工］　夏、秋采挖,除去杂质,洗净,鲜用或晒干。用时切段。

［资源利用］　有资源。自采自用。

［性味功效］　苦、辛,寒。清热解毒,消肿散结。

［功能主治］　用于疔疮痈疽,乳痈,跌打损伤,劳伤,疣。

煎服,9～15g;或熬膏服。外用适量,鲜品捣敷或取汁涂。

直直伸,黑褐色。茎多数,簇生,不分枝,直立,光滑无毛,茎基被稠密的棕褐色纤维状撕裂的鞘状残遗物。基生叶线形、狭线形、线状披针形、线状长椭圆形、线状披针形或长椭圆形,长 3～35cm,宽 0.2～2.5cm,顶端渐尖或钝而有小尖头或急尖,向下部渐狭成具翼的长柄,柄基鞘状扩大或向基部直接形成扩大的叶鞘,三出至七出脉,侧脉不明显,边缘平或稍见皱波状,两面无毛或仅沿基部边缘有蛛丝状柔毛;茎生叶少数,2～3 枚,鳞片状,披针形或钻状披针形,基部心形,半抱茎。头状花序单生茎端。总

鸭脚板

［异名］　山芹菜。

［来源］　伞形科变豆菜属植物变豆菜 Sanicula chinensis Bunge 的全草(图 644)。

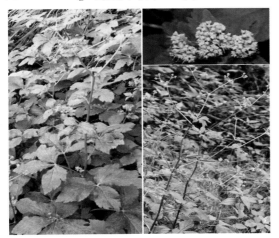

图 644　变豆菜

［原植物］　多年生草本,高达 1m,无毛。根粗短,具多数细长的支根。茎直立,下部不分枝,上部重复二歧分枝。基生叶少数,叶柄长 7～30cm,略

扁平,基部有透明的膜质鞘,叶片近圆形、圆肾形至圆心形,常 3 全裂,中裂片倒卵形或楔状倒卵形,长 3～10cm,宽 4～13cm,两侧裂片再 2 浅裂至深裂,各裂片边缘具大小不等的尖锐重锯齿;茎生叶互生,逐渐变小,有柄或近无柄,通常 3 裂。伞形花序二回至三回二歧分枝,中间分枝短缩,两侧分枝开展伸长;总苞片叶状而小型,3 裂或近羽状分裂;伞辐 2～3;小总苞片 8～10,卵状披针形或条形;小伞形花序具花 6～10;花杂性;雄花 3～7,稍短于两性花,有短梗;两性花 3～4,无梗,萼齿条形,长约 1.2mm;花瓣 5,白色或绿白色,倒卵形;子房下位,花柱与萼齿近等长。双悬果球状圆卵形,长 4～5mm,密被顶端具钩的直立皮刺,顶端萼齿呈喙状突出;分果有油管 5,合生面通常 2,大而显著。花期 4～5 月,果期 8～9 月。

［分布］　产华亭、庄浪、平凉等地。生海拔 600～2600m 的山谷湿地或山坡林下。

[采集加工] 夏、秋采收,除去杂质,鲜用或晒干。

[资源利用] 有资源。未利用。

[性味功效] 辛、微甘,凉。解毒,止血。

[功能主治] (1)疖疮红肿,鸭脚板、紫花地丁,捣烂敷患处。

(2)其他,可用于咽痛,咳嗽,月经过多,尿血,外伤出血。

煎服,6～15g。外用适量,捣敷。

鸭脚板草(《分类草药性》)

[异名] 辣子草,野芹菜。

[来源] 毛茛科毛茛属植物扬子毛茛 *Ranunculus sieboldii* Miq. 的全草(图645)。

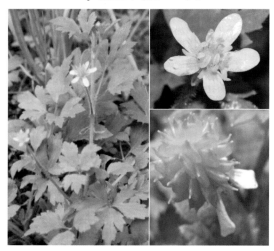

图645 扬子毛茛

[原植物] 多年生草本,高20～50cm。须根伸长簇生。茎铺散,斜生,下部节上伏地生根长叶,多分枝,密生开展的白色或淡黄色柔毛。基生叶与茎生叶相似,为三出复叶,叶柄长2～5cm,密生开展的柔毛,基部扩大成褐色膜质宽鞘抱茎;叶片圆肾形至宽卵形,长2～5cm,宽3～6cm,基部心形,中央小叶宽卵形或菱状卵形,3浅裂或深裂,边缘有锯齿,小叶柄长1～5mm,被开展的柔毛,侧生小叶不等2裂,较小,具短柄,小叶两面疏生柔毛。花两性,辐射对称,直径1.2～1.8cm,与叶对生,花梗长3～8cm,密生柔毛;萼片5,狭卵形,长4～6mm,宽2～3mm,外面有柔毛;花瓣5,黄色,狭卵形或近椭圆形,长6～10mm,宽3～5mm,下部渐窄成长爪,蜜槽小鳞片位于爪的基部;雄蕊20余枚,花药长约2mm;花托粗短,密生白柔毛;心皮多数,子房上位。聚合果圆球形,直径约1cm;瘦果扁平,长3～4mm,无毛,边缘有宽约0.4mm的宽棱,喙长约1mm,成锥状外弯。花果期5～10月。

[分布] 产华亭、平凉等地。生海拔600～2500m的山坡林边及湿地。

[采集加工] 春、夏采收,除去杂质,洗净,鲜用或晒干。用时切碎。

[资源利用] 有资源。未利用。

[性味功效] 辛、苦,热,有毒。除痰截疟,解毒消肿。

[功能主治] (1)毒疮,鸭脚板草鲜嫩茎叶捣烂,包敷疮面,周围起泡时取下。

(2)腹水,可配车前子、石菖蒲、忍冬藤等,水煎,冲白酒或红糖服。

(3)其他,可用于瘰,跌打损伤,疟疾。

煎服,3～9g。外用适量,鲜品捣敷。内服宜慎。

牙痛草

[异名] 三叶(《名医别录》)。

[来源] 伞形科鸭儿芹属植物鸭儿芹 *Cryptotaeniajaponica* Hassk. Retz. 的地上部分(图646)。

[原植物] 多年生草本,高20～100cm,有香气。主根短,侧根多数,细长。茎直立,光滑,有分枝,表面有时略带淡紫色。基生叶或上部叶有柄,叶柄长5～20cm,叶鞘边缘膜质;叶片轮廓三角形至广卵形,长2～14cm,宽3～17cm,通常为3小叶;中间小叶片呈菱状倒卵形或心形,长2～14cm,宽1.5～10cm,顶端短尖,基部楔形;两侧小叶片斜倒

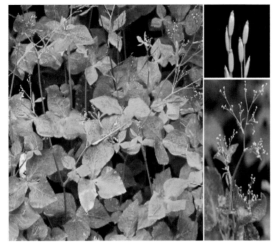

图 646　鸭儿芹

卵形至长卵形,长 1.5～13cm,宽 1～7cm,近无柄,所有的小叶片边缘有不规则的尖锐重锯齿,表面绿色,背面淡绿色,两面叶脉隆起,最上部的茎生叶近无柄,小叶片呈卵状披针形至窄披针形,边缘有锯齿。复伞形花序呈圆锥状,花序梗不等长,总苞片 1,呈条形或钻形,长 4～10mm,宽 0.5～1.5mm;伞辐 2～3,不等长,长 5～35mm;小总苞片 1～3,长 2～3mm,宽不及 1mm;小伞形花序有花 2～4,花两性;花柄极不等长;萼齿细小,呈三角形;花瓣 5,白色或带紫色,倒卵形,长 1～1.2mm,宽约 1mm,顶端有内折的小舌片;雄蕊 5,花丝短于花瓣,花药卵圆形,长约 0.3mm;子房下位,花柱基圆锥形,花柱

短,直立。分生果条状长圆形,长 4～6mm,宽 2～2.5mm,合生面略收缩;每棱槽内有油管 1～3,合生面油管 4。胚乳腹面近平直。花期 4～5 月,果期 6～10 月。

[分布]　产庄浪、华亭、平凉、灵台等地。生海拔 600～2400m 的山地、山沟及林下较阴湿的地区。

[采集加工]　夏、秋采收,除去杂质,鲜用或晒干。

[资源利用]　资源较丰富。自采自用。

[性味功效]　辛、苦,平。祛风止咳,利湿解毒,化瘀止痛。

[功能主治]　(1)风寒感冒咳嗽,可配紫苏、蜡梅、陈皮,水煎服;百日咳,可配牙痛草、卷柏等,煎服。

(2)肺痈,可与鱼腥草、桔梗、瓜蒌根等,同煎服;痈疽恶疮,可配马兰、金银花、鸭跖草、丝瓜根等,煎服。

(3)尿路感染,牙痛草,水煎服;疝气,可与茴香根、木姜子、荔枝核、吴茱萸等同用。

(4)跌打损伤,鲜牙痛草,捣烂外敷;牙痛,鲜牙痛草,洗净嚼碎,咬牙痛处。

煎服,15～30g。外用适量,捣敷;或研末撒;或煎汤洗。

胭脂花

[异名]　胭脂报春。

[来源]　报春花科报春花属植物胭脂花 *Primula maximowiczii* Regel. 的全草(图 647)。

[原植物]　多年生草本,高 20～70cm,全株无粉,根状茎短,须根多数。叶基生,叶柄具膜质宽翅,叶片倒卵状椭圆形、狭椭圆形至倒披针形,连柄长 3～27cm,宽 1.5～4cm,先端钝圆或稍锐尖,基部渐狭,边缘具三角形小牙齿,稀近全缘。花葶粗壮,伞形花序 1～3 轮,每轮含 6～20 花,苞片披针形,长 3～7mm,先端渐尖,基部互相连合;花两性,辐射对称,5 数,花梗长 1～4cm;花萼狭钟形,长 6～10mm,裂片三角形,边缘具腺状小毛;花冠暗朱红色,管部管状,裂片狭矩圆形,长 4～8mm,宽

2.5～3mm,全缘,通常反折贴于冠上;长花柱花,冠

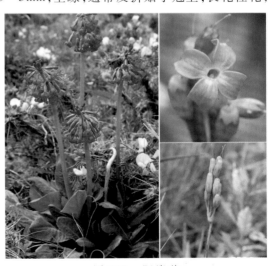

图 647　胭脂花

筒长 11～13mm,雄蕊着生于冠筒中下部,距基部 4～5mm,花柱长近达冠筒口。短花柱花,冠筒长 4～19mm,雄蕊着生于冠筒上部,花药顶端距筒口约 2mm,花柱长 3～4mm,子房上位,特立中央胎座。蒴果圆柱形,稍长于宿存萼,直径 4～6mm,种子黑褐色。花期 5～6 月,果期 7 月。

［分布］ 产庄浪(碾盘子)、华亭等地。生海拔 800～2800m 的林下及林缘湿润处。

［采集加工］ 5～6 月采收,除去杂质,晒干。

［资源利用］ 有资源。未利用。

［性味功效］ 辛,平。祛风止痛,定痫。

［功能主治］ 用于头痛,癫痫。

煎服,9～15g。

烟　草

［异名］ 金丝醺(《本草纲目拾遗》)。

［来源］ 茄科烟草属植物烟草 Nicotiana tabacum L. 的叶(图 648)。

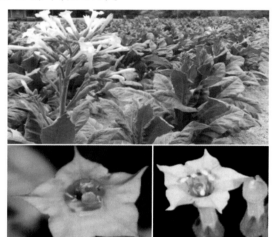

图 648　烟草

［原植物］ 一年生或有限多年生草本,全体被腺毛;根粗壮。茎高 0.7～2m,基部稍木质化。叶矩圆状披针形、披针形、矩圆形或卵形,顶端渐尖,基部渐狭至茎成耳状而半抱茎,长 10～30(～70)cm,宽 8～15(～30)cm,柄不明显或成翅状柄。花序顶生,圆锥状,多花;花梗长 5～20mm。花萼筒状或筒状钟形,长 20～25mm,裂片三角状披针形,长短不等;花冠漏斗状,淡红色,筒部色更淡,稍弓曲,长 3.5～5cm,檐部宽 1～1.5cm,裂片急尖;雄蕊中 1 枚显著较其余 4 枚短,不伸出花冠喉部,花丝基部有毛。蒴果卵状或矩圆状,长约等于宿存萼。种子圆形或宽矩圆形,径约 0.5mm,褐色。夏、秋季开花结果。

［分布］ 本市各地有栽培。

［采集加工］ 常于 7 月间,当烟叶由深绿变成淡黄,叶尖下垂时,分次采摘,采后晒干或烘干,再经回潮、发酵、干燥即可。亦可鲜用。

［资源利用］ 栽培品。中医配方少用。

［性味功效］ 辛,温,有毒。行气止痛,燥湿,消肿,解毒杀虫。

［功能主治］ (1)项疽,背痈,烟丝(焙,研细)2 份,樟脑 1 份,以蜂蜜调如糊状,敷贴患处;风痰,鹤膝(骨结核、化脓性膝关节炎),可配槟榔,各 2 份(共炒焦研细),煅牡蛎(研)、白芷,各 1 份,共研匀,以姜汁、面粉少许,调为糊状,敷患处。

(2)头癣,白癣,秃疮,烟叶或全草,煎水涂搽患处;或取旱烟筒中的烟油涂之。

(3)毒蛇咬伤,先避风挤去恶血,再用鲜叶捣烂外敷,或干叶研末敷;烟油、烟灰亦可敷之,如《慈航活人书》载方。

(4)其他,可用于食滞饱胀,气结疼痛,关节痹痛,扭挫伤,湿疹等。

煎服,鲜叶 9～15g;或点燃吸烟。外用适量,煎水洗;研末调敷;或鲜品捣敷。气虚,阴虚者不宜燃吸。咳嗽,血证及喉证者忌服。

芫　荽

［异名］ 香菜(《韵略》),胡荽(《食疗本草》)。

［来源］ 伞形科芫荽属植物芫荽 Coriandrum sativum L. 的全草(图 649)。

［原植物］ 一年生或二年生,有强烈气味的草

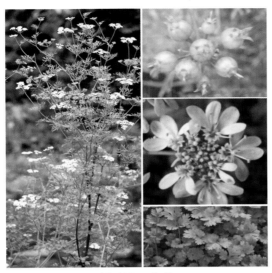

图 649　芫荽

本,高 20 ~ 100cm。根纺锤形,细长,有多数纤细的支根。茎圆柱形,直立,多分枝,有条纹,通常光滑。根生叶有柄,柄长 2 ~ 8cm;叶片一回或二回羽状全裂,羽片广卵形或扇形半裂,长 1 ~ 2cm,宽 1 ~ 1.5cm,边缘有钝锯齿、缺刻或深裂,上部的茎生叶三回以至多回羽状分裂,末回裂片狭线形,长 5 ~ 10mm,宽 0.5 ~ 1mm,顶端钝,全缘。伞形花序顶生或与叶对生,花序梗长 2 ~ 8cm;伞辐 3 ~ 7,长 1 ~ 2.5cm;小总苞片 2 ~ 5,线形,全缘;小伞形花序有孕花 3 ~ 9,花白色或带淡紫色;萼齿通常大小不等,小的卵状三角形,大的长卵形;花瓣倒卵形,长

1 ~ 1.2mm,宽约 1mm,顶端有内凹的小舌片,辐射瓣长 2 ~ 3.5mm,宽 1 ~ 2mm,通常全缘,有 3 ~ 5 脉;花丝长 1 ~ 2mm,花药卵形,长约 0.7mm;花柱幼时直立,果熟时向外反曲。果实圆球形,背面主棱及相邻的次棱明显。胚乳腹面内凹。油管不明显,或有 1 个位于次棱的下方。花果期 4 ~ 11 月。

[分布]　本市各地有栽培。

[采集加工]　全年可采,洗净,鲜用或晒干。

[资源利用]　有资源。自产自销。

[性味功效]　辛,温。发表透疹,消食开胃,止痛解毒。

[功能主治]　(1)风寒感冒,可与荆芥、葱白、生姜等发散风寒药同用;麻疹、豆疹透发不畅,或麻疹出而复隐,可单用煎服、外洗,或配浮萍、蝉蜕、薄荷等,以增解毒透疹之力。

(2)食积气滞,脘腹胀痛,可配陈皮、焦三仙、香附等;兼呕恶,可加生姜、半夏。

(3)小儿赤丹,鲜品绞汁,外敷。

(4)其他,可用于牙痛,脱肛,疮肿初起,蛇咬伤等。

煎服,9 ~ 15g,鲜品 15 ~ 30g;或捣汁服。外用适量,煎汤洗,或捣敷。疹出已透,或未透出而热毒壅滞者忌服。

羊齿天门冬

[异名]　峡州百部(《本草图经》)。

[来源]　百合科天门冬属植物羊齿天门冬 *Asparagus filicinus* Ham. ex D. Don. 的块根(图 650)。

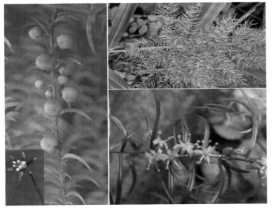

图 650　羊齿天门冬

[原植物]　直立草本,通常高 50 ~ 70cm。根成簇,从基部开始或在距基部几厘米处成纺锤状膨大,膨大部分长短不一,一般长 2 ~ 4cm,宽 5 ~ 10mm。茎近平滑,分枝通常有棱,有时稍具软骨质齿。叶状枝每 5 ~ 8 枚成簇,扁平,镰刀状,长 3 ~ 15mm,宽 0.8 ~ 2mm,有中脉;鳞片状叶基部无刺。花每 1 ~ 2 朵腋生,淡绿色,有时稍带紫色;花梗纤细,长 12 ~ 20mm,关节位于近中部;雄花花被长约 2.5mm,花丝不贴生于花被片上;花药卵形,长约 0.8mm;雌花和雄花近等大或略小。浆果直径 5 ~ 6mm,有 2 ~ 3 颗种子。花期 5 ~ 7 月,果期 8 ~ 9 月。

[分布]　产平凉、华亭等地区。生海拔 1200 ~

3000m 的丛林下或山谷阴湿处。

[采集加工] 春、秋采挖,除去茎枝,洗净,煮沸约 30 分钟,捞出,剥除外皮晒干。

[资源利用] 有资源。自采自用。

[性味功效] 甘、苦,平。润肺止咳,杀虫止痒。

[功能主治] (1)肺结核咳嗽,可配麦冬、百部、杏仁、沙参等,水煎服。

(2)津少便秘,可与生首乌、火麻仁等,同煎服。

煎服,6 ~ 15g。外用适量,煎汤洗;或研末调敷。

洋 葱

[异名] 玉葱(《植物学大辞典》)。

[来源] 百合科葱属植物洋葱 Allium cepa L. 的茎(图 651)。

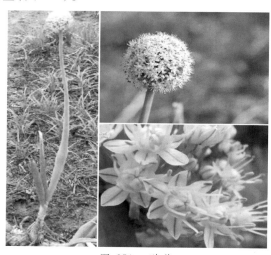

图 651 洋葱

[原植物] 多年生草本,地下部分的肥厚叶形成茎。鳞茎粗大,近球状至扁球状;鳞茎外皮紫红色、褐红色、淡褐红色、黄色至淡黄色,纸质至薄革质,内皮肥厚,肉质,均不破裂。叶圆筒状,中空,中部以下最粗,向上渐狭,比花葶短,粗在 0.5cm 以上。花葶粗壮,高可达 1m,中空的圆筒状,在中部以下膨大,向上渐狭,下部被叶鞘;伞形花序生于花葶的顶端,球形,具多而密集的花,开放前为一闭合的总苞所包,开放时总苞 2 ~ 3 裂;小花梗长约2.5cm。花两性,辐射对称,花被片 6,排成两轮,分离或基部靠合成管状,粉白色,具绿色中脉,矩圆状卵形,长 4 ~ 5mm,宽约 2mm;雄蕊 6 枚,排成两轮,花丝等长,稍长于花被片,约在基部 1/5 处合生,合生部分下部的 1/2 与花被片贴生,内轮花丝的基部极为扩大,扩大部分每侧各具 1 齿,外轮的锥形;子房上位,近球状,3 室,每室 1 至数枚胚珠,腹缝线基部具有帘的凹陷蜜穴;花柱单一,长约 4mm;柱头全缘或 3 裂。蒴果室背开裂。种子黑色,多棱形或近球形。花果期 5 ~ 7 月。

[分布] 全国各地广泛栽培。

[采集加工] 当植株下部第 1 ~ 2 片叶枯黄,鲜茎停止膨大,外层鳞片变干时采收,葱头挖出后,在田间晾晒 3 ~ 4 日,当叶片晒至七八成干时,编成辫子贮藏。

[资源利用] 栽培菜蔬。中医配方少用。

[性味功效] 辛、甘,温。健胃理气,解毒杀虫,降血脂。

[功能主治] 用于食少腹胀,创伤,滴虫性阴道炎,高脂血症。

作菜生食或熟食,30 ~ 120g。外用适量,敷或捣汁涂。

药用蒲公英

[异名] 凫公英(《千金方》),蒲公草(《新修本草》),仆公英(《千金翼方》),黄花苗(《救荒本草》),婆婆丁(《滇南本草》),黄花地丁、蒲公丁(《本草纲目》),羊奶奶草(《本草正义》),阁老秆,黄花篮。

[来源] 菊科蒲公英属植物蒲公英 Taraxacum mongolicum Hand. – Mazz. 的全草(图 652)。

[原植物] 多年生草本。根颈部密被黑褐色残存叶基。叶狭倒卵形、长椭圆形,稀少倒披针形,长 4 ~ 20cm,宽 10 ~ 65mm,大头羽状深裂或羽状浅

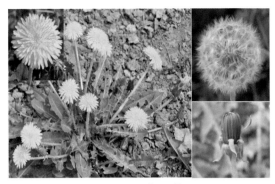

图 652　蒲公英

裂,稀不裂而具波状齿,顶端裂片三角形或长三角形,全缘或具齿,先端急尖或圆钝,每侧裂片 4 ~ 7 片,裂片三角形至三角状戟形,全缘或具牙齿,裂片先端急尖或渐尖,裂片间常有小齿或小裂片,叶基有时显红紫色,无毛或沿主脉被稀疏的蛛丝状短柔毛。花葶多数,高 5 ~ 40cm,长于叶,顶端被丰富的蛛丝状毛,基部常显红紫色;头状花序直径 25 ~ 40mm;总苞宽钟状,长 13 ~ 25mm,总苞片绿色,先端渐尖,无角,有时略呈胼胝状增厚;外层总苞片宽披针形至披针形,长 4 ~ 10mm,宽 1.5 ~ 3.5mm,反卷,无或有极窄的膜质边缘,等宽或稍宽于内层总苞片;内层总苞片长为外层总苞片的 1.5 倍;舌状花亮黄色,花冠喉部及舌片下部的背面密生短柔毛,舌片长 7 ~ 8mm,宽 1 ~ 1.5mm,基部筒长 3 ~ 4mm,边缘花舌片背面有紫色条纹,柱头暗黄色。瘦果浅黄褐色,长 3 ~ 4mm,中部以上有大量小尖刺,其余部分具小瘤状突起,顶端突然缢缩为长 0.4 ~ 0.6mm 的喙基,喙纤细,长 7 ~ 12mm;冠毛白

色,长 6 ~ 8mm。花果期 6 ~ 8 月。

[分布] 产本市各地。生海拔 650 ~ 3000m 的荒地、山坡草地、路边、田野、河滩。

[采集加工] 春至秋季花初开时连根挖取,除去杂质,洗净晒干。切段,生用。

[资源利用] 资源丰富。自产自销。

[性味功效] 苦、甘,寒。清热解毒,消肿散结,利尿通淋。

[功能主治] (1)痈疮疔毒,红肿热痛,可配金银花、野菊花、紫花地丁、紫背天葵,水煎加酒服,取汗,如《医宗金鉴》五味消毒饮;痈疽发背,勿论生于何处,蒲公英、玄参各 1 份,当归 2 份,金银花 4 份,大剂量水煎,食前服,如《洞天奥旨》立消汤。

(2)乳痈初起,蒲公英 1 份,忍冬藤 2 份,甘草 0.2 份,水煎,食前服,如《洞天奥旨》英藤汤;或用大剂量开花鲜品,洗净捣烂,用好酒煎服,渣敷患处,继用带根葱白煎服,取微汗,如《外科正宗》治乳便用方。

(3)肺痈,肺气虚而热毒盛,咳吐腥臭脓血,可与人参、金银花、天花粉、桔梗、薏苡仁等同用,以益肺气,解毒排脓,如《洞天奥旨》完肺散。

(4)热淋涩痛,可配黄柏、车前子、白茅根等,煎服,以清湿热,利尿通淋;湿热黄疸,可与茵陈、栀子等同用。

煎服,9 ~ 30g,大剂量可用至 60g;或捣汁,或入丸、散服。外用适量,鲜品捣敷。非实热证及阴疽者慎服。

野艾蒿 (《救荒本草》《植物名实图考》)

[异名] 荫地蒿(《内蒙古植物志》),野艾(俗称),小叶艾、狭叶艾(河北),艾叶(江苏),苦艾(广西),陈艾(四川)。

[来源] 菊科蒿属植物野艾蒿 *Artemisia lavandulaefolia* DC. 的叶(图 653)。

[原植物] 多年生草本,有时为半灌木状,植株有香气。主根稍明显,侧根多;根状茎稍粗,直径 4 ~ 6mm,常匍地,有细而短的营养枝。茎少数,成小丛,稀少单生,高 50 ~ 120cm,具纵棱,分枝多,长 5 ~ 10cm,斜向上伸展;茎、枝被灰白色蛛丝状短柔

毛。叶纸质,上面绿色,具密集白色腺点及小凹点,

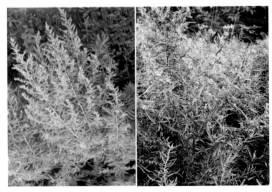

图 653　野艾蒿

初时疏被灰白色蛛丝状柔毛,后毛稀疏或近无毛,背面除中脉外密被灰白色密绵毛;基生叶与茎下部叶宽卵形或近圆形,长 8~13cm,宽 7~8cm,二回羽状全裂或第一回全裂,第二回深裂,具长柄,花期叶萎谢;中部叶卵形、长圆形或近圆形,长 6~8cm,宽 5~7cm,(一至)二回羽状全裂或第二回为深裂,每侧有裂片 2~3 枚,裂片椭圆形或长卵形,长 3~5(~7)cm,宽 5~7(~9)mm,每裂片具 2~3 枚线状披针形或披针形的小裂片或深裂齿,长 3~7mm,宽 2~3(~5)mm,先端尖,边缘反卷,叶柄长 1~2(~3)cm,基部有小型羽状分裂的假托叶;上部叶羽状全裂,具短柄或近无柄;苞片叶 3 全裂或不分裂,裂片或不分裂的苞片叶为线状披针形或披针形,先端尖,边反卷。头状花序极多数,椭圆形或长圆形,直径 2~2.5mm,有短梗或近无梗,具小苞叶,在分枝的上半部排成密穗状或复穗状花序,并在茎上组成狭长或中等开展,稀为开展的圆锥花序,花后头状花序多下倾;总苞片 3~4 层,外层总苞片略小,卵形或狭卵形,背面密被灰白色或灰黄色蛛丝状柔毛,边缘狭膜质,中层总苞片长卵形,背面疏被蛛丝状柔毛,边缘宽膜质,内层总苞片长圆形或椭圆形,半膜质,背面近无毛,花序托小,凸起;雌花 4~9 朵,花冠狭管状,檐部具 2 裂齿,紫红色,花柱线形,伸出花冠外,先端二叉,叉端尖;两性花 10~20 朵,花冠管状,檐部紫红色;花药线形,先端附属物尖,

长三角形,基部具短尖头,花柱与花冠等长或略长于花冠,先端二叉,叉端扁,扇形。瘦果长卵形或倒卵形。花果期 8~10 月。

[分布] 产区市各地。生海拔 750~2300m 的山坡、林缘、路边。

[资源利用] 资源丰富。民间有利用。

[采集加工] 夏季花未开放时采收,除去杂质,晒干。生用,醋炒、炒炭或醋炒炭用。

[性味功效] 辛、苦,温,小毒。温经止血,散寒止痛,调经安胎。

[功能主治] (1)痛经,宫冷不孕,常配香附、当归、肉桂、黄芪、吴茱萸、川芎、白芍、续断,如《仁斋直指方论》艾附暖宫丸。

(2)妇女崩漏,妊娠下血,可与阿胶、地黄、川芎、当归、芍药同用,如胶艾汤;冲任虚损,下血不止,可配炮姜、血余炭、棕榈炭等;气虚不摄,可再加黄芪、党参、白术等;肾虚胎动不安,则可加菟丝子、桑寄生、续断等。

(3)白带阴痒,常配苍术、白术、当归等内服;另用苦参、蛇床子、白芷等煎洗。

(4)湿疹,疥癣,皮肤瘙痒,可单味外用,或与黄柏、花椒、防风等煎水熏洗。

煎服,3~9g,或入丸、散服;或捣汁饮。外用适量,供灸治或熏洗用。阴虚血热者慎用。

野草莓

[来源] 蔷薇科草莓属植物野草莓 *Fragaria vesca* Linn. 的地上部分(图 654)。

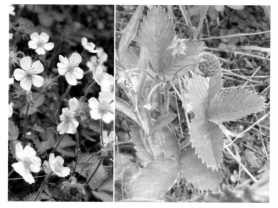

图 654 野草莓

[原植物] 多年生草本。高 5~30cm,茎被开展柔毛,稀脱落。3 小叶稀羽状 5 小叶,小叶无柄或顶端小叶具短柄;小叶片倒卵圆形,椭圆形或宽卵圆形,长 1~5cm,宽 0.6~4cm,顶端圆钝,顶生小叶基部宽楔形,侧生小叶基部楔形,边缘具缺刻状锯齿,锯齿圆钝或急尖,上面绿色,疏被短柔毛,下面淡绿色,被短柔毛或有时脱落几无毛;叶柄长 3~20cm,疏被开展柔毛,稀脱落。花序聚伞状,有花 2~4(~5)朵,基部具一有柄小叶或为淡绿色钻形苞片,花梗被紧贴柔毛,长 1~3cm;萼片卵状披针形,顶端尾尖,副萼片窄披针形或钻形,花瓣白色,倒卵形,基部具短爪;雄蕊 20 枚,不等长;雌蕊

多数。聚合果卵球形,红色;瘦果卵形,表面脉纹不显著。花期4~6月,果期6~9月。

[分布] 产平凉、华亭等地。生海拔1000~2000m的山坡草地或林下。

[采集加工] 夏、秋采收,除去杂质,洗净晒干。用时切段。

[资源利用] 资源较丰富。自采自用。

[性味功效] 甘、酸,凉。清热解毒,收敛止血。

[功能主治] (1)感冒咳嗽,咽喉肿痛,野草莓、牛蒡子、牛至,水煎服。

(2)腮腺炎,可与板蓝根,同煎服。

(3)其他,可用于口疮,痢疾,血崩,尿血。

煎服,9~15g。外用适量,捣敷。

野丁香

[来源] 木犀科丁香属植物花叶丁香 *Syringa persica* L. 或白花花叶丁香 *Syringa persica* L. f. *alba* (Weston) Voss 的花蕾(图655)。

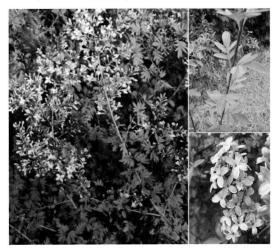

图655　花叶丁香

[原植物] (1)花叶丁香:落叶小灌木,高1~2cm,稀达3m。枝细弱,开展,直立或稍弓曲,灰棕色,无毛,具皮孔。小枝无毛。叶片披针形或卵状披针形,长1.5~6cm,宽0.8~2cm,先端渐尖或锐尖,基部形,全缘,稀具1~2小裂片,无毛;叶柄长

0.5~1.3cm,无毛。花序由侧芽抽生,长3~10cm,通常多对排列在枝条上部呈顶生圆锥花序状;花序轴无毛,具皮孔;花梗长1.5~3mm,无毛;花萼无毛,长约2mm,具浅而锐的齿或为三角形弯齿;花冠淡紫色,花冠筒细弱,近圆柱形,长0.6~1cm,花冠裂片4枚,呈直角开展,宽卵形、卵形或椭圆形,长4~7mm,兜状,先端尖或钝;雄蕊2枚,花药小,不孕,浅黄绿色,着生于花冠管喉部之下;子房上位,2室,每室胚珠2枚,柱头2裂。花期5月。

(2)白花花叶丁香(变型):本变型与花叶丁香的区别为,花白色或带白色。花期5月。

[分布] (1)花叶丁香:本市各地有栽培。我国北部地区有栽培。

(2)白花花叶丁香(变型):本市部分地区有栽培。

[采集加工] 夏初花未开放时采收,除去杂质,阴干。

[资源利用] 栽培花卉。未利用。

[性味功效] 辛,温。温胃止呕。

[功能主治] 用于胃寒呃逆,呕吐。

煎服,1.5~4.5g。

野　菊

[异名] 野菊花。

[来源] 菊科菊属植物野菊 *Dendranthema indicum* (L.) Des Moul. 的头状花序(图656)。

[原植物] 多年生草本,高0.25~1m,有地下长或短匍匐茎。茎直立或铺散,分枝或仅在茎顶有伞房状花序分枝。茎枝被稀疏的毛,上部及花序枝上的毛稍多或较多。基生叶和下部叶花期脱落。

中部茎叶卵形、长卵形或椭圆状卵形,长3~7(~10)cm,宽2~4(~7)cm,羽状半裂、浅裂或分裂不明显而边缘有浅锯齿。基部截形或稍心形或宽楔形,叶柄长1~2cm,柄基无耳或有分裂的叶耳。两面同色或几同色,淡绿色,或干后两面成橄榄色,有稀疏的短柔毛,或下面的毛稍多。头状花序直径1.5~2.5cm,多数在茎枝顶端排成疏松的伞房圆锥

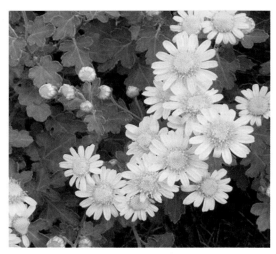

图 656　野菊

花序或少数在茎顶排成伞房花序。总苞片约 5 层，外层卵形或卵状三角形，长 2.5～3mm，中层卵形，内层长椭圆形，长 11mm。全部苞片边缘白色或褐色宽膜质，顶端钝或圆。舌状花黄色，舌片长 10～13mm，顶端全缘或 2～3 齿。瘦果长 1.5～1.8mm。花期 6～11 月。

［分布］　产本市各地。生海拔 710～2100m 的山坡草地、灌木丛中、林缘、沟谷。

［采集加工］　秋季花盛开时，分批采摘，鲜用或晒干。生用。

［资源利用］　资源较丰富。自产自销。

［性味功效］　苦、辛，凉。清热解毒，疏风平肝。

［功能主治］　（1）各种疔毒，痈疮疖肿，局部红肿热痛，可配蒲公英、紫花地丁、紫背天葵子各 1.2 份，金银花 3 份，水煎兑酒服，如《医宗金鉴》五味消毒饮。

（2）痈疽脓疡，耳、鼻、咽喉诸脓肿，野菊花、蒲公英各 8 份，紫花地丁、连翘、石斛各 5 份，水煎服，如《本草推陈》载方。

（3）风热目赤肿痛，可与夏枯草、千里光、桑叶、甘草同用，煎服；或配木贼、蝉蜕等，水煎服。

（4）预防流行性感冒，可单用，或配鱼腥草、金银藤，同煎服；肝热型高血压，野菊花、夏枯草、决明子各等份，水煎服。

煎服，9～15g，鲜品 30～45g。外用适量，煎水漱口或淋洗；或鲜品捣敷。脾胃虚寒者慎服。

注　野菊（茎叶）：苦、辛，寒。清热解毒。用于痈肿疔毒，目赤肿痛，瘰疬，风热感冒，痢疾，支气管炎，肝炎，湿疹，高血压。煎服，6～12g，鲜品 30～45g；或捣汁服；外用适量。煎水洗或熬膏涂，或鲜品捣敷。

野绿豆

［异名］　铁扫帚，野蓝枝子。

［来源］　豆科木蓝属植物河北木蓝 *Indigofera bungeana* Walp. 的地上部分或根（图 657）。

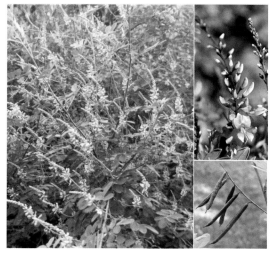

图 657　河北木蓝

［原植物］　小灌木，高 40～100cm。茎直立，褐色，枝条被白色"丁"字毛。奇数羽状复叶互生，长 3～5cm，小叶 5～9，对生，叶片长圆形或倒卵状长圆形，长 7～15mm，宽 4～8mm，先端钝圆，有短尖，基部圆形，两面被白色"丁"字毛；叶柄极短。总状花序腋生，较叶长，花疏松，有 10～15 朵极小的花，苞片条形；花两性，两侧对称；花萼钟状，偏斜，5 裂，裂片披针形；花冠碟形，紫色或紫红色，旗瓣宽倒卵形，长约 5mm，外被"丁"字毛，翼瓣与龙骨瓣等长；二体雄蕊；子房上位，圆柱形，花柱内弯。荚果圆柱形，长 2.5～3cm，宽约 3mm，褐色，具白色"丁"字毛。种子 5～8，椭圆形。花期 5～6 月，果期 7～9 月。

［分布］　产本市华亭、庄浪（通边）等地。生海拔 600～1000m 的山坡草丛及河滩。

［采集加工］　春、秋采收,除去杂质,洗净,鲜用或切段晒干。

［资源利用］　有资源。自采自用。

［性味功效］　苦、涩、凉。止血敛疮,清热利湿。

［功能主治］　(1)吐血,野绿豆茎叶,捣绒,冲开水服。

(2)刀伤,本品叶或花,嚼烂敷伤处;伤口久不收,叶研末,撒于患处。

(3)无名肿毒,野绿豆叶,研末,水调敷;臁疮,可用野绿豆根皮兑酒,蒸汁,涂搽疮面周围。

(4)水泻,可用根,加糯米熬粥吃。

煎服,9~15g,鲜品30~60g。外用适量,煎水洗;研末调敷;或鲜品捣敷。忌燥、辣食物。

野豌豆

［来源］　豆科野豌豆属植物野豌豆 *Vicia sepium* L.的地上部分(图658)。

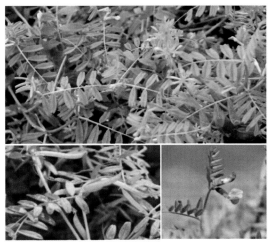

图658　野豌豆

［原植物］　多年生草本,高30~100cm。根茎匍匐,茎柔细斜升或攀援,具棱,疏被柔毛。偶数羽状复叶长7~12cm;叶轴顶端卷须发达;托叶半戟形,有2~4裂齿;小叶5~7对,长卵圆形或长圆披针形,长0.6~3cm,宽0.4~1.3cm,先端钝或平截,微凹,有短尖头,基部圆形,两面被疏柔毛,下面较密。短总状花序,花2~4(~6)朵腋生;花萼钟状,萼齿披针形或锥形,短于萼筒;花冠红色或近紫色至浅粉红色,稀白色;旗瓣近提琴形,先端凹,翼瓣短于旗瓣,龙骨瓣内弯,最短;子房线形,无毛,胚珠5,子房柄短,花柱与子房连接处呈近90°夹角;柱头远轴面有1束黄髯毛。荚果宽长圆状,近菱形,长2.1~3.9cm,宽0.5~0.7cm,成熟时亮黑色,先端具喙,微弯。种子5~7,扁圆球形,表面棕色有斑,种脐长相当于种子圆周2/3。花期6月,果期7~8月。

［分布］　产本市各地。生海拔1000~2200m的山坡林缘及草丛。

［采集加工］　夏季采割,除去杂质,晒干。用时切段。

［资源利用］　有资源。自采自用。

［性味功效］　辛、甘、温。祛风除湿,活血消肿。

［功能主治］　(1)风湿关节痛,单用野豌豆,煎服;或另煎汤熏洗。

(2)阴囊湿疹,可配艾叶、防风,水煎服;另用本品煎水洗。

(3)咳嗽痰多,单用本品,煎服。

(4)其他,可用于腰痛,跌打损伤,月经不调,疮疡肿毒。

煎服,9~15g。外用适量,煎汤熏洗;或捣敷。

野西瓜苗

［来源］　锦葵科木槿属植物野西瓜苗 *Hibiscus trionum* L.的地上部分或根(图659)。

［原植物］　一年生直立或平卧草本,高25~70cm,茎柔软,被白色星状粗毛。叶二型,下部的叶圆形,不分裂,上部的叶掌状3~5深裂,直径3~6cm,中裂片较长,两侧裂片较短,裂片倒卵形至长圆形,通常羽状全裂,上面疏被粗硬毛或无毛,下面疏被星状粗刺毛;叶柄长2~4cm,被星状粗硬毛和星状柔毛;托叶线形,长约7mm,被星状粗硬毛。花单生于叶腋,花梗长约2.5cm,果时延长达4cm,被

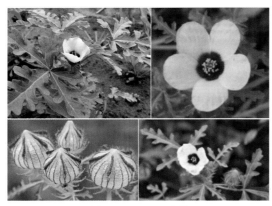

图 659　野西瓜苗

星状粗硬毛;小苞片 12,线形,长约 8mm,被粗长硬毛,基部合生;花萼钟形,淡绿色,长 1.5 ~ 2cm,被粗长硬毛或星状粗长硬毛,裂片 5,膜质,三角形,具纵向紫色条纹,中部以上合生;花淡黄色,内面基部紫色,直径 2 ~ 3cm,花瓣 5,倒卵形,长约 2cm,外面疏被极细柔毛;雄蕊柱长约 5mm,花丝纤细,长约 3mm,花药黄色;花柱枝 5,无毛。蒴果长圆状球形,直径约 1cm,被粗硬毛,果片 5,果皮薄,黑色;种子肾形,黑色,具腺状突起。花期 7 ~ 10 月。

[分布] 产本市大部分地区。多生于路旁、河岸及沟边。

[采集加工] 夏、秋采收,除去杂质,洗净,根、苗剪开,分别晒干。用时切段。

[资源利用] 有资源。自采自用。

[性味功效] 甘,寒。清热解毒,利咽止咳。

[功能主治]（1）风热咳嗽,野西瓜苗根,水煎,调白糖服;伤风感冒,嗓子痛,可用茎叶,与防风、黄芩、黄柏、前胡、紫菀、半夏,同煎服。

（2）腹痛,急性关节炎,均可单用茎叶,煎服。

（3）烫火伤,野西瓜苗茎叶,研末,香油调敷。

煎服,15 ~ 30g,鲜品加倍。外用适量,研末油调涂;或鲜品捣敷。

注 野西瓜苗子:辛,平。补肾,润肺。用于肾虚头晕,耳鸣,耳聋,肺结核咳嗽。煎服,9 ~ 15g。

野苋菜

[来源] 苋科苋属植物凹头苋 *Amaranthus lividus* L. 的地上部分或根（图 660）。

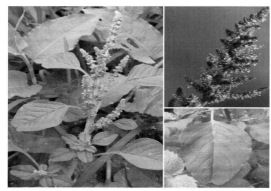

图 660　凹头苋

[原植物] 一年生草本,高 10 ~ 30cm,全体无毛;茎伏卧而上升,从基部分枝,淡绿色或紫红色;叶片卵形或菱状卵形,长 1.5 ~ 4.5cm,宽 1 ~ 3cm,顶端凹缺,有 1 芒尖,或微小不显,基部宽楔形,全缘或稍呈波状;叶柄长 1 ~ 3.5cm;花成腋生花簇,直至下部叶的腋部,生在茎端和枝端者成直立穗状花序或圆锥花序;苞片及小苞片矩圆形,长不及 1mm;花被片矩圆形或披针形,长 1.2 ~ 1.5mm,淡绿色,顶端急尖,边缘内曲,背部有 1 隆起中脉;雄蕊比花被片稍短;柱头 3 或 2,果熟时脱落;胞果扁卵形,长 3mm,不裂,微皱缩而近平滑,超出宿存花被片;种子环形,直径约 12mm,黑色至黑褐色,边缘具环状边。花期 7 ~ 8 月,果期 8 ~ 9 月。

[分布] 产本市各地。生海拔 600 ~ 1700m 的田边、路旁、荒地或村舍附近的草地上。

[采集加工] 春、夏、秋采收,除去杂质,洗净,多鲜用。

[资源利用] 资源较丰富。自采自用。

[功效] 清热解毒,利水消肿。

[功能主治]（1）表热身痛,头痛目赤,尿黄不利,可用野苋菜,捣烂绞汁服。

（2）痢疾,可与车前子同用,煎服。

（3）乳痈,鲜野苋菜根与鸭蛋,同煎服食,另用鲜叶捣烂外敷;痔疮肿痛,可用鲜根与猪大肠 1 段,水煎,饭前服。

（4）其他,可用于小便不利,水肿,毒蛇咬伤,蜂蜇伤。

煎服,10 ~ 60g;或取汁服。外用适量,捣敷。

注 野苋子:甘,凉。清肝明目,利水。用于肝热目赤,翳障,小便不利。煎服,6 ~ 12g。

野亚麻

[异名] 腺萼亚麻,野胡麻,山胡麻,亚麻,疔毒草,繁缕亚麻。

[来源] 亚麻科亚麻属植物野亚麻 *Linum stelleroides* Planch. 的地上部分及种子(图661)。

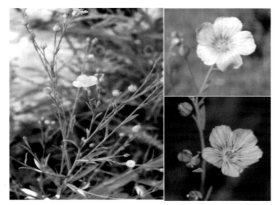

图661　野亚麻

[原植物] 一年生或二年生草本,高20～90cm。茎直立,圆柱形,基部木质化,有凋落的叶痕点,不分枝或自中部以上多分枝,无毛。叶互生,线形、线状披针形或狭倒披针形,长1～4cm,宽1～4mm,顶部钝、锐尖或渐尖,基部渐狭,无柄,全缘,两面无毛,6脉3基出。单花或多花组成聚伞花序;花梗长3～15mm,花直径约1cm;萼片5,绿色,长椭圆形或阔卵形,长3～4mm,顶部锐尖,基部有不明显的3脉,边缘稍为膜质并有易脱落的黑色头状带柄的腺点,宿存;花瓣5,倒卵形,长达9mm,顶端啮蚀状,基部渐狭,淡红色、淡紫色或蓝紫色;雄蕊5枚,与花柱等长,基部合生,通常有退化雄蕊5枚;子房5室,有5棱;花柱5枚,中下部结合或分离,柱头头状,干后黑褐色。蒴果球形或扁球形,直径3～5mm,有纵沟5条,室间开裂。种子长圆形,长2～2.5mm。花期6～9月,果期8～10月。

[分布] 产平凉等地。生海拔630～2600m的山坡、平坦沙地、路旁和荒山地。

[采集加工] 秋季果实成熟时采收,搓下种子,簸净,晒干。

[资源利用] 资源少。自采自用。

[性味功效] 甘、平。养血,润燥,祛风解毒。

[功能主治] (1)皮肤瘙痒,野亚麻、白藓皮、地肤子各等份,水煎服或煎汤外洗。

(2)皮肤干燥起鳞屑,可配当归、紫草,为细末,炼蜜为丸,温开水送服。

(3)其他,可用于肠燥便秘等。

煎服,3～9g。大便滑泄者慎服。

注 野亚麻苗:甘,平。解毒消肿。用于痈疮肿毒。外用适量,鲜品捣敷。

夜关门(《分类草药性》)

[异名] 铁扫帚。

[来源] 豆科胡枝子属植物截叶铁扫帚 *Lespedeza cuneata* (Dum. – Cours) G. Don 的地上部分或根(图662)。

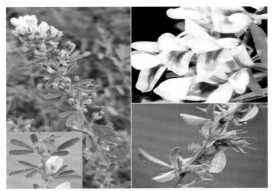

图662　截叶铁扫帚

[原植物] 小灌木,高达1m。茎直立或斜升,被毛,上部分枝;羽状复叶具3小叶;小叶片楔形或条状楔形,长1～3cm,宽2～5mm,先端截形或近截形,具小刺尖,基部楔形,全缘,上面近无毛,下面密被伏毛。总状花序腋生,具2～4朵花;总花梗极短;小苞片卵形或狭卵形,长1～1.5mm,先端渐尖,背面被白色伏毛,边缘具毛;花萼狭钟形,密被伏毛,5深裂,裂片披针形;花冠蝶形,白色或淡黄色,旗瓣基部有紫斑,有时龙骨瓣先端带紫色,翼瓣与旗瓣近等长,龙骨瓣稍长;雄蕊10,二体;子房上位,具1胚珠,花柱内弯,柱头顶生;闭锁花簇生于叶腋。荚果宽卵形或近球形,被伏毛,长2.5～3.5mm,宽约2.5mm。种子1,不开裂。花期7～8

月,果期9~10月。

[分布] 产华亭、平凉(峡中)、庄浪等地。生海拔2500m以下的山坡路旁。

[采集加工] 夏季采割植株,秋季挖根,除去杂质、泥土,晒干,或洗净鲜用。

[资源利用] 有资源。自采自用。

[性味功效] 苦、涩,凉。补肾涩精,健脾利湿,祛痰止咳,清热解毒。

[功能主治] (1)肾虚遗精,可单用,炖猪肉服食;肾虚小便频数,可配八月札、黑大豆等,炖猪

肚服食。

(2)胃脘痛,泄泻,可配青木香、乌药,水煎服;小儿消化不良,可与鸡内金、隔山撬(消)同研末冲服,或水煎服。

(3)疮疖肿痛,乳痈,可单味煎服;或与蒲公英捣绒外敷;带状疱疹,皮肤溃病,夜关门叶、蛇莓,捣汁搽患处。

(4)气管炎,可配天冬、百部,水煎服。

煎服,15~30g,鲜品加倍。外用适量,煎水熏洗或捣敷。

一年蓬

[异名] 千层塔,治疟草。

[来源] 菊科飞蓬属植物一年蓬 *Erigeron annuus* (L.) Pers. 的全草(图663)。

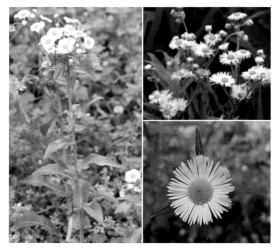

图663 一年蓬

[原植物] 二年生草本植物,高20~100cm,被平展粗毛。茎直立,上部分枝。基生叶丛生,叶柄长2~3cm,叶片卵形或倒卵状披针形,长4~

15cm,宽1.5~3cm,先端尖或钝,基部狭窄下延,边缘有不规则粗齿,茎生叶披针形或条状披针形,叶柄向上渐短至无柄。开白带紫色的花,头状花序排列成伞房状圆锥花序,分枝处有条形、全缘并具有缘毛的苞片。头状花序直径约1.5cm,总苞半球形;舌状花2至数层,条形,仅有短的外层冠毛,管状花具有冠毛2层,内层冠毛与管等长,外层冠毛短。花托略凸起,具有细点。瘦果被毛。花期6~9月。

[分布] 产本市各地。常生于路边旷野或山坡荒地。

[采集加工] 7月割取地上部分,切段,晒干。

[资源利用] 有资源。未利用。

[性味功效] 苦,凉。清热解毒,抗疟。

[功能主治] 急性胃肠炎,疟疾;外用治齿龈炎,蛇咬伤。

煎服,50~100g;外用适量,鲜品捣汁搽患处或捣烂外敷。

一碗水

[来源] 菊科橐吾属植物莲叶橐吾 *Ligularia nelumbifolia* (Bur. et Franch.) Hand. - Mazz. 的根(图664)。

[原植物] 多年生草本。根肉质,多数,簇生。茎直立,高80~100cm,上部被白色蛛丝状柔毛和黄褐色有节短柔毛,基部直径达1cm。丛生叶和茎

下部叶具柄,柄长10~50cm,无翅,被白色蛛丝状柔毛,基部有短鞘,鞘略膨大,叶片盾状着生,肾形,长7~30cm,宽13~38cm,先端圆形,边缘具尖锯齿,基部弯缺宽,长为叶片的1/3,两侧裂片近圆形,上面光滑,下面被白色蛛丝状柔毛,叶脉掌状,在下面明显;茎上部叶具短柄,柄长5~20cm,具极

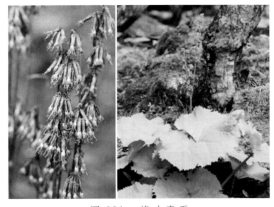

图 664　莲叶橐吾

度膨大的鞘,鞘长 4 ~ 6cm,宽 2 ~ 2.5cm,被白色蛛丝状柔毛,略近膜质。复伞房状聚伞花序开展,分枝极多,叉开,黑紫红色,被白色蛛丝状毛和黄褐色有节短毛;苞片和小苞片线状钻形,极短;花序梗黑紫色,长达 1 ~ 5cm,常弯曲;头状花序多数,盘状,总苞狭筒形,长 10 ~ 12mm,宽 3 ~ 4mm,总苞片 2

层,5 ~ 7 片,长圆形,宽 2.5 ~ 3mm,先端三角形,钝,具白色睫毛,背部光滑,内层具宽的褐色或黄色膜质边缘。小花 6 ~ 8,稀达 12 个,长 7 ~ 9mm,稍伸出总苞之外,管部与檐部近等长,冠毛长 6 ~ 7mm,短于花冠,达檐部的 1/2。瘦果(未熟)光滑。花期 7 ~ 9 月。

[分布]　产平凉、华亭、灵台等地。生海拔 2600 ~ 3800m 的溪边、林缘。

[采集加工]　秋季采挖,除去杂质,洗净,晒干。

[资源利用]　有资源。自采自用。

[性味功效]　辛、微甘,平。止咳化痰,祛风。

[功能主治]　(1)肺结核,一碗水,水煎熬成流浸膏,加蜂蜜服。

(2)其他,可用于风寒咳嗽。

煎服,6 ~ 9g。

伊贝母

[来源]　百合科贝母属植物伊贝母 *Fritillaria pallidiflora* Schrenk 的鳞茎(图 665)。

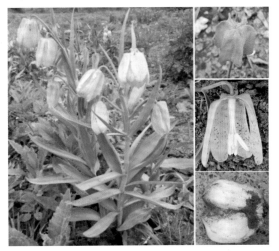

图 665　伊贝母

[原植物]　植株长 30 ~ 60cm。鳞茎由 2 枚鳞片组成,直径 1.5 ~ 3(~ 5)cm,鳞片上端延伸为长的膜质物,鳞茎皮较厚。叶通常散生,有时近对生或近轮生,但最下面的决非真正的对生或轮生,从下向上由狭卵形至披针形,长 5 ~ 12cm,宽 1 ~

3cm,先端不卷曲。花 1 ~ 4 朵,淡黄色,内有暗红色斑点,每花有 1 ~ 2(~ 3)枚叶状苞片,苞片先端不卷曲;花被片匙状矩圆形,长 3.7 ~ 4.5cm,宽 1.2 ~ 1.6cm,外三片明显宽于内三片,蜜腺窝在背面明显凸出;雄蕊长约为花被片的 2/3,花药近基着,蒴花丝无乳突;柱头裂片长约 2mm。蒴果棱上有宽翅。花期 5 月。

[分布]　华亭苍沟引种。生海拔 1300 ~ 1780m 的林下或草坡上。

[采集加工]　春、秋季采挖,除去泥土和粗皮,晒干。取原材料,除去杂质,洗净,取出,润软,切薄片。

[资源利用]　资源少,自采自用。

[性味功效]　苦、甘,微寒。清热润肺,化痰止咳。

[功能主治]　清肺,化痰,散结。主治肺热咳嗽,痰黏胸闷;劳嗽咯血;瘰疬;痈肿。

煎服,3 ~ 9g。注意本品反乌头。

益母草

[异名] 萑(《诗经》),益母、茺蔚(《神农本草经》),贞蔚(《名医别录》),郁臭草(《本草拾遗》),郁臭苗(《救荒本草》),猪麻(《本草纲目》),益母艾(《生草药性备要》)。

[来源] 唇形科益母草属植物益母草 Leonurus japonicus Houtt. 或细叶益母草 Leonurus sibiricus L. 的地上部分(图666)。

[原植物] (1)益母草:一年生或二年生草本,有于其上密生须根的主根。茎直立,通常高30～120cm,钝四棱形,微具槽,有倒向糙伏毛,在节及棱上尤为密集,在基部有时近于无毛,多分枝,或仅于茎中部以上有能育的小枝条。叶轮廓变化很大,茎下部叶轮廓为卵形,基部宽楔形,掌状3裂,裂片呈长圆状菱形至卵圆形,通常长2.5～6cm,宽1.5～4cm,裂片上再分裂,上面绿色,有糙伏毛,叶脉稍下陷,下面淡绿色,被疏柔毛及腺点,叶脉突出,叶柄纤细,长2～3cm,由于叶基下延而在上部略具翅,腹面具槽,背面圆形,被糙伏毛;茎中部叶轮廓为菱形,较小,通常分裂成3个或偶有多个长圆状线形的裂片,基部狭楔形,叶柄长0.5～2cm;花序最上部的苞叶近于无柄,线形或线状披针形,长3～12cm,宽2～8mm,全缘或具稀少牙齿。轮伞花序腋生,具8～15花,轮廓为圆球形,径2～2.5cm,多数远离而组成长穗状花序;小苞片刺状,向上伸出,基部略弯曲,比萼筒短,长约5mm,有贴生的微柔毛;花梗无。花萼管状钟形,长6～8mm,外面有贴生微柔毛,内面离基部1/3以上被微柔毛,5脉,显著,齿5,前2齿靠合,长约3mm,后3齿较短,等长,长约2mm,齿均宽三角形,先端刺尖。花冠粉红至淡紫红色,长1～1.2cm,外面于伸出萼筒部分被柔毛,冠筒长约6mm,等大,内面在离基部1/3处近水平向的不明显鳞毛毛环,毛环在背面间断,其上部多少有鳞状毛,冠檐二唇形,上唇直伸,内凹,长圆形,长约7mm,宽4mm,全缘,内面无毛,边缘具纤毛,下唇略短于上唇,内面在基部疏被鳞状毛,3裂,中裂片倒心形,先端微缺,边缘薄膜质,基部收缩,侧裂片卵圆形,细小。雄蕊4,均延伸至上唇片之下,平行,前对较长,花丝丝状,扁平,疏被鳞状毛,花药卵圆形,2室。花柱丝状,略超出于雄蕊而与上唇片等长,无毛,先端相等2浅裂,裂片钻形。花盘平顶。子房褐色,无毛。小坚果长圆状三棱形,长2.5mm,顶端截平而略宽大,基部楔形,淡褐色,光滑。花期通常在6～9月,果期9～10月。

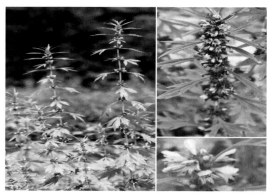

图666－1 益母草

(2)细叶益母草:一年生或二年生草本,有圆锥形的主根。茎直立,高20～80cm,钝四棱形,微具槽,有短而贴生的糙伏毛,单一,或多数从植株基部发出,不分枝,或于茎上部稀在下部分枝。茎最下部的叶早落,中部的叶轮廓为卵形,长5cm,宽4cm,基部宽楔形,掌状3全裂,裂片呈狭长圆状菱形,其上再羽状分裂成3裂的线状小裂片,小裂片宽1～3mm,上面绿色,疏被糙伏毛,叶脉下陷,下面淡绿色,被疏糙伏毛及腺点,叶脉明显凸起且呈黄白色,叶柄纤细,长约2cm,腹面具槽,背面圆形,被糙伏毛;花序最上部的苞叶轮廓近于菱形,3全裂成狭裂片,中裂片通常再3裂,小裂片均为线形,宽1～2mm。轮伞花序腋生,多花,花时轮廓为圆球形,径3～3.5cm,多数,向顶渐次密集组成长穗状;小苞片刺状,向下反折,比萼筒短,长4～6mm,被短糙伏毛;花梗无。花萼管状钟形,长8～9mm,外面在中部密被疏柔毛,余部贴生微柔毛,内面无毛,脉5,显著,齿5,前2齿靠合,稍开张,钻状三角形,具刺尖,长3～4mm,后3齿较短,三角形,具刺尖,长2～3mm。花冠粉红至紫红色,长约1.8cm,冠筒长约0.9cm,外面无毛,内面近基部1/3有近水平向的鳞毛状的毛环,冠檐二唇形,上唇长圆形,直伸,内凹,长约1cm,宽约0.5cm,全缘,外面密被长柔毛,内面无毛,下唇长约0.7cm,宽约0.5cm,比上唇短 1/4 左右,外面疏被长柔毛,内面无毛,3 裂,中裂片倒心形,先端微缺,边缘薄膜质,基部收缩,侧裂片卵圆形,细小。雄蕊 4,均延伸至上唇片之下,平行,前对较长,花丝丝状,扁平,中部疏被鳞状毛,花药卵圆形,2 室。花柱丝状,略超出于雄蕊,先端相等 2 浅裂,裂片钻形。花盘平顶。子房褐色,无毛。小坚果长圆状三棱形,长 2.5mm,顶端截平,基部楔形,褐色。花期 7～9 月,果期 9 月。

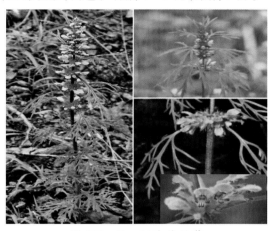

图 666－2　细叶益母草

[分布]（1）益母草:本市各地区均产。生海拔 600～3000m 的荒地、田野、路旁、沟边、灌丛及林缘草地。

（2）细叶益母益:本市各地区均产。生海拔 1400～2000m 的山坡草地,沙质地及地埂。

[采集加工] 鲜品春季幼苗期至初夏花前期采割,除去杂质,迅速洗净,晒干;夏季茎叶茂盛、花未开或初开时采割,晒干。切段,生用或酒炒或熬膏用。

[炮制] 酒益母草:取净益母草段,加黄酒（益母草段 100kg,黄酒 15kg）拌匀,闷透,置锅内,用文火炒干,取出放凉。

益母草膏:益母草适量,切碎,加水煎煮,滤过,浓缩,制成清膏。再加红糖,加热熔化,混匀,浓缩成棕黑色稠厚半流体,即得。

[资源利用] 资源丰富。自产自销。

[性味功效] 辛、苦,微寒。活血调经,利尿消肿,清热解毒。

[功能主治]（1）血瘀所致月经不调,痛经,经闭,产后腹痛,恶露不尽,本品煎服或熬膏服,亦可配当归、川芎、赤芍、木香,如《奇方类编》益母丸;若兼气虚,面色少华,则宜补气养血同用,如益母八珍汤。

（2）水肿,小便不利,可单用,亦可与白茅根、泽兰等同用;若兼脾虚肺实,水道失调,则配茯苓、白术、桑白皮、车前子等。

（3）急性肾小球肾炎,可用大剂量益母草煎服。

（4）其他,可用于跌打损伤,痈肿疮毒,皮肤湿疹等。

煎服,干品 10～30g,鲜品 12～40g;熬膏或入丸、散服。外用适量,煎水洗或鲜品捣敷。阴虚血少,月经过多,瞳孔散大者忌服。

附：茺蔚子（《神农本草经》）

[异名] 益母子（《本草经解》）。

[来源] 唇形科益母草属植物益母草 Leonurus japonicus Houtt. 或细叶益母草 Leonurus sibiricus L. 的成熟果实。

[采集加工] 夏、秋果实成熟时采割地上部分,晒干,打下果实,除去杂质。生用或炒用。

[炮制] 炒茺蔚子:取茺蔚子,置热锅中,用文火炒至鼓起有爆裂声时,取出放凉。取净。

[资源利用] 资源较丰富。自采自用。

[性味功效] 辛、苦,微寒。活血调经,清肝明目。

[功能主治]（1）妇女经产瘀血,月经不调,痛经腹胀,常与当归、川芎、香附等同用,以活血行气;经闭,产后恶露不行,可配当归、蒲黄、五灵脂等,以行瘀血。

（2）肝经热盛,血逆于上,头晕胀痛,可与菊花、黄芩、夏枯草等同用,以平肝泄热;肝热上攻,目赤肿痛,常配青葙子、决明子等,以清肝明目;时行病后,肝虚有热,视力减退,或生云翳,可配枸杞子、生地黄、青葙子等,以养肝益精,清热明目,如《审视瑶函》茺蔚子丸。

（3）高血压,可与桑枝、桑叶各等份,制成糖浆服用;或配黄芩、夏枯草、生杜仲、桑寄生等。水煎服。

煎服,6~9g;或入丸、散服。孕妇及瞳孔散大者忌服。

注 益母草花:甘、微苦,凉。养血,活血,利水。用于疮痈肿毒,血滞经闭,痛经,产后瘀阻腹痛,恶露不下,贫血。煎服,6~9g。

茵 陈

[异名] 西茵陈,北茵陈,东北茵陈蒿。

[来源] 菊科蒿属植物猪毛蒿 Artemisia scoparia Waldst. et Kit. 、细裂叶莲蒿 Artemisia gmelinii Web. ex Stechm. 的幼苗(图667)。

[原植物] (1)猪毛蒿:多年生草本或近一年生、二年生草本;植株有浓烈的香气。主根单一,狭纺锤形、垂直,半木质或木质化;根状茎粗短,直立,半木质或木质,常有细的营养枝,枝上密生叶。茎通常单生,稀2~3枚,高40~90(~130)cm,红褐色或褐色,有纵纹;常自下部开始分枝,枝长10~20cm或更长,下部分枝开展,上部枝多斜上展;茎、枝幼时被灰白色或灰黄色绢质柔毛,以后脱落。基生叶与营养枝叶两面被灰白色绢质柔毛。叶近圆形、长卵形,二回至三回羽状全裂,具长柄,花期叶凋谢;茎下部叶初时两面密被灰白色或灰黄色略带绢质的短柔毛,后毛脱落,叶长卵形或椭圆形,长1.5~3.5cm,宽1~3cm,二回至三回羽状全裂,每侧有裂片3~4枚,再次羽状全裂,每侧具小裂片1~2枚,小裂片狭线形,长3~5mm,宽0.2~1mm,不再分裂或具1~2枚小裂齿,叶柄长2~4cm;中部叶初时两面被短柔毛,后脱落,叶长圆形或长卵形,长1~2cm,宽0.5~1.5cm,一回至二回羽状全裂,每侧具裂片2~3枚,不分裂或再3全裂,小裂片丝线形或为毛发状,长4~8mm,宽0.2~0.3(~0.5)mm,多少弯曲;茎上部叶与分枝上叶及苞片叶3~5全裂或不分裂。头状花序近球形,稀近卵球形,极多数,直径1~1.5(~2)mm,具极短梗或无梗,基部有线形的小苞叶,在分枝上偏向外侧生长,并排成复总状或复穗状花序,而在茎上再组成大型、开展的圆锥花序;总苞片3~4层,外层总苞片草质、卵形,背面绿色、无毛,边缘膜质,中、内层总苞片长卵形或椭圆形,半膜质;花序托小,凸起;雌花5~7朵,花冠狭圆锥状或狭管状,冠檐具2裂

齿,花柱线形,伸出花冠外,先端二叉,叉端尖;两性花4~10朵,不孕育,花冠管状,花药线形,先端附属物尖,长三角形,花柱短,先端膨大,2裂,不叉开,退化子房不明显。瘦果倒卵形或长圆形,褐色。花果期7~10月。

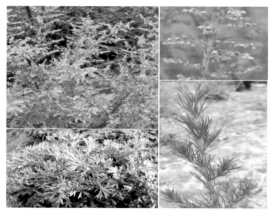

图667-1 猪毛蒿

(2)细裂叶莲蒿:半灌木状草本。主根稍粗,木质;根状茎略粗,木质,直径1~2cm,有多数多年生木质的营养枝。茎通常多数,丛生,高10~40(~80)cm,下部木质,上部半木质,紫红色,自下部分枝,稀不分枝;茎、枝初时被灰白色绒毛,后渐稀疏或无毛。叶上面初时被灰白色短柔毛,后渐稀疏或近无毛,暗绿色,常有凹穴与白色腺点或凹皱纹,背面密被灰色或淡灰黄色蛛丝状柔毛;茎下部、中部与营养枝叶卵形或三角状卵形,长2~4cm,宽1~2cm,二回至三回栉齿状的羽状分裂,第一回至第二回为羽状全裂,每侧裂片4~5枚,裂片间排列紧密,小裂片栉齿状的短线形或短线状披针形,边缘通常具数枚小栉齿,栉齿长1~2mm,宽0.2~0.5mm,稀无小栉齿,叶柄长0.8~1.3cm,基部有小型栉齿状分裂的假托叶;上部叶一回至二回栉齿状的羽状分裂;苞片叶呈栉齿状羽状分裂或不分裂,而为披针形或披针状线形。头状花序近球形,直径3~4(~6)mm,有短梗或近无梗,斜生或下

垂,密集着生在茎端或在分枝端排成穗状花序或为穗状花序式的总状花序,并在茎上组成狭窄的总状花序式的圆锥花序;总苞片3～4层,外层总苞片椭圆形或椭圆状披针形,背面有灰白色短柔毛或近无毛,边缘狭膜质,中层总苞片卵形,无毛,边缘宽膜

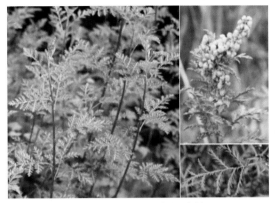

图 667-2　细裂叶莲蒿

质,内层总苞片膜质花序托凸起,半球形;雌花10～12朵,花冠狭圆锥状,背面有腺点,花柱线形,略伸出花冠外,先端二叉;两性花40～60朵,花冠管状,背面微有腺点,花药线形,上端附属物尖,长三角形,基部钝,花柱与花冠近等长,先端二叉,叉端截形,有睫毛。瘦果长圆形,果壁上有细纵纹。花果期8～10月。

[分布]　产本市各地。多生于湿润沙地、田边路旁、荒地及山坡林缘。

[采集加工]　春至夏初,幼苗长至10～15cm时采收,除去杂质,晒干。

[资源利用]　有资源。自采自用。

[性味功效]　微苦,微寒。清热利湿,退黄。

[功能主治]　用于黄疸,小便不利,湿疮痒疹。煎服,9～15g。外用适量,煎水洗。

银背粉蕨

[异名]　铁刷子,通经草,还阳草。

[来源]　中国蕨科粉背蕨属植物银粉背蕨 *Aleuritopteris argentea* (Gmel.) Fee. 的全草(图668)。

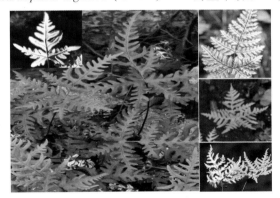

图 668　银粉背蕨

[原植物]　植株高15～30cm。根状茎直立或斜升(偶有沿石缝横走)先端被披针形、棕色、有光泽的鳞片。叶簇生;叶柄长10～20cm,粗约7mm,红棕色、有光泽,上部光滑,基部疏被棕色披针形鳞片;叶片五角形,长宽几相等,5～7cm,先端渐尖,羽片3～5对,基部三回羽裂,中部二回羽裂,上部一回羽裂;基部1对羽片直角三角形,长3～5cm,宽2～4cm,水平开展或斜向上,基部上侧与叶轴合生,下侧不下延,小羽片3～4对,以圆缺刻分开,基部以狭翅相连,基部下侧一片最大,长2～2.5cm,

宽0.5～1cm,长圆披针形,先端长渐尖,有裂片3～4对;裂片三角形或镰刀形,基部1对较短,羽轴上侧小羽片较短,不分裂,长仅1cm左右;第二对羽片为不整齐的一回羽裂,披针形,基部下延成楔形,往往与基部1对羽片汇合,先端长渐尖,有不整齐的裂片3～4对;裂片三角形或镰刀形,以圆缺刻分开;自第二对羽片向上渐次缩短。叶干后草质或薄革质,上面褐色、光滑,叶脉不显,下面被乳白色或淡黄色粉末,裂片边缘有明显而均匀的细齿牙。孢子囊群较多;囊群盖连续,狭,膜质,黄绿色,全缘,孢子极面观为钝三角形,周壁表面具颗粒状纹饰。

[分布]　产华亭、庄浪、平凉等地。生海拔600～2000m的干旱石缝及路边草地。

[采集加工]　夏、秋采收,除去杂质,洗净,晒干。

[资源利用]　有资源。自采自用。

[性味功效]　辛、甘,平。活血调经,止咳,利湿,解毒消肿。

[功能主治]　(1)月经不调,经闭腹痛,可与益母草同煎服;或配当归、香附,水煎服。

(2)肺结核咯血,可配贝母、天冬,水煎服;百日咳,可同百部水煎,加冰糖服。

（3）尿路感染，可与白茅根同煎服；赤白带下，可配白果，水煎服。

（4）风湿性关节炎，还阳草、络石藤、接骨木，煮猪瘦肉，食肉喝汤，后盖被取微汗。

煎服，9～30g。外用适量。水煎熏洗；或鲜品捣敷。

银柴胡（《本草纲目》）

［异名］ 银胡（《本草求真》），狭叶歧繁缕。

［来源］ 石竹科繁缕属植物银柴胡 Stellaria dichotoma L. var. lanceolata Bge. 的根（图669）。

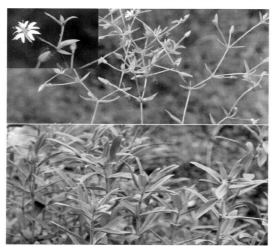

图669 银柴胡

［原植物］ 多年生草本，高18～40cm，全株密被腺毛。根圆柱形，直径1～3cm，外皮淡黄色，干后棕黄色，断面木质部偏心性，根头处有多数残存的疣状茎痕。茎直立，上部二叉状分枝，密被腺毛或短柔毛，节稍膨大。单叶对生，无柄，叶片披针形，长4～25mm，宽1～4mm，先端锐尖，基部圆形，全缘，表面绿色，背面淡绿色、被短毛。花单生，小，两性，辐射对称；花梗长5～30mm，直径约3mm；萼片5，披针形，绿色，边缘膜质、白色；花瓣5，白色，与萼片近等长，顶端2深裂，裂片长圆形，先钝；雄10，花丝基部合生，子房上位，花柱3，果近球形，成熟时顶端6齿裂，常具1种子。种子椭圆形，深棕色，表皮具多数小凸起。花期6～7月，果期8～9月。

［分布］ 庄浪（通化）有栽培。

［采集加工］ 春、夏植株萌发或秋后茎叶枯萎时采挖，除去残茎、须根及泥沙，晒干。用时除去杂质，洗净润透，切厚片，干燥。生用。

［资源利用］ 有资源。自产自销。

［性味功效］ 甘，微寒。清虚热，除疳热。

［功能主治］ （1）虚劳骨蒸，或低热日久，形瘦盗汗，舌红少，脉细数，银柴胡3份，胡黄连、秦艽、炙鳖甲、地骨皮、青蒿、知母各2份，甘草1份，水煎，饭前服；血虚甚，加当归、芍药、生地黄；嗽多，加阿胶、麦冬、五味子，如《证治准绳》清骨散。

（2）小儿疳积发热，腹大肢瘦，烦躁不安，可配党参、白芍、地骨皮、胡黄连等补虚清热药；若夹食滞，可加山楂、谷芽、麦芽、鸡内金等消积化滞药；若兼虫积，则配鹤虱、使君子、槟榔等驱虫药。

（3）温证潮热，肌肤甲错不润，银柴胡2份，鳖甲3份，煎服，如《温证指归》银甲散；虚劳发热，银柴胡、沙参各等份，水煎服，如《本草汇言》载方。

煎服，3～9g；或入丸、散服。外感风寒，血虚无热者慎服。

银 杏

［异名］ 银杏（《本草纲目》），白果（《植物名实图考》），公孙树（《汝南圃史》），鸭脚子（《本草纲目》），鸭掌树（北京）。

［来源］ 银杏科银杏属植物银杏 Ginkgo biloba L. 的果实（670）。

［原植物］ 乔木，高达40m，胸径可达4m；幼树树皮浅纵裂，大树之皮呈灰褐色，深纵裂，粗糙；幼年及壮年树冠圆锥形，老则广卵形；枝近轮生，斜上伸展（雌株的大枝常较雄株开展）；一年生的长枝淡褐黄色，二年生以上变为灰色，并有细纵裂纹；短枝密被叶痕，黑灰色，短枝上亦可长出长枝；冬芽黄褐色，常为卵圆形，先端钝尖。叶扇形，有长柄，淡绿色，无毛，有多数叉状并列细脉，顶端宽5～8cm，在短枝上常具波状缺刻，在长枝上常2裂，基

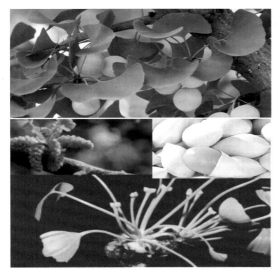

图 670 　银杏

部宽楔形,柄长 3～10(多为 5～8)cm,幼树及萌生枝上的叶常较而深裂(叶片长达 13cm,宽 15cm),有时裂片再分裂(这与较原始的化石种类之叶相似),叶在一年生长枝上螺旋状散生,在短枝上 3～8 叶呈簇生状,秋季落叶前变为黄色。球花雌雄异株,单性,生于短枝顶端的鳞片状叶的腋内,呈簇生状;雄球花荑黄花序状,下垂,雄蕊排列疏松,具短梗,花药常 2 个,长椭圆形,药室纵裂,药隔不发;雌球花具长梗,梗端常分两叉,稀三叉至五叉或不分叉,每叉顶生一盘状珠座,胚珠着生其上,通常仅 1 个叉端的胚珠发育成种子,内媒传粉。种子具长梗,下垂,常为椭圆形、长倒卵形、卵圆形或近圆球形,长 2.5～3.5cm,径为 2cm,外种皮肉质,熟时黄色或橙黄色,外被白粉,有臭叶;中处皮白色,骨质,具 2～3 条纵脊;内种皮膜质,淡红褐色;胚乳肉质,味甘略苦;子叶 2 枚,稀 3 枚,发芽时不出土,初生叶 2～5 片,宽条形,长约 5mm,宽约 2mm,先端微凹,第 4 或第 5 片起之后生叶扇形,先端具一深裂及不规则的波状缺刻,叶柄长 0.9～2.5cm;有主根。花期 3～4 月,种子 9～10 月成熟。

〔分布〕 本市各地有栽培。生海拔 600～1000m 的酸性黄壤、排水良好地带的天然林中。全国几乎均有栽培。

〔采集加工〕 秋季种子成熟时采收,除去肉质外种皮,稍蒸或略煮后,烘干。砸去外壳取种仁,生用或小火炒微黄用。用时捣碎。

〔炮制〕 炒白果仁:取净白果仁置锅内,用文火炒至表面显黄色,有香气时,取出放凉。

〔资源利用〕 资源少,近年广泛栽培。自产自销。

〔性味功效〕 甘、苦、涩,平,小毒。敛肺定喘,止带缩尿。

〔功能主治〕 (1)风寒外束,痰热喘嗽,常配麻黄、半夏、款冬花、黄芩、桑白皮、苏子、杏仁、甘草,如定喘汤;单一寒喘,与麻黄同用,如《摄生众妙方》鸭掌散。

(2)湿热带下,可与山药、芡实、黄柏、车前子同用,如《傅青主女科》易黄汤;小便白浊,可单用,或与萆薢、益智仁等同用。

(3)小便频数,遗尿,可配熟地黄、山萸肉、覆盆子等,以补肾固涩。

煎服,3～9g;或捣汁饮。外用适量,捣敷。有实邪者忌服。不可多用,小儿尤慎。

附：银杏叶(《品汇精要》)

〔异名〕 白果叶。

〔来源〕 银杏科银杏属植物银杏的叶。

〔原植物〕 见"银杏"条。

〔采集加工〕 秋季采收,除去杂质,洗净,鲜用或晒干。

〔资源利用〕 资源少,近年广泛栽培。自产自销。

〔性味功效〕 苦、甘、涩,平。活血养心,敛肺涩肠。

〔功能主治〕 (1)胸痹心痛,可单用,亦可配丹参、薤白等活血通阳之品。

(2)喘咳痰嗽,单用或配杏仁、贝母等宣肺祛痰止咳药

(3)高血压,可与钩藤、首乌等平肝滋阴药同用。

(4)其他,可用于泄泻痢疾,白带,疮肿,雀斑等。

煎服,3～9g;或入丸、散服。外用适量,捣敷或搽;或煎水洗。

淫羊藿

[来源] 小檗科淫羊藿属植物淫羊藿 *Epimedium brevicornu* Maxim 的茎、叶(图 667)。

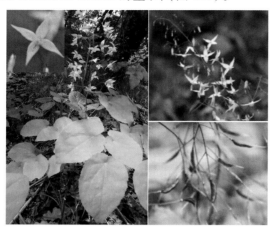

图 671　淫羊藿

[原植物] 多年生草本,植株高 20～60cm。根状茎粗短,木质化,暗棕褐色。二回三出复叶基生和茎生,具 9 枚小叶;基生叶 1～3 枚丛生,具长柄,茎生叶 2 枚,对生;小叶纸质或厚纸质,卵形或阔卵形,长 3～7cm,宽 2.5～6cm,先端急尖或短渐尖,基部深心形,顶生小叶基部裂片圆形,近等大,侧生小叶基部裂片稍偏斜,急尖或圆形,上面常有光泽,网脉显著,背面苍白色,光滑或疏生少数柔毛,基出 7 脉,叶缘具刺齿;花茎具 2 枚对生叶,圆锥花序长 10～35cm,具 20～50 朵花,序轴及花梗被腺毛;花梗长 5～20mm;花白色或淡黄色;萼片 2 轮,外萼片卵状三角形,暗绿色,长 1～3mm,内萼片披针形,白色或淡黄色,长约 10mm,宽约 4mm;花瓣远较内萼片短,距呈圆锥状,长仅 2～3mm,瓣片很小;雄蕊长 3～4mm,伸出,花药长约 2mm,瓣裂。蒴果长约 1cm,宿存花柱喙状,长 2～3mm。花期 5～6 月,果期 6～8 月。

[分布] 产平凉、华亭、庄浪等地。生海拔 600～2500m 的山坡、路旁、疏林阴湿处。

[采集加工] 夏、秋茎叶茂盛时采收,除去粗梗及杂质,晒干或阴干。用时摘取叶汁,喷淋清水,稍润切丝,干燥。生用或制后用。

[炮制] 羊脂制淫羊藿:取炼羊脂油(淫羊藿 100kg,羊脂油 20kg)置锅内,加热熔化,加大净淫羊藿丝,用文火炒至有光泽,取出放凉。

酥油制淫羊藿:取酥油(淫羊藿 100kg,酥油 25kg)置锅内,用文火加热熔化,倒入净淫羊蓬丝,炒拌均匀,取出摊开,晾凉。

酒制淫羊藿:取净淫羊藿丝置锅内,用黄酒(淫羊藿 1kg,黄酒 24kg)喷酒拌匀,文火炒干,取出放凉。

炒淫羊藿:取净淫羊藿丝置热锅内,用文火炒拌至微焦,取出放凉。

[资源利用] 资源较丰富。自产自销。

[性味功效] 辛、甘,温。补肾壮阳,强筋健骨,祛风除湿。

[功能主治] (1)肾阳虚衰,阳痿不育,本品浸酒服,如《食医心镜》淫羊藿酒;阳痿精衰,虚寒无子,熟地黄、白术各 8 份,当归、枸杞子各 6 份,炒杜仲、仙茅、巴戟天、山萸肉、淫羊藿、肉苁蓉、炒韭子各 4 份,蛇床子、制附子、肉桂各 2 份,研细,蜜丸服,如《景岳全书》赞育丸。

(2)风痛走注,来往不定,可配威灵仙、川芎、桂心、苍耳子各等份,研为散,酒调服,如《太平圣惠方》仙灵脾散;历节痛风,手足顽痹,行步艰难,可配茄子根、黑豆,研细,浓煎去渣饮,如《太平圣惠方》仙灵脾煎。

(3)其他,可用于肾虚喘咳,腰膝酸软,半身不遂,虚寒胃痛,牙痛等。

煎服,3～9g,大剂量可用至 15g;或浸酒、熬膏、入丸、散服。外用适量,煎汤含漱。阴虚而相火易动者忌服。

注 淫羊藿根:辛、甘,温。补肾助阳,祛风除湿。用于肾虚阳痿,小便淋沥不尽,喘咳,风湿痹痛。煎服,9～15g;或浸酒、研末服。阴虚而相火易动者忌服。

鹦哥嘴

[异名] 小草乌(《植物名实图考》)。

[来源] 毛茛科翠雀属植物腺毛翠雀 Delphinium grandiflorum L. var. grandulosum W. T. Wang 的全草(图672)。

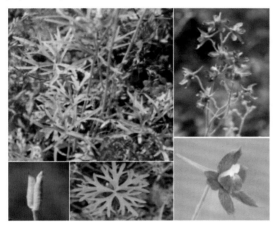

图 672 腺毛翠雀

[原植物] 茎高35~65cm,与叶柄均被反曲而贴伏的短柔毛,上部有时变无毛,等距地生叶,分枝。基生叶和茎下部叶有长柄;叶片圆五角形,长2.2~6cm,宽4~8.5cm,3全裂,中央全裂片近菱形,一回至二回3裂近中脉,小裂片线状披针形至线形,宽0.6~2.5(~3.5)mm,边缘干时稍反卷,侧全裂片扇形,不等2深裂近基部,两面疏被短柔毛或近无毛;叶柄长为叶片的3~4倍,基部具短鞘。总状花序有3~15花;下部苞片叶状,其他苞片线形;花梗长1.5~3.8cm,与轴密被贴伏的白色短柔毛;小苞片生花梗中部或上部,线形或丝形,长3.5~7mm;萼片紫蓝色,椭圆形或宽椭圆形,长1.2~1.8cm,外面有短柔毛,距钻形,长1.7~2(~2.3)cm,直或末端稍向下弯曲;花瓣蓝色,无毛,顶端圆形;退化雄蕊蓝色,瓣片近圆形或宽倒卵形,顶端全缘或微凹,腹面中央有黄色髯毛;雄蕊无毛;心皮3,子房密被贴伏的短柔毛。蓇葖直,长1.4~1.9cm;种子倒卵状四面体形,长约2mm,沿棱有翅。5~10月开花。

[分布] 产本市大部地区。生海拔1000~1800m的山坡草丛及丘陵地带。

[采集加工] 夏季采收,除去杂质,晒干。

[资源利用] 有资源。自采自用。

[性味功效] 苦,寒,有毒。清热止痛,杀虫。

[功能主治] (1)风火牙痛,鹦哥嘴1.5~3g,水煎含漱,不可咽下。

(2)灭虱,本品适量,煎水洗衣、被。

本品有毒,不可内服。

迎春花(《本草纲目》)

[来源] 木犀科素馨属植物迎春花 Jasminum nudiflorum Lindl. 的花(图673)。

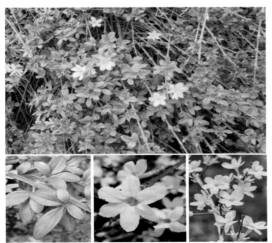

图 673 迎春花

[原植物] 落叶灌木,直立或匍匐,高0.3~5m。枝稍扭曲,光滑无毛,小枝四棱形,棱上多少具狭翼。叶对生,三出复叶,小枝基部常具单叶;叶轴具狭翼,叶柄长3~10mm;小叶片卵形至矩圆状卵形,先端锐尖或纯,具短尖头,基部楔形,叶缘反卷;顶生小叶片较大,长1~3cm,宽0.3~1.1cm,无柄或有短柄,侧生小叶片较小,无柄;单叶为卵形或椭圆形,有时近圆形。花单生于去年小枝的叶腋,稀生于小枝顶端,先叶开花;苞片小叶状,披针形、卵形或椭圆形,花萼绿色,裂片5~6枚,窄披针形,先端锐尖;花冠黄色,径2~2.5cm,花冠管长0.8~2cm,裂片5~6枚,长圆形或椭圆形,长0.8~1.3cm,宽3~6mm,先端锐尖或圆;雄2枚,内藏,着生于花冠管近中部,花丝短,花药背着;子

房2室,每室具向上胚珠1~2枚。花期4~6月。

[分布] 本市各地野生或栽培。野生于800~2000m的山坡、灌丛中。

[采集加工] 春季及夏初采摘,鲜用或晾干。

[资源利用] 有资源。自采自用。

[性味功效] 苦、微辛,平。清热解毒,活血消肿。

[功能主治] (1)咽喉肿痛,可与点地梅、甘草等同煎服。

(2)小便热痛,可配车前草,水煎服。

(3)跌打损伤,鲜迎春花,捣烂敷患处。

煎服,9~15g。外用适量,鲜品捣敷;或研末油调涂。

蝇子草

[异名] 酒线花(《植物名实图考》),粘蝇花,苍蝇花,粘蝇草。

[来源] 石竹科蝇子草属植物鹤草 *Silene fortunei* Vis. 的全草(图674)。

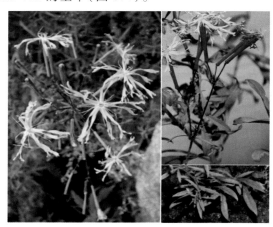

图674 鹤草

[原植物] 多年生草本,高50~80(~100)cm。根粗壮,木质化。茎丛生,直立,多分枝,被短柔毛或近无毛,分泌黏液。基生叶叶片倒披针形或披针形,长3~8cm,宽7~12(~15)mm,基部渐狭,下延成柄状,顶端急尖,两面无毛或早期被微柔毛,边缘具缘毛,中脉明显。聚伞状圆锥花序,小聚伞花序对生,具1~3花,有黏质,花梗细,长3~12(~15)mm;苞片线形,长5~10mm,被微柔毛;花萼长筒状,长(22~)25~30mm,直径约3mm,无毛,基部截形,果期上部微膨大呈筒状棒形,长25~30mm,纵脉紫色,萼齿三角状卵形,长1.5~2mm,顶端圆钝,边缘膜质,具短缘毛;雌雄蕊柄无毛,果期长10~15(~17)mm;花瓣淡红色,爪微露出花萼,倒披针形,长10~15mm,无毛,瓣片平展,轮廓楔状倒卵形,长约15mm,2裂达瓣片的1/2或更深,裂片呈撕裂状条裂,副花冠片小,舌状;雄蕊微外露,花丝无毛;花柱微外露。蒴果长圆形,长12~15mm,直径约4mm,比宿存萼短或近等长;种子圆肾形,微侧扁,深褐色,长约1mm。花期6~8月,果期7~9月。

[分布] 产平凉大部分地区。生海拔600~2240m的山坡草地、沟谷灌丛、林下或河坝。

[采集加工] 夏、秋采挖,除去杂质,洗净,鲜用或晒干。用时切段。

[资源利用] 有资源。自采自用。

[性味功效] 辛、涩,凉。清热解毒,利湿,活血散瘀。

[功能主治] (1)小儿痛热,可配连翘、黄芩、栀子、党参,水煎服;虚劳发热,可与青蒿、鳖甲、地骨皮、胡黄连,同煎服。

(2)白带,蝇子草,煎服;或配金樱子、白毛藤、白槿花等,水煎服。

(3)急性咽喉炎,扁桃体炎,可用鲜品捣汁,加蜂蜜调匀,用棉签蘸汁涂咽部,使吐出痰涎;另单用根,煎服。

(4)痢疾,肠炎,蝇子草,加糖等量,水煎服。

(5)其他,可用于热淋,跌打损伤,毒蛇咬伤等。

煎服,15~30g;或鲜品捣汁服。外用适量,鲜品捣敷。

莜　麦

[异名] 青稞麦(《齐民要术》)。

[来源] 禾本科燕麦属植物莜麦 Avena chinensis (Fisch. ex Roem. et Schult.) Metzg. 的颖果(图675)。

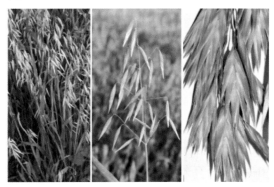

图 675　莜麦

[原植物] 一年生禾本。须根外面常具砂套。秆直立,丛生,高 60~100cm,通常具 2~4 节。叶鞘松弛,基生者长于节间,常被微毛,鞘缘透明膜质;叶舌透明膜质,长约 3mm,顶端钝圆或微齿裂;叶片扁平,质软,长 8~40cm,宽 3~16mm,微粗糙。

圆锥花序疏松开展,长 12~20cm,分枝纤细,具棱角,刺状粗糙;小穗含 3~6 小花,长 2~4cm;小穗轴细且坚韧,无毛,常弯曲,第一节间长达 1cm;颖草质,边缘透明膜质,两颖近相等,长 15~25mm,具7~11 脉;外稃无毛,草质而较柔软,边缘透明膜质,具 9~11 脉,顶端常 2 裂,第一外稃长 20~25mm,基盘无毛,背部无芒或上部 1/4 以上伸出 1芒,其芒长 1~2cm,细弱,直立或反曲;内稃甚短于外稃,长 11~15mm,具 2 脊,顶端延伸呈芒尖,脊上具密纤毛;雄蕊 3,花药长约 2mm。颖果长约 8mm,与稃体分离。花果期 6~8 月。

[分布] 本市各地有栽培。

[采集加工] 9 月采收,晒干。

[资源利用] 栽培品。自产自销。

[性味功效] 咸,平。补气益中。

[功能主治] 用于脾胃气虚,四肢无力,大便稀溏。

煎服,30~60g;或制成食品、酒等服食。

鼬瓣花

[来源] 唇形科鼬瓣花属植物鼬瓣花 Galeopsis bifida Boenn. 的地上部分(图676)。

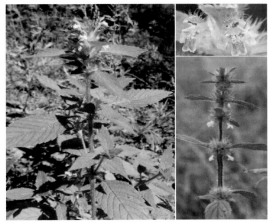

图 676　鼬瓣花

[原植物] 一年生直立草本,高 20~60cm,有时可达 1m。茎多少分枝,粗壮,钝四棱形,具槽,在节上加粗但在干时则明显收缢,此处密被多节长刚毛,节间其余部分混生下向具节长刚毛及贴生的短柔毛,在茎上部间或尚混杂腺毛。叶卵圆状披针形或披针形,通常长 3~8.5cm,宽 1.5~4cm,先端锐尖或渐尖,基部渐狭至宽楔形,边缘有规则的圆齿状锯齿,上面贴生具节刚毛,下面疏生微柔毛,间夹有腺点,侧脉 6~8 对,表面不明显,背面突出;叶柄长 1~25cm,腹平背凸,被短柔毛。轮伞花序腋生,多花密集;小苞片条形至披针形,长 3~6mm,基部稍膜质,先端刺尖,边缘有刚毛。花萼管状钟形,连齿长约 1cm,外面有平伸的刚毛,内面被微柔毛,萼齿 5,近等大,长约 5mm,与萼筒近等长,长三角形,先端为长刺状,花冠白、黄或粉紫红色,长约1.4cm,冠筒漏斗状,喉部增大,长 8mm,冠檐二唇形,上唇卵圆形,先端钝,具不等的数齿,外被刚毛,下唇 3 裂,中裂片长圆形,宽度与侧裂片近相等,宽约 2mm,先端明显微凹,紫纹直达边缘,侧裂片长圆形,全缘;雄蕊 4,均延伸至上唇片之下,花丝丝状,下部被小疏毛,花药卵圆形,2 室,2 瓣横裂,内瓣较

小,具纤毛;子房上位,无毛;花柱先端近相等 2 裂;花盘前方呈指状增大。小坚果倒卵状三棱形,褐色,有秕鳞。花期 7~8 月,果期 8~9 月。

[分布] 产庄浪(永宁)、华亭、静宁等地。生海拔 2500m 以上的林缘、路边、田边、灌丛、牧地等空旷处。

[采集加工] 8~9 月采收,除去杂质,洗净,切段晒干。

[资源利用] 有资源。自采自用。

[性味功效] 甘、微苦,微寒。清热解毒,明目退翳。

[功能主治] (1)目赤肿痛,云翳障膜,鼬瓣花草及种子适量,研细,每服 3g,每日 2 次。

(2)其他,可用于疮疡,梅毒。

煎服,3~9g。外用适量,研末撒;或鲜品捣敷。

榆白皮 (《药性论》)

[异名] 榆皮(《神农本草经》),榆根白皮(《千金要方》),榆树皮。

[来源] 榆科榆属植物榆树 Ulmus pumila L. 的树皮或根皮的韧皮部(图 677)。

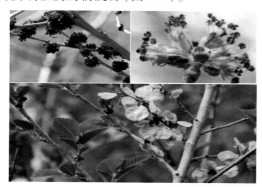

图 677 榆树

[原植物] 落叶乔木,高达 20m。树皮暗灰色,粗糙,纵裂呈鳞片状;小枝柔软,淡黄褐色,有毛。叶互生,纸质;叶片椭圆形至卵状披针形,长 2~8cm,宽 1.2~3.5cm,顶端渐尖,基部圆形或楔形,偏斜或近对称,边缘具锯齿,侧脉明显,9~16 对,表面深绿色,平滑无毛,背面幼时有短柔毛,后变无毛或仅部分脉腋有毛;花簇生,先叶开放,具短梗,簇生于去年生枝的叶腋;花被钟形,4 裂,紫色,雄蕊 4,花药紫色;子房上位,扁平,1 室,花柱 2。翅果倒卵形或近圆形,长 1~1.5cm,宽 0.8~1.2cm,光滑,顶端有缺口;果梗长约 2mm。种子位于翅果中央。花期 3~4 月,果期 4~6 月。

[分布] 本市各地有栽培。东北、华北、西北及西南各省区有分布。

[采集加工] 多于春、秋修剪树枝时,割下老枝条,立即剥取内皮,晒干;或伐树时挖取树根,剥取根内皮,晒干。用时切片。

[资源利用] 有资源。自采自用。

[性味功效] 甘,微寒。利水通淋,散瘀消肿,祛痰,解毒。

[功能主治] (1)大小便不通,可配桂心、滑石、炙甘草,水煎服,如《外台秘要》引用方;气淋,寒淋,小腹满,榆白皮、当归各等份,研末,水煎去渣,磨入石燕 1 枚服,如《普济方》用方。

(2)小便出血涩痛,可与冬葵子、滑石、石韦、瞿麦、生地黄,同煎服,如《圣济总录》榆白皮汤。

(3)风热肿毒,项生瘰疬,可配槐白皮、桑白皮、赤小豆、大麦面、朴硝、皂荚(去皮、子,涂酥炙微黄)各等份,研细,鸡子清调膏,用布摊贴,干即易之,如《太平圣惠方》榆白皮散;小儿白秃疮,榆白皮研细,用醋调涂,如《子母秘录》用方。

(4)其他,可用于咳喘痰多,失眠,水肿,带下,疥癣等。

煎服,9~15g;或研末服。外用适量,煎水洗;或研末调敷。脾胃虚寒者慎服。

虞美人

[来源] 罂粟科罂粟属植物虞美人 Papaver rhoeas L. 的全草或花、果实(图 678)。

[原植物] 一年生草本,全体被伸展的刚毛,稀无毛。茎直立,高 25~90cm,具分枝,被淡黄色

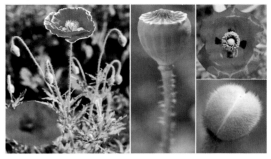

图 678 虞美人

刚毛。叶互生,叶片轮廓披针形或狭卵形,长 3～15cm,宽 1～6cm,羽状分裂,下部全裂,全裂片披针形和二回羽状浅裂,上部深裂或浅裂、裂片披针形,最上部粗齿状羽状浅裂,顶生裂片通常较大,小裂片先端均渐尖,两面被淡黄色刚毛,叶脉在背面突起,在表面略凹;下部叶具柄,上部叶无柄。花单生于茎和分枝顶端;花梗长 10～15cm,被淡黄色平展的刚毛。花蕾长圆状倒卵形,下垂;萼片 2,宽椭圆形,长 1～1.8cm,绿色,外面被刚毛;花瓣 4,圆形、横向宽椭圆形或宽倒卵形,长 2.5～4.5cm,全缘,稀圆齿状或顶端缺刻状,紫红色,基部通常具深紫色斑点;雄蕊多数,花丝丝状,长约 8mm,深紫红色,花药长圆形,长约 1mm,黄色;子房倒卵形,长 7～10mm,无毛,柱头 5～18,辐射状,连合成扁平、边缘圆齿状的盘状体。蒴果宽倒卵形,长 1～2.2cm,无毛,具不明显的肋。种子多数,肾状长圆形,长约 1mm。花果期 3～8 月。

[分布] 本市内部分地区有栽培。

[采集加工] 夏、秋采收全草,晒干;蒴果干枯,种子成褐色时采摘果实。

[资源利用] 栽培花卉。未利用。

[性味功效] 苦、涩、微寒,有毒。镇咳,镇痛,止泻。

[功能主治] 用于咳嗽,偏头痛,腹痛,痢疾。煎服,果 1.5～3g;全草 3～6g。

羽叶丁香

[来源] 木犀科丁香属植物羽叶丁香 *Syringa pinnatifolia* Hemsl. 的根或枝杆(图 679)。

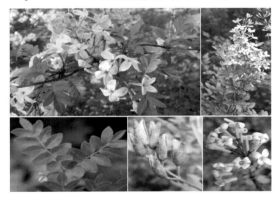

图 679 羽叶丁香

[原植物] 直立灌木,高 1～4m;树皮呈片状剥裂。枝灰棕褐色,茎与小枝常呈四棱形,无毛,疏生皮孔。叶为羽状复叶,长 2～8cm,宽 1.5～5cm,具小叶 7～11(～13)枚;叶轴有时具狭翅,无毛;叶柄长 0.5～1.5cm,无毛;小叶片对生或近对生,卵状披针形、卵状长椭圆形至卵形,长 0.5～3cm,宽 0.3～1.5cm,先端锐尖至渐尖或钝,常具小尖头,基部楔形至近圆形,常歪斜,叶缘具纤细睫毛,上面深绿色,无毛或疏被短柔毛,下面淡绿色,无毛,无小叶柄。圆锥花序由侧芽抽生,稍下垂,长 2～6.5cm,宽 2～5cm;花序轴、花梗和花萼均无毛;花梗长 2～5mm;花萼长约 2.5mm,萼齿三角形,先端锐尖、渐尖或钝;花冠白色、淡红色,略带淡紫色,长 1～1.6cm,花冠管略呈漏斗状,长 0.8～1.2cm,裂片卵形、长圆形或近圆形,长 3～4mm,先端锐尖或圆钝,不呈或略呈兜状;花药黄色,长约 1.5mm,着生于花冠管喉部以至距喉部达 4mm 处。果长圆形,长 1～1.3cm,先端凸尖或渐尖,光滑。花期 5～6 月,果期 8～9 月。

[分布] 本市有栽培。

[采集加工] 根:秋季采挖,刮去粗皮,晒干。枝条:夏、秋采收,洗净,切段晒干。

[资源利用] 资源少。未利用。

[性味功效] 辛,微温。温中,降气,暖肾。

[功能主治] (1)脘腹胀痛,可配小茴香、木香等,水煎服。

(2)寒喘,羽叶丁香、五味子、附子等,同煎服。

煎服,3～6g;或研末服。外用适量,烧灰调涂;或烧咽熏。

玉 米

［异名］ 苞谷,玉蜀黍。

［来源］ 禾本科玉蜀黍植物玉蜀黍 *Zea mays* L.的颖果(图680)。

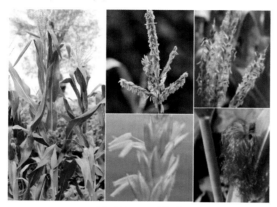

图680 玉蜀黍

［原植物］ 一年生高大草本。秆直立,通常不分枝,高1～4m,基部各节具气生支柱根。叶鞘具横脉;叶舌膜质,长约2mm;叶片扁平宽大,线状披针形,基部圆形呈耳状,无毛或具疣柔毛,中脉粗壮,边缘微粗糙。顶生雄性圆锥花序大型,主轴与总状花序轴及其腋间均被细柔毛;雄性小穗孪生,

长达1cm,小穗柄一长一短,分别长1～2mm及2～4mm,被细柔毛;两颖近等长,膜质,约具10脉,被纤毛;外稃及内稃透明膜质,稍短于颖;花药橙黄色;长约5mm。雌花序被多数宽大的鞘状苞片所包藏;雌小穗孪生,成16～30纵行排列于粗壮之序轴上,两颖等长,宽大,无脉,具纤毛;外稃及内稃透明膜质,雌蕊具极长而细弱的线形花柱。颖果球形或扁球形,成熟后露出颖片和稃片之外,其大小随生长条件不同产生差异,一般长5～10mm,宽略过于其长,胚长为颖果的1/2～2/3。花果期为秋季。

［分布］ 本市有栽培。

［采集加工］ 种子成熟时采收,扬净,晒干。

［资源利用］ 粮食作物及制药原料。自产自销。

［性味功效］ 甘,平。调中健胃,利尿消肿。

［功能主治］ (1)小便不利,水肿,玉米、山药,煮粥食。

(2)糖尿病,玉米单味,煎服。

煎服,30～60g。

附1：玉米须(《滇南本草》)

［异名］ 苞谷须。

［来源］ 禾本科玉蜀黍植物玉蜀黍 *Zea mays* L.的花柱和柱头。

［采集加工］ 夏、秋种子成熟时采集,晒干或烘干。生用。

［资源利用］ 资源丰富。自采自用。

［性味功效］ 甘,平。利水消肿,清肝利胆。

［功能主治］ (1)小便不利,水肿,可单品煎服;或与金钱草、萆薢等药同用。

(2)急、慢性肾炎,可单品煎服;或配西瓜皮、蝼蛄、生地黄、肉桂等药,水煎服。

(3)黄疸型肝炎,玉米须同金钱草、郁金、茵陈等药煎服。

(4)糖尿病,可与薏苡仁、绿豆等同用;或配黄芪、山药、麦冬、天花粉等。

煎服,15～30g,大剂量60～90g。

附2：玉米芯

［异名］ 苞谷芯,玉米轴。

［来源］ 禾本科玉蜀黍植物玉蜀黍 *Zea mays* L.的穗轴。

［采集加工］ 秋季种子成熟时采收,脱去种子后收集,晒干。

［资源利用］ 资源丰富。自采自用。

［性味功效］ 甘,平。健脾利湿。

［功能主治］ (1)尿急尿频,玉米芯、玉米根,同煎服。

(2)小儿消化不良,玉米芯煅存性,研细冲服。

(3)肠炎,痢疾,玉米芯煅存性研细,与黄柏粉和匀冲服。

煎服,9～12g;或煅存性,研细冲服。

[注] 玉蜀黍叶:微甘,凉。利尿通淋。用于砂淋,小便涩痛。煎服,9～15g。

玉蜀黍根:甘,平。利尿通淋,祛瘀止血。用于小便不利,水肿,砂淋,胃痛,吐血。煎服,30～60g。

玉　竹

[异名] 女萎(《神农本草经》),葳蕤(《吴普本草》),葳香(《本草纲目》)。

[来源] 百合科黄精属植物玉竹 *Polygonatum odoratum*（Mill.）Druce 的根状茎(图681)。

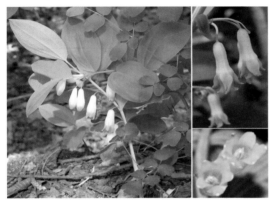

图 681　玉竹

[原植物] 根状茎圆柱形,直径 5～14mm。茎高 20～50cm,具 7～12 叶。叶互生,椭圆形至卵状矩圆形,长 5～12cm,宽 3～16cm,先端尖,下面带灰白色,下面脉上平滑至呈乳头状粗糙。花序具 1～4 花(在栽培情况下,可多至 8 朵),总花梗(单花时为花梗)长 1～1.5cm,无苞片或有条状披针形苞片;花被黄绿色至白色,全长 13～20mm,花被筒较直,裂片长 3～4mm;花丝丝状,近平滑至具乳头状突起,花药长约 4mm;子房长 3～4mm,花柱长 10～14mm。浆果蓝黑色,直径 7～10mm,具 7～9 颗种子。花期 5～6 月,果期 7～9 月。

[分布] 产华亭、平凉等地。生海拔 600～3000m 的林下或山野阴坡。

[采集加工] 秋季采挖,除去茎苗、须根,洗净,晒至柔软后,反复揉搓,晾晒至无硬心,晒干;或蒸透后,揉至半透明,晒干。用时洗净,润透,切厚片或段,干燥。生用或炙后用。

[炮制] 炙玉竹:取炼蜜(玉竹片100kg,炼蜜12kg)置锅内,加适量开水稀释后,投入净玉竹片拌匀,用文火炒至不粘手为度,取出放凉。

[资源利用] 资源较丰富。自产自销。

[性味功效] 甘,微寒。养阴润燥,生津止渴。

[功能主治] (1)阴虚外感,头痛身热,咳嗽痰黏,常配葱白、豆豉、桔梗、薄荷、白薇、生姜、大枣,如加减葳蕤汤。

(2)肺胃燥热,干咳少痰,口燥咽干,可配沙参、桑叶、甘草、麦冬、生扁豆、天花粉,如《温病条辨》沙参麦冬汤。

(3)热病伤津,烦热口渴,则配生地黄、沙参、麦冬、冰糖,如《温病条辨》益胃汤。

(4)高脂血症,玉竹、党参同用。

煎服,9～12g;熬膏、浸酒或入丸、散服。外用适量,鲜品捣敷;或熬膏涂。痰湿气滞,脾虚便溏者忌服。

鸢　尾

[异名] 乌园(《名医别录》),乌鸢(《本草纲目》)。

[来源] 鸢尾科鸢尾属植物鸢尾 *Iris tectorum* Maxim. 的茎叶及根状茎(图682)。

[原植物] 多年生草本,植株基部围有老叶残留的膜质叶鞘及纤维。根状茎粗壮,二歧分枝,直径约1cm,斜伸;须根较细而短。叶基生,黄绿色,稍弯曲,中部略宽,宽剑形,长 15～50cm,宽 1.5～3.5cm,顶端渐尖或短渐尖,基部鞘状,有数条不明显的纵脉。花茎光滑,高 20～40cm,顶部常有 1～2 个短侧枝,中、下部有 1～2 枚茎生叶;苞片 2～3 枚,绿色,草质,边缘膜质,色淡,披针形或长卵圆形,长 5～7.5cm,宽 2～2.5cm,顶端渐尖或长渐尖,内包含有 1～2 朵花;花蓝紫色,直径约10cm;

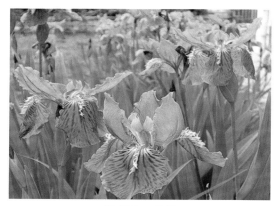

图 682　鸢尾

花梗甚短；花被管细长，长约 3cm，上端膨大成喇叭形，外花被裂片圆形或宽卵形，长 5～6cm，宽约 4cm，顶端微凹，爪部狭楔形，中脉上有不规则的鸡冠状附属物，成不整齐的缝状裂，内花被裂片椭圆形，长 4.5～5cm，宽约 3cm，花盛开时向外平展，爪部突然变细；雄蕊长约 2.5cm，花药鲜黄色，花丝细长，白色；花柱分枝扁平，淡蓝色，长约 3.5cm，顶端裂片近四方形，有疏齿，子房纺锤状圆柱形，长 1.8～2cm。蒴果长椭圆形或倒卵形，长 4.5～6cm，直径 2～2.5cm，有 6 条明显的肋，成熟时自上而下

3 瓣裂；种子黑褐色，梨形，无附属物。花期 4～5月，果期 6～8 月。

［分布］　产本市部分地区。生海拔 800～1800m 的向阳坡地、林缘及水边湿地。

［采集加工］　夏、秋采收，除去杂质，洗净，切碎鲜用。

［资源利用］　资源较丰富。自采自用。

［性味功效］　辛、苦，凉。清热解毒，祛风利湿，消肿止痛。

［功能主治］　（1）咽喉肿痛，肝炎，可用茎叶煎水喝。

（2）膀胱炎，鸢尾叶、红糖，水煎服。

（3）骨折，鲜鸢尾茎叶捣烂，胡椒粉调匀敷患处。

（4）皮肤瘙痒，本品煎水，外洗。

（5）风湿病痛，鸢尾叶捣烂，兑酒加热敷，并泡酒服。

煎服，6～9g；或绞汁或研末服。外用适量，捣敷；或煎汤洗。

圆穗蓼

［异名］　石风丹（《植物名实图考》），红蝎子七，朱砂七，狼巴子。

［来源］　蓼科蓼属植物圆穗蓼 *Polygonum macrophyllum* D. 的根状茎（图 683）。

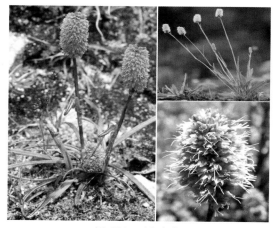

图 683　圆穗蓼

［原植物］　多年生草本。根状茎粗壮，弯曲，直径 1～2cm。茎直立，高 8～30cm，不分枝，2～3条自根状茎发出。基生叶长圆形或披针形，长 3～11cm，宽 1～3cm，顶端急尖，基部近心形，上面绿色，下面灰绿色，有时疏生柔毛，边缘叶脉增厚，外卷；叶柄长 3～8cm；茎生叶较小狭披针形或线形，叶柄短或近无柄；托叶鞘筒状，膜质，下部绿色，上部褐色，顶端偏斜，开裂，无缘毛。总状花序呈短穗状，顶生，长 1.5～2.5cm，直径 1～1.5cm；苞片膜质，卵形，顶端渐尖，长 3～4mm，每苞内具 2～3 花；花梗细弱，比苞片长；花被 5 深裂，淡红色或白色，花被片椭圆形，长 2.5～3mm；雄蕊 8，比花被长，花药黑紫色；花柱 3，基部合生，柱头头状。瘦果卵形，具 3 棱，长 2.5～3mm，黄褐色，有光泽，包于宿存花被内。花期 7～8 月，果期 9～10 月。

［分布］　本市各地区均产。生海拔 2500～3800m 的高山、草地。

［采集加工］　秋季采挖，除去须根及杂质，洗净晾干，切片用。

[资源利用]　资源较丰富。自采自用。

[性味功效]　苦、涩、凉。清热解毒、活血、止血。

[功能主治]　(1)咽喉肿痛，蝎子七、蒲公英，水煎服。

(2)痢疾，本品水煎，调红糖、白糖服；或配蒲公英、委陵菜等，煎服；胃溃疡，可与锁阳，同煎服。

(3)崩漏，便血，蝎子七，煎服；肠风下血，可配白芥子、六月寒、大头羌、木通、广木香等，水煎服。

(4)其他，可用于湿热泄泻，赤白带下，痈肿疮毒，吐血，衄血，创伤出血，跌打损伤，骨节疼痛等。

煎服，6～15g；或浸酒服。外用适量，研末撒或调敷；或磨汁涂；或鲜品捣敷。孕妇慎服。

圆叶锦葵

[异名]　烧饼花，磨盘草。

[来源]　锦葵科锦葵属植物圆叶锦葵 *Malva rotundifolia* L. 的根(图684)。

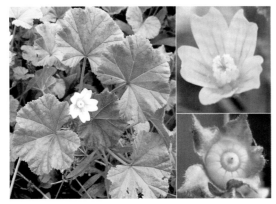

图684　圆叶锦葵

[原植物]　多年生草本，高25～50cm。茎多分枝而常匍生，被粗毛。叶互生，肾形，长1～3cm，宽1～4cm，基部心形，边缘具细圆齿，偶为5～7浅裂，表面疏被长柔毛，背面疏被星状毛；叶柄长3～12cm，被星状长柔毛；托叶小，卵状渐尖。花通常3～4朵簇生于叶腋，偶有单生于茎基部的，花梗不等长，长2～5cm，疏被星状毛；小苞片(副)3，披针形，长约5mm，被星状毛；花两性，辐射对称，白色至粉红色，钟形，5裂，被星状毛；花瓣5，倒心形；单体雄蕊，雄蕊柱被短柔毛；子房上位，花柱分枝13～15。蒴果扁圆形，直径5～6mm，分果爿13～15，被短柔毛。种子肾形，径约1mm，被网纹或无网纹。花期5～7月，果实渐次成熟。

[分布]　本市各地均产。生海拔1000m左右的山坡草地、林缘、地边、路旁和山谷河岸。

[采集加工]　夏、秋采挖，洗净，切片晒干。

[资源利用]　有资源。自采自用。

[性味功效]　甘，温。益气止汗，利尿通乳，托疮排脓。

[功能主治]　(1)自汗，圆叶锦葵、浮小麦、乌梅，水煎，临睡服。

(2)缺乳，可与猪蹄炖熟，加白糖服。

(3)疮肿不透，可配野菊花、蒲公英、皂角刺，水煎服。

(4)其他，可用于倦息乏力，肺虚咳嗽，水肿，崩漏。

煎服，9～15g；炖肉服，30～60g。

圆叶鼠李

[来源]　鼠李科鼠李属植物圆叶鼠李 *Rhamnus globosa* Bge. 的茎叶或根皮(图685)。

[原植物]　灌木，稀小乔木，高2～4m；小枝对生或近对生，灰褐色，顶端具针刺，幼枝和当年生枝被短柔毛。叶纸质或薄纸质，对生或近对生，稀兼互生，或在短枝上簇生，近圆形、倒卵状圆形或卵圆形，稀圆状椭圆形，长2～6cm，宽1.2～4cm，顶端突尖或短渐尖，稀圆钝，基部宽楔形或近圆形，边缘具圆齿状锯齿，上面绿色，初时被密柔毛，后渐脱落或仅沿脉及边缘被疏柔毛，下面淡绿色，全部或沿脉被柔毛，侧脉每边3～4条，上面下陷，下面凸起，网脉在下面明显，叶柄长6～10mm，被密柔毛；托叶线状披针形，宿存，有微毛。花单性，雌雄异株，通常数个至20个簇生于短枝端或长枝下部叶腋，稀2～3

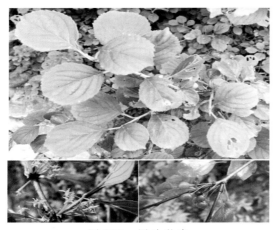

图685　圆叶鼠李

个生于当年生枝下部叶腋,4基数,有花瓣,花萼和花梗均有疏微毛,花柱2～3浅裂或半裂;花梗长4～8mm。核果球形或倒卵状球形,长4～6mm,直径4～5mm,基部有宿存的萼筒,具2、稀3分核,成熟时黑色;果梗长5～8mm,有疏柔毛;种子黑褐色,有光泽,背面或背侧有长为种子3/5的纵沟。花期4～5月,果期6～10月。

[分布]　产庄浪(通化)等地。生海拔1600～2400m的山坡、山谷灌丛中。

[采集加工]　夏、秋采收,除去杂质,晒干。

[资源利用]　有资源。未利用。

[性味功效]　苦、涩,微寒。杀虫,消食,下气祛痰。

[功能主治]　(1)瘰疬,圆叶鼠李茎枝,水煎服。

(2)其他,可用于食积,哮喘等。

煎服,9～15g。

缘毛紫菀

[来源]　菊科紫菀属植物缘毛紫菀 *Aster souliei* Franch. 的根茎及根(图686)。

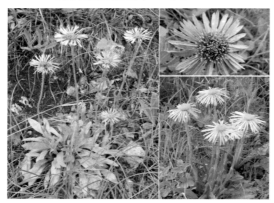

图686　缘毛紫菀

[原植物]　多年生草本,根状茎粗壮,木质。茎单生或与莲座状叶丛生,直立,高5～45cm,纤细,不分枝,有细沟,被疏或密的长粗毛,基部被枯叶残片,下部有密生的叶。莲座状叶与茎基部的叶倒卵圆形、长圆状匙形或倒披针形,长2～7cm,稀11cm,下部渐狭成具宽翅而抱茎的柄,顶端钝或尖,全缘;下部及上部叶长圆状线形,长1.5～3cm,宽0.1～0.3cm;全部叶两面被疏毛或近无毛,或上面近边缘而下面沿脉被疏毛,有白色长缘毛,中脉在下面凸起,有离基三出脉。头状花序在茎端单生,径3～4cm,稀达6cm。总苞半球形,径0.8～1.5cm,稀2cm;总苞片约3层,近等长或外层稍短,长7～10mm,线状稀匙状长圆形,顶端钝或稍尖,下部革质,上部草质,背面无毛或沿中脉有毛,或有缘毛,顶端有时带紫绿色。舌状花30～50个,管部长1.5～2mm;舌片蓝紫色,长12～23mm,宽2～3mm。管状花黄色,长3.5～5mm,管部长1.2～2mm,有短毛,裂片长1.5mm。花柱附片长1mm。冠毛1层,紫褐色,长0.8～2mm,稍超过花冠管部,有不等糙毛。瘦果卵圆形,稍扁,基部稍狭,长2.5～3mm,宽1.5mm,被密粗毛。花期5～7月;果期8月。

[分布]　产庄浪(通边)、平凉(麻武)等地。生海拔2700～4000m的高山针林外缘、灌丛及山坡草地。

[功能主治]　消炎,止咳,平喘。

远　志

[异名]　细草(《神农本草经》),苦远志(《滇南本草》),小草根。

[来源]　远志科远志属植物远志 *Polygala tenuifolia* Willd. 的根(图687)。

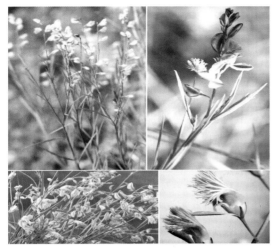

图 687 远志

［原植物］ 多处生草本,高 15～50cm;主根粗壮,韧皮部肉质,浅黄色,长达 10 余厘米。茎多数丛生,直立或倾斜,具纵棱槽,被短柔毛。单叶互生,叶片纸质,线形至线状披针形,长 1～3cm,宽 0.5～1(～3)mm,先端渐尖,基部楔形,全缘,反卷,无毛或极疏被微柔毛,主脉上面凹陷,背面隆起,侧脉不明显,近无柄。总状花序呈扁侧状生于小枝顶端,细弱,长 5～7cm,通常略俯垂,少花,稀疏;苞片 3,披针形,长约 1mm,先端渐尖,早落;萼片 5,宿存,无毛,外面 3 枚线状披针形,长约 2.5mm,急尖,里面 2 枚花瓣状,倒卵形或长圆形,长约 5mm,宽约 2.5mm,先端圆形,具短尖头,沿中脉绿色,周围膜质,带紫堇色,基部具爪;花瓣 3,紫色,侧瓣斜长圆形,长约 4mm,基部与龙骨瓣合生,基部内侧具柔毛,龙骨瓣较侧瓣长,具流苏状附属物;雄蕊 8,花丝 3/4 以下合生成鞘,具缘毛,3/4 以上两侧各 3 枚合生,花药无柄,中间 2 枚分离,花丝丝状,具狭翅,花药长卵形;子房扁圆形,顶端微缺,花柱弯曲,顶端呈喇叭形,柱头内藏。蒴果圆形,径约 4mm,顶端微凹,具狭翅,无缘毛;种子卵形,径约 2mm,黑色,密被白色柔毛,具发达、2 裂下延的种阜。花果期 5～9 月。

［分布］ 全省各地均产。生海拔 800～2000m 的向阳山坡、草地、沟边。

［采集加工］ 春、秋采挖,除去须根及泥沙,晒至皮部稍皱缩,除去木心,统称"远志肉";细的不去木部。用时略洗,润透切段,干燥。生用,或制用。

［炮制］ 制远志:取甘草(远志 100kg,甘草 6kg),加水适量煎汤,去渣,加入净远志,用文火煮至汤吸尽,取出干燥。

朱远志:取制远志置盆内,清水喷湿,微闷,加朱砂粉(远志 100kg,朱砂粉 2kg)拌轧,取出晾干。

［资源利用］ 资源较丰富。自产自销。

［性味功效］ 苦、辛,温。安神益智,祛痰利窍,消散痈肿。

［功能主治］ (1)惊恐,惊悸不安,多与茯神、龙齿、朱砂、石菖蒲、酸枣仁、人参同用,以镇静安神,如《张氏医通》远志丸;心肾不交,惊悸不安,常配石菖蒲、龙齿、茯神、人参、茯苓以交心肾安神定志,如《医学心悟》安神定志丸。

(2)癫痫昏仆,痉挛抽搐,可配半夏、石菖蒲、天麻、僵蚕、全蝎、茯神等,如《医学心悟》定痫丸;癫狂发作,可与石菖蒲、郁金、白矾等同用,后二味即白金丸。

(3)痰饮阻肺,咳嗽痰多,常配桔梗、杏仁、陈皮等宣肺利气化痰药。

(4)痈疽疮毒,不问寒热虚实,可单用研末,黄酒送服。另用末调敷。

煎服,3～9g;或入丸、散服。外用适量,研末酒调敷。阴虚火旺,脾胃虚弱者及孕妇慎服。

附:小草（《神农本草经》）

［来源］ 远志科远志属植物远志 *Polygala tenuifolio* Willd. 的茎叶。

［性味功效］ 辛、苦,平。祛痰,安神,消痈。

［功能主治］ (1)遗精白浊,虚烦不安,可配黄芪、麦冬、当归、酸枣仁、石斛、人参、甘草为末,每服12g,加生姜 5 片,水煎,不拘时服,如《济生方》小草汤。

(2)胸脘满闷,呕逆疼痛,饮食不下,可与桂心、蜀椒、干姜、细辛、附子为末,蜜丸服,如《古今录验》小草丸。

(3)心中烦热,恍惚,狂言乱语,时复惊恐,发作有时,可配柏子仁、犀角屑、赤茯苓、铁精、龙齿天竺黄、生干地黄、琥珀,捣为散,竹叶汤调服,如《太平圣惠方》小草散。

煎服,3～9g;或入丸、散服。外用适量,捣敷。

月季花

[异名] 月月红(《本草纲目》),月月开(《分类草药性》),四季开。

[来源] 蔷薇科蔷薇属植物月季花 *Rosa chinensis* Jacq. 的花(图688)。

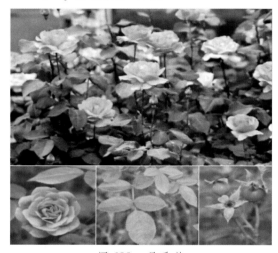

图688 月季花

[原植物] 直立灌木,高1～2m;小枝粗壮,圆柱形,近无毛,有短粗的钩状皮刺或无刺。小叶3～5,稀7,连叶柄长5～11cm,小叶片宽卵形至卵状长圆形,长2.5～6cm,宽1～3cm,先端长渐尖或渐尖,基部近圆形或宽楔形,边缘有锐锯齿,两面近无毛,上面暗绿色,常带光泽,下面颜色较浅,顶生小叶片有柄,侧生小叶片近无柄,总叶柄较长,有散生皮刺和腺毛;托叶大部贴生于叶柄,仅顶端分离部分成耳状,边缘常有腺毛。花几朵集生,稀单生,直径4～5cm;花梗长2.5～6cm,近无毛或有腺毛,萼片卵形,先端尾状渐尖,有时呈叶状,边缘常有羽状裂片,稀全缘,外面无毛,内面密被长柔毛;花瓣

重瓣至半重瓣,红色、粉红色至白色,倒卵形,先端有凹缺,基部楔形;花柱离生,伸出萼筒口外,约与雄蕊等长。果卵球形或梨形,长1～2cm,红色,萼片脱落。花期4～9月,果期6～11月。

[分布] 本市各地普遍栽培。

[采集加工] 夏、秋花微开时采摘,阴干或低温干燥。生用。

[资源利用] 栽培花卉。自产自销。

[性味功效] 甘、微苦,温。活血调经,解毒消肿。

[功能主治] (1)月经不调,血瘀经闭腹痛,常与当归、丹参、香附、益母草等活血行气药同用。

(2)跌打损伤,瘀血肿痛,可单品研末,以酒冲服;或与地鳖虫研末酒服,另用鲜品捣烂外敷。

(3)痈肿疮疔,可单用鲜品或配垂盆草,或配白矾少许,捣敷;瘰疬,则可与夏枯草、贝母、牡蛎等同煎服。

(4)烫伤,干月季花研末,油调外涂。

煎服,3～6g,鲜品加倍。外用适量,鲜品捣敷,干品研末调搽。脾虚便溏者慎服;孕妇及月经过多者忌服。

注 月季花叶:微苦,平。活血消肿,解毒,止血。用于疮疡肿毒,瘰疬,跌打损伤,腰膝肿痛,外伤出血。煎服,3～9g;外用适量。嫩叶捣敷。

月季花根:甘、苦、微涩,温。活血调经,消肿散结,涩精止带。用于月经不调,痛经,闭经,血崩,跌打损伤,瘰疬,遗精,带下。煎服,9～30g。

月见草

[异名] 夜来香。

[来源] 柳叶菜科月见草属植物月见草 *Oenothera biennis* L. 的根(图689)。

[原植物] 直立二年生粗壮草本,基生莲座叶丛紧贴地面;茎高50～200cm,不分枝或分枝,被曲柔毛与伸展长毛(毛的基部疱状),在茎枝上端常混生有腺毛。基生叶倒披针形,长10～25cm,宽2～4.5cm,先端锐尖,基部楔形,边缘疏生不整齐的

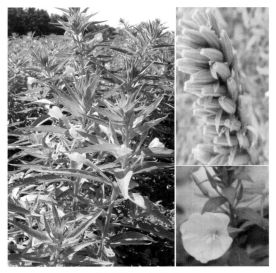

图 689　月见草

浅钝齿,侧脉每侧 12 ~ 15 条,两面被曲柔毛与长毛;叶柄长 1.5 ~ 3cm。茎生叶椭圆形至倒披针形,长 7 ~ 20cm,宽 1 ~ 5cm,先端锐尖至短渐尖,基部楔形,边缘每边有 5 ~ 19 枚稀疏钝齿,侧脉每侧 6 ~ 12 条,每边两面被曲柔毛与长毛,尤茎上部的叶下面与叶缘常混生有腺毛;叶柄长 0 ~ 15mm。花序穗状,不分枝,或在主序下面具次级侧生花序;苞片叶状,芽时长及花的 1/2,长大后椭圆状披针形,自下向上由大变小,近无柄,长 1.5 ~ 9cm,宽 0.5 ~ 2cm,果时宿存,花蕾锥状长圆形,长 1.5 ~ 2cm,粗 4 ~ 5mm,顶端具长约 3mm 的喙;花管长 2.5 ~

3.5cm,径 1 ~ 1.2mm,黄绿色或开花时带红色,被混生的柔毛、伸展的长毛与短腺毛;花后脱落;萼片绿色,有时带红色,长圆状披针形,长 1.8 ~ 2.2cm,下部宽大处 4 ~ 5mm,先端骤缩成尾状,长 3 ~ 4mm,在芽时直立,彼此靠合,开放时自基部反折,但又在中部上翻,毛被同花管;花瓣黄色,稀淡黄色,宽倒卵形,长 2.5 ~ 3cm,宽 2 ~ 2.8cm,先端微凹缺;花丝近等长,长 10 ~ 18mm;花药长 8 ~ 10mm,花粉约 50% 发育;子房绿色,圆柱状,具 4 棱,长 1 ~ 1.2cm,粗 1.5 ~ 2.5mm,密被伸展长毛与短腺毛,有时混生曲柔毛;花柱长 3.5 ~ 5cm,伸出花管部分长 0.7 ~ 1.5cm;柱头围以花药。开花时花粉直接授在柱头裂片上,裂片长 3 ~ 5mm。蒴果锥状圆柱形,向上变狭,长 2 ~ 3.5cm,径 4 ~ 5mm,直立。绿色,毛被同子房,但渐变稀疏,具明显的棱。种子在果中呈水平状排列,暗褐色,棱形,长 1 ~ 1.5mm,径 0.5 ~ 1mm,具棱角,各面具不整齐洼点。

[分布] 本市各地有栽培,并已逸为野生。

[采集加工] 秋季采挖,去净泥土,晒干。

[资源利用] 栽培花卉。未利用。

[性味功效] 甘、苦,温。祛风湿,强筋骨。

[功能主治] 用于风寒湿痹,筋骨酸软。煎服,6 ~ 15g。

芸　芥

[异名] 金堂葶苈。

[来源] 十字花科芝麻菜属植物芝麻菜 *Eruca sativa* Mill. 的种子(图690)。

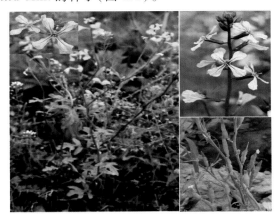

图 690　芝麻菜

[原植物] 一年生草本,高 20 ~ 90cm;茎直立,上部常分枝,疏生硬长毛或近无毛。基生叶及下部叶大头羽状分裂或不裂,长 4 ~ 7cm,宽 2 ~ 3cm,顶裂片近圆形或短卵形,有细齿,侧裂片卵形或三角状卵形,全缘,仅下面脉上疏生柔毛;叶柄长 2 ~ 4cm;上部叶无柄,具 1 ~ 3 对裂片,顶裂片卵形,侧裂片长圆形。总状花序有多数疏生花;花直径 1 ~ 1.5cm;花梗长 2 ~ 3mm,具长柔毛;萼片长圆形,长 8 ~ 10mm,带棕紫色,外面有蛛丝状长柔毛;花瓣黄色,后变白色,有紫纹,短倒卵形,长 1.5 ~ 2cm,基部有窄线形长爪。长角果圆柱形,长 2 ~ 3cm,果瓣无毛,有 1 隆起中脉,喙剑形,扁平,长 5 ~ 9mm,顶端尖,有 5 纵脉;果梗长 2 ~ 3mm;种子

近球形或卵形,直径 1.5～2mm,棕色,有棱角。花期 5～6 月,果期 7～8 月。

[分布] 本市内各地栽培或野生。生海拔 1400～3100m 的山坡、田地。

[采集加工] 7～8 月果实成熟时采割植株,晒干,打下种子,除去杂质。

[资源利用] 资源较丰富。未利用。

[性味功效] 辛、苦,寒。泻肺平喘,行水消肿。

[功能主治] 用于痰壅喘咳,水肿,小便不利,水臌。

煎服,6～12g;或入丸、散服。肺虚喘嗽,脾肾阳虚水肿者忌服。

芸苔子

[异名] 油菜籽,油菜,菜苔。

[来源] 十字花科芸薹属植物芸苔 *Brassica campestris* L. 的种子(图 691)。

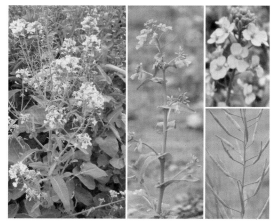

图 691 芸苔

[原植物] 二年生草本,高 30～90cm;茎粗壮,直立,分枝或不分枝,无毛或近无毛,稍带粉霜。基生叶大头羽裂,顶裂片圆形或卵形,边缘有不整齐弯缺牙齿,侧裂片 1 至数对,卵形;叶柄宽,长 2～6cm,基部抱茎;下部茎生叶羽状半裂,长 6～10cm,基部扩展且抱茎,两面有硬毛及缘毛;上部茎生叶长圆状倒卵形、长圆形或长圆状披针形,长 2.5～8(～15)cm,宽 0.5～4(～5)cm,基部心形,抱茎,两侧有垂耳,全缘或有波状细齿。总状花序在花期成伞房状,以后伸长;花鲜黄色,直径 7～10mm;萼片长圆形,长 3～5mm,直立开展,顶端圆形,边缘透明,稍有毛;花瓣倒卵形,长 7～9mm,顶端近微缺,基部有爪。长角果线形,长 3～8cm,宽 2～4mm,果瓣有中脉及网纹,萼直立,长 9～24mm;果梗长 5～15mm。种子球形,直径约 1.5mm。紫褐色。花期 3～4 月,果期 5 月。

[分布] 本市内各地有栽培。

[采集加工] 6～7 月种子成熟时割取植株,晒干,打下种子,簸去杂质,再晒干。

[资源利用] 栽培品。自产自销。

[性味功效] 辛,温。行血破气,消肿散结,润肠通便。

[功能主治] (1)血瘀痛经,可与丹参、赤芍、香附、红花、元胡等同用。

(2)产后恶露不尽,少腹刺痛,常配当归、桂心、赤芍各等份,为细末,温酒调服 6g,如《产乳集验方》芸苔散;产后血晕,可与生地黄等份为末,姜片、童便,水酒煎服。

(3)风湿毒气攻注,遍身剧烈疼痛,可配天南星、草乌等药,如《圣济总录》芸苔子散。

(4)大便秘结,可与厚朴、当归、枳壳等同用。

煎服,6～9g;或入丸、散服。外用适量,研末调敷。阴血虚,便溏者忌服。

附:芸苔(《名医别录》)

[异名] 胡菜(《通俗文》),寒菜(《百病方》),芸苔菜(《日用本草》),青菜(《随息居饮食谱》)。

[来源] 十字花科芸薹属植物芸苔 *Brassica campestris* L. 的根、茎和叶。

[性味功效] 辛、甘,平。凉血散血,解毒消肿。

[功能主治] (1)血痢不止、腹中绞痛,鲜品绞取汁,兑蜂蜜温服。

（2）女子吹乳,鲜茎叶,捣烂敷之。

（3）毒热肿,蔓青根、芸苔苗叶根,共捣调鸡子清,敷之。

煎服,30～300g;捣汁服,20～100ml。外用适量,煎水洗或捣敷。麻疹后,疮疥,目疾者不宜食。

杂配藜

[异名]　大叶藜,大灰灰菜,光藜。

[来源]　藜科藜属植物杂配藜 *Chenopodium hybridum* L. 的带花果地上部分(图692)。

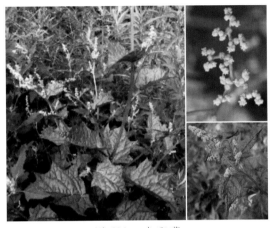

图692　杂配藜

[原植物]　一年生草本,高40～120cm。茎直立,粗壮,具淡黄色或紫色条棱,上部有疏分枝,无粉或枝上稍有粉。叶片宽卵形至卵状三角形,长6～15cm,宽5～13cm,两面均呈亮绿色,无粉或稍有粉,先端急尖或渐尖,基部圆形、截形或略呈心形,边缘掌状浅裂;裂片2～3对,不等大,轮廓略呈五角形,先端通常锐;上部叶较小,叶片多呈三角状戟形,边缘具较少数的裂片状锯齿,有时几全缘;叶柄长2～7cm。花两性兼有雌性,通常数个团集,在分枝上排列成开散的圆锥状花序;花被裂片5,狭卵形,先端钝,背面具纵脊并稍有粉,边缘膜质;雄蕊5。胞果双凸镜状;果皮膜质,有白色斑点,与种子贴生。种子横生,与胞果同形,直径通常2～3mm,黑色,无光泽,表面具明显的圆形深穴或呈凹凸不平;胚环形。花果期7～9月。

[分布]　本市各地均产。生海拔1000～3200m的山坡林缘、荒地及阴湿的草丛中。

[采集加工]　6～8月采割带花、果茎叶,除去杂质,鲜用或切碎晒干。

[资源利用]　资源较丰富。自采自用。

[性味功效]　甘,平。调经止血,解毒消肿。

[功能主治]　（1）月经不调,可单用鲜品煎服,或熬膏服;崩漏,可与蒲黄炭、藕节同煎服。

（2）吐血,衄血,可配白茅根,均较大剂量煎服;尿血,本品水煎,冲百草霜服。

（3）血淋,鲜杂配藜、蒲黄炭、小蓟、木通等,水煎服。

（4）痢疾,鲜品洗净,取汁加糖服;痈肿疮毒,鲜品捣烂外敷。

煎服,3～9g,大剂量可用至30g;或熬膏服。外用适量,捣敷。

枣

[异名]　干枣(《名医别录》),红枣。

[来源]　鼠李科枣属植物枣 *Ziziphus jujuba* Mill. 的成熟果实(图693)。

[原植物]　落叶小乔木,稀灌木,高达10余米;树皮褐色或灰褐色;有长枝,短枝和无芽小枝(即新枝)比长枝光滑,紫红色或灰褐色,呈"之"字形曲折,具2个托叶刺,长刺可达3cm,粗直,短刺下弯,长4～6mm;短枝短粗,矩状,自老枝发出;当年生小枝绿色,下垂,单生或2～7个簇生于短枝上。叶纸质,卵形,卵状椭圆形,或卵状矩圆形;长3～7cm,宽1.5～4cm,顶端钝或圆形,稀锐尖,具小尖头,基部稍不对称,近圆形,边缘具圆齿状锯齿,上面深绿色,无毛,下面浅绿色,无毛或仅沿脉多少被疏微毛,基生三出脉;叶柄长1～6mm,或在长枝上的可达1cm,无毛或有疏微毛;托叶刺纤细,后期常脱落。花黄绿色,两性,5基数,无毛,具短总花梗,

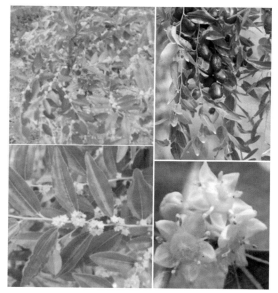

图693　枣

单生或2～8个密集成腋生聚伞花序;花梗长2～3mm;萼片卵状三角形;花瓣倒卵圆形,基部有爪,与雄蕊等长;花盘厚,肉质,圆形,5裂;子房下部藏于花盘内,与花盘合生,2室,每室有1胚珠,花柱2半裂。核果矩圆形或长卵圆形,长2～3.5cm,直径1.5～2cm,成熟时红色,后变红紫色,中果皮肉质,厚,味甜,核顶端锐尖,基部锐尖或钝,2室,具1或2种子,果梗长2～5mm;种子扁椭圆形,长约1cm,宽8mm。花期5～7月,果期8～9月。

[分布]　本市各地有栽培。

[采集加工]　秋季果实成熟时采收,除去杂质,晒干。多生用,用时破开或去核。

[资源利用]　资源丰富。自产自销。

[性味功效]　甘,温。补中益气,养血安神,调和营卫,缓和药性。

[功能主治]　(1)脾胃虚弱,倦怠乏力,常与人参、白术相辅,如参苓白术散,用枣汤调服,以增补益脾胃之效;脾胃不和,干呕腹胀,常与生姜、甘草同用,以调和脾胃,如《太平惠民和剂局方》枣汤。

(2)气血不足,气虚证,常与补气之人参同用,如《醒园录》参枣丸;血虚证,则与养血的当归、白芍同用;气血两虚,于补气养血方中加用大枣,如八珍汤、人参养荣汤。

(3)表证营卫不和,头痛发热汗出,可助桂枝、白芍调和营卫,如桂枝汤《伤寒论》中之十枣汤、《金匮要略》中之葶苈大枣泻肺汤,均以大枣缓和大戟、甘遂、芫花等的毒性和峻烈之性。

煎服,9～15g;或捣烂作丸服。食滞、中满、虫积、齿痛及痰饮患者慎服。

注　枣核:苦,平。解毒,敛疮。用于臁疮,牙疳。外用,烧后研末敷。

枣叶:甘,温。清热解毒。用于小儿发热,疮疖,热痱,烂脚,烫火伤。煎服,3～10g;外用适量,煎水洗。

枣树皮:苦、涩,温。涩肠止泻,镇咳,止血。用于泄泻,痢疾,咳嗽,崩漏,外伤出血,烧烫伤。

煎服,6～9g;研末服,1.5～3g;外用适量,煎水洗或研末撒。

泽　兰 (《神农本草经》)

[异名]　水香(《吴普本草》),小泽兰(《雷公炮炙论》),地瓜儿苗(《救荒本草》),风药(《本草纲目》)。

[来源]　唇形科地笋属植物地笋 *Lycopus lucidus* Turcz. 或硬毛地笋 *Lycopus lucidus* Turcz. ex Benth var. *hirtus* Regel 的地上部分(图694)。

[原植物]　(1)地笋:多年生草本,高达1m。地下根状茎横走,具节,节上密生须根,先端肥大呈圆柱形,节上具肥大的带鳞叶的地下枝;地上茎直立,四棱形,绿色,紫红色或紫绿色,无毛,或在节上疏生小硬毛。叶交互对生,披针形或狭披针形,长4.5～11cm,宽1.2～3.5cm,先端渐尖基部楔形,边缘具粗锯齿,两面均亮绿色,光滑,仅背面脉上有柔毛,背面具凹陷的腺点,侧脉6～7对,与中脉在背面突出。轮伞花序腋生,无梗,呈圆球形;苞片卵圆形至披针形,先端刺尖,位于外方者超过花萼长达5mm,具3脉,位于内面者长2～3mm,具1脉,边缘均具小纤毛;花两性,两侧对称;花萼钟状,长3mm,两面无毛,外面具腺点,萼齿5,三角状披针形,长2mm,具刺尖头,边缘具缘毛;花冠唇形,白色,长约

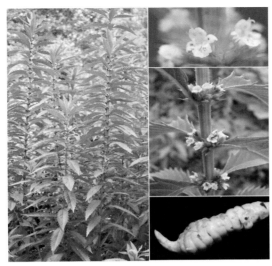

图 694-1　地笋

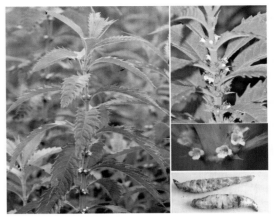

图 694-2　硬毛地笋

5mm,冠檐外面具腺点,内面喉部具白色短柔毛,上层近圆形,下唇 3 裂,中裂片较大;雄蕊前对能育,伸出花冠,花丝丝状,无毛,花药卵圆形,后对雄蕊退化,先端棍棒状;花柱伸出花冠,先端相等 2 浅裂,裂片线形。4 个小坚果扁平,卵圆状四边形,暗褐色。花期 8~9 月,果期 9~11 月。

(2)硬毛地笋(变种):本变种与正种(原变种)不同处在于茎棱上被向上小硬毛,节上密集硬毛;叶披针形,暗绿色,上面密被细刚毛状硬毛,叶缘具缘毛,下面主要在肋及脉上被刚毛状硬毛,两端渐狭,边缘具锐齿。

[分布]　(1)地笋:产华亭、庄浪、平凉、泾川、灵台等地。生海拔 600~2100m 的沼泽、水边、沟边等潮湿处。

(2)硬毛地笋(变种):产庄浪、华亭、平凉等地。生海拔 600~2100m 的沼泽地、水边等潮湿处。

[采集加工]　夏、秋茎叶茂盛时采割,除去杂质,阴干。切段,生用。

[资源利用]　有资源。自产自销。

[性味功效]　苦、辛,微温。活血化瘀,利水消肿,解毒消痈。

[功能主治]　(1)妇女经产瘀血,经闭不行,小腹痛拒按,可配当归、白芍、甘草,如《济阴纲目》泽兰汤;产后恶露不下,或所下甚少,腹痛拒按,可与当归、赤芍、熟地黄、牛膝、茺蔚子、柏子仁同用,如《医学心悟》泽兰汤。

(2)产后浮肿,可同防己等份为末,酸汤送服,如《随身备急方》载方。

(3)跌打损伤,鲜品捣敷;或与当归尾、乳香、没药、三七等同用。

(4)痈疮肿痛,可配当归、银花、赤芍、甘草、连翘等,水煎服;另用鲜品捣烂外敷。

煎服,6~15g;或入丸、散服。外用适量,鲜品捣敷;或煎水熏洗。无血瘀或血虚者慎服。

泽　漆(《神农本草经》)

[异名]　猫儿眼睛草(《履巉岩本草》),五凤草(《本草纲目》)。

[来源]　大戟科大戟属植物泽漆 *Euphorbia helioscopia* L. 的地上部分(图 695)。

[原植物]　一年生或二年生草本。茎通常数条丛生,基部斜升,高 15~20cm,幼时常被疏毛,基部紫红色,上部淡绿色,肉质,含乳液。叶互生,倒卵形或匙形,长 10~20mm,宽 10~15mm,先端钝圆,有

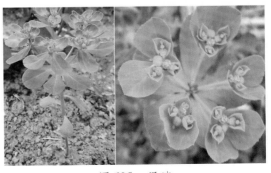

图 695　泽漆

缺刻和细锯齿,基部楔形,两面深绿色或灰绿色,被疏长毛,无柄,下部叶小,开花后渐脱落。杯状聚伞花序顶生,伞梗5,每伞梗再分生2~3小梗,伞梗基部有轮生叶5,与下部叶同形而较大;苞叶宽卵形;总苞杯状,顶端4裂,裂片钝,腺体4,盾形,黄绿色;雄花10余朵,每花雄蕊1,下有短柄,花药歧出,球形;雌花1,位于雄花中央,子房有长柄,伸出雄花之外;柱头2裂。蒴果球形,直径约3mm,3裂,光滑。种子褐色,卵形,长约2mm,有明显凸起的网纹,具白色半圆形种阜。花期4~5月,果期5~8月。

[分布] 本市各地均产。生海拔600~2500m的田边、路旁、荒野等处。

[采集加工] 4~5月开花时采收,除去杂质、根及泥沙,晒干。

[资源利用] 资源丰富。自采自用。

[性味功效] 辛、苦,寒,有毒。行水消肿,化痰止咳,解毒杀虫。

[功能主治] (1)水气肿满,可单用,或配枣肉为丸服;肺脾失调,水肿喘息,可配人参、白术、桑白皮等,以补脾泻肺。

(2)痰饮内停,咳逆上气而脉沉,可与半夏、白前、甘草、紫参、生姜、黄芩、人参、桂枝同用,如《金匮要略》泽漆汤。

(3)瘰疬,无名肿毒,癣疮,结核性瘘管等病症,可单品熬膏外涂或稀释后用纱布塞漆管。

煎服,3~9g;或熬膏,或入丸、散服。外用适量,煎水洗;熬膏涂或研末调敷。气血虚弱及脾胃虚者慎服。

泽 泻(《神农本草经》)

[异名] 水泻(《神农本草经》),及泻(《名医别录》)。

[来源] 泽泻科泽泻属植物东方泽泻 *Alisma orientale*(Samuel.)Juz. 的块茎(图696)。

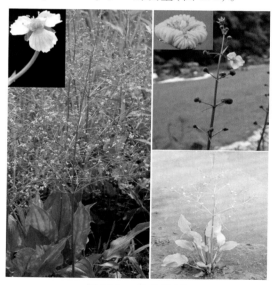

图696 东方泽泻

[原植物] 多年生水生或沼生草本。块茎直径1~2cm,叶多数;挺水叶宽披针形、椭圆形,长3.5~11.5cm,宽1.3~6.8cm,先端渐尖,基部近圆形或浅心形,叶脉5~7条,叶柄长3.2~34cm,较粗壮,基部渐宽,边缘窄膜质。花莛高35~90cm;花序长20~70cm,具3~9轮分枝,每轮分枝3~9枚;花两性,直径约6mm;花梗不等长,长0.5~2.5cm;花被片6,排成2轮,外轮花被片卵形,长2~2.5mm,宽约1.5mm,边缘窄膜质,具5~7脉,内轮花被片近圆形,比外轮大,白色、淡红色,稀黄绿色,边缘波状;雄蕊6枚,着生于内轮花被片基部两侧,花药2室,纵裂,花丝基部宽,向上渐窄,或骤然狭窄;心皮多数,分离,排列不整齐,花柱长约0.5mm,直立,柱头长约为花柱的1/5;花托在果期呈凹凸状,高约0.4mm。瘦果椭圆形,长1.5~2mm,宽1~1.2mm,背部具1~2条浅沟,腹部自果喙处凸起,呈膜质翅,两侧果皮纸质,半透明或否,果喙长约0.5mm,自腹侧中上部伸出。种子紫红色,长约1.1mm,宽约0.8mm。花果期5~9月。

[分布] 本市各地区均产。生湖泊、河湾、溪流、水塘的浅水带、沼泽、沟渠及低洼湿地亦有生长。

[采集加工] 冬季茎叶枯萎时采挖,除去茎叶,洗净,干燥,撞去须根及粗皮。用时稍浸,润透切厚片,干燥。生用或盐制用。

[炮制] 盐泽泻:取净泽泻片,加盐水(泽泻片100kg,食盐2.5kg)拌匀,闷透置锅内,文火炒干,取出放凉。

[资源利用] 零散分布。自采自用。

[性味功效] 甘、淡,寒。利水渗湿,泄热通淋。

[功能主治] (1)水肿胀满,可与白术、茯苓同用,如《素问病机气宜保命集》白术散;亦可配猪苓、桂枝、白术、茯苓,如五苓散;湿热偏胜,可与车前子、滑石、甘草梢等清热利湿药同用。

(2)痰饮眩晕,可与白术同用,如《金匮要略》泽泻汤;亦可加茯苓、半夏、橘红等化痰除饮之品。

(3)相火偏旺,兼有湿热,遗精,淋沥,阴汗阳强,可配地黄、牡丹皮、知母、黄柏、山药、山茱肉、茯苓,如知柏地黄丸。

(4)高脂血症,将泽泻制片服用;或与首乌、决明子、白术、大黄等,煎服;耳源性眩晕,泽泻、白术制成煎剂,口服。

煎服,6~12g;或入丸、散服。肾虚精滑无湿热者忌服。

斩龙草

[异名] 羽叶千里光。

[来源] 菊科千里光属植物额河千里光 *Senecio argunensis* Turcz. 的全草(图697)。

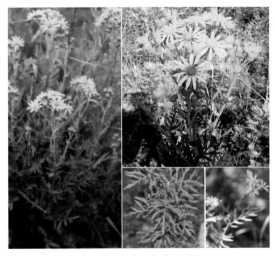

图697 额河千里光

[原植物] 多年生根状茎草本,根状茎斜生,径7mm,具多数纤维状根。茎单生,直立,30~60(~80)cm,被蛛丝状柔毛,有时多少脱毛,上部有花序枝。基生叶和下部茎叶在花期枯萎,通常凋落;中部茎叶较密集,无柄,全形卵状长圆形至长圆形,长6~10cm,宽3~6cm,羽状全裂至羽状深裂,顶生裂片小而不明显,侧裂片约6对,狭披针形或线形,长1~2.5cm,宽0.1~0.5cm,钝至尖,边缘具1~2齿或狭细裂,或全缘,稍斜生,纸质,上面无毛,下面有疏蛛丝状毛,或多少脱毛,基部具狭耳或撕裂状耳;上部叶渐小,顶端较尖,羽状分裂。头状

花序有舌状花,多数,排列成顶生复伞房花序;花序梗细,长1~2.5cm,有疏至密蛛丝状毛,有苞片和数个线状钻形小苞片;总苞近钟状,长5~6mm,宽3~5mm,具外层苞片;苞片约10,线形,长3~5mm,总苞片约13,长圆状披针形,宽1~1.5mm,尖,上端具短髯毛,草质,边缘宽干膜质,绿色或有时变紫色,背面被疏蛛丝状毛。舌状花10~13,管部长4mm;舌片黄色,长圆状线形,长8~9mm,宽2~3mm,顶端钝,有3细齿,具4脉;管状花多数;花冠黄色,长6mm,管部长2~2.5mm,檐部漏斗状;裂片卵状长圆形,长0.7mm,尖。花药线形,长2mm,基部有明显稍尖的耳,附片卵状披针形;花药气颈部较粗,向基部膨大。花柱分枝长0.7mm,顶端截形,有乳头状毛。瘦果圆柱形,长2.5mm,无毛;冠毛长5.5mm,淡白色。花期8~10月。

[分布] 产平凉、华亭等地。生海拔650~3200m的山坡、草地、林缘、灌丛中。

[采集加工] 夏季采收,除去杂质,洗净,鲜用或扎把晒干。

[资源利用] 有资源。未利用。

[性味功效] 微苦,寒。清热解毒,清肝明目。

[功能主治] 用于咽喉肿痛,目赤,痢疾,痈肿疮疔,瘰疬,湿疹疥癣,毒蛇咬伤,蝎蜂蜇伤。

煎服,15~30g,鲜品加倍。外用适量,煎水熏洗;或鲜品捣敷。

展毛翠雀花

［来源］ 毛茛科翠雀花属植物展毛翠雀花 *Delphinium kamaonense* Huth var. *glabrescens*（W. T. Wang）W. T. Wang 的全草（图698）。

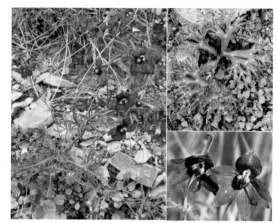

图698　展毛翠雀花

［原植物］ 茎高约35cm，基部之上稍密被反曲和开展的白色柔毛，其他部分只有极稀疏的开展柔毛，通常分枝。基生叶和近基部叶有稍长柄；叶片圆五角形，宽5～6.5cm，3全裂近基部，中全裂片楔状菱形，3深裂，二回裂片有1～2个狭卵形或条状披针形小裂片，侧全裂片扇形，不等2深裂，深裂片又二回细裂，表面疏被短伏毛，背面沿脉有少数较长的柔毛；叶柄长8～12cm，疏被开展的柔毛。其他叶细裂，小裂片线形或狭线形，宽2～3mm。花序通常复总状，有多数花；轴有极少开展的柔毛或近无毛；基部苞片叶状，其他苞片狭线形或钻形；花梗长1.5～5cm，顶部有较密的短柔毛或近无毛，其他部分近无毛；小苞片生花梗上部，钻形，长4～6.5mm；萼片深蓝色，椭圆形或倒卵状椭圆形，长1.1～1.8cm，外面有短伏毛，距钻形，比萼片稍短，长1.2～1.6cm，稍向上弯曲；花瓣无毛，顶端圆形；退化雄蕊蓝色，瓣片宽倒卵形，顶端微凹，腹面基部之上有黄色髯毛；花丝有少数柔毛；心皮3，子房密被长柔毛。蓇葖长约1cm；种子四面体形，长约2mm，沿棱有狭翅。6～8月开花。与光序翠雀花的区别，萼距比萼片长，长1.8～2.5cm，末端稍向下弯；雄蕊无毛。萼片长0.9～1.8cm，深或淡蓝色，偶尔白色。退化雄蕊的瓣片顶端近全缘或微凹，偶尔2裂达中部。

［分布］ 产静宁、庄浪、平凉等地。生海拔2300～3300m的高山草地及草原。

［采集加工］ 7～8月采挖，除去杂质，洗净，将花摘出，晒干。

［性味功效］ 苦，微寒。清热燥湿，止痢。

［功能主治］ 用于湿热痢疾，腹泻，肠炎。煎服，3～9g。

掌裂草葡萄

［来源］ 葡萄科蛇葡萄属植物掌裂草葡萄 *Ampelopsis aconitifolia* Bunge var. *palmiloba*（Carr.）Rehd. 的块根（图699）。

［原植物］ 木质藤本。小枝圆柱形，有纵棱纹，被疏柔毛。卷须二叉至三叉分枝，相隔2节间断与叶对生。叶为掌状5小叶，小叶3～5羽裂，披针形或菱状披针形，长4～9cm，宽1.5～6cm，顶端渐尖，基部楔形，中央小叶深裂，或有时外侧小叶浅裂或不裂，上面绿色无毛或疏生短柔毛，下面浅绿色，无毛或脉上被疏柔毛；小叶有侧脉3～6对，网脉不明显；叶柄长1.5～2.5cm，无毛或被疏柔毛，小叶几无柄；托叶膜质，褐色，卵披针形，长约2.3mm，宽1～2mm，顶端钝，无毛或被疏柔毛。花

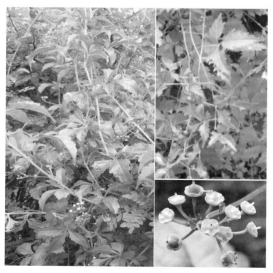

图699　掌裂草葡萄

序为疏散的伞房状复二歧聚伞花序,通常与叶对生或假顶生;花序梗长 1.5~4cm,无毛或被疏柔毛,花梗长 1.5~2.5mm,几无毛;花蕾卵圆形,高 2~3mm,顶端圆形;萼碟形,波状浅裂或几全缘,无毛;花瓣 5,卵圆形,高 1.7~2.7mm,无毛;雄蕊 5,花药卵圆形,长宽近相等;花盘发达,边缘呈波状;子房下部与花盘合生,花柱钻形,柱头扩大不明显。果实近球形,直径 0.6~0.8cm,有种子 2~3 颗,种子倒卵圆形,顶端圆形,基部有短喙,种脐在种子背面中部近圆形,种脊向上渐狭呈带状,腹部中棱脊微突出,两则洼穴呈沟状,从基部向上斜展达种子上部1/3。花期 5~6 月,果期 8~9 月。

[分布] 产华亭、平凉等地区。生海拔 600~2200m 的沟边或山坡、灌丛。

[采集加工] 秋、冬采挖,洗净切片,鲜用或晒干。

[资源利用] 资源少。自采自用。

[性味功效] 苦,寒。小毒。清热化痰,解毒散结。

[功能主治] 用于热病共痛,胃脘痛,痢疾,痈肿,痰核。

煎服,3~6g。外用适量,研末调敷;磨汁涂;或鲜品捣敷。

掌裂蟹甲草

[异名] 虎掌,羊角天麻。

[来源] 菊科蟹甲草属植物掌裂蟹甲草 *Parasenecio palmatisectus*（J. F. Jeffrey）Y. L. Chen 的全草（图 700）。

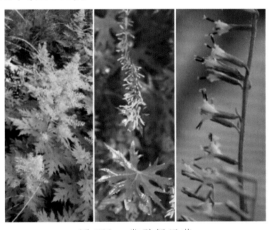

图 700 掌裂蟹甲草

[原植物] 多年生草本,根状茎粗壮,有多数被绒毛的须根。茎单生,高 50~100cm,直立,具条纹,被疏短柔毛或近无毛。叶具长柄,下部叶在花期凋落,中部叶叶片全形宽卵圆形或五角状心形,长 5~14cm,宽 7~14cm,羽状掌状 5~7 深裂,裂片长圆形、长圆状披针形或匙形,稀线形,长 2~9cm,宽 2~4cm,羽状浅裂或具 2~4 个不等的角状齿,顶生裂片较大,侧生裂片窄小,上面绿色,被贴生疏短毛或无毛,下面淡绿色或灰绿色,沿脉被柔毛,叶柄无翅,长 4~7cm,被疏短柔毛或近无毛,上部叶渐小,与中部叶同形,叶柄较短。头状花序较多数,在茎端排列成总状或疏圆锥状花序,开展或花后下垂;花序梗长 3~5（~7）mm,被短柔毛或近无毛,具 1~2 线形小苞片。总苞圆柱形,长 8~10mm,宽 2.5~3mm;总苞片 4,绿色或有时变紫色,线状长圆形,顶端稍钝,边缘狭膜质,外面有疏短毛或近无毛。小花 4~5,稀 6 或 7,花冠黄色,长 8~12mm,管部细,长约 3mm,檐部窄钟状,裂片卵状披针形;花药伸出花冠,基部具尾尖;花柱分枝外卷,顶端截形,被乳头状微毛。瘦果圆柱形,长 5~6mm,无毛,具肋;冠毛白色,长 5~6mm。花期 7~8 月,果期 9~10 月。

[分布] 产平凉、华亭等地。生海拔 2800~3500m 的山坡冷杉林下或林缘。

[采集加工] 夏、秋采收,除去杂质、泥沙,切段晒干。

[资源利用] 资源少。未利用。

[性味功效] 苦、辛,平。疏风解表,祛风除湿,活血散瘀。

[功能主治] 用于感冒头痛,发热咳嗽,腰腿疼痛,跌打损伤。

煎服,9~15g。

掌叶大黄

[异名] 葵叶大黄,金丝大黄、铃水大黄、礼县大黄(礼县),凉州大黄(武威),草山黄。

[来源] 蓼科大黄属植物掌叶大黄 *Rheum palmatum* L. 的根状茎及根(图701)。

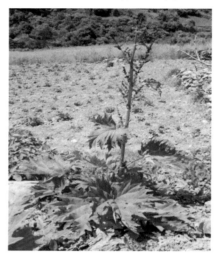

图701 掌叶大黄

[原植物] 高大粗壮草本,高 1.5～2m,根及根状茎粗壮木质。茎直立中空,叶片长宽近相等,长达 40～60cm,有时长稍大于宽,顶端窄渐尖或窄急尖,基部近心形,通常成掌状半5裂,每一大裂片又分为近羽状的窄三角形小裂片,基出脉多为5条,叶上面粗糙到具乳突状毛,下面及边缘密被短毛;叶柄粗壮,圆柱状,与叶片近等长,密被锈乳突状毛;茎生叶向上渐小,柄亦渐短;托叶鞘大,长达15cm,内面光滑,外表粗糙。大型圆锥花序,分枝较聚拢,密被粗糙短毛;花小,通常为紫红色,有时黄白色;花梗长 2～2.5mm,关节位于中部以下;花被片6,外轮3片较窄小,内轮3片较大,宽椭圆形到近圆形,长 1～1.5mm;雄蕊9,不外露;花盘薄,与花丝基部粘连;子房菱状宽卵形,花柱略反曲,柱头头状。果实矩圆状椭圆形到矩圆形,长 8～9mm,宽 7～7.5mm,两端均下凹,翅宽约2.5mm,纵脉靠近翅的边缘。种子宽卵形,棕黑色。花期6月,果期8月。果期果序的分枝直而聚拢。

[分布] 本市广泛栽培。生海拔 1700～4000m 的山坡、林缘或山谷湿地。

[采集加工] 秋末茎叶枯萎或次春发芽前采挖,除去须根,刮去外皮,切瓣或段,穿上绳子,挂通风处晾干或直接干燥或冷冻干燥。用时洗净,润透切厚片或块,晾干。生用,或酒炒、酒蒸、炒炭用。

[炮制] 酒大黄:取净大黄片,加酒(大黄 100kg,黄酒 10kg)拌匀,闷透置锅内,以文火加热,炒干,取出放凉。

熟大黄:取净大黄块,加酒(大黄 100kg,黄酒 10kg)拌匀,置适宜的容器内,加热蒸至内外均呈黑色时,取出干燥。

大黄炭:取净大黄片,置热锅内,用武火炒至表面焦黑色,内部焦黄色时,喷淋清水少许,熄灭火星,取出晾干。

[资源利用] 大黄为本省主产药材之一,产量大,质量好,在供应全国和出口方面占有重要地位。药材商品,古为野生,现主要是家种栽培。产于礼县、右昌等岷山山地,以铨水产者,称铨水大黄;以华亭、庄浪等陇山山地产者,称庄浪大黄;其质量,以身干个大、气清香、质坚体重、纹理清晰、碴口鲜亮、显颗粒性、味苦微涩,嚼之有黏牙砂粒感者为佳。

[性味功效] 苦,寒。攻积导滞,泻火解毒,逐瘀通经,凉血止血。

[功能主治] (1)实热积滞,大便不通,常配枳壳、厚朴、芒硝等,如三承气汤;热结阴亏、燥屎不行,常与麦冬、玄参、生地黄、芒硝同用,如增液承气汤;寒积便秘,则配附子、干姜、人参、甘草,如《千金要方》温脾汤。

(2)湿热蕴蒸,溢于肌肤,发为黄疸,则配茵陈、栀子,如茵陈蒿汤;大肠湿热,下痢赤白,多配芍药、当归、黄连、槟榔、木香等,如芍药汤。

(3)热毒痈肿,常配金银花、蒲公英、连翘等药;肠痈腹痛,多与牡丹皮、桃仁、瓜子、芒硝同用,如大黄牡丹皮汤。

(4)急性肠梗阻,上消化道出血,高脂血症,均可用大黄制粉冲服,或装胶囊服用;急性胰腺炎,急性胆囊炎,急性肝炎,可用大黄煎剂,口服。

煎服,3～12g,泻下通便,宜后下,不可久煎;研末服,0.5～2g;入丸剂服。外用适量,研末调敷。

大黄生用泻下作用较强,熟用作用较缓;酒制功擅活血,且善清上焦血分之热;炒炭用于凉血止血。脾胃虚寒,血虚气弱者,妇女胎前、产后用经期及哺乳期均慎服。

注　大黄茎:苦、酸,寒。泻火,通便。用于实热便秘。煎服,5～9g。

掌叶橐吾

[异名]　土紫菀。

[来源]　菊科橐吾属植物掌叶橐吾 *Ligularia przewalskii*（Maxim.）Diels 植物的根（图702）。

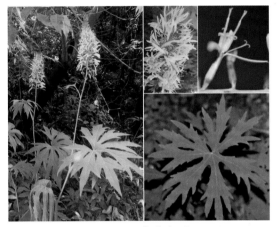

图702　掌叶橐吾

[原植物]　多年生草本。根肉质,细而多。茎直立,高 30～130cm,细瘦,光滑,基部直径 3～4mm,被长的枯叶柄纤维包围。丛生叶与茎下部叶具柄,柄细瘦,长达 50cm,光滑,基部具鞘,叶片轮廓卵形,掌状 4～7 裂,长 4.5～10cm,宽 8～18cm,裂片 3～7 深裂,中裂片二回 3 裂,小裂片边缘具条裂齿,两面光滑,稀被短毛,叶脉掌状;茎中上部叶少而小,掌状分裂,常有膨大的鞘。总状花序长达 48cm;苞片线状钻形;花序梗纤细,长 3～4mm,光滑;头状花序多数,辐射状;小苞片常缺;总苞狭筒形,长 7～11mm,宽 2～3mm,总苞片（3～）4～6（～7）,2 层,线状长圆形,宽约 2mm,先端钝圆,具褐色睫毛,背部光滑,边膜狭膜质。舌状花 2～3,黄色,舌片线状长圆形,长达 17mm,宽 2～3mm,先端钝,透明,管部长 6～7mm;管状花常 3 个,远出于总苞之上,长 10～12mm,管部与檐部等长,花柱细长,冠毛紫褐色,长约 4 mm,短于管部。瘦果长圆形,长约 5mm,先端狭缩,具短喙。花果期 6～10 月。

[分布]　产华亭、平凉等地。生海拔 1200～3700m 的山坡疏林下、山谷溪旁草地、河滩、林缘及灌丛中。

[采集加工]　春、秋采挖,除去茎叶及泥土,晒干。

[资源利用]　资源较丰富。自采自用。

[性味功效]　苦,温。温肺,下气,消痰,止咳。

[功能主治]　(1)久咳,可配款冬花、百部、生姜、乌梅等,水煎服。

(2)妊娠咳嗽不止,可与桔梗、甘草、竹茹、桑白皮、杏仁、天冬等同用,煎服。

(3)其他,可用于虚劳咳吐脓血,喉痹,小便不利。

煎服,6～9g;或入丸、散服。有实热者忌。

沼生柳叶菜

[异名]　水湿柳叶菜。

[来源]　柳叶菜科柳叶菜属植物沼生柳叶菜 *Epilobium palustre* L. 的带果实全草（图703）。

[原植物]　多年生草本,高 20～50cm。茎直立,单一或具少数分枝,被短柔毛,幼时毛较密。中下部叶对生,上部叶互生,条形或条状披针形,长 2～4cm,宽 0.4～1cm,先端渐尖,基部渐狭,全缘或微具细锯齿,沿叶脉疏生曲柔毛,近无柄。花单生于上部叶腋,有短梗;萼片 4,披针形,长 3～4mm;花瓣 4,倒卵形,长 5～8mm,先端凹缺,粉红色或白色;雄蕊 8,4 长 4 短;子房下位,4 室,胚珠多数,花柱长约 1.5mm,柱头短棒状。蒴果圆柱形,长 4～8cm,被曲柔毛,果柄长 1～2cm。种子倒披针形,长约 2mm,顶端有束毛。花期 6～8 月,果期 8～9 月。

[分布]　产华亭、庄浪、平凉等地。生海拔 2400m 以上的高山沼泽及湿润山坡。

[采集加工]　8～9 月采收,除去杂质,洗净,晒干。

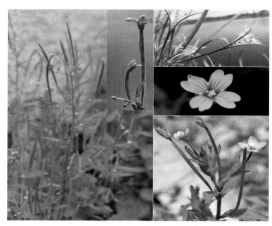

图 703　沼生柳叶菜

[资源利用] 有资源。未利用。

[性味功效] 苦,凉。疏风清热,解毒利咽,止咳,利湿。

[功能主治] 用于风热感冒,音哑,咽喉肿痛,肺热咳嗽,水肿,淋痛,湿热泻痢,风湿热痹,疮痈,毒虫咬伤。

煎服,6～20g;或捣汁服。外用适量,捣敷;或煎水洗。

珍珠梅

[异名] 高丛珍珠梅。

[来源] 蔷薇科珍珠梅属植物珍珠梅 *Sorbaria sorbifolia*（L.）A. Br. 的茎枝茎皮或果穗（图 704）。

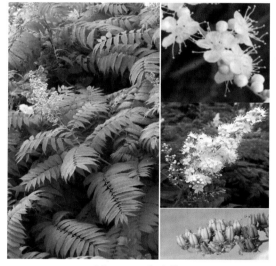

图 704　珍珠梅

[原植物] 灌木,高达 2m。小枝无毛或微被短柔毛。羽状复叶,小叶 11～17,连叶柄长 13～23cm,叶轴微被短柔毛;小叶披针形或卵状披针形,长 5～7cm,先端渐尖,稀尾尖,基部近圆或宽楔形,稀偏斜,有尖锐重锯齿,两面无毛或近无毛,侧脉 12～16 对;小叶无柄或近无柄,托叶卵状披针形或三角披针形,有不规则锯齿或全缘,长 0.8～1.3cm,外面微被短柔毛。顶生密集圆锥花序,分枝近直立,长 10～20cm,花序梗和花梗被星状毛或短柔毛,果期近无毛;苞片卵状披针形或线状披针形,长 0.5～1cm,全缘或有浅齿,上、下两面微被柔毛,果期渐脱落。花梗长 5～8mm;花径 1～1.2cm;被丝托钟状,外面基部微被短柔毛;萼片三角卵形;花瓣长圆形或倒卵形,长 5～7mm,白色;雄蕊 40～50,长于花瓣 1.5～2 倍;心皮 5,无毛或稍具柔毛。蓇葖果长圆形,弯曲花柱长约 3mm,果柄直立;萼片宿存,反折,稀开展。花期 7～8 月,果期 9 月。

[分布] 产本市大部分山区。生海拔 1200～2000m 的山坡林下或山谷林缘。

[采集加工] 春、秋采茎枝,或剥取外皮,晒干;9～10 月采收成熟果穗,晒干。

[资源利用] 有资源。自采自用。

[性味功效] 苦,寒,有毒。活血祛瘀,消肿止痛。

[功能主治]（1）跌打损伤,苦木梢茎皮、五加皮、穿山龙、鳖甲,共研粉,黄酒送服。

（2）风湿关节痛,苦木梢枝条、穿山龙、接骨木等量,水煎服。

（3）疮疗,黄水疮,苦木梢果炒研,香油调涂;或与桑螵蛸共研末,香油调敷患处。

煎服,枝条 9～15g;茎皮、果穗研末服,0.6～1.2g。外用适量,研末调敷。服后若有恶心呕吐,可减量或暂停服用。

真　藓（《新华本草纲要》）

[异名]　银叶真藓。

[来源]　真藓科真藓属植物真藓 *Bryum argenteum* Hedw. 的植物体（图 705）。

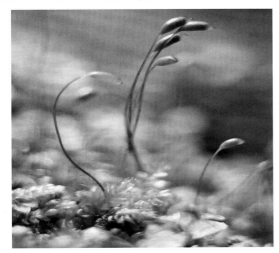

图 705　真藓

[原植物]　植物体密集丛生，湿时灰绿色，干时银白绿色。茎高 1～2cm，单一或基部分枝。叶紧密覆瓦状排列，阔卵形，长约 1mm，宽 0.6mm，具细长的毛状尖，叶边缘全缘，常内曲，中肋粗，突出叶尖，叶细胞薄壁，上部细胞白色透明，近于菱形，基部细胞近于长方形。雌雄异株。蒴柄红色，长约 1cm，直立，顶端弯曲成弓形；孢蒴近于长梨形，下垂，紫红色，有明显台部；蒴齿两层；蒴盖圆锥形。植物体多以无性芽进行繁殖。

[分布]　本市各地均产。生温室、田边、住房周围和人迹所及的低山土坡、具薄土岩面或火烧后的林地。全国各地区均有分布。

[采集加工]　四季均可采收，洗净，晒干。

[资源利用]　有资源。自采自用。

[性味功效]　甘、微涩，凉。清热解毒，止血。

[功能主治]　（1）痢疾，单用真藓，煎服。

（2）鼻窦炎，本品煎服；另用适量捣碎，纱布包好塞鼻孔，如《中国药用孢子植物》载方。

（3）其他，可用于痈疮肿毒、衄血、咯血、黄疸、烫伤。

煎服，9～15g。外用适量，研末调敷。

砧　草

[来源]　茜草科拉拉藤属植物北方拉拉藤 *Galium boreale* L. 的全草（图 706）。

[原植物]　多年生直立草本，高 20～60cm。主根粗壮，伸直，须根丝状，灰红色。茎具 4 棱，单或有分枝，近无毛或节部有微柔毛。叶 4 片轮生，纸质，无柄；叶片狭披针形或条状披针形，长 1～3cm，宽 2～5mm，先端钝或稍尖，基部宽楔形或近圆形，边缘稍反卷，有微柔毛，两面无毛；基出脉 3 条，在表面凹陷、背面凸起。聚伞花序顶生和生于上部叶腋，常在枝端结成圆锥花序式；花小、两性、白色，4 数；小花梗长 2～3mm；花萼被毛，直径不及 1mm；花冠辐状，直径 3～4mm，裂片长圆形；雄蕊与花冠裂片互生，外伸，花丝长约 1.4mm；子房下位，2 室，花柱 2 裂至近基部，柱头球状。果实小，黑色，果爿近球形，单生或双生，密被白色钩状毛；果柄长 1.5～3.5mm。种子紧贴于果皮上。花期 6～8 月，果期 7～10 月。

[分布]　产庄浪（通化）、静宁等地。生海拔 2600m 左右的山坡、沟旁、灌丛或林下。

[采集加工]　秋季采收，除去杂质，切段晒干。

[资源利用]　有资源。未利用。

[性味功效]　苦，寒。清热解毒，祛风活血。

[功能主治]　用于风湿腰腿疼痛，经闭，痛经，带下，疮癣。

煎服，15～30g。外用适量，捣敷；或煎水洗。

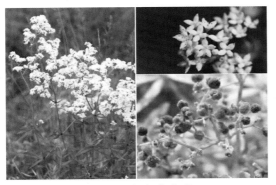

图 706　北方拉拉藤

芝 麻

[异名] 黑芝麻(《本草纲目》),脂麻。

[来源] 胡麻科胡麻属植物芝麻 *Sesamum indicum* L. 的黑色种子(图707)。

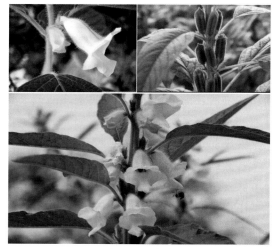

图707 芝麻

[原植物] 一年生草本,高60~150cm。茎直立,分枝或不分枝,中空或具白色髓部,微有毛。叶对生或近对生,矩圆形或卵形,长3~10cm,宽2.5~4cm,下部叶常掌状3裂,中部叶有齿缺,上部叶近全缘;叶柄长1~5cm。花两性,单生或2~3朵同生于叶腋内;花萼小,5深裂,裂片披针形,长5~8mm,宽1.6~3.5mm,被柔毛;花冠长2.5~3cm,筒状,直径1~1.5cm,白色而常有紫红色或黄色彩晕,花冠裂片5,圆形,不等大;雄蕊4,2强,着生于花冠筒近基部;子房上位,4室,被柔毛。蒴果矩圆形,长2~3cm,直径6~12mm,有纵棱,直立,被毛,分裂至中部或基部。种子有黑、白之分。花期夏末秋初。

[分布] 平凉地区有栽培。

[采集加工] 秋季果实成熟时采割植株,晒干,打下种子,除去杂质,再晒干。

[资源利用] 栽培品。自产自销。

[性味功效] 甘,平。补益肝肾,养血益精,润肠通便。

[功能主治] (1)肝肾虚弱,须发早白,筋骨痿软,可单用作食疗药久服;或配熟地黄、首乌、黄精等补肝肾之品以增强疗效;或与桑叶同用,如《医级》桑麻丸;肝血虚,肝阳上扰而头晕头痛,宜与菊花、石决明、枸杞子等养血平肝潜阳药同用。

(2)血虚乳少,单用,或配黄芪、当归、穿山甲等补血益气通乳之品。

(3)体弱风痹,腰膝疼痛,四肢乏力,可与干地黄、薏苡仁浸酒服,如《寿亲养老新书》巨胜酒。

(4)肠燥便秘,可用本品炒研,酌加蜂蜜冲服;或配火麻仁、当归、肉苁蓉等煎服;亦可与杏仁、大黄、山栀合用,如《景岳全书》麻仁丸。

煎服,9~15g;或入丸、散服。外用适量,煎水洗浴或捣敷。

中华花荵

[异名] 灯笼花,花荵。

[来源] 花荵科花荵属植物中华花荵 *Polemonium coeruleum* L. var. *chinense* Brand 的根与根状茎(图708)。

[原植物] 多年生草本,根匍匐,圆柱状,多纤维状须根。茎直立,高0.5~1m,无毛或被疏柔毛。奇数羽状复叶互生,茎下部叶长可达20cm多,茎上部叶长7~14cm,小叶互生,11~21片,长卵形至披针形,长1.5~4cm,宽0.5~1.4cm,顶端锐尖或渐尖,基部近圆形,全缘,两面有疏柔毛或近无毛,无小叶柄;叶柄长1.5~8cm,生下部者长,上部具短

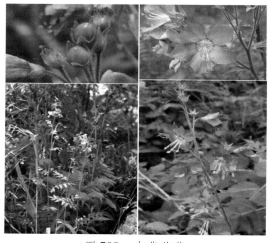

图708 中华花荵

叶柄或无柄,与叶轴同被疏柔毛或近无毛。聚伞圆锥花序顶生或上部叶腋生,圆锥花序疏散,疏生多花;花梗长3~5(~10)mm,连同总梗密生短的或疏长腺毛;花萼钟状,长5~8mm,被短的或疏长腺毛,裂片长卵形、长圆形或卵状披针形,顶端锐尖或钝头,稀钝圆,与萼筒近相等长;花冠紫蓝色,钟状,长1~1.5cm,裂片倒卵形,顶端圆或偶有渐狭或略尖,边缘有疏或密的缘毛或无缘毛;雄蕊着生于花冠筒基部之上,伸出花冠外,花药卵圆形,花丝基部簇生黄白色柔毛;子房球形,柱头伸出花冠之外。蒴果卵形,长5~7mm。种子褐色,纺锤形,长3~3.5mm,种皮具有膨胀性的黏液细胞,干后膜质似种子有翅。花期7~9月。

[分布] 本市大部分地区均产。生海拔1800~3600m的潮湿草地,河边、沟边林下,山谷密林或山坡路旁杂草间。

[采集加工] 夏季花尚未开放时采挖,洗净,切段晒干。

[资源利用] 资源少。自采自用。

[性味功效] 微苦,平。化痰,安神,止血。

[功能主治] (1)失眠,癫痫,可与缬草同煎服。

(2)胃及十二指肠溃疡出血,可配鼠曲草、水煎服;或与大蓟炭、小蓟炭同用,煎服。

(3)其他,可用于咳嗽痰多,咯血,衄血,吐血,便血,月经过多等。

煎服,3~9g。

中华卷柏

[异名] 接骨打。

[来源] 卷柏科卷柏属植物中华卷柏 *Selaginella sinense* (Desv.) Spring 的全草(图709)。

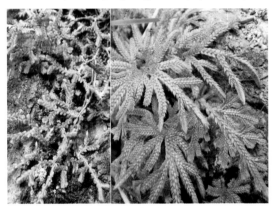

图709 中华卷柏

[原植物] 多年生草本,匍匐,15~45cm,或更长。根托在主茎上断续着生,自主茎分叉处下方生出,长2~5cm,纤细,直径0.1~0.3mm,根多分叉,光滑。主茎通体羽状分枝,不呈"之"字形,无关节,禾秆色,主茎下部直径0.4~0.6mm,茎圆柱状,不具纵沟,光滑无毛,内具维管束1条;侧枝多达10~20个,1~2次或2~3次分叉,小枝稀疏,规则排列,主茎上相邻分枝相距1.5~3cm,分枝无毛,背腹压扁,末回分枝连叶宽2~3mm。叶全部交互排列,略二形,纸质,表面光滑,边缘不为全缘,具白边。分枝上的腋叶对称,窄倒卵形,(0.7~1.1)mm×(0.17~0.55)mm,边缘睫毛状。中叶多少对称,小枝上的卵状椭圆形,(0.6~1.2)mm×(0.3~0.7)mm,排列紧密,背部不呈龙骨状,先端急尖,基部楔形,边缘具长睫毛。侧叶多少对称,略上斜,在枝的先端呈覆瓦状排列,(1~1.5)mm×(0.5~1)mm,先端尖或钝,基部上侧不扩大,不覆盖小枝,上侧边缘具长睫毛,下侧基部略呈耳状,基部具长睫毛。孢子叶穗紧密,四棱柱形,单个或成对生于小枝末端,(5.0~12)mm×(1.5~1.8)mm;孢子叶一形,卵形,边缘具睫毛,有白边,先端急尖,龙骨状;只有1个大孢子叶位于孢子叶穗基部的下侧,其余均为小孢子叶。大孢子白色;小孢子橘红色。

[分布] 产平凉、华亭、灵台等地。生海拔1000~1800m的阳坡岩石缝中。

[采集加工] 夏、秋采收,除去杂质,鲜用或晒干。

[资源利用] 有资源。自采自用。

[性味功效] 辛、微甘,平。止血,清热,利湿。

[功能主治] (1)肺热咯血,可与猪鬃草(铁线蕨)同煎,兑白糖服。

(2)湿热黄疸,可配虎杖、凤尾草等,水煎服。

(3)外伤出血,烫火伤,可单用,研细粉撒敷。

（4）其他，可用于吐血、衄血、便血、痔疮出血、热淋、水肿。

煎服，15～30g。外用适量，研末敷；或鲜品捣敷。

中华猕猴桃（《开宝本草》）

[异名] 藤梨，羊桃，阳桃。

[来源] 猕猴桃科猕猴桃属植物中华猕猴桃 *Actinidia chinensis* Planch. 的果实（图710）。

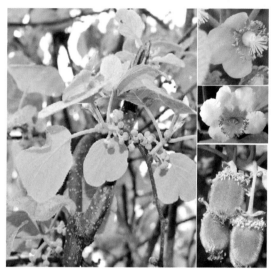

图710 中华猕猴桃

[原植物] 大型落叶藤本；幼枝或厚或薄地被有灰白色茸毛或褐色长硬毛或铁锈色硬毛状刺毛，老时秃净或留有断损残毛；花枝短的4～5cm，长的15～20cm，直径4～6mm；隔年枝完全秃净无毛，直径5～8mm，皮孔长圆形，比较显著或不甚显著；髓白色至淡褐色，片层状。叶纸质，倒阔卵形至倒卵形或阔卵形至近圆形，长6～17cm，宽7～15cm，顶端截平形并中间凹入或具突尖、急尖至短渐尖，基部钝圆形、截平形至浅心形，边缘具脉出的直伸的睫状小齿，腹面深绿色，无毛或中脉和侧脉上有少量软毛或散被短糙毛，背面苍绿色，密被灰白色或淡褐色星状绒毛，侧脉5～8对，常在中部以上分歧成叉状，横脉比较发达，易见，网状小脉不易见；叶柄长3～6（～10）cm，被灰白色茸毛或黄褐色长硬毛或铁锈色硬毛状刺毛。聚伞花序1～3花，花序柄长7～15mm，花柄长9～15mm；苞片小，卵形或钻形，长约1mm，均被灰白色丝状绒毛或黄褐色茸毛；花初放时白色，放后变淡黄色，有香气，直径1.8～3.5cm；萼片3～7片，通常5片，阔卵形至卵状长圆形，长6～10mm，两面密被压紧的黄褐色绒毛；花瓣5片，有时少至3～4片或多至6～7片，阔倒卵形，有短距，长10～20mm，宽6～17mm；雄蕊极多，花丝狭条形，长5～10mm，花药黄色，长圆形，长1.5～2mm，基部叉开或不叉开；子房球形，径约5mm，密被金黄色的压紧交织绒毛或不压紧不交织的刷毛状糙毛，花柱狭条形。果黄褐色，近球形、圆柱形、倒卵形或椭圆形，长4～6cm，被茸毛、长硬毛或刺毛状长硬毛，成熟时秃净或不秃净，具小而多的淡褐色斑点；宿存萼片反折；种子纵径2.5mm。

[分布] 产华亭、平凉等地。生海拔700～2200m的山坡、林缘或灌丛中。

[采集加工] 秋末冬初采摘成熟果实，鲜用或晒干。

[资源利用] 有资源。自采自用。

[性味功效] 酸、甘，寒。解热，止渴，开胃，通淋。

[功能主治]（1）消化不良，食欲不振，本品煎服；或与炒山楂，同煎服。

（2）烦热口渴，猕猴桃煎服；消渴，可配天花粉，水煎服。

（3）尿路结石，可单用，煎服。

（4）其他，可用于肺热干咳，湿热黄疸，痔疮等。

煎服，30～60g；或鲜品生食，或取汁饮。脾胃虚寒者慎服。

注 猕猴桃藤：甘，寒。清热利湿，和中开胃。用于食滞不化，反胃呕吐，黄疸，石淋。煎服，15～30g。

猕猴桃枝叶：微苦、涩，凉。清热解毒，散瘀止血。用于痈疮肿毒，风湿疼痛，外伤出血，烫伤。外用适量，研末撒或鲜品捣敷。

中华蹄盖蕨

[来源]　蹄盖蕨科蹄盖蕨属植物中华蹄盖蕨 *Athyrium sinense* Rupr. 的根状茎(图711)。

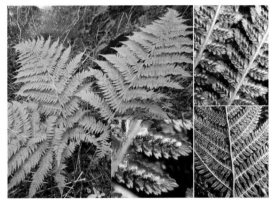

图711　中华蹄盖蕨

[原植物]　根状茎短,直立,先端和叶柄基部密被深褐色、卵状披针形或披针形的鳞片;叶簇生。能育叶长 35~92cm;叶柄长 10~26cm,基部直径 1.5~2mm,黑褐色,向上禾秆色,略被小鳞片;叶片长圆状披针形,长 25~65cm,宽 15~25cm,先端短渐尖,基部略变狭,二回羽状;羽片约15对,基部的近对生,向上的互生,斜展,无柄,基部 2~3 对略缩短,基部 1 对长圆状披针形,长 7~12cm,宽约 2.5cm,先端长渐尖,基部对称,截形或近圆形,一回羽状;小羽片约 18 对,基部 1 对狭三角状长圆形,

长 8~10mm,宽 3~4mm,钝尖头,并有短尖齿,基部不对称,上侧截形,下侧阔楔形,并下延在羽轴上成狭翅,两侧边缘浅羽裂;裂片 4~5 对,近圆形,边缘有数个短锯齿。叶脉两面明显,在小羽片上为羽状,侧脉约7对,下部的三叉或羽状,上部的二叉或单一。叶干后草质,浅褐绿色,两面无毛;叶轴和羽轴下面禾秆色,疏被小鳞片和卷曲的、棘头状短腺毛。孢子囊群多为长圆形,少有弯钩形或马蹄形,生于基部上侧小脉,每小羽片 6~7 对;在主脉两侧各排成一行;囊群盖同形,浅褐色,膜质,边缘啮蚀状,宿存。孢子周壁表面无褶皱。

[分布]　产华亭、崆峒山等地。生海拔 1400~2800m 的山谷林下。

[采集加工]　夏、秋采挖,除去须根,洗净,干燥。

[资源利用]　有资源。自采自用。

[性味功效]　微苦,凉。清热解毒,驱虫。

[功能主治]　(1)钩虫,蛔虫,可与乌梅、大黄同用,煎服。

(2)其他,可用于麻疹,流感,乙脑,流脑。

煎服,9~15g。

中华小苦荬

[异名]　苦菜(《植物名实图考》),苦叶苗。

[来源]　菊科小苦荬属植物中华小苦荬 *Ixeridium chinense* (Thunb.) Tzvel. 的全草(图712)。

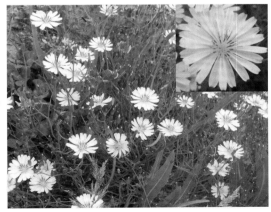

图712　中华小苦荬

[原植物]　多年生草本,高 5~47cm。根垂直直伸,通常不分枝。根状茎极短缩。茎直立单生或少数茎成簇生,基部直径 1~3mm,上部伞房花序状分枝。基生叶长椭圆形、倒披针形、线形或舌形,包括叶柄长 2.5~15cm,宽 2~5.5cm,顶端钝或急尖或向上渐窄,基部渐狭成有翼的短或长柄,全缘,不分裂亦无锯齿或边缘有尖齿或凹齿,或羽状浅裂、半裂或深裂,侧裂片 2~7 对,长三角形、线状三角形或线形,自中部向上或向下的侧裂片渐小,向基部的侧裂片常为锯齿状,有时为半圆形。茎生叶 2~4 枚,极少 1 枚或无茎叶,长披针形或长椭圆状披针形,不裂,边缘全缘,顶端渐狭,基部扩大,耳状抱茎或至少基部茎生叶的基部有明显的耳状抱茎;

全部叶两面无毛。头状花序通常在茎枝顶端排成伞房花序,含舌状小花 21～25 枚。总苞圆柱状,长 8～9mm;总苞片 3～4 层,外层及最外层宽卵形,长 1.5mm,宽 0.8mm,顶端急尖,内层长椭圆状倒披针形,长 8～9mm,宽 1～1.5mm,顶端急尖。舌状小花黄色,干时带红色。瘦果褐色,长椭圆形,长 2.2mm,宽 0.3mm,有 10 条高起的钝肋,肋上有上指的小刺毛,顶端急尖成细喙,喙细,细丝状,长 2.8mm。冠毛白色,微糙,长 5mm。花果期 1～10 月。

[采集加工] 春季采收,除去杂质,洗净,鲜用或晒干。

[资源利用] 资源较丰富。自采自用。

[性味功效] 苦,寒。清热解毒,消肿排脓,凉血止血。

[功能主治] (1)咽喉肿痛,可单品煎服;疮肿,无名肿毒,鲜山苦荬、鲜地黄苗、鲜蒲公英等份,捣烂外敷。

(2)肠痈,可配薏芯仁、败酱草、牡丹皮、冬瓜仁、桃仁、金银花等,水煎服。

(3)暑热痧气腹痛,可与六月雪、醉鱼草根、牛膝、仙鹤草等同用,煎服。

(4)其他,可用于肺热咳嗽、吐血、衄血、血崩、阴囊湿疹、跌打损伤、肺脓疡、胆囊炎、盆腔炎、肠炎、痢疾等。

煎服,9～15g;或研末服,每次 3g。外用适量,研末调涂;煎水熏洗;或鲜品捣敷。

皱皮木瓜

[异名] 木桃(《诗经》),木瓜实(《名医别录》)。

[来源] 蔷薇科木瓜属植物皱皮木瓜 Chaenomeles speciosa (Sweet) Nakai 的果实(图 713)。

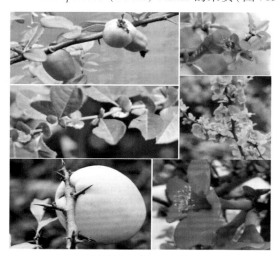
图 713 皱皮木瓜

[原植物] 落叶灌木,高达 2m,枝条直立开展,有刺;小枝圆柱形,微屈曲,无毛,紫褐色或黑褐色,有疏生浅褐色皮孔;冬芽三角卵形,先端急尖,近于无毛或在鳞片边缘具短柔毛,紫褐色。叶片卵形至椭圆形,稀长椭圆形,长 3～9cm,宽 1.5～5cm,先端急尖稀圆钝,基部楔形至宽楔形,边缘具有尖锐锯齿,齿尖开展,无毛或在萌蘖上沿下面叶脉有短柔毛;叶柄长约 1cm;托叶大形,草质,肾形或半圆形,稀卵形,长 5～10mm,宽 12～20mm,边缘有尖锐重锯齿,无毛。花先叶开放,3～5 朵簇生于二年生老枝上;花梗短粗,长约 3mm 或近于无柄;花直径 3～5cm;萼筒钟状,外面无毛;萼片直立,半圆形稀卵形,长 3～4mm。宽 4～5mm,长约萼筒之半,先端圆钝,全缘或有波状齿,及黄褐色睫毛;花瓣倒卵形或近圆形,基部延伸成短爪,长 10～15mm,宽 8～13mm,猩红色,稀淡红色或白色;雄蕊 45～50,长约花瓣之半;花柱 5,基部合生,无毛或稍有毛,柱头头状,有不显明分裂,约与雄蕊等长。果实球形或卵球形,直径 4～6cm,黄色或带黄绿色,有稀疏不显明斑点,味芳香;萼片脱落,果梗短或近于无梗。花期 3～5 月,果期 9～10 月。

[分布] 本市各地区多有栽培。

[采集加工] 夏、秋果实黄时采摘,置沸水中烫至外皮灰白色,对半纵剖,晒干。切薄片,生用或炒用。

[炮制] 炒木瓜:取净木瓜片,用小火炒至微焦,取出放凉。

[资源利用] 栽培品。自产自销。

[性味功效] 酸,温。舒筋活络,和胃化湿。

[功能主治] (1)痹证湿胜,筋骨酸痛,关节

不利,可配独活、五加皮、羌活、防风等,以祛风除湿;筋急项强,不可转侧,常与乳香、没药、生地黄为伍,如《普济本事方》木瓜煎。

(2)痹证肾虚,腰酸疼痛,可与牛膝、巴戟、桂心、茴香、木香、艾叶等同用,如《御药院方》木瓜丸。

(3)吐泻转筋,胸闷,可配紫苏叶、小茴香、吴茱萸、生姜等,如《三因极一病证方论》木瓜汤;偏热者,可与蚕砂、黄连、栀子等同用,如《霍乱论》蚕矢汤。

(4)脚气水肿,每与吴茱萸同用,如《朱氏集验方》鸡鸣散;寒湿较重,闷胀喘急,可再加紫苏、槟榔温散之品。

煎服,6～9g;或入丸、散服。外用适量,煎水熏洗。脾胃积滞者慎服。

注 木瓜子:祛风舒筋。用于霍乱。适量,生嚼。

木瓜枝:酸、涩,温。祛湿舒筋。用于霍乱吐下,腹痛转筋。煎服,9～15g。

皱叶鼠李

[来源] 鼠李科鼠李属植物皱叶鼠李 Rhamnus rugulosa Hemsl. 的果实(图714)。

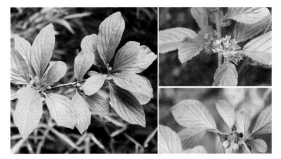

图714 皱叶鼠李

[原植物] 灌木,高1～2.5m。幼枝红褐色,通常互生或近对生,顶端有刺,老枝黑褐色或灰褐色,光滑。叶常互生或2～5个在短枝端簇生,叶柄长5～16mm,被白色短柔毛,托叶条形,有毛,早落;叶片厚纸质,卵形、倒卵形或长圆形,长3～10cm,宽2～6cm,先端急尖至钝圆,基部楔形或圆形,边缘具小圆齿,表面暗绿色,背面灰白色,两面均被短柔毛,叶脉在表面明显下陷,干时常皱褶。花单性,雌雄异株,黄绿色,被疏短柔毛;雄花萼片4,花瓣4,雄蕊4,子房退化,有3裂的柱头;雌花萼片4,无花瓣,具丝状退化雄蕊4,子房上位,球形,花柱长而扁,柱头3～4裂。核果倒卵状球形,成熟时紫黑色或黑色,具2～3分核,基部有宿存的萼筒,果梗长5～10mm,被疏毛。种子倒卵形,黄褐色,有光泽,背面有纵沟。花期4～6月,果期6～9月。

[分布] 产庄浪、永宁。生海拔600～2300m的山坡、路旁或沟边灌丛中。

[采集加工] 7～9月果熟后采收,鲜用或晒干。

[资源利用] 有资源。未利用。

[性味功效] 苦,凉。清热解毒。

[功能主治] 用于肿毒,疮疡。

外用适量,捣敷。

珠芽艾麻

[异名] 零余子荨麻,野绿麻根,铁秤砣。

[来源] 荨麻科艾麻属植物珠芽艾麻 Laportea bulbifera (Sieb. et Zucc.) Wedd. 的根(图715)。

[原植物] 多年生草本。根数条,丛生,纺锤状,红褐色。茎下部多少木质化,高50～150cm,不分枝或少分枝,在上部常呈"之"字形弯曲,具5条纵棱,有短柔毛和稀疏的刺毛,以后渐脱落;珠芽1～3个,常生于不生长花序的叶腋,木质化,球形,直径3～6mm,多数植株无珠芽。叶卵形至披针形,有时宽卵形,长(6～)8～16cm,宽(2～5)3.5～8cm,先端渐尖,基部宽楔形或圆形,稀浅心形,边缘自基部以上有牙齿或锯齿,上面生糙伏毛和稀疏的刺毛,下面脉上生短柔毛和稀疏的刺毛,尤其主脉上的刺毛较长,钟乳体细点状,上面明显,基出脉3,其侧出的1对稍弧曲,伸达中部边缘,侧脉4～6对,伸向齿尖;叶柄长1.5～10cm,毛被同茎上部;托叶长圆状披针形,长5～10mm,先端2浅裂,背面肋上生糙毛。花序雌雄同株,稀异株,圆锥状,序轴

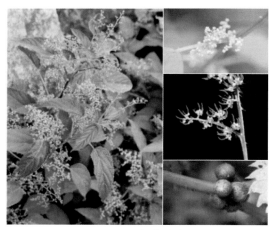

图 715　珠芽艾麻

上生短柔毛和稀疏的刺毛；雄花序生茎顶部以下的叶腋，具短梗，长 3~10cm，分枝多，开展；雌花序生茎顶部或近顶部叶腋，长 10~25cm，花序梗长 5~12cm，分枝较短，常着生于序轴的一侧。雄花具短梗或无梗，在芽时扁圆球形，径约 1mm，花被片 5，长圆状卵形，内凹，外面近先端无角状突起物，外面有微毛；雄蕊 5；退化雌蕊倒梨形，长约 0.4mm；小苞片三角状卵形，长约 0.7mm。雌花具梗，花被片 4，不等大，分生，侧生的 2 枚较大，紧包被着子房，长圆状卵形或狭倒卵形，长约 1mm，以后增大，外面多少被短糙毛，背生的 1 枚圆卵形，兜状，长约 0.5mm，腹生的 1 枚最短，三角状卵形，长约 0.3mm；子房具雌蕊柄，直立，后弯曲；柱头丝形，长 2~4mm，

周围密生短毛。瘦果圆状倒卵形或近半圆形，偏斜，扁平，长 2~3mm，光滑，有紫褐色细斑点；雌蕊柄增长到约 0.5mm，下弯；宿存花被片侧生的 2 枚，长约 1.5mm，伸达果的近中部，外面生短糙毛，有时近光滑；花梗长 2~4mm，在两侧面扁化成膜质翅，有时果序枝也扁化成翅，匙形，顶端有深的凹缺。花期 6~8 月，果期 8~12 月。

[分布] 产华亭、平凉等地区。生海拔 1000~2400m 的山坡林下或林缘路旁湿处。

[采集加工] 秋季采挖，除去茎叶及泥沙，晒干。用时切片。

[资源利用] 有资源。自采自用。

[性味功效] 辛，温。祛风除湿，活血止痛。

[功能主治]（1）风湿麻木，单用珠芽艾麻，煎服；另用本品适量，煎水洗；风湿关节痛，可与五加皮同用，浸酒服。

（2）跌打损伤，本品研粉，睡前用酒送服。

（3）荨麻疹，可单用本品，煎服；皮肤瘙痒，可配地肤子、苍术、秦艽、茯苓，水煎服。

（4）其他，可用于月经不调，劳伤乏力。

煎服，9~15g，鲜品 30g；或浸酒服。外用适量，煎水洗。

注 珠芽艾麻草（地上部分）：健脾消积。用于小儿疳积。泡水服，9~15g。

珠芽蓼

[异名] 石风丹（《植物名实图考》），红蝎子七、朱砂七、狼巴子、蝎子七。

[来源] 蓼科蓼属植物珠芽蓼 *Polygonum viviparum* L. 的根状茎（图 716）。

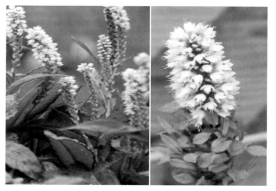

图 716　珠芽蓼

[原植物] 多年生草本。根状茎粗壮，弯曲，黑褐色，直径 1~2cm。茎直立，高 15~60cm，不分枝，通常 2~4 条自根状茎发出。基生叶长圆形或卵状披针形，长 3~10cm，宽 0.5~3cm，顶端尖或渐尖，基部圆形、近心形或楔形，两面无毛，边缘脉端增厚。外卷，具长叶柄；茎生叶较小披针形，近无柄；托叶鞘筒状，膜质，下部绿色，上部褐色，偏斜，开裂，无缘毛。总状花序呈穗状，顶生，紧密，下部生珠芽；苞片卵形，膜质，每苞内具 1~2 花；花梗细弱；花被 5 深裂，白色或淡红色。花被片椭圆形，长 2~3mm；雄蕊 8，花丝不等长；花柱 3，下部合生，柱头头状。瘦果卵形，具 3 棱，深褐色，有光泽，长约 2mm，包于宿存花被内。花期 5~7 月，果期 7~9 月。

[分布] 全省各地区均产。生海拔 1200 ～ 4600m 的山坡林下、高山或亚高山草甸。

[采集加工] 秋季采挖,除去须根及杂质,洗净晾干。切片用。

[资源利用] 资源较丰富。自采自用。

[性味功效] 苦、涩,凉。清热解毒,活血,止血。

[功能主治] (1)咽喉肿痛,蝎子七、蒲公英,水煎服。

(2)痢疾,本品水煎,调红糖、白糖服;或配蒲公英、委陵菜等,煎服;胃溃疡,可与锁阳,同煎服。

(3)崩漏,便血,蝎子七,煎服;肠风下血,可配白芥子、六月寒、大头羌、木通、广木香等,水煎服。

(4)其他,可用于湿热泄泻,赤白带下,痈肿疮毒,吐血,衄血,创伤出血,跌打损伤,骨节疼痛等。

煎服,6～15g;或浸酒服。外用适量,研末撒或调敷;或磨汁涂;或鲜品捣敷。孕妇慎服。

猪毛菜

[异名] 沙蓬,刺蓬。

[来源] 藜科猪毛菜属植物猪毛菜 *Salsola collina* Pall. 的地上部分(图717)。

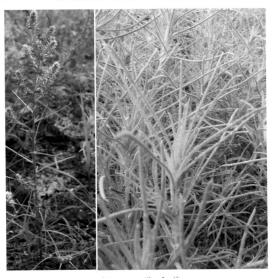

图717 猪毛菜

[原植物] 一年生草本,高 20～100cm;茎自基部分枝,枝互生,伸展,茎、枝绿色,有白色或紫红色条纹,生短硬毛或近于无毛。叶片丝状圆柱形,伸展或微弯曲,长 2～5cm,宽 0.5～1.5mm,生短硬毛,顶端有刺状尖,基部边缘膜质,稍扩展而下延。花序穗状,生枝条上部;苞片卵形,顶部延伸,有刺状尖,边缘膜质,背部有白色隆脊;小苞片狭披针形,顶端有刺状尖,苞片及小苞片与花序轴紧贴;花被片卵状披针形,膜质,顶端尖,果时变硬,自背面中上部生鸡冠状突起;花被片在突起以上部分,近革质,顶端为膜质,向中央折曲成平面,紧贴果实,有时在中央聚集成小圆锥体;花药长 1～1.5mm;柱头丝状,长为花柱的 1.5～2 倍。种子横生或斜生。花期 7～9 月,果期 9～10 月。

[分布] 本市各地区均产。生海拔 2400m 以下的山坡、路旁、沟沿及荒漠地区。

[采集加工] 夏、秋采割,除去杂质,扎把晒干。

[资源利用] 资源丰富。自采自用。

[性味功效] 淡,凉。平肝潜阳,润肠通便。

[功能主治] (1)高血压头晕,失眠,本品煎服;或配玉米须、地龙,水煎服。

(2)习惯性便秘,猪毛菜大剂量,煎水代茶饮。

煎服,15～30g,大剂量可用至60g;或开水泡后代茶饮。

猪殃殃

[异名] 爬拉殃。

[来源] 茜草科拉拉藤属植物拉拉藤 *Galium aparine* L. var. *echinos - permum* (Wallr.) Cuf. 或猪殃殃 *Galium aparine* L. var. *tenerum* (Gren. et Godr.) Rebb. 的全草(图718)。

[原植物] (1)拉拉藤:蔓生或攀缘状草本。茎具 4 棱,多分枝,通常长 30～90cm;枝上、叶缘、叶中脉上均具倒生小刺毛。叶 6～8 片轮生,稀 4～5 片,纸质或近膜质,条状倒披针形或长圆状倒披针形,长 1～5.5cm,宽 1～7mm,先端具刺状凸尖

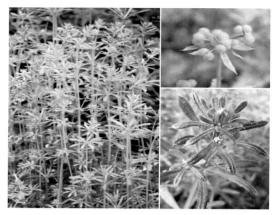

图 718 - 1　拉拉藤

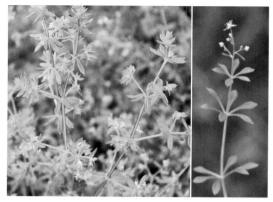

图 718 - 2　猪殃殃

头,基部渐狭,全缘,两面常有紧贴的刺状毛,常菱软状,干时常卷缩,中脉 1 条明显;近无柄;托叶叶状。聚伞花序直立,腋生或顶生,少至多花;花小,4 数;花梗纤细;花萼被钩毛,檐部近截平;花冠黄绿色或白色,辐状裂片长圆形,长不及 1mm,镊合状排列;雄蕊与花冠裂片互生,花丝常短,花药双生,伸出;子房下位,2 室,被毛,花柱 2 裂至中部,柱头头状。果干燥,有 1 个或 2 个近球状的分果片,直径达 5.5mm,肿胀,密被钩毛,果柄直立,长可达 2.5cm,较粗,每 1 果爿具 1 粒种子。种子附着在外果皮上,背面凸,腹面具沟纹。花期 3 ~ 7 月,果期 4 ~ 11 月。

(2)猪殃殃:本变种与拉拉藤不同的是植株矮小,柔弱;花序常单花。花期 3 ~ 7 月,果期 4 ~ 9 月。

[分布] (1)拉拉藤:本市大部分地区均产。生海拔 600 ~ 4000m 的山坡、沟谷、旷野、河滩、林缘、草地。

(2)猪殃殃:本市大部分地区均产。生海拔 600 ~ 4000m 的山坡、旷野、沟边、林缘、草地。

[采集加工] 秋季采收,除去杂质,鲜用或晒干。用时洗净,切段干燥。

[资源利用] 资源较丰富。自采自用。

[性味功效] 辛、微苦,微寒。清热解毒,利水通淋,消肿止痛。

[功能主治] (1)疖肿初起,鲜猪殃殃,大剂量煎服;另加黄酒适量,捣烂外敷。

(2)热淋,可与滑石、甘草等,同煎服,如《滇南本草》载方;热证出血,猪殃殃、地榆、小蓟,煎服。

(3)跌打损伤,鲜猪殃殃根、马兰根各等份,煎服。

(4)急性阑尾炎,可配鬼针草、红藤等,水煎服。

(5)其他,可用于外感风热,水肿,痢疾,刀伤出血等。

煎服,15 ~ 30g,大剂量可用至 60g;或鲜品捣汁饮。外用适量,鲜品捣敷。

猪鬃草

[异名] 铁丝草。

[来源] 铁线蕨科铁线蕨属植物白背铁线蕨 *Adiantum davidii* Franch. 或铁线蕨 *Adiantum capillus - veneris* L. 的全草(图 719)。

[原植物] (1)白背铁线蕨:多年生草本,高 15 ~ 40cm。根状茎细长而横走,密被深棕色、阔披针形鳞片。叶远生,相距 3 ~ 5cm,柄长 8 ~ 20cm,坚硬,栗红色,基部被鳞片,向上光滑;叶片卵形至三角状卵形,长 10 ~ 18cm,宽 6 ~ 10cm,三回羽状;羽片 3 ~ 5 对,下部的有短柄,向上的几无柄,三角状卵形至长圆形,基部的 1 对较大,长 5 ~ 9cm,宽

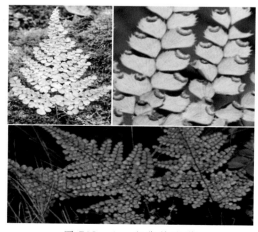

图 719 - 1　白背铁线蕨

3～5cm,二回羽状;一回小羽片 4～5 对,长圆形至披针形,基部 1 对长达 3cm,羽状,向上各片渐小;末回小羽片扇形,长宽几相等或宽稍过于长,上缘不育处有阔三角状的密而尖的齿(顶端成短芒刺),两侧全缘,基部楔形,有丝状短柄;自第 2 对羽片向上渐小,二回羽状至一回羽状;叶脉由末回小羽片基部向上二叉分枝,伸达齿顶,叶坚草质或纸质,下面灰白色。孢子囊群圆肾形,着生于末回小羽片上缘的缺刻内,每末回小羽片有 1 枚,少有 2 枚;囊群盖肾形,褐棕色,纸质;环带直立,约有 18 个加厚细胞组成;孢子四面型,淡黄色,透明,光滑。

(2)铁线蕨:多年生草本,高 20～30cm,须根密生,淡褐色。根状茎长而横走,密被棕色、粗筛孔、全缘的披针形鳞片,叶疏生,柄长 8～15cm,栗红色或栗黑色,有光泽;叶片卵状三角形至长圆状卵形,长 10～20cm,宽 4～10cm,二回羽状;羽片 3～5 对,互生,相距 2～3cm,有柄,卵状三角形至长圆形,基部 1 对最大,长达 5cm,其上各对渐小,羽裂至羽状;小羽片 3～4 对,阔扇形,上缘浅裂或有缺刻,两侧截形或稍凹而不对称,有短柄;叶脉由小羽片基部向上缘二叉分枝,伸达叶边。孢子囊群长形或长肾形,横生于裂片顶端;囊群盖同形,褐色,近全缘;环带直立,约有 18 个加厚细胞组成,孢子四面型,淡黄色,透明,光滑。

[分布] (1)白背铁线蕨:产华亭、庄浪通化、平凉等地区。生海拔 1000～2000m 的潮湿处或溪边岩石上。

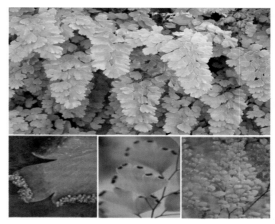

图 719－2　钱线蕨

(2)钱线蕨:产庄浪通化、华亭、平凉等地,生海拔 600～1500m 的溪边石灰岩上或含钙质的土壤上。

[采集加工] 夏、秋采收,除去杂质,洗净,鲜用或晒干。

[资源利用] 有资源。自采自用。

[性味功效] 苦,凉。清热解毒,利水通淋。

[功能主治] (1)流感发热,可配鸭舌草、黄芩、生石膏,水煎服。

(2)肺热咳嗽、咯血,可与苇茎、鱼腥草、白茅根等,同煎服。

(3)石淋,血淋,猪鬃草、海金沙、连钱草、过路黄等,煎服。

(4)其他,可用于湿热泄泻,痢疾,带下,乳痈,瘰疬,疔毒,烫伤,毒蛇咬伤等。

煎服,15～30g;或浸酒服。外用适量,煎水洗;或研末调敷。

梓

[异名] 花楸、水桐、河楸(《河南经济植物志》),臭梧桐(《东北植物检索表》),黄花楸(云南造林树),水桐楸(湖南衡山),木角豆(《杭州药用植物志》)。

[来源] 紫葳科梓属植物梓 *Catalpa ovata* G. Don 的树皮(图 720)。

[原植物] 乔木,高达 15m;树冠伞形,主干通直,嫩枝具稀疏柔毛。叶对生或近于对生,有时轮生,阔卵形,长宽近相等,长约 25cm,顶端渐尖,基部心形,全缘或浅波状,常 3 浅裂,叶片上面及下面

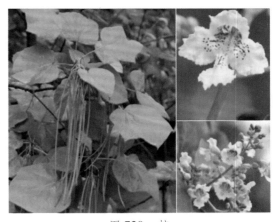

图 720　梓

均粗糙,微被柔毛或近于无毛,侧脉 4 ~ 6 对,基部掌状脉 5 ~ 7 条;叶柄长 6 ~ 18cm。顶生圆锥花序;花序梗微被疏毛,长 12 ~ 28cm。花萼蕾时圆球形,2 唇开裂,长 6 ~ 8mm。花冠钟状,淡黄色,内面具 2 黄色条纹及紫色斑点,长约 2.5cm,直径约 2cm。能育雄蕊 2,花丝插生于花冠筒上,花药叉开;退化雄蕊 3。子房上位,棒状。花柱丝形,柱头 2 裂。蒴果线形,下垂,长 20 ~ 30cm,粗 5 ~ 7mm。种子长椭圆形,长 6 ~ 8mm,宽约 3mm,两端具有平展的长毛。

[分布] 产本市部分地区。生海拔 2500m 以下的山谷或村庄边。

[采集加工] 四季均可采剥,除去杂质,鲜用或晒干。用时切碎。

[资源利用] 有资源。自采自用。

[性味功效] 苦,平。清热除痹,利湿解毒。

[功能主治] 用于风湿痹痛,潮热,肢体痛,浮肿,热毒疮疖。

煎服,9 ~ 15g;外用适量,鲜品捣敷。

紫斑风铃草

[异名] 灯笼花,吊钟花。

[来源] 桔梗科风铃草属植物紫斑风铃草 *Campanula puncatata* Lam. 的全草(图 721)。

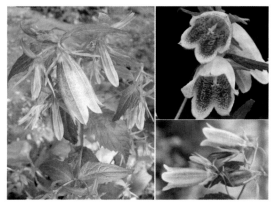

图 721 紫斑风铃草

[原植物] 多年生草本,全体被刚毛,具细长而横走的根状茎。茎直立,粗壮,高 20 ~ 100cm,通常在上部分枝。基生叶具长柄,叶片心状卵形;茎生叶下部的有带翅的长柄,上部的无柄,三角状卵形至披针形,边缘具不整齐钝齿。花顶生于主茎及分枝顶端,下垂;花萼裂片长三角形,裂片间有 1 个卵形至卵状披针形而反折的附属物,它的边缘有芒状长刺毛;花冠白色,带紫斑,筒状钟形,长 3 ~ 6.5cm,裂片有睫毛。蒴果半球状倒锥形,脉很明显。种子灰褐色,矩圆状,稍扁,长约 1mm。花期 6 ~ 9 月。

[分布] 产平凉、华亭等地。生海拔 800 ~ 1500m 的山地林中、灌丛及草地中。

[采集加工] 7 ~ 9 月采收,除去杂质,洗净,鲜用或晒干。

[资源利用] 有资源。自采自用。

[性味功效] 苦,凉。清热解毒。

[功能主治] 用于咽喉肿痛,头痛。

煎服,6 ~ 9g。

紫丁香

[来源] 木犀科丁香属植物紫丁香 *Syringa oblata* Lindl. 的叶或树皮(图 722)。

[原植物] 灌木或小乔木,高可达 5m;树皮灰褐色或灰色。小枝、花序轴、花梗、苞片、花萼、幼叶两面以及叶柄均无毛而密被腺毛。小枝较粗,疏生皮孔。叶片革质或厚纸质,卵圆形至肾形,宽常大于长,长 2 ~ 14cm,宽 2 ~ 15cm,先端短凸尖至长渐尖或锐尖,基部心形、截形至近圆形,或宽楔形,上面深绿色,下面淡绿色;萌枝上叶片常呈长卵形,先

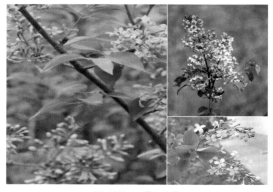

图 722 紫丁香

端渐尖,基部截形至宽楔形;叶柄长1~3cm。圆锥花序直立,由侧芽抽生,近球形或长圆形,长4~16(~20)cm,宽3~7(~10)cm;花梗长0.5~3mm;花萼长约3mm,萼齿渐尖、锐尖或钝;花冠紫色,长1.1~2cm,花冠管圆柱形,长0.8~1.7cm,裂片呈直角开展,卵圆形、椭圆形至倒卵圆形,长3~6mm,宽3~5mm,先端内弯略呈兜状或不内弯;花药黄色,位于距花冠管喉部0~4mm处。果倒卵状椭圆形、卵形至长椭圆形,长1~1.5(~2)cm,宽4~8mm,先端长渐尖,光滑。花期4~5月,果期6~10月。

[分布] 本市有栽培。生海拔1000~2500m的山坡丛林、山沟溪边、山谷路旁。

[采集加工] 夏、秋采收,除去杂质,鲜用或晒干。

[资源利用] 有资源。自采自用。

[性味功效] 苦,寒。清热解毒,利湿退黄。

[功能主治] 用于火眼,疮疡,泻痢,黄疸型肝炎。

煎服,2~6g。

紫花地丁

[来源] 堇菜科堇菜属植物紫花地丁 Viola philippica Cav. 的全草(图723)。

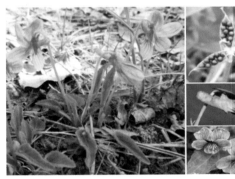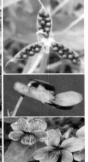

图723 紫花地丁

[原植物] 多年生草本,无地上茎,高4~14cm,果期高可达20余cm。根状茎短,垂直,淡褐色,长4~13mm,粗2~7mm,节密生,有数条淡褐色或近白色的细根。叶多数,基生,莲座状;叶片下部者通常较小,呈三角状卵形或狭卵形,上部者较长,呈长圆形、狭卵状披针形或长圆状卵形,长1.5~4cm,宽0.5~1cm,先端圆钝,基部截形或楔形,稀微心形,边缘具较平的圆齿,两面无毛或被细短毛,有时仅下面沿叶脉被短毛,果期叶片增大,长可达10余厘米,宽可达4cm;叶柄在花期通常长于叶片1~2倍,上部具极狭的翅,果期长可达10余厘米,上部具较宽之翅,无毛或被细短毛;托叶膜质,苍白色或淡绿色,长1.5~2.5cm,2/3~4/5与叶柄合生,离生部分线状披针形,边缘疏生具腺体的流苏状细齿或近全缘。花中等大,紫堇色或淡紫色,稀呈白色,喉部色较淡并带有紫色条纹;花梗通常多,数,细弱,与叶片等长或高出于叶片,无毛或有短毛,中部附近有2枚线形小苞片;萼片卵状披针形或披针形,长5~7mm,先端渐尖,基部附属物短,长1~1.5mm,末端圆或截形,边缘具膜质白边,无毛或有短毛;花瓣倒卵形或长圆状倒卵形,侧方花瓣长,1~1.2cm,里面无毛或有须毛,下方花瓣连距长1.3~2cm,里面有紫色脉纹;距细管状,长4~8mm,末端圆;花药长约2mm,药隔顶部的附属物长约1.5mm,下方2枚雄蕊背部的距细管状,长4~6mm,末端稍细;子房卵形,无毛,花柱棍棒状,比子房稍长,基部稍膝曲,柱头三角形,两侧及后方稍增厚成微隆起的缘边,顶部略平,前方具短喙。蒴果长圆形,长5~12mm,无毛;种子卵球形,长1.8mm,淡黄色。花果期4月中下旬至9月。

[分布] 本市各地区均产。生田间、荒地、山坡草丛、林缘或灌丛中。

[采集加工] 5~9月果实成熟时采收,除去杂质,洗净晒干。用时切段。

[资源利用] 资源较丰富。自产自销。

[性味功效] 苦、辛,寒。清热解毒,凉血消肿。

[功能主治] (1)痈疮疔肿,紫花地丁、野菊花、蒲公英、紫背天葵子、银花,水煎服,药渣捣敷患处,如《医宗金鉴》五味消毒饮;疮毒之气入腹,昏闷不食,可配蝉蜕、贯众各5份,丁香、乳香各1份,共为细末,空腹,温酒调服,如《证治准绳》载方。

(2)淋巴结结核,可与夏枯草、元参、贝母、牡蛎,同煎服;阑尾炎,可配金银花、连翘、赤芍、黄柏,煎服。

（3）热病发斑，紫花地丁、生地黄、赤芍、牡丹皮、生石膏（先煎），水煎服；麻疹热毒，可配连翘、银花、菊花，煎服。

（4）其他，可用于丹毒，痄腮，乳痈，肠痈，瘰疬，湿热泻痢，黄疸，目赤肿痛，毒蛇咬伤。

煎服，10～30g，鲜品30～60g。外用适量，捣敷。阴疽漫肿无头及脾胃虚寒者慎服。

紫花芥子

[异名] 马康草，离蕊芥，麦拉拉。

[来源] 十字花科涩芥属植物涩芥 *Malcolmia africana*（L.）R. Br. 的种子（图724）。

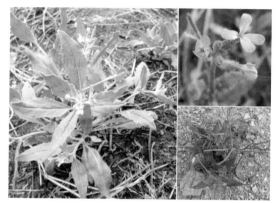

图724 涩芥

[原植物] 一年生直立草本，高8～35cm，密生单毛或叉状硬毛。茎多分枝，有棱角。叶互生；长圆形、倒披针形或近椭圆形，长1.5～8cm，宽5～18mm，顶端圆形，有小短尖，基部楔形边缘有波状齿或全缘；叶柄长5～10mm或近无柄。总状花序有10～30朵花，疏松排列，果期长达20cm；花两性，辐射对称；花梗短，果期增粗，开展或上升；萼片4，直立，排成2轮，长圆形，长4～5mm，内轮基部囊状；花瓣4，成"十"字形排列，紫色或粉红色，长8～10mm；雄蕊6，4强，全部离生或内轮成对合生；侧蜜腺成对，锥状，无中蜜腺；雌蕊1，子房上位，由假隔膜分为2室，胚珠多数，近无花柱。果为长角果，细条状圆柱形或近圆柱形长3.5～7cm，宽1～2mm，近4棱，倾斜、直立或稍弯曲，密生短或长叉毛，或二者间生或具刚毛，少数几无毛或完全无毛；柱头圆锥状；果梗加粗，长1～2mm。种子每室1～2行，长圆形，长约1mm，浅棕色；子叶背倚胚根。花果期6～8月。

[分布] 产全省各地。生路边荒地或田间。

[采集加工] 秋季果实成熟时割取果枝，晒干，打下种子，除去杂质，生用。

[资源利用] 有资源。未利用。

[性味功效] 苦、辛，寒。祛痰定喘，泻肺行水。

[功能主治] 用于咳逆痰多，胸胁胀满，肺痈，胸腹积水等。

煎服，3～9g。

紫花碎米荠

[异名] 石芥菜。

[来源] 十字花科碎米荠属植物紫花碎米荠 *Cardamine tangutorum* O. E. Schulz 的全草（图725）。

[原植物] 多年生草本，高15～50cm；根状茎细长呈鞭状，匍匐生长。茎单一，不分枝。基部倾斜，上部直立，表面具沟棱，下部无毛，上部有少数柔毛。基生叶有长叶柄；小叶3～5对，顶生小叶与侧生小叶的形态和大小相似，长椭圆形，长1.5～5cm，宽5～20mm，顶端短尖，边缘具钝齿，基部呈楔形或阔楔形，无小叶柄，两面与边缘有少数短毛；

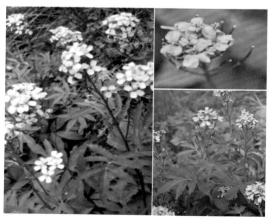

图725 紫花碎米荠

茎生叶通常只有3枚,着生于茎的中、上部,有叶柄,长1～4cm,小叶3～5对,与基生的相似,但较狭小。总状花序有十几朵花,花梗长10～15mm;外轮萼片长圆形,内轮萼片长椭圆形,基部囊状,长5～7mm,边缘白色膜质,外面带紫红色,有少数柔毛;花瓣紫红色或淡紫色,倒卵状楔形,长8～15mm,顶端截形,基部渐狭成爪;花丝扁而扩大、花药狭卵形;雌蕊柱状,无毛,花柱与子房近于等粗,柱头不显著。长角果线形,扁平,长3～3.5cm,宽约2mm,基部具长约1mm的子房柄;果梗直立,长15～20mm。种子长椭圆形,长2.5～3mm,宽约1mm,褐色。花期5～7月,果期6～8月。

[分布] 产静宁、庄浪等地。生海拔2100～4400m的高山山沟草地及林下阴湿处。

[采集加工] 春、夏采收,除去杂质,洗净,鲜用或晒干。

[资源利用] 有资源。未利用。

[性味功效] 苦,平。散瘀通络,祛湿,止血。

[功能主治](1)风湿腰脊痛,可配豨莶草、小血藤等,浸酒服。

(2)跌打损伤,可与竹林消、苦荞麦、窝儿七等,同浸酒服。

浸酒服,6～9g。外用适量,捣敷。

紫茉莉根

[异名] 粉果根(《滇南本草》),水粉头(《天宝本草》),野茉莉(《植物名实图考》),粉花,肥脂花。

[来源] 紫茉莉科紫茉莉属植物紫茉莉 *Mirabilis jalapa* L. 的根(图726)。

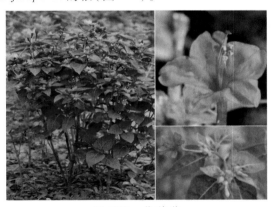

图726 紫茉莉

[原植物] 一年生草本,高可达1m。根肥粗,倒圆锥形,黑色或黑褐色。茎直立,圆柱形,多分枝,无毛或疏生细柔毛,节稍膨大。叶片卵形或卵状三角形,长3～15cm,宽2～9cm,顶端渐尖,基部截形或心形,全缘,两面均无毛,脉隆起;叶柄长1～4cm,上部叶几无柄。花常数朵簇生枝端;花梗长1～2mm;总苞钟形,长约1cm,5裂,裂片三角状卵形,顶端渐尖,无毛,具脉纹,果时宿存;花被紫红色、黄色、白色或杂色,高脚碟状,筒部长2～6cm,檐部直径2.5～3cm,5浅裂;花午后开放,有香气,次日午前凋萎;雄蕊5,花丝细长,常伸出花外,花药球形;花柱单生,线形,伸出花外,柱头头状。瘦果球形,直径5～8mm,革质,黑色,表面具皱纹;种子胚乳白粉质。花期6～10月,果期8～11月。

[分布] 本市各地均有栽培。

[采集加工] 秋末冬初采挖,洗净鲜用;或去芦头、须根,刮去粗皮,去尽黑色斑点,切片,立即晒干或烘干,以免变黑。

[资源利用] 栽培品。自采自用。

[性味功效] 甘、淡,微寒。清热解毒,活血利湿。

[功能主治](1)白浊,热淋(湿热下注),可配三白草根、木槿花、海金沙藤。水煎服。

(2)关节肿痛,紫茉莉根、木瓜,同煎服。

(3)咽喉肿痛,单用鲜品,捣烂取汁,滴入咽喉。乳痈,本品研末,浸酒服。

(4)其他,可用于水肿,赤白带下,跌打损伤等。

煎服,15～30g,鲜品加倍。外用适量,鲜品捣敷。脾胃虚寒者慎服;孕妇忌服。

注 紫茉莉叶:甘、淡,微寒。清热解毒,祛风渗湿,活血。用于痈肿疮毒,疥癣,跌打损伤。外用适量,鲜品捣敷,或取汁外搽。

紫茉莉子:甘,微寒。清热解毒,利湿化斑。用于面生斑痣,脓疱疮。外用适量,去外壳研末搽,或煎水洗。

紫苏叶

[异名] 桂荏(《尔雅》),白苏(《名医别录》),苏叶(《本草经集注》),紫菜(《植物名实图考》),茬子。

[来源] 唇形科紫苏属植物紫苏 *Perilla frutescens* (L.) Britt. 的叶或带叶小软枝(图727)。

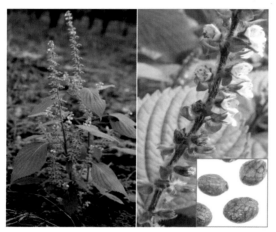
图727 紫苏

[原植物] 一年生直立草本。茎高 0.3～2m,绿色或紫色,钝四棱形,具四槽,密被长柔毛。叶阔卵形或圆形,长 7～13cm,宽 4.5～10cm,先端短尖或突尖,基部圆形或阔楔形,边缘在基部以上有粗锯齿,膜质或草质,两面绿色或紫色,或仅下面紫色,上面被疏柔毛,下面被贴生柔毛,侧脉 7～8 对,位于下部者稍靠近,斜上升,与中脉在上面微突起下面明显突起,色稍淡;叶柄长 3～5cm,背腹扁平,密被长柔毛。轮伞花序 2 花,组成长 1.5～15cm、密被长柔毛、偏向一侧的顶生及腋生总状花序;苞片宽卵圆形或近圆形,长宽约 4mm,先端具短尖,外被红褐色腺点,无毛,边缘膜质;花梗长 1.5mm,密被柔毛。花萼钟形,10 脉,长约 3mm,直伸,下部被长柔毛,夹有黄色腺点,内面喉部有疏柔毛环,结果时增大,长至 1.1cm,平伸或下垂,基部一边肿胀,萼檐二唇形,上唇宽大,3 齿,中齿较小,下唇比上唇稍长,2 齿,齿披针形。花冠白色至紫红色,长 3～4mm,外面略被微柔毛,内面在下唇片基部略被微柔毛,冠筒短,长 2～2.5mm,喉部斜钟形,冠檐近

二唇形,上唇微缺,下唇 3 裂,中裂片较大,侧裂片与上唇相近似。雄蕊 4,几不伸出,前对稍长,离生,插生喉部,花丝扁平,花药 2 室,室平行,其后略叉开或极叉开。花柱先端相等 2 浅裂。花盘前方呈指状膨大。小坚果近球形,灰褐色,直径约 1.5mm,具网纹。花期 8～11 月,果期 8～12 月。

[分布] 本市各地有栽培。

[采集加工] 夏季枝叶茂盛时采收叶及嫩枝,晒干。用时除去杂质及老梗,喷淋清水,稍润切碎,干燥。生用。

[资源利用] 栽培品。自产自销。

[性味功效] 辛,温。解表散寒,宣肺化痰,行气和胃,安胎,解鱼蟹毒。

[功能主治] (1)伤风发热,苏叶、防风、川芎各 1.5 份,陈皮 1 份,甘草 0.6 份,加生姜片,煎服,如《不知医必要》苏叶汤;风寒咳嗽,痰白作泡,中寒口甘,或唾涎沫,多与杏仁、桑白皮、青皮、陈皮、五味子、麻黄、甘草、人参、半夏同用,加生姜,水煎服,如《杂病源流犀烛》紫苏饮子。

(2)胎气不和,胀满疼痛,或临产惊恐,气结连日不下,紫苏茎叶 2 份,大腹皮、人参、川芎、陈皮、白芍各 1 份,当归 0.6 份,炙甘草 0.2 份,水煎服,如《普济方》紫苏和气饮;妊娠伤寒,清热和胎,紫苏、酒黄芩、土白术各 3 份,甘草 2 份,葱、姜引,煎服,如《医方一盘珠》四味紫苏和胎饮。

(3)脚气冲心,闷乱不识人,呕逆不食,紫苏茎叶 6 份,炒吴茱萸、焙陈皮各 1 份,捣筛,水煎,加童尿 1 合,温服,如《普济方》紫苏汤;风毒脚气,痰声呕恶,脚重虚肿,可配木通、桑白皮、茴香各 2 份,枳壳、槟榔各 4 份,羌活、独活、荆芥穗、木瓜、青皮、甘草各 1 份,为末,加生姜片,葱白,水煎服,如《赤水玄珠全集》紫苏散。

煎服,5～9g。外用适量,捣敷,煎汤洗或研末撒。阴虚、气虚及温病患者慎服。

附1：紫苏梗（《本草蒙筌》）

[异名]　紫苏茎（《雷公炮炙论》），苏梗（《药品化义》），紫苏枝茎，苏茎（《侣山堂类辩》）。

[来源]　唇形科紫苏属植物紫苏 Perilla frutescens（L.）Britt. 的茎。

[性味功效]　辛，温。理气宽中，止痛，安胎。

[功能主治]　（1）伤寒胸中痞满，心腹气滞，不思饮食，紫苏梗、焙陈皮各4份、赤茯苓、大腹皮、旋覆花各2份，制半夏1份，细切加姜片、枣，水煎温服，如《圣济总录》苏橘汤。

（2）伤寒或温病瘥后，起早、饮食多，致劳复，可配豆豉、生姜，水煎，食前温服，如《普济方》紫苏饮。

（3）水肿，紫苏梗、大蒜根、老姜皮、冬瓜皮，水煎服。

（4）其他，可用于脘腹痞满疼痛，嗳气呕吐，胎气不和，脚气。

煎服，5～9g；或入丸、散服。

附2：紫苏子（《药性论》）

[异名]　苏子（《本草经集注》），黑苏子（《饮片新参》）。

[来源]　唇形科紫苏属植物紫苏 Perilla frutescens（L.）Britt. 的成熟果实。

[性味功效]　辛，温。降气消痰，平喘，润肠。

[功能主治]　（1）伤风咳嗽不止，痰出不爽，可配杏仁、桔梗、枳壳、防风、半夏、栝楼霜，水煎服，如《症因脉治》苏子杏仁汤；痰涎壅盛，咳喘气短，胸膈满闷，咽喉不利，苏子、半夏各5份，肉桂、当归各3份，炙甘草4份，前胡、姜厚朴备2份，为粗末，加生姜片、大枣、紫苏叶，水煎服，如《太平惠民和剂局方》苏子降气汤。

（2）忧思伤脾，腹胀喘促，肠鸣气走，二便不利，紫苏子2份，大腹皮、草果仁、半夏、姜厚朴、木香、陈皮、木通、白术、炒枳实、人参、炙甘草各1份，为粗末，加生姜片、大枣，水煎服，如《世医得效方》紫苏子汤。

（3）噎膈，上气咳逆，炒苏子、煨诃子、炒莱菔子、炒杏仁、人参各2份，木香1份，青皮、炙甘草各4份，为粗末，加生姜片，水煎服，如《古今医统大全》紫苏子饮；肺痹，胸满痞塞，上气不下，炒苏子8份，半夏5份，陈皮、桂心各3份，人参、白术、炙甘草各2份，为粗末，加生姜片、大枣，水煎服，如《证治准绳》紫苏子汤。

（4）小儿停饮，喘急不得卧，炒苏子、炒苦葶苈子各等份为细末，枣肉为丸麻子大，淡姜汤送服，如《医宗金鉴》苏葶丸；小儿食积生痰，咳频气促，痰壅便秘，炒苏子、炒苦葶苈子各2份，酒大黄、黄芩各8份，煅青礞石、沉香各1份，为细末，水泛为丸，姜汤送服，如《医宗金鉴》苏葶滚痰丸。

煎服，5～9g；或入丸、散服。肺虚咳喘及脾虚便溏者忌服。

紫穗槐

[来源]　豆科紫穗槐属植物紫穗槐 Amorpha fruticosa L. 的叶（图728）。

[原植物]　落叶灌木，丛生，高1～4m。小枝灰褐色，被疏毛，后变无毛，嫩枝密被短柔毛。叶互生，奇数羽状复叶，长10～15cm，有小叶11～25片，基部有线形托叶；叶柄长1～2cm；小叶卵形或椭圆形，长1～4cm，宽0.6～2.0cm，先端圆形，锐尖或微凹，有一短而弯曲的尖刺，基部宽楔形或圆形，上面无毛或被疏毛，下面有白色短柔毛，具黑色腺点。穗状花序常1至数个顶生和枝端腋生，长7～

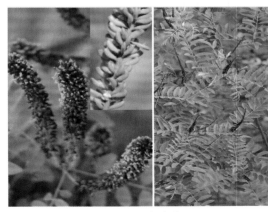

图728　紫穗槐

15cm,密被短柔毛;花有短梗;苞片长 3～4mm;花萼长 2～3mm,被疏毛或几无毛,萼齿三角形,较萼筒短;旗瓣心形,紫色,翼瓣和龙骨瓣;雄蕊 10,下部合生成鞘,上部分裂,包于旗瓣之中,伸出花冠外。荚果下垂,长 6～10mm,宽 2～3mm,微弯曲,顶端具小尖,棕褐色,表面有凸起的疣状腺点。花果期 5～10 月。

[分布] 本市大部分地区有栽培。常植于河岸、沙地、山坡及铁路沿线。

[采集加工] 春、夏采收,除去杂质,鲜用或晒干。

[资源利用] 栽培树种。自采自用。

[性味功效] 微苦,凉。清热解毒,祛湿消肿。

[功能主治] 用于痈疮,烧伤,烫伤,湿疹。外用适量,煎水洗;或鲜品捣敷。

紫 藤

[异名] 招豆藤(《本草拾遗》),朱藤、藤花菜(《救荒本草》),小黄藤、小黄草(《植物名实图考》),藤萝树。

[来源] 豆科紫藤属植物紫藤 *Wisteria sinensis* (Sims) Sweet 的茎或茎皮、种子(图729)。

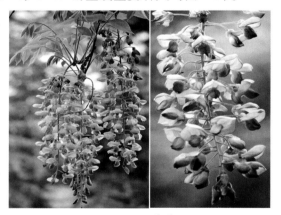

图 729 紫藤

[原植物] 落叶藤本。茎左旋,枝较粗壮,嫩枝被白色柔毛,后秃净;冬芽卵形。奇数羽状复叶长 15～25cm;托叶线形,早落;小叶 3～6 对,纸质,卵状椭圆形至卵状披针形,上部小叶较大,基部 1 对最小,长 5～8cm,宽 2～4cm,先端渐尖至尾尖,基部钝圆或楔形,或歪斜,嫩叶两面被平伏毛,后秃净;小叶柄长 3～4mm,被柔毛;小托叶刺毛状,长 4～5mm,宿存。总状花序发自去年年短枝的腋芽或顶芽,长 15～30cm,径 8～10cm,花序轴被白色柔毛;苞片披针形,早落;花长 2～2.5cm,芳香;花梗细,长 2～3cm;花萼杯状,长 5～6mm,宽 7～

8mm,密被细绢毛,上方 2 齿甚钝,下方 3 齿卵状三角形;花冠细绢毛,上方 2 齿甚钝,下方 3 齿卵状三角形;花冠紫色,旗瓣圆形,先端略凹陷,花开后反折,基部有 2 胼胝体,翼瓣长圆形,基部圆,龙骨瓣较翼瓣短,阔镰形,子房线形,密被绒毛,花柱无毛,上弯,胚珠 6～8 粒。荚果倒披针形,长 10～15cm,宽1.5～2cm,密被绒毛,悬垂枝上不脱落,有种子 1～3 粒;种子褐色,具光泽,圆形,宽 1.5cm,扁平。花期 4 月中旬至 5 月上旬,果期 5～8 月。

[分布] 本市部分地区有栽培。

[采集加工] 夏季采收藤茎或剥取茎皮,晒干,用时切片;秋季采摘成熟果实。打下种子,晒干。

[资源利用] 栽培品。自采自用。

[性味功效] 茎或茎皮:甘、苦,微温。利水,除痹,杀虫。种子:甘,微温,小毒。活血通络,解毒,驱虫。

[功能主治] 紫藤茎、茎皮:(1)休息痢肠滑,本品研末,食前粥饮调服。

(2)蛔虫病,紫藤茎皮、红藤,水煎服。

(3)其他,可用于水肿,关节疼痛,腹痛吐泻,食物中毒。

煎服,9～15g。

紫藤子:用于筋骨疼痛,腹痛吐泻,小儿蛲虫病。

煎服(炒熟),15～30g;或浸酒服。

紫　菀

[异名] 青菀（《吴普本草》），紫倩（《名医别录》），返魂草根、夜牵牛（《斗门方》），紫菀茸（《本草述》）。

[来源] 菊科紫菀属植物紫菀 *Aster tataricus* L. f. 的根及根状茎（图730）。

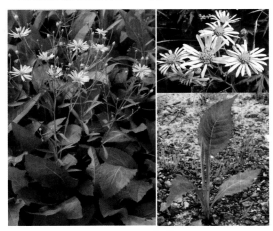

图730　紫菀

[原植物] 多年生草本，根状茎斜升。茎直立，高40～50cm，粗壮，基部有纤维状枯叶残片且常有不定根，有棱及沟，被疏粗毛，有疏生的叶。基部叶在花期枯落，长圆状或椭圆状匙形，下半部渐狭成长柄，连柄长20～50cm，宽3～13cm，顶端尖或渐尖，边缘有具小尖头的圆齿或浅齿。下部叶匙状长圆形，常较小，下部渐狭或急狭成具宽翅的柄，渐尖，边缘除顶部外有密锯齿；中部叶长圆形或长圆披针形，无柄，全缘或有浅齿，上部叶狭小；全部叶厚纸质，上面被短糙毛，下面被稍疏的但沿脉被较密的短粗毛；中脉粗壮，与5～10对侧。脉在下面突起，网脉明显。头状花序多数，径2.5～4.5cm，在茎和枝端排列成复伞房状；花序梗长，有线形苞叶。总苞半球形，长7～9mm，径10～25mm；总苞片3层，线形或线状披针形，顶端尖或圆形，外层长3～4mm，宽1mm，全部或上部草质，被密短毛，内层长达8mm，宽达1.5mm，边缘宽膜质且带紫红色，有草质中脉。舌状花约20余个；管部长3mm，舌片蓝紫色，长15～17mm，宽2.5～3.5mm，有4至多脉；管状花长6～7mm且稍有毛，裂片长1.5mm；花柱附片披针形，长0.5mm。瘦果倒卵状长圆形，紫褐色，长2.5～3mm，两面各有1

或少有3脉，上部被疏粗毛。冠毛污白色或带红色，长6mm，有多数不等长的糙毛。花期7～9月，果期8～10月。

[分布] 产平凉、华亭等地。生海拔700～2500m的山坡草地、灌丛、林缘或疏林下。

[采集加工] 春、秋采挖，除去有节的根状茎及泥沙，将细根编成辫状晒干，或直接晒干。用时除去杂质，洗净，稍润切厚片，干燥。生用或制后用。

[炮制] 蜜紫菀：取炼蜜（紫菀100kg，炼蜜25kg）用适量开水稀释后，加入净紫菀片拌匀。闷透置锅内，用文火炒至棕褐色，不粘手为度，取出摊开，晾凉。

炒紫菀：取净紫菀片置锅内，用文火炒至老黄色或微焦，取出放凉。

麸紫菀：取麦麸（紫菀100kg，麦麸25kg）撒入热锅内，待冒烟时，加入净紫菀汁，用中火炒至淡黄色，取出筛去麦麸，放凉。

蒸紫菀：取净紫菀片，置蒸笼内，用大火蒸至上气后，约1小时取出，摊开晾或晒干。

[资源利用] 有资源。自产自销。

[性味功效] 辛、苦，温。润肺下气，消痰止咳。

[功能主治] （1）外感咳嗽，咳痰不爽，蒸紫菀、蒸荆芥、炒桔梗、蒸白前、百部各2份，陈皮1份，炒甘草0.75份，为细末，生姜汤调服，如《医学心悟》止嗽散；久嗽不瘥，紫菀、款冬花各2份，百部1份，捣罗为散，加生姜、乌梅煎汤，调服，如《本草图经》用方。

（2）妊娠咳嗽不止，胎动不安，紫菀、天冬各4份，桔梗2份，甘草、杏仁、桑白皮各1份，入竹茹、蜜，水煎温服，如《伤寒保命集》紫菀汤；产后风虚，遍身浮肿，上气咳喘，胁腹满闷，紫菀2份，汉防己、桂心、细辛、赤茯苓、桑白皮、大腹皮、枳壳（麸炒）、炒葶苈子、木香、炙甘草各1份，槟榔0.3份，为粗末，入生姜片煎服，如《太平圣惠方》紫菀散。

（3）肺热咳嗽，肌肤灼热，面赤如醉，紫菀茸4份，款冬花2份，炒杏仁、炙枇杷叶、木通、炙桑白皮、酒大黄各 1 份,熬膏蜜收,不时含化 1 ~ 2 匙,如《张氏医通》紫菀膏;饮食过度,或食煎煿,邪热伤肺,咳嗽咽痒,痰多唾血,紫菀茸、桑叶、款冬花、蒸百合、阿胶珠、贝母、炒蒲黄、半夏各 2 份,犀角、炙甘草、人参各 1 份,为粗末,加生姜片,水煎服,如《济生方》紫菀茸汤。

(4)小儿咳嗽气急,紫菀 2 份,贝母、款冬花各 1 份,研细,食后煎服,如《圣济总录》紫菀汤;小儿咳嗽,语声不出,紫菀末、杏仁泥各等份,蜜研为丸芡实大,五味子汤服 1 丸,如《全幼心鉴》用方。

煎服,5 ~ 9g;或入丸、散服。润肺宜用蜜紫菀。有实热者慎服。

皱叶酸模

[异名] 苛踏叶,牛耳大黄。

[来源] 蓼科酸模属植物皱叶酸模 *Rumex crispus* L. 的根(图 731)。

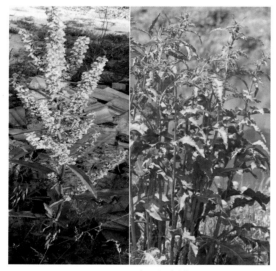

图 731 皱叶酸模

[原植物] 多年生草本。根粗壮,黄褐色。茎直立,高 50 ~ 120cm,不分枝或上部分枝,具浅沟槽。基生叶披针形或狭披针形,长 10 ~ 25cm,宽 2 ~ 5cm,顶端急尖,基部楔形,边缘皱波状;茎生叶较小狭披针形;叶柄长 3 ~ 10cm;托叶鞘膜质,易破裂。花序狭圆锥状,花序分枝近直立或上升;花两性;淡绿色;花梗细,中下部具关节,关节果时稍膨大;花被片 6,外花被片椭圆形,长约 1mm,内花被片果时增大,宽卵形,长 4 ~ 5mm,网脉明显,顶端稍

钝,基部近截形,边缘近全缘,全部具小瘤,稀 1 片具小瘤,小瘤卵形,长 1.5 ~ 2mm。瘦果卵形,顶端急尖,具 3 锐棱,暗褐色,有光泽。花期 5 ~ 6 月,果期 6 ~ 7 月。

[分布] 全省各地区均产。生海拔 600 ~ 2500m 的河滩、沟边湿地、路旁及林缘草地。

[采集加工] 秋季采挖,洗净,鲜用或切片晒干。

[资源利用] 资源丰富。自采自用。

[性味功效] 苦,寒。清热解毒,凉血止血,通便,杀虫。

[功能主治] (1)湿热痢疾,可单用煎服;湿热黄疸,可配茵陈、车前草等,水煎服。

(2)崩漏,单味水煎服;或与乌贼骨,共为末,冲服;或配旋鸡尾、香附子、益母草等,酒炒煎水服。

(3)痈肿疮疖,鲜牛耳大黄、蒲公英,共捣烂外敷;干湿癣,鲜品绞汁、米醋、枯矾末,调匀搽患部;秃疮,头风白屑,鲜根或全草加嫩柳叶、食盐少许,捣烂涂患处。

(4)淋症,可与蝉蜕同用,水煎服。

煎服,9 ~ 15g。外用适量,捣敷;或研末调搽。

注 皱叶酸模叶:清热通便,止咳。用于热结便秘,咳嗽,痈肿疮毒。煎汤或作菜食;外用适量,捣敷。

祖师麻

[异名] 羊勾子,狗皮柳。

[来源] 瑞香科瑞香属植物黄瑞香 *Daphne giraldii* Nitsche 或唐古特瑞香 *Daphne tangutica*

Maxim. 的茎皮或根皮(图 732)。

[原植物] (1)黄瑞香:小灌木,高 40 ~ 70cm。茎直立,圆柱形,无毛,叶迹明显,稍隆起。叶互生,

常密生于小枝上部,膜质,倒披针形,长 3～6cm,宽约 1cm,先端钝形或微突尖,基部狭楔形,表面绿色,背面带白霜,两面均无毛,叶柄极短或无。花黄色,略芳香,常 3～8 朵组成顶生的头状花序;两性花,无苞片;花萼圆筒状,长 6～8m,无毛,裂片 4,卵状三角状,无毛;无花瓣;雄蕊 8,2 轮,均着生于花萼筒中部以上,花丝长约 0.5mm,花药长约 1.2mm,长圆形黄色;花盘浅盘状,边缘全绿;子房上位,椭圆形,无花柱,柱头头状。果实卵形或近圆形,成熟时红色。种子 1 颗,种皮薄。花期 6～7 月,果期 7～8 月。

极短,花药长 1～1.2mm,长圆形,橙黄色;花盘环状,小,长不到 1mm,边缘不规则浅裂;子房上位,长圆状倒卵形,长 2～3mm,花柱粗短。果实卵形或近球形,长 6～8mm,无毛,幼时绿色,成熟时红色,干后紫黑色。种子卵形。花期 4～5 月,果期 5～7 月。

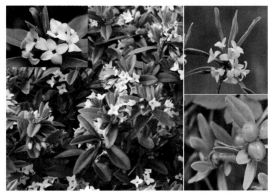

图 732－2 唐古特瑞香

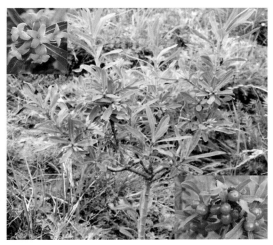

图 732－1 黄瑞香

(2)唐古特瑞香:常绿灌木,高 0.5～2.5cm。多分枝,枝较粗壮,肉质,幼枝灰黄色,较密,老枝淡灰色,叶迹较小。叶互生,革质或近革质,披针形、倒披针形或长圆状披针形,长 2～8cm,宽 0.5～1.7cm,先端钝形,基部下延于叶柄,楔形,全缘,反卷,两面无毛或幼时背面微被柔毛,叶柄短或无。花数朵组成头状花序,生于小枝顶端,苞片卵形或卵状披针形,长 5～6mm,早落;总花梗与小花梗被黄色柔毛;花萼筒圆筒形,长 9～13mm,裂片 4,卵形或卵状椭圆形,长 5～8mm,开展,外面紫色或紫红色,内面白色;无花瓣;雄蕊 8,2 轮,上轮着生于花萼筒的喉部下面,下轮着生于中部稍上面,花丝

[分布] (1)黄瑞香:本市各地均产。生海拔 1600～2600m 的山地林缘或疏林中。

(2)唐古特瑞香:产庄浪(永宁)、华亭等地。生海拔 1000～3800m 的山坡林中。

[采集加工] 秋季采挖,洗净,剥取茎皮和根皮,切碎,晒干。

[资源利用] 资源较丰富。自产自销。

[性味功效] 辛、苦,温,小毒。祛风通络,散瘀止痛。

[功能主治] (1)腰腿疼痛,可配独活、牛膝,水煎服;四肢麻木,可用祖师麻煎水,煮鸡蛋(1 个用药约 1g),早、晚各吃 1 个,并喝汤 1～2 口。

(2)胃脘痛,祖师麻 1 份,甘草 2 份,同煎服;或用本品 30g,浸酒 250ml,密闭 1 周以上,每服 10ml,每日 2 次。

(3)跌打损伤,可与五加皮、吉祥草、飞龙掌血同用,浸酒服。

(4)风寒感冒,祖师麻水煎,生姜、葱白为引服。

煎服,3～6g;或浸酒服。孕妇忌服。

钻天杨

[异名] 笔杨。

[来源] 杨柳科杨属植物钻天杨 Populus nigra

var. italica (Moench.) Koehne 的树皮(图 733)。

[原植物] 乔木,高达 30m。树皮暗灰褐色,

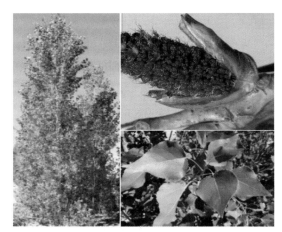

图 733　钻天杨

老时沟裂,黑褐色;树冠圆柱形。侧枝成 20° ~ 30° 角开展,小枝圆,光滑,黄褐色或淡黄褐色,嫩枝有时疏生短柔毛。芽长卵形,先端长渐尖,淡红色,富黏质。长枝叶扁三角形,通常宽大于长,长约 7.5cm,先端短渐尖,基部截形或阔楔形,边缘钝圆锯齿;短枝叶菱状三角形,或菱状卵圆形,长 5 ~ 10cm,宽 4 ~ 9cm,先端渐尖,基部阔楔形或近圆形;

叶柄上部微扁,长 2 ~ 4.5cm,顶端无腺点。雄花序长 4 ~ 8cm,花序轴光滑,雄蕊 15 ~ 30;雌花序长 10 ~ 15cm。蒴果 2 瓣裂,先端尖,果柄细长。花期 4 月,果期 5 月。

[分布]　本市各地区有栽培。

[采集加工]　秋、冬采剥或结合伐木时剥取,鲜用或晒干。

[资源利用]　栽培树种。未利用。

[性味功效]　苦,寒。凉血解毒,祛风除湿。

[功能主治]　(1)风湿疼痛,脚气肿,本品浸酒服。

(2)疥癣秃疮,钻天杨树皮,烧炭研末,香油调搽;烫伤,可用树枝烧炭研末,加冰片少许,研匀,香油调涂。

(3)痢疾,鲜树皮煎服。

煎服,9 ~ 30g,鲜品加倍。外用适量,烧炭研末调搽;或熬膏涂。

作合山

[异名]　作合伞,索骨丹。

[来源]　虎耳草科鬼灯檠属植物七叶鬼灯檠 *Rodgersia aesculifolia* Batalin 的根状茎(图 734)。

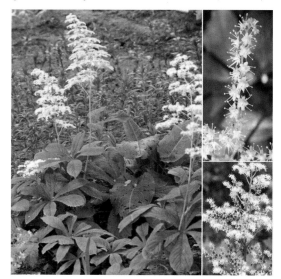

图 734　七叶鬼灯檠

[原植物]　多年生草本,高 0.8 ~ 1.2m。根状茎圆柱形,横生,直径 3 ~ 4cm,内部微紫红色。茎具棱,近无毛。掌状复叶具长柄,柄长 15 ~ 40cm,

基部扩大呈鞘状,具长柔毛,腋部和近小叶处,毛较多;小叶片 5 ~ 7,草质,倒卵形至倒披针形,长 7.5 ~ 30cm,宽 2.7 ~ 12cm,先端短渐尖,基部楔形,边缘具重锯齿,腹面沿脉疏生近无柄之腺毛,背面沿脉具长柔毛,基部无柄。多歧聚伞花序圆锥状,长约 26cm,花序轴和花梗均被白色膜片状毛,并混有少量腺毛;花梗长 0.5 ~ 1mm;萼片 5(~ 6),开展,近三角形,长 1.5 ~ 2mm,宽约 1.8mm,先端短渐尖,腹面无毛或具极少(1 ~ 3 枚)近无柄之腺毛,背面和边缘具柔毛和短腺毛,具羽状脉和弧曲脉,脉于先端不汇合、半汇合至汇合(同时存在);雄蕊长 1.2 ~ 2.6mm;子房近上位,长约 1mm,花柱 2,长 0.8 ~ 1mm。蒴果卵形,具喙;种子多数,褐色,纺锤形,微扁,长 1.8 ~ 2mm。花果期 5 ~ 10 月。

[分布]　产华亭、平凉、庄浪(通边)等地区。生海拔 1100 ~ 3400m 的林下、灌丛和石隙。

[采集加工]　秋季采挖,除去茎叶、须根,洗净,切汁鲜用或晒干。

[资源利用]　资源较丰富。自采自用。

［性味功效］苦、涩,凉。清热解毒,凉血止血,收敛。

［功能主治］(1)湿热泻痢,单品水煎服;或研末冲服;或与马齿苋、薤白同煎服。

(2)外伤出血,单品研粉,外敷。便血,炒作合山、炒朱砂七等量,水煎服。

(3)痈肿疮疖,痔疮,作合山研粉,醋调涂患处。

(4)其他,可用于吐血、衄血、咯血、咽喉肿痛、白浊、带下、崩漏、便血、脱肛、烫火伤等。

煎服,6~9g;或研末服,每次3~6g。外用适量,捣敷;或煎水洗;或研末撒。

酢浆草

［异名］醋母草(《唐本草》),三叶酸草(《千金方》),酸浆(《本草图经》),三叶酸浆(《植物名实图考》),酸卿卿,雀儿酸(《本草纲目》)。

［来源］酢浆草科酢浆草属植物酢浆草 *Oxalis corniculata* L. 的全草(图735)。

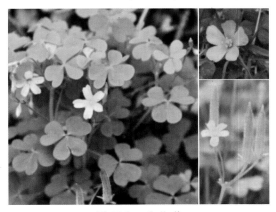

图735　酢浆草

［原植物］草本,高10~35cm,全株被柔毛。根茎稍肥厚。茎细弱,多分枝,直立或匍匐,匍匐茎节上生根。叶基生或茎上互生;托叶小,长圆形或卵形,边缘被密长柔毛,基部与叶柄合生,或同一植株下部托叶明显而上部托叶不明显;叶柄长1~13cm,基部具关节;小叶3,无柄,倒心形,长4~16mm,宽4~22mm,先端凹入,基部宽楔形,两面被柔毛或表面无毛,沿脉被毛较密,边缘具贴伏缘毛。花单生或数朵集为伞形花序状,腋生,总花梗淡红色,与叶近等长;花梗长4~15mm,果后延伸;小苞片2,披针形,长2.5~4mm,膜质;萼片5,披针形或长圆状披针形,长3~5mm,背面和边缘被柔毛,宿存;花瓣5,黄色,长圆状倒卵形,长6~8mm,宽4~5mm;雄蕊10,花丝白色半透明,有时被疏短柔毛,基部合生,长、短互间,长者花药较大且早熟;子房长圆形,5室,被短伏毛,花柱5,柱头头状。蒴果长圆柱形,长1~2.5cm,5棱。种子长卵形,长1~1.5mm,褐色或红棕色,具横向肋状网纹。花果期2~9月。

［分布］产本市各地。生海拔800~2400m的山坡草地、河谷沿岸、田边路旁或林下阴湿处。

［采集加工］夏、秋采收,除去杂质,洗净,鲜用或晒干。

［资源利用］有资源。自采自用。

［性味功效］酸,寒。清热利湿,凉血散瘀,解毒消肿。

［功能主治］(1)小便赤涩疼痛,鲜嫩品,洗净绞取汁,兑酒和匀,空腹服,如《圣济总录》用方;湿热尿血,酢浆草、玉米须,水煎当茶饮;湿热发黄,可与土大黄,开水冲泡当茶饮。

(2)痢疾,本品研末,开水冲服;或与车前子、合萌,共捣烂,冲开水服。

(3)月经不调,可配对叶草、益母草、红牛膝、泽兰,浸酒服;经漏,淋漓不止,鲜酢浆草,捣烂取汁,酌加红糖炖服;乳痈,可同马兰,水煎服,药渣捣烂敷患处。

(4)其他,可用于带下、吐血、衄血、跌打损伤、咽喉肿痛、丹毒、疥癣、痔疮、烫火伤、蛇虫咬伤、麻疹、湿疹等。

煎服,9~15g,鲜品30~60g;或研末服,或鲜品绞汁饮。外用适量,煎水洗或漱口;或鲜品捣敷或绞汁涂。孕妇及体虚者慎服。

第三章　平凉地产药材

板蓝根

　　十字花科植物菘蓝 *Isatis indigotica* Fortune（图1）：主要分布在海拔 1300～1320m 的灵台什字镇长坡村，另外，崇信县柏树乡马新村、锦屏镇铜城村、木林乡，静宁县原安乡关音村也有少量种植，种子来源于陇西药材市场。

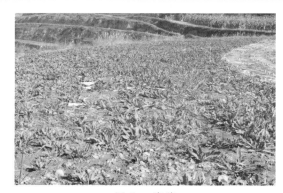

图1　菘蓝

半　夏

　　天南星科植物半夏 *Pinellia ternata*（Thunb.）Breit.（图2）：野生驯化品种，种植面积很小，仅在华亭县马峡乡孟台村、河西乡杨庄村斜路社有农户零星种植，产量不大。

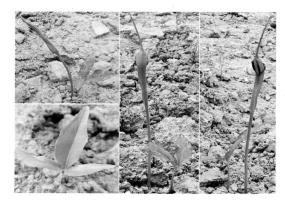

图2　半夏

柴　胡

　　伞形科植物柴胡 *Bupleurum chinense* DC.（图3）：主要分布在华亭县河西乡杨庄村斜路社、策底乡庙滩村，静宁县原安乡关音村、原安乡程义村小庄社，生于海拔 1550～1750m。种源均是当地农户自行采集的野生种。

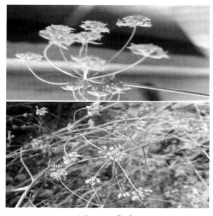

图3　柴胡

川 芎

伞形科植物川芎 *Ligusticum chuanxiong* Hort.（*L. wallichii* auct. sin. non Franch.）（图4）：本市川芎（西芎）仅一个品种，华亭县境内大面积种植，约有7000多亩，属引种品种，生长不稳定，根茎由原来的不规则结节状拳形团块，变成了现在的不规则结节状。种子主要来源于陕西药材市场。主要分布在华亭县马峡孟台、西华、策底庙滩、河西杨庄村等地。生境为海拔1550~2200m、水资源比较丰富的一般田地土壤。

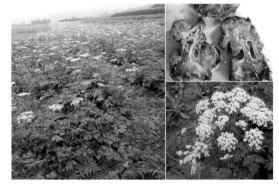

图4 川芎（引种）

大 黄

蓼科植物掌叶大黄 *Rheum palmatum* L.（图5）：主要分布在华亭县马峡镇孟台村、西华镇和赵家山、常家山一带，种子来源于陇南。

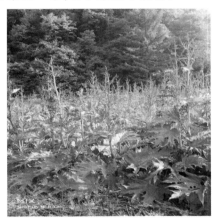

图5-1 掌叶大黄生境

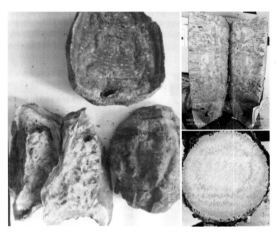

图5-2 掌叶大黄药材

独 活

伞形科植物重齿毛当归 *Angelica pubescens* Maxim. F. *Biserrata* Shan et Yuan（图6）：从调查结果来看，本市独活仅一个品种，种植相对集中，分布在华亭县的马峡孟台、西华（包括麻庵）、策底、河西等7个乡（镇），庄浪县的韩店也有种植，属引种品种，生长良好，未出现变种情况。种子主要来源于陇南市五马药场以及陕西药材市场。生长环境为海拔在1550~2000m，水资源比较丰富的田地土壤。

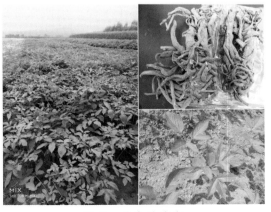

图6 重齿毛当归

甘 草

豆科植物甘草 *Glycyrrhiza uralensis* Fisch.（图7）：本市种植面积不大，主要分布在静宁县古城乡寨咀村，种子从新疆引进。

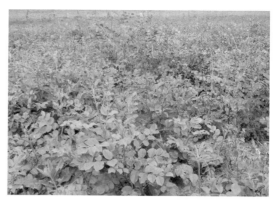

图 7　甘草

甘肃丹参

唇形科植物甘肃丹参 *Salvia miltiorrhiza* Bge.（图8）：主要分布在华亭县马峡乡孟台、河西乡杨庄村斜路社等地，种子来源于陇西药材市场。

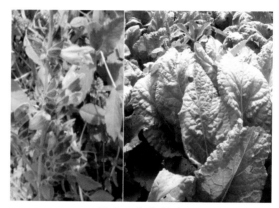

图 8　甘肃丹参

黄 芩

唇形科植物黄芩 *Scutellaria baicalensis* Georgi（图9）：主要分布在海拔1180~1320m的灵台县龙门乡、独店镇马家堎村；华亭山寨、西华、河西、崇信柏树乡也有少量种植。种子来源于山西临汾植物研究所。已经生长3年，长势良好，亩产300kg。

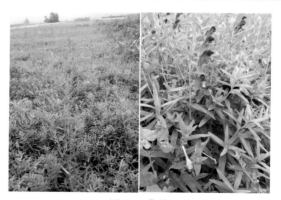

图 9　黄芩

马 鹿

鹿科动物马鹿 *Cervus elaphus* Linnaeus（图10）：主要养殖点在华亭县西华镇草滩村云峰林场，2002年从东北辽宁青源县引进。每年7、8月份取一次鹿茸，另外，阶段性抽取鹿血也可获得部分经济效益。

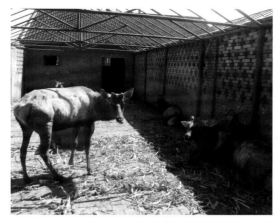

图10　马鹿

梅花鹿

鹿科动物梅花鹿 *Cervus Nippon* Temminck（图11）：主要养殖点在华亭县西华镇草滩村云峰林场，2002年从长春双阳、吉林四平引进。每年7、8月份取一次鹿茸。

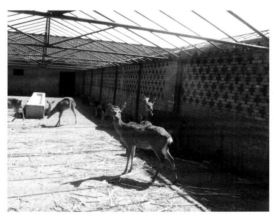

图11　梅花鹿

木 香

菊科植物木香 *Aucklandia lappa* Decne.（图12）：华亭县马峡乡孟台村、西华镇、山寨乡、策底乡、河西乡均有种植，亩产300kg。

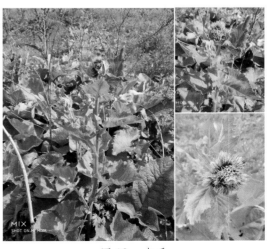

图12　木香

牛蒡子

菊科植物牛蒡子 *Aectium lappa* L.（图 13）：主要分布在泾川县荔堡乡大寨村、华亭县西华镇等地，属野生驯化品种，亩产约 300kg。

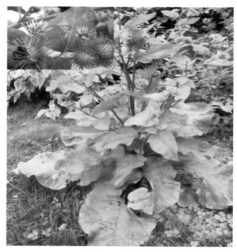

图 13　牛蒡子

秦 艽

龙胆科植物秦艽 *Gentiana macrophylla* Pall.（图 14）：主要分布在海拔 1550～2000m 的华亭县马峡、西华、河西杨庄村等地，属野生驯化品种，生长稳定，亩产 100kg 左右。

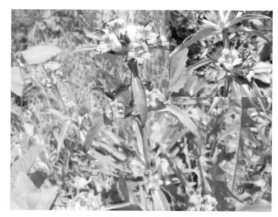

图 14　秦艽

山 药

薯蓣科植物薯蓣 *Dioscorea opposita* Thunb.（图 15）：本市种植面积很小，只有崆峒区部分农户作为食用种植。

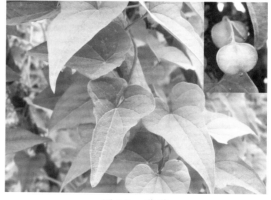

图 15　薯蓣

山 楂

蔷薇科植物山楂 *Crataegus pinnati fida* Bge. 或山里红 *Crataegus pinnatifida* Bge. var. *major* N. E. Br. (图 16) : 主要分布在海拔 1250 ~ 1300m 的山区,泾川县高平镇袁家城村、任家寺村、铁佛村、三十铺村是最主要产区,约有 500 多亩,且山楂品种较多,种苗来源于山西绛县,80 年代种植培育,每亩可产 500kg,有 5 个品种,分别是山楂、山里红、甘肃山楂、湖北山楂、阿尔泰山楂,其中山楂、山里红为《中国药典》收载的品种,甘肃山楂为《甘肃中药材标准》收载的品种,湖北山楂、阿尔泰山楂属当地农户试种品种,仅少数几棵,有一定的鉴定价值。崇信县柏树乡闫湾村、灵台县什字镇饮马嘴村、西通乡、上梁乡、新集乡等地栽培和嫁接的为山楂。

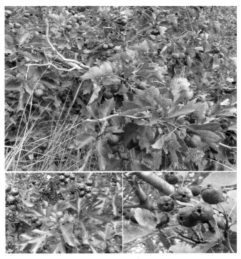

图 16 山楂

山茱萸

山茱萸科植物山茱萸 *Cornus officinalis* Sieb. et Zucc. (图 17) : 主要分布在海拔 1350 ~ 1400m 的山区,崇信县柏树乡木家坡村是最主要种植区,种苗来源不详。

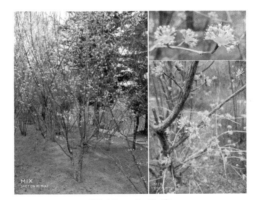

图 17 山茱萸

水飞蓟

菊科植物水飞蓟 *Silybum marianum* (L.) Gaertn. (图 18) : 主要分布在崇信县柏树乡木家坡村及华亭县河西乡杨庄村斜路社、泾川县荔堡乡等地,生境海拔为 1410m 左右。

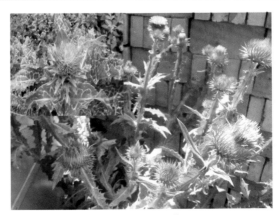

图 18 水飞蓟

紫苏子

唇形科植物紫苏 *Perilla frutescens*（L.）Britt.
（图19）：本市种植面积很大，除静宁、庄浪县外其
他各县（区）都有种植。总计约有3万多亩，在这次
资源调查中属单品种种植面积最大的一类中药材。
目前紫苏的使用现状仅限于食用，很少作为药用，
这也为紫苏的药用开发提供了更大的空间。

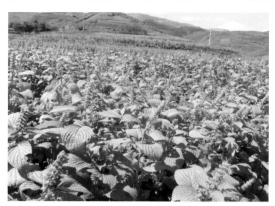

图19　紫苏

附　录

附录一　平凉真菌药

鬼　笔（《本草拾遗》）

[异名]　狗溺台（《本草拾遗》），深红鬼笔。

[来源]　鬼笔科鬼笔属真菌红鬼笔 *Phallus rubicundus*（Bosc）Fr. 的子实体（图1）。

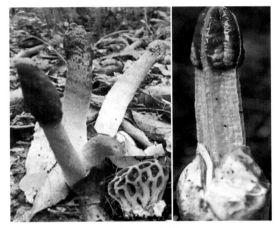

图1　红鬼笔

[原植物]　子实体高 10~20cm，基部有白色菌托。菌盖钟形，橘红色，具细微的皱纹，成熟后顶端平截，有孔口，盖高 15~33mm，宽 10~15mm，表面覆盖灰黑色恶臭的黏液（孢体）。菌柄圆柱形，海绵质，中空，基部粗 5~15mm，向上渐细，上部有橘红色，向下渐变淡至白色菌托白色，有弹性，鞘状。孢子椭圆形，几无色，（3.5~4.5）μm×（2~2.3）μm。

[分布]　本市各地区均产。生夏季雨后的树林中地上、田野及草丛中。

[采集加工]　夏、秋采收，除去杂质，洗净，晒干。

[资源利用]　资源少。自采自用。

[性味功效]　苦，寒，有毒。清热解毒，消肿生肌。

[功能主治]　用于喉痹，恶疮，痈疽，刀伤，烫火伤。

外用，适量研末敷，或香油调敷。不可内服。

鬼　盖（《名医别录》）

[异名]　鬼伞（《本草经集注》）。

[来源]　鬼伞科鬼伞属真菌墨汁鬼伞 *Coprinus atramentarius*（Bull）Fr. 的子实体（图2）。

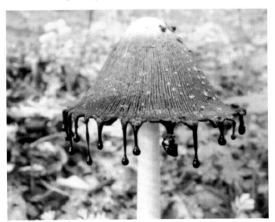

图2　墨汁鬼伞

[原植物]　子实体丛生。菌盖初期卵圆形，伸展后直径 4~11cm，后变为覆钟形或稍呈圆锥状，当开伞时一般开始液化流墨汁状汁液，未开伞前顶端钝圆，有灰褐色鳞片，边缘灰白色具有条沟棱，似花瓣状。菌肉薄，初白色，后呈煤烟色。菌柄白色，有丝状光泽，中空，长 7~20cm，直径 1~2.2cm。菌环生柄下部，极易消失。菌褶较密，宽，离生，早期白色后变黑色。孢子椭圆形，黑褐色，光滑，（7~10）μm×（5~6）μm。褶侧囊体圆柱形，多而细长。

[分布]　本市各地区均产。生树林、草丛中地上。

[采集加工]　春、夏、秋采收，洗净，立即煮熟，晒干。

[资源利用] 有资源。未利用。

[性味功效] 甘,平,小毒。健脾益胃,理气化痰,解毒消肿。

[功能主治] 用于食欲不振,咳嗽吐痰,气滞胀满,脘腹疼痛,小儿疳病,疔肿疮疡。

煎服,3～9g;或入丸、散服。外用适量,研末调敷。

鸡腿蘑

[异名] 毛鬼伞,毛头鬼盖。

[来源] 鬼伞科鬼伞属真菌毛头鬼伞 *Coprinus comatus*（Muell.;Fr.）Gray 的子实体(图3)。

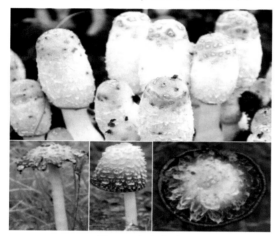

图3 毛头鬼伞

[原植物] 菌盖宽4～6cm,幼期呈圆柱形,后呈钟形,白色,顶部淡土黄色,表部具平伏淡褐色翘起的鳞片。盖缘易开裂。菌肉较厚,白色。菌褶密集,离生,初白色,很快变黑。菌柄圆柱形,如栽培得当,高可达30cm,粗可达4cm。柄中空但肥厚。担孢子黑褐色,光滑,椭圆形。

[分布] 本市各地均产。生草地、林地、路旁或田野上,单生或群生。

[采集加工] 夏、秋全体呈白色时采收,洗净,置沸水中烫后,晒干。

[资源利用] 有资源,食用。

[性味功效] 甘,平。益胃,清神,消痔。

[功能主治] 用于食欲不振,神疲,痔疮。

煎服,30～60g;或入丸、散服。不宜与酒同食。

灵 芝

[异名] 灵芝草(《滇南本草》),赤芝,红芝。

[来源] 灵芝科灵芝属真菌灵芝 *Ganoderma lucidum*（Curtis.;Fr.）P. Karst. 的子实体(图4)。

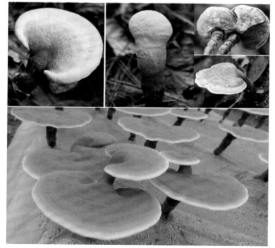

图4 灵芝

[原植物] 担子果一年生,有柄,木栓质。菌盖肾形、半圆形或近圆形,12cm×20cm,团状灵芝有的可达到40cm,厚达2cm,表面褐黄色或红褐色,有时趋向边缘渐变为淡黄褐色,有同心环沟和环带并有皱褶,有似漆样光泽;边缘锐或稍钝,往往稍向内卷;菌肉呈淡白色或木材色,接近菌管处呈淡褐色或近褐色,厚约1cm,有时呈污黄色或淡黄色,管口接近圆形,每毫米4～5个,菌柄近圆柱形,侧生或偏生,罕近中生,长可达19cm,粗达4cm,与菌盖同色或呈紫褐色,有光泽。

[分布] 本市有栽培。生阔叶树伐木桩旁。

[采集加工] 全年可采,除去杂质,剪除附有朽木、泥沙或培养基质的下端菌柄,阴干或在40～50℃烘干。生用。

[资源利用] 野生或人工培育。自产自销。

[性味功效] 甘,平。益气血,安心神,健脾胃,止咳平喘。

[功能主治] (1)气血两虚,可配人参、黄芪、当归、熟地黄等,以益气补血;血不养心,心悸失眠,

可与酸枣仁、柏子仁等同用，以养心安神。

（2）肺气不足，喘咳不已，可配人参、五味子等，以保肺气而止咳平喘；脾虚纳呆，体弱乏力，可与白术、茯苓等同用，以健脾益气。

（3）其他，可用于神经衰弱，高脂血症，冠心病，慢性气管炎，白细胞减少症肿瘤的辅助治疗等。

煎服，6～12g；研末服，2～6g，或浸酒服。近年多制成提取液服用。实证者慎服。

马　勃

［异名］　马勃（《名医别录》），马菌（《蜀本草》），牛屎菇（《本草纲目》），马屁勃。

［来源］　灰包科脱皮马勃属真菌大秃马勃 *Calvatia gigantea*（Batsch ：Pers.）Lloyd. 的子实体（图5）。

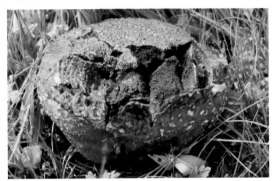

图5　大秃马勃

［原植物］　腐生真菌。子实体大型，近球形至球形，直径15～36cm或更大，无不孕基部或很小，由粗菌索与地面相连。包被白色，后变污白色，由膜状外包被和较厚的内包被所组成，初期微具绒毛，渐变光滑、脆，成熟后开裂成块脱落，露出浅青和褐色的孢体。孢子球形，光滑或有时具细微小疣，具小尖，淡青黄色，直径3.5～5.7（～6.1）μm。孢丝长，与孢子同色，稍分枝，有稀少横隔，粗2.3～7μm。

［分布］　本市各地均产。夏、秋单生或群生于旷野的草地上。

［采集加工］　夏、秋梅雨季节，雨后4～5日及时采收，剥去外层硬皮，剪成小块，干燥。生用。

［资源利用］　有资源。自产自销。

［性味功效］　辛，平。清肺利咽，解毒止血。

［功能主治］　（1）咽喉肿痛，本品为之要药，可单味应用，或蜜水调服，或为丸含咽，或吹喉，或与桔梗、玄参、牛蒡子、甘草等清热利咽药同用；温毒咽痛喉肿，颊肿面赤，常配连翘、金银花、牛蒡子、板蓝根等，如《温病条辨》普济消毒饮去升麻柴胡黄芩黄连方。

（2）肺热咳嗽，咽痛音哑，常与桔梗、甘草、牛蒡子等同用，以清肺止咳利咽；久咳失声，可配牙硝以砂糖和丸含咽。

（3）血热妄行，吐血衄血，可与白茅根、侧柏叶、栀子等同用；外伤出血，本品外敷。

（4）冻疮，褥疮，臁疮不敛，均可单品外敷；亦可与轻粉、三七同研末外敷治臁疮，如《洞天奥旨》敛疮丹。

煎服，1.5～6g，包煎；或入丸、散服。外用适量，研末撒或调敷；或作吹药。风寒咳嗽失声者忌用。

麦角菌

［异名］　黑麦乌米。

［来源］　麦角菌科麦角菌属真菌麦角菌 *Claviceps purpurea*（Fr.）Tul 在寄主植物上所形成的菌核（图6）。

［原植物］　菌核圆柱形或角状，稍弯曲，一般长1～2cm，粗0.3～0.4cm，初期柔软，有黏性，干燥后变硬而脆，紫黑色或紫棕色，内部近白色。一个菌核上可生出20～30个子座，子座有暗褐色多呈弯曲的细柄，头部近球形，直径1～2mm，红色。子囊壳全部生于子座内，仅孔口稍突出，瓶状，（200～250）μm×（150～175）μm，子囊及侧丝均产于子囊壳内。子囊圆柱形，（100～125）μm×4μm。每个子囊内含8个孢子，孢子丝状，单细胞，透明无色，（50～70）μm×（0.6～0.7）μm。

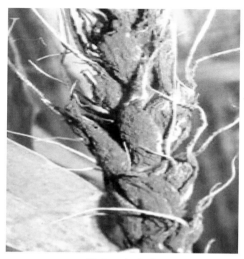

图 6　麦角菌

[分布]　本市各地均产。寄生于禾本科植物花序上。全国各省区均有分布。

[采集加工]　夏、秋麦穗黄熟时采收,阴干或烘干。

[资源利用]　资源少。未利用。

[性味功效]　辛,微苦,平,有毒。缩宫止血,止痛。

[功能主治]　用于产后出血,偏头痛。

内服,制成流浸膏,每次 0.5 ~ 2ml;市场多制成片剂、针剂出售。孕妇、临产及胎盘未完全排出时忌用。肝脏病及周围血管病患者慎用。不可误服。

麦　奴

[异名]　小麦奴(《本草纲目》)。

[来源]　黑粉菌科黑粉菌属真菌麦散黑粉菌 *Ustilago nuda* (Jens.) Kellerman & Swingle 寄生于麦穗上所产生的菌瘿及孢子堆(图 7)。

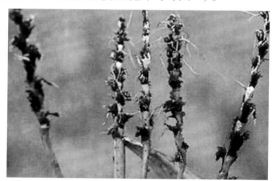

图 7　麦散黑粉菌

[原植物]　子实体小,棕黑色或近黑色粉状。孢子堆散生于禾本科花序的小穗中,长 0.7 ~ 1.2cm,粗 0.4 ~ 0.6cm,外面有 1 层薄膜包围,孢子成熟时散出,露出黑色的穗轴。孢子球形至近球形,黄褐色,有时一边色稍淡,表面有细刺,(5 ~ 9)μm ×(5 ~ 7)μm。

[分布]　产本市产麦区。寄生于小麦或大麦、青稞的花序上。全国各省区均有分布。

[采集加工]　夏季采收,晒干。

[资源利用]　有资源。未利用。

[性味功效]　辛,寒。解肌清热,除烦止渴。

[功能主治]　用于热病发热,心烦口渴,温疟,烫火伤。

入丸、散服,0.06 ~ 0.15g。外用适量,研细,麻油调敷。

毛木耳

[来源]　木耳科木耳属真菌毛木耳 *Auricularia polytricha* (Mont.) Sacc. 的子实体(图 8)。

[原植物]　子实体一般较大,胶质,浅圆盘形、耳形或不规则形,直径 2 ~ 15cm,有明显基部,无柄,基部稍皱,新鲜时软,干后收缩。子实层生里面,平滑或稍有皱纹,紫灰色,后变黑色,外面有较长绒毛,无色,仅基部褐色,(400 ~ 1100)μm ×(4.5 ~ 6.5)μm,常成束生长。担子棒状,3 横隔,具 4 小梗,(52 ~ 65)μm ×(3 ~ 3.5)μm。孢子无色,光滑,圆筒形,弯曲,(12 ~ 18)μm ×(5 ~ 6)μm。

[分布]　产本市各林区。生柳、杨、桑、槐等阔叶树腐木上,尤以青冈木为佳。

[采集加工]　夏、秋采收,晒干。

[资源利用]　资源较丰富。自产自销。

[性味功效]　甘,平。益气润肺,凉血止血。

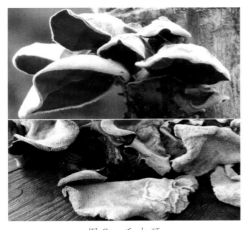

图 8　毛木耳

[功能主治]（1）新久泄泻,炒木耳与炒鹿角胶共研细,温酒调服。血痢不止,腹中绞痛,木耳煮熟,盐醋拌食,后服其汁。

（2）崩中漏下,木耳适量,炒见烟,为末,头发 1 团,烧灰,好酒调服取汗。

（3）眼流冷泪,木耳烧存性,木贼共为末,米泔煎服。

（4）牙痛,木耳、荆芥等份,煎水含漱。

煎服,9～30g;或烧存性,研末服。虚寒溏泻者慎服。

蘑　菇（《日用本草》）

[异名]　鸡足蘑菇、蘑菇蕈(《广菌谱》),肉蕈(《本草纲目》)。

[来源]　蘑菇科蘑菇属真菌二孢蘑菇 *Agaricus bisporus* (Lange) Singer 或蘑菇 *Agaricus campestris* L. Fr. 的子实体(图 9)。

[原植物]（1）二孢蘑菇(洋蘑菇):子实体中等大,群生至丛生。菌盖直径 5～12cm,初半球形,后平展,白色,光滑,干时渐变淡黄色,边缘初期内卷。菌肉白色,厚,有时略带淡粉红色,受伤后变为褐色,具有蘑菇特有的气味。菌褶初粉红色,后变褐色至黑褐色,密,窄,离生,不等长。菌柄长 4.5～9cm,粗 1.5～3.5cm,白色,光滑,具丝光,近圆柱形,内部松软或中实。菌环单层,白色,膜质,生菌柄中部,易脱落。孢子印深褐色。孢子褐色,椭圆形,光滑,(6～8.5)μm×(5～6)μm。

（2）蘑菇:雷窝子、四孢蘑菇子实体中等至稍大。菌盖直径 3～13cm,扁半球形至平展,有时中部下四,白色至乳白色,光滑或后期具丛状鳞片,干燥时边缘开裂。菌肉白色,厚。菌褶离生,较密,不等长初期近白色,后变粉红色,最后变为暗褐、紫褐至近黑色。菌柄与菌盖同色,粗短,近圆柱形,基部稍膨大,长 1～9cm,粗 0.5～2cm,近光滑或略有纤毛,白色。菌环单层,白色,膜质,生于柄之基部,易脱落。孢子椭圆形,深紫色,光滑,(6～10)μm×(5～6.5)μm。

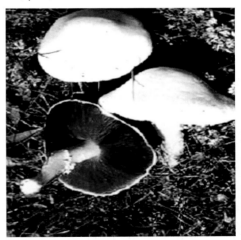

图 9-2　四孢蘑菇

[分布]（1）二孢蘑菇:产本市各地区。生林地、草地、田野、公园、道旁。

（2）蘑菇:产本市各地区。生旷野、草地、路旁、堆肥、林间空地上。

[采集加工]　野生品于春末至冬初采收,晒

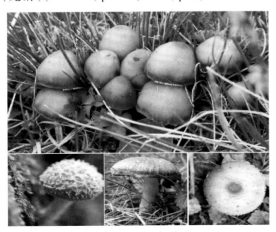

图 9-1　二孢蘑菇

干;培育品多在现蕾后5~7日采收,以子实体菌膜尚未破裂时质量最佳,晒干或烘干。多鲜用。

[资源利用] 资源较丰富。自采自用。

[性味功效] 甘,平。健脾开胃,平肝醒神。

[功能主治] 用于纳呆,乳汁不足,神倦欲眠,高血压。

煎服,6~9g,鲜品150~180g。多单味煮食或炒食。气滞者慎服。

树 花

[异名] 白参。

[来源] 裂褶菌科裂褶菌属真菌裂褶菌 *Schizophyllum commune* Fr. 的子实体(图10)。

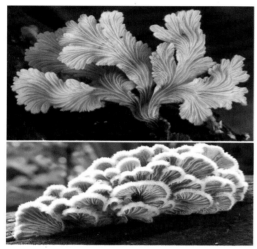

图10 裂褶菌

[原植物] 散生或群生,往往呈覆瓦状。菌盖宽0.6~4.2cm,质韧,白色至灰白色,被有绒毛或粗毛,扇形或肾形,边缘内卷,具多数裂瓣。菌褶窄,从基部辐射而出,白色或灰白色,有时淡紫色,沿边缘纵裂而反卷。菌柄短或无。孢子印白色。孢子无色,棍状,(5~5.5)μm×2μm。

[分布] 产本省各林区。生阔叶树及针叶树的枯枝及腐木上。全国各地区均有分布。

[采集加工] 四季可采,除去杂质,晒干。

[资源利用] 资源少。未利用。

[性味功效] 甘,平。补脾益气,壮肾止带。

[功能主治] (1)体虚气弱,树花,水煎,兑红糖服。

(2)白带,可与鸡蛋炖服。

煎服,9~15g。

树 舌

[异名] 赤色老母菌,扁芝,梨菌,枫树芝,老母菌。

[来源] 灵芝科灵芝属真菌树舌灵芝 *Ganoderma applanatum* (Pers.) Pat. 的子实体(图11)。

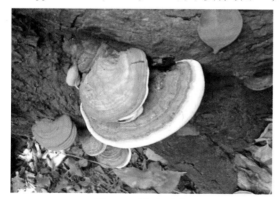

图11 树舌灵芝

[原植物] 子实体多年生,侧生无柄,木质或近木栓质。菌盖扁平,半圆形、扇形、扁山丘形至低马蹄形,(5~30)cm×(6~50)cm,厚2~15cm;盖面皮壳灰白色至灰褐色,常覆有1层褐色孢子粉,有明显的同心环棱和环纹,常有大小不一的疣状突起,干后常有不规则的细裂纹;盖缘薄而锐,有时钝,全缘或波状。管口面初期白色,渐变为黄白色至灰褐色,受伤处立即变为褐色;管口圆形,每1mm间4~6个;菌管多层,在各层菌管间夹有一层薄的菌丝层,老的菌管中充塞有白色粉末状的菌丝。孢子卵圆形,一端有截头壁双层,外壁光滑,无色,内壁有刺状突起,褐色,(6.5~10)μm×(5~6.5)μm。

[分布] 产本市各林区。生阔叶树树干、木桩或腐木上。

[采集加工] 夏、秋采收成熟子实体,除去杂质,切片,晒干。

[资源利用] 资源少。未利用。

［性味功效］　微苦，平。清热解毒，抗癌。

［功能主治］（1）慢性咽喉炎，树舌、蜂蜜，水煎缓饮。

（2）试治食道癌，本品生于皂角树上者，炖猪心、肺服。

煎服，3～30g。

香　菇

［异名］　香蕈（《日用本草》），台蕈（《菌谱》），香信（《本草求原》）。

［来源］　白蘑科香菇属真菌香菇 *Lentius edodes*（Berk.）Sing 的干燥子实体（图12）。

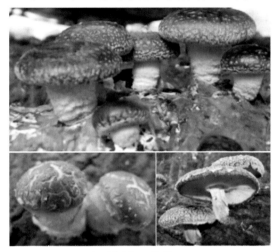

图12　香菇

［原植物］　菌盖半肉质，宽5～12cm，扁半球形，后渐平展，菱色至深肉桂色，上有淡色鳞片。菌肉厚，白色，味美。菌褶白色，稠密，弯生。柄中生至偏生，白色，内实，常弯曲，长3～5（～9）cm，粗5～9mm，菌环以下部分往往覆有鳞片，菌环窄而易消失。孢子无色，光滑，椭圆形，(4.5～5)μm×(2～2.5)μm。

［分布］　本市有栽培。生于阔叶树倒木上。春季、冬季多人工栽培。

［采集加工］　野生者，秋、冬及春季采收，晒干。培育者，与子实体六七分成熟、边缘仍向内卷曲、菌盖未完全展开时，及时采收，干燥。

［资源利用］　多培育。自采自用。

［性味功效］　甘，平。健脾开胃，祛风透疹，理气化痰，解毒。

［功能主治］（1）水肿，可与鹿衔草、金樱子根，同煎服。

（2）麻疹不透，香菇柄、桂圆肉，水煎服。

（3）其他，可用于正气虚弱，神倦乏力，纳呆，盗汗，小便不禁，肝炎，荨麻疹，毒菇中毒，肿瘤。

煎服，6～9g，鲜品15～30g。脾胃虚寒气滞者忌服。

硬皮地星

［异名］　地蜘蛛。

［来源］　硬皮地星科硬皮地星属真菌硬皮地星 *Astraeus hygrometricus*（Pers.）Morgan 子实体（图13）。

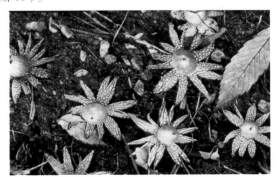

图13　硬皮地星

［原植物］　子实体小，初期球形。外包被成熟后反卷裂成6～18瓣，外包被厚，分为3层，外层薄而松软，外表皮灰色或灰褐色，中层纤维质，内侧褐色，常有深的龟裂纹；内包被薄膜质，扁球形，直径1～3cm，灰色到褐色，顶部开裂一小孔口。孢子球形，有小疣，直径7.5～11.5μm。孢丝近无色，厚壁，无隔，有分枝，相互交织，粗4.5～6.5μm。孢丝上附着粒状物。

［分布］　本市各地均产。夏、秋生林内地上。

［采集加工］　夏、秋采收，除去杂质，晒干。

［资源利用］　资源少。未利用。

［性味功效］　辛，平。清肺，利咽，解毒，消肿，

止血。

[功能主治] (1)感冒咳嗽,地星、甘草,同煎服。

(2)气管炎,咽喉炎,可配蛇莓、筋骨草,水煎服。

(3)胃与食管出血,地星与景天三七,煎服;鼻出血,取地星一小块塞鼻孔。

煎服,3～6g。外用适量,研末敷。

玉米黑霉

[异名] 稔头(《植物名实图考》)。

[来源] 黑粉菌科黑粉菌属真菌玉米黑粉菌 *Ustilago maydis*(DC.)Corda 寄生在玉米上所形成的孢子堆(图14)。

[分布] 产本省玉米产区。寄生于玉米抽穗和形成玉米棒期间,其各部位均可生长,形成孢子堆,内含大量冬孢子,次年经空气传播到健康珠上发病。

[采集加工] 夏、秋采摘,鲜用。

[资源利用] 资源少。自采自用。

[性味功效] 甘,平。健脾胃,利肝胆,安神。

[功能主治] 用于疳积,失眠,消化不良,胃肠道溃疡,肝炎。

炒食,每次 3g;或入丸剂服,小儿减量。

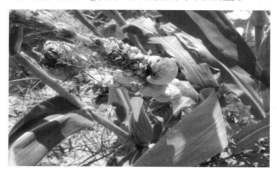

图14　玉米黑粉菌

猪　苓（《神农本草经》）

[异名] 猪屎。

[来源] 多孔菌科多孔菌属真菌猪苓 *Polyporus umbellatus* Fr. 的菌核(图15)。

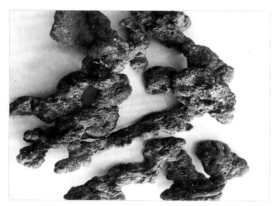

图15　猪苓

[原植物] 子实体从埋生于地下的菌核发出,肉质,有柄,多分枝,形成一丛菌盖,伞形或伞状半圆形,直径可达35cm。菌盖圆形,白色至浅褐色,中部脐状,边缘内卷,被深色细片,宽 1～4cm。菌肉白色,薄。菌管与菌肉同色,下延。管口圆形,多角形或呈不规则的齿裂,每毫米 2～4 个。菌柄中生,共同柄上多次分枝,圆柱形,直径 2～3mm。孢子无色,

光滑圆柱形,(7～10)μm×(3～4.2)μm。菌核呈长圆形块状或不规则块状,表面凹凸不平,有皱纹及瘤状突起,黑褐色,断面白色或淡褐色,半木质化,较轻。

[分布] 产华亭(马峡有栽培)、泾川等地。生阔叶林中地上,尤以栎树根部或腐木桩旁常见。

[采集加工] 春、秋采挖,除去泥沙,晒干。用时浸泡,洗净润透,切厚片,干燥。生用。

[资源利用] 有资源。自产自销。

[性味功效] 甘、淡,平。利水渗湿。

[功能主治] (1)水肿,小便不利,常配泽泻、白术、茯苓、桂枝,以温阳利水;水热互结,小便不利,渴饮心烦,常与茯苓、泽泻、阿胶、滑石同用,以滋阴利水,如《伤寒论》五苓散、猪苓汤。

(2)湿热下注,带下不止,多配黄柏、车前子、茵陈等,以清热渗湿止带;湿热下注,小便淋沥涩痛,可与木通、栀子、车前子等清热利尿、渗湿通淋药同用。

(3)眼目有黑花,如蝇翅者,可配木通、大黄、栀子、狗脊、滑石、萹蓄、苍术各2份,车前子1份,为末,盐汤送服,如《银海精微》猪苓汤。

煎服,9～15g;或入丸、散服。无水湿者忌服。

附录二　平凉动物药名录

药材名	别名	动物名	科名	属名	学名	药用部位	功效	产地分布	生境
土燕		灰沙燕 ***	燕科	沙燕属	*Riparia riparia*（Linnaeus）	肉、肺脏、卵	清热解毒、活血消肿	全区	野生
马宝		马	马科	马属	*Equus caballus orientalis* Noack	胃肠道结石	镇惊化痰、清热解毒	全区	家养
星天牛		天牛	沟胫天牛科	星天牛属	*Anoplophora chinensis* Förster	干燥全体	活血通经、散瘀止痛、解毒消肿	全区	野生
云斑天牛		天牛	沟胫天牛科	云斑天牛属	*Batocera horsfieldi*（Hope）	干燥全体	活血通经、散瘀止痛、解毒消肿	全区	野生
云雀		云雀 ***	百灵科	云雀属	*Alauda arvensis* Linnaeus	肉、脑、卵	解毒涩尿	全区	野生
五谷虫	蛆	大头金蝇	丽蝇科	金蝇属	*Chrysomyia megacephala*（Fabricius）	干燥幼虫或蛹壳	健脾消积、清热除疳	全区	野生
牛黄		黄牛	牛科	牛属	*Bos taurus domesticus* Gmelin	胆囊、胆管和肝管中的结石	清心凉肝、豁痰开窍、熄风解毒	全区	饲养
牛胆		黄牛	牛科	牛属	*Bos taurus domesticus* Gmelin	黄牛的胆或胆汁	清肝明目、利胆通肠、解毒消肿	全区	饲养
乌骨鸡	乌鸡、药鸡	乌骨鸡	雉科	原鸡属	*Gallus gallus domesticus* Brisson	除去羽毛和内脏的全体	补肝肾、益气血、退虚热	全区	饲养
艾虎		艾鼬 ***	鼬科	鼬鼠属	*Mustela eversmanni* Lesson	肉	祛风镇痉、活血通络	全区	野生
布谷鸟		大杜鹃 ***	杜鹃科	杜鹃属	*Cuculus canorus* Linnaeus	除去羽毛和内脏的全体	消瘰通便、镇咳安神	全区	野生
四声杜鹃		大杜鹃 ***	杜鹃科	杜鹃属	*Cuculus micropterus* Gould	除去羽毛和内脏的全体	消瘰通便、镇咳安神	全区	野生
白线蛇		黄脊游蛇 ***	游蛇科	游蛇属	*Coluber spinalis*（Peters）	除去内脏的干燥全体	祛风除湿、通经止痛	全区	野生
白鸭肉		家鸭	鸭科	鸭属	*Anas platyrhynchos domestica* Linnaeus	除去羽毛及内脏取肉鲜用	补益气阴、利水消肿	全区	饲养

续表

药材名	别名	动物名	科名	属名	学名	药用部位	功效	产地分布	生境
鸭血		家鸭	鸭科	鸭属	Anas platyrhynchos Linnaeus	血液	补血解毒	全区	饲养
白鹅膏	白鹅脂	家鹅	鸭科	雁属	Anser cygnoides orientalis (Linnaeus)	脂肪	润肤解毒	全区	饲养
白僵蚕	僵蚕	家蚕蛾	蚕蛾科	蚕属	Bombyx mori Linnaeus	幼虫感染白僵菌发病而僵死的干燥虫体	祛风,止痉,化痰,散结,解毒,利咽	全区	人工养殖
原蚕蛾	蚕蛾	家蚕蛾	蚕蛾科	蚕属	Bombyx mori Linnaeus	家蚕蛾雄虫的全体	补肾壮阳,涩精止血,解毒消肿	全区	人工养殖
蚕蛹		家蚕蛾	蚕蛾科	蚕属	Bombyx mori Linnaeus	家蚕蛾的蛹	杀虫疗疳,生津止渴	全区	人工养殖
蚕沙		家蚕蛾	蚕蛾科	蚕属	Bombyx mori Linnaeus	家蚕蛾幼虫的干燥粪便	祛风除湿,和胃化浊,活血通经	全区	人工养殖
地龙	蚯蚓	背暗异唇蚓	正蚓科	唇蚓属	Allolobophora caliginosa Tripezoides	干燥全体或去除去内脏的干燥全体	清热止痉,平肝熄风,通经活络,平喘利尿	全区	野生
地牯牛	倒行狗子	蚁蜻蛉	蚁蛉科	蚁蛉属	Myrmeleon micans Mac Lachlan	干燥或活鲜幼体	软坚散结,拔毒去腐	全区	野生
灰札子		灰椋鸟 ***	椋鸟科	椋鸟属	Sturnus cineraceus Temminck	肉	收敛固涩,益气养阴	全区	野生
竹鼬油		中华竹鼠 ***	竹鼠科	竹鼠属	Rhizomyx sinensis Gray	脂肪油	解毒排脓,生肌止痛	全区	野生
竹鼬肉		中华竹鼠 ***	竹鼠科	竹鼠属	Rhizomyx sinensis Gray	肉	益气养阴,清热止咳	全区	野生
全蝎	全虫	东亚钳蝎	钳蝎科	钳蝎属	Buthus martensi Kersch	干燥全体	熄风止痉,攻毒散结,通络止痛	灵台泾川	野生或人工养殖
凫肉		绿头鸭 ***	鸭科	鸭属	Anas platyrhynchos Linnaeus	肉	补中益气,和胃消食,利水解毒	全区	野生
衣鱼		衣鱼	衣鱼科	衣鱼属	Lepisma saccharina Linnaeus	干燥全体	利水通淋,祛风明目,解毒散结	全区	野生

续表

药材名	别名	动物名	科名	属名	学名	药用部位	功效	产地分布	生境
灯蛾		豹灯蛾	灯蛾科	灯蛾属	Arctia caja (Linnaeus)	全虫	解毒敛疮	全区	野生
羊胆		山羊	牛科	山羊属 盘羊属	Capra hircus Linnaeus	山羊或绵阳的胆	清热解毒,明目退翳,止咳	全区	饲养
羖羊角		山羊	牛科	山羊属 盘羊属	Capra hircus Linnaeus	雄性山羊或雄性绵阳的角	清热镇惊,明目解毒	全区	饲养
红嘴山鸦		红嘴山鸦	鸦科	山鸦属	Pyrrhocorax pyrrhocorax (Linnaeus)	除去羽毛和内脏的全体或肉	滋养补虚,清肺定喘	全区	野生
花鼠脑		花鼠	松鼠科	花鼠属	Eutamias sibiricus laxmann	脑	降血压	全区	野生
牡鼠粪	两头尖	褐家鼠	鼠科	鼠属	Rattus norvegicus Berkenhout	雄鼠的干燥粪便	导浊行滞,清热通察	全区	野生
秃鹫		秃鹫***	鹰科	秃鹫属	Aegypius monachus (Linnaeus, 1766)	肉或骨骼	滋补养阴,消癥散结	全区	野生
阿胶	驴皮胶	驴	马科	马属	Equus asinus Linnaeus	驴的去毛之皮,经熬制而成的胶	补血止血,滋阴润燥	全区	饲养
鸡内金		家鸡	雉科	原鸡属	Gallus gallus domesticus Brison	鸡的砂囊内壁	健胃消食,涩精止遗,消癥化石	全区	饲养
鸢肉		鸢	鹰科	鸢属	Milvus korschun (Gmelin)	肉	补肝肾,强筋骨	全区	野生
岩松鼠骨		岩松鼠***	松鼠科	松鼠属	Sciurotamias davidianus Milne-Edwards	骨骼	活血止痛	全区	野生
金鱼	朱砂鱼	金鱼	鲤科	鲫属	Carassius auratus (Linnaeus)	肉或全体	清热,利尿,解毒	全区	饲养
狍茸		狍***	鹿科	狍属	Capreolus capreolus Linnaeus	狍的雄性未骨化的幼角	补肾阳,益精血,强筋骨	全区	野生
狐肉		狐狐狸	犬科	狐属	Vulpes vulpes Linnaeus	肉	补虚暖中,镇静安神,祛风解毒	全区	野生
狗鞭	牡狗阴茎	狗	犬科	犬属	Canis familiaris Linnaeus	狗带睾丸的阴茎	温肾壮阳,补益精髓	全区	家养
狗宝		狗	犬科	犬属	Canis familiaris Linnaeus	狗的胃结石	降逆气,开郁结,消积解毒	全区	家养
鱼狗		普通翠鸟	翠鸟科	翠鸟属	Alcedo atthis (Linnaeus)	除去羽毛和内脏的骨肉	止痛定喘,通淋	全区	野生

续表

药材名	别名	动物名	科名	属名	学名	药用部位	功效	产地分布	生境
草蜘蛛		迷宫漏斗蛛	漏斗网蛛科	漏斗蛛属	Agelena labyrinthica Clerek	活鲜全体	解毒消肿	全区	野生
茴香虫		黄凤蝶	凤蝶科	凤蝶属	Papilio machaon Linnaeus	幼虫的干燥或新鲜全体	理气化瘀止痛	全区	野生
哈士蟆油		中国林蛙	蛙科	蛙属	Rana chensinensis David	雌性干燥输卵管	补肾益气,养阴润肺	全区	野生
哈士蟆		中国林蛙	蛙科	蛙属	Rana chensinensis David	除去内脏的全体	补肺滋肾,利水消肿	全区	野生
虻虫	牛虻	双斑黄虻;佛光虻	虻科	虻属	Tabanus bivittatus Mats; Tabanus budla Port	雌性昆虫的干燥全体	破血通经,逐瘀消癥	全区	野生
秋沙鸭		普通秋沙鸭	鸭科	秋沙鸭属	Mergus merganser Linnaeus	肉	补益气血,利水消肿	全区	野生
鸨油		大鸨*	鸨科	鸨属	Otis tarda Linnaeus	脂肪	补肾,解毒,润肤	全区	野生
屎咕咕		戴胜***	戴胜科	戴胜属	Upupa epops Linnaeus	除去羽毛和内脏的肉	平肝熄风,镇心安神	全区	野生
蚌肉		背角无齿蚌	蚌科	无齿蚌属	Anodonta woodiana (Lea)	肉	清热滋阴,明目解毒	全区	野生
秧鸡		秧鸡**	秧鸡科	秧鸡属	Rallus aquaticus Linnaeus		补中益气,解毒杀虫	全区	野生
狼膏	狼脂	狼**	犬科	犬属	Canis lupus Linnaeus	脂肪	祛风,补虚,润肤	全区	野生
鸱鸺		鸮***	鸱鸮科	角鸮属	Otus scops (Linnaeus)	肉和骨	滋阴,补虚,截疟	全区	野生
鸳鸯		鸳鸯**	鸭科	鸳鸯属	Aix galericulata (Linnaeus)	肉	清热解毒,止血杀虫	全区	野生
桑螵蛸	桑蟆、螳螂子	大刀螂、薄翅螳螂	螳螂科	拟刀螳属	Paratenodera sinensis Saussure	干燥卵鞘	固精缩尿,补肾助阳,止浊	全区	野生
螳螂	桑蟆、螳螂子	大刀螂、薄翅螳螂	螳螂科	拟刀螳属	Paratenodera sinensis Saussure	全体	定惊止搐,解毒消肿	全区	野生
黄鼠肉		达乌里黄鼠	松鼠科	黄鼠属	Citellus dauricus Brandt	肉	润肺生津,解毒止痛	全区	野生
掸子虫		觅附陇马陆	圆马陆科	陇马陆属	Kronopolites svenhedini (Verhoeff)	干燥全体	破积,解毒,和胃	全区	野生
雀		麻雀***	文鸟科	麻雀属	Passer montanus (Linnaeus)	肉或全体	补肾壮阳,益精固涩	全区	野生
白丁香		麻雀***	文鸟科	麻雀属	Passer montanus (Linnaeus)	粪便	化积消翳	全区	野生

药材名	别名	动物名	科名	属名	学名	药用部位	功效	产地分布	生境
啄木鸟		黑枕绿啄木鸟***；斑啄木鸟***	啄木鸟科	绿啄木鸟属；斑啄木鸟属	Picus canus Gmelin；Dendrocopos major (Linnaeus)	除去羽毛和内脏的骨肉	滋阴补虚,消肿止痛	全区	野生
蚱蜢		飞蝗；中华蚱蜢	丝角蝗科；剑角蝗科	飞蝗属；蚱蜢属	Locusta migratoria Linnaeus；Acrida cinerea Thunberg	干燥全体	祛风解痉,止咳平喘	全区	野生
蛇胆		蝮蛇；乌梢蛇	蝰科；游蛇科	腹属；乌梢蛇属	Agkistrodon halys (Pallas)；Zaocys dhumnades (Cantor, 1842)	胆囊	清肺凉肝,明目解毒	全区	野生
蛇蜕	蛇皮,长虫皮	王锦蛇**；黑眉锦蛇**；白条锦蛇**	游蛇科	锦蛇属	Elaphe carinata (Güenther)；Elaphe taeniura Cope；Elaphe dione (Pallas)	干燥皮膜	祛风定惊,解毒止痒,退翳	全区	野生
蛇皮鸟		蚁䴕***	啄木鸟科	蚁䴕属	Junx torquilla Linnaeus	除去羽毛和内脏的骨肉	滋阴补肺,解毒消肿	全区	野生
野猪胆		野猪***	猪科	野猪属	Sus scrofa Linnaeus	胆或胆汁	清热镇惊,解毒生肌	全区	野生
鸽	鹁鸽	原鸽；家鸽；岩鸽	鸠鸽科	鸽属	Columba livia Gmelin；Columba livia domestica Linnaeus；Columba rupestris Pallas	肉或全体	滋肾益气,祛风止痛,调经解毒	全区	野生和饲养
猪胆		猪***	猪科	野猪属	Sus scrofa domesticus Brisson	胆汁	清热,润燥,解毒	全区	饲养
猫肉		家猫	猫科	猫属	Felis libyca domestica Brisson	肉	补虚劳,祛风湿,解毒散结	全区	家养
斑鸠		山斑鸠**；珠颈斑鸠***；火斑鸠***	鸠鸽科	斑鸠属	Streptopelia orientalis (Latham)；Streptopelia chinensis (Scopoli)；Oenopopelia tranquebarica (Hermann)	肉	补肾,益气,明目	全区	野生

续表

药材名	别名	动物名	科名	属名	学名	药用部位	功效	产地分布	生境
斑翅山鹑		斑翅山鹑***	雉科	山鹑属	*Perdix dauria* (Pallas)	肉	滋补强壮，敛疮生肌	全区	野生
雁肉		豆雁***	鸭科	雁属	*Anser fabalis* (Latham)	肉	祛风舒筋，益气壮骨	全区	野生
紫啸鸫		紫啸鸫***	鸫科	啸鸫属	*Myiophoneus caeruleus* (Scopoli)	肉	解毒，止血，止咳	全区	野生
黑水鸡		黑水鸡	秧鸡科	黑水鸡属	*Gallinula chloropus* (Linnaeus)	肉	滋补，强壮，开胃	全区	野生
蛴螬		华北大黑鳃金龟	鳃金龟科	齿爪鳃金龟属或其他近缘昆虫	*Holotrichia oblita* (Faldermann)	干燥幼体	破瘀散结，止痛解毒	全区	野生
鹄油		大天鹅**	鸭科	天鹅属	*Cygnus cygnus* (Linnaeus)	脂肪	解毒敛疮	全区	野生
鹊		喜鹊***	鸦科	鹊属	*Pica pica* (Linnaeus)	肉	清热，通淋，补虚，止咳，散结	全区	野生
鹌鹑	秃尾鹌鹑	鹌鹑***	雉科	鹑属	*Coturnix coturnix* (Linnaeus)	肉	益中气，止泻痢，壮筋骨	全区	野生或饲养
蜣螂		屎壳郎；粪金龟	金龟子科；粪金龟科	蜣螂属；粪金龟属	*Catharsius molossus* (Linnaeus)；*Geotrupes laevistriatus* Motsch	成虫干燥全体	破瘀定惊，通便散结，拔毒去腐	全区	野生
蜂蜜		中华蜜蜂；意大利蜜蜂	蜜蜂科	蜜蜂属	*Apis cerana* Fabricius；*Apis mellifera* Linnaeus	蜜	调补脾胃，缓急止痛，润肺止咳，润肠通便，生肌解毒	全区	饲养
蜂蜡	黄蜡，白蜡	中华蜜蜂；意大利蜜蜂	蜜蜂科	蜜蜂属	*Apis cerana* Fabricius；*Apis mellifera* Linnaeus	分泌的蜡质	解毒敛疮，生肌止痛	全区	饲养
雉	野鸡，环颈雉	雉鸡**	雉科	雉属	*Phasianus colchicus* Linnaeus	肉	补中益气，生津止渴	全区	野生
鼠妇		鼠妇	卷甲虫科	潮虫属	*Porcellio scaber* Latreille	干燥或活鲜全体	破瘀消癥，痛经利水，解毒止痛	全区	野生

续表

药材名	别名	动物名	科名	属名	学名	药用部位	功效	产地分布	生境
慈乌	慈鸦	寒鸦	鸦科	鸦属	Corvus monedula Linnaeus	肉	滋阴潜阳	全区	野生
蜻蜓		碧尾蜓	蜓科	马大头属	Anax parthenope Selys	干燥全体	益肾壮阳，强阴秘精	全区	野生
蜘蛛		大腹圆蛛	圆蛛科	圆蛛属	Araneus ventricosus (L. koch)	干燥全体	祛风消肿，解毒散结	全区	野生
蝉蜕	蝉衣	黑蚱	蝉科	蚱蝉属	Cryptotympana pustulata Fabr.	若虫羽化后所蜕的壳	散风除热，利咽透疹，退翳解痉	灵台泾川	野生
骡宝		马骡；驴骡	马科	马属	Equus asinus Linnaeus(♂) × Equus caballus orientalis Noack (♀)；Equus caballus orientalis Noack (♂)× Equus asinus Linnaeus (♀)	胃结石	清热解毒，化痰定惊	全区	饲养
蝼蛄		非洲蝼蛄；华北蝼蛄	蝼蛄科	蝼蛄属	Gryllotalpa africana Palisor et Beauvois；Gryllotalpa unispina Saussure	干燥全体	利水通淋，消肿解毒	全区	野生
鲤鱼		鲤	鲤科	鲤属	Cyprinus carpio Linnaeus	肉、全体	健脾和胃，利水下气，通乳安胎	全区	饲养
鲤鱼胆		鲤	鲤科	鲤属	Cyprinus carpio Linnaeus	胆囊	清热明目，退翳消肿，利咽	全区	饲养
鲩鱼		草鱼	鲤科	草鱼属	Ctenopharyngodon idellus （Cuvier et Valenciiennes）	肉	温中和胃，平肝祛风	全区	野生
鲫鱼		鲫鱼	鲤科	鲫属	Carassius auratus （Linnaeus）	肉	健脾和胃，利水消肿，通血脉	全区	饲养
燕巢土		金腰燕	燕科	燕属	Hirundo daurica Linnaeus	巢泥	清热解毒，祛风止痒	全区	野生
獭肝	水獭肝	水獭**	鼬科	水獭属	Lutra lutra Linnaeus	肝脏	益肺，补肝肾，明目止血	全区	野生
鹭雉	金鸡	红腹锦鸡	雉科	锦鸡属	Chrysolophus pictus （Linnaeus）	肉	养血益气	全区	野生
壁虎	守宫，蝎虎	无蹼壁虎***	壁虎科	壁虎属	Gekko swinhonis Güenther	干燥全体	祛风定惊，解毒散结	全区	野生

续表

药材名	别名	动物名	科名	属名	学名	药用部位	功效	产地分布	生境
壁钱		白国壁钱、星壁钱	壁钱科	壁钱属	Uroctea lesserti Schenkel	干燥全体	清热解毒，定惊止血	全区	野生
鼢鼠		东北鼢鼠；中华鼢鼠	仓鼠科	鼢鼠属	Myospalax psilurus Milne-Edwards；Myospalax fontanieri Milne-Edwards	骨、肉	清热解毒，活血散瘀	全区	野生
蟅虫	地鳖虫、土鳖虫	中华地鳖	鳖蠊科	真地鳖属	Eupolyphaga sinensis Walker	干燥全体	破血逐瘀，续筋接骨	全区	野生
鹬肉		红脚鹬***	鹬科	鹬属	Tringa totanus（Linnaeus）	肉	补虚益精，健脾和胃	全区	野生
鹭肉		白鹭***	鹭科	白鹭属	Egretta garzetta（Linnaeus）	肉	健脾益气	全区	野生
鼬鼠		黄鼬***、黄鼠狼***	鼬科	鼬属	Mustela sibirica Pallas	肉	祛风湿，壮筋骨	全区	野生
鹈鹕		小鹈鹕**	鹈鹕科	鹈鹕属	Podiceps ruficollis（Pallas）	肉	补中益气，缩尿固脱	全区	野生
蟾酥		中华蟾蜍***	蟾酥科	蟾酥属	Bufo gargarizans Cantor	耳后腺及皮肤腺分泌的白色浆液	消肿止痛，解毒开窍，醒神	全区	野生
蟾蜍		中华蟾蜍***	蟾酥科	蟾酥属	Bufo gargarizans Cantor	全体	解毒散结，消积利水，杀虫消疳	全区	野生
鳖甲	团鱼、甲鱼	中华鳖	鳖科	鳖属	Trionyx sinensis Wiegmann	背甲	滋阴潜阳，软坚散结，退热除蒸	灵台	养殖
露蜂房	马蜂窝	黄星长脚黄蜂	长脚蜂科	马蜂属	Polistes mandarinus Saussure	干燥蜂巢	祛风止痛，攻毒消肿，杀虫止痒	全区	野生
麝香		林麝*	鹿科	麝属	Moschus berezovskii Flerov	雄兽香囊中的分泌物	开窍醒神，活血通经，消肿止痛	平凉、华亭、庄浪	野生、饲养

注：* 保护级别为一级；** 保护级别为二级；*** 为三有野生动物。

以上动物作为药用资源的开发、利用，必须遵守《中华人民共和国野生动物保护法》《中华人民共和国中医药法》《国家重点保护野生动物名录》《国家保护的有重要生态、科学、社会价值的陆生野生动物名录》等法律法规的有关规定。禁止在禁猎区、禁猎期内使用禁止使用的工具和方法猎捕国家重点保护动物及"三有"（有重要生态、科学、社会价值）野生动物。非法猎捕，杀害野生动物要负法律责任。

附录三　平凉矿物药名录

药材名	别名	矿物名	来源	原矿物	学名	药用名	功效	产地分布	生境
石膏		石膏	单斜晶系硫酸盐类矿物硬石膏族		Gypsum Fibrosum		清热泻火,除烦止渴	全区	野生
长石		硬石膏	硫酸盐类硬石膏族石膏	晶体结构,属斜方晶系	Anhydrite		清热泻火,利小便,明目去翳	全区	野生
石灰		石灰岩	石灰岩经加热煅烧而成	方解石组成	Limestone	生石灰、熟石灰	解毒蚀腐,敛疮止血,杀虫止痒	全区	野生
龙骨		古代哺乳动物象类、犀类、三趾马、牛类、鹿类等的骨骼化石	磷石灰,方解石以少量黏土矿物组成		Apatite、Calcite	五花龙骨、龙骨	镇心安神,平肝潜阳,固涩收敛	灵台	野生
白矾	明矾	明矾石	硫酸盐类明矾石族矿物明矾石	明矾石	Alunite	白矾	祛痰燥湿,解毒杀虫,止血止泻	全区	野生
白石英		石英	氧化物类石英族矿物石英	石英	Quartz	石英	温肺肾,安心神,利小便	全区	野生
伏龙肝	灶心土		多年经柴草熏烧的灶底中心的焦土块		Terra Flava Usta	伏龙肝	温中止血,止呕止泻	全区	家用
自然铜			硫化物类黄铁矿族矿物黄铁矿	黄铁矿	Pyrite	自然铜	散瘀止痛,续筋接骨	全区	野生
姜石	裂姜石、姜连石	方解石	黄土层或风化红土层中钙质结核	方解石	Calcite	姜石	清热,解毒,消肿	全区	野生

续表

药材名	别名	矿物名	来源	原矿物	学名	药用名	功效	产地分布	生境
铁	生铁	铁	主要由赤铁矿、褐铁矿、磁铁矿等矿物冶炼而成	赤铁矿、褐铁矿、磁铁矿	Ferrum	铁	镇心平肝,消痈解毒	全区	野生
铁落	生铁	铁	主要由赤铁矿、褐铁矿、磁铁矿等矿物冶炼而成	赤铁矿、褐铁矿、磁铁矿	Pulvis Ferri	铁落	平肝镇惊,解毒敛疮,补血	全区	野生
绿青	石绿	孔雀石	碳酸盐类孔雀石族矿物孔雀石	孔雀石	Malachite	绿青	催吐祛痰,镇惊敛疮	全区	野生
寒水石		寒水石	硫酸盐类石膏族矿物石膏或方解石族矿物方解石	石膏(红石膏)、方解石	Gypsum	寒水石	清热泻火,利窍消肿	全区	野生

参考文献

［1］中国科学院中国植物志编辑委员会.中国植物志［M］.北京:科学出版社,2019.

［2］中国科学院西北植物研究所.秦岭植物志［M］.北京:科学出版社,2013.

［3］陕西建设委员会,西北植物研究所.黄土高原植物志［M］.北京:科学技术文献出版社,1989.

［4］赵汝能.甘肃中草药资源志［M］.兰州:甘肃科学技术出版社,2007.